国医大师传承录

·第一辑·

国家中医药管理局　组织编写
余艳红　于文明　主　编
秦怀金　副主编

全国百佳图书出版单位
中国中医药出版社
·北　京·

图书在版编目（CIP）数据

国医大师传承录．第一辑 / 国家中医药管理局组织编写；余艳红，于文明主编．—北京：中国中医药出版社，2023.9（2023.11重印）

ISBN 978-7-5132-8189-8

Ⅰ．①国… Ⅱ．①国… ②余… ③于… Ⅲ．①中医师—列传—中国—现代②中医临床—经验—中国—现代
Ⅳ．① K826.2 ② R249.7

中国国家版本馆 CIP 数据核字（2023）第 096153 号

中国中医药出版社出版

北京经济技术开发区科创十三街 31 号院二区 8 号楼
邮政编码　100176
传真　010-64405721
山东临沂新华印刷物流集团有限责任公司印刷
各地新华书店经销

开本 787×1092　1/16　印张 54.5　彩插 1　字数 1050 千字
2023 年 9 月第 1 版　2023 年 11 月第 2 次印刷
书号　ISBN 978－7－5132－8189－8

定价　298.00 元
网址　www.cptcm.com

服 务 热 线　010-64405510
购 书 热 线　010-89535836
维 权 打 假　010-64405753

微信服务号　zgzyycbs
微商城网址　https://kdt.im/LIdUGr
官 方 微 博　http://e.weibo.com/cptcm
天猫旗舰店网址　https://zgzyycbs.tmall.com

如有印装质量问题请与本社出版部联系（010-64405510）

专家指导委员会

丛书编写委员会

编写办公室

主　任　宋春生

副主任　李秀明　王秋华

成　员（按姓氏笔画排序）

于　潇　马　勤　马晓峰　王　爽　王　琳
王　琨　王利广　王秋华　毛心勇　孔令青
龙大锋　田少霞　包艳燕　吕　梁　朱　江
华中健　伊丽萦　邬宁茜　刘观涛　刘聪敏
农　艳　孙鲁淼　李　昆　李艳玲　李梦缘
肖晓琳　肖培新　沈承玲　宋　佳　张　晨
张　燕　张双强　张伏震　张建美　尚　洁
罗海鹰　单宝枝　房润丞　赵　桐　耿雪岩
钱　月　徐　珊　高　欣　郭　瑨　彭立娉
程佳丽　鄢　洁

秘　书　王　爽

前　言

习近平总书记强调，中医药学包含着中华民族几千年的健康养生理念及其实践经验，是中华文明的瑰宝，凝聚着中国人民和中华民族的博大智慧。

中医药学是中华民族的原创医学，在几千年的发展进程中，兼容并蓄、创新开放，形成了独特的生命观、健康观、疾病观、防治观，实现了自然科学和人文科学的融合与统一。一部中医药学的发展史就是一部名医大家大师传承精华、守正创新的奋斗史。岐黄问答千古流芳奠中医之根基，医圣张仲景著《伤寒》而创辨证论治之法则，药王孙思邈集《千金方》显大医之精诚，李时珍二十七载写就皇皇巨著《本草纲目》，叶天士创卫气营血辨证论温病……每一座中医药发展的高峰，无不是各个时期的中医药人才在传承创新中铸就的。可以说，历代先贤大家的学术经验、医德医风是中医药学留给我们的宝贵财富的重要组成部分。

党中央、国务院历来高度重视中医药工作，新中国成立以来，特别是党的十八大以来，以习近平同志为核心的党中央把促进中医药传承、创新、发展作为新时代中国特色社会主义事业的重要内容和实现中华民族伟大复兴的大事之一，做出一系列战略部署，推动中医药事业取得历史性成就，发生全局性变化，引领中医药振兴发展迎来天时、地利、人和的大好时机。正是有习近平总书记关于中医药工作的重要论述的科学指引，有以习近平同志为核心的党中央的坚强领导，古老的中医药才在新时代焕发出更加旺盛的生机与活力。这些都凝聚着广大中医药工作者特别是老专家、老教授的心血与汗水。

自2009年以来，人力资源和社会保障部、卫生部和国家中医药管理局开展了“国医大师”评选表彰工作，至今已表彰了四届国医大师共120人。他们长期在中医药临床、科研、教学第一线辛勤工作，心系岐黄、服务人民，不少老先生、老专家耄耋之年仍坚守岗位、孜孜以求、启迪后学，树立了大医精诚、仁心仁术的楷模。

学习宣传国医大师的成长之路、先进事迹、学术思想和医德医风，就是要在全系统大力弘扬大医精诚，激励全系统广大中医药工作者要像国医大师那样坚守岐黄，像国医大师那样践行初心，共同谱写新时代中医药传承、创新、发展的新篇章。

2022 年 1 月，国家中医药管理局启动了《国医大师传承录》编写工作。2022 年 3 月 17 日，《国医大师传承录》专家论证会在北京召开，就编写方案、结构框架、组织方式等问题进行深入研讨。参会的专家代表等充分肯定了本丛书编撰的重要性、必要性和迫切性。会后，国家中医药管理局综合司向全国 120 位国医大师工作室发出组稿函。2022 年 11 月至 2023 年 2 月，中国中医药出版社组织中医专家、出版专家对来稿进行了审读。2023 年 3 月 17 日，召开了《国医大师传承录》编审专家会，与会专家进一步就书稿提出修改意见。该丛书的编写工作始终在国家中医药管理局的组织下推进，党组成员、副局长秦怀金多次组织进行研究，提出指导意见和工作要求。历时一年，该丛书终于即将付梓。

本丛书共分四辑，按照国医大师评选届次分册，每个分册按照姓氏笔画排序。分别从成长经历、成才经验、学术精华、临证遣方用药、大医情怀、师徒传承等方面，多维度、多视角展现 120 位国医大师为医为人之路，客观、真实、全面反映其学术成就、临证特色、文化学养、师徒授受等内容。翻开这套丛书，国医大师传承精华、守正创新的行动跃然纸上，医者仁心、悬壶济世的情怀令人感动，我们从中能感受到博采众长、兼容并蓄的胸怀，触摸到中医药人才成长的规律，汲取到矢志岐黄、接续奋斗的动力。

在本丛书编写过程中，各地中医药主管部门、120 位国医大师及其工作室给予了大力支持与帮助，特别是在很多大师已经仙逝，现存文字内容有所缺失的情况下，抢救性地挖掘整理出部分未曾面世的珍贵资料。在此，向所有编写者致以衷心感谢和崇高敬意。医路漫漫，其修远兮。希望本丛书的出版，能够为后学有所启迪和指引。

丛书编委会

2023 年 6 月

总目录

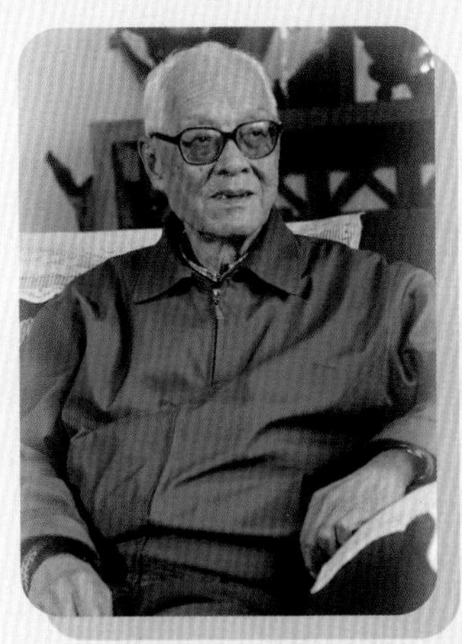

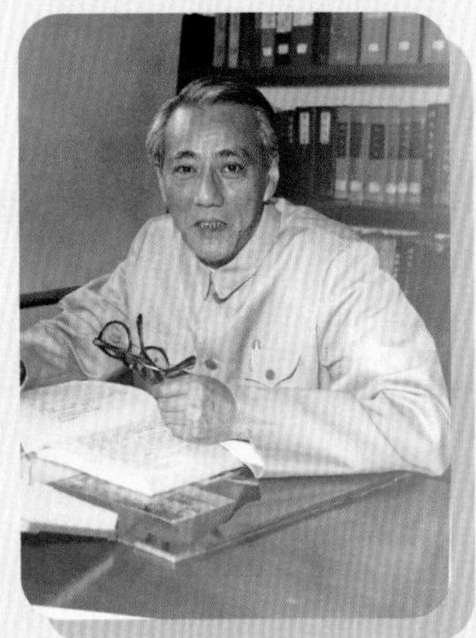

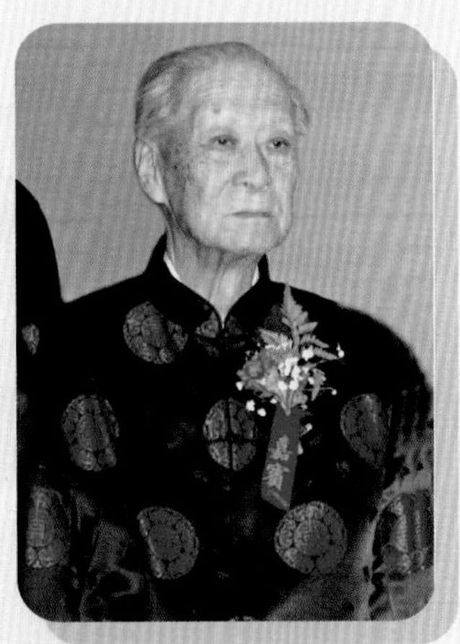

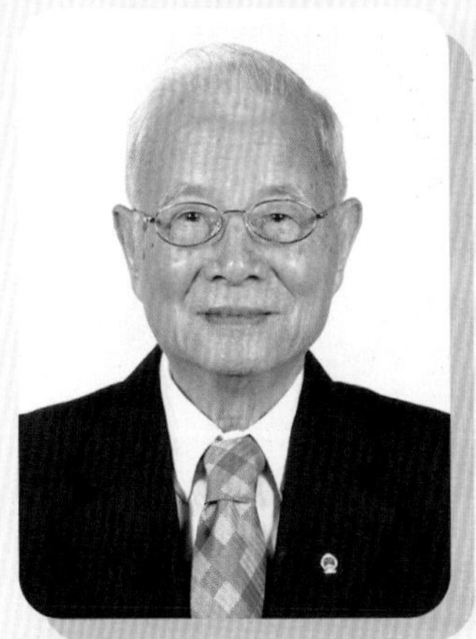

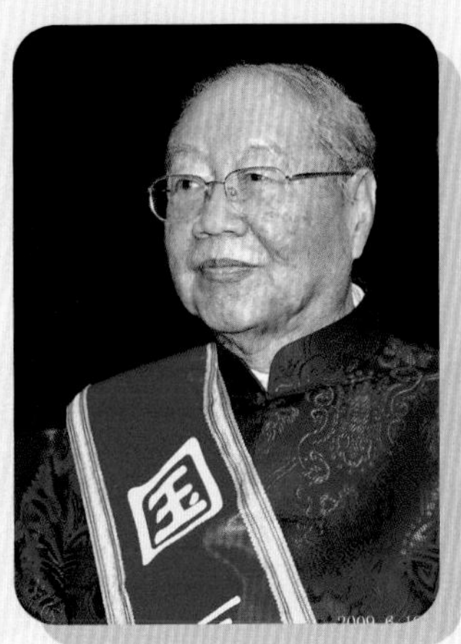

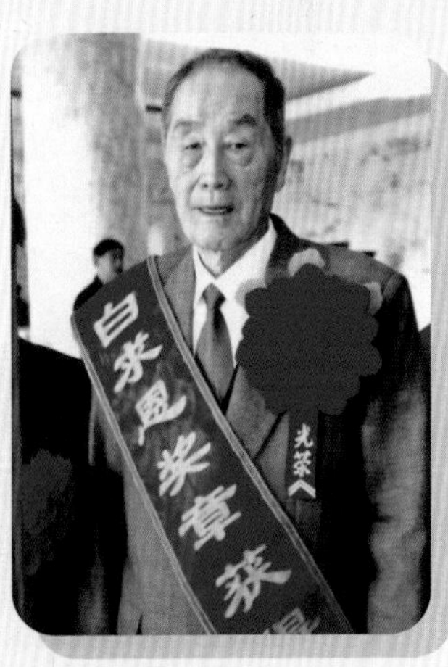

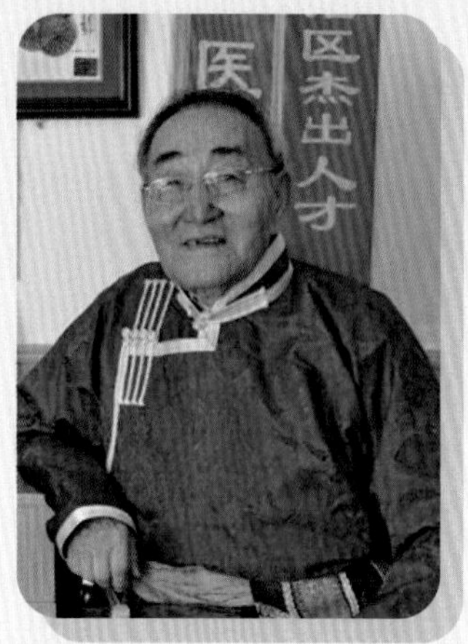
医
区杰出人才

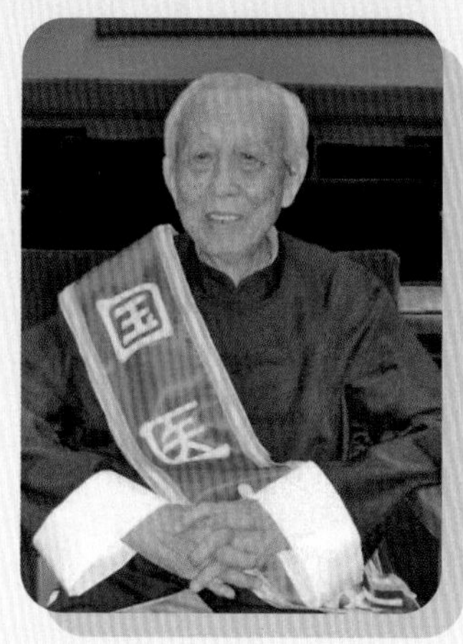
国
医

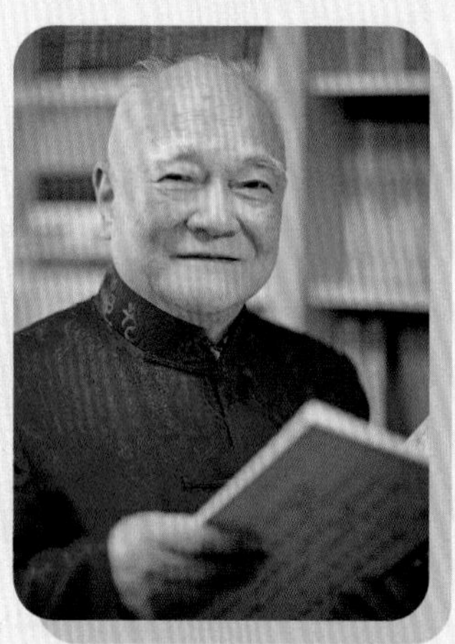

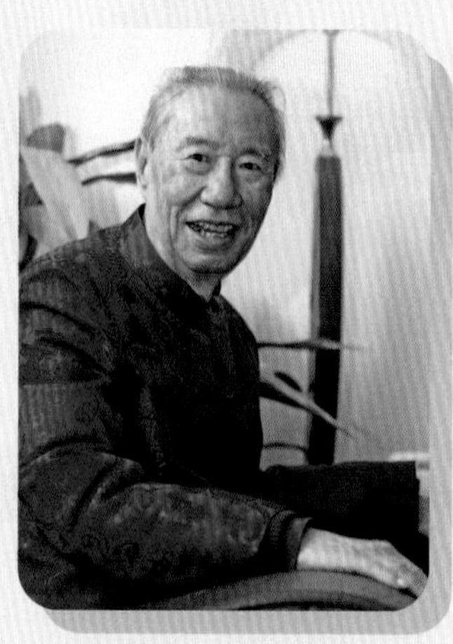

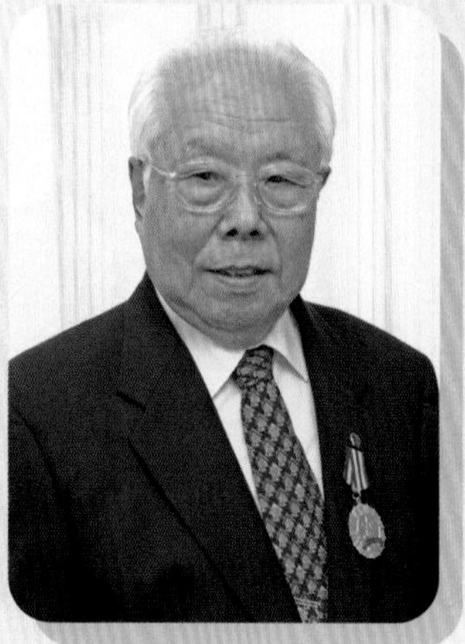

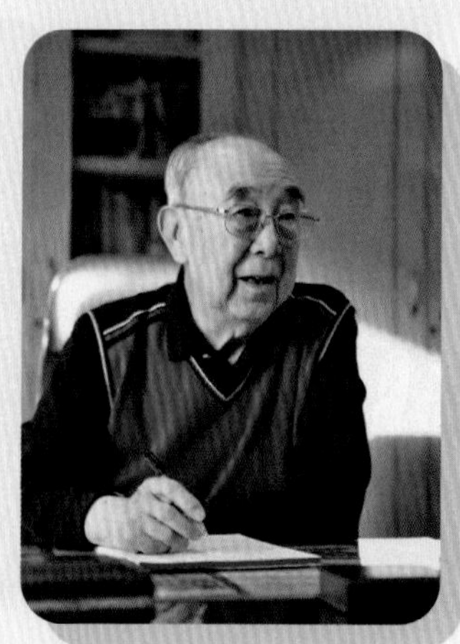

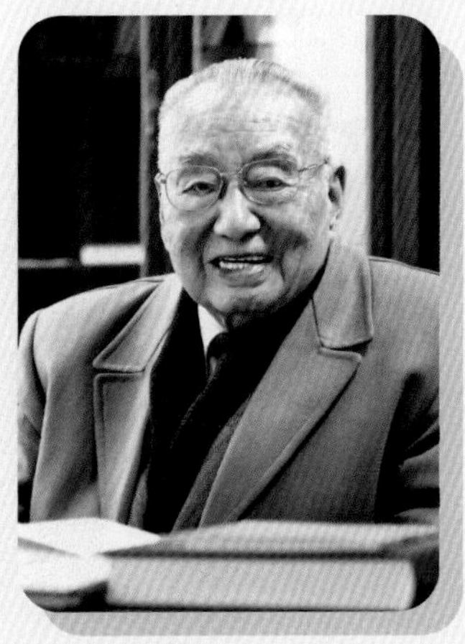

何　任 / 329

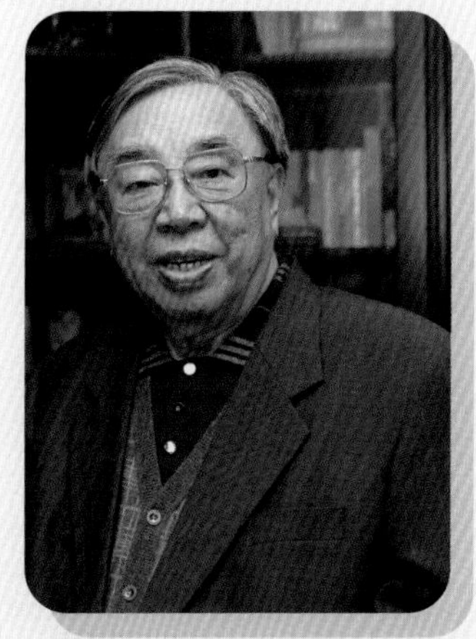

张　琪 / 363

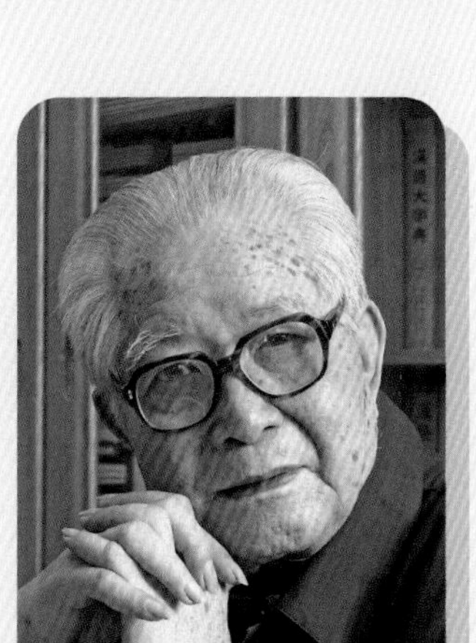

张灿玾 / 397

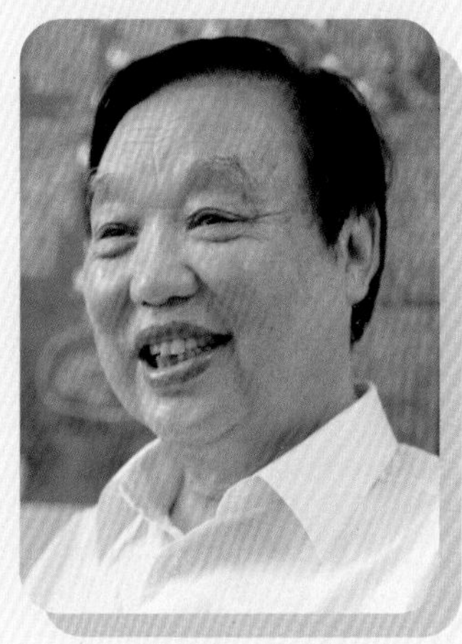

张学文 / 425

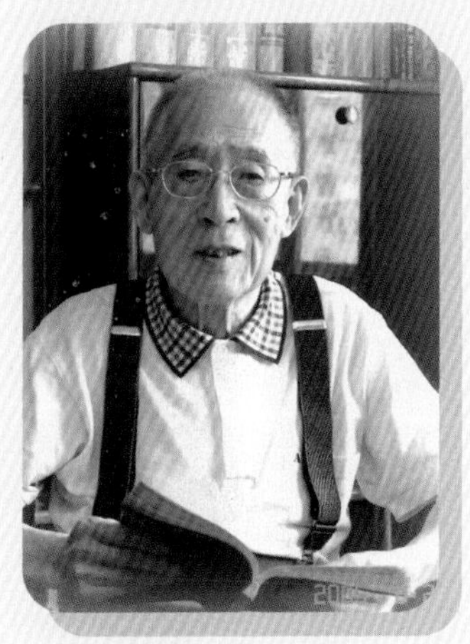

张镜人 / 455

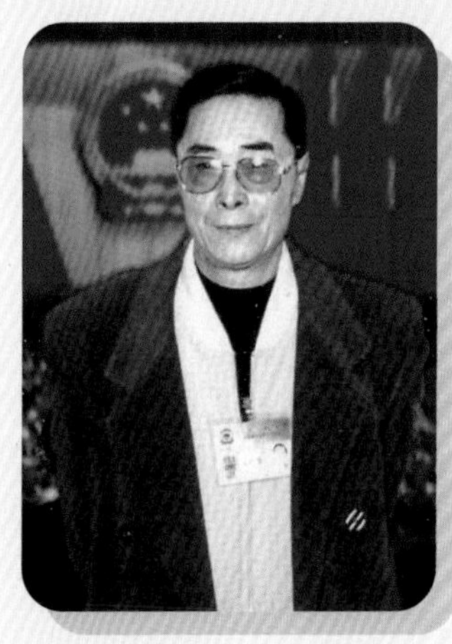

陆广莘 / 487

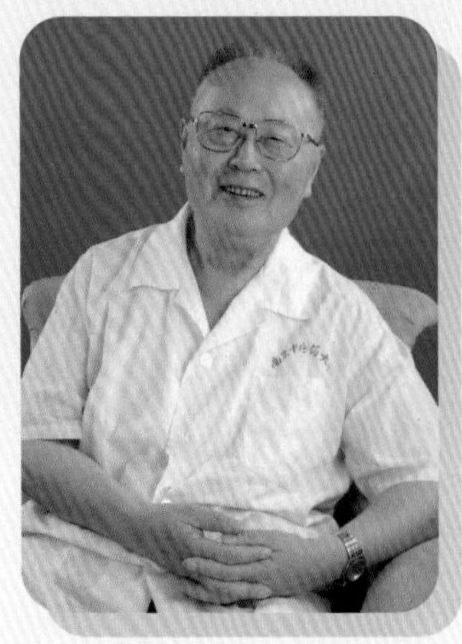

周仲瑛 / **519**

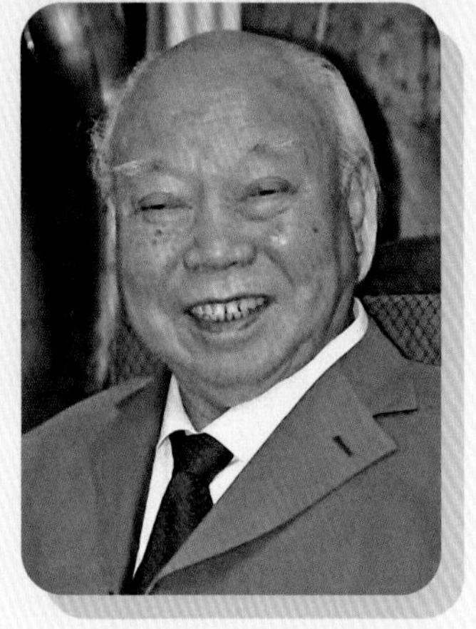

贺普仁 / **547**

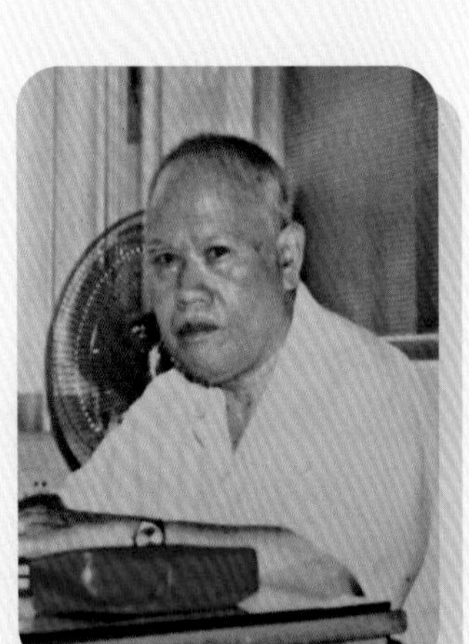

班秀文 / **579**

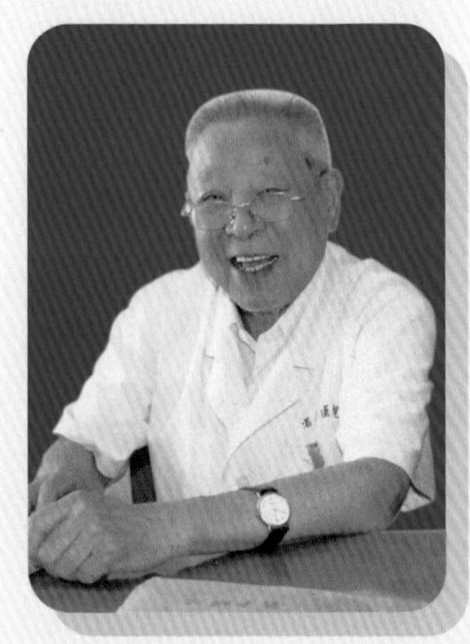

徐景藩 / **613**

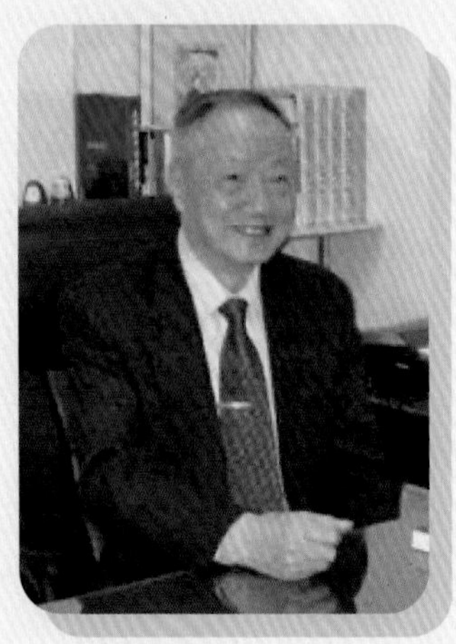

郭子光 / **651**

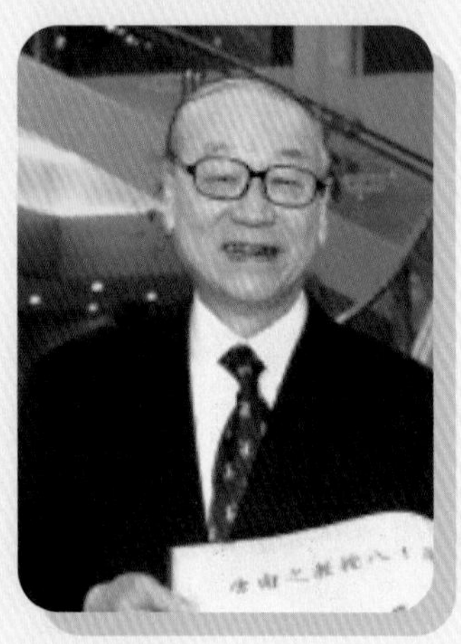

唐由之 / **671**

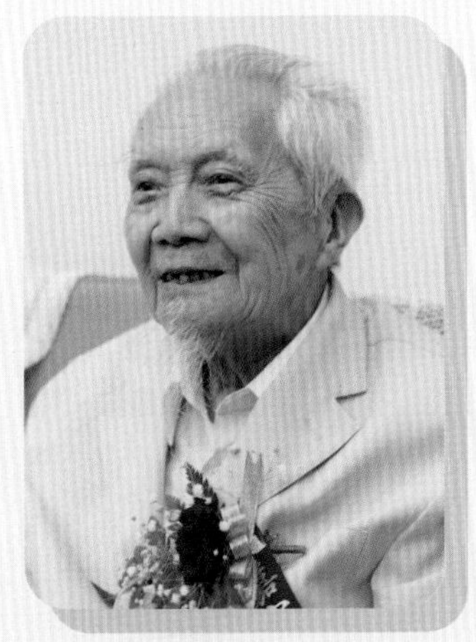

程莘农／ 691

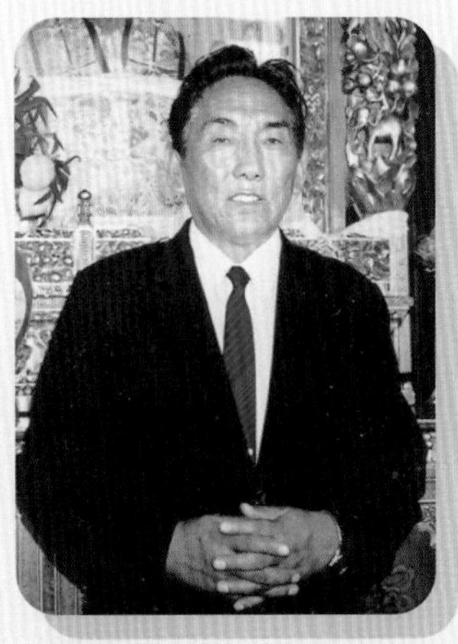

强巴赤列／ 719

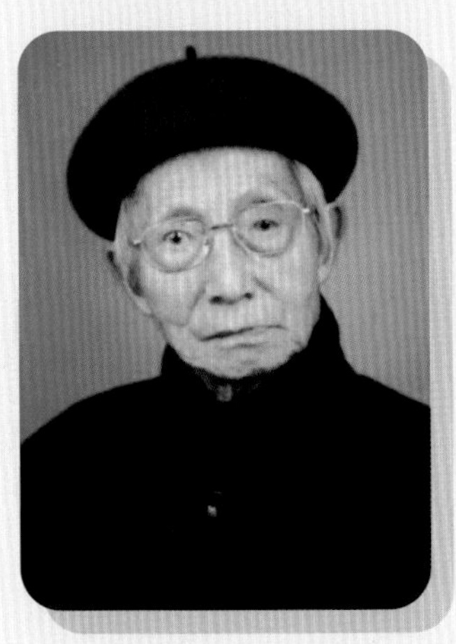

裘沛然／ 737

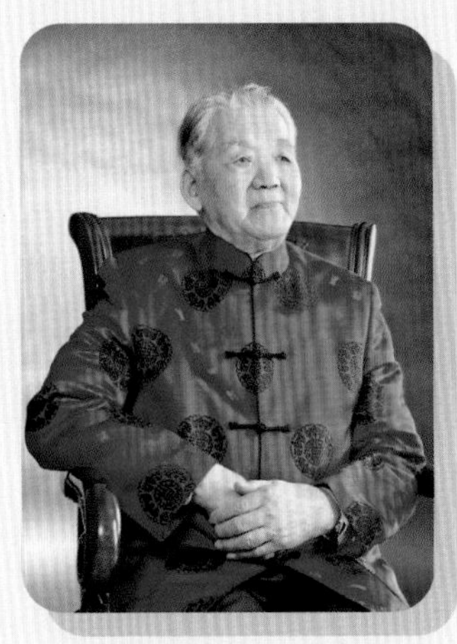

路志正／ 769

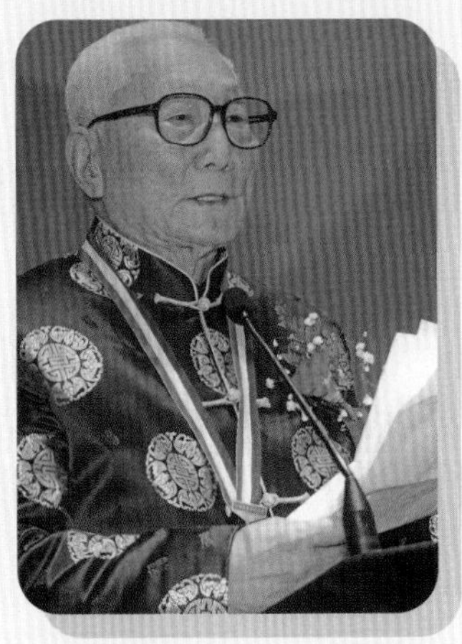

颜正华／ 799

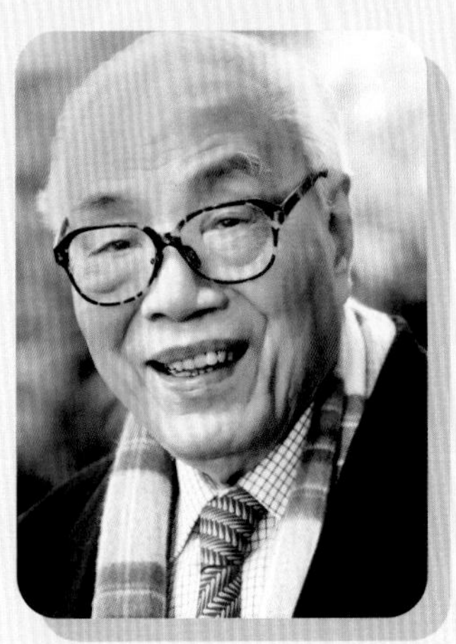

颜德馨／ 821

目录

王玉川

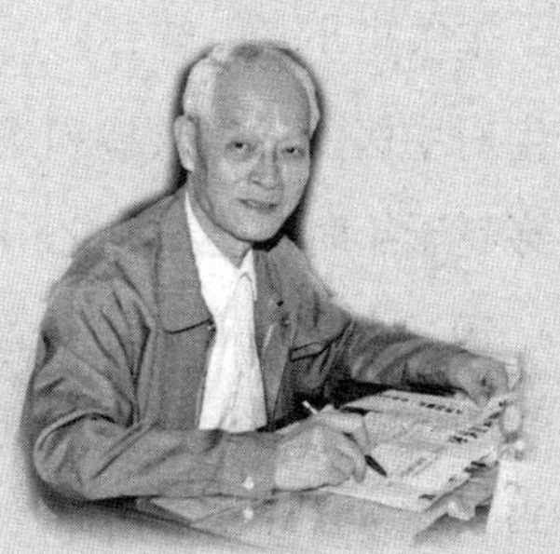

王玉川（1923—2016），上海市奉贤区人。北京中医药大学终身教授、顾问。曾任中华医学会理事、中华中医药学会第一届常务理事、中国科学技术协会第二届委员、中国教育国际交流协会第一届理事，国务院学位委员会学科评议组成员，北京中医药大学学术委员会副主任、高级职称评定委员会主任，北京市高等教育自学考试委员会委员，北京市高等学校教师职称评审委员会委员，中国中西医结合研究会名誉理事等职。全国政协第五、六、七、八届委员会委员。享受国务院政府特殊津贴。2009 年被授予首届“国医大师”称号。

王玉川是最早研究《内经》理论体系、学术内涵的中医学家，是《内经》重点学科的创建者和主要学科带头人之一，对阴阳学说的演变、气血循环理论、五行学说、运气学说、河图洛书等研究均作出了突出的成就和重要的贡献。王玉川自 20 世纪 50 年代奉卫生部调令来北京中医学院工作后，一直潜心于《内经》的教学和研究，先后主编了第一、二版全国中医学院教材《内经讲义》，发表了大量《内经》研究论文，为《内经》专业的发展奠定了基础，并使之成为国家中医药管理局第一批重点学科之一。

一、学医之路

王玉川小学时就开始选读中医古典名著，15岁时已能通读《黄帝内经》，并由此产生对中医的浓厚兴趣和从医的强烈愿望。捧着《黄帝内经》，王玉川手不释卷，这本穿越千年时空的经典之作，似乎正等待着他解开其中的奥秘。

1937年，抗日战争全面爆发。初中二年级的王玉川退学回到家中，家便成了他自学的课堂。不久，王玉川应聘在分水墩小学任教。2年后，父亲把他送到戴云龙诊所当学徒，从此王玉川便踏进了中医的大门。

近代中医学家戴云龙，原名宣正庭，上海市南汇县坦直桥人，擅长治疗内科、妇科疾病，尤善诊治“热病”，善用白虎汤重剂，病愈者良多。陆渊雷是现代中医学家和中医教育家，名彭年，上海市川沙县人，曾与徐衡之、章次公等以“发皇古义，融会新知”为宗旨，成立上海国医学院，并举办函授医学，一时遥从受业者众多。

在名医戴云龙和陆渊雷的言传身教下，王玉川深得中医药学之真髓。1943年3月，王玉川在家乡头桥乡设立了自己的诊所，开始独立行医。

1954年4～8月，王玉川在政府的关怀下，于上海市松江县学习了4个月。就在这一年，江苏省中医进修学校（南京中医学院前身，今南京中医药大学）成立，承淡安任校长。1955年3月，王玉川被推荐到该校学习。1955年3月13日，江苏省中医进修学校在南京市朱雀路邀贵井14号举行了成立大会和第一期中医进修班、针灸专修班开学典礼，由此揭开了我国高等中医教育的序幕。第一期中医进修班60名学生中，除王玉川外，还有多位后来成为中医界的重量级人物，如董建华、印会河、王绵之、颜正华、汪幼人、陆莲舫、许济群、丁光迪、肖少卿、陈亦人、程莘农、周仲瑛、吴贻谷等。第一期中医进修班的学员都是像王玉川一样具备了相当的中医素养和临床经验的中青年中医，而他们的老师则临床经验更丰富，学术水平更高，有研究《黄帝内经》的时逸人，研究《伤寒论》《温病条辨》的宋爱人，以及著名中医学家周筱斋、中药学家叶橘泉、方剂专家樊天徒等。

第一期中医进修班只有一年学习时间，在短暂的学习生活中，王玉川如饥似渴地研修各种医著，习惯性地在已读过的医学著作字里行间写满蝇头小楷，并记下一本本读书笔记。这也让王玉川在学校崭露头角，加上学识广博，熟读《黄帝内经》，由此参加了南京中医进修学校《内经讲义》的编写，进修班还没结业，他就被学校破格提前留校任教。

二、成才之道

（一）研读经典，固本强基

中医理论的根基在中医经典，学好中医理论必须要有扎实的中医经典功底。先生的中医经典功底十分扎实，这一点尤其体现在《内经》相关教材的编著上。新中国成立初期，先生主编的《黄帝内经素问译释》于1959年由上海科学技术出版社出版；主编的《内经讲义》于1960年由人民卫生出版社出版，这本讲义为后来的《内经》教材和《中医基础理论》教材的编写奠定了基础。

（二）勤于临证，溯本求源

在临床传承教学中，先生强调从古典医籍中总结用药知识以示后人。先生尤其强调临床不应为方证相对所束缚，要勇于探索能治多病的方剂。先生经常告诫同学们："研究同方治异证的机制，对实现中医现代化有很大意义。"先生重视理论和临床相结合，并身体力行，坚持在临床一线为普通百姓治病。先生擅长治疗中医内科各种疑难杂症，如心血管疾病、风湿病、血液病等，临证时一丝不苟，疗效卓著，深受患者欢迎。深厚的理论功底保证了先生卓越的临床疗效。一次，学校同事鲁兆麟教授接诊一位脱髓鞘型神经根病的患者，用遍了温阳药、补气药、活血药等，效果仍然不好，于是他找到先生请教。先生指出："《内经》讲肾恶燥，急食辛以润之。不要只考虑补阳，可以加点细辛这类通药试试。"鲁兆麟教授深受启发，如此治疗，患者的病情果然得到好转。但由于种种原因，先生多年的临床处方保留甚少，这不能不说是一大遗憾。

（三）淡泊名利，严谨治学

淡泊名利和严谨治学是先生成才中的另一个重要的因素。先生的研究生陶广正也曾评价先生说："为人淡泊，不慕虚名。"在每年审阅学生的毕业论文时，先生都逐字逐句精心细读，以蝇头小楷进行批阅，一篇论文要修改好几天。很多毕业生一直珍藏着他精心审阅过的论文。先生这种严谨的治学态度及淡泊的品行影响了一大批中医学者。

三、学术之精

（一）精研《内经》，阐发医理

1. 阐述“三阴三阳”，深化阴阳学说

《黄帝内经》提出了“阴阳五行学说”，并将其具体运用到医学上，阐明了人体结构、生理现象、病理变化之间对立统一的关系，具有朴素的唯物主义思想。经过长期的临床实践检验，医家普遍认为“阴阳五行学说”具有一定的实际意义，但由于历史的局限，难免有偏颇之处。

20 世纪 50 年代以来，中医界对阴阳学说的渊源、基本内容、性质、作用与地位等进行了整理和分析研究。在各种中医教材和专著中，阴阳学说的基本观点被归纳为：自然界一切事物均可被分为阴阳两大类，阴阳是万事万物的根本。20 世纪 80 年代以后，学术界进一步从多学科来论证阴阳学说的科学性。许多学者从控制论、系统论、信息论的角度来分析阴阳的对立、依存、消长、转化，阴阳学说的科学性不断被从各个角度加以证实。

1985 年，《北京中医学院学报》发表了先生的学术论文《关于“三阴三阳”问题》，《中医教育》同时发表了他的另一篇考证通释阴阳学说研究成果的论文《中医阴阳学说发展史浅说》，在中医界引起了巨大反响。

阴阳源于《周易》，它本是我国古代朴素辩证法的基本概念，属于哲学的范畴。在其演变过程中，逐渐被援引到各种学科中，成为古人认识世界、分析事物最基本的理论工具。其中对医学科学有用的部分，也被古代医学家所汲取，并按照医学的需要，做了相应的补充和改造，从而成为中医理论的重要组成部分。先生首先考察了阴阳学说的演变过程，他发现中医阴阳学说最初是从古代哲学阴阳学说移植而来的，医学毕竟不同于哲学，中医阴阳学说的历史不等于哲学阴阳学说的历史，更不可能同步发展。学术上的移植和渗透是一个由少到多、由简单到复杂的过程，医学要借鉴它，也要从较为简单的部分入手，才能逐渐变为自己的东西。因此，中医阴阳学说的发展过程应该是有阶段可分的。先生通过对阴阳学说的长期研究得出中医阴阳学说演变的四个阶段：早期阴阳说阶段、太少阴阳说阶段、“三阳三阴”说阶段、“三阴三阳六气”说阶段。这四个阶段基本上勾画出了中医阴阳学说发展史的大致轮廓。

“三阴三阳”无疑是古代医学家的创造。《黄帝内经》的许多篇章，除了对《周易》老少阴阳的普遍应用外，还可以发现另一些问题，那就是随着中医学的发展，

《周易》的那套办法越来越不够用了，由于古代医学家在人体上发现的颇不寻常的生理现象和病理变化规律，以及脏腑经络与自然界种种变化间的更为复杂的联系，阴阳各分老少的方法已远远满足不了理论上的需要。勇于创新的医家们突破了旧框框的束缚，对“阳明”和“厥阴”提出了新的解释，使原来的“二阴二阳”变成了“三阴三阳”，即太阴、少阴之外又有厥阴，太阳、少阳之外又有阳明。“三阴三阳”的命名是以阴阳之气的盛衰多少为依据的，我们在《素问·阴阳别论》《素问·经脉别论》等篇章里发现：厥阴为一阴，少阴为二阴，太阴为三阴；少阳为一阳，阳明为二阳，太阳为三阳。“一、二、三”较之“老、少”更能精确地表述数量和层次上的关系。“三阴三阳”正是一种计量标准，标准本身并不是具体事物，但它却可以应用于各种事物，以表明该事物的数量和层次。因此，阴阳各分为三是古代医家为了适应医学发展的需要，对于在理论上和实践上都显得粗疏的专业标准进行的改进。“三阴三阳”这个标准的确定是为了更精确地区分阴阳盛衰，以利于分析自然界的种种变化和人体的各种生理、病理现象，以及人体和自然界之间的密切关系。“三阴三阳”在中医学的发展史上无疑是一次重大改革，对于中医理论的建立和医疗技术的进步产生了巨大的促进作用和深远影响。

古代医学家在运用“三阴三阳”分析事物的时候，由于具体的对象、观察的角度和表述方法上的差异，出现了多种多样的排列次序，而不同的排列次序又有着不同的含义。因此，把这些不同“三阴三阳”次序的具体含义和实用价值搞清楚，并进一步应用现代新技术、新方法阐明它们的实质，无疑是十分必要的。据先生的初步研究，在中医古籍中有29种不同次序的“三阴三阳”，可以归纳为经脉生理特性及其层次类、经脉长短和气血盛衰类、病理反应类、脉诊部位类、日周期类、旬周期类、年周期类、六年至十二年周期等九大类。通过对29种“三阴三阳”的探讨，他提出了以下四个重要观点：

第一，“三阴三阳”是阴阳学说的重要组成部分，它既是表述阴阳的层次标准，又是说明事物生长衰亡运动节律的理论。“三阴三阳”的次序不同，其意义亦异。“三阴三阳”次序的多样性，反映了人体和自然界的物质运动存在多种各不相同的节律周期。

第二，《素问·脉解》关于“三阴三阳”经脉与月份相关的配属方法，纯粹是生搬硬套《周易》的理论，导致了与客观实际不符的结论，是应该淘汰的理论。

第三，《灵枢·阴阳系日月》是介乎《足臂十一脉灸经》《阴阳十一脉灸经》和《灵枢·经脉》之间的过渡型之一。它关于经脉与时间相应的配属关系，也是应废弃的理论。

第四，六气正对化的理论是经络脏腑同以十二支作为代号的“三阴三阳六气”之间配属关系的总结。

2. 精研“五行互藏”，填补五行学说空白

先生精研五行学说，他从生物全息论的角度提出“五行互藏”是一种典型的五行全息思想。他认为，在每一“行”中都有整个五行的缩影，他把这种“五行互藏”理论称为五行全息论。

五行学说的科学价值及其存废问题，在学术界一直众说纷纭，长期争论不休。随着系统论、控制论、信息论及耗散结构理论等新兴学科在中医学术领域的研究应用不断深入，古老的五行学说又恢复了名誉。先生在精研五行学说的同时，看到在五行归类、生克、制化以外的如“五行互藏”的一些内容已被遗忘，无人问津，成为五行学说里的一个空白，使五行学说残缺不全。先生对这一学术状况深感忧虑，认为必须加以改变，否则无论应用什么样的方法，对五行学说进行怎样的研究，包括与之密切相关的脏腑实质研究，都不可能得出全面的正确认识。因此，他从 1979 年到 1984 年，在《中医杂志》和《北京中医学院学报》先后三次发表研究成果，着重阐明了“五行休王”古代的时间节律学说和“五行互藏”的中医学的全息论思想。“五行休王”，或称“五行囚王”，是我国古代医学家关于自然万物和人体的五行精气活动节律及相互关系的一种学说，是古代医学在研究人体脏气活动节律与外界自然环境相关的过程中逐步形成的。人体生理活动的“五行休王”是以脏气活动节律与相应的四时五行节令同步为前提的，必须与四时五行节令步调一致才能维持健康。古人采用“休”“王”“相”“死”“囚”五个字作为五行精气不同量的代号。人体的生理节律是客观存在的，而“五行休王”是人体生理活动节律的一部分，对诊断疾病、判断病势的进退、转归和预后等都有一定的指导意义。

“五行互藏”是指五行的任何一行中又有五行可分，它是为说明物质世界纵横交错的复杂关系而建立起来的理论，在揭示事物无限多的层次和无穷可分的特征方面，与阴阳学说是互通的。先生指出，从生物全息论角度来看“五行互藏”实质是一种典型的五行全息思想，在每一行中又有整个五行模型的缩影。因此，可以把这种“五行互藏”理论简称为五行全息论。他说，现代研究已经证实，目、舌、面、鼻、耳、手、足等都是一个全息元，是全身结构和功能的一个缩影。人体结构的“五行互藏”在科学研究和临床实践中有着十分重要的意义。“五行互藏”与“五行归类”既有区别，又有联系。“五行归类”是人们为认识千变万化、错综复杂的事物及其相互关系而创立的分类方法；“五行互藏”则是在此基础上进一步揭示事物内部更深层次的分类方法。如果说“五行归类”着眼于整体，是宏观宇宙结构模型的话，那么“五行互藏”可以说是着眼于局部的微观宇宙结构模型。微观与宏观、局部与整体都是对立统一的，两方面的研究都是人类认识自身并与疾病作斗争所必需的。所以

"五行互藏"是五行学说不可缺少的重要组成部分，应给予必要的重视。

体质是指机体的各种特点，包括肤色体形、脏腑气血、生理功能和精神、性格等各方面特点的总和。古代的医家在两千多年前就采用"五行五脏"理论和方法，提出了体质学说"阴阳二十五人"，根据人们的肤色、体形、性格等一般特点所表现的错综复杂的体质现象，分析归纳为"木行之人""火行之人""土行之人""金行之人""水行之人"五大类型。在五大类型中又区分出五个小类型，五五相乘，共有二十五种体质类型。如果说五形之人是体质学说的"纲"，二十五人则是体质学说的"目"。有纲有目，条理清楚，提纲挈领，便于掌握和应用。由于历史的局限，"阴阳二十五人"体质类型学说的某些具体内容还不够精确、不够完备，需要进一步改进。但是迄今为止，在中外医学史上的一切体质类型学说，从古希腊的希波克拉底的气质学说，到苏联生理学家巴甫洛夫的神经类型学说都没能达到"阴阳二十五人"体质学说那样细致全面的水平。因此，先生认为"五行互藏"理论在医学科学上仍具有重大意义。

3. 纠正味脏理论，重解归经学说

1988 年，《北京中医学院学报》第一至第三期发表了先生的《帝王改制与五脏祭是医史研究的误区》。文中写道："五四运动"以来，一些研究医史的学者开始把儒家古文经学和今文经学的学派之争引进医史领域，以为五脏配属五行之法，在经学的五脏祭里，既然有两种截然不同的说法，那么在医学里也必然有与之相应的两种配法。显然这是医术必然服从儒术的观点。近年来，又进一步纠缠到儒家托古改制的问题，认为医学的五脏配五行说，一定要随着王朝改制而改变。史学的结论不能以主观推断来决定，重要的是真实可信的历史证据。如果随便抓住一点，便认定五脏属性必随帝王改制而改变的话，那么医学家就得不断修改理论，这是一个荒唐的结论。

先生在研究《黄帝内经》时发现了味脏理论与归经学说，提出了不断发展的味脏理论。五味入五脏，五谷、五畜配五行理论虽是五行学说的内容之一，但其中亦有很多臆测的成分，特别是由此引申出来的归经理论，随着中药学的长足进展，愈来愈显得苍白无力。

酸入肝、苦入心等，一种味只与一个脏器发生直接联系的观点，无疑是早期的理论，与客观实际存在较大的差距。成篇较晚的《素问·脏气法时论》和《素问·至真要大论》等所说的一种味与多个脏器发生直接联系，即是后来在临床实践中观察到的实际情况。有所发现，即有所记载，故其说与老观点多有矛盾。没有发现，即无记载，故肝与苦、咸无关，心与辛无关，肺与甘、咸无关。事实上并不是无关，而是当时尚未发现的缘故。

味脏理论的混乱对中药学理论影响很大，表现在药物归经方面。药物归经的理论原以药物的功效为依据，是通过脏腑辨证用药，从临床实际疗效中总结概括而成的。可是，以往的本草学家们则以五味入五脏理论为基础。先生通过对全国统编教材《中药学讲义》第二版、第四版中的中药归经进行统计，发现酸味专入肝者仅占9%～11%，苦味专入心者仅占1.14%～2.5%，甘味专入脾者仅占5.87%～7.95%，咸味专入肾者只占11.7%，充分说明一种味专入一脏的比例很低，五味专入五脏的说法是不全面的。因此，一种味与多个脏器发生联系的观点，才是《黄帝内经》味脏理论的主要精神。

4. 对气血循环理论的独特见解

1991年，《北京中医学院学报》第二至第三期发表了先生的《浅谈经脉气血循环理论的发展演变》，表达了他对《内经》气血循环理论的独特见解。

先生在研究中发现，《黄帝内经》的经脉气血循环理论，不但与《足臂十一脉灸经》《阴阳十一脉灸经》有渊源，而且在《灵枢·经脉》成书之前，存在多种学说并存的过渡时期。此期的经脉气血循环学说约有四个不同的流派，他们各有自己的主张和见解，各有自己的成就和贡献，这无疑是古代医学家为建立经脉气血循环理论，从各自的临床实践经验出发，各抒己见，开展学术争鸣的真实反映。《灵枢·经脉》的成书则是这次争鸣的终结。

先生提出，经络树学说是《黄帝内经》的第一种经脉气血循环理论的生命线，客观存在以植物根茎枝叶比喻人身经脉和络脉的一种学说。《灵枢·根结》和《素问·阴阳离合论》所说的“三阴三阳”“六经根结”和“开阖枢”，以及《灵枢·卫气》所说的十二经标本、气街等即是经络树在《黄帝内经》中的主要内容。“根结”和“标本”是取象于树木的两种说法，虽词不达意，然而实际基本相同。在经络树学说里，经络的“根”或“本”均在四肢末端，“结”或“标”则皆在头、胸、腹部位。经络路线依然保持着帛书两篇《足臂十一脉灸经》《阴阳十一脉灸经》十一脉向心性循行方向。营卫气血是以阴出于阳、阳入于阴和里出于表、表入于里的方式，在阴阳经脉之间与形体表里之间出入循环流动着的并受自然变化的影响，而有白天充盛于肌表、夜晚充盛于内，昼夜盛衰规律。“六经根结”和“三阴三阳”表里出入的“开阖枢”理论，大概是经络树学说的早期理论。六经标本的六经皮部是“六经根结”和“开阖枢”理论的发展，是经络学说的后期理论，而皮部、浮络与脏腑的关系，以及气街的生理、病理、证候、治法，则对后世经络、腧穴、针灸学说的发展有着重大影响。

先生认为，大约在经络树学说表里循环理论建立的同时，即有第二种经脉气血循环学说问世。这种循环理论的构想是在人身一小天地即小宇宙观念指导下产生的。

先生指出，阴出阳入的经脉气血循环理论是在手足三阴三阳十二条经脉全部发现，并与脏腑的配属关系完全确定之后创立起来的。这种理论的产生较前两种学说要晚，在阴阳经脉气血循环理论发展过程中属于第二个阶段。阴出阳入的气血循环理论提出了“阴者主脏，阳者主腑。阳受气于四末，阴受气于五脏”的观点。十二经脉中的气血，就是如此循环运行的，即以五脏为中心，阴经主出，阳经主入，故称为阴出阳入循环学说。在这种学说里，阴经与阳经首尾相互交接，所以“阴出阳入”在字面上与经络树学说的“在阳者主入，在阴者主出”似乎相同，而实质上是完全不同的。

先生发现，第四种经脉气血循环理论始于中焦，由肺手太阴之脉至指端，再由大肠手阳明之脉返回内脏，最后由肝足厥阴之脉上注于肺脉，形成手足阴阳表里十二经脉首尾衔接的大循环理论，它是当时关于经络气血循环问题开展百家争鸣的总结和发展。

先生认为，十二经首尾衔接大循环学说是阴阳经脉的气血循环理论中最重要的一种，《黄帝内经》的许多篇章都是以此为基础完成的。这种出现于经脉气血循环理论发展过程最后阶段的学说，在《黄帝内经》经络理论中占有主导地位，被看成是中医理论体系中独一无二的经脉气血循环理论。

5. 追根溯源，探秘运气学说之谜

新中国成立后的17年间，医学界对运气学说发展史加以探讨，追溯其源起和演变，其中以范行准的《五运六气说的来源》一文影响较大。

1959年，任应秋著述的《五运六气》一书是现代第一本运气学说的入门之书。1962年，胡海天在《广东中医》发表连载文章，做五运六气讲座，在中医界亦有一定的影响。当时对运气学说有存、废两种意见。1966年之后，五行学说和运气学说遭到批判。直到20世纪80年代，运气学说才重新登上大雅之堂。1993年，先生编著的《运气探秘》由华夏出版社出版，探讨了五运和六气的体系问题，指出了平气概念的重要性；从西汉的灾害性天气论证了运气学说的科学性，阐发了《素问遗篇》的学术价值。他的研究成果代表了当时中医界的最高水平。

先生根据《素问》有关篇章的记载提出，运气学说是古代医家为防治周期性流行病和多发病而总结创立的一门学说，对中医理论和临床诊疗技术的发展影响极为深远。后世许多著名的医家对此做过研究，并有补充和发挥，但是对于运气学说体系本身的研究还没有引起足够的重视。

先生首先对运气学说的体系进行了深入研究，他发现，五运和六气开始是两个不同派别的学说，五运的起源较六气早得多。五运学说本身有一套变化周期和推演测算的公式，并有比较全面而明确的研究范围及完整的理论体系，在《素问》中有很多论述可以证明。由于五运和六气各有一套自成体系的理论，它们又有着共同的研究对象，后来因客观实际的需要，通过学术交流，彼此影响，相互渗透，逐渐融合为一个体系，统称为运气学说。

不同派别的学说相互渗透、结合，是科学技术取得突破性进展的重要途径之一。从这个意义上讲，五运与六气两个不同派别的学说相互结合则是中医理论不断发展的成果。

先生认为，五运与六气结合的根本原因是它们的研究对象完全相同，但要使两个理论体系不相同的学说结合在一起，形成一个统一的新学说也不是轻而易举的事情。他从《素问》中看出，此时五运与六气结合的过程基本完成，并创立了不少新的名词和术语，扩大了应用范围，但还没有把二者真正融为一体，没有达到天衣无缝的境地，因而留下了不少结合的痕迹，在理论上显得不够严谨。五运在《素问》七篇大论的运气学说体系中，实际上仅仅保留了主岁大运的作用。这是为了使两种学说结合在一个体系不得不有所取舍，不得不来一番改造。如果把两者原有内容不分主次，不加取舍，全部糅合在一起，不但头绪过多，而且无法构成一个统一的体系。先生指出，后世医家由于不完全了解运气学说的历史，把《素问》运气学说抛弃了的五运客主加临方法重新抬了出来，这实在是辜负了《素问》作者的一片苦心。

先生对平气理论进行了分析，指出平气是运气学说的一个重要术语，它涉及的面很广，对运气的推算结论具有举足轻重的作用。从《素问》的记载来看，平气的概念还比较清楚，推算方法较为简单，但也多有重复和矛盾之处。后世学者的平气理论，虽说上承《素问》而有所发展，实则与《素问》颇多抵触，因此难以自圆其说。近来出版的有关论著大多因循前人旧说，间或有所损益，往往顾此失彼，并没有真正解决问题。先生认为，《素问》的平气概念是指相对于“太过”和“不及”而言，既非太过，又非不及，则叫作平气。后世医家对于《素问》平气的概念，似乎并无异议，但是对于平气的构成条件和推算方法却与《素问》颇多分歧。这是因为对原则的认识一致，并不意味着对具体事物的见解必然相同。平气的传统理论包括它的推算方法，这是运气学说中最不合逻辑的、最繁琐的理论，它不仅给运气学说造成了极大的紊乱，还给其涂上了一层厚厚的神秘色彩。

先生对从西汉惠帝二年（前193）到汉平帝元始四年（4）前后历时197年间65次灾害性天气验证研究进一步证实，运气学说有它一定的科学性和实用价值，但也暴露了某些不足。即按照运气学说的理论，灾害性天气应该发生而实际上并没有发生的年份较之发生了的年份要多得多。他得出的结论是运气学说有一定的科学性和应用价值，但很不完善，只能用它来解释已发生的反常气候，却不能作为预报天气变化的理论来使用。

先生充分肯定了《素问遗篇》在运气学说中的重要地位。《素问遗篇》系指《本病论》和《刺法论》两篇文论，宋代以后始见。《素问遗篇》自从被宋臣林亿等以“辞理鄙陋，无足取者”八个大字做了彻底否定的判决之后，900多年来，一直难有出头之日。其间虽有个别专家也看到了《素问遗篇》里的某些有价值的材料，但最终还是做了一笔抹杀的结论。先生认为，不应以文辞雅俗作为判断学术的唯一标准，《素问遗篇》的最大成就是突破了《素问》七篇大论旧框框的束缚，提出了许多独到的新见解，在运气学说的发展史上写下了光辉的一页。虽然其中也难免掺杂一些虚构的东西，但《素问遗篇》的学术价值是不容否定的，它对运气学说的发展有积极意义。

（二）不囿传统辨证论治，探索同方治多病

1. 关于“辨证论治”的见解

辨证论治是当代中医学术界一个热门话题。综观近20年来的中医学文献，大都把它看作是最能体现“中医特色”而不可改变的东西。这种观点有一定道理，但并不确切，而且不利于中医学术发展。

目前公认辨证论治为中医学术的基本特点，是理、法、方、药运用于临床的过程，即通过四诊、八纲、脏腑、病因、病机等中医基本理论，对患者表现的症状、体征进行综合分析，辨别为何种证候，称为辨证；在辨证基础上，拟定治疗措施，称为论治（《中医大辞典》）。按照这一定义，辨证论治是由辨证与论治两个步骤组合而成的。但先生认为，这还不足以阐明辨证论治的全部含义，其原因在于：首先，望闻问切四诊是中医的诊断手段和技能，不宜把它包括在中医基本理论中。其次，“辨证论治”里的“辨”“论”二字的实质，即是临床思维能力的运用。离开了这种能力，就没有辨证论治的存在。每个临床医生的辨证论治水平是由其掌握的四诊技能、基本理论和临床思维能力三个因素决定的。其中四诊技能与临床思维能力尤为重要。虽然四诊技能与临床思维是后天学习中获得的思维能力，是一种与天赋相关的能力，但是这两种能力都必须在实践中加以锻炼和发展。因此，学习中医必须早临床、多临床，在临床实践中不断提高和发展这些能力。除此之外，直到现在还没有发现别的手段。如果这些能力得不到发展和提高，那么把辨证与论治理论背得滚瓜烂熟也无济于事。再有，论治是“治则”的运用。“治则”本来就是中医基本理论的一部分内容，不宜把它置于基本理论之外。治则的运用是否妥当，离不开临床思维能力。因此，把辨证论治的定义简单地分作前后两个步骤来解说是值得商榷的。

辨证论治的定义应该包括四诊、基本理论、临床思维三个要素和辨证与论治两个步骤，这种纵横结合才是完整的定义。从现存的中医文献中可以看到，在反映先

秦时期医学成就的《黄帝内经》里，就已经有了关于脏腑、经络、气血、津液、形神等在生理与病理状态下产生的阴阳、寒热、表里、虚实等不同现象的论述。此后，历代医家在《内经》基础上续有发挥，在医疗实践中对疾病的认识不断深化，从不同角度总结出多种形式和内容的辨证方法。但是，明确提出“八纲辨证”“脏腑辨证”“六经辨证”“卫气营血辨证”“三焦辨证”以及“气血津液辨证”等名词，则是清代以后的事情。因此，于1921年问世的由著名中医学家谢利恒先生主编的《中国医学大词典》里，还不曾有这些辨证方法及“辨证论治”条目。今天被学者们看作一切辨证论治方法总纲的“八纲”二字，在清雍正十年（1732）问世的《医学心悟》里不称“八纲”，而叫作“八字”。“八纲辨证”则是由善用附子而名噪上海滩的祝味菊先生在1950年问世的《伤寒质难》中首次提出来的。这些情况对于现在初学中医的年轻学者来说，也许会感到惊奇，甚至不敢相信，然而历史事实的确如此。至于把各种不同形式、不同内容的辨证论治方法综合起来组成一个体系，并把它写进中医教科书里则是在新中国成立之后，由一大批从事中医教育和研究工作的学者们（其中有印会河、王绵之、汪幼人等，以及中国中医研究院的一些专家，先生也是其中的一员），在党的中医政策鼓舞下作出的一项贡献。

（1）*辨证论治体系的局限性*：如上所说，辨证论治学说体系是千百年来无数医学家临床经验的结晶。现代某些中医专家认为，中医学拥有这样一个错综复杂而体系又相当完备的辨证论治学说是一件值得自豪的事情，并坚信这就是中医学的特色，从而在教学、科研和临床中强调坚持突出这个特色。似乎中医学里的这个体系已经达到了完美无缺、登峰造极的境界，临床上遇到的一切问题，只要遵照这个体系去做就都会迎刃而解，如果解决不了，那只能怨自己没有掌握好。这是一种较为常见的现象，但这也是一种现代迷信。所谓的“坚持突出中医特色”实际上是一个只求稳定不求上进的口号，是一个套在中医工作者头上的紧箍咒，对中医学术的发展有百害而无一利，必须予以废除。不然的话，中医学只能永远保持现状，永远在老框框里打转儿。这样一来，还要研究它干什么？中医教育还用得着改革吗？

诚然，我们不能否认辨证论治的作用，而且至今还没有可以替代它的手段；更不能否认，辨证论治学说体系的建立是中医学发展史上的一个里程碑。然而，正如恩格斯所说：“体系是暂时性的东西，因为体系产生于人的精神的永恒的需要，即克服一切矛盾的需要。但是，假定一切矛盾一下子永远消除了，那么我们就会达到所谓的绝对真理，世界历史就会终结。”因此，“凡是特别重视体系的人，都可以成为相当保守的人”。除了拜倒在这个体系的脚下，日复一日、年复一年、无休止地重复验证这个体系的科学性之外，已经没有什么事情可做了。一切科学研究，包括高科技的应用都成了多余的“无事忙”。

由上述可知，以坚持突出中医特色的主张，而摒弃现代科学理论与技术的应用，不求发展创新，乃是一种极端保守的思想，是背离唯物辩证法的形而上学思想。我们只有突破这种保守思想的束缚，按照辩证唯物主义的立场、观点和方法去研究中医，中医学才能有所发展，才有可能摆脱陷于消亡的困境。此外，我们不应该忘记，历代中医方书中记载着一个方剂乃至一味中药治疗多种病证的大量的宝贵经验，这是现有的辨证论治学说解释不了的东西，是一块待开发的处女地。如果中医和中西医结合的研究，把它作为一项重点攻关课题，那么就有望找到中医创新发展的突破口，从而扭转数十年徘徊不前的现状，走上大踏步前进的康庄大道，为实现中医现代化作出更大的贡献。

（2）辨证论治不是中医的专利：中医界有一个重要问题需要进一步澄清。历史告诉我们，由于人们所处的时代、地域不同，文化背景不同，其思维方式就有可能各有差异；对同一事物和现象可以产生不同的认识，作出不同的解释，因而对于解决事物相互间的矛盾也会采用不同的方法和手段。但是也不可避免地有其共通之处，因为人类的知识都来源于实践，都是思维的产物，就医学而言也不例外。传统中医学与现代西医学的理论和技术相互之间有着很大的差别，这是公认的事实，但是，也有不少相似或相同的东西。比如，西医在急救时常用的心肺复苏术的口对口人工呼吸和心脏体外按压，与东汉时代张仲景《金匮要略》记载的缢死急救术有着惊人的一致。这样的例子甚多，不再一一列举。但必须指出：如果我们把这些中西共通而且中早于西的东西一概送给西医，认为是西医特有的，那么就免不了遭受“数典忘祖”之讥。因此，我国中医界的领导干部也好，一般工作人员也罢，我看还是多了解一些中外医学史为妙，免得弄出笑话。

至于“辨证论治”这个词，在现代西医学里如同清代以前的中医学一样是没有的，但不等于没有这方面的内容。比如，古希腊希波克拉底的学说，在辨证方面强调“要研究总的和各地区的气候特点，研究患者的生活方式和习惯、职业、年龄、言谈举止、沉默、思想、睡眠、做梦特点和时间、胆量、哭泣……大便、小便、吐痰、呕吐……出汗、寒战、畏寒、咳嗽、喷嚏、打嗝、呼吸、腹胀、安静或喧闹、出血及痔疮，通过这些方面想到会出现什么结果”；在论治方面，则强调应该采取“寒则热之，热则寒之，以偏救偏的反治法”等。如果单从这些话来看，就有可能被误认为是某位中医专家的言论。但历史是不可以、也不会被割断的，人类的科学知识（包括语言等）从来就是继承的。希波克拉底的这些观点与主张，有很多在现代西医学里是可以找到它的踪影的。再说，现代西医学里的鉴别诊断，以及对同一个患者必须视情况不同而选用不同的治疗措施，与此同时，在给药方面要考虑服药的时期（时效关系）、剂量的大小（量效关系），如此等等，难道不是辨证论治吗？

总而言之，现代西医学尽管还没有辨证论治这个名词，但实际上已具有辨证论治的观念，不过是在思维方式、诊疗手段与方法上与中医有所不同而已。因此，把"辨证论治"当作中医学独有的特色来大力鼓吹是难以令人信服的，除了暴露自己的无知之外，岂有他哉！

2. 关于"有是证用是方"的反思

最早由《素问》提出的建立在因人、因地、因时基础上的"同病异治"思想，乃辨证论治学说的先河，这是大家一致公认的。然而，很少有人注意到，在辨证论治学说发展过程中，这种原始的朴素的辩证法思想，逐渐被"是就是，不是就不是"的形而上学的思维方式所替代。因而在明清以来的"名医方论"里，无不以"方证相对"作为阐述方义、解释成方疗效机理的唯一准则。殊不知古代方书里的记载与现代研究的结果都表明：除了"方证相对"之外，还存在着"同证异方、同方异证"现象，它们相反相成，都应该是构成辨证论治学说体系不可偏废的组成部分。我们没有任何理由对它们采取抬高一方、贬低另一方的偏见。以往的历史已经证明，片面强调"方证相对"的重要性，只能使它走向反面，成为发展中医药学的桎梏。

为了改变中医基础理论长期徘徊不前的状况，我们必须运用唯物辩证法的观点，结合现代科研成果，重新审视方证相对的得失利弊。

（1）"方证相对"的利弊：何谓方证相对？用柯韵伯《伤寒来苏集》的话来说，就是"合是证便用是方"。换句话说，某证只能用某方，某方只能治某证，处方用药必须与病证对应，才能取得最佳的临床效果。这种观念的起源，在现存古方书里有明文可证的大概以唐代名医孙思邈的《备急千金要方》为最早。其文曰："雷公云，药有三品，病有三阶。药有甘苦，轻重不同；病有新久，寒温亦异。重热、腻滑、咸醋、药石饮食等，于风病为治，余病非对。轻冷、粗涩、甘苦、药草饮食等，于热病为治，余病非对。轻热、辛苦、淡药饮食等，于冷病为治，余病非对。"（《备急千金要方·卷一·议处方第五》）病证二字，古人往往混用。所以，孙氏所言当是原始的方证相对说。后来研究《伤寒论》的学者们将其继承下来，并概括为"有是证，用是方"，大家认为这是揭示仲景临证制方奥秘的唯一法宝。然而，究其实质，不过是当今学者通常所说的"对证治疗"而已。

从中医理论的发展史来看，这种"有是证，用是方"的方证相对说，对于《伤寒论》的阐释和方剂组成的理论剖析及其临床应用的确曾起过积极的作用，作出过一定的贡献，这是谁也否定不了的历史事实。但是，它绝不是《伤寒论》的真正精髓，况且从唯物辩证法的观点来看，任何一门科学的任何一种理论都是相对真理，从来不曾有过什么永恒不变的终极真理。古代方书里的记载和现代研究都表明：除了"方证相对"或"有是证，用是方"之外，还存在着"同证异方、同方异证"现象。因此，方证相对理论在中医学里也绝不是什么终极真理。实践是检验真理的唯一标准。千百年来的临床实践证明，方证相对之说只占辨证论治学说体系的一半，把它夸大为普遍适用的真理，并将其看作辨证论治的唯一规律，那是历史的误会。

恩格斯在《自然辩证法》里说过："凡是可以纳入规律，因而是我们知道的东西，都是值得注意的；凡是不能纳入规律，因而是我们不知道的东西，都是无足轻重的，都是可以不加理睬的。这样一来，一切科学都完结了，因为科学正是要研究我们所不知道的东西。"不过中医药学里的情况，似乎比恩格斯所说的还要复杂些。那就是，凡是不能纳入规律的、不知道的东西，不是不加理睬，而是人为地把它改造成"已知"的东西，强迫它纳入规律中去。至于是否符合客观实际，反正不可证伪，因而可以不必考虑，只要能自圆其说，就算万事大吉。方证相对说在辨证论治学说体系里一统天下的局面，就是这样形成的。然而，这种一统天下的局面是不完全真实的，因而必须打破。不然的话，中医药学，包括中西医结合研究工作，就只能在主观上认为"已知"的范围内打转，除了反复印证"已知"的东西之外，已经无事可做。发展也好，提高也罢，无非只是古今中西语言表述上的差别，而其实并无本质上的突破。

（2）"方证相对"理应让位于"方证相关"：如前所说，按照有是证用是方的"方证相对"的观念，一种病证只能用一个方剂来治疗，而一个方剂只能用于一种病证。可见，"方证相对"之说，是在绝对不相容的、对立中的、形而上学思维方式的产物。初看起来，这种思维方式对我们来说似乎极为可取，因为它是合乎所谓常识的。然而，常识在它自己的日常活动范围内虽然是极可尊敬的东西，但它一旦跨入广阔的研究领域，就会遇到最惊人的变故。换句话说："形而上学的思维方式，虽然在相当广泛的、各依对象的性质而大小不同的领域中是正当的，甚至是必要的，可是它每一次都迟早要达到一个界限，一超过这个界限，它就要变成片面的、狭隘的、抽象的，并且陷入不可解决的矛盾。"（《马克思恩格斯选集》）所以，形而上学的方证相对说是不可彻底否定的。但是，如果我们偏执方证相对的思维方式，无条件地夸大这种思维方式的作用，那么就会背离辩证法的原则，陷入不可解决的矛盾之中。近年来，有的学者似乎已经看到了这一点，把原先的"方证相对"改称为"方证相关"，王玉川教授对此表示赞同。但必须指出，"方证相关"并不等同于有是证用是方的"方证相对"。因为，"方证相关"的内涵虽然包含了"有是证，用是方"，但同时也包含着"同证异方、同方异证"在内。两种提法，虽只有一字之差，而含义迥别。再说"方证相关"要求探索的目标，不是方剂单方面的作用，而是方证之间的相互关系，也就是方证双方在治疗中的相互作用。诚如恩格斯在《自然辩证法》中所说："相互作用是事物真正的终极原因。我们不能追溯到比这个相互作用的认识更远的地方，因为正是在它背后没有什么要认识的了。”现代方剂学的研究也表明：方剂功能的多样性，只有在对人体动态变化的作用中才能观察到。方剂的配伍规律也只有在同机体作用时才能表现出来。因此，“方证相关”这个命题本身，较之“方证相对”要正确得多、科学得多。我们相信，随着方证相关研究的深入，必然会给中医药学开创出更加美好的前景。

（3）关于同证异方、同方异证：所谓“同证异方”，就是同一种病证，可以用不同的方剂治疗；所谓“同方异证”，就是同一个方剂可以治疗不同的病证。因此“同证异方、同方异证”与“有是证，用是方”的方证相对说的含义是截然不同的。两者相反相成，成为辨证论治学说里不可分割的一对重要范畴。东汉时期的张仲景是辨证论治学说体系的创始人，这是大家公认的。我们从仲景书里也不难发现后世学者提出的“有是证，用是方”的“方证相对”无法解释的一些条文。

①五苓散：由茯苓、猪苓、白术、桂枝、泽泻五味药物组成。根据吴谦《医宗金鉴》，其主治证主要有二：“一治水逆，水入则吐；一治消渴，水入则消。”很显然，这是以张仲景《伤寒论》之说为依据的。至于汪昂的《医方集解》则说五苓散“通治诸湿腹满，水饮水肿，呕逆泄泻，水寒射肺，或喘或咳，中暑烦渴，身热头痛，膀胱积热，便秘而渴，霍乱吐泻，痰饮湿疟，身痛身重”。这是从历代医家临床经验中总结出来的。吴、汪二氏所说的主治证尽管详略不同，但论其方取效之机理，莫不以为是利水渗湿之功。所以，现代方剂学大多把五苓散列入“利水渗湿剂”中。然而，仲景书在五苓散方后说“多饮暖水，汗出愈”，而从来没有“小便利则愈”的说法。可见，把五苓散列为利水渗湿剂，是议方药而不议机体反应状态即病证机理的片面观点。此外，我们从《备急千金要方》还可看到如下的记载：“五苓散，主时行热病，但狂言烦躁不安，精彩（目光）、言语不与人相当者方……水服方寸匕，日三。多饮水，汗出即愈。”（《备急千金要方·卷九·伤寒上·发汗散第四》）观其所叙证候，近似“如狂”，与水逆、消渴、水饮、水肿、水寒射肺等迥然有别；其取效之由，亦非利水渗湿而是“发汗”。再看仲景书，北宋开宝年间高继冲进献的《伤寒论》在“伤寒叙论”一章里说：“若得伤寒病无热，但狂言，烦躁不安，精气言语与人不相主当，勿以火迫之，但以五苓散三二钱服之，可与新汲水一升，或一升半，可至二升，强饮之，指刺喉中吐之，随手便愈。”然则，同一个五苓散，既可用来利水渗湿，又可用来发汗，还可用作涌吐剂，这哪里是“有是证，用是方”的方证相对说可以讲清楚的？所以，清代不著撰人的《伤寒方论》称“五苓散为两解表里之首剂”，不是没有一点理由的。

至于《外台秘要方》卷三十二“头发秃落方一十九首”里收载的“深师茯苓术散”，其方所用药物与五苓散全同，其主治证为“发白及秃落”，与仲景《伤寒论》

五苓散的主治证全不相干。现代研究发现，五苓散对健康人及正常小鼠和家兔均无利尿作用，只有在水液代谢障碍时，才呈现其利水渗湿作用。这从一个方面表明，方证相互作用既是方剂学也是辨证论治学说的灵魂。

②肾气丸:《金匮要略》既有以之利小便的，如云:“虚劳腰痛，少腹拘急，小便不利者，八味肾气丸主之。”“妇人病……转胞，不得溺也……但利小便则愈，宜肾气丸主之。”又云:“男子消渴，小便反多，以饮一斗，小便一斗，肾气丸主之。”这里的“虚劳腰痛”“转胞”与“男子消渴”病种不同，“小便不利”“不得溺”与“小便反多”证候表现亦恰好相反。至于肾气丸的现代研究报告，可以治疗高血压、前列腺肥大、慢性肾炎、白内障、脑出血后遗症及糖尿病等；动物实验有说可以降血糖，也有说可使血糖升高。所有这些，亦正好说明任何一个方剂在机体不同状态下，可以呈现出所谓的“双向作用”或多样性功能。

以上仅以五苓散与肾气丸为例，说明“同方异证”在古方书中并非罕见。至于“同证异方”之例，见于仲景书者也有很多。例如《伤寒论》141条说:“寒实结胸，无热证者，与三物小陷胸汤，白散亦可服。”又如《金匮要略·胸痹心痛短气病脉证治》说:“胸痹，心中痞气，气结在胸，胸满，胁下逆抢心，枳实薤白桂枝汤主之，人参汤亦主之。”“胸痹，胸中气塞，短气，茯苓杏仁甘草汤主之，橘枳姜汤亦主之。”又《金匮要略·水气病脉证并治》说:“里水，越婢加术汤主之，甘草麻黄汤亦主之。”又《金匮要略·痰饮咳嗽病脉证并治》说:“夫短气有微饮，当从小便去之，苓桂术甘汤主之，肾气丸亦主之。”更有一证用三方者，如《金匮要略·消渴小便不利淋病脉证并治》说:“小便不利，蒲灰散主之，滑石白鱼散、茯苓戎盐汤并主之。”对于这些“同证异方”的条文，在坚持“有是证，用是方”的学者那里，尽管都有所解释，但无一不是运用“以方测证”的方法，即根据方药性味功能推测证。在方药功能固定的前提之下，推测的结果不用说必然百分之百符合方证相对的原则。所以，初看起来这种解释似乎达到了天衣无缝、无懈可击的水平。然而，现代研究告诉我们，任何一味中药都含有多种有效成分，因而它们的药理作用也往往是多方面的，在机体不同状态下就会呈现不同的功能。二味以上药物组成的复方，则尤为复杂。所以“以方测证”本身，就不是什么唯一正确可靠的科学方法。成书于先秦时期的《吕氏春秋》在“本味篇”中就说过这样的话:“调和之事，必以甘酸苦辛咸，先后多少，其齐甚微，皆有自起，鼎中之变，精妙微纤，口弗能言，志不能喻。”20世纪初，以广义相对论成名的物理学家爱因斯坦也说:“当一个复杂现象中起作用的因子数目太大时，科学方法在多数情况下就无能为力了。”所有这些，都说明中药复方的研究是十分困难的课题。但是，如果我们停留在“方证相对”和“以方测证”的水平上，那么就永远也不会有所发现、有所前进，方证之间相互关系的谜团也就永无解开之日，中医药学的现代化也将遥遥无期。

3.“同方异治”的见解

同方异治，在中医学里与同病异方应该具有同等重要的理论意义和学术价值。因为两者都是历代医家千百年来临床实践经验的结晶，是中医宝库里两颗交相辉映的明珠。这个问题在“关于‘有是证用是方’的反思”一文中有所涉及。

（1）从“同方异治”的基本概念说起：所谓“同方异治”，即是用同一个方剂治疗各不相同的多种病证。因而，与同一种病证可以用各不相同的方剂治疗的“同病异方”是相互对立的，两者在思维方式上也是截然不同的。前者对传统的辨证论治观念来说，是一种逆向思维，后者则是不背离传统辨证论治观念为准则的思维方式。但是，它们在中医学防病治病方面都作出过重大的贡献，对中医学的发展也都发挥过应有的作用。从辩证法的观点来说，它们之间的关系是不可分割的。因为，世界上不存在没有对立面的事物，一切事物只有在相互对立的统一中才能生长发展，因而共处于一个统一体中相互对立的双方，是不能孤立存在的。“假如没有和它作对的矛盾的一方，它自己这一方就失去了存在的条件”，中医学所谓的“独阳不生，独阴不长”“阴阳离决，精气乃绝”说的也是这个道理。因此，同方异治与同病异方之间必然有着相互依存的关系。遗憾的是，这种关系直到现在还没有人能够说清楚。

（2）同方异治说的渊源：凡是读过《内经》的都知道，《素问》里只有“同病异治”之说（见于《病能论》和《五常政大论》）。“同病异方”实际上即是《素问》“同病异治”的翻版。近年来出现的“同病同证异治”和“异病同证异治”的说法，则是随着“辨病和辨证相结合”的研究，在“同病异治”基础上衍生出来的必然结果（因为“病”与“证”在古代方书里往往是混着用的）。有人以为，这个结果是中医发展的标志之一。然而，它仍然以“证”为立足点，仍然囿于辨证论治、依证立方的传统理论，并没有多少进展可言。至于“同方异治”，实际上是“异病同治”的同义语。由于“异病同治”这个命题在《内经》里不曾出现过，所以它的提出较“同病异治”要晚得多，远不及“同病异方”那样有着悠久的历史渊源，但至少也已有 359 年的历史了。明末崇祯庚辰年（1640）程衍道在其《重刻外台秘要方·自序》里的一段话可作证明。其文曰：“余亟欲以《外台秘要》公诸海内之深意也。向购写本，讹缺颇多，因复殚力校雠……十载始竣厥功……同病而异方也，同方而异治也，毫厘不几千里乎？余曰，三部微妙，别之在指；五脏精华，察之在目。合色脉而后定方，求其曲当可也。”这是我们现在所见到的有关“同方异治”说的最早资料。程氏在其《自序》里所谓的“客”，实际上很可能是他假设的一个人物，为的是便于用“问答”的形式来表达自己的学术思想和主张。此乃上自《内经》，下迄明清各家论著中常见的一种写作形式。由《自序》表明，程氏在校勘《外台秘要》长达 10 年的过程中发现：同方异治，即用同一个方剂治疗多种不同病症的例子，在唐代及其以前的方书里早已不是什么罕见的、个别的偶然现象了。我们认为，这个新的发现按理应该可以使长期禁锢在以同病异治为基础的辨证论治观念中的中医学获得解放，从而以新的面貌大踏步地向前发展。但是他的这个新发现，最终还是被他用"合色脉而后定方"的结论埋葬掉了。后之学者对此亦未深究，因而迄今为止的中医学，依然是辨证论治独领风骚的一统天下。当然，话还得说回来，程氏的这个新发现，即使在今天也只能作为中医和中西医结合研究工作的突破口（一项重点课题），要想从这个突破口冲将出去，也不是一件轻而易举的事情。

（3）同方异治在中医学里的位置：在唐代及其以前的方书里，同方治异病的例子相当普遍，不是什么罕见的偶然现象。为了证明这句话的真实性，除了五苓散与金匮肾气丸之外，不妨再举数例：

①同方治二病之例：《备急千金要方·卷九上》治伤寒太阳病发热无汗而喘的麻黄汤，与同书卷二十五的还魂汤，都是由麻黄、桂心、杏仁、甘草四味药物组成的，方名虽异而用药则同，实际上是同一个方剂。然而，还魂汤的主治证"卒感忤鬼击，飞尸诸奄，忽气绝无复觉，或已死绞，口噤不开"，与伤寒无汗的表实证毫无共同之处。其病因病机亦截然不同，何以能用药物组成完全相同的方剂来治疗？

《肘后方》的"疗年少气盛，面生皯疱方"，与《太平惠民和剂局方》中主治"感冒风邪，鼻塞声重，语音不出，或伤风伤冷，头痛目眩，四肢拘倦，咳嗽多痰，胸满气短"的三拗汤，都由麻黄、杏仁、甘草三味药物组成，何以主治证如此迥别？

脾约麻仁丸，在现代方剂学里均依《伤寒论》之说，把它视为润下剂，言其功效为润肠通便，临床习用于虚人及老人肠燥便秘，以及习惯性便秘。然而，宋代以治学严谨著称的名医严用和，则将其列在《严氏济生方·水肿门》中，并说："脾约麻仁丸，虽不言治肿，然水肿人，肾肿水光，不可行者，三服神验。"又说："此是古法今治，肾肿水光，只一二服，以退为度，不必利可也。"1970年在河南省镇平县高丘公社巡回医疗队工作期间，王玉川教授遇到一个7岁左右的儿童，患阴囊积液，妨于行走而别无他苦。一时不知所措，偶忆《严氏济生方》之说，以脾约麻仁丸治之，获得良效。足证严氏之言非虚，然其取效之机理，迄今尚未明了。

②同方治多证之例：我们在中医古籍里看到，一方治多证曾经是古代医家们着意追求的理想目标。例如，《备急千金要方》卷十二有"万病丸散"一门，载方13首，每首方剂的主治证无不多种多样。比如"耆婆丸"方后所列主治病证有20余条，并说："服药不过三剂，万病悉除，说无穷尽。"芫花散的主治更多达30余种。以上两方，用药均极庞杂。耆婆丸由31味药物组成，其中有发散风寒、清热燥湿、

清热解毒、清热凉血、攻下、峻下逐水、利水渗湿、温里、活血化瘀、化痰、止咳平喘、安神、平肝息风、开窍、补气、补血、收涩及其他等，合计有19类不同功能的药物。芫花散所用药物更多，凡56味，分别属于峻下逐水、化痰、止咳平喘、发散风寒、发散风热、清热燥湿、清热凉血、补血、补气、补阴、补阳、祛风湿、芳香化湿、利水渗湿、温里、理气、活血化瘀、开窍、安神以及其他等，合计有23类不同功能的药物。如此复杂的组方，即使造诣极深、学识广博、对方剂学研究有素的名家，也无法为它做出合乎传统理论的解释。孙思邈也不例外，所以，他在芫花散方后注云：此方“始吾得之于静智道人，将三纪（十二年为一纪）于兹矣。时俗名医未之许也……其用药殊不伦次”。接下去又对该方赞赏有加，说：“然比行之，极有神验……至于救急，其验特异。方知神物效灵，不拘常制，至理关感，智不能知……此其不知所然而然，虽圣人莫之辨也。故述之篇末，以贻后嗣好学君子详之。”孙氏按照传统理论研究了36年，仍无法解释其方药组成原理的芫花散，在临床上却多次取得神奇的效验，因而感慨不已，并产生了将解开该方取效之谜的任务，寄希望于后人的深切心情。

寻找一个方剂治疗多种病症的热情一直持续不断，所以此类方剂在宋代医家的著作里尚可见到。例如许叔微《普济本事方》就有一首名为万病散，又称无忧散的方剂。其方由黄芪、木通、桑白皮、橘皮、白术、木香、胡椒、牵牛子8味药物组成。从方剂学角度来说，本方不至于像芫花散那样难于分析，其主治症似乎也不会太多。然而，许氏在方后注中说：“此药万病皆治……功效不可具载。”

如果说上述三方今已无人使用，不必予以深究。那么，不妨再举一首至今还在使用的方剂。例如宋代王璆《是斋百一选方》第十七卷所载的紫金锭，据原书所说，该方对内、外、妇、儿、五官等科16类各不相同的病证都有效验。经现代医家临床应用报道证实的，即有感冒、腮腺炎、流行性脑脊髓膜炎、蛔虫病、食管梗阻、贲门痉挛、幽门梗阻、急性胃肠炎、萎缩性胃炎、中毒性痢疾、急性化脓性感染、慢性咽炎、药物中毒、药源性静脉炎、嗜酸性粒细胞增多症、癫痫、带状疱疹、接触性皮炎、顽癣、鹅掌风、晕车船、水土不服，以及儿科急症、小儿惊风、小儿脏积等多达20余种不同的病证。本方由两味峻下逐水药（续随子、红芽大戟）、一味收涩药（五倍子）、一味清热解毒药（山慈菇）和一味开窍药（麝香）组合在一起，何以能治愈这么多的病症？迄今为止还是难解之题。难怪清代名医王旭高在《医方歌括》中说：“此秘药中之第一方也。所治之证，与本草不甚相合，确有良验，真不可思议！”正因如此，所以该方在现代方剂学教科书里难觅其踪影。

③单味方治多证之例：这一类例子，在古方书里更为多见，这里仅就李时珍《本草纲目·附方》收载者，略举数例，以见一斑。以一味白术为方的主治证有“久

泄痢”“胸膈烦闷”“湿气作痛”“自汗不止”，以及“牙齿日长”的“髓溢病”等5种不同的病证。以黄连一味为方的主治证有“心经实热”“卒热心痛”“伏暑发热作渴呕恶”“赤白痢”“消渴”“肠风酒毒”“泄泻”“消渴尿多”“热毒血痢”“酒痔下血”“鸡冠痔疾”“痢痔脱肛”“小儿赤眼”“目卒痒痛”“泪出不止”“牙痛恶热”“小儿鼻䘌”“小儿月蚀、生于耳后”“预解胎毒”“腹中儿哭”“因惊胎动出血”“妊娠子烦、口干不得卧”等20多种不同病证。以一味甘草为方的主治证有“伤寒心悸脉结代”“伤寒少阴咽痛”“小儿初生解毒”“小儿撮口发噤”“小儿羸瘦”“小儿遗尿”“小儿尿血”“大人羸瘦”“舌肿塞口”“一切痈疽”“痈疽秘塞”“乳痈初起”“阴下悬痈”“汤火灼疮”“小儿中蛊”“解牛马肉毒”“解水莨菪毒”等不同病症。此外，60余年前，王玉川教授曾目睹一名3岁小儿，患阴茎卒然红肿，妨于小便之病，经多位小儿科医生诊治，或用清热解毒方，或用清热利湿方，皆未建寸功。最后，一名姓范的喉科医生，只看了一下日益红肿的患处，既不诊脉，也不视舌苔，即以甘草一两为方，浓煎为汤，外洗1日3次，便收全功。用一味药物治愈多种病证的例子还有很多，数不胜数。

最后必须指出，在那些沉湎于辨证论治的医家那里，对古代方书中许许多多同方治异病的例子往往视而不见、不屑一顾。尤其对单味方治多种病症，更是视作江湖医生的伎俩、骗人的把戏而一笑置之。然而，单味方的疗效又往往出人意料，故民间有“单方一味，气死名医”之说。与其投入大量人力物力研究辨证论治规律，最后搞出许多令人眼花缭乱、莫衷一是的辨证分型，倒不如研究同方治异证的机制，对实现中医现代化更有现实意义，更能做出真正称得上创造性的成果。这是因为辨证论治并不是中医学的全部，而且它经过千百年众多医家的分析研究之后，发展的余地已十分有限，而“同方治异证”则是一块有待开垦的处女地。

总之，发源于“同病异治”的辨证论治学说，在历史上日臻完善，取得了辉煌的成就，近20年来被众多学者视为“中医特色”的重要标志。但是，辉煌的背后往往伴随着阴影，同病异治的辨证论治学说也不例外。首先，它的成就是在牺牲了“同方异治”的宝贵经验，扼杀了寻找广谱有效方药的热情之后才取得的。其次，它的辉煌成就使人们的思维陷入永恒不变的公式之中，从而在“坚持突出中医特色”口号下的辨证论治的圈子里打转转，与创新的客观要求越来越远。这就难怪一位1992年毕业的中医大学生说到中医问题时讲了这样一句话：“苍蝇撞玻璃，有光明，没前途。”众所周知，创新是硬道理，是科学技术的生命线。如果把中医固有的理论看作永恒不变的东西，那么还用得着投入大量的人力、物力和财力去研究它吗？历史是无情的，任何一门科学若满足不了社会发展的需要，便只能走上日趋消亡之路。诚如王永炎院士所说：“囿于原有的医学模式，恪守固有的理论体系和具体的治疗措施，顺其自然地进行，这已不能适应时代的发展和人类卫生保健的需要。必须站在原有体系之上，洞察医学发展的趋势……把继承、发展、创新统一起来，只有这样，才能使中医学永远立于不败之地。”正如《庄子·在宥》里的一句名言：“世俗之人，皆喜人之同乎己，而恶人之异于己。”但愿当今之世的学术界，少一些“世俗人”的偏见，多一些实事求是的科学精神。

四、读书之法

《黄帝内经》是我国现存最早的医学典籍，全书包括《素问》和《灵枢》两部分，共 18 卷，162 篇。《黄帝内经》总结出了较为系统、完整的医学理论和治疗原则，创立了具有中华民族医疗特色的中医药学理论体系。《黄帝内经》自问世以来已经被翻译成日、英、法、俄、德等多种文字，世界上许多国家的医学家、史学家和科学家对它不断进行阐释和研究，国际针灸组织还把《黄帝内经》列为必读的参考书，它是我国传统医学对世界医学发展的独特贡献。

先生从 60 多年前第一次通读《黄帝内经》起，就陆续翻阅了大量中医典籍，考证通释这部经典著作，写下了几百万字阅读笔记和释义，为完善《内经》学说洒下了滴滴汗水。他通过研究发现，《黄帝内经》成书之前是多种学派和学说并存的时期，各学术流派各有自己的见解和主张，各有自己的成就和贡献，《黄帝内经》是当年学者们从自己临床经验出发，广泛开展学术争鸣的真实反映。由于各种学说的互相渗透，彼此影响，以及脱文、错简、并合成篇等历史原因，甚至在同一篇中出现两种不同观点和截然相反的解释，不仅令人费解，而且使初学者概念模糊。为此，他整理了自己的笔记和校释，自 1979 年以来，先后在《中医杂志》《北京中医学院学报》等多家报刊上发表了 30 余篇论文，计 30 余万字。他对《黄帝内经》研究的许多学术观点成为这一学科领域的重大理论创新，得到全国中医药学界的承认和赞誉。

1982 年，山东中医学院等编著的《黄帝内经素问校释》一书，请先生作主审专家，书中 18 处引用了先生的学术观点。

1993 年，《运气探秘》正式出版。他对阴阳学说的演变、气血循环理论、五行学说、运气学说等的研究，得到了中医界专家同行的认可和赞誉。中国中医科学院孟庆云认为，先生对阴阳五行的论述和对经络理论的演进是超越前人的理论创新和发明创造。他对五运六气源流原理的认识，劈莽出新，有超拔之功。

五、大医之情

耄耋之年的先生仍担任着北京中医药大学顾问和终身教授。他是学问大师，著作等身，为人处世却宁静淡泊、不慕荣利、虚怀若谷、淳朴无华，真正做到了如古人所言“学然后知不足”“惧满溢，则思江海下百川”。在先生身上体现出的一种精神，是中国传统文化所推崇的平民知识分子精神、圣贤精神。这是从五千年中华民族文化精神之树上开出的灿烂花朵，是从孔孟、老庄、扁鹊、华佗等无数布衣知识分子身上薪火传承下来的高贵文脉。这种文脉是我们的国魂，是中华民族世代相传的精神支柱。

在北京中医药大学行政办公楼位于二楼最西面朝阳的一间办公室就是先生的工作室。他每周到学校一两次，在办公室里看看资料，接受相关部门的咨询，或者接待事先预约的来访者。他的办公室整洁、简陋，不到20平方米的空间里放着一张办公桌、一个沙发、一个书架。书架上有很多书籍，其中有一本1964年由上海科学技术出版社出版的《内经讲义》第二版，这是他当年亲自主编的。这本纸张发黄的书称得上弥足珍贵，它记录和见证了先生一生的智慧与心血。

先生从事临床、教学和中医文献研究60余年，在中医药学界，他是最早研究《黄帝内经》理论体系、学术内涵的中医学家。中国中医科学院孟庆云这样评价：“王玉川是重要的中医学家，在当代中医学界，他在理论上的贡献是少有的。”

在临床传承上，先生常依据自己扎实的文献功底，从古典医籍中总结大量临床用药知识以示后人。他常言：学习中医必须早临床、多临床，在临床实践中不断提高和发展诊治能力，除此之外，没有更好的手段。他指出，临床不应为方证相对所束缚，而应该勇于尝试，探索能治多病的方剂，勇于找寻一方多治的方剂。但他不忽视理论，善于总结临床经验，将之上升为理论，或以之反馈于理论，而后再应用于临床。他敏锐地指出，与其投入大量人力物力研究辨证论治规律，不如研究同方治异证的机制，这样更能得出真正称得上创造性的成果。

先生辛勤耕耘60余载，甘为人梯，提携后学，桃李芬芳，被誉为不图名利的一代楷模。他同时又是一个敬业的医生，从青年时代起就悬壶济世，为百姓解除疾病的痛苦。他擅长治疗中医内科各种疑难杂症，如心血管疾病、风湿病、血液病。临证时精心审视、一丝不苟，遣方用药、疗效卓著，深受患者欢迎。

2009年，我国第一次在全国范围内评选国家级中医大师，先生与其他29位老中医一起被人力资源和社会保障部、卫生部、国家中医药管理局评选为国医大师。但对他来说，最大的荣誉是来自一个又一个患者的信任，最欣慰的是看到中医学得以不断传承和发展。因此，当先生得知自己被推荐为国医大师候选人时，便向北京中医药大学组织部门明确表示不参与此项活动的评选，坚决不同意上报他的有关材料。北京中医药大学领导为此亲自登门，做说服工作。然而学校在收集、整理他的上报资料时却困难重重，很难从报刊资料上查找到有关先生的活动记载，因为先生做事一向低调。先生当选国医大师的消息传来时，面对人民给予的崇高荣誉，他依然很平静地说："这没什么，我也没做多少工作。"因为被评为"国医大师"，他再次成为媒体的焦点人物，然而新闻记者却很难找到他的行踪。2009 年 6 月 19 日，在北京隆重举行的国医大师表彰大会上，许多获得国医大师称号的老中医有的由家人陪同，有的坐在轮椅上由工作人员推上台去领奖，人们却没有看到先生的身影。先生一生献身于中医药事业，成为一代中医学名师，践行着一个医学知识分子"为往圣继绝学"的历史使命。

六、养生之智

中医养生学是中华民族优秀文化的一个重要组成部分，历史悠久，源远流长。《黄帝内经》共 162 篇，把养生放在首要位置，强调防重于治。《内经》以"渴而穿井，斗而铸锥"为比喻，说明"病已成而后药之，不亦晚乎"的道理，突出"不治已病治未病"的预防思想。先生对《黄帝内经》学术的传承还体现在他对中医养生学的重视与研究上。

先生退休后仍然每天 8 点到办公室，中午回家稍事休息，下午又回来，做自己的事，看自己的书。这种安静的心态是养生的大境界。

先生认为，在机体新陈代谢过程中，各种生理功能都需要神的调节，故神极易耗伤而受损，养神尤为重要。《素问病机气宜保命集》中指出："神太用则劳，其藏在心，静以养之。"所谓"静以养之"主要是指静神不思、养而不用，即便用神，也要防止用神太过。先生认为，清静养神是以养神为目的，以清静为大法。只有清静，神气方可内守。清静养神原则的运用归纳起来不外有三：一是以清静为本，神静而不用，即所谓"恬惔虚无"之态；二是少思少虑，用神而有度，不过分劳耗心神，使神不过用；三是常乐观，和喜怒，无邪念妄想，用神而不躁动。这些养生原则在传统养生法中均有所体现，如调摄精神诸法中的少私寡欲、情志调节；休逸养生中的养性恬情；气功、导引中的意守、调息、入静；四时养生中的顺四时而养五脏；起居养生中的慎起居、调睡眠等。

先生深谙养生之道，他这样总结，历代养生家都非常重视七情调摄，归纳起来可分为四法：一是节制法，就是调和、节制情感，防止七情过极，达到心理平衡。

《吕氏春秋》说："欲有情，情有节。圣人修节以止欲，故不过行其情也。"只有重视精神修养，节制自我感情，才能维护心理的协调平衡。二是疏泄法，即把积聚、抑郁在心中的不良情绪，通过适当方式宣达、发泄，以尽快恢复心理平衡。三是转移法，即通过一定的方法和措施改变人的思想焦点，或改变周围环境，使其与不良刺激因素脱离，从而自情感纠葛中解放出来或转移到另外的事物上去。四是情志制约法，根据情志及五脏间存在的阴阳五行生克原理，用互相制约、互相克制的情志来转移和干扰原来对机体有害的情志，以达到协调情志的目的。性格开朗、精神乐观是长寿的法宝。情绪稳定对一个人的健康起着重要作用。性格开朗，活泼乐观，精神健康者，不易患精神病、重病和慢性病，即使患了病也较易治愈，容易康复。

先生同时倡导立志健魄、大德增寿的养生观。他说："正确的精神调养，必须要有正确的人生观。只有对生活充满信心，有目标、有追求的人，才能很好地进行道德的修养和精神调摄，更好地促进身心健康。因此，养生首先要立志，要树立起生活的信念，对生活充满希望和乐趣。科学证明，人的内在潜力很大，充满自信心、顽强的意志和毅力是战胜疾病极为重要的力量。树立理想，坚定信念，充满信心，量力而行，保持健康的心理状态是养生保健的重要一环。"

先生说："养生必须从整体出发，注意生命活动的各个环节，全面考虑，综合调养。要着眼于人与自然的关系，以及脏腑、经络、精神情志、气血等方面，要顺四时、慎起居、调饮食、戒色欲、调情志、动形体。要从各个不同方面对机体进行全面调理和保养，使机体内外协调，适应自然变化，增强抗病能力，避免出现失调、偏颇，以达到人与自然、体内脏腑气血阴阳的平衡统一。"

1993年，由先生主编、刘占文等参加编写的《中医养生学》出版。该书阐释了人类生命的发生发展规律，预防疾病、增强体质、益寿延年的基础理论和方法，内容包括上篇、中篇、下篇三部分。上篇为中医养生学的基本理论，主要有绪论、发展简史、养生学的基本理论和基本原则等；中篇为常用的养生方法，主要有精神养生、环境与养生、起居作息与养生、睡眠养生、饮食养生、房事与养生、运动养生、浴身保健、娱乐养生、保健针灸按摩、药物养生等；下篇为审因施养，主要有因人养生、体质养生、部位养生、因时养生和区域养生等。这部《中医养生学》的问世成为中医养生康复专业一本重要的必修课教材。

七、传道之术

（一）编写《内经》教材，创建内经学科

1956年，我国为培养具有研究、教学、医疗工作能力的高级中医人才，在北京、上海、广州、成都4个城市开始筹建中医学院。从1957年起，山东、河北等地也相继创建中医院校，周恩来总理批示请南京中医学院予以支持。于是南京中医学院（江苏省中医进修学校）向全国各地输送了近百名教师，北京、山东、河北等中医院校的领导也都是由江苏输送的中医药人才担任。这是我国中医药高等教育的第一批师资力量，他们为我国高等中医药教育的开展和普及播下了繁荣与发展的种子。

随着新中国中医药事业的迅速发展，先生的人生命运发生了转折。1957年9月，他奉卫生部调令北上，进入刚刚在北京创建一年的北京中医学院（现北京中医药大学），被任命为内经教研室主任，创建内经学科。

北京中医学院建院之初，秉承传统中医精神，在“勤奋、严谨、继承、创新”的校训倡导下，问道师承，厚德博学，励精图治，锐意进取，自强不息，勇攀高峰。

对先生来讲，中医教育是一门新的学科。他到北京中医学院后，当务之急就是编写教材。为了用现代语言确切表达《内经》的丰富内涵，先生率领教研室同事夜以继日编写讲稿。经过两年多的全力拼搏，由他主编的《黄帝内经素问译释》和他参与编写的《中医学概论》终于完成，并于1959年分别在上海科学技术出版社和人民卫生出版社出版发行。

第二年，先生主编的集前人之大成的《内经讲义》由人民卫生出版社出版。从此，中医院校有了既能通观全著，又能撷取其精华的《内经》教材。1964年，上海科学技术出版社将《内经讲义》再版，这本由先生亲自主编的教材与第一版一样，在封面上依然冠以“北京中医学院主编　全国中医教材会议审定”字样。这本书经全国教材会议审定，升级为全国统一的《内经》教材，也为《中医学基础》和《中医基础理论》等其他教材的编写打下了坚实基础。

《内经讲义》共31万字，讲义部分有绪言、导论、藏象、经络、病机、诊法、治则及五运六气，计8章，12万余字，附编“医经选读”部分，每篇篇首均有篇名解释和中心内容简介。1963年7月举行的全国中医教材会议对包括《内经讲义》在内的第一批教材给予了高度评价：“这套教材虽系草创，但由于它把中医学系统地画了个前所未能画出的轮廓，因而对提高教学、医疗质量都起到了积极的作用。”1964年，上海科学技术出版社还将《内经讲义》进行修订再版。由此可见，先生与同事

们筚路蓝缕、开拓创新，以拓荒者的气概，艰苦创业，薪火相传，用智慧和汗水辛勤耕耘，为我国中医药高等教育事业闯出了一条新路。

（二）释疑传道，提携后学

1963 年 7 月，先生被任命为北京中医学院中医系主任。此后，先生挑起了行政和业务双重担子，但无论行政事务多忙，他都没有放下学术研究。学校没有先进的实验设备，在参考资料极少的年代，先生常常是一本书一盏灯，伴着他熬到天亮，忽有所悟的欣喜激励他一路坚持中医学术研究，凡与他共事过的同事无不为他的敬业精神所感染。

先生博览群书，严谨治学，阐微解惑，释疑传道，提携后学，倾其所有，无私传授，使北京中医医学院一届又一届学子们受益终生。

先生提倡现代学院教育，听过他授课的年轻中医成百上千，但他直接带的学生仅四五人。他认为临床上从来没有相同的患者，好中医应该独自到临床去实践摸索；理论与临床相得益彰，只有具备深厚的理论功底才能使临床疗效显著。他要求年轻学子们要言之有理，强调文以载道。先生审阅学生的毕业论文时，常常用好几天时间逐字逐句进行批阅，因此他精心审阅的论文被无数毕业生珍藏。

刘燕池，1962 年北京中医学院中医专业毕业，分配到内蒙古讲《内经》课。没有经验的他返回母校寻求帮助。先生当即把历经一年刚誊完稿、尚未出版的《内经讲义》交给他，以做参考。当刘燕池意外地拿到老师这份讲义的时候，激动的心情无以言表。

先生的研究生陶广正评价自己的老师：为人淡泊，不慕虚名。师出名门，有真才实学；学富五车，而无头角夸诞。虽非博导，而众多博导皆曾受其教；未登讲堂，而授课讲稿竟出其手。著述不多，却不乏真知灼见；临床虽少，却每能一丝不苟。审查论文，从不敷衍；撰写书评，必中肯綮。

先生影响了一大批操守严谨、具有厚重文化学术底蕴的学者。曾聆听先生中医课程的严季澜评价说："在老先生中，玉川老的理论水平相当高。"出生于 1955 年的严季澜，也像他的老师那样数十年如一日地坐冷板凳研读经典，琢磨医案，喜欢用铅笔写些纤细小楷，下着"笨工夫"。后来严季澜担任北京中医药大学基础医学院医学人文系主任、中医医史文献学科（北京市重点学科）博士研究生导师，成为中医教学、科研与临床学术的传承人。

滋兰九畹，树蕙百亩，一分辛劳，一分收获。先生在中医教育这片园地辛勤耕耘，一届又一届跟随先生学习过的北中医人，很多已成为全国各地高校、医院和科研院所的中坚力量。

王玉川学术传承谱

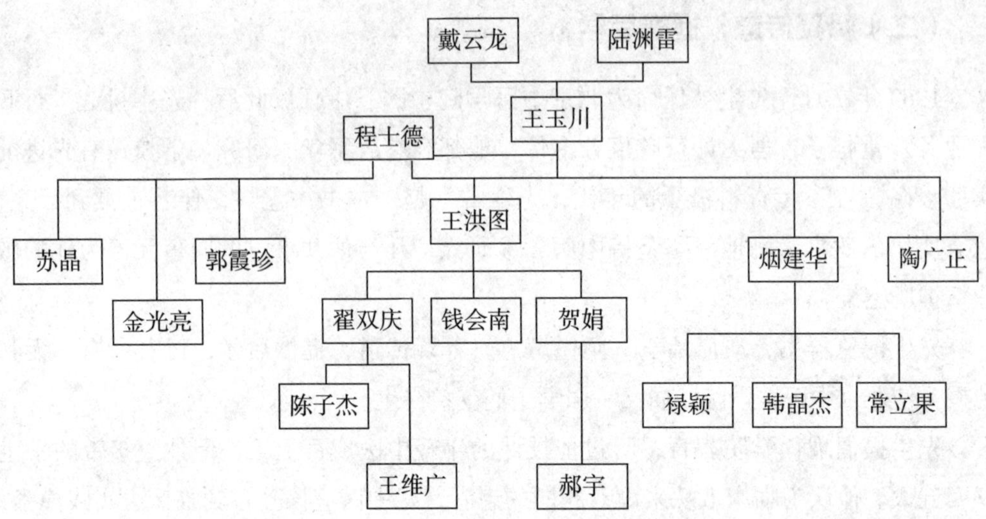

（王维广、陈子杰整理）

（钱月编辑）

王绵之

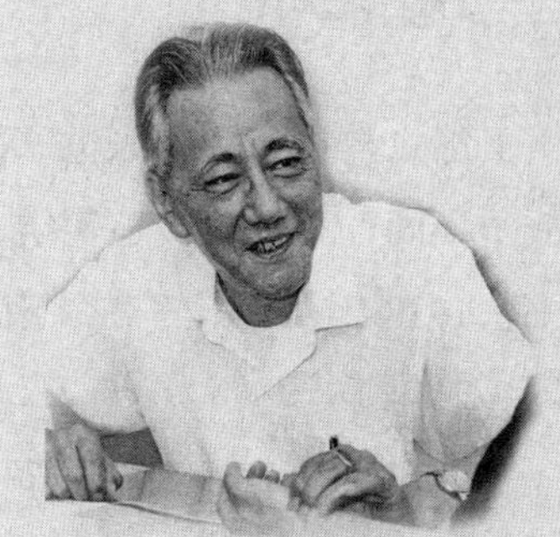

王绵之（1923—2009），江苏省南通市人。北京中医药大学终身教授、主任医师，博士生导师。中央保健委员会会诊专家，国家级非物质文化遗产（中医生命与疾病认知和方法）代表性传承人。曾任国家自然科学基金委员会生物部医学学科委员、国家药典委员会委员及中医组组长、卫生部药品评审委员会委员及中药分委会主任、国家中医药管理局中医药科技重大成果评选委员会委员、中华中医药学会副会长、中药分会及方剂分会主任委员。全国老中医药专家学术经验继承工作指导老师。2009 年被授予首届“国医大师”称号。

王绵之一贯坚持以“中医为主，西医为用”原则进行辨证论治，临证处方，溯流探源，查标求本，既严守绳墨，又灵活有理，真正做到了“继承不泥古，创新不离宗”，务使药证合尽，擅治多种疑难杂症，如脑干肿瘤、小脑肿瘤、垂体瘤、格林巴利综合征、1 型糖尿病、不孕症、先天性免疫功能低下症、病窦综合征等。作为方剂学科的创始人，王绵之教授多次主持、参与方剂学教学大纲、教材的编写和修订，在多年的教学过程中，广涉经典和各家学说，提高了自己的中医理论水平，总结出了丰富的教学经验。根据王绵之早期课堂教学总结整理而成的《王绵之方剂学讲稿》，更是方剂学人的必读书籍。

一、学医之路

王绵之教授出身中医世家，为第19代传人，自幼酷爱中医，立志继承家学。抗日战争期间，王绵之被迫辍学，只得在家，自学《汤头歌诀》《药性赋》《医学心悟》等书。1938年初，日军占领南通城，道路不靖，复学无望，王绵之正式从其父受业学习，时年15岁。

其父王公蕴宽，天资聪颖，幼承家学，13岁即从其祖胪卿公习医，精心敬业。因时疫流行，王蕴宽16岁正式悬壶，救人甚多，驰名乡里。曾受知于南通地区享有盛名的老中医师刘叔敏等人，尽得其心传，同时结交了一些西医有识之士，积极学习西方医学知识，这种“不排外、不自大、实事求是”的态度对王绵之有着很深的影响。他深明“庸医杀人”之害，每以“学医必精，为医必仁”自律，故教子甚严，几近于苛。

在熟练阅读了大量经典著作后，王绵之随其父侍诊、襄诊、试诊，在此过程中，其父经常结合典型病例，联系所学内容进行讲解，并提出问题让其回答，对复诊的患者还要求回答出前诊的方药，患者的舌、脉等重要诊断依据，这种口传心授、点滴积累的传统教学方法使王绵之学到了书本上难以看到的“活”知识。

新中国成立前，王绵之家中自营药店，年幼闲暇时，常看柜上药师抓药，学医后，遵其父“不知药不可为医”的教导，他不仅仔细研读中药古籍，还在实践上下功夫，认药、采药、尝药，家中逢有老药工制作丸药、膏剂、丹剂，王绵之更是跟随左右，认真学习。因此，王绵之对于古老的制药工艺也十分熟悉。王绵之教授一直认为这段经历对他日后能随心运用药物有着很深的帮助。

1942年，王绵之正式悬壶在家乡应诊，因屡起沉疴，名声日隆。1955年，王绵之以优异的成绩考入江苏省中医进修学校（今南京中医药大学前身），成为学校创立后第一批被录取的学生。重新开始学校的学习，他更加珍惜这样的时光。由于成绩优异，王绵之毕业后便留校任教，并着手筹建方剂学教研组，任教研组组长和学校门诊部主任。他一边讲课，一边开始编写《中药方剂学讲义》《中医学概论》，正式开创了方剂学科，成为方剂学科的创始人之一。1957年，王绵之奉命调至北京中医学院（现北京中医药大学），开始了新的篇章。

二、成才之道

（一）读好书，活读书

王绵之教授家学渊源，在父亲的严格要求下，先从读书开始，继承“读好书，活读书”的优良家风，数十年如一日，披卷不息，学而不厌，刻苦攻读了《内经》《伤寒论》《金匮要略》《医方集解》《医经原旨》《本草从新》《温病条辨》《济阴纲目》等书，这为他日后的业医生涯打下了坚实的基础。从事中医教学工作后，王老深知“欲施人一升，必先有一石”之理，更是博览群书，广采百家之长，融会贯通。尤其在治疗疑难病症时，对理论灵活圆通，已臻化境。

（二）不做“专家”做“杂家”

中医流派，可谓“诸子百家”，王绵之教授对仲景甚是推崇，他以《内》《难》二经及仲景理论为本，于各家学说，不拘一格，择其善者而从之，用坚信而不迷信的方法阅读古籍。在“专家”辈出之际，常自谦为“杂家”。尝言：“中医之学，博大精深。各家之说，自有其长，但拘泥于一家，难免有偏，必须综合参悟，方得齐全。验之临床，自然胸有圆机活法，方能临危不乱，处变不惊。”

三、学术之精

（一）整体论治，辨证求本

整体观念是中医基础理论的一个主要特点，它是中医学关于人体自身完整性及人与自然、社会环境的统一性的认识。治病必求本，本，即疾病的本质。正确认识人体整体和局部的关系，是辨证求本的前提，认清关系才能抓住主要矛盾解决问题。任何疾病或局部的症状，都和整体有着密切关系，因此，在辨证论治过程中，决不能孤立、片面地观察疾病整体和局部的症状。因人制宜，因时制宜，因地制宜，三者缺一不可。

1. 因人制宜

王绵之教授认为，治疗疾病要辨证论治与遣方组药相统一，要与人相统一。“不仅要辨证，还要根据各种因素来考虑，因人而施”，“‘病为本，工为标’，这早在《内经》中就已经有了明确的说明，患者永远是主体，医生是服从患者的。所以要论治，不是‘说在卫，汗之可也’，我就闭着眼睛用发汗药，甚至只用辛温，辛温是治疗表寒，底下还有更细的东西”。

在针对老年人外感病治疗中，这类患者普遍存在着精亏血虚，脾胃虚弱及肺气不足等特点，在治疗时，应当充分考虑，若只是一味发汗，则将变证百出。同样对于小儿，王绵之教授十分反对不通过辨证，对照西医的诊断来治疗疾病的大夫。如小儿感冒咽痛，西医诊断为扁桃体发炎，一些中医一看西医诊断为炎症，即组方一派大剂量苦寒之品，丝毫不考虑小儿“五脏六腑，成而未全，全而未壮……易虚易实，易寒易热”的生理、病理特点，药后不但病不除，苦寒中伤脾胃，则可生腹痛、纳呆拒食等症。殊不知其咽痛，多由感受寒邪，寒性收引，入里化热而致咽痛，病之本还是寒邪未发散透彻而致，只要解表散寒酌情佐以清热利咽之品，病即得愈。切不可看见“炎”，就全当是火。小儿的疾病比较单一，主要涉及呼吸道和消化道，并且这二者在生长过程中起着重要的作用。同时，二者又有着协同作用，“肺与大肠相表里”，消化道通畅，呼吸道可得以顺畅。

妇人血瘀气滞所导致的妇科病，医生往往在行经时运用活血化瘀药，但是王绵之教授指出，久瘀干血之证，瘀自内生，多一分瘀则增一分虚。人体之“血”必须在循环流动的情况下，才能发挥其功能，但瘀血为患的患者常存在血虚或气虚的情况。肝为藏血之脏，司血海，主疏泄，体阴而用阳，主气又主血。“肝者罢极之本，魂之居也，其华在爪，其充在筋，以生血气，其味酸，其色苍，为将军之官，谋虑出焉，此为阴中之少阳，通于春气，其脉弦。”肝血充足，肝气畅达，任通充盛，月水能按时来潮，与男子两精相搏而能成孕，孕后阴血聚以养胎，血盛胎壮，足月而产，产后则血行而上化为乳汁。

同时，人是一个统一的整体，其他一些脏腑亦参与妇女的生理活动。如脾主运化，为气血生化之源；肾藏精，主生长、发育与生殖。肝藏之血赖于先天的精血和后天的水谷精微不断化生和补充。脾运健旺，肾精充足，则血海有源，长流不断。因此，在用药时必须仔细考虑活血药物的峻、缓，用量必须非常精确，有时仅仅 1 克的差距也会影响服药后的反应。用药需兼顾补血、补气、疏肝，甚至脾胃的调理，不能一味为了祛瘀而活血，甚至求好心切，久服、过用活血逐瘀之品，必徒伤气血，加重病情，犯虚虚之戒。当临床遇此本虚标实之证，遣方宜缓宜曲。缓者，不可峻猛攻逐，应根据邪正之虚实，治以扶正祛邪，周全兼顾。曲者，因时制宜，即按经前、经期、经后三个阶段分期论治。经前攻多补少，意在利用经期因势利导排除瘀血而不伤好血；经期若无明显气虚不摄、出血过多现象，一般不宜多用补药，以免壅遏血行，而应促其经行瘀祛；经后则重在补益，调和气血，从本图治。女子在生理上以血为用，经、孕、产、乳均离不开血，在治疗妇女内科病时，亦将月经考虑其中。

2. 因时制宜

王绵之教授主张根据四时气候对疾病的影响选择有针对性的药物。在治疗某些病证时，充分考虑时令气候与脏腑的变化，主张四时的升降沉浮与人体是相适应的，治疗上应顺四时升降之气，“是为四时之宜也”。春夏应肝心之病，治宜用“辛甘温热之剂，及味之薄者，诸风药是也”，以“助春夏之升浮”，发散阳郁之热；秋冬沉降，应肺肾之病，治以“酸苦寒凉之剂，并淡味渗泄之药”，以“助秋冬之沉降”。春季，万物生发，为妨阳气生发太过，导致头晕、目昏，常加清凉风药，如菊花，但王老也明确指出，女子月经前及经期禁用。夏季，湿邪易困脾，王老常用藿香、佩兰等芳香化湿，使脾运，中焦健。秋季多燥，若同为咳嗽，肺热与肺阴不足需明辨，误治则迁延不愈。冬季寒邪易袭人，当归羊肉生姜汤亦食亦药，可酌情服用，但若非大虚寒者，立春之后应停服。春夏用温热药治病，选药宜温和，或剂量轻投，或以寒凉兼制，以“热无犯热”。秋冬用寒凉药治病，亦遵此原则，以“寒无犯寒”。

对于治疗不同类疾病的服药时间，王绵之教授也有自己独特的见解。如解表药，药性发挥作用的最佳时机是半夜，阴阳之气的一个转折点，即亥子之交，而人体的气化作用时间与此相应，因此一般要求下午三四点服用头煎，晚上服二煎，若相隔时间过长，则头煎、二煎药力无法衔接。

3. 因地制宜

我国地域广阔，气候差异大，加上各地水土各异，疾病的发生也带有地域性。早在《内经》中就有记载：“黄帝问曰：医之治病也，一病而治各不同，皆愈何也？岐伯对曰：地势使然也。”王绵之教授在治疗疾病时也常教导学生要把“人放到环境中”去。由于前来就诊的患者甚多，王老一定要询问所属地理位置及其居住环境，因为一些疾病的发生，往往和“地”有很大的关系，这样，用药时“因地制宜”有时可以达到事半功倍的效果。

所以王绵之教授常强调“治病不能单纯顾病，要时时刻刻牢记是在治患者，这个人不仅是生物人，更是社会人。”“三因制宜”之理易知，但要在临床治疗中予以运用难度很大，需要多年临证的积累总结。王氏降脂方中，王老考虑到高脂血症的社会病因，配伍疏肝理气、调整情志之品，也体现了这一学术思想。

4. 四诊合参

对于疾病的诊断，王绵之教授一直以来注重四诊合参，尤其对于舌诊和脉诊，在多年的临床中有着许多独到体会。王绵之教授强调，舌诊、脉诊二者绝不孤立，它们辅助反映出疾病的情况。王老诊脉重视寸、关、尺六部的脏腑分配，常说：“脉有专书，仅是示人以规矩。许能读活，并在实践中反复参悟，方能活用。譬如脉多有兼象，或弦而兼滑，或虽弦劲挺指但不耐重按；详分三部，或关部独弦，或两尺少力，或左寸斜出，俱当仔细体会。”

曾诊一心动过缓患者，患者未述其他，王老判断患者安装了心脏起搏器，只因浮取脉率均匀、徐和，无明显缓象，但沉取之后则脉难寻、无根，“不是自己的心在跳”，王老形象地说到。王老认为脉势常来盛去衰，缺乏弹性的患者多患有心血管疾病，如冠心病、高血压等，后经问诊，几无差。左右两部寸脉弱者，多为宗气不足之象；左寸脉弱，兼见舌红苔上少津者，多系失眠为患；一部或两部尺脉弱，甚则触不到的女性患者，多为子宫、卵巢等妇科手术后。同时王老注重左右脉象的对比，尤其对于中风后遗症患者，左右脉的对比可以说明气血的情况，具有判断意义。

常在王绵之教授的病案中见形容苔为“薄白腻”，不得其解，王老解释，苔的厚薄是一个方面，但是苔腻与否不是全由厚薄决定的，关键是要看苔的质地，是紧致的还是疏松的，若苔紧致，即使不厚，仍应诊断为腻苔，若苔质疏松，虽厚但易除，因此在用药上又有轻重缓急。王绵之教授诊断疾病细致入微，舌苔之干、润往往表示津液多少，但一些患者在就诊之前已经经过一些治疗，比如静脉输液，这时用舌苔的干、润情况提示病情则不够准确，王老提醒我们，这种情况下可以用验齿来确诊，因为静脉输液可以解决人体一般体液的不足，使舌苔产生白滑苔，但对于人体的津液亏损，阴分不足的情况不能得到根本改善，所以此时验齿，可见“前板齿燥”，甚则“干如枯骨”。王绵之教授诊病之全面、精确可见一斑。

（二）脾胃为后天之本

早在《内经》中就有大量关于脾胃生理和病理的阐述。《素问·经脉别论》中说：“食气入胃，散精于肝，淫气于筋，食气入胃，浊气归心，淫精于脉……饮入于胃，游溢精气，上输于脾，脾气散精，上归于肺，通调水道，下输膀胱，水精四布，五经并行。”这是对脾胃生理功能较为全面的认识。王绵之教授多年潜心临床，深谙诸多医家临床经验，在治疗多种疾病时常以脾胃为立足点论治，获得明显疗效。

王绵之教授曾治疗一例慢性胰腺炎。患者刘某，男，50岁。患者素患哮喘，3年前因上腹部疼痛于某医院治疗。经B超、消化道造影等检查均未见异常，遂按十二指肠溃疡治疗，症情缓解后出院，但左上腹部仍时有疼痛。1年前又因左上腹部疼痛加剧，伴有恶心、呕吐，再度入院治疗。入院后B超检查见胰头4cm，胰体2.6～2.8cm，继而出现梗阻性黄疸，疑为胰腺癌，施行剖腹探查术。术中活检，病理报告示慢性胰腺炎（胰腺纤维化），原发性硬化性胆管炎。术后黄疸消失，但腹痛仍作，且日渐消瘦。

出院后经人介绍请王绵之教授诊治。初诊患者诉左胁时有疼痛涉及脘腹，胸满纳呆，腹胀便溏。王老诊见舌嫩，苔白腻不厚但板结，尖部多裂纹，舌左侧有瘀斑。脉细弦涩，左脉尤细，关部紧。王老辨此属肝脾两虚，气血俱乏又有瘀血之证。拟方和血疏肝，理气健脾。

处方：柴胡 3g，川楝子 9g，赤白芍各 12g，当归 18g，炒枳壳 9g，清半夏 12g，炒白术 12g，桃仁 9g，红花 9g，茯苓 18g，广木香 3g，泽泻 9g，苏梗 5g。

连服 7 剂后，胁痛、胸满闷等症均大减，腻苔亦退，舌中青紫清晰可见，舌苔薄白并有裂纹，但不干，脉弦细但较前柔和。王老认为此为气机渐舒，但中气未复，瘀血未化之象。因此，组方在原有基础上加强益气和血，王老此时进一步补益肝脾气血，“土旺木荣，五脏皆受其荫”。处方以四君子汤加当归、白芍、川楝子、郁金、广木香、炒枳壳、桃仁、红花。连服 14 剂，诸证悉减。

后适逢感受风寒，引发哮喘宿疾，而致胸闷气短，喘息气粗不得卧，痰清而黏稠，不易咯出。舌中部青紫，苔薄白不匀，脉弦细而缓。王老认为此时急当益气化痰、肃肺平喘，但仍应兼顾肝脾。处方以六君子汤加旋覆花、浙贝母、炒枳壳、桔梗、当归、赤白芍、丹参等。服 7 剂后哮喘渐平，唯觉体力不佳，夜寐不安。王老谓此为喘平但正气仍虚，心亦失养，治当以益气健脾、养血宁心为法。

处方：四君子汤并当归补血汤合方加生地黄、白芍、炒酸枣仁、桃仁、红花、丹参等。

连进 14 剂，症情大减，纳健旺，体力渐增。上方加生牡蛎，继服 1 个月。药后病情稳定，舌上青紫几无，舌周边亦转红润。为巩固治疗，仍以健脾和肝、益肺养心为法，服药半年后诸症悉除，体重亦有所增加。复查 B 超：胰头 1.7cm，胰体 0.7cm，胰管内径 0.2cm。后随访半年，症情未见反复。

在历代医书中，均未见关于胰脏的记载，但王绵之教授指出：“西医学之胰腺疾病的诸多症状均与中医学关于脾助运化、主四肢、主升清、斡旋中焦气机等功能失调引起的病证相似。因此，治当从脾。”而脾胃的运化功能，体现在脾胃之气的升降相因，平衡协调，这与肝气的疏泄功能有密切的关系。肝主疏泄调畅气机，协调脾胃升降，并疏利胆汁，输于肠道，促进脾胃对饮食物的消化及对精微的吸收和传输；脾气健旺，运化正常，水谷精微充足，气血生化有源，肝体得濡养而使肝气冲和条达，有利于疏泄功能的发挥。张仲景在《金匮要略》中提出：“见肝之病，知肝传脾。”“夫肝之病，补用酸，助用焦苦，益用甘味之药调之……此治肝补脾之妙也。”二者在生理上相互依存，在病理上相互影响。从慢性胰腺炎症状来看，符合土虚木郁的描述，且肝郁为标而脾虚为本。因此，王绵之教授通过辨证，治以健脾和肝，收效颇丰。

又如慢性肝炎。慢性肝炎属于病毒性肝炎的一种，是西医病名，而王绵之教授认为其成因除了外邪与七情致病，也有正虚的一面。慢性肝炎病程多迁延，日久木壅土更郁，致脾失健运，成肝脾两虚证。因此，对于症见肝区隐痛，身倦乏力，午后腹胀，入夜更甚，二便不畅，舌嫩红，苔薄白，脉细弦而缓的慢性肝炎患者，王老多使用逍遥散。全方既可养肝体，又能疏肝郁，并且当归气香醒脾，最适合肝脾两虚之证。

脾胃为后天之本，因而在临床中，王绵之教授治疗小儿诸多疾病均从脾胃入手。如婴幼儿湿疹，小儿生长旺盛、发育迅速，非气血无以成形体之基，非气血无以成形体之壮，对水谷精微的需求十分迫切，常超过了其脾胃的运化能力。王老认为母乳喂养，若母体摄入过多脂肪，乳汁含脂量过高，婴幼儿脾胃薄弱，尚未发育完全，无法进行消化吸收，或后天喂养不当，均可导致脾胃失运，湿邪内蕴而发疹，治当健脾助运以化湿邪。

（三）参融西学，体用有序

对于西方医学，王绵之教授一直秉持着客观、科学的态度，他曾说：“并不是说我们对西医就视而不见，或者说是对立，我想我们都不要意气用事，都是科学，各有各的依据，各有各的优点，各自都还在发展，都在提高，而在提高的过程中有的时候还能够殊途同归，特别是在没有同归之前相互借鉴，启发思路，很有好处。所以我这个人，极其之保守，可是讲到西医的问题，就走到另一面去了，我很欣赏仲景的两句教导，一句是‘勤求古训，博采众方’，通过求、采之后应该如何做，就是后一句‘思经求旨，演其所知’。”

王绵之教授在20世纪50年代初即学习过西医理论，后来，通过不断更新西医学先进知识，并坚持以中医为体，西医为用，在临床和教学中取得了满意的效果。他坚信，对患者好的，就是有用的。通过西医的物理、化学检查手段，补充视、触、叩、听，作为望、闻、问、切的延伸。借用西医检查结果的分析、判断，来补充和拓宽辨证论治的思路。王绵之教授在运用这些理论时，不仅参考统计学意义，而且强调人的个体差异性，在不背离中医理论和辨证论治原则的前提下，以此作为中医辨病和治疗的帮助，以及疗效评判的一个方面，从而使疗效得到更大的提高。

在参考西医检查结果时，对于参考值为一区间的检查结果，王绵之教授常强调不能单纯看结果是否属于正常范围，结果的数值在区间的位置也极有参考意义。若检查数值在正常数值范围内，位于高限和位于低限都具有参考价值。对于中医来说，应该从治未病的出发点进行考虑，常可收到防患于未然的效果。

王绵之教授常常称自己为中西医结合的产物。他在78岁高龄时发现患有直肠癌，通过医生对疾病及治疗方法的介绍，毫不犹豫地了选择手术治疗。而在术后，则选择服用中药调养。两年后于体检中查出右肺上叶占位性病变，医生考虑王老年事已高，以及术中可能存在的危险和术后并发症，建议采取保守治疗。但通过检查，王老的心肺功能指标良好，病变范围较局限，并且手术治疗可根治，因此，切除右肺上叶，术后仍用中药调理，生存期长达 8 年之久。

然而，西医对于中医的一些错误理解，王老也明确指出。早年，王老就叶橘泉先生的《中西病名对照表》一书中提到的一些问题提出了自己的观点。对于书中作者言“西医的病名是根据脏器病变的性质以及病原微生物等而定的”，而“中医的病名，大都依据症状而命名”，王老指出，这种说法是很不全面的，并且以书中关于“破伤风”这一病名的例子予以反驳。又如书中将“癖饮”对照成“胃扩张、肋膜积水”，将“饮癖”对照成“慢性胃炎、胃弛缓、胃癌之一症”，王老引经据典，认为这一说法多有偏颇。王老认为中医在治疗上的依据主要是“症”而不是“病”，即所谓“辨证论治”而不是“辨病论治”。如果硬要将中西医病名进行对照，这样不但不能达到目的，反而会出现“事故”。

王绵之教授对于西方医学始终保持着客观的态度，他常说，中西医双方应在坚持以科学的态度和对患者高度负责的情况下，摒弃门户之见，精诚合作，以达到治疗目的。

四、专病之治

（一）从痰论治现代病

现今社会，高血压、糖尿病、冠心病、高脂血症的发病率均呈上升趋势，且发病年龄趋于低龄化，逐渐成为社会多发病。王绵之教授认为，随着社会的发展，人们的生活水平提高，工作节奏的加快，饮食结构发生了很大的改变，脂肪的过量摄入，以及社会精神压力过大，常致人们情志不舒，劳心思虑，这些均可导致脏腑功能失调，因而在膏脂的代谢上发生障碍，“痰瘀”停留于血管中，出现了“血浊”的现象。高脂血症、冠心病等均为西医病名，研究发现，“痰浊”与“血瘀”在对血液流变学、血液生化学及与自由基的关系等方面都与高脂血症的病理变化十分相似。王绵之教授指出在临床上，通过辨证论治分析，可以发现，其标虽有所不同，但均可从痰论治。

1. 高脂血症

王绵之教授通过多年临床，创立了治疗高脂蛋白血症的王氏降脂方。他指出，从病因、病机、治法等方面用中医理论分析，此类疾病属气血津液病变范畴，与痰浊、瘀血等证相似，本病病机虽错综复杂，但不外虚、痰、瘀、滞四字，可以虚实两端概括之。虚乃脾弱气虚，实即痰瘀气滞。药物主要用生黄芪、党参（气虚甚者用人参）、半夏、泽泻、茯苓、丹参、何首乌、当归、怀牛膝、制香附等。方中重用生黄芪脾肺并补，补而不守，党参大补脾肺之气，补而不走，两者相须为用，走守结合，培补后天以治生痰之源；泽泻、茯苓、清半夏燥湿化痰，渗利水湿，使邪有出路，丹参与怀牛膝、当归、何首乌相配，活血祛瘀，通利血脉，补血养血，祛瘀不伤正，更有制香附疏肝理气解郁，调畅三焦气机，与补药相合，补而不壅；与化痰药相伍，气顺痰自消，与活血药相配，气畅血行。治气，在血与瘀相合之时，显得尤为重要，而气的配伍必须是升降并用的。诸药相合，标本同治，消补兼施，消不伤正，补而不滞，组方严谨，遣药精当，立意深明。

2. 糖尿病

长久以来，糖尿病多认为属于中医消渴范畴，历代医家多以阴虚燥热论治，但王绵之教授发现，现代社会痰瘀阻滞型的糖尿病患者占到了大多数。在诊断中，患者出现典型“三多一少”症状者甚少，而出现身体皮肤痛、痒感觉迟钝，甚则麻木症状者多见。朱丹溪在《丹溪心法》中就已经指出，麻是“胃中有湿痰死血”。这类患者口服降糖药，血糖控制不理想，形体丰肥，常自觉乏力，胸膈痞闷，口淡或口苦，甚则口中常有异味，大便溏稀不爽，舌色红而不鲜甚则舌尖边见瘀点或瘀斑，苔多白腻，甚则腻苔满布，脉滑略弦，多见两尺部脉弱。王老认为，这一类型的糖尿病，属于代谢不利，痰瘀内阻，但又多伴虚象，证属虚实夹杂，饮食内伤脾胃，使运化失司，湿蕴成痰，临床上常用二陈汤化裁，每获良效。药用炒白术、半夏、陈皮、茯苓、甘草、赤芍、白芍、泽兰、决明子、香附、鸡血藤。

在王绵之教授治疗糖尿病的基本方中，用白术健脾，脾胃健则可游溢精气，绝生痰之源。由于半夏性燥，橘红同样性燥，所以这里用陈皮，减轻燥烈之性，“但不会影响燥湿化痰的作用”。半夏、陈皮燥湿化痰又能行气，“陈皮理气是向上而散，半夏行气是向下而行，半夏还能散结，水湿聚而成痰，一个是脾肺的药，一个是胃的药，所以这两个药对于痰之所生，痰之为病，从行气这一方面也有好处，在此基础上加了茯苓，通过渗利水湿，减轻了生痰之源，已成之痰需要化，未成之痰需要祛，未成之痰就是湿，祛湿等同于祛痰，这里所以选了茯苓、甘草，主要是益气。因为茯苓不仅渗湿利水，它具有先升后降的特点，还可补益心脾之气，与其他利水药不同，它有益气的作用，通过益气增强运化水湿的作用”，盖补脾则不生湿，燥湿渗湿则不生痰，利气降气则痰消解，可谓体用兼顾，标本两尽之药也。这里赤芍、白芍同用，取赤芍活血行滞，取白芍滋润肝脾；香附利三焦，消饮食积聚，痰饮痞满；泽兰入血分，治水肿，且可破瘀血；鸡血藤入肝肾，补血行血。诸药共奏健脾化痰，活血祛瘀之效。王老指出，此方以祛痰为主，若患者表现为气虚明显而痰湿不甚时，就应使用六君子汤或香砂六君子汤加减，既可祛痰又可益气健脾，脾运化水湿，吸收精微的力量强大，则痰无所生，即“脾旺湿自消”。

3. 冠心病

在冠心病的治疗中，患者多为中老年，常症见心前区憋闷时伴疼痛，头晕、头痛或肢体麻木，甚则恶心干呕、胸闷，不耐劳累，或伴气短、心律不齐，或伴畏寒、腰膝酸软，舌胖苔多白腻而润，脉滑常见寸、尺两部弱。心主血脉，血脉的通畅依赖于心气、心阳的鼓动推行，心气资始于肾气，资助于脾胃化生的宗气。心血赖脾胃化生的营气以充养。《内经》云：“脾经，其支者复从胃，别上膈注心中。”“胃之大络曰虚里。贯膈络肺，注于心前。”脾胃虚损，不仅宗气、营血化生不足，且可累及于心，导致心气心血不足；而且脾胃运化失常，产生的痰浊循经上注于心，从而痹阻心阳，阻滞心气，以致心气不畅，心脉瘀滞，发为心痛。

因此王绵之教授对这类冠心病多辨证为痰浊内阻而致心脾两虚或心肾两亏，治以益气化痰，和血通脉。药用生黄芪、当归、白术、决明子、茯苓、橘红、贝母、枳壳、香附、丹参。方中黄芪、白术健脾益气，肺脾双补；枳壳理气宽中使脉道得利；当归活血养血，补而不滞；橘红、贝母燥湿化痰；茯苓渗利水湿，以助祛痰；决明子润肠通便，给痰浊以排放渠道；香附入血分，利三焦；丹参活血化瘀，与当归相配活血补血。头痛、头晕甚者可加菊花、白蒺藜、牛膝化痰平肝，苔厚腻者加半夏、神曲；腰膝酸软者加桑寄生、杜仲；胸闷明显者加香橼；瘀重者加川芎、鸡血藤。

（二）体虚外感

凡老年或禀赋薄弱者，或大病后正气未复，大都抵抗力较弱，卫气不固，外邪易袭，正虚而不能抗邪外出，故临床上可见全身酸楚不舒，恶寒，发热或热势不高，自汗或少汗，体倦乏力，懒言，舌胖苔薄白，脉浮弱。正如清代名医柯琴所云：“治伤风不止固表托里之法，偏试风药发驱动之，去者自去，来者自来，邪气留连，终无愈期。”对于这类患者，王绵之教授常予以扶正解表，基本方：苏叶 6g，防风 6g，桔梗 6g，前胡 10g，炒枳壳 10g，香附 12g，茯苓 15g，甘草 9g。

仔细体会此基本方，其中包含了诸多经典方剂的组方原则和用药特点。加味香苏散是治疗四时感冒的一个基本方，所谓四时感冒这里主要是指四时感受了风寒之邪，病证比较轻，方中紫苏叶和荆芥解表，二者芳香辛散，且在发汗解表药方面都属于作用比较缓和的，苏叶可以入血，不仅解表还可以理胸中之气。人体汗出依靠气与津液，《内经》指出“阳加于阴谓之汗”，吴鞠通认为汗是“以阴精为材料，以阳气为运用”，只有阴精或只有阳气都不行，这两个方面缺一不可。反过来，凡汗出，必伤及阴精与阳气。因此在加味香苏散的适应证下，汗法宜轻。

在这个基本方中，去掉了一般扶正解表方中常用的人参，王绵之教授在讲解败毒散时曾强调，败毒散是“借人参之大力，而后能逆挽之耳”，“虚人而有表证，当扶正解表，扶正是为助药力以祛邪，须适量而用，不可认为扶正之力愈大愈好。特别是素体多痰湿者，尤当注意，防止扶正不成，反助病邪。正因为这时扶正不是单纯补虚，而是为了更好地祛邪解表而不伤正，故人参败毒散中人参用量极小，按原方每次服量计算，还不足 1 克，正是‘培其正气，败其邪气’之意”。因此，王绵之教授主张：“作为老年人来用，不能用强烈发汗药，不能用峻药，另外，用参来扶正，用量绝不能大，或者可以用党参，甚至加大甘草的量，以温中益气。”

全方用苏叶、防风散寒邪，使发汗但又不致汗出过多，桔梗、枳壳宽中祛痰，配以前胡、茯苓宣肺气而化痰，香附入肝经而疏肝解郁，入三焦而除气滞，为理气佳品，助茯苓、前胡祛痰，佐以甘草用以扶正，使正气足，以驱邪外出。咳嗽痰多或素患呼吸系统疾病的，加紫菀 6g，浙贝母 12g，化橘红 12g 或半夏 10g；体虚身疼腰痛者，加桑寄生 15g；夏季湿盛，周身酸楚者加丝瓜络 12g；动辄汗出者，加炒白术 12g。可以看出，王绵之教授通过多年方剂学研究的经验积累和对古方的融会贯通，所设立的自主方立意明确，药物精确，配伍严谨，堪称精湛。师古人用药之意，而未尝尽泥其方，随时随症酌量处治，往往有验。

夫风邪之为病，有轻重之分焉，轻则曰冒，重则曰伤，又重则曰中。如寒热有汗，是风伤卫分，名曰伤风病也；鼻塞咳嗽，是风冒于表，名曰冒风病也。程国彭在《医学心悟》中道：“感重而体实者，汗之宜重，麻黄汤。感轻而体虚者，汗之宜轻，香苏散……凡用汗药，只须对症，不必过重。予尝治伤寒初起，专用香苏散加荆、防、川芎、秦艽、蔓荆等药，一剂愈，甚则两服，无有不安。”

王绵之教授认为，治疗外感，中医药有着很强的优势和明显的特色，现今诸多感冒病中，有很大一部分完全可以不用抗生素类药物。对于感寒重而体实的外感患者，临床可见恶寒、发热、无汗、身疼痛，舌苔薄白，脉浮紧。基本方：荆芥穗 9g，薄荷（后下）9g，桔梗 6g，枳壳 10g，焦山栀 6g，淡豆豉 9g。王绵之教授认为，临床上不可一见发热便用辛温，一见咽痛就用辛凉，风寒初客于人，传变迅速，加之体质不同，土地不同，仅风热或风寒一证独见者甚少，要认清寒热标本。因此，治疗风寒感冒时，常在辛温解表药中佐以辛凉，解表同时宣散内热。同样，在讲解银翘散时，王绵之教授强调，该方突出了一个不同的概念：“认为温热之邪都是一种天地之间的不正之气，有传染性，在治疗时考虑了芳香辟秽问题，以辛凉解表清热为主，配合一点辛温药，加强辛凉解表的作用。”取金银花和连翘凉而能透，芳香辟秽，但“由于金银花的透表作用不够，所以取其芳香辟秽来治疗温邪的同时，再加上一些辛凉解表的薄荷、牛蒡子”，二者相配，以助解表，再豆豉与荆芥相配，“通过辛温，在辛凉的同时开皮毛透邪”，豆豉可宣透胸中邪气，没有解表的作用，但“与这些药相配，有辛凉解表的药，有清热解毒而芳香解表的药，既能芳香辟秽又能解表透邪，在这样的配合之下，特别适合与荆芥相合，就可以发汗解表”。凡一切阳虚者，皆宜补中发汗；一切阴虚者，皆宜养阴发汗。夹热者，皆宜清凉发汗；夹寒者，皆宜温经发汗；伤食者，则宜消导发汗。

王绵之教授在治疗外感病时，症状表现有没有咳嗽都会用桔梗，原因是桔梗可以利咽喉，能宣肺，开肺气，有助于加强解表药的作用。根据临证再做加减，往往三剂药不尽，热退症平，见效快。且药力缓和，性质轻盈，很好地体现了王绵之教授在治疗感冒时，无论风寒、风热，甚至虚实夹杂，尽管选药有偏重，但都不离开“解表”的特点。

（三）重症疫毒痢

王绵之教授以擅长治疗疑难病症闻名，求医者，有许多是久治不效辗转而来。20世纪80年代，王绵之教授治愈了一例昏迷21日之重症疫毒痢。

患者党某，女，27岁，1974年6月28日初诊。

患者初病发热下痢，3日后因休克于医院抢救，翌日上午休克得以纠正。下午4时起，突起高烧，神识昏迷。经多方会诊，西药治疗无效。王绵之教授应诊时已达21日之久。刻下患者高热烦躁，神昏目开而不识人，呼之不应，不语亦不呻吟。下痢频作，日夜近30次，以血为主，夹有少量黏液，气味热腐腥秽，触鼻欲呕，臀部褥疮如碗口大。诊其寸口脉细数，趺阳脉细弱而不应指。舌色紫绛，苔少且干。家属称前日起，时时弄舌，入夜尤频。

综上脉证，王老认为乃属暑湿郁蒸肠中，邪毒入于营血，真阴大伤，清窍闭塞，是疫毒痢之危候，拟方清营凉血，解毒开窍以冀弋获。

处方：生地黄18g，赤芍、白芍各9g，川黄连3g，金银花12g，净连翘9g，生地榆12g，生甘草9g，阿胶（烊化分冲）9g，大青叶15g，地丁草12g，当归炭12g。水煎取汁，另取局方至宝丹一粒分两次用药之送服。一剂药后弄舌即止，夜间较前安静，遂又配服一剂。

复诊诊脉仍细数，趺阳脉虽仍细弱，但已能应指，舌质紫绛，增见薄白腻苔，神识仍不清，下痢日夜仍20余次，血少脓多，腥秽难闻。王老认为，治虽合机而获小效，但邪热盛，阴血大伤，治当兼顾，续予凉血解毒，兼以化浊开窍为治。药后下痢减至日夜10次左右，且多黄稠粪便，间有血块，色紫，神识犹不清，间见抽搐，脉仍细数，舌绛苔薄腻欠津，尖边有咬破出血点。此为久痢而阴血大伤，心肝热盛，内风萌动之象，于原方加养阴息风之品为治。

服后抽搐减而头摇阵作，口角扯动，牙关紧闭，喉间有声。下痢同前，脓血减少，神犹不清，脉弦数，再以清热解毒，镇痉开窍为治，患者阴伤已极，后当育阴清热，庶免虚风复萌之虑。其后患者神识渐复，下痢减至 1 ～ 2 次，仍赤多白少，舌淡苔黄，脉细数，再以原法加和胃益气助运之品。

十诊之后，患者诸象平善，但仍不能言语，是病邪虽去，气阴尤虚之象，再以育阴益气，兼调脾胃为治。其后继续以人参养营汤加减为治。另一个月后褥疮痊愈，月经自至，但仍不言语，乏力不耐劳累，遂携药出院调养。又逾一月，家属来告，回家 10 日后始能言，又 10 日后，一切如常人。

王孟英曾有“痢关乎脏，误治必危”之戒，但本案并非误治之故。王绵之教授认为患者虽有神昏而不开，热炽而下痢仍频，是“病邪犹有外透之机，故应急予清热解毒，凉血开窍为治”。后续以养阴清热为主，兼以补气。王老总结:“读前贤医案，如此危重之痢疾殊少记载，即论痢疾之专篇，对如此病证亦欠完整而明确之论述。然而古医籍中，自《内经》《伤寒论》《金匮要略》以来，尤其温病学专著中，关于此类病证之理论分析、治疗方药皆细致周详。我对本病例在治疗过程中，始终以中医理论为指导，虽用药受当地条件所限，不能尽如人意，但终于完全治愈。”一直以来，王老对于疾病的治疗，无论西医确诊与否，无论案例如何罕见，始终坚守“辨证论治、理法方药”的思想，融会贯通各家所长，并在实践中加深理解，真正做到“师法前贤而不死于句下”。

五、方药之长

（一）熟稔古方，以“变”法应“万变”

有感于多年方剂学的研究，王绵之教授认为学习中医，古方是基础，也是精髓，既要透彻领悟古方的配伍法则、君臣佐使、精确的用量比例，乃至特殊的煎煮方法和服用方法，还要搞清方剂的出处，并循着这条线索，深究原著和有关方论，只有这样，才能理解不同时期医家的用药风格和原方主治的本意及实质。王绵之教授常常教导后辈:“经方固然要学，但是要学的更多是精神，人不可能按照书上描述的症状得病，因此，只有学到‘变’的方法才能应‘万变’。如《伤寒赋》言：动气理中去白术，是于理中汤去术而加汗药，保元气而除病气。又热邪入里而表未解者，仲景有麻黄石膏之例，有葛根黄连黄芩之例，是清凉解表法也。又太阳证脉沉细，少阴证反发热者，有麻黄附子细辛之例，是温中解表法也。又少阳中风，用柴胡汤加桂枝，是和中解表法也。又阳虚者，东垣用补中汤加解表药。阴虚者，丹溪用芎归汤加解表药。”

徐大椿医学造诣深厚，临床制方遣药见解独到，他特别推崇古方，在《医学源流论·古方加减论》中指出：“古人制方之义，微妙精详，不可思议。盖其审察病情，辨别经络，参考药性，斟酌轻重，其于所治之病，不爽毫发，故不必有奇品异术，而沉痼艰险之疾，投之则有神效。”但在运用古方时指出：“欲用古方，必先审病者所患之症，悉与古方前所陈列之症皆合，更检方中所用之药，无一不与所现之症相合，然后施用。否则须加减，无可加减，则另择一方。断不可道听途说，闻某方可以治某病，不论其因之异同，证之出入，而冒昧施治，虽所用悉本于古方，而害益大矣。”

（二）熟识药性，用药圆机活法

王绵之教授治病时刻牢记人是一个整体，“三因制宜”贯穿治疗始终，对药物间的细微差别了然于心。在谈到麻黄杏仁石膏甘草汤的运用时，他提示我们，如果患者脾胃素虚，或是后天不足，尤其是大便多溏稀者，出现肺热咳嗽时，虽适用麻黄杏仁石膏甘草汤，但方中的石膏就需要减量，为了避免清泄肺热的力量不足，则可以酌加桑白皮。若用该方来治疗麻疹，“把麻黄的量减少以后，除了用桔梗以外，还可以加入一些辛温解表发汗而不燥的药，例如荆芥、防风，或者少用一点苏叶，因为苏叶入血分，所以不能多用，这样对麻疹患者有好处。还有，石膏用量减少，加用桑白皮，为的是原本脾胃不好，后天失调的患者，可是在热盛的时候，肺移热于大肠，也可以加入，尤其是麻疹的儿童常见”。另外，若见鼻中有血，或咳吐痰中带血，可以适当加入凉血而又能散血的药，如赤芍、牡丹皮。对于阴伤的问题，王老指出，温热之邪固然容易伤阴，春温之邪多伏邪为害，自内而发，更容易伤阴，所以在清热、保津方面，应予以特别重视，在临床上多见薄白苔，如果见白腻苔，则为温邪兼夹他邪，一是夹湿，一是素来多湿痰，或是过食生冷，因此在运用滋阴药物时当注意，尤选甘淡生津或苦寒的药物。

对于阴血不足、肝火旺的患者，王绵之教授强调在运用柴胡时要注意，肝藏血而寓相火，体阴而用阳，柴胡升散，疏肝太过则会挑动相火而伤肝阴。因此，在临床运用时常用川楝子，川楝子能疏肝气以下行，可以佐治柴胡。

治疗大头瘟首选普济消毒饮，但具体应用于临床时，王绵之教授主张，升麻、柴胡量一定要严格控制。痄腮属少阳，用此方治疗时，用柴胡需注意“升降并用”，不仅配芩、连，还可以用少量焦山栀或怀牛膝，痄腮邪气轻于大头瘟，因此咽肿不甚时可以不用板蓝根，根据情况适量选用僵蚕。痄腮多见于小儿，王老认为，表述小儿是“稚阳”之体更为恰当，因此治疗时要配“阴”以制“阳”，清热泻火药可以用，但应时时注意顾护小儿阳气。

用清骨散以“清虚热、退骨蒸”时，随着蒸热的减轻，王老常适当增加滋阴益气的药，为的是帮助患者早日康复，但不可急于求功而用峻补，尤其是滋腻之品的量要注意。

在夏天运用清络饮预防中暑，常配香薷。香薷有“夏月麻黄”之称，麻黄配桂枝常是为了增强发汗的力量，但香薷是辛散药物，发汗力会比麻黄还要强，因此，用于小儿要把握好用量。以逍遥散为例，治疗妇女月经不调常用，非经期时用全当归，血虚用当归身，月经前用当归尾，同时还可配伍赤芍、白芍。

治疗脾胃虚寒有伏火之顽固性口腔溃疡，症见舌质淡，舌体胖，脉不数。王绵之教授用泻黄散，根据兼证的寒热，适当调整药物剂量，加健脾之品，如苍术，鲜有不效。清胃散可治疗牙痛牵引头脑者，症情同临床所见之三叉神经痛，王老用此方加石膏或珍珠母，若头痛明显，加地骨皮。而玉女煎在治疗牙龈出血的同时，兼见吐血或鼻出血，可加女贞子、地骨皮。若兼见脾虚，则不可用本方，因为有时既有肾阴虚，虚火上炎致出血，又有脾阳虚、脾气虚，大便溏稀，这时王老指出，“原方中石膏、知母的量要注意。”化斑汤之气血两燔出现斑疹、口渴、舌绛、脉数，王老考虑防止出现咽痛及出血诸证，可用玉女煎去牛膝，加玄参。

对于回阳救逆汤的加减，王老认为无脉时，需要加胆汁以反佐。若见呕吐涎沫或少腹痛，则提示中焦虚寒，这时宜加盐炒吴茱萸，究其原因，吴茱萸辛热，虽可用它温中下气降逆，但多服会挑动相火，易见白睛充血，嘴角溃烂，用盐炒可制其辛热之性。见下利、泄泻不止，为清阳下降所致，可配伍升麻、黄芪，益气升阳以止泻。呕吐不止可用少量生姜汁以止呕。对于判断此类危重症候的预后，王老常用触患者鼻尖的方法，若鼻尖皮温低，预后多不良，且与接触时间无关，方法独特。

夏季暑湿伤人，应用王氏清暑益气汤时，若出现气短懒言，汗出过多，王绵之教授常加五味子、西洋参，则方中又可见生脉饮以敛心阴。若小便难，加滑石，配原方中甘草即六一散。若见恶寒，加鸡苏散或薄荷。若见舌苔白腻则为夹湿或痰滞，或为白滑苔是有寒邪之象，则不适宜用本方。见白头翁汤证，若下痢血多可加甘草、阿胶，既止血又补血；若热证明显，脉有力、舌红苔黄而干，可加金银花炭、生地黄炭、牡丹皮、赤芍、地榆；若兼表证，加银花、连翘为主，用荆芥、葛根为辅。

对于脏气脱垂，中医多辨证为中气不足、气虚下陷，多用补中益气汤为基本方进行治疗，在治疗过程中，王绵之教授有其独特的临证心得，他认为，补中益气汤对胃下垂、脱肛等效果显著，加枳实或枳壳，及车前子三钱，对子宫脱垂效果尤显。可见在治疗中气不足证时，不能一味使用升提药物，中气下陷究其根本是气虚所致，因此，补气是关键，需要在补气的基础上进行升提。

王绵之教授用乌梅丸治疗久泻、久痢、过敏性结肠炎，用生脉散治疗气阴两亏之病毒性心肌炎，用养阴清肺汤治疗咽喉炎、扁桃体炎、鼻咽癌等，用补中益气汤治疗气虚性的低血压及气虚性脑供血不足等，这些都为古方新用，另辟蹊径。但王老强调，切不可将中西医病名绝对等同来看，一定要坚守“辨证论治”。

升麻葛根汤用于麻疹初起未发，或发而不透，身热头痛。但王绵之教授根据临床观察认为，原方在药物配伍上，升麻配伍甘葛在药性上容易升发太过，而且“越是麻疹不得外透，里面的热郁越高”，这时需要佐加一些清热、辛凉的药，必要时加一些清淡而不滋腻的甘寒生津药，如芦根、竹叶，甚至少量的石膏。麻疹的突出症状为咳嗽，因此必须加入少量宣肺药物，但具体用量是关键，过用则会使“麻疹出得太密”，伤人元气，需要相当长的时间来恢复。“需要注意的是，麻疹出来以后咳嗽的情况，往往跟治疗当中的用药有关，如果用清热的药不够准确，过了量，肺里的热邪没有完全透出去，进一步就变成了痧毒，留在肺里，容易继发一些其他肺部疾病。”一首升麻葛根汤，仅四味药物，看似简单，但在讲解过程中，引申出了大量的临床内容。

六、大医之情

（一）白手起家办好学

20世纪50年代中期，党的教育方针和中医政策得到大力贯彻，创立了高、中级中医院校，形成了正规的中医教育制度。北京中医药大学建校初期，尚无比较成熟的办学方案、教学计划、教学大纲和教科书，更没有系统的办学、教学经验。一切都要白手起家，要办好学、教好书，创业之艰辛是可想而知的。尤其王老作为中医方剂学科的创建人，以饱满的政治热情、忘我的工作精神、严谨的治学作风，全身心地投入到建校初期的各项工作之中去。从制定教学方案、教学计划，到字斟句酌地编写教学大纲和《方剂学》教科书，多少个日日夜夜，王老焚膏继晷，不以为劳，为我国的中医教育事业呕心沥血，无私奉献。

（二）医者，意也

王绵之教授的临床思维特点、他穷极理趣的治学风范和对患者的大慈恻隐之心是不可分割的。王绵之教授治学严谨，一丝不苟，对临床教学中的悬疑，常琢磨切磋，多方求证，必在理上有个究竟，事上有个着落方能罢手，也正是有了深厚的学养，王绵之教授在临床上才屡起沉疴，活人无数。他常谓：治病要胆大心细，胆大就是要敢于治疗急难重症，要敢于承担责任，以治病救人、维护健康为己任，胆大非鲁莽之意，要始终把患者的生命健康放在首位，不要好大喜功，急于求成，而是真正做到以人为本，以病为本，医为标，有了这样的标尺时刻在心中，辨证则不会草率，用药则精当周全，所谓智愈圆而行愈方。王绵之教授常以古人的训诫勉励自己和生徒："医者，意也，唯师之精者得之。""意"，不是任意胡为，不是随心所欲，而是在医道里面经过深思熟虑的人，才有所得，才能有所创新，才能真正达到中医所主张的圆机活法。

七、养生之智

王绵之教授在平日起居中也十分注重顾护脾胃，他主张"谷肉果菜，食尽养之，无使过之，伤其正也"。王老三餐定时定量，他提出，胃是人体中一个重要的器官，为保持其良好的动力，饮食定时尤为重要，要使其形成自身特有的生物节律，偶有加餐，但都以不影响正餐为前提，且饮食多以温热易消化之品为主，从不暴饮暴食，强调细嚼慢咽。如仲景云：人受气于水谷以养神，水谷尽而神去，故云安谷则昌，绝谷则亡。水去则荣散，谷消则卫亡，荣散卫亡，神无所依。又云：水入于经，其血乃成，谷入于胃，脉道乃行。故血不可不养，卫不可不温，血温卫和，荣卫乃行，得尽天年。

八、传道之术

在人才培养方面，王绵之教授一直主张且严格贯彻师带徒式传承方式。以经典为蓝本，开展临床实践以加深体会及感悟。鼓励学生畅所欲言，对学术问题有独特的见解，以形成自己的学术思想，对中医事业有更深刻的继承与创新。

王煦，是我国首批全国名老中医王绵之教授学术继承人，曾任中华中医药学会方剂学分会副主任委员。现担任全国名老中医药专家王绵之传承工作室、王绵之名医工作室负责人。

高琳，教授、副主任医师，硕士生导师。北京中医药大学中医学院方剂教研室主任，方剂学课程负责人。中华中医药学会方剂分会委员，《中华中医药学报》《环球中医药》论文评审专家。

杨勇，副教授，副主任医师，硕士研究生导师。中华中医药学会方剂分会常务委员、副秘书长，中华中医药学会中药调剂与合理用药分会常务委员、副秘书长。

樊永平，主任医师，教授。现任首都医科大学附属北京天坛医院中医科主任。
王蕾，教授，首都医科大学中医药学院副院长。
王坦，主治医师，讲师，医学博士，出身中医世家，毕业于北京中医药大学。

王绵之学术传承谱

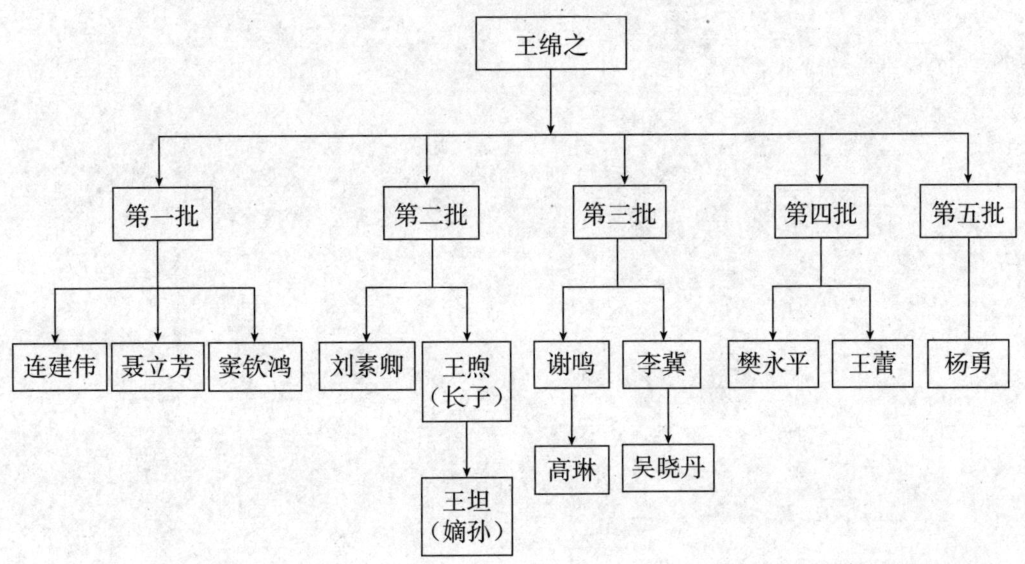

（王煦、王坦整理）

（毛心勇编辑）

方和谦

方和谦（1923—2009），山东烟台莱州人。北京朝阳医院中医科主任、主任医师，兼任首都医科大学教授。曾任中华中医药学会理事、中国红十字会理事、北京中医药学会会长、北京市科协常务委员、《北京中医》杂志常务编委、北京中医药大学顾问等职。全国老中医药专家学术经验继承工作指导老师。享受国务院政府特殊津贴。2009年被授予首届“国医大师”称号。

方和谦幼蒙庭训，奠定了深厚的理论基础。在其近70年的行医生涯中，积累了丰富的临床经验并不断创新，形成了独到的学术见解。方和谦将中医学视为哲理医学，重视人和自然的统一，形成“燮调阴阳，以平为期”的生理观；遵循治病求本的思想，强调正气为本，扶正以祛邪的治疗观。他重视先后天之本，长于运用补法、和法，提出“和为扶正，解为散邪”的独到见解，拓宽了和解法的应用范围。在长期的临床实践中，他总结并创制了和肝汤、滋补汤等有效方剂，广泛应用于临床，治疗内、外、妇等各科杂症取得了显著的临床疗效，以此造就了他卓越的临证思辨能力。

一、学医之路

（一）学医启蒙

方和谦父亲方伯屏拜清代太医赵云卿老先生为师，并得谈静人（法明代医家周慎斋学派，得清代名医陈贞乙真传）老先生教导习医，专长中医内外科，后被当时《北京地名典》评为“十大名医”之一。据方和谦回忆：“先父除了擅研明代周慎斋及薛立斋遗著，在医事中侧重温补学派外，尤通四书五经，以《易经》为最。”方伯屏十分重视中医学和中国古典文化的融合与传承，对方和谦、方鸣谦兄弟俩进行了严格的国学教育并参加了其父在家办的中医讲习班三期，随父抄方佐诊，后独立行医。

（二）中医学习西医

1953 年，方和谦参加了北京市举办的中医学习西医学习班，学习西医生理、病理基础课及传染病、内科、妇科、儿科临床课程，于祖望、焦树德、路志正等都曾先后在此班学习。此次学习西医，不仅学到了西医知识，填补了学科空白，还有了西医执业资格，为今后在综合医院工作及中西医结合工作打下了基础。

（三）教学相长

1956 ～ 1962 年，方和谦调到北京中医医院工作，并兼任北京中医学校伤寒教研组组长。在此期间，一方面在北京中医医院出诊，另一方面担任中医学校伤寒论及医案学的教学任务。尽管以往对经典有较好的根基，但此时仍对《伤寒论》《金匮要略》逐条研读，逐段逐句剖析，并参阅柯韵伯、尤在泾、程佼倩等百家注解；伤寒论 397 节，篇篇有自己撰写的讲稿。讲内科医案学，翻阅了《王旭高医案》《薛立斋医案》《名医类案》《续名医类案》等大量的医案，对有名的医案做深入分析讲解，使深奥的理论在示例中得到解释和应用，让学生有茅塞顿开之感。经过这一阶段的教学工作，对经典著作的理论认识有了更大的提高。

二、成才之道

方和谦总结自己成功的要素为：注重临床，熟读经典；以人为本，与时俱进。

他多次发自肺腑地说，医生的工作关乎患者的生命，一定要实事求是，决不能患足已不学，既学患不行。他的治学格言是，“学然后知不足，度然后知长短”。

（一）读书广泛，厚积薄发

在学医过程中，使他深刻体会到“读书、跟师、临证”是医学生涯的三个重要环节，也是他医学知识积累的三个重要来源。而“为学之道，莫先于穷理，穷理之要，必在于读书”。读书成为方和谦医学入门并不断提高创新的首要环节。幼时在私塾学了《三字经》《论语》《春秋》《左传》《古文观止》等书，诵读《陈情表》《兰亭序》等文章，打下了深厚的文学基础。后又广泛涉猎医学书籍，所读最解惑受益的专业书籍有《黄帝内经》《伤寒论》《金匮要略》《脾胃论》《医学心悟》《证治汇补》《赤水玄珠》《医学汇海》《医钞类编》等，在每天随父临诊 6 小时后，坚持读书 3 小时，是从小养成的诵读习惯。要活到老学到老，卷不释手。

（二）中西合作，取长补短

1965 年，42 岁的方和谦从北京中医医院调到北京朝阳医院任中医科主任工作。虽然是综合医院，但患者对中医非常认可，使其拥有可观的门诊量及较固定的患者群。与中医医院相比，综合医院中医科不分科，内、外、妇、儿科各科疾病全有，方和谦很好地发挥其擅长治内科病，其他各科亦有所长的优势，有很大的门诊量。在朝阳医院，许多危重患者治疗无效，常请方和谦会诊，诊治了许多疑难病例。他从不墨守成规，故步自封，不断汲取西医有益的经验，临证亦采用先进的诊疗手段明确诊断。他认为社会的发展和疾病谱的变化促进了学术学科的发展，虽然在中华人民共和国成立初期学习了西医，但在综合医院工作，耳濡目染，医疗实践要求自己不断更新知识。中医、西医要有同等的地位，中医医疗、科研、教学的思路都离不开现代医学的辅助佐证。因此与西医合作，要相辅相成，相互取长补短，业务水平才能不断提高。

（三）辨证用药，注重疗效

方和谦的成名主要是因为有很好的临床疗效，临证时，他仔细问诊、候脉、配合必要的理化检查，明确诊断。处方用药，药少力专，绝无大处方，很少用犀、羚、麝等贵重药，力求简、便、廉解决问题。治疗从病情需要出发，辨证合理，君臣佐使配伍明确，而且特别注意顾护脾胃，患者称赞“方大夫的药药味少，味道不难喝，还解决问题”。他推崇方剂的灵活应用，认为中药汤剂最能反映中医辨证用药的特点，成药和汤剂不能完全替代，必需根据病情的需求而合理用之。

方和谦精通伤寒，但从不自诩为经方派。主张经方、时方都要会用且要合用。他认为仲景之经方，用之得当，效如桴鼓，是历代医家共同验证的。而温病之时方，可以以方求证，辨证准确，亦用之灵验。但经方适应证有限，满足不了疾病谱发展的需要，要靠时方来补充。如张某，男，73岁，初秋突发高热伴腹泻，日泻10余次，服中西药罔效，病情危重，求诊于方和谦。见其精神恍惚，烦躁气促，身炽热有汗，泻下褐色水液而恶臭，腹痛不著，纳呆不吐，尿少色深，舌质红，苔黄腻，脉弦滑数。方和谦按太阳阳明合病，夹热下利之表里证论治，投以葛根芩连汤治之，一剂泻止热退，三剂而病瘥。又如高某，男，59岁，发热10天，用西药退热后，半月来不饮、不食、昏睡不语、时长出气，10天无大便，舌苔白厚腻，脉沉弱难寻，中西医无良法，请方和谦会诊。方和谦辨证为邪热内陷，痰热郁结，气机闭塞，而与小陷胸汤原方加玄明粉6g，患者服后安睡不出长气。次日晨起，患者诉饥饿索食物，给予食之。服2剂得畅便，精神转好，再进2剂，神态自如，其病若失。方和谦临证，有是证用是方，辨证论治，随证治之，每获良效。通过临床，他认为，囿于经方一隅，不能解决所有外感热病，必须与温病辨证同时方合用才能取得疗效。以治乙脑为例，仅以六经辨证，受到阳明经证的局限，何况邪气有异，临床有暑热及湿热的不同证型。外感热病，表现复杂，其证候不是六经辨证所能涵盖，也不是单用经方所能解决。温病学说羽翼伤寒，由伤寒发展而来，其中也沿用了一些伤寒的方剂。因此，伤寒和温病是外感热病的两大类型，彼此既有所区别，又有所联系，各有特点，其理论核心都是要落实到脏腑经络之上。故他倡导六经、三焦、卫气营血辨证密切结合，根据具体病情，灵活掌握，经方时方统一运用的观点，是临床取得疗效的基础。

方和谦临证对方剂的应用提出一病一方的观点。他认为“不依规矩无以成方圆，不依六律无以正五音”，方剂学如音律学，要遵循六律五音的规律，理法方药的应用也有其一定之规。即所谓谨守其法，随机调整用药，只要配伍适宜，即可获效。他认为21世纪中医学术的发展，不能墨守成规，要在仲景思想指导下开拓，古为今用，洋为中用，不拘经方时方，以提高疗效为主的继承和发展。他对古方学以致用并有所创新，如从《金匮要略》“竹皮大丸”方中取竹茹、白薇两味和酸枣仁汤治疗阴虚脏躁的失眠证而有良效。又如化裁运用“阳和汤”治疗淋巴结核；用“仙方活命饮”治疗脉管炎使患者免受截肢之苦，很好地发挥了托补药的作用。以此显示了方和谦选方用药的机动灵活和独到之处，也为促进方剂学的发展做出了有益的探索。

三、学术之精

方和谦幼承家教，熟读经典，钻研《灵》《素》之学，潜心伤寒之论，奠定了深厚的理论基础，在其近 70 载的行医生涯中，不仅积累了丰富的临床经验，而且形成了独到的学术见解和理论思维。他认为中医学为哲理医学，重视人和自然的统一，形成了“燮调阴阳，以平为期”的生理观；遵循治病求本的思想，强调正气为本，扶正以祛邪的治疗观；重视先后天之本的理论，长于运用补法，尤其善于调理脾胃；提出“和为扶正，解为散邪”的观点，对“和解法”有独到见解，深化了对“和解法”的认识，大大拓宽了和解法的应用范围；在长期的临床实践中，他总结和创制了“和肝汤”“滋补汤”等有效方剂，广泛应用于临床诊治内外妇等各科杂病，取得了显著的临床疗效。从而形成了他卓越的临证思辨能力，成就了他独特的学术思想。

（一）“燮调阴阳，以平为期”的生理观

“天人合一”是我国传统文化对“天”“人”关系的基本认识和出发点。认为人生于天地之中，“人与天地相参也，与日月相应也”（《灵枢·岁露论》）、“天地合气，命之曰人”（《素问·宝命全形论》）。故有“人身一小天地也”的认识。而“阴阳”又是天地宇宙变化的基本规律。《易·系辞》谓“一阴一阳之谓道”，以天地之道“阴阳”来认识人体，则形成了中医的阴阳学说。明代医学大家张景岳谓“医道虽繁，一言以蔽之，曰阴阳而已。”方和谦自幼受中国传统文化的教育和哲学思想的熏陶，认为“医易相通”，中医学乃哲理医学。以“天人合一”的宇宙观来认识人的各种生理和病理现象，对阴阳学说有着深刻的理解和研究。认为阴阳既是天地变化的共同规律，也是人体内在生命活动、生理功能和病理变化的基本规律。只有阴阳二者协调平衡，才能保持正常。所谓“阴平阳秘，精神乃治，阴阳离决，精气乃绝”，说明生命和健康有赖于阴阳的协调平衡，疾病的本质在于阴阳失调，而养生保健及疾病的防治和康复均要着眼于阴阳的盛衰平衡。在治疗上，提出“谨察阴阳所在而调之，以平为期”（《素问·至真要大论》）的原则，反映了“治病必求于本”的治疗思想。“本”为何也？乃“阴阳”而已。所谓“治之极于一”，张景岳注：“一，本也。”因此，方和谦认为治病的根本目的是调整人体阴阳的偏盛偏衰，促成“阴平阳秘”，以恢复和保持阴阳的协调平衡。方和谦应用《黄帝内经》阴阳学说和“治病求本”的理论，总结历代医家的经验，在临证施治时，特别注重用“调和阴阳”“以平为期”为基本法则来指导临床实践，形成了自己的治疗思想。如他提出和解法，即“和为扶正，解为散邪”的观点，就是通过和解、调和，使表里寒热虚实的复杂证候，脏腑阴阳的偏盛偏衰归于平复，以达到祛除病邪恢复健康的目的。他所创制的“和肝汤”“滋补汤”等经验方，均是在《黄帝内经》“谨察阴阳所在而调之，以平为期”的思想指导下，重在调整阴阳形成的有效方剂。

（二）正气为本，扶正以祛邪的治疗观

方和谦认为邪正斗争是影响阴阳平衡的关键，故临床辨证立法，以邪正斗争为中心，着眼于扶正以祛邪，以恢复人体正常的生理状态，从而形成了正气为本，扶正以祛邪的治疗观。

《黄帝内经》提出的“治病求本”是中医最根本的治疗原则。对“本”的含意，则认识不一,一以病因为本，如张景岳所说：“所谓本者，唯一而无两也……但察其因何而起，起病之因，便是病本”；一以正气为本，如阴阳、气血、胃、肾、先后天本者，皆指人体的脏腑生理活动，是人体生命活动的物质基础，又是抗御外邪的能力，是关系到生长发育、防病治病、健康长寿的根本因素。其实二者并不排斥，所谓“邪之所凑，其气必虚”，若无正气之虚，又何来邪气之犯。在邪正斗争这两方面来说，方和谦更强调应以正气为本。而其中尤其重视脾肾在脏腑活动中作为先后天之本的重要作用。在长期的医疗实践中，他善于应用“扶正培本”法顾护人体正气，抵御外邪侵袭，或扶助正气，祛邪外出，帮助正气恢复。他曾明确指出：“治病之关键在于扶正培本，扶正就是扶助正气、补益气血阴阳；培本就是培补脾肾，恢复脏腑正常的生理功能。”

方和谦应用扶正培本法治疗，主要在以下三个方面。

1. 益气血重在补脾胃

脾主运化，胃主受纳，脾胃化生气血精微以营养周身，脏腑得养，从而维系着正常生理活动，保证机体充满生机和活力。正如《明医杂著》所说：“若人体脾胃充实，营血健壮，经隧流行而邪自无所客。”“若脾胃一虚，则其他四脏俱无生气。”“人之胃气受伤，则虚证蜂起。”所以脾胃虚弱，必影响他脏功能。基于以上认识，方和谦认为补益气血，必须从补脾和胃，培补后天之本入手，故临证总以“调补脾胃之气”为准则，达到补益气血，扶助正气的目的。《素问·经脉别论》将脾胃运化水谷精微到全身的过程归纳为“饮入于胃，游溢精气，上输于脾，脾气散精，上归于肺。通调水道，下输膀胱。水精四布，五经并行，合于四时五脏阴阳，揆度以为常也”。说明人体摄入水谷，通过脾胃的消化吸收，化生为气血，运化输布到全身各个脏腑组织，维持人体正常的生理活动和生命活动。所以调理气血，首先要重视脾胃的功能。方和谦在临证施治时，特别注意顾护脾胃之气。他指出：胃这个脏器像个袋子，主腐熟消化，司新陈代谢，所消化之物由胃入肠。故胃气以下行为顺，脾气以上升为和。胃为十二经之长，为后天之本。人之生活存在，是以胃气为本。《素问·平人气象论》曰“平人之常气禀于胃，胃者平人之常气也。人无胃气曰逆，逆者死。”“人以水谷为本，故人绝水谷则死。”所谓“有胃则生，无胃则死”，所以

百病皆可因脾胃虚而生，疾病向愈和康复也依赖于脾胃之气的健旺运行。邪正交争，只要胃气不败，就可以扭转病情。若胃气败则为绝证。脾胃受损，则使百药难以施用，五脏六腑难以荣养，而诸病从生。正如《景岳全书》曰："人之一身，脾胃为主……故洁古制枳术之丸，东垣发脾胃之论，使人常以调理脾胃为主，后人称为医中王道，厥有旨哉！"方和谦研究伤寒之治，其制方用药概括起来"保胃气，存津液"是其特点。因此方和谦治病用药极为重视"顾护胃气"。提出"大病体虚，重在培中""大病必顾脾胃"的观点。在他治病的方剂中经常见有炒谷芽、炒稻芽、焦神曲、炒莱菔子、砂仁、鸡内金、百合、麦冬、玉竹、石斛、大枣、甘草等和中养阴益气之品。对于久病虚证及老年人感受外邪的治疗，方和谦更强调"虚人病表建其中"，顾护胃气即可扶正以祛邪。但用药需循序渐进，药性平和，用量宜轻，不温不燥，不滞不腻，不攻不泻。他认为通过保胃气，可使脾胃健运，肺气调畅，肝气和解，肾气充盈，五脏安康。方和谦治热病，遵吴氏"存得一分津液，便有一分生机"的思想，视养阴保津为其重要原则。他提出"治伤寒注意存津，治温病重在养阴"，他在解表透热或清热解毒剂中，常加入天花粉、玉竹、麦冬、百合、石斛等药以顾护津液，皆是重视脾胃的具体体现。

2. 补阴阳应当益肾

《素问·宝命全形论》说："人生有形，不离阴阳。"阴阳虽有五脏六腑之别，但肾为元阴元阳之所居，是全身阴阳之本原。五脏阴阳之虚衰，皆要影响到肾之阴阳。故治疗阴阳虚衰之证，方和谦认为应当注意益肾。凡阳虚之证，无论卫阳心阳脾阳，均与肾阳有关，治疗均应适当温肾之阳；凡阴虚之证，无论心肺肝胃之阴，均易涉及肾阴，治疗中当据证滋肾之阴。在滋补阴阳的治疗中，还应注意阴阳互根的关系。所谓："善补阳者，必于阴中求阳，则阳得阴助而生化无穷；善补阴者，必于阳中求阴，则阴得阳升而泉源不竭。"

应用补法，还应处理好作为先后天之本的脾肾的关系。脾与肾二者相互资生，脾土有赖命门之火的温煦，才能腐熟运化水谷；而先天肾水必须得到脾胃后天之精的补充，才能泉源不竭，生机旺盛。在二者兼顾中还应该根据脾肾孰轻孰重而有所侧重。诚如叶天士所言："先天之本在命门，后天之本在脾胃，有生以后，唯以脾胃为根本，资生之本，生化之源。"这一点在临床调补脾肾的治疗中应该很好地掌握。如方和谦自制"滋补汤"治疗五脏虚衰之证，乃以四君、四物加肉桂等，具有脾肾两补之力，是一张临床滋补脏腑气血具有代表性的方剂。经过加减可以用于各种虚证的治疗，反映了方和谦重视脾肾的学术观点和见解。

3. 补脏腑注意五行相生

方和谦善用补法，调补脏腑的基本原则，即遵照《难经·十四难》提出的治疗原则："损其肺者益其气，损其心者和其营卫，损其脾者调其饮食，适其寒温，损其肝者缓其中，损其肾者益其精。"根据各脏腑的特点及其虚损情况进行调治。由于疾病的传变受脏腑间生克关系的影响，如所述："五脏受气于其所生，传之于其所胜，气舍于其所生，死于其所不胜。"在疾病治疗时，注意各脏腑间的生克关系。特别是在应用补法调补脏腑时，尤应注意脏腑间相生的关系，采取"虚则补其母"的所谓间接补法。如培土生金、补火助土、滋水涵木等。但相互资生中，方和谦认为最重要的莫过于先后天之本的作用。因为脏腑之生机在肾，补养在脾。故方和谦临证诊病，必先察脾胃是否健旺，继思气化是否正常。脾胃不和则先调脾胃，方能为进一步治疗创造条件，在后期则多考虑益肾。一般脏腑失调，脾肾俱虚时，方和谦先补脾以资化源，后益肾以固根本，先后天并补，何虑正气之不复。基于以上认识，方和谦遵扶正培本之大法，将脾肾阴阳气血融为一体，创制"滋补汤"，以益气养血，补益脾肾，顾护阴阳为宗旨，成为补法之基本方剂，广泛应用于气血两虚，阴阳失调的病证，治疗各种疾患，屡见其效。

（三）和解法的创新认识与应用

方和谦提出"和为扶正，解为散邪"的精辟见解。和法为八法之一，前人多有论述。"和法"之应用，首先见于《伤寒论》少阳病。程钟龄谓："伤寒在表者，可汗；在里者，可下；其在半表半里者，唯有和之一法焉，仲景用小柴胡汤加减是已。""和解"乃少阳病治疗大法，其代表方为小柴胡汤。后世各家，对和法之理解，亦见仁见智，各有所长。方和谦精研伤寒，对少阳证与和解法有深刻的理解。少阳介乎表里之间，即在太阳阳明之间，临床上提出了"半表半里证"的概念。他认为"所谓半表半里，不单是指一种界限，也不仅是指病位，而主要是指辨证，即半表半里证。半表半里证有这样的特点：表证初解，表里交错，内无实邪，邪气未尽，正气不足。在治法上当扶正祛邪，表里兼顾，此法就叫作和解法"。在这一基础上，方和谦和解法之应用"扩展到脏腑之间、上下之间、气血之间、阴阳之间，凡是有邪气侵袭，正气不足，邪正交错的状态，均可运用和解法来治疗"。这不仅扩展了对和解法的认识，而且在临床上取得了良好的疗效。他师其法而不泥其方，自创"和肝汤"作为"和解法"的代表方剂。"和肝汤"具有养血柔肝、益气健脾、疏肝解郁的功效，其特点：该方集柔肝疏肝于一体，具有两和肝脾之意，扶正祛邪，扶后天之正气，祛郁滞之邪气，成为和解法的又一张有效方剂，广泛应用肝脾气血不和的病证，屡获良效。

1. 和解法之作用基础

方和谦对"和解法"之理解，不仅限于伤寒之半表半里证，而从更广泛的角度来认识。前已述及，他从中医哲理医学的角度出发，十分重视天人相应的思想和阴阳协调的观念。认为阴阳的协调平衡是保持人体正常生理活动的关键。而治疗则在于“燮调阴阳”，所谓“谨察阴阳所在而调之”，“以平为期”。方和谦认为无论脏腑气血失调，还是邪正相互影响，总是导致阴阳失调。故调和阴阳乃是治疗的基本出发点，而“和解法”则是调和阴阳的重要治疗方法。

脏腑阴阳的物质基础在于气血。《黄帝内经》指出：“人之所有者，血与气也。”人体一切生理功能的完成，皆赖气血之充盛。所以告诫人们：“血气者人之神，不可不谨养。”方和谦认为气血既是脏腑生理活动的物质基础，亦是病理变化的依据，故历来把调养气血作为摄生之首务及论治之中心。他还认为，脏腑功能之正常，不仅在于气血充盛，而且贵在气血通调。只有营卫气血之运行通畅，周流不息，如日月之行不休，“如环无端，莫知其纪，终而复始”，才能保持人体脏腑之正常功能，所谓“人之血气精神者，所以奉生而周于性命者也。经脉者，所以行血气而营阴阳，濡筋骨而利关节者也……是故血和则经脉流行，营复阴阳，筋骨劲强，关节清利矣”(《灵枢·本脏》)。说明气血之运行正常，才能保持脏腑协调，功能正常。若气血失调，则引起一系列功能失常的病变。正如《素问·调经论》指出：“五脏之道，皆出于经隧，以行血气，血气不和，百病乃变化而生。”朱丹溪亦指出：“气血冲和，百病不生，一有怫郁，百病生焉。”而导致气血失和的因素在于邪正关系的失调，若外邪侵袭或脏腑失和，均可导致气血运行失常，发生病变；而气血失和又可进一步引起和加重各个脏腑功能之异常。所以气血失和是疾病的基本病理变化。而协调邪正关系，使气血和调则是治疗的根本所在，这是“和解法”应用的重要根据。

2.“和解法”的临床意义

和解法是指和解表里，疏通气血，协调上下，调整全身脏腑功能的一种治法。和法的作用不同于汗、吐、下法的专事攻邪，而是通过和解、调和，使表里寒热虚实的复杂证候得以和解，脏腑阴阳气血的偏盛偏衰归于平复，从而达到祛除病邪，恢复健康的目的。它常用于治疗寒热往来之少阳证，寒热相搏于中之肠胃失调证，土木不和之肝脾失和证，此类证候均以表里不和、寒热失调、升降失常为主要表现，并非单一的邪气实或正气虚，用泻法或补法所能奏效的。故应以和解法，一则使失调之脏腑功能得以恢复，二则使入侵的寒热之邪能够透达，逆乱的气机恢复正常之升降出入。历代医家对和法各有认识。张景岳认为：“和方之制，和其不和者也。凡病兼虚者补而和之，兼滞者行而和之，兼寒者温而和之，兼热者凉而和之，和之为义广矣。亦犹土兼四气，其于补泻温凉之用无所不及，务在调平元气，不失中和之为贵也。”强调“和法”以平调元气为目的；程钟龄说“有清而和者，有温而和者，有消而和者，有补而和者，有燥而和者，有润而和者，有兼表而和者，有兼攻而和者。和之义则一，而和之法变化无穷焉。"，则论述不同和法，合理应用皆可以"和"；戴天章提出"寒热并用之谓和，补泻合剂之谓和，表里双解之谓和，平其亢厉之谓和"，这是指性质相对的治法并用达到"调和"的目的。唐容川在《血证论》中指出："至于和法则为血证之第一良法。表则和其肺气，里则和其肝气，而尤照顾脾肾之气。或补阴以和阳，或损阳以和阴，或逐瘀以和血，或泻水以和气，或补泻兼施，或寒热并用，许多妙义未能尽举。"强调血证之治当以"和法"为要，根据证情不同采取不同治法，务在达到脏腑气血阴阳调和的目的。所以和法的应用十分广泛。不仅伤寒邪在少阳当用和解，即是他经之病，汗、吐、下后余邪未解，用药以缓和病势，清除余邪，亦可谓"和"。他如外感温热邪留三焦，瘟疫病邪伏膜原；内伤杂病大凡气血不和、阴阳失调引起的病证，皆可运用和解之法。如肝胃不和、肝脾不和、气血不和、寒热错杂等脏腑经络阴阳气血失调，皆可用之。故其临证常用之治法亦多，如和解少阳、开达膜原、分消上下、调和寒热、两和肝脾、疏肝和胃等，皆属于和解法范畴。

3. 对"和解法"的独到见解

方和谦对"和解法"之应用极为重视，亦十分广泛，经多年潜心研究和临床实践，提出"和为扶正，解为散邪"的精辟见解。扶正，即为调理脏腑功能之正气，散邪实际是针对外来寒热之邪和失调之气机而言，这一观点是方和谦对"和解法"的独到见解及创新，反映了方和谦重视扶正培本的治疗原则以及气机升降出入在病机变化中重要地位的学术思想。

方和谦认为邪正双方是一对不可调和的矛盾，不是正气战胜了邪气，就是邪气战胜了正气，即所谓"邪之所凑，其气必虚"，"正气存内，邪不可干"。对"和解"的理解，方和谦认为："和，个人拙见如一加二等于三，三加二等于五，是大小二数之和。解，字典之意为解开、解放、解散。所以这个和解二字只能作为加加减减，改善人体的体质和疾病的不良状态，而不能够认为是正气与邪气和解了，二者是敌我矛盾，邪正之间不可能和解。"所谓"加加减减"，我们体会是针对邪正而言，当视其邪正虚实，该加则加，该减则减，扶正祛邪，补虚泻实，达到调和气血，恢复阴阳平衡的目的。在选用方药上，方和谦认为"药无和解之药，方有和解之方"，因为"药具一性之偏，热者寒之，寒者热之，虚则补之，实则泻之，不虚不实，以经取之。如人们常用的生姜草枣这是补药，可以调和营卫，而不是和解药"。"而和解之方都是调其寒热，适其寒温，以达其所，通过和解调理，扶正以祛邪，达到一个共同的目的。"如和解剂之主方小柴胡汤，功为和解少阳，实可调理脏腑，方中柴胡透达少阳半表之邪，黄芩清泄少阳半里之热，合姜夏以和胃降逆，伍人参、甘草、大枣以扶正达邪，其严谨科学的配伍体现了小柴胡汤和解少阳，调理气机，扶正以祛邪的内涵。其他的和解剂，皆师其法而加减化裁得来，如调和肝脾的四逆散、逍遥散、痛泻要方；调和肠胃的半夏泻心汤、黄连汤；调和肝胆的蒿芩清胆汤等。所以方和谦认为，和解之法其组方均属补泻兼施，苦辛分消，寒热并用以调理气机为宗旨，郁结者疏之，滞窒者调之，横恣者柔之，蕴热者清之，从而达到扶正散邪、调和阴阳之目的。这也就是方和谦把和解法概括为"和为扶正，解为散邪"的真正含义。

4. 和解法重在调理血气

"血气者人之神，不可不谨养"，而血气贵在疏通，所谓"血气不和，百病乃变化而生"。故气血失和是疾病的基本病理变化。而其失和者，或为衰少，或为不畅，因其衰少又必致不畅，故凡病必有气血之失其调达畅通。其在表者，必是营卫之失和；其在里者，则是脏腑之阴阳气血不调。所以在疾病的治疗中，其大法应以疏通调达为要。做到"疏其血气，令其调达，乃至和平"。而在气血调达中，又以调畅气机为要。气机的升降出入，是人体维持正常生理功能的保证。《素问·六微旨大论》云："出入废则神机化灭，升降息则气立孤危，故非出入则无以生长壮老已，非升降则无以生长化收藏，是以升降出入无器不有。"人体生命活动即处于脏腑阴阳升降出入运动不息的状态，升降出入是人体气化功能的基本形式，也是脏腑经络阴阳气血运动的基本过程。如肺的宣发与肃降，脾主升清与胃主降浊，心肾水火相济，阴阳相交，肝木升发与疏泄，都是气机升降出入运动的具体体现。五脏六腑正常，出入有序，才能维持人体"清阳出上窍，浊阴出下窍，清阳发腠理，浊阴走五脏，清阳实四肢，浊阴归六腑"（《素问·阴阳应象大论》）和"水精四布，五经并行"的新陈代谢和正常的生理功能。在病理上，如果升降出入失调，则使五脏六腑，表里内外，四肢九窍发生各种病变。故《医学求是》指出"明乎脏腑阴阳升降之理，凡病皆得其要领"。临床上常见的脏腑病变，如肺气不降之咳喘，胃气上逆之呕吐，脾气下陷之泄泻、脱肛，肝阳暴亢之眩晕厥仆，心肾失交之耳鸣多梦等，皆为脏腑气机升降失常所致。

方和谦在深入理解《黄帝内经》气机升降思想的基础上，以和解法调理脏腑的气机升降，使之通畅顺遂，达到扶正祛邪平衡阴阳的目的。和为扶助正气，是有调补气血的作用，解为散邪，不仅解除外邪，且使郁滞之气血疏通调畅，起到祛邪的作用。如和解剂的代表方剂小柴胡汤既可和解少阳，又可调理气机。又如调和脾胃之半夏泻心汤，是小柴胡汤去柴胡加黄连、干姜而成，方中黄连、黄芩苦降邪热以和阳，干姜、半夏辛开散痞以和阴，配以参、草、大枣补脾和中。全方寒热并用以调和阴阳，苦辛并进以顺其升降，又伍以补中之品，有和胃降逆，开结除痞之功，起到调和三焦气机升降出入的作用，从而将和解少阳的小柴胡汤这一表里之剂变为调和肠胃三焦气机的升降之剂。故和解法重在调理气机是其作用的关键机制之一。

5. 调和气血，重在调理肝脾

在脏腑气血的调达中，方和谦特别强调肝脾二脏之调和通达。因为脾为后天之本，气血生化之源。而肝主疏泄，主气机之条达舒畅。脏腑气血之调达，都赖肝脾二脏之调和。故方和谦提出调和气血重在调理肝脾的观点，在调和肝脾法中要特别注意调畅气机，处理好气血先后虚实的关系。

调和肝脾，当以调畅气机为要。肝主疏泄，其功能表现，一则可以对血液循环进行调节，就是所谓“肝藏血”的作用。《素问·五脏生成》之“故人卧血归于肝，肝受血而能视，足受血而能步，掌受血而能握，指受血而能摄”，即是肝藏血调节血液循环的作用。如唐容川在《血证论》中所说：“肝主藏血焉，至其所以能藏之故，则以肝属木，木气冲和条达，不致遏郁，则血脉流畅。”二则反映在对气机的调节上。肝禀少阳春生之气，其疏泄之性，可敷布阳和之气以运行全身，肝体阴用阳，阴阳双方必协调平衡，才使肝气调畅而不病。是肝虽藏血，必得其气之疏泄方能输达全身。故肝喜条达而恶抑郁，郁则经气逆，郁久则血瘀，是以气病可致血病，血病亦可致气病，故疏通气血的原则应贯彻在治疗的始终。前人谓“郁不离肝”，而“木郁达之”。方和谦亦抓住“疏气令调”的原则，用调达舒畅之品，复肝脏自然生化之态。凡影响肝气失和者，方和谦常用“和肝汤”治疗，或以郁金、苏梗、木香之理气药加入柔肝养血之和解剂中，这样辛香并用刚柔共济，使肝脾气血平和，生气条达。即是滋补之剂，亦需配伍调畅行气之品，以使气机舒畅，血气和调。如他创制的“滋补汤”则在八珍汤基础上加用官桂、木香、陈皮，即是调理气机之用。

调和肝脾，注意气血先后虚实。肝脾二者关系密切，生理上相互为用，病理上相互影响，“土得木而达，木得土而培”。肝旺则克伐脾土，土壅则肝气郁结，临证时当辨其虚实先后。《金匮要略·脏腑经络先后病脉证》有谓“夫治未病者，见肝之病，知肝传脾，当先实脾”，提出了治肝实脾的治未病原则，是治疗肝脾失和证中首先应该考虑的问题。凡肝之病，皆当顾护脾胃，以防病情传变发展，但具体治疗方药，则又当结合肝脾之虚实先后，遣方用药。有肝气旺而克伐脾土者，有脾气虚而肝气来乘者，亦有肝旺脾虚二者皆有者，均当分辨孰先孰后，孰轻孰重，必“先其所因，而伏其所主”方能恰中病情，而得桴鼓之效。

方和谦认为肝气盛而克伐脾土者，以肝实为急，当治以抑木扶土之剂，如痛泻要方之证；脾气虚而肝木来乘，则是脾虚在前，又见肝气横逆之证，重在补脾泄肝，所谓扶土抑木之治，六君子汤加减即可。而脾虚肝旺之证，则当辨在气在血，孰多孰少，舒肝健脾，扶土抑木并举，如逍遥散、和肝汤之类。

肝脾不和，又有气血之辨。有偏气分者，有偏血分者，气分有虚有郁，血分有瘀有虚，均当辨析。气血之中又有阴阳，且有在脾在胃的不同，故肝脾不和之证须具体辨析。偏于血分者多为脾虚肝郁，血虚者用逍遥散，气虚者用和肝汤加减；偏于气分者，则多为肝胃不和，气郁气滞宜用柴胡疏肝散，兼虚者以和肝汤加陈皮、半夏、砂仁、豆蔻之属。若郁久化火，肝火伤及胃阴，则宜选用丹、栀、芩、连之属清泄肝火，沙参、生地黄、麦冬等柔肝养阴。方和谦认为内伤杂病多有肝脾气血失调之变，虽然六淫七情夹杂为患，病情错综复杂，但必须密切关注肝脾不和这个常见的病机变化。

方和谦在长期临床实践中形成了丰富的临床经验和学术见解，以上仅就其一些基本观点和学术特色进行讨论，探求方和谦学术思想的形成和源流，及其学术观点的相互联系、理论建树和临床应用。可以看出方和谦以哲理医学为基础，坚持天人相应的理念，以恢复和维持脏腑气血阴阳的协调平衡为目标，着眼于扶正祛邪调理气血，重视脾肾先后天之本，重视和法的应用，特别是对和解法的精辟认识，不仅对临床有重要的指导意义，而且在理论上对中医治法有创新和发展。

四、专病之治

咳喘

咳喘是临床上常见、多发病证，方和谦治疗咳喘病证急性期宣肺疏肝，稳定期补脾肺肾，在临床运用时又始终贯穿着调气化痰之法。

1. 轻清宣肺

外邪侵袭机体时，肺即首当其冲，受累最多，故其病早期常为外邪束肺，肺失宣降的证候，如头痛、鼻塞、流涕、咽痒、语声重浊、咳嗽声高，甚则气喘等。在此阶段，方和谦治以解表轻清宣肺。多取清宣上浮之药，如麻黄、荆芥、桑叶、杏仁、芦根、桔梗等，主张用药应以轻灵为贵，不主张药量过大或妄投辛散、酸敛重浊之剂，因轻清灵动之品可开宣上焦。正像温病学家吴鞠通早已指出的“治上焦如羽，非轻不举”。选辛温、辛凉或辛甘淡之品以发表宣肺，透邪外出。方和谦强调要辨证清楚，若为伤寒之候，则以参苏饮、华盖散为佳；若为风热之候则以桑菊饮、银翘散、麻杏石甘汤为佳。若兼发热，不能一见发热就用凉药，否则易致肺气遏抑，使气机阻塞，可在辛温宣散药中适当加辛凉透表或清热解毒之剂，但要以轻清上浮之品为佳，如金银花、连翘、薄荷等。风热咳嗽治宜辛凉之剂，方和谦常在大队辛凉药中，略加一两味辛温宣散药，使邪气易被祛除。如桑菊饮、银翘散清热透表时加用白前、苏叶、苏梗、陈皮等。临床上方和谦最喜用止嗽散，并把它作为治外感咳嗽的通用方，在止嗽散的基础上加减化裁，风热咳喘时与桑菊饮、银翘散合用加黄芩、鱼腥草、生石膏等；风寒咳喘时加麻黄、桂枝、细辛等辛温之品，同时酌加枳壳，于宣肺之中加理气之品，意在使气道通利，邪气易被祛除；燥热明显时减辛温之品，加沙参、麦冬、天花粉等；痰浊咳喘则与二陈汤合用。

慢性咳喘急性发作，朱丹溪曾指出的"未发以扶正气为主，既发以攻邪气为急"的治疗大法。方和谦说此时辨治最为要紧，证属本虚标实，更应该详审证情，认真分析，反复斟酌，慎定治法。此时解决好通畅气机是治喘的关键，首要解决祛邪问题。祛邪包括两个方面，一是疏风解痉，二是祛痰。疏风解痉为其首要。六淫之邪风为首，风为百病之长，风盛则挛急，也就是说风是始动因素，因此疏风解痉是治疗急性发作的前提。急性发作期祛除痰浊也不可忽视，急性期气管管腔内分泌物增多，黏液栓形成，阻塞气道，即是中医所说的停痰留饮。风痰相结，相搏于内，阻塞气道，气道痉挛而哮喘发作。待到病久缠绵，肺、脾、肾功能减弱，水液代谢功能失司，痰饮留滞而不去，"夙根"产生。故祛风化痰为急症治疗之首选治法。祛风方药多选用麻黄、桂枝、荆芥、防风、僵蚕、蝉蜕、牛蒡子、薄荷等。方剂以麻黄汤、桂枝汤、荆防败毒散、桑菊饮、银翘散、过敏煎等加减应用。还可临证根据所合邪之不同分别选用小青龙汤、射干麻黄汤、厚朴麻黄汤、麻杏石甘汤、定喘汤等。方和谦在众多方剂中经常应用麻黄配杏仁，麻黄配桑白皮或麻黄配葶苈子，可达一宣一降，一开一利，一寒一热，辛开苦降之功，起到相互制约，相得益彰之效。若遇本虚标实证，应注意要标本兼治，扶正与祛风化痰并举，此时不但要疏风解痉通气道，还要补益脾肾固其本。由此可达正气复，邪气散，逆气降，喘息止之目的。对于哮喘危候的出现，属阳气暴脱者，可用回阳救逆之方四逆加人参汤化裁。属内风伤人出现的肺性脑病，可用柔肝息风、平肝息风、镇肝息风、降逆通络、豁痰醒脑之法，选用当归、白芍、钩藤、天麻、代赭石、磁石、蒺藜、地龙、僵蚕、蝉蜕、羚羊角粉、菖蒲、郁金等。酌情选用安宫牛黄丸、紫雪散、局方至宝丹等药物。

2. 疏肝降逆，平喘止咳

方和谦说咳喘急性发作期除调理肺气之外，切莫忘记调肝。肝为刚脏，为气之枢，其气升发才能使他脏血气冲和，气机调畅。肺气的畅达与肝的升降疏泄密切相关。《灵枢·经脉》指出："肝足厥阴之脉……挟胃属肝络胆，上贯膈，布胁肋，循喉咙之后……其支者，复从肝别贯膈，上注肺。"肺为娇脏，气为之主，其气主降，如肺气不降，可见咳逆上气病证发生。清代医家叶天士在其医案中多次指出"肝左升"，"肺右降"，并说"人生之气机应顺乎天地自然，肝从左而升，肺从右而降，肺病主降曰迟，肝司横逆曰速"。认为"肝升""肺降"是保证人体气机正常升降的一对主要矛盾。二者升降协调是机体气机畅通的主要环节。在病理情况下，若肝气升发太过，势必影响到肺气的肃降，则可发生“左升太过”“右降不及”的咳逆上气证。若肝气郁结，升之不及，因而出现肺气郁闭的胸满喘息证。可见肝肺两脏在气机运动上存在着相互制约，相互协调的亲密关系。若咳喘的急性发作期主要表现为气郁气逆之象，理气降逆为根本大法。调理气机，恢复升降平衡，畅通气道，平定喘息。方和谦在治疗过程中常用的方剂有四逆散、小柴胡汤、逍遥散、柴胡疏肝散、“和肝汤”等。以调肝为主加理肺降气的苏子、苏梗、桑白皮、杏仁、厚朴、代赭石、灵磁石等。如遇到情志不遂，或经期喘作频繁，或久喘不愈，还是以逍遥散，或“和肝汤”加减最为常用，可收到意想不到的平喘效果。

3. 稳定期宜补肺、脾、肾

喘证是一种慢性气道炎症而引起的疾患。经研究发现，气道的高反应性在缓解期依然存在，这就指出了喘证迁延难愈，容易反复发作的原因。中医认为“喘有夙根”，而所谓的“夙根”，主要是指长期伏藏于气道的“宿痰”。其病理因素以痰为主，痰是喘的夙根。“痰”的产生又来源于湿，无湿不成痰。喘证待到缓解期，不仅肺功能受损，亦常殃及于脾肾。久病则肺脾肾交亏，水液代谢失常，饮邪留注，“宿痰”就是引起气道高反应性的主要原因。如何消除“宿痰”的存在，降低气道高反应性，是目前研究诊治喘证的方向。方和谦认为要治疗喘证，定要溯其发病之源，消除“宿痰”竭其“夙根”。治疗上就必须补益肺、脾、肾，振奋阳气，以从气化。湿化水消，无痰饮上凌于肺，气道炎症减轻，高反应降低，肺气通利，哮喘必息。方和谦经常选用贞元饮、人参胡桃汤、都气丸、金匮肾气丸、香砂六君子汤、苓桂术甘汤、苓甘五味姜辛半夏汤、金水六君煎，或“滋补汤”等加减化裁，以达固其本，竭其源，减轻气道高反应性之目的，均可收到较好的效果。

方和谦于临证中选用最多的还是张景岳的“金水六君煎”和“滋补汤”。方和谦将金水六君煎增入麻黄、杏仁改造为加味金水六君煎，即麻黄、杏仁、陈皮、半夏、茯苓、甘草，当归、熟地黄。全方作为基础方，再根据不同证情加减增入山萸肉、补骨脂、五味子、太子参、紫菀、款冬花、桑白皮、葶苈子、丹参等。其中基础方中熟地黄可用到 15 ～ 30g。功能滋肾水益真阴，专补肾中真元，为肾虚久喘者首选之品；当归补血行血，二者动静相伍，精血同补，培真阴之基；方中二陈汤可理气健脾，燥湿化痰，土健以生金；辅以山萸肉、补骨脂，扶阳益阴；五味子酸敛补肾纳气；太子参补而不燥，益肺肾之元气；紫菀、款冬花润肺化痰止咳；桑白皮、葶苈子肃肺涤痰定喘；丹参活血化瘀不可忽视。哮喘日久肺气壅遏，血必随之而瘀，瘀阻于内，邪为之闭，痰为之阻，缠绵难愈，反复发作，非活血化瘀不能解其症结。方和谦认为特别值得提出的是方中所增的麻黄、杏仁二味药，应特别重视，尤其是麻黄之剂量，应不能过大，一般用 3 ～ 5g 为佳，麻黄清轻之品可以开达上焦，宣通肺气以平喘，配合杏仁一宣一降；以顺从肺之特性。对于喘之久病之人元气必虚，阳气诸多不足，痰饮久蕴不化，先贤虽有“病痰饮者，当以温药和之”之训，但对久病诸阳不足，水饮不化之人要温之不可太过，应以和为原则。故方和谦则认为麻黄之用量应量小即可，以达枢机之用。

临床上应用“滋补汤”化裁治疗喘证稳定期，减少反复发作就是抓住患者久喘必虚，气血不足之证候，在“滋补汤”之基础上加麻黄、杏仁、半夏、白果、苏子、苏梗、紫菀、款冬花等降逆止咳、化痰、平喘之药味，以适其证，观其变，做到治法圆通，必见著效。

4. 调气化痰贯彻始终

方和谦在长期的医疗实践中，对咳喘病的治疗广泛采用了“调”和“化”的治疗原则，收到了很好的疗效。方和谦说“调”字在汉语字典上解释为“调”者谐也。“调”就是谐调之意。著名医家张景岳曾说：“夫所谓调者，调其不调之谓也。凡气有不正，皆耐调和，如邪气在表，散即调也；邪气在里，行即调也；实邪壅滞，泻即调也；虚羸困惫，补及调也……各按其气，则无病不除，是皆调气之大法也。”他又指出：“诸气者，皆属于肺，肺主气，气调则营卫脏腑无所不治。”方和谦认为这就是古人对“调”认识的真实写照，即“调和肺气”之意。对于“化”的认识，方和谦说，在咳喘病当中主要针对“痰”而言。“化”可以使呼吸道内的痰浊变得稀薄，易于排出，从而使气道通畅。因为在所有的呼吸道疾病当中，尤其是咳喘病中，不管是病的初期，还是后期，痰或多或少都存在，因为对于气道黏膜的任何刺激因素，都会使气道的反应性增强，管腔内的腺体分泌物增加而形成痰液。方和谦在治疗咳喘病中能灵活应用调、化这一原则，而且贯穿始终，收到了很好的效果，因而调气化痰就成为治疗咳喘病的关键。

五、方药之长

（一）核心方剂

1. 和肝汤

和法为八法之一，“和解”乃少阳病治疗大法。前人未有将和法直接列入扶正之法。方和谦对少阳证与和解法有深刻的认识，他认为少阳介乎表里之间，即在太阳阳明之间，临床上提出“半表半里证”的概念。方和谦认为“所谓半表半里，不单是指一种界限，也不仅是指病位，而主要是指辨证，即半表半里证。半表半里证有这样的特点：表证初解，表里交错，内无实邪，邪气未尽，正气不足。在治法上当扶正祛邪，表里兼顾，此法就叫作和解法”。方和谦受少阳病用和解法的启发，将这一认识“扩展到脏腑之间、上下之间、气血之间、阴阳之间，凡是有邪气侵袭，正气不足，邪正交错的状态，均可运用和解法来治疗”。这不仅扩展了对和解法的认识，而且在临床应用上取得了良好的疗效。方和谦对“和解法”之应用极为重视，亦十分广泛，经多年潜心研究和临床实践，提出“和为扶正，解为散邪”的精辟见解。扶正，即为调理脏腑功能之正气；散邪，实际是针对外来寒热之邪和失调之气机而言，这一观点是方和谦对“和解法”的深入认识及创新，反映了方和谦重视扶正培本的治疗原则以及气机升降出入在病机变化中重要地位的学术思想。

【方源】和肝汤由《太平惠民和剂局方》逍遥散化裁。逍遥散为疏肝理脾的常用方剂为肝郁血虚之证而设，它体用兼顾，肝脾同治，立法用意十分周到。方和谦在此方的基础上加用党参、香附、苏梗、大枣四味药，使其和中有补，补而不滞，既保留了逍遥散疏肝解郁、健脾和营之内涵，又加重了培补疏利之特色，从而拓宽了逍遥散的用途。

【组成】当归 12g，白芍 12g，白术 9g，柴胡 9g，茯苓 9g，生姜 3g，薄荷（后下）3g，炙甘草 6g，党参 9g，苏梗 9g，香附 9g，大枣 4 枚。

【主治】肝郁血虚，脾胃失和，两胁作痛，胸胁满闷，头晕目眩，神疲乏力，腹胀食少，心烦失眠，月经不调，乳房胀痛，脉弦而虚者。

【方解】和肝汤的组成有三个特点其一，本方以当归、白芍为君药，养血柔肝。肝为刚脏，体阴而用阳，以归芍阴柔之品涵其本。其二，本方以柴胡、薄荷、苏梗、香附为臣药，柴胡、薄荷疏肝以解郁，加入苏梗、香附不仅降肝之逆，且能调达上、中、下三焦之气，四药合用有疏肝解郁，行气宽中之功，此所谓“肝欲散，急食辛以散之”，以辛散之剂遂其性。其三，本方以参、苓、术、草四君为佐药，甘温益气，健脾和胃。既遵仲景“见肝之病，知肝传脾，当先实脾”之旨，又收“肝苦急，急食甘以缓之”之用，达到以甘温缓急杜其变的目的。上述特点使“和肝汤”成为一个调和气血，疏理肝脾，体用结合，补泻适宜的方剂，在临床上广泛应用于肝脾失和的病证。

【临证心悟】和肝以调理肝胆：方和谦在临床上用“和肝汤”治疗最多的是肝脏本身的病变。肝体阴而用阳，喜调达而恶抑郁，一旦木失于调达，肝气郁结，必影响肝脏生化功能而致病。运用“和肝汤”治疗肝病，抓住了“疏气令调”的原则，用调达舒畅之药以复肝脏自然生化之态。诸如常见的胁痛、慢性肝炎、肝硬化等，凡影响肝之气血失和而导致肝之功能失常者，均可用“和肝汤”治疗。

和肝以调理脾胃：肝木与脾土生理上相互为用，相互依赖，木具疏土之职，土有培木之德，乃“相助为理之脏”。临床上木郁木亢均可犯中，土虚土壅也可导致肝胆病变。“和肝汤”既可用于肝病引起脾胃不和者，也可用于脾胃病所致的肝胆失调者，可收到肝脾同治的效果。

和肝以调理冲任：月经的产生是脏腑经络气血作用于女子胞的结果，与心、肝、脾三脏，督、任二脉及全身气血盛衰密切相关。心主血脉，心气下通于胞脉，肝藏血，主疏泄，有贮藏和调节血液的功能，脾胃为后天之本，血液生化之源且脾统血，督脉总督全身阳经，任脉主持全身阴经。心气充、肝气疏、脾气旺、冲任固则经血化源充足，血循常道，如期而至。“和肝汤”调肝以理气，和血而养心，故可用于心脾血虚，肝郁血瘀的冲任经血不调之证。

和肝以解郁散结：瘿瘤之病，多因情志内伤，忧愁思怒或受惊吓，使气机郁滞，经气不畅，津血失于正常循行输布凝集成痰，痰气壅结于颈部而成。《诸病源候论·瘿候》曰：“瘿者由忧恚气结所生。”故对其治疗大法应为，运用“和肝汤”的优势，调畅情志梳理气机，酌加蒲公英、金银花、连翘等清热解毒消肿，瓜蒌化痰宽胸散结，桔梗理气载药上行，共奏理气化痰、消瘿散结之功。

和肝以养心安神：心主血，肝藏血，肝木与心火乃母子相生关系，且心主神，肝藏魂，心肝血气充盛则心神得养，肝魂安藏。若肝血不足，或肝失条达，则不仅肝魂不得安藏，且母病及子导致心血不足，引起心血不安之证。“和肝汤”调肝以理气，和血而养心安神，故可用于心肝血虚的心神不安证。方和谦在临床上凡见妇女之脏躁症及神经官能症属肝血不足，心神不安，未化火动风者，多用此方取效。

和肝以温经散寒理气止痛：中医所说的疝病是指睾丸、阴囊肿胀疼痛，或牵引少腹疼痛的一类疾病。疝之病名最早见于《黄帝内经》，有关疝病的临床症状，在《黄帝内经》中也有具体的描述。并且认识到其发病主要与“寒”“气”关系较为密切，并且受病的脏腑经脉主要为肝经和任脉。方和谦应用“和肝汤”疏肝理气，加乌药、木香、荔枝核温经散寒理气止痛获效。

2. 滋补汤

方和谦继承方氏医学偏重滋补的特点，在反复研习《伤寒论》《金匮要略》仲景学说的同时，深入学习东垣先生《内外伤辨惑论》和《脾胃论》。并根据数十年的临证经验提出了“大病体虚，要重在培中”，“大病必顾脾胃”的学术论点。他善于应用“扶正培本”法顾护人体正气，强调应以正气为本，而其中尤其重视脾肾在脏腑活动中作为先后天之本的重要作用。他曾明确指出：“治病之关键在于扶正培本，扶正就是扶助正气、补益气血阴阳；培本就是培补脾肾，恢复脏腑正常的生理功能。”

【方源】方和谦在《金匮要略·血痹虚劳病脉证并治》补法九方的基础上，加以概括总结，自拟“滋补汤”作为补虚扶正的基本方剂。本方由四君子汤合四物汤化裁而来，在两方的基础上，减川芎，加官桂、陈皮、木香、大枣四味，集脾肾气之补于一身，又具疏通之性，有阴阳双补，气血两滋之功。

【组成】党参9g，白术9g，茯苓9g，甘草6g，熟地黄12g，白芍9g，当归9g，官桂3g，陈皮9g，木香5g，大枣4个。

【主治】气血不足，五脏虚损。各种贫血证、中风后遗症、肾衰竭、心功能不全、癌症术后或放化疗后等虚损重症。

【方解】滋补汤是在八珍汤的基础上去川芎，加肉桂、陈皮、木香、大枣而成。专为气血虚弱而设。其中肉桂有增强心阳、旺盛命火之功，从而使气血阴阳并补。柯琴曾谓："去川芎行血之味，而补血者因以奏其功。此善治者，只一加一减，便能旋转造化之机也。"方中用四君子汤之党参、茯苓、白术、炙甘草补脾益气，培后天之本；四物汤之当归、熟地黄、白芍滋阴补肾，养血和肝固先天之本；佐官桂、陈皮、木香、大枣温补调气，纳气归原。全方既有四君四物之气血双补之功，又有温纳疏利之力，使全方补而不滞，滋而不腻，补气养血，调和阴阳，养心健脾、柔肝和胃，益肺补肾面面俱到，又以顾护先后天之本为先，更以调补中州为主，方中药味虽平淡无奇，但配伍严谨，立法有度。其专为虚证而设，不管临床表现如何，但见气血不足，五脏虚损之候，即可灵活加减应用，恢复脏腑功能、改善临床症状。

【临证心悟】滋补肺脏，止咳平喘：肺气亏虚，宣降不利而上逆作咳。"肺为贮痰之器，脾为生痰之源"，土生金，金生水，脾肺肾互为母子之脏，三脏功能失调皆可导致咳嗽、痰多、胸闷气短等症。方和谦运用"滋补汤"加麦冬、白果、杏仁、桔梗、苏子梗、北沙参等，通过补脾土，脾健则湿化，又益肾固元，诸药配合使肺气得充，宣降得司，咳喘得平。临床多用于慢性支气管炎、哮喘、肺气肿、肺心病等疾病。

滋补心脏，养心安神：心气亏虚，血不养心，胸阳不振，而致心悸气短，胸背疼痛，神疲脉微等症。方和谦用"滋补汤"加炙甘草、丹参、瓜蒌、薤白、麦冬、五味子等，补益气血，振奋心阳，滋补心阴而宽胸理气活瘀通脉。临床多用于冠心病、先心病、风心病等心脏虚损的疾病。由于心气不足，心神失养而致失眠、抑郁、惊悸、怔忡等神衰、更年期综合征等，方和谦用"滋补汤"加枸杞子、麦冬、百合、炒酸枣仁、浮小麦等，通过补益气血之生化之源，使气血充足，则心神得养。

滋补脾脏，健脾和肝：肝脾为相互为用之脏，脾气虚或肝郁乘脾而致纳呆、腹胀腹泻、胁痛等症。方和谦用"滋补汤"加焦曲麦、炒谷芽、炒薏苡仁、陈皮、半夏曲健脾益气，加柴胡、郁金理气疏肝。临床多用于慢性胃肠炎、慢性肝炎、肝硬化等消化系统疾病见肝胃不和或肝郁脾虚证者。

滋补肝肾，养肝清眩：肝阴不足，虚阳上扰清空，或肝血不足，血虚生风，筋脉失养而致头晕目眩、肢体麻木等症，即所谓："髓海不足，则脑转耳鸣"，"无虚不作眩”。方和谦用“滋补汤”加天麻、钩藤、川芎、菊花、鸡血藤等药，通过补益先后天之本，使髓海充足，阴平阳秘，风息眩止。临床对高血压、中风后遗症等疾病引起的眩晕证有效。

滋补肾脏，培元固本：肾为先天之本，主水藏精，肾阴阳虚损可致腰痛、浮肿等症，方和谦用“滋补汤”加枸杞子、麦冬、杜仲、桑寄生益肾气滋肾阴，佐车前子、白茅根、萹蓄清热利水，其补先天之本兼以治标。临床多用于慢性肾炎、肾衰、泌尿系感染、糖尿病肾病等肾脏疾病的治疗。

滋补气血，荣养筋脉：方和谦认为中风后遗症患者，久病则肝肾气血亏虚，气不能行，血不能濡，故肢体筋脉失养，致半身不遂，肢体疼痛。方和谦拟“滋补汤”补气养血，滋阴和阳，方中加入枸杞子、麦冬、桑寄生、杜仲，加强补益肝肾之力。加鸡血藤既能活血又能补血。具有活瘀通经止痛，利关节的功效。《本草纲目拾遗》中记载其“壮筋骨、已酸痛……治老人气血虚弱，手足麻木瘫痪等症”，是方和谦治疗半身不遂、肢体疼痛麻木的常用药。

（二）组药应用

方和谦擅用经方治疗咳喘，常用方剂有麻杏石甘汤、小青龙汤等。且治疗时强调肺气宜宣宜降，宣肺肃肺相结合，谓之“调和肺气”而使咳喘自止。常用药物有“组药”：苏子（梗）、杏仁、前胡、桔梗。

特点是辛开苦降联合应用。方和谦临床治疗咳喘证，强调宣开肺气，清利肺气，旨在“调和肺气”。新病在表者，宣解开肺气，使邪从上从表而出；久病久咳、痰多者则清利肺气，使邪从下出，邪祛痰除，肺气通利，气道通畅则咳嗽止。方和谦根据病证，常选用止嗽散、二陈汤等化裁治之，并仿吴鞠通肺胃两治之杏苏散，治咳拟方首以苏杏前桔为主，紫苏桔梗相配，偏重开提；前胡杏仁相配，偏重下气。四药相辅，意在宣开苦降，“调和肺气”，以达止咳化痰之目的。

1. 苏杏前桔配炙紫菀、炙百部、炙桑皮、炙杷叶等

本药组用于风热犯肺引动宿咳旧疾证。

肺居于上，乃清肃之脏，风热之邪袭之，引发宿咳旧疾，使肺气壅遏不宣，气逆而咳。病尚在表，当宣解开肺气，清热化痰。

【医案】郭某，男，36岁。1997年6月17日初诊。

患者咳嗽2个月。素有慢性支气管炎病史。因感风热之邪，引动宿咳复发，曾服药诊治，咳证未解，现仍阵咳频作，咳痰色白量少；伴咽痒不利，食纳尚可，肛裂，二便调畅。方和谦诊其舌洁，脉平，辨证为风热犯肺之证，认为该患者素有咳疾，外感风热之邪侵于肺，致使肺清肃不利，气逆而咳，肺气不利，痰湿内生；风热犯肺上扰于咽则咽痒，肺热下注大肠，而使肛裂复发。随拟宣肺止咳，清肺化痰之剂。

处方：炙紫菀 10g，炙百部 10g，苏叶 5g，苦桔梗 10g，杏仁 10g，荆芥 6g，白前 10g，炙桑皮 15g，炙枇杷叶 6g，枳壳 6g，炙甘草 6g，白菊花 10g，6 剂，水煎服。

另肛裂外洗方：苦参 30g，蛇床子 20g，土茯苓 15g，川椒 5g，枯矾 10g，五倍子 10g。3 剂，水煎外洗。

二诊：服药后咳嗽减轻，仅夜间偶咳，咽痒，肛裂愈，二便调和。舌红苔薄白，脉平缓。又拟前方加减 10 剂巩固疗效。

2. 苏杏前桔配二陈

本药组用于痰湿阻肺咳嗽证。古云：肺为贮痰之器，脾为生痰之源。新感引动宿饮，痰湿内生渍于肺，阻碍肺气，气道不畅，则咳重多痰。病在肺脾，当清利肺气，化痰止咳。

【医案】患者苏某，女，49 岁。1998 年 1 月 6 日初诊。

咳嗽痰多加重 1 个月。素有支气管炎，肺间质纤维化病史。近因感寒，咳嗽加重，咯痰量多色白，伴胸闷，头晕，乏力，食纳尚可，二便调和。舌苔白，脉平缓。方和谦认为新感引动宿饮，辨证属痰湿阻肺，肺气不利之证。随拟理气化痰，调和肺气之剂。

处方：陈皮 10g，法半夏 10g，白茯苓 10g，炙甘草 6g，苏梗 6g，炙紫菀 10g，前胡 10g，苦桔梗 10g，杏仁 10g，炙桑皮 12g，炙杷叶 12g，白芥子 6g，炒谷芽 15g。10 剂，水煎服。

二诊：服药后咳嗽减轻，咯痰量少，唯遇风则咳，胸闷头晕犹存。方和谦于前方中加苏叶 5g，荆芥 5g，10 剂再进，水煎服。药后证情平稳，时有咳嗽少痰，继方再服以巩固。

六、读书之法

（一）通读《黄帝内经》，熟读《伤寒论》

在他行医近 70 年的路程上，一部《伤寒论》始终不离左右。他常说：“方氏医学，是发源于《伤寒》，根植于《黄帝内经》。”

学习《黄帝内经》奠定了方和谦治学的理论基础。《黄帝内经》是中医理论的经典之作，也是中医理论的源泉。方和谦从父亲办的中医讲习班就开始了《黄帝内经》的学习。但《黄帝内经》卷帙浩繁，文字深奥，如何掌握其要领。他谨记前人“纪事者必提其要，纂言者必钩其玄”的要求，深刻领会《黄帝内经》“知其要者，一言而终，不知其要，流散无穷”的道理。采取通读的方法，但对其基本理论，学术要旨重点选读，从而掌握了《黄帝内经》的基本理论和要点，奠定了他医学实践的理论基础。

熟读《伤寒论》，成就了方和谦临证的基本学术思想。《伤寒论》是中医学继《黄帝内经》之后走向临床医学阶段的重要代表著作。由《伤寒论》开始确立了中医学辨证论治的体系，至今仍有效地指导着中医的临床实践。方和谦自入医学之门，即钻研“伤寒”之学，对《伤寒论》《金匮要略》确立为熟读精读之书。他反对以选读的方式学习“伤寒”，认为选读很容易断章取义，而不能看到其本来面目。容易“崇饰其末，忽弃其本”，达不到学习效果。特别是方和谦担任过讲授《伤寒论》的教学工作，使他从原著到各个注家的著作都有机会钻研，认真阅读。《伤寒论》是对方和谦学术发展影响最大的著作，也是形成他学术思想和见解的重要基础。可以说方和谦的学术思想奠基于《黄帝内经》而植成于仲景之学。他认为《黄帝内经》虽然奠定了中医的理论基础，但在汉以前，有法而无方，临床辨证不足；汉以后，《伤寒论》和《金匮要略》理法方药开始统为一体，创立了辨证论治的理论体系，故后世奉之为“经典”，视之为“医门之准绳，治病之宗本”。故方和谦不同意将《伤寒论》《金匮要略》仅作为各家学说的一家之言看待，而是学习中医的必修课基础课，应终生研读。他对《伤寒论》397 条、113 方不仅熟读背诵，而且结合临床体会条分缕析，学以致用。他认为学习《伤寒论》应特别注意以下几点：

1. 以整体观的思想来认识六经辨证

方和谦认为，六经辨证是仲景对外感病发病规律的总结，反映了人体在外感病阶段生理病理的一系列变化特点，他推崇柯韵伯在《伤寒来苏集》中阐明的“六经中各有伤寒，非伤寒中独有六经”的观点，从而全面的理解六经的病证特点，以指导临床的辨治。从更高的层次和更广泛的方面来认识六经辨证。

2. 掌握精髓，抓住要点

《伤寒论》许多精辟的认识，是临床经验的总结和理论的升华，也是仲景学说的精髓所在。方和谦认为要抓住其要点，深刻领会。如“病痰饮者，当以温药和之”言简意赅，揭示了痰饮的发病机理，治疗原则和用药特点，真是一语中的。它抓住水性本寒，非阳不化的特点，避免用药过凉伤正。又概括了“脾为生痰之源，肺为贮痰之器”的痰饮和脏腑间的关系，应视为痰饮辨证的纲要。

3. 师其法而不泥其方

方和谦认为学习仲景学说，应从学术方法上领会，灵活施治，融会贯通，而不可执于一方一药拘泥不变，切实做到师其法而不泥其方。他认为温病羽翼于伤寒，二者并非对立，而是相辅相成。他善于将“伤寒”“温病”熔为一炉，治外感宗仲景之法，取温病之治，创宣热透解之剂；治杂病宗仲景治肝实脾之旨，重在调和脾胃，取小柴胡之意，创“和肝汤”等方。真正做到“观其脉证知犯何逆，随证治之”，法宗仲景而治则多变，灵活施治，深得仲景学说之精髓。

方和谦读书，注重涉猎各家著作，以丰富临证经验。方和谦虽精于伤寒，但并不自诩为“经方派”，也不囿于使用《伤寒》之方。其学术入于仲景学说之中，而出于《伤寒》《金匮》之外。他认为临床病情复杂，内外妇儿各有不同，随着时代的变迁，外在环境、致病因素、患者体质和病情表现均在变化，《伤寒论》提出了治疗原则，而具体到治疗方法，代有发展，应吸取各家之长，以应对错综复杂的临床变化，以丰富自己的临床经验。仲景之外，他博览诸家，吸取其诊疗经验。对各家的学习，他一般选择两类书籍，一是专著，二是医案。读各家学说，他选择其代表著作。如读李东垣的《脾胃论》，学习脾胃学说。读温病他学习《温热经纬》《温病条辨》。读内科他偏爱李用粹的《证治汇补》。读外科，他学习《外科大成》《外科正宗》及《医宗金鉴·外科心法要诀》。读本草，他选择《本草备要》《本草求真》。读医案，他选择《王旭高医案》《薛立斋医案》《名医类案》和《续名医类案》。他认为医案是前人临证实录，其中包含了宝贵的临证经验和辨证用药经验，应该选择学习。他读各家之书必有所获而后验之于临床，充实自己的经验。如方和谦喜欢读程钟龄《医学心悟》，对其中“止嗽散”的应用情有独钟，成为他治疗咳嗽的主方。他读《通俗伤寒论》对“蒿芩清胆汤”的应用得心应手。他从《医林改错》中学习活血化瘀法和方药的应用，极大地丰富了自己的学识，提高了临床诊治水平。

（二）读书方法

读书是成就方和谦医学大家的基本条件，但如何读书却是方和谦学有所成的重要原因。方和谦读书除了家庭熏陶、父辈教诲和自幼养成的习惯外，更重要的是讲究读书方法。

1. 熟读背诵经典名句

熟读背诵是学习中医的基本功。方和谦能学有所成，许多方面得益于他幼年熟读背诵打下的基础。诵读是他常用的方法。诵读之意，一是加深理解，二是增强记忆。所谓“读书百遍，其义自见”，反复诵读，方能理解。只有反复诵读，自然水到渠成，记忆在心。所以经典著作的重要论述，《黄帝内经》的重要段落，《伤寒论》《金匮要略》的有关条文，汤头歌诀等，他都诵记在心。他熟读《伤寒》，可以背诵原文，至耄耋之年，仍能朗朗上口，汤头歌诀最少可记200个方剂，临证用方可“信手拈来”，对症选用。

2. 精粗结合分类阅读

中医书籍汗牛充栋，即使一本著作，有的卷帙浩繁亦难以悉记尽览，这就要求精粗结合，分类阅读。精粗结合，就是要精读粗读结合，对指导临床密切相关的著作，更要精读，如《伤寒论》要条分缕析，反复阅读；对一般著作，则粗略读过，了解其概貌，掌握其精神便可。

分类阅读包括两个方面，一是根据需要和书籍的性质采取不同的方法阅读，如《黄帝内经》采取选读的方法，重要篇章，重要论述深刻学习，其他章节则一般了解。对本草方药，因为要临床应用，必须记忆理解。对临床各家，则学其所长或掌握其学术心得临床经验。

分类阅读的第二个方面是根据不同类别书籍选择不同代表著作。如《伤寒论》注家很多，方和谦学习《伤寒》则选择柯韵伯之《伤寒来苏集》作为注家代表;《金匮要略》则选择尤在泾《金匮要略心典》。方和谦临证重视中西结合，选择中西汇通的代表著作学习，他认为此类医籍对现代临证颇多启迪，如唐容川《血证论》《医经精义》，张锡纯《衷中参西录》等，皆是临床重要的参考书籍。

3. 学以致用学用结合

读书的目的在于应用，主要是提高自己的临证能力和学术水平。所以一定要做到学用结合学以致用。方和谦从跟师学习到 1942 年方和谦诊所挂牌独立行医，他不仅把学到的理论用之于临床，更是反复印证，常常是“白天看病，晚上读书”。在诊所中遇到的实际问题，从书本上找答案，得到启发，做到学用结合。他读书也是根据临床需要从实际出发，着重提高临床水平。他学习《傅青主女科》，掌握用完带汤治疗带下病，尤对“脾气之虚，肝气之郁，湿气之侵，热气之逼，安得不成带下之病哉”印象深刻；运用《医学心悟》益母胜金丹治疗妇女病；受《温病条辨》五加减正气散的启发，用以治疗小儿泄泻；他读《原机启微》学习“蝉花无比散”治疗眼科视网膜病变等不胜枚举，反映了方和谦博采众长学以致用的治学方法。

4. 活读书、读书活、读活书

人们常说“书山有路勤为径”，学习要“勤”是十分必要的，但不仅要“勤”，而且要“活”，这是方和谦读书的“诀窍”。他常引用名医赵树屏的话，要做到“活读书、读活书、读书活”。

“活读书”是指读书不能死记硬背，要善于领会其精神实质，能够融会贯通，做到举一反三。“读书活”是指读书目的在于应用，要做到学以致用，不是为了背诵几句经典，而是要解决临床实际问题，这就要求做到根据临床需要来读书学习。“读活书”则是指要善于从实践中学习，不仅学习书本知识，而且要从实际学习，不仅要学习古人已有的知识，还要学习今人在实际中总结的知识。对方和谦影响很大的是1956年治疗乙脑的经验教训。起初北京盲目地搬用1955年石家庄用白虎汤治疗的经验，疾病未得控制。后请蒲辅周老、岳美中老会诊，认为温病之治当察运气，1956年暑湿当令，验之临床，乃是湿温为患，应用藿香正气散加减芳香化浊，透表散邪，使病情很快好转。方和谦由此深有感悟，结合实际重温《温病条辨》《温热经纬》，且认真向蒲老、岳老学习，对温病和湿温有了进一步认识。方和谦感到不能拘泥于一方一药或某些个别经验，要学习现代名医活的经验。有鉴于此，方和谦在带徒教学中反复强调读书要做到“活读书、读书活、读活书”，可谓深得读书箇中情趣，确为读书心要。

七、大医之情

（一）德医双馨

在重大突发公共卫生事件中，方和谦表现出中医工作者当仁不让、身先士卒的气魄。

1956年的8月至9月上旬，全国爆发流行性乙型脑炎，方和谦深入基层，直接参加流行性乙型脑炎的抢救治疗，自始至终战斗在第一线，跟随蒲辅周名老中医深入临床，运用中医中药辨证论治，挽救了很多患者的生命，并撰写《北京市1956年流行性乙型脑炎治疗总结》，为推广防治乙型脑炎提出了理论和临床治疗方案的依据。2003年春季，在抗击SARS的战斗中，方和谦积极要求上前线，向国家献计献策，发挥中医中药抗瘟疫的强大作用。他指导中医科拟定了中药处方，制成“抗病毒口服液”，应用于临床。在抗击SARS的日子里，他始终坚守在门诊临床一线，一如既往地为广大患者热情服务，并根据五运六气预言疫情小满前后就是拐点。他的大无畏精神鼓舞和坚定了全体医护人员战胜SARS的信心。方和谦说：作为中医工作者，在任何情况下，都要当仁不让，在卫生战线上，在治疗急危重难的疾病中，争取一席是很光荣的；在关乎百姓生命攸关的重大战役时刻，中医中药应有所发挥。今后应当仁不让，积极为新疾病谱、新的战役多作贡献。

（二）心系中医发展

经历了十年动乱，方和谦与路志正等中医界的资深专家意识到，我国中医水平发生了严重的滑坡，尤其对于急性传染疾病的治疗方法几近失传。在强烈的责任感驱动之下，1982 年，他们经向主管部门报批，联合面向社会展开中医培训。利用晚上的时间，在鼓楼医院，义务讲学，路老讲瘟病，方和谦讲伤寒。

2008 年，为启发后学，在全行业形成良好的“学经典、用经典”的氛围，他不顾 85 岁高龄，主动请缨，第一个在北京市中医管理局启动的“名医大讲堂”上给青年中医师们系统讲授《伤寒论》，为首都中医药界留下了宝贵的财富。

（三）心系患者健康

方和谦的医德为群众广为传颂。患者常说，方和谦总是面带微笑，还不时说着风趣的话，让我们很轻松很快乐，进了他的诊室，精神压力解除了，感觉轻松了许多，好像病痛也消除了一些。

方和谦每日门诊慕名前来求治的患者比比皆是。他珍惜出诊时间，定了的出诊时间不轻易改动，即使是在国庆节、春节长假，他也不停诊，为的是不失信于患者。在他年已 83 岁高龄时，每周仍出 6 个半天门诊，每次要接待患者 30 个左右，其精力令年轻人所感叹。为减轻患者经济负担，他主动将特需门诊的 200 元挂号费降至 100 元。临证他仔细问诊、把脉、配合必要的理化检查，明确诊断。处方用药，药少力专，绝无大处方，很少用犀、羚、麝等贵重药，力求简、便、廉解决问题。治疗从病情需要出发，辨证合理，君臣佐使配伍明确，而且特别注意顾护脾胃。

（四）广交友，研医术

中医学源流久远，流派极多，学术见解各有千秋。方和谦为人谦和豁达，注重拜师访友，学术上常与现代医家交往，互相切磋，如与北京朝阳医院翁心植院士共同会诊，常与著名老中医路志正、焦树德、谢海洲、巫君玉、陈文伯等探讨中医学术，还与路老、巫老成了莫逆之交。他谦虚好学，不耻下问的精神，深得诸家之益处。

在 20 世纪 50 年代方和谦就成为北京中医药学会的成员，他注重在同行里广交朋友，以进行学术交流。1978 年学会工作恢复，方和谦当选为全国中医学会理事，并以其在北京市中医界的威望，被选为北京中医药学会的副理事长，并在北京中医学会第七届理事会任理事长，是第八、九届理事会顾问。1982 年起任北京中医杂志常务编委 28 年。多年来他兼任北京市科委理事、北京中医药大学顾问、同仁堂药厂顾问等诸多社会职务，繁忙的社会工作，外出参会及讲学，使他有机会在更高的层面接触中医界学术权威和学科的领军人物，使京外至全国的专家了解自己的学术见解，扩大了自己的名望和影响。他曾出任中华中医药学会中风专业组组长，对内风、外风论治，构成了自己的思想体系，1985 年曾在《北京中医》刊登发表了“中风浅议”一文，为中风病的诊治提出了重要见解。他在任北京中医学会理事长期间，努力团结全市中医同道，发展各学科分会的建设，为北京市中医药事业的发展作出了不懈的努力和贡献。

（五）博学多识

其父方伯屏十分重视对方和谦的培养教育。幼年在私塾学习了《三字经》《论语》《春秋》《左传》《古文观止》等书，并进行了较好的书法训练。随后读小学 5 年，初中 3 年接受了新学教育，初中毕业后，考入中央日本语学院日语系学习日语 4 年，其间在青年会英文学校学习 1 年半，掌握了日、英两门外语技能。在中医家庭的熏陶下，从初中起，方和谦就参加了父亲在家办的中医讲习班三期，学习了《医学三字经》《药性赋》《汤头歌诀》《医学心悟》《黄帝内经》《伤寒论》《金匮要略》等医学专著，为方和谦打下了坚实的国学及中医理论基础。使读书成为其一生的习惯。他一生拳拳服膺，不可一日或离的为人格言：“待人接物须德取延和，义本泰康，执行医事要胆大心细，智圆行方。”他多次发自肺腑地说：“医生的工作维系患者的生命，一定要‘实事求是’，决不能强不知为知。”他的治学格言：“学然后知不足，度然后知长短，学无止境，活到老，学到老。”方和谦用他一生的医学经历实践着他的为人治学格言，成为后医者的楷模。

（六）兴趣广泛

方和谦是一个极有生活情趣的人：京剧、象棋、汽车样样爱好，还写得一手漂亮的毛笔字。他又是一位美食家，在饭店尝到可口的饭菜一定要学为己用。他思想开明，乐于接受新鲜事物。

方和谦说，医学与所有学科都有关联，医学与世界万物有着分割不断的联系，做一个明理的医生要兴趣广泛，深究事物之间的因果。万物苍生都有它的规律，掌握了规律，许多问题也就迎刃而解了。

方和谦说，“药”“食”同源，做饭和中医处方有异曲同工之妙。好菜讲究主料和辅料，放什么、放多少、如何搭配，才能使菜品色香味俱全。食疗食养是中国饮食文化与中医药文化相结合的产物，厨师调五味，医生亦调五味，既有共性又有不同之处，对食疗的把握即是将二者巧妙地结合在一起，无论是从历史源流、方药构成、制作过程、科学分析各个方面来看，还是从煲、炖、蒸、煮、粥、酒、汁、茶、面点等烹饪技艺来看，它都是饮食与医药的精华所在。

八、养生之智

曾经有人向方和谦询问养生的秘诀，他总是轻轻一笑，言道：唯“简单生活”四字而已。他说，任何补品和营养品，都不如按时作息来得重要。人与自然休戚相关，顺应自然，按时而作，按时而息，天道循环，是为真理。

在中医的养生之道中，最讲究的就是“养心调神”。《黄帝内经》有云：“恬惔虚无，真气从之，精神内守，病安从来？”意思是说，一个人只要保持恬淡宁静的心态，使真气顺应规律变化，精气和神气不要外泄，就什么病都不会生了。方和谦所倡导的“简单生活”养生术与此可谓一脉相承。只有心情平和、恬淡，才能把自己融入自然之中，达到天人合一的理想境地。

方和谦认为，中国传统文化博大精深，其中蕴藏着不少养生智慧，《论语》中所说的“一箪食，一瓢饮，乐在其中”，指的就是“一粥一饭皆养生，健康就在唇齿间”的简单生活理念，这是一种很好的养生法则。在中医药理论中，“药”与“食”同源。许多食物本身也是药物。“无毒治病，十去其九”最为理想。

“生病起于过用”饮食、起居、工作、锻炼等一定要掌握“度”，过度就会影响寿命。只有简单，才能从容、快乐。不奢求华屋美厦，不垂涎山珍海味，不追时髦，不扮贵人相，既有工作的乐趣，也有与家人共享天伦的温馨及自由活动的闲暇。

九、传道之术

（一）薪火传承，勇于担当

方和谦说：在中医方面，首先就要搞好继承工作，继承不是倒退，古人有句话叫作“温故知新”，把自身切身的体会传授给年轻一代，以增强学者悟性，提高其教学的本领，力求能被弟子们继承，持续服务社会。

从20世纪50年代初，方和谦就开始从事中医药的教育事业，他培养的中专生、大学生、进修生和西学中医生，遍布海内外，许多学生都已经成为中医药事业的骨干和栋梁。

他到北京朝阳医院工作后就担任了首都医科大学的中医教学工作，他注重因材施教，讲课时条理清晰，重点突出，对《伤寒论》的397节113方倒背如流，旁征博引，涉猎广泛，声音洪亮，学生对他的授课都交口称赞。

60年代，朝阳医院举办了西医医生的中医学习班，方和谦作为中医主讲老师，对医院的西医医生进行了中医知识的培训，至今很多西医科室的医生们用中药的时候，还念念不忘他的教诲。

80年代，方和谦利用早晨7:00～8:00的时间，历时约一年，给中医科的各级医师系统讲解《伤寒论》。

90年代初，国家重视老中医的继承工作，他被评为第一、第二、第三、第四批全国老中医药专家学术经验继承工作指导老师，先后培养了徒弟10名。他培养的继承人中许多已先后成为医疗、教学、科研、管理等工作的骨干力量。

在他81岁高龄患肺炎住医院治疗的时候，仍然不顾病体未愈，坚持在病床上备课，带病为继承人讲课。

2008年10月，为探索与院校教育互补的教育模式，为“名医工作室”建设摸索经验，培养一批中医药优秀传承人才进行实践，方和谦不顾85岁高龄，主动请缨，给学生们再一次进行《伤寒论》的全文讲解。

（二）言传身教，诲人不倦

方和谦带教认真，以身作则，以其高尚的医德、高明的医术，耳濡目染于学生，每次专家门诊，均早早来到诊室，做好充分的准备，接待来诊的每一位患者；对待患者不论老幼、尊卑、贫富，一视同仁，和蔼可亲，仔细倾听患者及其家属的叙述，认真诊察，并结合现代医学检查化验的先进手段，辨病与辨证相结合，临床疗效显著，展现出“大医”的风范。

方和谦结合自己的成才之路，结合自己多年的临床实践，指导学生们如何学习经典著作，如《黄帝内经》《伤寒论》《温病条辨》等的学习和应用，使学生们受益匪浅、终身受益。

他对学生平易近人，和蔼可亲，耐心教导，循循善诱，有问必答，有求必应，对学生从学习、工作、生活、家庭等，都关怀备至。学生们在跟他学习中，不仅学习到了老师的学术思想和临床经验，更学到了他对待患者的高尚医德和培养学生的蜡烛精神。他培养的中专生、大学生、进修生和西学中医生，遍布京城内外，他们都已成为中医药事业的骨干和栋梁，他的四批学术继承人有五名先后担任中医科和中药房主任，成为科室建设的领导者。

（三）人才培养成果

完善建立了包括师承管理学习交流、汇报检查等规章制度，规范了室站运行模式。举办多次学习研讨班，扩大了影响力。

经过多年的悉心培养，方和谦培养的弟子、学术经验继承人大多数已经成为中医事业发展的骨干力量，其中 1 人当选国家中医药管理局国家级名老中医、北京市中医管理局“首都国医名师”；2 人当选北京市中医管理局“优秀名中医”；1 名当选首都中医榜样人物；首都杏林健康卫士等。

发表了《方和谦》《方和谦论著集》《方和谦医案医话集》及方和谦授课视频。

方和谦学术传承谱

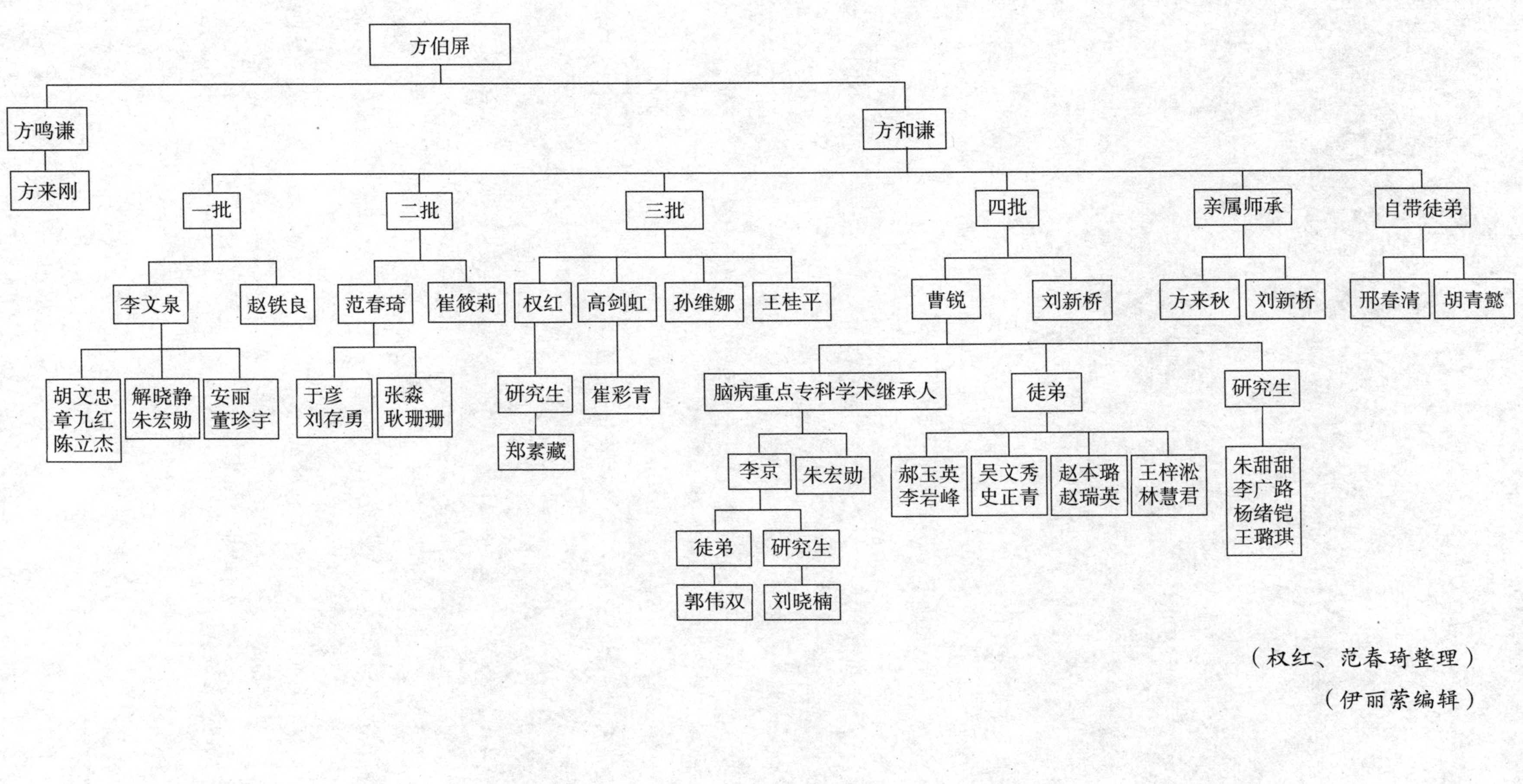

（权红、范春琦整理）

（伊丽萦编辑）

邓铁涛

邓铁涛（1916—2019），广东开平人，中共党员。广州中医药大学终身教授，国家级非物质文化遗产（中医诊法）代表性传承人。历任广东中医药专科学校教导主任、广州中医学院副院长、广州中医药大学第一附属医院内科主任、邓铁涛研究所所长。曾任广东省政协第四、第五届委员，全国老中医药专家学术经验继承工作指导老师，中华中医药学会终身理事，973 计划首席科学家。享受国务院政府特殊津贴。2009 年被授予首届“国医大师”称号。

邓铁涛教授擅长辨治内科病证，于神经肌肉疾病尤多创见，对妇儿疾患也颇多效验，创制有五灵止痛散、强肌健力胶囊、暖心胶囊、冠心止痛膏等中药制剂。学术上，他牵头创建中医诊断学科，整理与创新中医基本理论，继承与发扬脾胃学说、寒温融合辨证论治热病，编著近代中医史，传承岭南地域医学流派，实践养生治未病等一系列重大课题与研究，影响深远。代表著作有《学说探讨与临证》《耕耘集》《邓铁涛医集》《实用中医诊断学》《中医近代史》等，计 30 余种。获国家科技进步奖二等奖、全国中医药杰出贡献奖、中国科学技术协会全国防治非典型肺炎优秀科技工作者称号、世界中医药学会联合会中医药国际贡献奖、中华中医药学会终身成就奖等荣誉。

一、学医之路

1916年农历十月十一日，邓铁涛出生于广东省开平市钱岗乡石蛟村。邓家祖籍河南南阳，祖父经营中药，父亲邓梦觉（1886—1939）善治温病。邓铁涛自幼侍诊父侧，亲见父亲用中医解危救难，乃从小立志悬壶济世。1932年邓铁涛初中未毕业便考上了广东中医药专门学校。读书时涉猎甚广，除了医学、自然科学外，文史哲学科亦兼收并蓄，课余则遵照父亲“早临证，重跟师”的主张，先后跟了几位不同派别的老前辈实习。

1937年民国政府教育部勒令中医学校改称“中医学社”，不得以学校名义招生及颁发毕业证书。邓铁涛正好是这一届的毕业生，他决然拒绝领取加盖“学社”印章的毕业证书，以示抗议。思想彷徨之际，又逢日本侵华，但在救亡运动、进步文化的影响下，他开始接触马列主义和毛泽东同志著作。邓铁涛发现辩证唯物主义和历史唯物主义对学习、钻研中医学有很大的帮助，同时发现中医理论大多符合辩证唯物主义的内涵，更加坚定了其为中医学而献身的信心与决心。

1938年日本飞机轰炸广州，邓铁涛和家人避难于香港。其间，他在香港南昌街芝兰堂坐堂应诊，并与同学康北海等四人创办中医夜大“南国新中医学院”。1939年6月，中华全国文艺界抗敌协会香港分会成立，同时成立“文艺通讯社”，宣传共产党的抗战主张，为共产党的外围组织。邓铁涛参加了文艺通讯社，以“邓天漫”作笔名撰写针砭时弊的社论文章。1941年12月香港不幸沦陷。邓铁涛携家人回到广州，日常在太平南路药材店坐堂应诊。谭军（香港“文艺通讯社”好友）奉东江纵队司令部之命找他做地下交通员。邓铁涛以医生职业作掩护，经常与东江纵队的同志上街购买游击区急需的各种物资，先存放在邓家，然后待游击队派人取走。东江纵队彭会和他单线联系。1945年8月抗战胜利，1946年东江纵队奉命北撤烟台，邓铁涛与彭会联系中断。此后，他辗转于武汉、广州为人诊疾治病。

1950年1月邓铁涛应聘回母校广东中医药专科学校（原名广东中医药专门学校）任教，同年7月出任教务主任。1951年，彭会特意找到邓铁涛，建议他参加土地改革。邓铁涛渴望进步的热情不减当年，他被编入广州市政协委员会新会土改第一队，身份是“开业中医”，是队中唯一的中医。邓铁涛来到新会县睦州乡，两年的艰苦岁月，身上总背着一只药箱，一边开展土改动员一边为农民治病；直到土改胜利结束，他也成长为土改工作队队长。回忆从阅读进步书刊到参加土改的历程，邓铁涛说：

"这些经历使我亲身体验到了中国农民的苦难，开阔了视野，我的心从中医扩大到国家民族，扩大到整个世界。"1958 年 12 月邓铁涛加入中国共产党。

二、成才之道

（一）仁心仁术乃医之灵魂

邓铁涛曾说，患者也是我们的老师，我用了这个方，他告诉我有什么效果，因此就进入我的"智库"了，所以医学的创造，应该说是医生与患者共同的创造，我们的成功一半是患者给的。他认为，敬畏生命、善待生命、关爱患者、尊重患者是作为一名医生的基本要求。所以，他曾说："仁心仁术是对我们每一个医务工作者的职业要求，也是每一位医务工作者必备的素养。没有这个素养，请你别当医生。医学是关乎国计民生的大事情、大学问。我们从事中医药学术研究，必需怀有对生命的价值关怀，对民族、对国家文化有传承意义的激情。作为中医院校的医学生，还肩负着传承中医药文化和促进中医药发展的历史使命，中医药发展，首先要继承。"中医学是以人为本的健康医学，因此，要成长为一名合格的中医，首要就是修习仁心仁术，并且要终生践行不怠。

（二）临床实践是生命线

提高中医临床水平，邓铁涛强调"四大法宝"：一是要把老一辈的学术经验继承下来；二是要善于发现、发掘古籍文献中的精华；三是要多跟师，跟名师，坚持向有一技之长者学习；四是要早临证、多临证，不断加强临床锻炼。四者之中，文献是个宝库，有取之不尽的宝；老中医学术经验的继承在时间上有紧迫感，稍纵即逝，而加强临床锻炼则是最根本的，是落实继承、学习、研究的最后落脚处和检验学习、研究成果的唯一标准。

邓铁涛认为，中医学之发展是依靠临床经验总结，从不断总结中再上升为理论，所以许多理论不通过临床实践就无法理解。因此，他特别强调中医药学科虽有临床课与基础课之分，基础课教师也不能脱离临床。当然，基础课老师搞临床与临床课教师的要求应有所区别，但应拨出一定的时间到门诊及病房中去实践，亦可带着理论问题到临床中去探索。中医基础理论研究亦应发展到实验室中去，并且要在实验研究中也搞出中医之特色来。中医理论研究与医疗预防实践相结合是一个正确的方向。

（三）四大经典是根，各家学说是本

学中医首要“培根铸魂”，这是邓铁涛培养铁杆中医的指导原则。医魂即仁心仁术，根本就在于中医经典和各家学说。

正如邓铁涛所言，中医的“根”在四大经典。以前四大经典是《黄帝内经》《神农本草经》《伤寒论》与《金匮要略》。新中国成立后中医界公认的四大经典为《黄帝内经》《伤寒论》《金匮要略》与温病学说。《黄帝内经》是中医理论的源头，必须下一番功夫，其中《灵枢》还是针灸医家必须精读之书。《伤寒论》与《金匮要略》，乃张仲景用“医经家”的理论整理“经方家”的经验而奠定中医学辨证论治体系的巨著，至今仍有效指导中医临床实践和研究。《伤寒论》《金匮要略》最可贵之处在于其中蕴含着临床思维的金钥匙；就是说我们面对全新的疾病，可以运用仲景的辨证思想，从而找到行之有效的治法和方药。温病学说虽然成熟于晚清，因其自成理论体系，疗效显著，故列为经典著作之一。中医的“枝”在哪里？在仲景以后的各家学说，如金元四大家的成就，显示中医药学在高速发展，明清时期对传染性、流行性、发热性疾病之研究，可谓世界无匹。20 世纪 40 年代之前，传染性、感染性疾病的最高水平在中医而不在西医。直至现在，病毒性疾病的疗效，中医仍处于领先地位。历代医家学说是值得我们发掘的大宝藏。

（四）自信自强，敢于吸收新技术成果

邓铁涛既是铁杆中医的倡导者，又有开明中医之美誉，因为他对中医药充满文化自信，他敢于融会新思想新理念新科技成果，敢于直面中医药发展之现状。他认为，首先，对有五千年文化历史的伟大的中医学要有自信心。不能按照西医的模式发展中医，因为走的路不一样。中医以人为本，西医以病为本，西医对病治疗就可以，中医不是，要望闻问切、辨证论治。不懂辨证论治，就简单拿一个方去做重复试验，当然结果不好，这是不懂中医精髓带来的必然结果。中医学一定要走自己的路！

中医和新技术并不矛盾，越新的技术越能阐明中医和发展中医。有人认为用新科技去衡量中医学，觉得中医太落后了。正好相反，邓铁涛常以“时间医学”为例，说明不少新的东西，中医原已有之。再如，从系统论的角度阐释中医的五行学说，并创新性提出五脏相关学说。

三、学术之精

大凡中医大家，必有创新思想，能在深厚学养根基之上，密切结合临床、科研、

教学长期实践经验，发扬中医学术思想，推动中医理论学说创新发展，以更好地指导中医临床实践。既能一病一证一方一药验之于人，又能高瞻远瞩明确学术目标引领学科前进方向，邓铁涛就是这样的大家名师。

（一）整体观思想——五脏相关研究

1961年邓铁涛首次提出“五脏相关”学说。五脏相关学说是基于中医基本理论，符合中医临床实践需求的应用理论学说。相比五行学说，五脏相关学说更能准确表达中医五脏关联，更加注重“中医五脏系统相关”在实践中的动态性、多维立体特点和临床特异性。2005年，五脏相关研究列入国家重点基础研究发展计划（“973计划”）中医专项，成为学科前沿课题；89岁高龄的邓铁涛受聘为973计划中医理论基础研究专项首席科学家、中医理论基础研究专项专家组组长。

2007年10月8日，邓铁涛点评五脏相关学说，写下如下文字：

五脏相关学说，乃中医理论核心之一的“五行学说”的继承与发展。

五脏相关学说处于世界科学将从以“原子论”为中心的科学理论走向以“系统论”为方向的时代，它在世界医学的平台上是医学上的创新。因为“五脏相关学说”可以说是“中医的系统论”，是中国医学理论的“整体论”。

……

五脏相关学说，既继承于五行学说，又根据历代医学家在临床实践中加以发展与修正，我又经过数十年与临床相结合而提出来的。

2010年，邓铁涛在提交的《973计划中医理论基础研究重大科学问题建议》中说：

我们站在以西医学为主流医学看中医，中医是我国的另一个主流医学。这一主流医学，为世界所无，因此对中医药学之研究，应把中医学之基础理论看成尖端科学之研究，因为中医之理论站在世界医学之宏观医学之前沿。

……中医药能够诊治未见过的疾病如“非典”与防治航天运动病；最近对甲流的防治又收到简、验、便、廉的效果。这都与中医的系统理论分不开。

中医宏观医学理论基础，除了五行五脏相关之外，还包括：人与天地相应、阴阳、藏象、气血、津液、气化、经络、四诊、八纲、八法、中药之升降浮沉，以及方剂组方之原理等。

建设创新型国家，实现中华民族的伟大复兴，需要中医在科技创新方面有所突破……

（二）学科建设思想——中医诊断学

中医古代有“四诊”等诊法专著，未有诊断学专科。20世纪五六十年代，邓铁涛提出把中医诊法和历代散在的辨证理论这两大内容提取出来，并加以整合，以形成独立的系统化的“中医诊断学”。1956年他成功主编第一版《中医诊断学》全国通用教材，中医诊断学逐渐形成专门的学科。此后又成功主编第二版、第五版《中医诊断学》教材及高等教育参考书，产生深远的影响。

全国中医院校二版教材《中医诊断学讲义》，16万字，1964年2月由上海科学技术出版社出版。1976年日本学者松本克彦将《中医诊断学》二版教材翻译成日文《中医临床参考丛书·中医诊断学》。1988年，邓铁涛主编，有研究性质之《实用中医诊断学》由上海科学技术出版社正式出版。该书引起英国丘吉尔利文斯通出版社重视，1999年由玛丽尔·艾吉尔全文翻译出版。

邓铁涛教授2010年曾回忆说：

“清代的医学教材就是《医宗金鉴》，它只有《四诊心法要诀》讲中医诊断，即望、闻、问、切四诊。其实中医的要点还是在辨证论治；四诊资料的收集是一部分，分析这些资料和判断更重要。

我写的教材都有诊法的运用，就是辨证，有八纲辨证，又有六经、卫气营血、三焦辨证，还有脏腑辨证、经络辨证，等等。我的诊断学跟前人不同，我把中医本来有的辨证这一块内容，挪过来，突出来，这是我的一个发明创造。”

（三）医学流派思想——提倡岭南医学

1986年，邓铁涛提出发展岭南医学学派。他主持广东医史学会时大力倡导岭南医学之研究，后来广东省中医药局提倡岭南医学，建设岭南医学研究会，出版丛书，他起了领军作用。

1988年邓铁涛在岭南医学研讨会上总结发言：

“医学研究不能脱离地理环境、社会环境、个人体质，应该因时、因地、因人制宜地去研究疾病和治疗疾病。我国幅员辽阔，由于地理环境的差异和历史上开发的先后，各个地区的情况千差万别，医学发展也表现出明显的不平衡性，岭南医学就有地方与时代的特色。”

基于岭南医学研究，邓铁涛观察岭南地区冠心病患者，身处南方，土卑地薄，气候炎热，环境潮湿，身体禀赋多属气虚或气阴不足，以气虚痰浊型多见，治宜益气除痰。他总结形成益气除痰佐以化瘀的方药治疗冠心病学术经验，撰写《冠心病辨证论治》发表，产生了深远影响。邓铁涛结合王清任、王孟英、叶天士等医家学说，进一步提出痰与瘀都是津液的病变，痰是瘀的早期阶段，瘀是痰的进一步发展，同时又都是致病之因素，常相互为患，因而提出了“痰瘀相关”的学术论点。他临证通过气血调体质，创新从痰辨治心脑血管病证的岭南特色。

（四）临床史观思想——统一寒温论治

邓铁涛特别重视历史思维，他说：

“作为中国人，对中国历史，特别是近代史必须细读谨记，才会奋发图强。中医的近代史也是一部使人心酸的学术史！必须熟知，以史为鉴才会明白中医学术兴废继绝的责任之重大。把历史的重担变成动力，没有这种动力的人，会视中医药的存废与己无关，就不会坚决为中医之振兴贡献自己的一切。”

他提出“临床史观”，即要求研究医史学者不可脱离临床，才能准确地分析史论和史料；要求临床家认真研究医史，才能从医史中汲取有益的经验教训，分辨理论、学说的长短，有所发明创新。例如，邓铁涛从历史发展过程的角度出发，倡导统一伤寒和温病辨证论治体系。《伤寒论》是我国第一部治疗外感病的专著。到了宋元时代，王安道的《伤寒立法考》为冲破温药解热的藩篱迈出了一步，加上刘河间主火、朱丹溪养阴等学说兴起，为温病学说打下了基础。至明清时期，温病学派乃独树一帜，与伤寒学派并立。外感病从六经辨证到卫气营血辨证是一分二的过程，由合到分是一个发展，是历史沿革。自清至民国，出现《伤寒指掌》《通俗伤寒论》等书，开放吸收温病的治法与方药，虽名之以伤寒，实开启分而又合的历史沿革。因此，邓铁涛提出把伤寒与温病学说经过研究，使之统一起来，名之为“外感病学”。

四、专病之治

邓铁涛临床诊治病种范围广，据《邓铁涛医案与研究》记载，涉及病种 63 类，此处选介其中两个病种，其他经验参见《邓铁涛临床经验辑要》（1998 年中国医药科技出版社出版）。

（一）重症肌无力

中医历代医著对重症肌无力虽未见较完备而系统的记载，但从本病的病理机制和临床表现来看，应属中医的虚损证。虚损证不同于一般的虚证，它有虚弱与损坏双重含义。虚弱着眼于功能，损坏着眼于形体，故虚损是对各种慢性疾病发展到形体与功能都受到严重损害的概括。重症肌无力是自身免疫性疾病，临床上既有功能性障碍也有实质性损害，病程长且易反复，具有虚损证的特点。根据重症肌无力的临床表现及分型，具体又可分为睑废、痿证和大气下陷。一般来说，成人眼肌型及少年型多属“睑废”范围；成人重症肌无力轻度、中度全身型、迟发重症型、伴肌萎缩型多属“痿证”范围；成人重症激进型多属“大气下陷”范围。

1. 病因病机

重症肌无力以眼睑下垂、四肢无力，朝轻暮重为主要临床表现，常伴有纳差、便溏，舌淡胖、边有齿印，苔薄白，脉细弱等症。其病因可归纳为先天禀赋不足，后天失调，或情志刺激，或外邪所伤，或疾病失治、误治，或病后失养，均可导致脾胃气虚，渐而积虚成损。其病机为脾胃虚损，五脏相关。脾胃为后天之本，气血化生之源，居于中焦，为气机升降出入之枢机。脾主升主运，脾虚气陷，则升举无力，上睑属脾，故提睑无力而下垂；脾主肌肉四肢，脾虚生化濡养不足，故四肢痿软不能随用；胃主降主纳，与脾相表里，脾虚胃亦弱，则升降之枢机不利，受纳无权，故纳呆溏泄，吞咽困难；脾气主升，上充于肺，积于胸中而为宗气（大气），司呼吸，贯百脉，中气下陷，胸中之大气难以接续，肺之包举无力，故气短不足以息，若胸中大气亦下陷，则气息将停，危在顷刻。

重症肌无力的病机主要为脾胃虚损，然而与他脏关系密切。脾病可以影响他脏，而他脏有病也可影响脾脏。从而形成多脏同病的局面，即五脏相关。脾胃虚损，则气血生化乏源。肝乃藏血之脏，开窍于目，肝受血而能视；肾主藏精，“五脏六腑之精，皆上注于目而为之精”，肝血不足，肝窍失养，肾精不足，精明失养，“精脱则视歧，视歧见两物”，故见复视、斜视或视物模糊，易倦。脾胃为气机升降之枢纽，气出于肺而根于肾，需脾于中间斡旋转运，使宗气充足以司呼吸。脾胃虚损则枢机不运，聚湿生痰，壅阻于肺，故见胸闷、疼痛、气促等。脾病及肾，肾不纳气，气难归根，甚或大气下陷，而出现肌无力危象。声音嘶哑、构音不清、吞咽困难等，亦与脾胃肺肾的病理变化关系密切。有些患者尚有心悸、失眠等症，则是由于脾胃虚损，心血不足所致。

2. 辨证要点

一辨脾胃虚损。常见眼睑下垂，四肢痿软乏力，纳差，便溏，舌淡红而胖，边有齿印，苔薄白，脉细弱。

二辨五脏兼证。兼肝血不足者，复视、斜视明显，兼肾虚者，抬颈无力，腰背酸软，阴虚者口干咽燥，阳虚者夜尿多；兼心血不足者，心悸，失眠，夜寐多梦；兼胃阴虚者，口干，苔剥；兼痰湿壅肺者，胸闷、气促；兼湿者，苔白厚或白浊；兼痰者，咳嗽痰黏；兼瘀者，舌暗红，尖边有瘀点，瘀斑，脉涩；兼外邪者，鼻塞流涕，喉痒咽痛，脉浮等。

三辨大气下陷。症见呼吸困难，痰涎壅盛，气息将停，危在顷刻等肌无力危象。

3. 治法方药

对于本病的治疗，根据“虚则补之”“损者益之”之旨，当以补脾益损，升阳举陷为治疗大法。此外，本病毕竟有先天禀赋不足，精血虚损，况且气为血帅，血为气母，气血相生，故亦应兼顾养血益精以固肾。至于肌无力危象，则以标证为主要矛盾，急则治其标，缓则治其本。对于兼证的处理，则可随证加减，灵活变通。

邓铁涛经验方为“强肌健力饮”，主要药物有黄芪、党参、白术、当归、升麻、柴胡、陈皮、五指毛桃、甘草等。肝血不足加枸杞子、首乌、黄精、鸡血藤。肾虚加菟丝子、桑椹子，阳虚明显加巴戟天、肉苁蓉、淫羊藿。阴虚明显加山萸肉，或加服六味地黄丸。心血不足加熟枣仁、夜交藤。胃阴虚，则党参易太子参，加石斛、金钗。痰湿壅肺加橘络、百部、紫菀。兼湿加薏苡仁、茯苓。兼痰加浙贝母。兼瘀加丹参。兼外邪一般用轻剂之补中益气汤，酌加豨莶草、桑叶、千层纸、浙贝母等。

大气下陷应及时采取抢救措施，加强吸氧、吸痰、插胃管鼻饲中药，辨证使用苏合香丸或安宫牛黄丸点舌以及其他中成药除痰、保留灌肠等。感染严重者用抗生素。

本病病程较长，应注意从心理上使患者树立信心，保持精神愉快，以防情志所伤。平时应慎起居，避风寒，预防感冒，避免过劳。不宜滥用抗生素，忌食芥菜、萝卜、绿豆、海带、西瓜、豆腐等性味寒凉的食物，补之以血肉有情之品。凡临床治愈后，需继续服药 1 ～ 2 年，以巩固疗效，防止复发。

4. 典型医案

胡某，男，55 岁，2000 年 5 月 2 日初诊。

无明显诱因出现左侧眼睑无力 8 个月，视力受影响，斜视时视物不清尤甚，舌淡苔白厚，脉数，有高血压病史。在外院诊断为重症肌无力，一直用强的松每日 20mg 治疗。

中医诊断：睑废（脾胃虚损）。

西医诊断：重症肌无力。

处方：黄芪 60g，五指毛桃、党参、薏苡仁各 30g，白术 20g，何首乌 15g，枸杞子 12g，柴胡、当归各 10g，陈皮、甘草各 3g。

服药 6 剂，出现头晕、胸闷，血压 150/90mmHg，请邓铁涛会诊。邓铁涛认为，患者原有高血压病史，头晕胸闷为气虚阳浮所致，药后血压升高，与升、柴提升助阳有关，黄芪不可去，守原方去升麻、柴胡，加桔梗 3g 轻用以代之。

二诊：服药 14 剂，头晕、胸闷症状减轻，诸症稍缓解，血压 130/80mmHg，但有时波动至 150/90mmHg。守方，黄芪用至 100g，配以菊花 10g，益气清肝息风而降压。

三诊：服药 14 剂，血压平稳，维持在 130/80mmHg 左右，眼睑仍觉轻度重坠、胀痛，斜视时视物模糊，饮食及二便正常，调整治法用药，强的松减为日 5mg，加大桔梗用量以升清载药上行，益以清肝养血之品。

处方：五指毛桃、黄芪各 60g，太子参 40g，鸡血藤 24g，白术 18g，何首乌、薏苡仁各 15g，桔梗、桑椹子各 10g，菊花 6g，陈皮、甘草各 3g。

四诊：服药 15 剂，眼睑胀痛消失，左眼睑轻度坠胀，斜视时仍觉轻度模糊，说话多、情绪激动时加重，休息较好时缓解，饮食及二便正常。邓铁涛认为，病在左侧，根据中医左血右气的理论，加四物汤加强补血之力。

五诊：服药 40 剂，症状又见减轻，但仍未愈，左眼视物模糊，复视。药力欠宏，守方加大黄芪量至 120 ～ 150g，并加桑寄生、菟丝子、杜仲等补肾药。

六诊：服药 14 剂，症状改善明显，乃停用激素，守方治疗。结果：服药 180 剂，症状完全消失，生活如常。共治疗 14 个月，服药共 500 余剂而愈。

（二）冠心病

中医没有冠状动脉粥样硬化性心脏病（简称冠心病）这一病名，但本病早已客观存在，古籍文献所载“真心痛”“胸痹”“心悸”“怔忡”等对本病已有论述。

1. 病因病机

根据文献论述，结合临床实践，从中医的角度来看，本病的病因病机为：

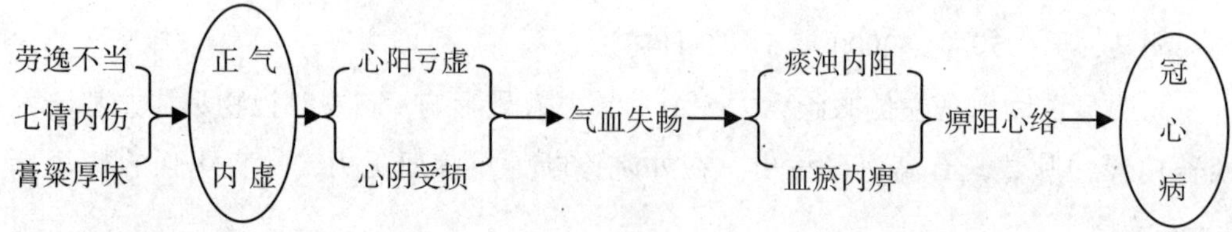

从内因与外因的关系来看，内因是决定性因素，因此正气内虚是本病的决定因素。五脏诸虚，都可引起疾病。今发病在心，正气内虚，必然首先是心阳心阴之虚为病的根本。从临证的角度看，冠心病一般多有心阳不足或心阴不足的证候。心阳、心阴虚亏，导致气血失畅。在气与血这一对矛盾中，气往往是主导方面，所谓“气为血帅”。心气虚于内或七情所伤气滞于中，均能使血行不畅，气血运行失畅，可导致痰浊内阻或血瘀内闭，使心脉不通而引起一系列冠心病的症状。

心阳心阴内虚是本病的内因——为本，痰与瘀导致冠心病的继续发展——为标。痰与瘀在辨证上属实，故冠心病是标实而本虚之证。

临证观察：一般的冠心病以心阳虚而兼痰浊者为多见。当疾病到了中后期，或心肌梗死的患者，则以心阳（阴）虚兼血瘀或兼痰与瘀者为多见。因此，对本病的治疗，我们比较着重于补气除痰。而除痰是一个通法，与补气药同用，通补兼施，有利于心阳的恢复。故对本病心阳虚型患者，我们常用温胆汤加参来治疗。

当然，五脏是一个互相关联的整体，不能把心孤立起来。本病与肝、脾、肾都有密切的关系，如补心益气，往往离不开健脾，除痰必先理脾；血压高又往往与肝、肾阴阳失调有关，都宜根据先后缓急，予以调理。总之，既要抓共性，又要抓个性，这是辨证论治时不可忽略的原则。

2. 辨证要点

邓铁涛经验，本病中医辨证如下：

心阳虚：胸闷，心痛，心悸，气短，面色苍白或黯滞少华，畏寒，肢冷，睡眠不宁，自汗，小便清长，大便稀薄，舌质胖嫩，苔白润，脉虚或缓滑或结代。甚则四肢厥冷，脉微细或脉微欲绝。

心阴虚：心悸，心痛憋气，或夜间较显著，口干，耳鸣，眩晕，夜睡不宁，盗汗，夜尿多，腰酸腿软，舌质嫩红，苔薄白或无苔，脉细数而促，或细涩而结。

阴阳两虚：既有心阴虚证又有心阳虚证者，属阴阳两虚。

痰瘀闭阻：舌苔厚浊或腻，脉弦滑或兼结代者，为痰阻；舌有瘀斑或全舌紫红而润，少苔，脉涩或促、结、代，为瘀闭；若两者兼有则为痰瘀闭阻。痰瘀闭阻之证，可并见于上述三型，凡疼痛严重者，均应考虑到“痰”与“瘀”的问题。

3. 治法方药

关于治疗问题。《内经》说：“背为阳，阳中之阳心也。”张仲景继承这一论点，《金匮要略》论胸痹，认为阳气虚于上，痰湿等阴邪乘虚干扰而成病，治疗强调温阳除痰（湿）以恢复胸中阳气。其治胸痹诸方从瓜蒌薤白白酒汤到薏苡附子散，都是针对阳虚的。邓铁涛选用温胆汤加参正是依据了《金匮要略》这一论点。从临证实践来看，只知阳虚不知阴虚是不全面的。心有阴阳两方面，而心阳则是这对矛盾的主要方面，即使是心阴虚，亦往往宜加补气之药。故本病心阴虚型常用生脉散加味就是这个道理。这与肾有阴阳，而肾以阴为主，补肾阳往往是在补肾阴的基础之上，是同一道理。

至于治标与治本的问题，急则治标，缓则治本，先攻后补，先补后攻，攻补兼施，攻多补少，攻少补多，宜根据具体情况，具体分析，具体处理，切忌一攻到底或只识补虚而忽视疏导痰瘀。

各型常用的方药如下：

①心阳虚：一般用温胆汤加党参（竹茹 10g，枳壳 5g，橘红 5g，法半夏 10g，茯苓 15g，党参 15g，甘草 5g）。此方对于期前收缩而舌苔白厚、脉结者，有较好的效果。若心阳虚而兼瘀者，用四君子汤加失笑散 2 ～ 5g 顿服。若阳虚而心动过缓者，用补中益气汤或黄芪桂枝五物汤加减。若阳气虚，四肢厥冷，脉微细或脉微欲绝者，选用独参汤、参附汤或四逆加人参汤（参用吉林参、高丽参与西洋参），选加除痰和祛瘀药。

②心阴虚：一般用生脉散（太子参 18g，麦冬 9g，五味子 9g）为主方。心动过

速者，加玉竹、柏子仁、丹参，期前收缩脉促者，加珍珠层粉 1.5g 冲服。心阴虚兼痰者，宜生脉散加瓜蒌、薤白；兼瘀者，酌加毛冬青或三七末 1.5g 冲服。

③阴阳两虚：用温胆汤合生脉散或四君子汤合生脉散，或用炙甘草汤（炙甘草 10g，党参 15g，生地黄 15g，阿胶 6g，桂枝 10g，麦冬 9g，火麻仁 10g，大枣 4 枚，生姜 3 片）加减。

④痰瘀闭阻：瘀证为主，一般用失笑散加冰片（蒲黄 2 份，五灵脂 2 份，冰片 1 份）1.5 ～ 3g，更辨证其阴虚阳虚加减用药。痰证为主时，温胆汤剂量加倍，按阳虚阴虚加减用药，阴虚者可去法半夏，加花粉、瓜蒌。若血脂高者，可在上述辨证治疗基础上选加何首乌、决明子或山楂。何首乌益阴养血，适用于偏阴虚者；决明子能平肝，适用于兼高血压偏阳亢者；山楂能活血消导，适用于兼痰瘀者。

上述论述仅限于药物治疗，是不够全面的。在一般情况下，应考虑采用综合治疗法，即鼓励患者树立乐观主义精神，坚持参加适当的体力劳动和体育锻炼，多食素等。

4. 典型医案

邵某，男，54 岁，干部。

因心前区间歇发作针刺样疼痛及压迫感 4 年余，于 1976 年 1 月 21 日入院。1971 年 7 ～ 9 月因陈旧性心肌梗死在某医院住院，出院月余后开始经常感到心前区间歇发作针刺样疼痛及压迫感，含服硝酸甘油片后始能缓解，近年来发作较频而入院。舌黯红，苔黄浊腻，脉缓。心电图：窦性心动过缓兼不齐，陈旧性后壁心肌梗死。

中医诊断：胸痹，痰瘀闭阻。

西医诊断：冠心病，心绞痛，陈旧性后壁心肌梗死。

处方：党参 15g，云苓 12g，法半夏 9g，橘红 4.5g，甘草 4.5g，竹茹 9g，枳实 6g，布渣叶 15g，郁金 9g，藿香 4.5g。

住院中期曾出现头痛，左手麻痹不适，用健脾补气法，以四君子汤加味治疗。

处方：党参 15g，白术 12g，云苓 15g，甘草 4.5g，丹参 12g，葛根 30g，山栀子 30g。

后期又用温胆汤加味治疗直至出院。住院期间心绞痛发作症状明显减轻，无需含服硝酸甘油片。心电图复查：窦性心律不齐，陈旧性后壁心肌梗死。患者精神、食欲均正常，于 1976 年 4 月 26 日出院。出院后续服温胆汤加味制成的丸剂。治疗追踪 3 个月，无心绞痛发作，病情稳定。

五、方药之长

邓铁涛临床处方用药经验丰富，岭南特色鲜明。1998 年出版《邓铁涛临床经验辑要》公开创制的效验方 60 余首。2012 年出版《邓铁涛用药心得十讲》，系统介绍其用药经验，如重用黄芪补脾益损治疗重症肌无力，成人一般从 60g 用起，常用量 90g；儿童一般为 15 ～ 30g。特别是推广使用岭南道地药材“五指毛桃”（五爪龙），推动该地方本草被正式收录于《中华人民共和国药典》，且带动了产地的药材资源开发和产业化，传为佳话。

（一）创新岭南特色方剂

1. 强肌健力方

【组成】黄芪 60g，党参 18g，白术 15g，甘草 3g，当归头 10g，陈皮 3g，柴胡 10g，升麻 10g，五爪龙 30g，何首乌 20g，枸杞子 10g。

【功效】补脾益损。

【主治】重症肌无力。

【临证心悟】肾阳虚者加巴戟天、肉苁蓉、淫羊藿；肾阴虚者加山萸肉、旱莲草或加服六味地黄丸；心血不足者加熟枣仁、夜交藤；胃阴虚者党参易太子参，加石斛、金钗，兼湿者加薏苡仁、云苓；兼痰者加浙贝母、橘络；有外感者用轻剂之补中益气汤原方，酌加豨莶草、千层纸、桑叶等。

2. 邓氏温胆汤

【组成】党参（或太子参）18g，竹茹 10g，法半夏 10g，云茯苓 15g，橘红 10g，枳壳 6g，甘草 5g，丹参 18g。

【功效】益气除痰以通心阳。

【主治】冠心病。

【临证心悟】气阴两虚者合生脉散；血瘀胸痛甚者加田七末、豨莶草或失笑散；气虚甚者合用四君子汤或重用黄芪；血压高加决明子、代赭石、钩藤、牛膝；血脂高加山楂、布渣叶、决明子、何首乌。

3. 慢肝六味饮

【组成】党参或太子参 15 ～ 30g，云茯苓 15g，白术 12g，甘草 5g，川萆薢 10g，珍珠草 30g。

【功效】健脾化湿浊，扶土抑肝木。

【主治】慢性肝炎，症见胁肋疼痛或不适感，腹胀便溏，倦怠乏力，面色淡白，少气自汗，食欲不振，舌淡胖有齿印，苔白，脉虚弱或弦细。

【临证心悟】湿重者加法半夏10g，砂仁3g，薏苡仁15g。肝郁者加素馨花10g，郁金10g。肝阴不足而见眩晕、失眠、梦多者加桑寄生30g，桑椹子15g，旱莲草12g，女贞子12g。肾阴虚而见腰膝酸痛、舌嫩红苔少、脉细数者加首乌30g，山萸肉12g，熟地黄20g，怀山药易白术，太子参易党参。有黄疸者加田基黄30g，溪黄草30g，或金钱草25g，土茵陈25g。血瘀者加丹参15g，茜草根12g，桃仁10g，土鳖虫6g。

（二）擅用南药

邓铁涛倡导和开辟了岭南医学研究的诸多优势与特色领域，其中对南药的研究尤为重视，他在《岭南医学》一文中明确指出“南药的研究与推广更是岭南医学的一大特色”。

1. 三叶人字草

三叶人字草，本名鸡眼草，因一柄三叶，叶脉呈人字形排列，拉断叶片裂口亦呈人字形，故称“三叶人字草”。其味甘、淡，性微寒，入肝、肺经。功能清热解毒，活血，利尿，止泻。主治胃肠炎、痢疾、肝炎、夜盲症，泌尿系统感染、跌打损伤、疔疮疖肿。邓铁涛临床上应用本品治疗尿血。煎服常用量15～30g。

邓铁涛认为三叶人字草为治血尿之良药，若患者病情稳定无临床症状，唯镜下血尿长期不除者，可用单味三叶人字草30g熬汤当茶饮，亦能发挥良好疗效。长期饮用可起到巩固疗效，预防再发的作用。

2. 山慈菇

山慈菇，味甘、微辛，性寒，有小毒，入肝、肾经。山慈菇性寒能清热，味辛能散结，有攻毒、消坚散结之功效。用于热毒痰瘀互结而成的瘰疬痰核、痈疽疔毒、喉痹咽肿等病症，既可内服，亦可外用，且有脓能溃，无脓可消。

山慈菇祛痰散结，为邓铁涛治甲亢所必用。邓铁涛治疗甲亢的经验方“加味消瘰丸”即以山慈菇为主要药物之一，药物组成：太子参30g，麦冬10g，五味子6g，生牡蛎30g，浙贝母10g，玄参15g，山慈菇10g，白芍15g，甘草5g。功能益气养阴，化痰散结，主治弥漫性甲状腺肿伴甲亢。

治疗重症肌无力时，邓铁涛亦常加用山慈菇化痰散结。合并甲亢，用山慈菇加炒山甲、生牡蛎等；胸腺肿瘤或胸腺肥大，用山慈菇加玄参、浙贝母等。

3. 番石榴叶

番石榴叶，味甘、涩，性平；气香；入脾、胃、大肠、肝经。功效涩肠止泻、收敛止血、止痒。用于水泻或伤食泄泻不止，近用于小儿单纯性消化不良及非感染性腹泻有一定疗效；亦可治疗菌痢、肠炎。鲜叶捣烂外敷可治外伤出血、皮肤湿疹、瘙痒、热痱。民间习用叶片少许，直接咀嚼，以止呕吐。邓铁涛常用单味新鲜番石榴叶 30 片（干品 15 ～ 30g）治肠炎泄泻，细菌性痢疾，或随证加味，治各种虚泻，非感染性泄泻。

4. 五爪龙

五爪龙为桑科榕属植物粗叶榕的干燥根，因其果桃形，外面密披粗毛，故称“五指毛桃”。味辛、甘，性微温；气香；入肺、大肠经。功效益气健脾，祛痰平喘，行气化湿，舒筋活络。该药主产于岭南，且其性缓益气而不作火，补气而不提气，扶正而不碍邪，兼能祛痰平喘、化湿行气、舒筋活络，补而不燥，适合岭南气候特点，岭南用以代黄芪使用，故有“南芪”之称。

邓教授治疗气虚常用五爪龙，补气常与太子参或党参配伍，治疗肺虚咳嗽常与紫菀、百部、苦杏仁、浮海石等配伍，治疗脾虚失运常与茯苓、白术、薏苡仁等配伍，治疗中气下陷常与黄芪、升麻、柴胡等配伍。以五爪龙配伍黄芪可增强益气之效，又不致过于温燥，最为喜用。如治疗重症肌无力，常以五爪龙配伍黄芪、牛大力、千斤拔等。五爪龙用量通常较大，30 ～ 90g。在其他多种疾病（如冠心病、脑血管病后遗症等）中，若证属气虚，邓铁涛也常以五爪龙配伍太子参、党参以增其效。

5. 千层纸

千层纸，本名木蝴蝶，味微苦、甘，性微寒；入肺、肝、胃经。功能清热解毒，润肺开音，舒肝和胃，敛疮生肌，用治热毒咽喉肿痛；肺热或肺燥咳嗽声哑；肝胃气痛，疮疡久溃不敛。

邓铁涛治疗外感常用千层纸。外感之证，邓铁涛常用发散表邪的轻清之剂。咳而咽痛者加千层纸，劳嗽内伤者用七叶一枝花，咳久而咽痛甚者用咸竹蜂，痰热咳嗽者加龙脷叶或杧果核，食欲不振者加布渣叶。

邓铁涛自拟治疗慢性咽炎经验方即用千层纸润肺开音，主要药物：五爪龙 30g，玄参 15g，千层纸 6g，桔梗 10g，乌梅 6g，甘草 6g。如无五爪龙，可以太子参 15g 代。功能益气养阴，利咽止痛。

重症肌无力患者兼有外感表证，见鼻塞流涕、咽痒咽痛、咳嗽咯痰、恶寒发热、头痛等症状。他指出，可服强肌健力饮之轻剂，酌加入千层纸、豨莶草、桑叶、玄参、百部、胖大海、紫菀、浙贝母等。

六、大医之情

邓铁涛教授是“为中医而生的人”，他不但见证了近百年中医学发展之风云起伏，而且把个人志业与中医药事业发展紧密相连，勇担历史使命，其非凡一生，为中医事业呕心沥血，躬身践行，作出了不可磨灭的历史贡献，铸就了一座丰碑。他坚守“恫瘝在抱”，把患者的病痛看作医生自己的病痛，处处全心全意为患者着想；他治愈过无数绝症难症，有些抢救危急患者的故事感人肺腑。他热爱中华文化、倾心中医教育，他创新师承教育模式、倡导名师带徒，他设立邓铁涛奖学金、邓铁涛基金，矢志培养铁杆中医。他一生为中医的前途命运奔走呐喊，每每在中医发展的关键时刻建言献策，为振兴中医药事业作出了巨大的贡献。“大医精诚”是对他从医70多年医德医风的客观概括。

（一）文化自信，书法寄怀

2004年邓铁涛发表《21世纪——中医药学走向世界之契机》，文章指出：

中医药学是中华文化的瑰宝，发扬中医药学可以造福于全人类。

中华文化之大发展始于战国时代，如果说今天是“世界战国时代”的话，可以预计中华文化的爆炸式新发展将起始于21世纪，中医药学的发展亦将同步。

过去，自从鸦片战争后人们失去了对本国文化的信心，而在21世纪，我们必须对优秀的中华文化重新树立信心并加以发扬，造福世界人民，这是我们的责任。

邓铁涛指明了中医药学是中华文化之瑰宝；呼吁重拾“文化自信”，勇担发扬之责任；指明中医药可以造福全人类；提出“与世界双向接轨”。

说到国际交流，特别是科学领域的交流合作，目前流行的一个口号“向世界接轨”，应予改正。该口号应改为“中华文化与世界文化双向接轨”，简称为“与世界双向接轨”。

什么都向世界接轨的话就把自己处于从属地位了。21世纪是重新评价中华文化，发掘中华优秀文化的时期，世界文化的发展不能缺少中华文化的参与，东西方文化是互补性很强的两种文化，我们不应妄自菲薄，把中华文化处于“自我从属”的地位。

“21世纪是中华文化的世纪，是中医腾飞的世纪”！这是邓铁涛的中医药文化自信，更是邓铁涛的中医药文化宣言。这是邓铁涛矢志不渝的坚定信念，更是邓铁涛为之终生奋斗的中医梦。

邓铁涛一生酷爱中国文化，尤其是中国书法——书法是中华文化独有的艺术之花！书以言志，文以载道。邓铁涛在不同历史时期都曾经用书法表达对社会与时代大事的关切和论述，用书法记录百年中医发展历史，留下了一批具有鲜明的时代气息和中医特色的书法作品。毛笔就是邓铁涛手中的号角和抗争的枪杆！“中医之命运有如和氏之璧”“切勿自我从属”“振兴中医功在国家造福于人民”一字一句振聋发聘。邓铁涛的墨宝，曾于2012年结集正式出版，即《国医大师邓铁涛墨迹》。

书法、中医，两者都是中华优秀传统文化的代表，两者都是国医大师邓铁涛教授一生热爱，一生践行的仁术！在邓铁涛的理想中，书法，及以其为代表的优秀传统文化都是未来医学的重要组成部分，因为“养生重于治病”，书法是修身和养生最好的方式之一，与中医学强调的治未病思想一致，与传统文化道法自然、仁者爱人的思想同根同源。邓铁涛为中医学留下了丰富的临床经验，也留下了不少宝贵的墨迹，记载着世纪老人的学术思想和精神风骨！

青年时代的邓铁涛，在救亡运动进步文化影响下，如饥似渴地阅读了毛泽东的《新民主主义论》、恩格斯的《反杜林论》及鲁迅的《鲁迅全集》等，确立了历史唯物主义和辩证唯物主义的思想观点。这些思想不仅成为他日后钻研中医学宝库的指路明灯，也逐渐内化为邓铁涛的治学思想，并呈现在他的许多书法作品中。1967年，邓铁涛毛笔抄写毛泽东同志《为人民服务》全文，并装裱布展于家中客厅最显眼处。他以书法作品的形式回答了生命之终极意义，回答了矢志中医事业之宗旨。对于毛泽东诗词，邓铁涛也是赞赏不已，因此，他毛笔抄录《毛主席诗词三十七首》全书，恭录《水调歌头 · 重上井冈山》，以书法文化之仪式表达对民族文化之骄傲和弘扬之决心。又如弘扬鲁迅精神，邓铁涛曾书写鲁迅先生名言——“横眉冷对千夫指，俯首甘为孺子牛”，还曾木刻鲁迅先生肖像，以志铭刻鲁迅先生之风骨。

书法也是邓铁涛回忆峥嵘岁月，怀念战友的主要形式。特别是当年一起在香港从事东江纵队秘密交通站联络工作的好友谭军、彭会及冯杲等老战友。“五十年过去，回头望，北风凛冽抹不掉，岭南树上枝头绿，东江之水接延河。20世纪80年代，十多年来东江水奏鸣曲，掀起了经济大潮，席卷三山和五岳。”提笔书写这首纪念东江纵队成立五十周年的诗词，一笔一画，邓铁涛心中澎湃激情，不减当年。

“黄金有值，艺术无价！”书法是邓铁涛一生所热爱。2005年，邓铁涛以89岁高龄出任国家重点基础研究发展计划（973计划）首席科学家和中医专家组组长。因为是首个国家级中医理论研究专项，邓铁涛高度重视，他先是亲自撰写开题报告会的主旨演讲，后又用毛笔全文抄录，成为目前邓铁涛学术研究中的珍贵档案资料。《中医五脏相关理论继承与创新研究》从指导思想、思路之由来、方法的选择、我们的希望四个方面，深刻阐述中医五脏相关理论继承与创新研究的整体研究框架和顶层设计，高屋建瓴，提纲挈领，为现代中医基础理论研究领域开辟了新的路径。其学术影响之大，时至今日仍备受学界赞许。该件墨宝现收藏于广东省中医药博物馆。

（二）培根铸魂，牵头带徒

新中国给中医学带来了新希望；中医药高等教育的开设，使中医传承乏人乏术的窘境迎来了转机，但借鉴西方医学学科建设，又往往使得中医学如无根之木，成长乏力。邓铁涛目光如炬，他认为中医教育首先要着力给学子们铸造“医魂”，要把热爱中华文化、热爱中医事业的热诚传承给一代代中医学子，如不铸造医魂，只传授些技术，最终是不会培养出优秀中医学子的。因此，他从未停止过对青年学生思想的启迪，如给 1982 级本科班同学的信，他写道：“振兴中医，需要一大批真才实学的青年中医作为的先锋。这些先锋，对中医有执着的爱，掌握中医的系统理论，能用中医药为人民解除痛苦，有科学头脑，有广博之知识，决心利用新技术以发展中医学，并在发展中医学中又反过来发展新技术。这不是高不可攀的，就怕决心不大，骨头不硬，方向不明，对祖国、对社会主义、对几千年岐黄之术没有炽热的爱。”

倡导名师带徒，抢救中医学术，这是邓铁涛在中医高级人才培养方面独到的见解。1986 年 1 月，邓铁涛开始撰写“耕耘医话”系列文章。他反复呼吁“继承名老中医经验，抢救中医学术，已成燃眉之急！”“中医学再不花力气去抢救，等现在的老中医老得不行了才想到出钱出力去发掘已经迟了！时不我予，时不再来！”1988 年“耕耘医话”结集出版。时任国家中医药管理局领导的朱杰读《耕耘集》后，感触很大，决定联合国家人事部、卫生部推动建立全国名老中医带徒传授制度。1990 年 10 月，首届“全国继承老中医药专家学术经验拜师大会”在北京人民大会堂隆重举行。会上，邓铁涛代表致辞：“学我者必须超过我！继承是手段，振兴中医、发展中医，为中国人民和世界人民的健康服务，走在世界前头才是我们的共同目的。”

（三）建言献策，矢志岐黄

1984 年初春，邓铁涛以“中共党员中医”的名义写信给中央，力陈中医学是中华民族优秀的文化遗产之一，但是长期未得到重视，后继乏人，“发展传统医药已明文写入宪法，但我们失去的时间太多了，必须采取果断的措施使之早日复兴”。不久，国务院讨论了成立国家中医药管理专门机构的问题。1985 年徐向前元帅用毛笔写了“心底无私天地宽”条幅送给邓铁涛。1986 年 12 月，国家中医药管理局正式挂牌成立。

1990 年邓铁涛会同路志正、方药中、何任、焦树德、张琪、任继学、步玉如“八老上书”，请求“国家中医药管理局的职能只能增加，不要削弱”。1998 年全国刮起了“西医院校合并中医院校”风潮。8 月 11 日，邓铁涛与任继学、张琪、路志正、焦树德、巫君玉、颜德馨、裘沛然等老中医联名写信给朱镕基总理：中医药是一个很有前途的知识经济领域，我们千万不可等闲视之；中医小，西医大，改革绝不能“抓大放小”。后来中西医院校合并风被紧急叫停。

邓铁涛对中医学的执着，源自他对民族文化的热爱。2002 年他再次上书建言重视中医药，他说：中医药是我国少有的原创科学，是中国的“第五大发明”，而现今中小学常识课、生理卫生课教的都是西医知识，对中医绝口不提，这反映的是一种民族自信心的缺失。

20 世纪 80 年代，马来西亚倡议由马华医学院与广州中医学院联合办中医本科班。邓铁涛说，马来西亚是第三世界，办学赚不了钱，往往还要赔本，但这是一件关乎炎黄文化、中医学术在国外传播的大事。经过努力，跨国教育办起来了。1994 年邓铁涛还亲自去马来西亚授课，并到当地诊所临床带教。

1995 年，广州中医学院一附院在全国牵头创办全国经方临床运用高级研修班，2010 年，邓铁涛提议在此基础上创建国际经方班，至今已先后在中国台北、新加坡、马来西亚等地举办，成为名副其实的国际中医经典交流平台。

邓铁涛晚年，仍为中医前途命运牵肠挂肚，把自己日夜思念的中医药问题，写成几篇颇有影响的论文:《中医学之前途》《试论中医学之发展》《新技术革命与中医》。他说：中医之振兴，有赖于新技术革命；中医之飞跃发展，又将推动世界新技术革命。邓老谈新技术革命与中医，足见他对我国中医事业一片赤诚之心。

七、养生之智

邓铁涛认为，“上工治未病”乃医之战略。中医养生治未病思想源自《黄帝内经》，将治未病奉为上工，足见对预防、保健、养生的重视。邓铁涛强调要认识到中医养生治未病学术思想的积极性，相比起容易给人带来心理负担的亚健康理念，养生治未病思想要高明得多。

（一）养生先养心，养心先养德

养生之法，邓铁涛要求养生先养心，养心先养德。因为“百行德为先”“大德者方得其寿”。“德”涵盖诚信、仁义等美好品行，是中华民族文化的核心价值观。道家言:“道者，为己之事；德者，为人之事。修道有尽而积德无穷。”儒家认为，德是人们共同生活及行为的准则、规范，在心为“德”，发之于心而表现为行为即为“礼”。德以仁为思想核心，“仁物之性者，德也”。对于医生的品德修养要求，邓铁涛指出，“仁心仁术乃医之灵魂”。《周易·系辞》说:“地势坤，君子以厚德载物。”因厚德载物，故“仁者寿，寿而康”。我国历史上的许多思想家和养生家都把养德放在养生的重要位置。历代养生典籍都强调养德可以长寿，养生必先养德这一观点。唐代孙思邈在《备急千金要方》中指出:“百行周备，虽绝药饵，足以遐年；德行不克，纵服玉液金丹，未能延寿。”

（二）以静养神，以动强身

动静结合是邓铁涛养生经验的原则之一。动则生阳，阳气是生命的动力，我们每天充满活力的躯体离不开阳气的支持，阳气越充足，人体越强壮。如果人久坐少动，阳气则无从化生，就容易疲倦乏力。静是一种养生方法，也是一种养生目的。养神就是借助静修的途径达到心神安静的境界。心主神明，为五脏六腑之大主，心神失养，则五脏六腑危矣。邓铁涛常用静养的方法包括书法、静坐、冥想等。静养方法不受时空限制，常可因时因地灵活运用，比如晨起、入睡前，或者旅途中，静养片刻有助于安定神志。

（三）道法自然，本乎和谐

“和”是中华文化之精髓，是儒家思想对中华民族乃至世界的伟大贡献。邓铁涛康寿之要诀在于和谐为本，以和为贵。道法自然是人与自然和谐；君子和而不同是人与人和谐；身心阴阳平和是人内在和谐。这三个方面的和谐又相辅相成，对于健康长寿缺一不可。人与自己生存的自然生态环境和谐互动才能万物并育而不相害；人与人之间君子之交和而不同，社会和平人民安居乐业，个人的健康长寿也就有了重要保障；个人内环境也讲求和谐，所谓“气血贵和不贵强，贵流不贵滞”，和谐不是相等，是一种动态的平衡。

（四）杂食不偏，大道至简

日常饮食当中也蕴含康寿之道，邓铁涛常笑着说：“只有四个字，那就是‘杂食不偏’。”中医养生也要求简、便、廉、验；平时不忌口，但强调饮食有节，以七分饱为度。简便廉验是中医学的特色优势，在养生保健中体现得更加充分，邓铁涛强调：“养生保健并不是一门高深的学问，它就存在于我们的日常生活中。养生需要一种好的生活方式，人的健康与长寿，与生活中的习惯息息相关。”起居有常，持之以恒。关于健康长寿的所有思想理念、法则技巧，只有落实到日常实践，日复一日地坚持，才能真正掌握，才能不断收获成果。此所谓大道至简。

八、传道之术

邓铁涛常说为人师者不仅在于教，更重要的在于学，教之所以长流者在其学。作为一名杰出的中医教育家，邓铁涛年仅 22 岁就在香港创办过“南国新中医学院”。1950 年他回母校任教务主任，1973 年任广州中医学院教务处副处长，1979 年任广州中医学院副院长，始终为中医教学体系和教材建设潜心探索。

（一）中医院校教育之根本

邓铁涛长年工作在教学一线，先后任教的科目有中国医学史、中医各家学说、中医内科学、中医诊断学、内经等。他说：“《黄帝内经》《难经》《伤寒论》《金匮要略》《温病条辨》等古典医籍，经过反复多次的实践与教学，对它们价值的认识应不断加深。中医各家学说这门学科设立得很好，《四库全书总目提要》说得简单而又深刻：儒之门户分于宋，医之门户分于金元。儒与医前后并论是有根据的。除了医学领域之外，还有其他思想活动的领域可资借鉴。知识的广度可使我们视野开阔，能帮助克服保守思想，能推动专业知识的深化与发展，文学、艺术使我们接触时代的脉搏与生活气息。积累知识好比建筑金字塔，底宽顶尖乃能巍然屹立。”

中医本科教育难点之一是如何处理伤寒、金匮、温病这三门课程，它们是属于基础课还是临床课？全国尚未统一。20 世纪 80 年代，邓铁涛就主张这三门课是临床课而不是基础课。各地中医学院把它们与内经一并称为基础学科，名义上敬为至尊，实际上却使从事其教学的老师长期脱离临床工作，也就脱离了它们赖以生存发展的空间。

广州中医药大学第一附属医院把伤寒、金匮、温病三门课从基础课转为临床课，邓铁涛非常支持这一做法。他说，这三门课的内容非现在之中医内科学所能概括；但认为因它们是临床课，就归入中医内科学，并列作为选修课也是不对的。这三门课可以放在中医内科学之后开设，比较理想的排课顺序是先上温病，然后是伤寒、金匮，最后是中医各家学说。

（二）培养“铁杆中医”

邓铁涛指出，发展中医要立足于造福中华民族健康的高度，立足于弘扬中华民族优秀文化的高度。中医是一门博大精深的科学，是中华文化的瑰宝。要继承和发展真正的中医，就一定要培养“铁杆中医”。什么是“铁杆中医”？就是立足于深厚的中华文化基础上，既善于继承又勇于创新的人才。他们必须有深厚的中医理论知识，熟练掌握辨证论治，能运用中医治疗方法为患者解除疾苦；他们必须有科学的头脑，有渊博的知识；他们是能够与 21 世纪最新的科学技术相结合以创新发展中医药学的优秀人才。“铁杆中医”要从青年抓起。必须要让青年中医端正思想，树立信心，要相信中医是科学的、有效的。

怎样培养“铁杆中医”呢？邓铁涛明确指出，培养“铁杆中医”立足于“继承”与“创新”，我们很多青年医师在实际临床工作中，对“继承”与“创新”的理解还不够深刻。继承与创新应该是辩证统一的。在继承与创新过程中，必须充分遵循中医药自身发展的规律、科学的内涵，不能简单地跟着西医的思维来做。例如一个发热的患者，不应首先思考如何使用抗生素，而应该从中医的病因病机出发，思考是外感发热还是内伤发热。这些思路在《温病条辨》《温热经纬》等著作中都有体现，这就是一种“继承”。一讲到“创新”，并不是要与“继承”对立起来。我们不能排斥现代科学。现代中医，不单纯是中西医结合，应该是与现代科学技术相结合，如中医与数学、物理学、化学、光子学等的结合，这个途径就很好。要使现代科学为中医发展服务，为中医所用。“创新”不代表“丢弃”，不能抛开中医药的科学内涵，简单盲目地追随西医的所谓“潮流”。

（三）人才培养成果

1962年广东省委组织拜师仪式，广州中医学院第一届毕业留校学生劳绍贤拜邓铁涛为师，成为邓铁涛第一位高徒。

邓铁涛从1978年开始招收研究生，先后培养硕士研究生27名，博士研究生15名。2009年招收博士后Brenda Hood（加拿大胡碧玲）。

20世纪80年代广州中医学院开展师资培训，邓铁涛先后培养弟子6名：1981年赵立诚、李贵芬，1983年邓中炎、刘小斌、梁德任，1985年邱仕君。1990年首届全国老中医药专家学术经验继承工作启动，邓铁涛的学术继承人邓中光、邱仕君于1994年以优异成绩结业出师。2003年第三届继承工作培养吴伟康为学术继承人。21世纪初，在广东省中医院“拜师国家名老中医”工作中，邓铁涛先后招收弟子7名：2001年吴焕林、邹旭，2002年阮新民、张敏州，2004年林宇、骆仙芳、曹东义。

2003年11月8日，广州中医药大学邓铁涛研究所成立，经过数十年的传承建设，也培养了一批邓铁涛学术继承人，经他认可并颁发证书者有刘小斌、吴伟、刘凤斌、陈群、冼建春、陈瑞芳、乞国艳。

桃李不言，下自成蹊，邓铁涛桃李满天下，学生遍五洲，并且学生弟子的专业领域横跨中医内科、中西医结合临床、中医医史文献、中医基础理论、中医诊断学等，纷纷做出了新的成绩。

（陈坚雄、刘小斌整理）

（徐珊编辑）

朱良春

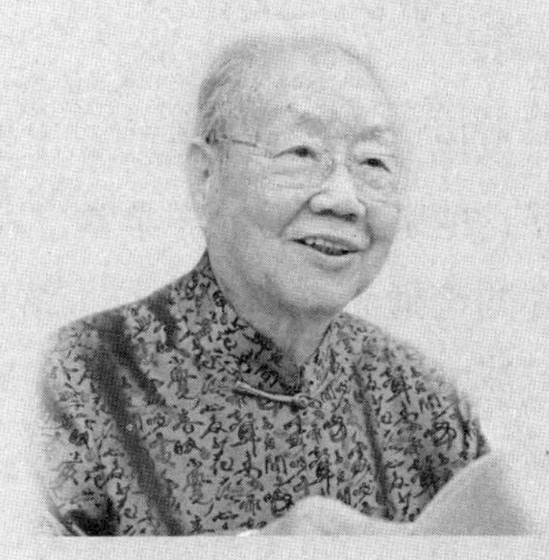

朱良春（1917—2015），江苏丹徒人。南通市中医院首任院长、首席技术顾问，南京中医药大学终身教授、博士研究生导师。同济大学特聘教授，广州中医药大学第二临床医学院、长春中医药大学客座教授，中国中医科学院学术委员会委员暨首席荣誉研究员。全国老中医药专家学术经验继承工作指导老师，国家优秀中医临床人才研修项目专家指导委员会副主任委员，中华中医药学会终身理事、风湿病分会顾问。国务院"杰出高级专家"，享受国务院政府特殊津贴。2009 年被授予首届"国医大师"称号。

朱良春教授从医近 80 载，对风湿病、脾胃病、肝病、肾病、肿瘤等疑难杂症深有研究。临床倡导辨中医的"证"与辨西医的"病"相结合，"双重诊断，一重治疗"。他善于继承前人的经验，结合自己的临床观察，创新中医诊疗新法。对于急性热病的治疗，提出了"先发制病"的论点，早期采用汗、下、清诸法控制病情发展，达到缩短疗程提高疗效的目的。朱良春是公认的痹病研究大家，享有"南朱（良春）北焦（树德）"之美誉，提出了"浊瘀痹"理论。他出版了国内第一部虫类药专著《虫类药的应用》。著有《章次公医案》《医学微言》《朱良春用药经验》《朱良春医集》等著作 10 余部，发表论文近 200 篇。

一、学医之路

1917年朱良春在镇江出生，自幼于私塾读书识字。父亲在南通经商，13岁的时候，他来到南通上洋学堂，后以第17名身份被南通中学录取，后又转学张謇先生创办的南通私立商业学校，结果朱良春以第6名成绩被录取。然他不幸患上肺结核，后请中医调治1个月，症情逐渐减轻，3个月后肺结核症状好转并消失了。朱良春逐渐对中医产生了兴趣，找来一些中医书籍阅读，渐渐萌生学习中医的念头，经过慎重考虑，他向父亲提出学习中医的想法。1935年父亲托人送朱良春至常州武进孟河拜御医世家马惠卿先生为师，开始学习中医的生涯。1936年2月，他考入苏州国医专科学校，1937年中日战争全面爆发，转学到上海中国医学院，师从镇江籍名医章次公先生，跟随章次公先生侍诊实习，在章次公先生的教育、引导下，他的学识明显提升，深得章次公先生真传。

当时，沪上中医界新风乍起，以章次公先生为代表的医家引领潮流，主张中医革新发展，要立足传统，兼采西说。章次公先生推崇的“发皇古义，融会新知”的革新精神，给朱良春潜移默化的影响，惠及一生。他常常秉烛夜读，深研中医经典著作及其他一些专著，如《黄帝内经》《伤寒论》《金匮要略》《本草纲目》《温病条辨》中宝贵的传统医学理论，为他后来倡导的“辨证”与“辨病”相结合的学术思想奠定了坚实的基础。1938年，20岁出头的朱良春回到南通，开了一家中医诊所，独立门户，行医治病。当年，南通“登革热”疫病流行，这是一种传染病，病状是发热、头疼、周身出红疹，西医多用消治龙、握姆纳丁注射，可是效果不佳，而中医学认为此乃瘟疫之症，朱良春用章次公先生验方治病，抓住主要矛盾，治疫毒，以凉血解毒法很快收效。一般患者经朱良春诊治，三四天就基本痊愈了，一时名噪全城。1945～1948年除诊病外，朱良春还创办了南通中医专科学校，为南通地区培养了一批中医人才。1952年，朱良春参与创办中西医联合诊所，任所长，后改为联合中医院，任院长。1956年，朱良春无偿将医院全部设备捐给政府，成立南通市中医院，任首任院长。他将自己全部身心都倾注在中医事业上，在任期间南通市中医院曾被评为“全国红旗单位”，荣获“全国医药卫生先进单位”。“文革”期间，朱良春虽历经曲折，依然矢志不渝，初心不改，乐观对待逆境。“文革”后，朱良春重整旗鼓，坚持临床，勤于科研，著书立说，带教学生，传授经验，除总结恩师章次公先生医案外，还撰写《虫类药的应用》一书，这是第一部专论虫类药的医著，在中医界影响深远。他应邀在全国各地讲学，深受中医界同仁欢迎和赞赏。70余年，他抱着对中医药事业的满腔热情、治病救人的信念，始终与中医事业共命运、同发展，朱良春临床不辍，在以前，他擅长中医内科，诊疗疾病包括风湿病、脾胃病、肾病、肺病、心血管疾病、神经系统疾病等，随着时代的发展，医院逐渐分科，向专科化发展。朱良春临床逐渐以风湿病、肿瘤等疑难杂病为主。他坚持每周一在南通市中医院上门诊，后来率子女创办诊所、研究所、医院，因为临床需要，他每周在三处上三个半天门诊，患者来自全国多个省市，甚至国外。为了振兴中医事业，他奔走呼吁，建言献策，在多种杂志及会议上发表文章和演讲，强调中医药对人类健康所作的贡献，希望政府、社会重视中医药，支持中医药发展，中医药人要自强自立。1992年，朱良春率子女创建南通良春中医药临床研究所。为了更好地推广朱良春老中医毕生积累的治疗风湿病的特色疗法，促进良春中医药的特色专科优势向产业化发展，在南通市委、市政府、市经济技术开发区管委会领导的支持下，2006年9月21日经南通市卫生局（现南通市卫生健康委员会）批准成立南通良春风湿病医院（后更名为南通良春中医医院），坚持以名老中医的临床经验为诊疗特色，基本上使用纯中药治疗。朱良春继承发展祖国中医药事业，为推进国务院原副总理吴仪倡导的“名医、名科、名院工程”提供了成功的范例。

二、成才之道

朱良春认为，要成为一代名医、良医，经典是基础，师承是关键，临床是根本，具体务必做到以下几点。

（一）医乃仁术，德为医先

朱良春一生医德高尚，治学严谨，学识渊博，得益于章次公先生的亲炙。朱良春在上海中国医学院毕业即将返乡开业行医之际，章次公先生馈赠了一枚寿山石印章，上刻“儿女性情，英雄肝胆，神仙手眼，菩萨心肠”16个字，朱良春牢记一生，身体力行，作为临床实践，济世活人的行医准则。他用自己的一生践行了老师的教诲。对待患者如同亲人，温和体贴，如做儿女一样，处处关怀照顾，体察患者之苦；对待危急重症像英雄一般，当机立断，敢于负责，全力以赴，肝胆照人；医者还要有如同神仙一般的手眼，见微知著，发于先机，明察秋毫，击中要害；更有一副慈悲的菩萨心肠，多为患者着想，选取简便验的方药，减轻患者负担，对贫病无力者施诊给药。朱良春处处以身作则，为人师表，他常谆谆告诫后辈“为医首重于德”“医乃仁术”，唯有先做好了“人”，才能全心全意为患者服务，加上精勤不倦的努力，才能造就医术高超的一代名医。

（二）苦读经典，勤思悟谛

朱良春一生勤奋好学，博览群书。他认为要学好中医，必须要奠定坚实的基础，而打好坚实的中医基础就要苦读经典。朱良春在75岁以前，无论是盛夏还是寒冬，很少有晚上12点钟前睡觉的。他说："我一生无特殊嗜好，唯一的乐趣便是读书，发掘知识，提高自己。"他坚持"每日必有一得"，即每天必在看书学习中寻找心得，有了一得后方能入睡，这已成了朱良春几十年的习惯。在医学的道路上，他从不停息，从不怠惰，从不知足，他认为世上只有"不知"之症，没有"不治"之症，只是自身要努力探索，更常以明代张景岳的名言"学到知羞"作为座右铭，他认为"学然后知不足"，现在是知识爆炸的时代，知识更新快，学习机会多，学习方法多，只有学习到较深层次，达到较高水平时，才会发现自己的不足和错误。

中医药学博大精深，中医书籍浩如烟海，一个人的时间精力有限，欲有所成，要多读书，然读书宜有门径，首先要深研经典，然后旁通诸家，要把精读与泛读结合起来，这是朱良春的经验之谈。朱良春指出任何一门学科都需要继承、创新两方面，历代卓有成就的医家，仓公、扁鹊、华佗、张仲景、孙思邈、金元四大家、李时珍以及清代的温病学家，都有师承，都是精研经典，才能成为一代名医。他们在学术上继承发扬、革新创造、承前启后，推动着中医药不断向前发展。中医药学，如不熟读经典、跟随名师、深入实践、融会贯通，是不可能得其精髓而有所造诣的。他主张由博返约、扣住主题的读书方法，不能死读书、读死书。首先对经典著作要扎扎实实地下功夫，反复读，深入读，消化读。他对《黄帝内经》《伤寒论》《金匮要略》及温热学说等经典著作都反复精读，打下深厚的中医经典理论基础，及至老年，一些经典著作如《黄帝内经》《伤寒论》《金匮要略》中的条文仍然记忆犹新，脱口而出。他认为学习中医经典步骤可分为四个阶段：通读原文，窥其全貌→熟读警句，掌握精髓→独立思考，兼参校注→前后对照，融会贯通。在此基础上，再去泛读历代中医名家著作，如《诸病源候论》《备急千金要方》《外台秘要》，金元四大家及明清诸家著作。他对一些医家的著作又情有独钟，如对张景岳的《类经》、孙一奎的《赤水玄珠全集》、张锡纯的《医学衷中参西录》等著作尤为推崇。还有一些前人的医案书，凝聚了几代人的临证经验，如近贤何廉臣之《通俗伤寒论》内容极为丰富，叶天士的《临证指南医案》，以及《柳选四家医案》《章次公医案》等，朱良春认为均可借鉴，汲取其精华，扩大自己的知识面。朱良春与时俱进，不排斥西医学和他人有益的经验。他对于近代中医杂志、书籍都有阅览。对同行，甚至小辈中医，朱良春都无门户之见及大家之傲慢，认为在与他们交谈、交流、通信过程中，也有许多甚至很大收获，可以获得许多信息、动态，不断更新知识，为我所用，加以挖掘提升，方能跟上时代步伐。

（三）学习继承，求实创新

学习的目的是应用，这就要求我们要勤思，即学习与思考必须密切结合，才能举一反三，触类旁通，由博返约。如果说博学是一个量化的过程，那么勤思就是一个质变的过程。朱良春的特别之处，就在于他能博览而勤思，能把死的书本读活，因而恒能有所发现，有所发明，有所创新，有所前进。他以“肝开窍于目”为理论基础，同时又受到《本草纲目》秦艽条下引崔元亮《海上方》用秦艽治黄疸，述其症状“目有赤脉”的启示而认识到肝脏的病理变化可以通过眼睛观察。朱良春根据《灵枢·五色》“面王以下者，膀胱子处也”之启示，认为子处不仅指子宫，且包括男性生殖系统，创“观人中的色泽与同身寸长度之差距”来诊察男女生殖系统病变的方法。同一篇中，他根据“阙上者，咽喉也”这句话，就用短针在印堂（阙）上一寸而向下平刺至阙留针，治疗白喉病，具有止痛快、消肿迅速的作用，白腐脱落平均不超过 3 天，退热平均 2 天；又根据《素问·疟论》“日下一节”，对疟疾患者可从大椎向下按压，能够测出已发作几次，在压痛点旁开 1 寸处按揉至全身有热感，就能控制疟疾的发作，复查疟原虫也没了。朱良春以其深厚的中医经典基础，敏锐的观察力，结合临床探索实践，创新了中医诊疗方法，这些发现丰富了中医诊断学的内容，足见其非凡的智慧和卓识。

（四）跟学名师，珍惜良机

朱良春认为，学好中医一定要拜师，一位好老师会让你少走好多弯路，且能事半功倍。中医古代的教育模式就是师带徒，如何把老师的学术思想和临床经验学到手，关键是师徒双方共同配合，学生更要记和悟。学生和老师朝夕相处，耳濡目染，对学生的影响是比较大的。有的老师善于表达，会把经验很完整地表达出来；有的老师不善于表达，言简意赅，就说这么一两句话，全靠学生自己去理解、体会。朱良春回忆当年在上海随章次公先生学习的情景时，深有感受地说：“章师思路敏捷，学识渊博，临床颇多独到经验，对内科疑难杂症，尤擅其长。在那里，我学会了掌握主题的读书方法，抓住主要矛盾的辨证手段，以及灵活选方用药的技巧。章师一贯提倡‘发皇古义，融会新知’的治学主张，对我影响尤深，后来我之所以能兼收并蓄，重视民间单方，走中西医结合的道路，都是章师正确引导的结果啊！”

自 1991 年起国家中医药管理局、卫生部、人事部联合开展了抢救名老中医专家经验，培养继承人的工作，广东省中医院率先邀请全国著名老专家来院举行拜师带徒的活动，各省、市都相继开展了传承工作，这是光大中医药事业，培养中医药人才的好办法。朱良春非常赞同，并欣然接受邀请担任广东省中医院老中医药专家学术经验继承工作指导老师，到广东省中医院亲自带教学生。他认为名老中医都具有较深的学术造诣和丰富的临床经验，他们都有各自不同的书本上找不到的活的经验，拜名师是学习的极好机会。要博采众长，不拘门派，谦虚诚恳地向老中医学习，只有诚心拜师，老师才能将自己的宝贵经验毫无保留地予以传授。

向老师学什么？朱良春认为向老师要全方面地学，也要有重点地学。临床上，重点要学习他们执简驭繁的辨证方法，机动灵活的立法用药，扣住主证，要言不繁的病案书写等。用什么办法学？随师临证是学习继承老中医经验基本的方法，通过观、听、讲等方式，耳濡目染，天长日久，就能逐步学习到老师的独到经验。作为学生，在跟师学习过程中，一定要做到"手勤、口勤、眼勤"。不仅要向老师学知识，还要向老师学医德、医风，学习他们以"治病为己任"，对技术精益求精，对患者极端负责任的高尚品德，这对青年医师的培养尤为重要。朱良春认为，不仅要向名师虚心请教，还要向一切有专长的同道请教，乃至向学生学习。他自己就身体力行，认为任何中医都有长有短，每位医师都有自己的经验，都值得好好学习，孔子曰"三人行，必有我师"。朱良春没有门户之见，胸襟开阔，认为中医应该相互学习，谦虚是美德，"谦受益，满招损"。只有广泛吸取他人经验，才能不断丰富自己；只有吸取各种不同的学派经验，才不至于故步自封。

同时，朱良春认为中医人不要忘了散落在民间的中医瑰宝，要广泛地搜集民间的单方验方，向"土"医生请教，去粗存精，去伪存真。中医学源于华夏儿女数千年利用中医、中药与疾病做斗争的生活实践，其经验一部分被整理成文，另一部分则继续在民间口传，并在实践中不断得到补充和发展，这是中医学总汇中的一个重要支流，不容忽视。在20世纪40年代，朱良春自己创办《民间医药月刊》，主要搜集流传在民间的单方、秘方，并加以验证推广，他从中吸取了不少经验良方，丰富了治疗手段，使广大患者得到中医"廉、便、验"的方药，随时施治而解除疾苦。20世纪50年代，担任南通市中医院院长时，他曾采访民间医生，与之交友恳谈，挖掘整理了季德胜治蛇伤、陈照治瘰疬、成云龙治肺脓疡的经验，获得两项部级、一项省级科技成果，季德胜、陈照两位"土"专家，被中国医学科学院聘为特约研究员，成云龙被聘为省级专家，并称为南通市中医院的"三枝花"，盛传至今。

朱良春很早就认为在全国各地都有一些这样的有中医一技之长的人，要尽力发现并保护他们，传承好，不然就会随着时间淹没、消失，只要能留心求访，一定是有所收获的。2011年12月他在住院期间，阅《中国中医药报》2011年12月7日报道的《串起散落在民间的中医"珍珠"》一文，深感欣喜。不顾自己房颤频发，立刻撰写一文，题为《为串起散落在民间的中医“珍珠”叫好》，赞扬了安徽省中医药管理局的做法，朱良春认为这种“杏林觅宝”活动，是功在万代，造福人民的好事。希望各级政府参考安徽省的做法，采取切实可行的措施，让民间医药继承与发展下去。如此，将会出现空前未有的中医药继承、弘扬的大好形势，为振兴中医药事业作出不可估量的贡献。他为中医事业发展可谓大声疾呼，披沥肝胆。

（五）博采兼蓄，注重实践

朱良春认为读书学习不是目的，而是方法、手段，其目的是“用”。所谓“学以致用”，就是为了实际临床应用而学习。朱良春强调中医之生命在于学术，学术之根源本于临床，临床水平之检测在于疗效。不管你是西医中医，是哪一科的，没有疗效的医学都是空的。作为临床医生要多实践，才能提高自己用中医理论去解决临床实际问题的能力。中医的生命是它的临床疗效，只有通过多实践，多领悟，融会贯通，才能成为处理各种疑难病症的高手。正是由于朱良春勤奋博学，兼收并蓄，采撷众长，他才在长期的临床实践中发现和形成了自己独特的学术特点和临床诊疗特色，在学术上颇多建树，如“辨病与辨证相结合”“顽痹从肾论治”“痛风浊瘀痹论”“慢性病培补肾阳论”等，这一切真知灼见都来自实践。朱良春曾经担任院长近 30 年，并担任市政协副主席、学术团体等许多兼职，社会活动较多，外出开会和讲学频繁，但他从不轻易放弃门诊实践的机会，外出时下午出发，上午他仍在繁忙地门诊，若早晨到家，坐在椅子上休息片刻，上午又去上班，很多时候拖班、加班，几十年如一日，甚至带病上门诊，他常说：“患者大多远道而来，要理解病家的心情，我虽苦犹乐。再说这也是检验疗效，发现问题，指导后学者的好机会，绝不可轻易放弃。”无论门诊患者多么拥挤，他总是不厌其烦，一个个认真对待，白天遇到的疑难杂症，夜间再挑灯研究，总有新发现、新认识。95 岁才在子女的多次劝说下停诊，可在家仍然有患求治，他也并不推拒，真可谓“活到老，医到老”。朱良春认为中医药要发展，人才是关键，而中医药杰出人才群体的出现是一个渐进积累的过程。他呼吁要为有志之士的成长、提高，创造必要的物质条件和政策环境。要鼓励他们多读点书，勤于实践，善于思考，积累升华，必能成为一代名医。

三、学术之精

朱良春勤于实践，勇于探索，对内科疑难杂症，如风湿病、肝病、肾病、心血管疾病、肿瘤等治疗，提出了诸多创新性的理论，研制了治疗类风湿关节炎的新药益肾蠲痹丸，以及诸多院内制剂。他是国内较早提出“辨证与辨病相结合”的中医学家；“顽痹从肾论治（益肾蠲痹法治疗风湿病）”的学术思想在中医风湿病界影响较大；他创新性地提出“浊瘀痹”理论，为中医对“痛风”疾病的一种全新概念，并研制院内制剂“痛风冲剂”。临床擅用自拟方、创新方，如蠲痹汤、痹通汤、仙桔汤、培补肾阳汤、定喘散、扶正消癥汤等，取得良好效果。

（一）辨证与辨病相结合

朱良春早在1961年1月在《江苏中医》就撰文提出“中医辨证与西医辨病相结合”的学术观点，1962年3月在《中医杂志》撰文对“辨证与辨病相结合的重要性及其关系”做了全面论述。这一学术思想，具有高度科学概括性，具有前瞻性和可操作性，至今仍在指导临床实践，成为有实用价值、应用广泛的中医理论创新。朱良春所创病证结合，概言之，是中医辨“证”与西医辨“病”相结合，他强调“辨证是绝对的，辨病是相对的”“中医辨证为体，西医辨病为用”。中医辨证、西医辨病各有短长，必须给予有机结合，证候是机体的病理反应，疾病是症状产生的原因，两者有因果关系。临床实践证明，辨证论治是中医药学的精髓，应重点掌握，它的优点是不管什么疾病，无论多么复杂的病情，都可从辨证入手，提出治疗方法。但它还是有一定局限性的，对疾病产生的具体机制和确切的诊断缺乏现代科学依据。西医的辨病论治，则是在寻找病源，明确诊断的基础上，针对病源用药的。临床如过分强调西医疾病，简单分型，就背离中医辨证论治的精髓，故应两者结合，才是正确应诊之道。朱良春提出“辨证与辨病相结合，从临床到理论，探索其内在的统一规律，创造新的诊疗体系”。

（二）浊瘀痹论

痛风是一种以关节红肿疼痛为特征的发作性疾患，根源在于嘌呤代谢紊乱，有原发性和继发性之分。古代亦有痛风之病名，金元时期著名医家朱丹溪就明确提出痛风之病名，其多部著作中均有痛风的论述，影响深远。《丹溪心法·痛风》中说“痛风而痛有常处，其痛处赤肿灼热，或深身化热”“骨节疼痛，昼静夜剧，如虎啮之状”。对痛风的病状做了生动的描述，与现代痛风病的描述非常相似。朱丹溪认为痛风属中医“痹证”范畴，但又不同于历节风。对于痛风的病因病机，朱丹溪已经认识到有受寒涉湿等因，朱良春认为“彼痛风者，大率因血得热，已自沸腾，其后或涉冷水，或立湿地，或扇取凉，或卧当风，寒凉外搏，热血得寒，污浊凝涩，所以作痛，夜则痛甚”。并认识到患者有种特殊的病理产物“污浊凝涩”，瘀滞脉络。朱丹溪是“湿热论”的倡导者，因此在痛风治疗上，提出了“以辛热之剂，散寒湿，开发腠理，其血得行”的治疗原则，朱良春对痛风的研究颇为深入，上至经典，后对众多著名医家于痹证、痹病、痛风、历节等病论述及治疗都详加分析。朱良春认为，中医古代谓之痛风是广义的痹证，其病名与现代西医的痛风相同，但概念有异，所指的疾病不一定是西医学的痛风，如以此诊断，易于中西混淆。朱良春观察到20世纪80年代以后，随着改革开放，人民生活水平提高，痛风性关节炎发病率日益升高。他认为西医学之痛风性关节炎多见于中老年人，形体多胖，或平素嗜膏粱厚味、长期饮酒，关节疼痛以足跖趾、足背，以及踝、膝、手指关节突发红肿热痛为特征，有些患者关节有结节，或溃破溢流脂液。多数患者无明显感受风寒湿热等外邪史，外邪可能是诱因之一，但不是主因，湿浊瘀滞内阻，才是其主要病机，且此湿浊之物，不受之于外，而生之于内。主要是先天因素，加上饮食结构逐渐改变，脾肾脏腑功能失调，升清降浊无权，痰湿滞阻于血脉之中，难以泄化，与血相结而为浊瘀，闭留于经脉，则见骨节肿痛，结节畸形，甚则溃破，渗溢脂膏；或郁闭化热，聚而成毒，损及脾肾，酿生腰痛、尿血、恶心呕吐、头昏、心悸、尿少、肤痒、衄血诸症，甚呈“关格”危候，即“痛风性肾病”而致肾衰竭之症。凡此种种表现，皆因浊瘀内阻，并非外风所为，朱良春称之为“浊瘀痹”。此理论和病名的提出，是对痛风学说的创新，是在继承中的发展，为本病的临床研究提供了宝贵的依据，指导着临床痛风性关节炎的治疗。

（三）应用虫类药物

朱良春潜心研究虫类药数十年，为国内较早系统研究虫类药的佼佼者，是公认的虫类药专家。虫类药是动物药组成的一部分，形体较小，多数属昆虫类。由于它是“血肉有情”“虫蚁飞走”之品，具有独特的生物活性，所以历代医家都较重视。从文献记载，始于《山海经》《黄帝内经》。汉代张仲景之《伤寒杂病论》，其中运用虫类药的方剂，法度严谨，寓意良深，如下瘀血汤、抵当汤（丸）、大黄䗪虫丸、鳖甲煎丸等方，对后世应用虫类药起着示范、推动的作用；成于汉初的《神农本草经》是总结虫类药医疗作用最早的书籍，其中列载虫类药28种，占全书所载药物的8%，占所收动物药（65味）的43%。说明在汉代对虫类药的使用就已取得宝贵的经验。此后，代有发展，东晋葛洪《肘后方》，唐代孙思邈《备急千金要方》，王焘《外台秘要》，将虫类药更广泛地应用于内、外、妇、儿各科，所用品种，有所增加。宋代许叔微的《本事方》，也较多地应用虫类药，创订“麝香圆”，对类风湿关节炎、风湿性关节炎、坐骨神经痛之疼痛剧烈者，颇有缓痛之效，后世多引用之。迨至明代，李时珍全面总结药物治疗经验，在《本草纲目》中收载虫类药达107种，占动物药（444种）的24%，使虫类药得到很大的扩展。随后清代温病学家如叶天士、杨栗山、王孟英、吴鞠通以及善于应用活血化瘀方药的王清任等，广泛应用虫类药治疗各种疾病，给后世留下不少珍贵的经验。近代善用虫类药的医家主要有张锡纯、恽铁樵、章次公诸先辈。中华人民共和国成立后，中医药界非常重视虫类药的应用和研究，不仅广泛应用于内、外等各科常见病、多发病，还用于恶性肿瘤、血液病、心脑血管病、结缔组织疾病、肝肾疾病、神经精神疾病、内分泌系统疾病等诸多疑难杂症、沉疴痼疾，使虫类药别开生面，大大地发展了它的应用范围和经验，取得了令人瞩目的成就。朱良春在 1963 ～ 1964 年于《中医杂志》发表了《虫类药应用之研究》的连续报道，1981 年出版了《虫类药的应用》，1994 年增订重版，《朱良春虫类药的应用》2011 年再次修订出版，受到同道们的赞许。

朱良春在深入研究历代虫类药功效后，结合自己的应用体会，把虫类药的功用主治，并根据其配伍不同，比较全面地概括为攻坚破积、活血祛瘀、息风定惊、宣风泄热、搜风解毒、行气活血、壮阳益肾、消痈散肿、收敛生肌、补益培本、开窍慧脑、利水通淋、化痰定喘、清热解毒 14 个方面。上自《神农本草经》，下逮诸家，他尽力收集有关虫类药的古籍史料和现代研究，辨伪求真，大胆地加以引申发展，使一些虫类药的配伍与应用被赋予了更深广的内涵，应用范围不断扩大。如蜂房，《别录》谓其“治恶疽、附骨痈”，可使“诸毒均瘥”，能治“历节脱出”，故它是一味攻毒疗疮，散肿止痛的佳药。但在临床实践中，朱良春发现它能温阳益肾，用治清稀带下和阳痿不举，具有显效。凡带下清稀如水，绵绵如注，用固涩药乏效者，于辨证方中加蜂房，屡获佳效。朱良春认为“带下清稀，乃肾气不足，累及奇经，带脉失束，湿浊下注所致。利湿泻浊之品，仅能治标，而温煦肾阳，升固奇经，才是治本之图”。朱良春用蜂房温阳益肾，每每伍以鹿角霜、小茴香等通补奇经之药，配伍独到。若带下因湿热下注，又有肾阳不足见症者，可在清泄湿热方中加用蜂房，亦可奏功。对阳痿，除肝经湿热，致宗筋痿而不举者外，凡劳倦伤神，思虑过度，精血亏损，下元不足而致者，均可采用朱良春创订的“蜘蜂丸”治疗，该丸由花蜘蛛（微焙）、炙蜂房、紫河车、淫羊藿、肉苁蓉温肾壮阳，以振其痿，熟地黄配紫河车填补肾精，以复其损，为治阳痿不举之良方。蜂房确是一味价廉物美的止咳化痰药，每用蜂房末 3g（小儿酌减），鸡蛋 1 只（去壳），放锅内混合，不用油盐，炒熟，于饭后一次吃下，每日 1 ～ 2 次，连吃 5 ～ 7 日可获满意疗效。又如土鳖虫，朱良春认为它是一味性能平和的活血化瘀药，凡血瘀经闭，癥瘕积聚，跌打损伤，瘀血凝痛，用之均有良效，其特点为破而不峻，能行能和，虚人亦可用之。朱良春研制的复肝丸（土鳖虫、红参须、紫河车、广姜黄、参三七、炮山甲、鸡内金、虎杖、石见穿、糯稻根等）治疗慢性肝炎或早期肝硬化，症见肝脾肿大、胁痛、面色晦滞、肝功能异常、症情顽缠、久而不愈者。此丸培本元，补气血，扶正治本，攻不伤正，补不壅中，寓攻于补。朱良春还擅用虫药治疗疑难杂症，也曾治不少肿瘤患者。朱良春认为食管癌在病理上有鳞癌、腺癌之不同，在辨证上有虚实之分，早中期多表现为气滞、痰聚、血瘀、毒踞的实证，晚期则因病程缠延日久，进食困难，而致气阴两亏，虚实夹杂。他拟订通膈利咽散，由水蛭、炙全蝎、炙蜈蚣、炙壁虎、炙僵蚕、炙蜂房、制海藻共研细末而成，每服5g，每日3次，用西洋参（阳虚气弱者用红参）煎汤送服，治疗中晚期食管癌，能控制病情进展，或可临床缓解，延长生存期。上列虫类药均有消坚破结、解毒化瘀之功，西洋参补益气阴，提高机体抗病能力，扶正祛邪熔为一炉。

朱良春认为，虫类药的应用具有十分广泛的前景，要通过不断的实践探索，去发掘新药，开辟应用的新天地；要注重剂型改革，做到既方便运用，又提高疗效，努力拓宽虫类药应用之新途径。

四、专病之治

朱良春是中医临床大家，善于治疗风湿病、肿瘤、脾胃病等疑难疾病，疗效确切，声名远播。

（一）益肾蠲痹法治疗痹证

痹证是一种以关节、肌肉肿胀、疼痛、麻木为主要症状的疾病，与西医学的风湿病中大多数疾病、自身免疫有关的结缔组织病，如类风湿关节炎、系统性红斑狼疮、皮肌炎、硬皮病、干燥综合征、结节性动脉炎、强直性脊柱炎、骨性关节炎、痛风等相类似。顽痹则是指其中慢性风湿性关节炎、类风湿关节炎、强直性脊柱炎及骨性关节炎等病程较长、症情顽缠、久治不愈的病证。

益肾蠲痹法治疗痹证是国医大师朱良春在传承先师章次公先生学术经验的基础上结合自身近80年的临床经验总结而成的。朱良春认为，痹证乃由于正气先虚，肝肾精亏，肾督空虚，卫阳空疏，外邪入侵，袭踞经隧，气血阻滞，壅滞经脉，留滞于内而作。病初以邪实为主，病位在肌表、皮肉、经络。病延日久，正虚邪恋，五脏气血衰少，湿停为痰，血凝为瘀，痰瘀交阻，凝涩不通，邪正混淆，胶着难解，深入骨骱，胶着不去，筋挛骨弱，肿痛以作，关节变形，活动受限，顽痹成矣，而呈现虚中夹实。朱良春指出，此证久治不愈者，既有正虚的一面，又有邪实的一面，具有久痛多瘀、久病入络、久痛多虚及久必及肾的特点，扶助正气显得尤为重要，确定并倡导顽痹的治疗法则为“益肾壮督治其本，蠲痹通络治其标”。益肾壮督是治本之道，包括滋养肝肾精血和温壮肾督阳气两个方面，提高机体抗病能力，使正胜邪却，对治疗本病起着决定性作用，不仅适用于顽痹稳定期、恢复期的治疗，即使在起病初期、发展期也可采用。蠲痹通络，则是针对“痹者闭也”，即顽痹之经络闭阻，采用祛风散寒、除湿通络、涤痰化瘀等蠲痹通络之品，标本兼顾，疗效显著提高。

1. 病机

本病多有阳气先虚，病邪遂乘虚袭踞经络，风、寒、湿、热之邪内侵，气血为邪所阻，壅滞经脉，留滞于内，湿停为痰，血凝为瘀，痰瘀交阻，凝涩不通，深入骨骱，胶着不去，邪正混淆，如油入面，肿痛以作。类风湿关节炎属“顽痹”，具有久痛多瘀、久痛入络、久病多虚、久病及肾的特点，多本虚标实，虚实夹杂。

2. 辨证论治

（1）风寒湿痹证

症状：全身关节或肌肉酸痛，游走不定，得温痛减，气交之变增剧，关节肿胀，但局部不红不热，苔薄白，或薄白腻，脉沉细，或细弦，或濡细。

治法：祛风散寒，除湿通络。

方药：当归 10g，熟地黄 15g，淫羊藿 15g，川桂枝 10g，乌梢蛇 10g，鹿衔草 30g，制川乌 10g，甘草 5g。

加减：风胜加钻地风 30g；湿胜加苍术 15g，白术 15g，生薏苡仁、熟薏苡仁各 30g；关节肿胀明显者加白芥子、穿山甲各 10g，泽泻 30g，泽兰 30g；寒甚者加制草乌 10 ～ 20g，或加制川乌 6 ～ 10g；痛甚加炙全蝎 3g（研粉吞），或炙蜈蚣 1 ～ 2 条；刺痛加土鳖虫 10g，三七粉 3g，延胡索 30g；体虚者，淫羊藿加至 20 ～ 30g，并加菟丝子 30g；气血两亏者，加黄芪 15 ～ 30g，党参 15g。

（2）郁久化热证

症状：四肢关节肿痛，局部灼热，初得凉颇舒，稍时仍以温为适，口干而苦，舌质红，苔薄黄，或黄腻，脉细弦，或弦数。

治法：辛通痹闭，清化瘀热。

方药：制附片 6 ～ 10g，桂枝 6 ～ 10g，当归 10g，生地黄 15g，白芍 10g，知母 10g，忍冬藤 30g，肿节风 30g，秦艽 15g，生甘草 6g。

加减：痛剧者，加蜈蚣 3g 研末吞服，或延胡索 30g；关节红肿热者，加寒水石 30g，黄柏 10g，土茯苓 30g；有环形红斑及皮下结节者，加水牛角 30g，牡丹皮 10g；手足心热，口干，舌红，脉细数，加生地黄 10g，女贞子 10g，玄参 10g。

（3）肾督亏虚证

症状：身体尪羸，汗出怯冷，腰膝酸软，关节疼痛，反复发作经久不愈，筋挛骨松，关节变形，甚至尻以代踵，脊以代头，舌质淡，苔薄白，脉沉细柔软。

治法：益肾壮督，蠲痹通络。

方药：生地黄、熟地黄各 10g，当归 10g，穿山龙 30 ～ 60g，鹿衔草 15g，鸡血藤 30g，淫羊藿 15g，怀牛膝 10g，土鳖虫 10g，僵蚕 10g，老鹳草 15g，炙甘草 6g。

加减：若气虚加黄芪 10 ～ 20g，五加皮 10g；阳虚加补骨脂 10g，骨碎补 10g，鹿角霜 10g；阴虚加女贞子 10g，石斛 10g，龟甲 10g，鳖甲 10g；气滞血瘀加桃仁 10g，徐长卿 15g；痛甚加全蝎 3g，蜈蚣 3g，制胆南星 10 ～ 20g 等。

（二）“浊瘀痹”论治痛风

痛风性关节炎是一种发作性关节红肿、疼痛疾患，西医学认为其由于嘌呤代谢紊乱所致，有原发性和继发性之分。朱良春对经典及诸学百家关于痛风的论述深入研究，仔细分析，并在长期的临床实践中，认真思考，积极探索。朱良春认为，痛风多见于中老年者，形体丰腴，素喜饮酒、食膏粱肥甘之人，关节疼痛以突发、红肿、夜半为甚为特征，且有结节，或溃破溢流脂液。受寒受湿是其诱因之一，但非主因；其病理产物“污浊凝涩”，瘀滞脉络，从而发病。湿浊瘀滞内阻，才是其主要病机，且此湿浊之邪，不受之于外，乃生之于内。盖因痰湿之体，嗜酒喜啖，久则脏腑功能失调，升清降浊无权，痰湿阻于血脉，难以泄化，遂成为浊，与血相结，而为浊瘀，闭留骨节经脉，则见关节肿痛，结节畸形，甚则溃破，渗溢脂膏。或郁闭化热，聚而成毒，损及脾肾，初则腰痛、尿血，久则壅塞三焦，见恶心、呕吐、头昏、心悸、尿少、肤痒、衄血等症，甚呈“关格”危候，即西医学之“痛风性肾病”而致肾衰竭之症。凡此种种，皆因浊瘀内阻使然，并非外风所为，从而提出了“浊瘀痹”病名。朱良春的“浊瘀痹”理论，形成于 20 世纪 80 年代，与我国改革开放后人民生活水平提高，饮食结构改变，多食膏粱厚味，痛风性关节炎发病增多有关。“浊瘀痹”病名和理论的提出，是朱良春对痛风学说的创新和发展，为痛风性关节炎的治疗提供了有效途径。

根据“浊瘀痹”理论，朱良春确立了痛风的治则，即泄化浊瘀法，浊瘀泄化，清浊分别，血尿酸亦随之下降，并拟“痛风方”：土茯苓、萆薢、薏苡仁、威灵仙、泽兰、泽泻、秦艽泻浊解毒，伍以赤芍、土鳖虫、桃仁、地龙化瘀活血，能使湿浊泄化，瘀结溶解，推陈致新，明显改善症状，降低血尿酸浓度。以本方制成“痛风冲剂”，经 6 年系统观察，大多数病例在服药 2 ～ 3 天后，症状有显著改善；中国中医研究院基础研究所（现中国中医科学院中医基础理论研究所）痛风冲剂对微结晶尿钠所致大鼠实验性痛风的治疗作用研究表明，给药组 2 小时后对实验大鼠足踝肿胀的消退作用，与秋水仙碱组相仿；并经毒性试验证明了痛风冲剂的安全性。

1. 病机

本病盖因痰湿之体，嗜酒喜啖，久则脏腑（脾肾）功能失调，升清降浊无权，痰湿阻于血脉，难以泄化，遂成为浊，与血相结，而为浊瘀，闭留骨节经脉，则见关节肿痛，结节畸形，甚则溃破，渗溢脂膏。或郁闭化热，聚而成毒，损及脾肾，初则腰痛、尿血，久则壅塞三焦，见恶心、呕吐、头昏、心悸、尿少、肤痒、衄血等症，甚呈“关格”危候，即西医学之“痛风性肾病”而致肾衰竭之症。病理因素为浊瘀，病变性质发作期以实为主，缓解期以虚为主，病变部位在关节、经络，病变脏腑在脾肾。

2. 分型论治

（1）浊瘀痹结（急性期）

症状：下肢关节（以第一跖趾关节为常见）突起剧痛，多发于夜间，局部红肿灼热，行走困难，可同时伴有发热、头痛、畏寒等全身症状，口干烦躁。舌红，苔黄或黄腻，脉数。

治法：清热通络，祛风除湿。

方药：常用土茯苓、萆薢、赤芍、白芍、晚蚕沙、汉防己、忍冬藤、金钱草、虎杖、地榆、怀牛膝、木通、威灵仙、泽兰、泽泻、桃仁、红花等。

加减：若湿热流伏者加苍术、黄柏。大便干结者加生大黄、全瓜蒌。口干，舌红者，加玄参、麦冬等。

（2）浊瘀阻滞（慢性期）

症状：跖趾、足背、踝、膝关节疼痛较剧者，间歇期缩短，关节肿大畸形、屈伸不利，耳郭、关节周围有痛风石。舌偏红，苔薄白，脉细弦。

治法：泻浊化瘀，疏通经隧。

方药：土茯苓、萆薢、薏苡仁、山慈菇、皂角刺、僵蚕、泽兰、泽泻、炮山甲、生牡蛎、桃仁、土鳖虫等。

（3）脾肾气虚、浊瘀凝滞（间歇期）

症状：关节疼痛不著，面色少华，形体丰腴，动则疲乏，纳谷欠旺，腰膝酸软，或见关节蹉跎。舌淡红，苔薄白，脉细弦。

治法：运脾益肾，泄化瘀浊。

方药：土茯苓、苍术、白术、薏苡仁、淫羊藿、怀山药、防己、威灵仙、山慈菇、泽兰、泽泻、鹿衔草、菟丝子等。

五、方药之长

（一）论中药之“量”“效”关系

朱良春认为，中药用量与疗效有着非常密切的关系，古人云“不传之秘在于量”，故值得深入研究。

朱良春行医时间长，跨度大，对中药的使用深有体会，通过临床观察，他认为，在一定范围内，临床疗效随用药量增加而增加，其原因主要有以下两方面：一方面，随着中医药日益受到人们欢迎，中药材的用量日益增加。但是，随着滥挖乱采，药农的逐利，天然的道地药材日益减少，临床所用中药大多为人工栽培，其质量及有效成分含量有所下降，以往的习惯用量往往难以收到相应的效果，所以必须增大用量，方能收到相应的疗效。另一方面，在一些临床效果不佳的情况下，临床医生有时突破惯性用药经验，大剂量用药，有时可能产生新的作用，甚至收到神奇的疗效。所以，有时加大药物用量确实会收到较好效果。例如益母草，辛苦微寒，主要作用是活血调经，虽然《神农本草经》曾提及“除水气”的作用，但后世应用者很少，或认为消水之功并不显著，其实这是没有掌握好其用量的缘故。据朱良春观察，益母草的利尿作用，每日用到 15 ～ 30g 尚不见效，须加至 60 ～ 75g，始奏明显之效，90 ～ 120g 时其效更佳，可用于治疗急性肾炎之尿少、浮肿之候。

又如穿山龙，味苦，性平，对细胞免疫和体液免疫均有调节作用，所以近年来成为治疗风湿类疾病的妙药，为朱良春治疗风湿病最常用药物之一。《中华本草》谓其干品用量为 6 ～ 9g，《中草药手册》多为 15g，少数达 30g，东北地区常用量也为 15 ～ 30g。但根据朱良春经验，若要取得较好的疗效，其用量须为 40 ～ 50g，30g 以下收效不明显。制南星有化痰止咳之功，朱良春认为用制南星也能够止骨痛，常常用于风湿病、肿瘤的骨痛，临床用量要在 30g 以上，效果方好。

关于临床的“效”和中药的“量”成正比的原因，朱良春认为，中药用量是要从多方面来考虑的，中药是中医治疗疾病最重要的武器，但要它发挥新的作用或起到特定的疗效时，就必须突破常用剂量，打破常规，才能达到目的。增大剂量能加强疗效或产生新的作用，原因很多，也很复杂，但总的来说符合“量变引起质变的原则”。不过，朱良春强调临床中药加大剂量使用，必须在一定的条件下，在一定限度内确定，才能由合理的数量变化引起良性的质量变化，否则缺少一定的条件，超过一定的限度，这种由量变转化的质变，就会产生副作用甚至严重的后果，应当重视。

应用大剂量药物应遵循的原则是，增大剂量不是盲目的、胡乱的，而是在古今文献资料研究总结的基础上，或是根据民间实践经验的事实，通过自身临床实践、系统观察才提出的。例如用大量荠菜治疗尿潴留，一方面民间流传有此经验，另一方面现代药理分析证实其有直接兴奋子宫、膀胱平滑肌的作用，所以大量使用它治疗尿潴留是完全可靠的。又如土茯苓，现代药理研究证明其确实有降尿酸作用，剂量大些，效果好些。

朱良春也强调，中药也有副作用，所以增大药物用量，使之发挥更大的作用，产生新的功能，还要有选择性、目的性，尤其是必须坚持辨证论治的原则，因证选方，随症加味，不能简单草率，以免偾事。如使用大量刘寄奴治疗丝虫象皮肿，具有捷效，但其专入血分，走散破血，凡气血较虚，或脾胃虚弱，易于泄泻者，宜慎用或不用。因此，不是所有药物加大剂量，都会加强作用或产生新的作用。同时，也不能因为增大剂量可以加强疗效，就忽视了小剂量药物的作用，形成滥用大剂量的倾向，这样既浪费药材，也增加患者负担，还会对机体造成损害。如附子、乌头、细辛、麻黄、马钱子、六轴子（羊踯躅）等均有毒性，临床用时必须注意炮制和用量，切不可盲目大剂量用之。

用药如用兵，药贵中病，疗效的高低，决定于药证是否切合，常言药证合拍，合则奏效。中药的用量，主要是根据患者的体质、症状、居住的地域、气候和选用的方剂、药物等因素进行综合考虑。所以，朱良春特别强调，在深入挖掘和研究大剂量药物与疗效关系的同时，绝不能忽视小剂量药物的应用，因为小剂量药物亦能愈病，因轻可去实，四两拨千斤，用得好，节省药材。正如戴复庵所说："二者（太过与不及）之论，唯中而已，过与不及，皆为偏废。"一定要辩证看待药物的量和疗效的关系，用对药物。

（二）创制良方

朱良春经典理论深厚，在深研经方基础上，又博采众长，撷英咀华，知常达变，擅长发现一些药物的特殊作用，在临床上大胆用之，取得良好效果。朱良春深受章次公先生的影响，尤其对叶天士、张锡纯的学术思想经验和组方用药，深入研究，临床创制良方多多。兹介绍如下。

1. 仙桔汤

【组成】仙鹤草 30g，桔梗 8g，白槿花 9g，炒白术 9g，白芍 9g，木香 6g，炒槟榔 4g，乌梅炭 9g，白头翁 10g，炙甘草 4g。

【用法】一日一煎，煎取 250mL，分两次服。

【功效】益气健脾，行气止痛，清利湿热。

【主治】脾虚湿热型慢性泄泻。适用于久泻便溏，夹有黏冻，纳呆肠鸣，腹胀腹痛，神疲乏力，苔腻舌尖红，脉象细濡等症，包括过敏性结肠炎、溃疡性结肠炎、慢性痢疾急性发作者。

【方解】朱良春认为："慢性泄泻，迭治不愈，缠绵难解者，辨证往往有脾虚气弱的一面，又有湿热滞留的存在，呈现虚实夹杂的征象，所以在治疗上，既要补脾敛阴，又须清化湿热，才能取得效果。仙桔汤即据此而设。其中，仙鹤草除善止血外，并有治痢、强壮之功。《滇南本草》载其"治赤白痢"。朱良春认为本品不仅可治痢，还能促进肠吸收功能的恢复，对脾虚湿热型慢性泄泻最为有益，可谓一药数效。《别录》载桔梗“利五脏肠胃，补血气，温中消谷”;《大明》载“养血排脓”;《本草备要》载治“下痢腹痛”。久泻用其排脓治痢，凡大便溏泻夹有黏冻者，用桔梗甚效。白术、木香健脾调气；白芍、乌梅、甘草酸甘敛阴，善治泄泻而兼腹痛者，腹痛甚者可加重白芍、甘草之用量，缓急止痛，白芍用至 15 ～ 30g。白槿花甘平，清热利湿，凉血，对下焦湿热能迅速改善症状。槟榔本是散结破滞、下滞杀虫之药，小量则善于行气消胀，对腹泻而腹胀较甚者，黄芩、黄连宜少用、暂用。因苦寒之味，过则伤脾，损阳耗阴，久泻脾虚尤需注意。白头翁配白槿花，可增强清泄湿热之效而无弊端。脾虚湿热之久泻，处理不当，往往顾此失彼。甘味健脾之品，过则助湿生热；苦寒燥湿之属，重则伤阳损阴。仙桔汤补泻并施，有健脾敛阴、清化湿热之功，对虚实夹杂之证，既不壅塞恋邪，亦无攻伐伤正之弊。本方桔梗伍槟榔，升清降浊；槟榔伍乌梅，通塞互用；木香伍白芍，气营兼调。方中无参、芪之峻补，无芩、连之苦降，无硝、黄之峻猛，盖肠道屈曲盘旋，久痢正虚邪伏，湿热逗留，一时不易廓清，进补则碍邪，攻下则伤正，故宜消补兼行，寓通于补，始与病机吻合。

2. 培补肾阳汤

【组成】淫羊藿 15g，仙茅 10g，怀山药 15g，枸杞子 10g，紫河车 6g，甘草 5g。

【用法】一日一煎，煎取 250mL，分两次服。

【功效】温补肾阳。

【主治】肾阳不振，见怯寒肢冷，面色㿠白，头晕耳鸣，腰膝酸软，食少腹胀，心悸怔忡，喘咳，夜尿偏多，小便清长，大便稀溏或五更泻，滑精、早泄，甚则精清、阳痿；或为带下绵注，或为经行量多，淋漓不净，或为滑胎不孕，舌淡红，苔薄白，脉沉细。

【方解】张景岳说“善补阳者，必于阴中求阳，则阳得阴助而生化无穷；善补阴者，当于阳中求阴，则阴得阳升而源泉不竭”，故用淫羊藿，味辛、甘，性温，入肝、肾二经，功擅补肾壮阳，祛风除湿。朱良春常谓此药温而不燥，为燮理阴阳之佳品。仙茅，味辛，性温，入肝、肾二经，温肾阳，壮筋骨，治阳痿精冷，小便失禁。山药色白入肺，味甘归脾，质黏益肾，能滋润血脉，固摄气化，宁嗽定喘，强志育神，性平可以常服多服。枸杞子，味甘、微辛，气温，可升可降，阴中有阳，故能补气，滋阴而不致阴衰，助阳而能使阳旺，为补肾之佳品。朱良春认为，山药、枸杞子二者同用，有育阴以涵阳之妙，故无须虑二仙温壮助阳之峻。紫河车，味甘、咸，性温，入心、脾、肾三经，为血肉有情之品，《本草经疏》称其“乃补阴阳两虚之药，有反本还元之功”。甘草，味甘性平，入脾、胃、肺经，和中缓急，润肺，解毒，调和诸药。综观此方用药，护及五脏，尤重脾肾，立方之理论体现中医之本，而补脾肾乃中医学治疗之主旨。《医门棒喝》中说："脾胃之能生化者，实由肾中元阳之鼓舞。"朱良春根据"命门"学说，并注重调补脾肾的指导思想而创立此方。随症加味：肾阴不足较严重者，加生地黄、熟地黄各15g，女贞子10g，百合12g。肝肾阴虚者，加生白芍、生地黄、熟地黄各12g，女贞子、沙苑子各10g。脾肾阳虚而大便溏泻或久利不止者，加补骨脂、益智仁、鹿角霜、炒白术各10g。肝脾肾俱虚而见慢性泄泻者，加炒白术15g，乌梅炭3g。腰痛剧者，加炙蜂房、炙土鳖虫、炙乌梢蛇各10g。浮肿者，加熟附片、炒白术、茯苓各10g。哮喘者，加核桃肉4枚，补骨脂10g，黄荆子12g，五味子5g；严重者加人参3g，蛤蚧1.5g，二味共研，分两次冲。遗精或小便频数者，加山萸肉、菟丝子各10g。阳痿早泄者，加巴戟天、露蜂房、淡苁蓉各10g。虚阳上扰，血压升高者，加生牡蛎30g（先煎），紫贝齿15g（先煎），龟甲20g（先煎）。

3. 定喘散

【组成】红人参、北沙参、五味子各15g，蛤蚧1对，麦冬、化橘红各9g，紫河车20g。

【用法】共研细末，每次1.5g，日服2～3次。

【功效】补益肺肾，化痰平喘。

【主治】慢性咳喘，动则尤甚，痰少不多，神疲乏力，舌淡红，苔薄白，脉沉细。

【方解】慢性咳喘多肺肾两虚，肺虚，失于宣肃，故咳喘时作；肾失所纳，故动则喘甚。气虚则神疲乏力，脉沉细。红参补气力宏，沙参、麦冬滋阴润肺；蛤蚧、紫河车补益肺肾，填补精髓；化橘红化痰止咳；五味子收敛肺气。

（三）活用药物

1. 穿山龙

穿山龙是薯蓣科植物穿山龙薯蓣的根茎，别名甚多，如过山龙、穿龙骨、穿山骨、金刚骨等，但卫矛科植物过山枫的根以及卫矛科大芽南蛇藤的根，也叫穿山龙，不可混淆。本品味苦，性平，入肺、肝、脾经。含薯蓣皂苷、纤细薯蓣皂苷、穗菝葜甾苷等成分，其主要有效成分是甾体皂苷，乃生产甾体类抗炎药的原料。因此它不仅有镇咳、祛痰、平喘，改善冠脉流量，降低血胆固醇、脂蛋白水平的作用，还有调节免疫功能的作用，所以是治疗风湿类疾病的主要药物。本品是朱良春从民间搜集而逐步广泛应用的，首见于《全国中草药汇编》，以后各地陆续报道，东北、西北诸省应用较多。《药学通报》曾报道，用穿山龙注射液治疗风湿和类风湿关节炎，有效率达89%。《中华本草》载其主要功能为祛风除湿，活血通络，止咳定喘，主治风湿痹痛，肢体麻木，胸痹心痛，劳损，慢性支气管炎，跌打损伤，痈肿等。朱良春认为其扶正气、祛风湿、通血脉、蠲痹着的功效是显著的，民间早已应用，可能是在《本草纲目拾遗》（1765）之后始发现而在民间流传的，而有文献记载则是近50年的事。《中华本草》谓其干品用量是6～9g，《中草药手册》多为15g，少数达30g，东北地区常用量亦为15～20g。朱良春认为要取得较好的疗效，其用量需40～50g，30g以下收效不著。临床常常用于治疗类风湿关节炎、强直性脊柱炎、系统性红斑狼疮、干燥综合征、皮肌炎等顽症痼疾，多用30～50g为主药，确有调节免疫功能，缓解病情的作用。穿山龙性平，风湿病等诸症均可用之；寒证配以川乌，热证佐以鬼箭羽，寒热夹杂则并用之，结合辨证论治，有相得益彰之功。

2. 川乌、草乌

川乌、草乌是治疗风湿病的常用药，张仲景《金匮要略》就有乌头煎治寒疝之方，因其辛温大热，含乌头碱，具有较强的温经散寒、镇痛蠲痹之功，是治疗风湿病疗效较佳的药物，凡寒证、痛证，必用本品。对疼痛剧烈而偏热者，可伍以甘寒之品如寒水石、知母，以制其偏。如舌红，脉弦大之阴虚内热证，则不宜用之。本品有毒，宜用制川乌、制草乌为妥。如用生者，必先煎2小时，以减其毒。

朱良春对于慢性风湿性关节炎，类风湿关节炎，强直性脊柱炎，老年性关节病，骨质增生，坐骨神经痛，椎间盘突出症，软组织损伤后筋肉拘挛、关节不利等症所致之疼痛，伴有形寒肢冷，舌质淡或衬紫，苔白或腻，脉弦紧或弦缓者，均可用之。如热象较甚，红肿热痛者，则暂不宜用；尤其是心律失常、风心病、心绞痛、脉结代，以及老年性心肺功能不全者，更需慎用。乌头碱及其所含之其他成分可能有蓄积作用，如出现头昏、舌麻、流涎、心率减慢、血压下降、呼吸减缓，是乌头碱中毒之征，必须立即停服，并用绿豆、干姜、甘草煎服，以解其毒。用量：一般制川乌6～15g为宜，部分寒证，可加大剂量，以不超过30g为是。尽量不用生者，更不要轻易川乌、草乌同用，以免中毒。孕妇忌用，否则可能引起流产、早产，影响胎儿神经系统发育。好药要善用、慎用，不可滥用。

3. 鬼箭羽

鬼箭羽又名卫矛，《神农本草经》即有载录，味苦，性寒，善入血分，破血通络，解毒消肿，蠲痹止痛。一般临床较少应用。朱良春认为本品行散入血，既能破瘀散结，又擅活血消肿，祛痹定痛，凡是瘀血阻滞之证，均可参用。《神农本草经》称其“除邪，杀鬼蛊疰”，就是指出它能治疗瘀血阻络而导致的诸多疑难杂症。现代药理研究证明它有调节免疫的作用，所以对自身免疫性结缔组织病如类风湿关节炎、系统性红斑狼疮、干燥综合征、硬皮病、白塞综合征、血管炎等疾病，均可应用。上述诸病均有不同程度的关节肌肉疼痛，并常伴有不规则发热，以及皮肤、黏膜损害，症情反复缠绵，“久痛多瘀、久痛入络”，临床常以之配穿山龙为主药，结合辨证论治，时获佳效。但气血亏虚，或有出血倾向，以及妇女月经过多、孕期，则不宜应用。用量一般15g左右，体实者可用至30g。《浙江民间常用草药》治风湿病方，用卫矛60～90g，水煎服用，就说明它是没有毒副作用的，只有虚寒证宜慎用之。

此外，由于本品擅解阴分之燥热，对糖尿病之阴虚燥热型者颇合，不仅能降血糖，而且对并发心脑血管和肾脏、眼底及神经系统等病变，有改善血液循环、增加机体代谢功能的作用，既能治疗，又能预防。据药理分析，亦证实其所含之草酰乙酸钠能刺激胰岛细胞，调节不正常的代谢功能，加强胰岛素的分泌，对中虚气弱者，可配合参、芪、术等同用。孕妇慎用。

4. 仙鹤草

仙鹤草为止血要药，临床常用于咯血、吐血、衄血、便血，以及妇产科崩漏、月经过多等疾患。但此药止中有行，兼擅活血之长，则为人所鲜知。朱良春认为，仙鹤草味苦辛而涩，涩则能止，辛则能行，故止涩中寓宣通之意。考诸文献，《百草镜》中载本品“下血活血”，治“跌仆吐血”的记载，《本草纲目拾遗》载仙鹤草“疗肿痈疽，肺痈，乳痈，痔肿”。故其有活血消肿之功效，常用于痈肿、乳痈等症。《百草镜》也记载治乳痈初起，即用仙鹤草30g酒煎，并云“初起者消，成脓者溃”。《闽东本草》用仙鹤草治痈疽结毒，亦可证本品之活血作用。盖乳痈与痈疽结毒，皆因邪毒结聚，气血壅遏所致，如其无活血之功，又何能使其消之溃之？因此，朱良春认为对于仙鹤草不能单纯以收涩止血之品视之，它是一味止血不留瘀，使瘀血去新血生的血证要药。

另外，仙鹤草别名脱力草，江浙民间用此品治体力劳动太过之脱力劳伤有效，足证其有强壮之功。单用此药治疗气血虚弱之眩晕，也有一定效果。朱良春常以仙鹤草配黄芪、油松节、大枣为基本方，治疗血小板减少性紫癜、过敏性紫癜，其效颇佳。仙鹤草、黄芪、油松节各30g，大枣15枚，一日一剂，两次水煎服。凡贫血患者，三系减少，或仅血小板减少者，每以油松节、鸡血藤、牛角腮、仙鹤草各30g，补骨脂15g，加于辨治方中，有升高红细胞、白细胞及血小板之功。如证属阴虚者则去黄芪，加生地黄、白芍、枸杞子、龟甲、旱莲草。治慢性痢疾与结肠炎又拟有“仙桔汤”，方中仙鹤草，取其活血排脓、止泻之功，用之多验。因为仙鹤草能治痈疽结毒，还有强壮、补益之功，朱良春常用仙鹤草治疗肿瘤和其他杂症，往往重用仙鹤草100～150g煎汤代水，加入辨证的处方中，临床用于食管癌、胃癌、肺癌、胰腺癌、乳腺癌等，有消癌抗瘤之效。现代研究发现仙鹤草含多种抗癌成分，对人体的癌细胞有强大的杀灭作用，而对正常细胞秋毫无犯，甚则还能促进正常细胞生长发育，具有稳定而显著的抗肿瘤作用。仙鹤草对于金黄色葡萄球菌、大肠杆菌、绿脓杆菌等有抑制作用。

此外，朱良春还用仙鹤草配葎草、红枣治盗汗、自汗，配天浆壳治久咳无痰，配僵蚕治消渴，多应手收效。

5. 淫羊藿

淫羊藿亦名仙灵脾，味辛甘，性温，入肝、肾二经，功擅补肾壮阳，祛风除湿，强筋健骨。凡肾阳亏虚所致之阳事不举，小便淋沥，经脉挛急，风湿痹痛，老人昏眊，中年健忘诸症，用之恒有佳效。朱良春擅用此品，常谓："淫羊藿温而不燥，为燮理阴阳之佳品。"其用大剂淫羊藿（20～30g）配合熟地黄、仙茅、鹿衔草，治疗类风湿关节炎、强直性脊柱炎等痹证，属于肾阳亏虚或脾肾两虚，或寒湿痹等，可起顽痹之大症，取其温肾阳、逐风湿之功；用淫羊藿配合丹参、合欢皮、炙甘草，治阳虚之心悸、怔忡，取心阳根于肾阳之意；用淫羊藿配合高良姜、荔枝核，治多年之胃寒痛，取益火生土之意；配合紫石英治妇女宫寒痛经、闭经、不孕；配合黄荆子、五味子、茯苓治水寒射肺之咳喘；配合吴茱萸、川芎治寒厥头痛。

（四）常用药对

1. 土茯苓、萆薢

土茯苓甘淡性平，入肝、胃二经，功可解毒、除湿、利关节。《本草正义》谓其"利湿去热，能入络，搜剔湿热之蕴毒。"萆薢苦平，入肝、胃、膀胱经，《本草纲目》谓其"长于祛风湿，所以能治缓弱顽痹、遗泄、恶疮诸病之属风湿者……"故善治风湿顽痹。痛风乃嘌呤代谢紊乱所引起，中医学认为系湿浊瘀阻，停着经隧而致骨节肿痛、时流脂膏之证，应予搜剔湿热蕴毒，故取土茯苓健脾胃、祛风湿之功，脾胃健则营卫从，风湿去则筋骨利。萆薢善利湿浊而舒筋络。两药为治疗痛风要药，可快速消除症状，降低血尿酸指标。

2. 黄芪、当归

朱良春治疗痹证除注重分期论治，初期峻猛，中则宽猛相济，末宜宽缓取胜之外，分型论治以益肾壮督贯穿始终，尤其注重治风理血。故每在益肾壮督的同时配伍使用养血祛风、宣痹定痛之药，常用黄芪、当归为对。黄芪甘温，可荣筋骨，更擅补气，气足则血旺，血旺则气行有力。用于痹证因气虚血滞，筋脉失养者。当归甘平柔润，长于补血，《别录》谓其可除"湿痹"，《伤寒论注解》谓其能"通脉"。《得宜本草》曾云黄芪"得当归能活血"。黄芪、当归相使为用，则补血生血活血之效更著，有阳生阴长，气旺则血生之义，具有增强机体免疫力，促进新陈代谢等作用。以黄芪、当归为药对治风理血，实乃从化源滋生处着眼。盖人之阳气，资始在肾，资生在脾，且顽痹多久服风药，当有疏风勿燥之意。

3. 白芥子、制南星

痹证的三大主症之一"肿胀"的主因为"湿胜则肿"，早期治疗可祛湿消肿，常用泽兰、泽泻为对，或苍术、黄柏为对。肿胀日久不消，湿邪内停，黏着不去，致气血不畅，湿凝为痰，血滞为瘀，痰瘀互结，附着于关节，导致关节畸形，此为痹证的中后期，常选用制南星、白芥子为对治疗。天南星苦辛温，其性味辛燥而烈，专走经络，善止骨痛，为开结闭、散风痰之良药，对各种骨与关节疼痛均有佳效。白芥子辛散温通，味厚气锐，入经络，有搜剔痰结之效。《开宝本草》谓其治"湿痹不仁……骨节疼痛"，《本草纲目》亦谓白芥子可治"痹木脚气，筋骨腰节诸痛"。两药相伍，可化瘀通络，祛瘀定痛，搜剔经隧骨骱中之痰瘀，痰去瘀消，则肿痛可止。

4. 全蝎、蜈蚣

全蝎、蜈蚣功效相近，具有息风、定痉、通络、止痛作用。全蝎长于祛风平肝，解痉定痛。全蝎、蜈蚣研细末装胶囊治疗癫痫惊搐，名"止痉散"，每服 1 ～ 3g，按年龄、病情增减用量，一日两次。对癫痫发作，持续使用，可减少或制止其发作。对小儿高热惊搐，参用此二药，也有止搐缓惊之功。此方又名"蝎蚣胶囊"，用于痹证、偏头痛等病疼痛，效果较好，已为院内制剂。

5. 黄芪、莪术

黄芪味甘，性温，补气。慢性胃疾和癥瘕积聚多为久病耗气损精，而致气衰无力，血必因之瘀阻，因之呈气虚血瘀之候。朱良春认为此类病症应选益气活血、化瘀生新之品，方能奏养正消积之功。《本草汇言》谓："黄芪补肺健脾，实卫敛汗，祛风运毒之药也。"王执中《资生经》曾载："执中久患心脾疼，服醒脾药反胀。用蓬莪术面裹炮熟研末，以水与酒醋煎服立愈。"张锡纯《医学衷中参西录》治女科方又有理冲汤用黄芪、党参配三棱、莪术之例，他指出："参、芪能补，得三棱、莪术以流通之，则补而不滞，而元气愈旺。元气既旺，愈能鼓舞三棱、莪术之力以消癥瘕，此其所以效也。"朱良春对此颇为赞赏，并加发挥，他常用生黄芪 20 ～ 30g，莪术 6 ～ 10g 为主，治疗慢性萎缩性胃炎、消化性溃疡、肝脾肿大，以及肝或胰、胃、肠癌肿患者，颇能改善病灶的血液循环和新陈代谢，以使某些溃疡、炎性病灶消失，肝脾缩小，甚至使癌症患者病情好转，延长存活期。临床具体运用这两味药物时，根据辨证论治原则，灵活掌握其剂量、配伍。如以益气为主，黄芪可用 30 ～ 60g，再佐以潞党参或太子参；如以化瘀为主，莪术可用至 15g，也可加入当归、桃仁、红花、土鳖虫等；解毒消癥常伍参三七、虎杖、蛇舌草、蜈蚣。临床实践证实，凡胃气虚衰、瘀阻作痛者，以两味为主，随症制宜，胃痛多趋缓解或消失，食欲显著增进，病理变化随之改善或恢复正常，可见其大有健脾开胃、扶正祛邪之功。朱良春指出：黄芪能补五脏之虚，莪术善于行气、破瘀、消积。莪术与黄芪同用，可奏益气化瘀之功，病变往往可以消弭于无形。因为黄芪得莪术补气而不壅中，攻破并不伤正，两药相伍，一补一通，行中有补，补中有行，相得益彰。生黄芪性虽温补，但能疏调血脉，通行经络，祛风运毒，生肌长肉，以其伍蓬莪术，恒收祛瘀生新之功。

六、读书之法

（一）精读经典

中医经典著作，特别是《黄帝内经》《伤寒论》《金匮要略》《温疫论》《温热论》《温病条辨》尤为重要。一些经典，文义深奥，难以明了，要先学好古汉语、医古文，去研究古字含义，才能弄懂、弄通中医经典，中医经典“文简、意博、理奥、趣深”，要下苦工夫去“心悟”，才能有所得。精读中医经典是学习中医的基础，也可临床实践中再去复读、领悟，用经典理论、方药指导临床，提升临证能力。中医经典中有许多内容是超时代的智慧结晶，还有不少宝藏未被发现，奥旨内涵未被阐明。有时在熟读的基础上再适当参考一些医家注释，能够更好地理解。《黄帝内经》《伤寒杂病论》这两本书应当随着个人的医技提高而不断地读、不断地用，从医一辈子，就要读一辈子。“自古医家出经典”，朱良春认为《伤寒论》是中医辨证论治理论体系的奠基之作，内容十分丰富和精湛，言简意赅，法简完备，组方严谨，药简效宏，垂法万世。《伤寒论》理论是对前人的继承和发展，六经理论既用于温病，也用于杂病治疗。朱良春说：“宋代伤寒大家许叔微讲过‘师仲景心，用仲景法，而未尝泥仲景之方’。”临床上朱良春既用经方，也用自拟方，而自拟方又常有经方神韵，可谓用活了经方。

（二）熟读专著

朱良春认为一定要多读其他医学书籍，读书要“精读与泛览相结合”，兼收并蓄。他对张景岳的《类经》尤为赞赏，认为此书彰明经义，析理精深。他对孙一奎的《赤水玄珠》深为折服，认为很多内容体现了辨证论治的精神。他对《备急千金要方》做过深读与研究。治疗温病、瘟疫，朱良春认为一定要读一读清代著名医家杨栗山所著《伤寒温疫条辨》，其融合百家之长，辨明伤寒温疫，创立升降散名方。研读《伤寒温疫条辨》，既要学习运用升降散及其变方的临床经验，更要学习杨栗山传承创新的精神。朱良春所推崇的“表里和解丹”，由“升降散”加味组成，适用于流感、伤寒等温热病初起见有表里证者，或病已三五日，尚有表证存在者，服后常一泄而脉静身凉，或显见顿挫，继服2～4次即挫，疗效极佳。朱良春对《伤寒论》《金匮要略》中虫类药深入研究，对清代叶天士《临证指南医案》细读深研，认为叶天士不仅是温病治疗大家，也是内伤杂病治疗大家，他认为久病入络，非虫蚁搜剔不能见效。朱良春对张锡纯倍加赞赏，《医学衷中参西录》一书，张锡纯的一些观点和独特的用药特色，非常值得学习和借鉴。他对王清任和蒋宝素的著作也涉猎研读。

（三）泛读报刊

朱良春认为读报也相当重要，他订阅了《中国中医药报》《南通日报》《江海晚报》《中医杂志》等报纸杂志，特别是《中国中医药报》，可以从中了解国家的卫生方针政策，尤其是中医药的发展动态。作为中医人，他每天都关心中医界的大事，从中受到鼓舞和启迪。一些名家医案他也细细阅读，扩大自己的知识面，择善而从，择优而学。

（四）读古文诗词

中医文化是中华优秀传统文化的一部分，中医脉案以前要求非常高，包括医者文字及书写功底，古代一些脉案、中医处方多是毛笔书写，观之医理清晰，文字通畅，书法优美。朱良春认为要把脉案写好，整理医案，撰写文章，在学好中医基础的同时，也必须读懂弄通古字词语，学习一些优秀的古文和诗词，增加自己的文化修养，才能更好地应用古文、诗词。编写著作出版前，中医人之间有时应邀作序，没有古文学底蕴，难成妙笔文章。

七、大医之情

（一）仁心仁术

朱良春虽然出身于一个不富裕的家庭，青年因病休学而后学习中医，但他牢记父亲叮嘱一定要济世活人，积德行善。其后深受恩师章次公先生的教诲和言传身教，一心为患者解除痛苦。朱良春常常说医乃仁术。“仁”字，是“人”字旁一个“二”，即两个人。历代医家均以医德与医术并重，俗谓“道无术而不行，术无道而不久”。医生要把患者当亲人，患者要把医生当亲人。患者从医生那里得到救治，医生从患者那里得到经验。患者是医生的老师。医生只有竭尽全力才能体现仁术。自己只是一个人，光为自己就不是仁术。中华人民共和国成立前，朱良春刚来南通行医的时候，是20世纪40年代，一些贫苦大众看不起病，他就送药给患者或赊账拿药。20岁出头的朱良春，在门上贴一纸条，写着“贫病施诊给药”。凡人力车夫等贫苦人，一律免费看病。看完病后，朱良春往药方上盖一个章“朱良春施诊给药”。穷人拿着这张药方去瑞成堂药房取药，一律不收药钱。朱良春与瑞成堂有约，每年的端午、中秋和春节，各结算一次。瑞成堂结算时打个七折向朱良春收钱。朱良春医德高尚，医术高明，朱良春家的厅堂，曾经挂着弘一法师为他书写的横匾“为大医王，善疗众病”，这是他一生行医的写照。他热爱学习，知识丰富，著作等身。但是，从没有大家架势，反而平易近人。他虚怀若谷，平时既向同行学习、交流，也向年轻人学习。他善于发现中医人才，积极举荐中医人才，如推荐的《中医杂志》原副社长朱步先、原中国中医研究生院副教授何绍奇等，都名扬中医界。他积极挖掘土医、土方，南通市中医院“季德胜蛇药”“陈照治疗瘰疬”“成云龙的金荞麦治疗肺脓疡”，“三枝花”扬名海内外。他是慈父严师，在他的影响下，7名子女中有5人从医，孙辈亦有3人从医，且都取得不俗成绩。四女朱婉华现为全国老中医药专家学术经验继承工作指导老师、江苏省名中医，三女朱建华为江苏省名中医、中华中医药学会学术传承导师，朱胜华、朱剑萍为南通市名中医。朱良春子女已经成为扬名我国中医界的“朱家军”。他一直说“经验不保守，知识不带走”。无论对子女和弟子、学生都循循善诱，倾囊相授，毫无保留，如“蜡炬燃己，光照他人”，他的敬业精神和博大胸襟，将众多学生深深折服。他对章次公先生极为尊敬，多次组织整理“章次公医案”和召开学术思想讨论会。在章次公先生去世后，尽力帮助师母。他历任全国中医学会理事，全国中医内科学会委员，中国农工民主党第九、十届中央委员，江苏省政协常委，江苏省农工民主党常委，南通市政协副主席，南通市农工民主党主委，积极拥护共产党领导，参政议政，建言献策。他为中医药事业的发展，奔走倡议，贡献了自己一生的光和热。

近80年的行医生涯，朱良春坚持“仁心仁术”为患者，对患者无贵贱之分，一视同仁。他不辞辛劳，每周一在南通市中医院门诊、周六上午在南通良春中医药临床研究所门诊部、周三上午在南通市良春中医医院门诊、病房出诊，年接诊患者6000余人次，来自全国各地和海外。他临床善用虫类药治疗风湿病、肿瘤、脾胃病、肝胆病等，人称“虫类药专家”。朱良春处方精当，用药灵活，随机应变，疗效明确。为了弘扬中医学术，朱良春经常在全国各地学习班、培训班上讲课，释疑解惑，传授经验。朱良春热爱中医药教育事业，为培养后学，1997年他在南京中医药大学捐款设立了“朱良春奖学金”奖励优秀学生。在他去世后，2017年8月20日其子女遵照他的遗愿，向在南京中医药大学设立的“朱良春奖学金”增资100万元，主要用于奖励资助品学兼优但经济比较拮据的杏林学子，并向新成立的南通“朱良春慈善基金”捐资人民币300万元，主要用于资助录取中医药类专业院校的贫困家庭学生、贫困家庭的大病患者及其他需要资助的困难对象，奖励对推动中医药文化发展有突出成就的个人和团体。其宽阔胸怀，崇高境界，令人钦佩！朱良春是江苏省中医药、中西医结合、针灸学会终身名誉会长，《江苏中医药》杂志常务编委，数十年来，为学会和杂志的建设与发展倾注了大量心血，作出了重要贡献。

（二）心系地方

朱良春十分重视中华文化，关注祖国各地悠久历史和特色文化。在晚年，更是倾注大量心血，率先提出创办南通中医药文化博物馆，并带头积极捐款。在他的倡导和坚持下，南通中医药文化博物馆在省、市各级主管部门和社会各界贤达的关心和大力支持下圆满建成，于2016年5月18日起开馆，免费向社会开放，并成为江苏省中医药文化宣传教育基地、江苏省科普教育基地、江苏省最美公共文化空间，迄今已经接待海内外参观人数38万人，累计辐射人群80余万人。

八、养生之智

（一）精神愉快，青春常在

孔子说:“乐以忘忧，不知老之将至。”朱良春强调“乐则长寿，神安延年”。要想延年益寿，就要热爱生活，保持乐观。不良的情绪对人体健康影响很大，人是处在社会矛盾之中的，人生道路，有坦途，有坎坷，不顺心的事经常遇到，人生会遇到逆境和困难，但是，不要消极、悲观、沮丧，不要长期被负面情绪所困扰，否则日久必然会导致疾病。朱良春面对人生逆境，从不懊恼，耿耿于怀，对名利得失一笑了之，泰然自若，思想豁达，胸怀宽广，真正做到“恬惔虚无，真气从之”。

（二）动可延年，适量运动

运动可以促进血液流畅，增进体力，加强抗病防御功能，从而达到延年的目的。朱良春常常说:“活动，活动，要活就要动。”非常形象生动。平时，朱良春所做的运动，有散步、登山、伸展活动、自创的体操。但动要适量，不可超量。朱良春对运动锻炼的原则是量力而行，以轻松为度，贵在坚持。他每天生活节奏比较紧凑，没有时间去练气功、打太极拳。但他80岁之前一直坚持上下班骑自行车，外出活动也骑车，这是一种不占时间的锻炼方法。他早晨醒来先把两手搓热，然后用手指梳理头发，再用两手按揉耳郭和面部，慢慢转动头颈部，直到神清气爽为止。每天早晨或晚上做 5 ～ 10 分钟四肢活动的自由操：左右摆动四肢，用手指梳头发，然后两手擦面部、摸耳翼，左右缓慢转动头颈，这样能使头目清爽，两腿轻健，减少面部皱纹，控制颈椎病。我们运动要以身体感觉轻松为度，若运动后感到疲劳就说明运动过量了。

（三）戒烟除酒，规律生活

朱良春不抽烟，不喝酒，不打牌，很少参加娱乐活动，生活极有规律。长期以来，朱良春每天只睡六七个小时，睡得太多，人的精力易于懒散。但有时难免失眠，失眠也是非常痛苦的，会给生活和工作带来许多不便。朱良春的体会是失眠时不要急躁，全身放松，听之任之，更不要去想“失眠”二字，两目“内视”，恍恍惚惚，可以祛除杂念，这样也能起到助眠的效果。同时朱良春一直坚持睡“子午觉”，中午午休 15 ～ 30 分钟。子时、午时是睡眠质量最好的时间段，能够很好地改善疲劳。朱良春建议老年人以及虚劳人群坚持睡“子午觉”，这是顺从自然界阴阳消长的养生之道。

（四）病从口入，慎食为要

许多疾病是吃出来的，所以朱良认为要慎食。一是要讲究食品卫生，食品要新鲜、干净，不吃变质或被细菌污染的食物，能够预防肠道传染病。二是饮食要有节，不要暴饮暴食。三餐要定时，这样肠胃的消化和吸收就有规律。三餐要定量，“饮食自倍，肠胃乃伤”，过饱过饥都易损伤肠胃，少吃刺激性、油腻的食物。进食时要细嚼慢咽，每口食物要咀嚼 10 ～ 15 次，老年人提倡少食多餐。

朱良春坚持吃了 70 多年的长寿粥，材料为黄芪 250g，绿豆 50g，薏苡仁 50g，扁豆 50g，莲子 50g，大枣 30g，枸杞子 10g。把黄芪放到砂锅里，加适量水先泡 20 分钟，然后煮 15 分钟，把水滗出来，再加一碗水，煮开之后也滗出来，把这些水合在一起，去煮粥。把绿豆、薏苡仁、扁豆、莲子、大枣清洗干净，倒进砂锅，再倒进黄芪水，盖上盖，开大火，煮开之后换小火煮 40 分钟，把洗干净的枸杞子倒进去，再煮 10 分钟即成。煮出来的粥是 5 天的量，可一次由 5 个人分食；也可每天吃一碗，分 5 天食。此粥有益气健脾、解毒防病之功。

朱良春认为，不论采用哪一种养生方法，关键在于坚持，一定要持之以恒，始可收效。

九、传道之术

朱良春先生可谓桃李满天下。他早年创办中医专科学校、中医继承班，是多所高校和科研机构的客座教授和第一、三、四、五批全国老中医药专家学术经验继承工作指导老师，全国中医临床研修人才指导老师，耄耋之年仍与著名中医学家一道发起名师带高徒学术传承活动。朱良春先后培养学术继承人10余人次、接收入室弟子120余名。另外，作为全国优秀中医临床人才指导老师，还在北京、上海、江苏、浙江、河南、山东等地收徒40余名。在师承带教过程中，朱良春在学习上严格要求，业务上悉心指导，生活上细致关心，学成出师，赠书送印，他把章次公先生对他的“英雄肝胆，儿女性情，神仙手眼，菩萨心肠”希望，很好地传承给后学，广大弟子受益匪浅。作为全国师承工作指导老师，他认真批改学生作业，甚至在临终当天下午还在病床上指导弟子的博士论文答辩。对外地学生来信求教，均一一解答，他严格要求弟子，读经典，跟名师，勤临床，才能很好地提升自己解决临床实际问题的能力。帮助他们打好中医经典基本功，训练临床辨治思维，指导处方用药技巧，系统传授“益肾蠲痹法治疗风湿病”“虫类药治疗疑难杂症”等学术经验，使他们更好地传承、钻研中医学术，造福广大患者。

如今，除16个子女及孙辈、120余位入室弟子外，短期研修、聆听讲学、私淑、遥从弟子不计其数，遍布海内外。

经过多年的悉心培养，朱良春的弟子、学术经验继承人大多数已经成为中医事业发展的骨干力量，据不完全统计，入室弟子中荣获全国名中医、岐黄学者、国内外知名学者、青年岐黄学者、欧洲科学院院士、首都国医名师、省级名中医、全国中医临床优秀人才、省级中医临床优秀人才等省级以上荣誉者60余人。

全国名中医朱良春传承工作室为中华中医药学会第一批全国名中医工作室，后又成立国医大师朱良春学术经验传承研究室，工作室自获批建设以来开展了大量卓有成效的工作，成果显著，系统整理了朱良春的学术思想和临证经验，发表论文80余篇，出版专著10余部，《国医大师朱良春全集》（共10卷）正在编撰中。

朱良春与先师章次公先生共同创立了近现代重要学术流派，两位宗师以其高深的医术救危疾奋，皇古融新，著书立说，并授人薪火，拥有一大批跟随和继承其学术的弟子门人。章朱学派现拥有五代传承人，共计300余人，其中高级职称人员占40%，中级职称人员占50%，中级及以下职称人员占10%，成立了章朱学派传承研究室，举办“章朱学派学术思想及临证经验传承研讨班”三届，建立海内外章朱学派工作站24个，形成以24家工作站为基点，各工作站主任为章朱学派传承核心力量的全球辐射模式。出版著作有《章次公医案》《章次公医术经验集》《章次公医术经验集（增补本）》《虫类药的应用》《医学微言》《朱良春用药经验集》《朱良春用药经验集（增补本）》《实用方剂辞典》《汤头歌诀详解》《中国百年百名中医临床家丛书·朱良春》《国医大师朱良春全集》等著作50余部，发表论文500余篇，多项科研课题获部、省、市级科技进步奖，申报获得国家发明专利30余项，“益肾蠲痹法治疗风湿病技术”被列入江苏省非物质文化遗产，“章朱学派虫类药治疗肿瘤法”被列为南通市非物质文化遗产。

章朱学派传承谱

（按拜师时间先后分段排序）

第一代 章次公

第二代 朱良春

第三代（1960～1990年拜师）

家族传承人

朱建华 朱婉华 朱剑萍 朱胜华 朱幼春 蒋　熙
陈淑范

早年弟子

史载祥 朱步先 何绍奇 孟庆云 李建生 张肖敏
姚祖培 程聚生 楼定惠 王　立 黄柳华 稽　康
吕爱平 沈桂祥 马继松 任玉兰 姜兴俊

第四代（1991～2011年拜师）

家族传承人

郭建文 潘　峰 蒋　恬 朱　彤

弟子门人

陈达灿 吴　坚 徐　凯 万文蓉 陈进春 曾庆明
赵景富 丁珊瑚 陈美娥 许杏莲 郑福增 冯蓓蕾
曹东义 徐凤芹 方邦江 孙　伟 纪　伟 周　爽
王立恒 邱志济 杨悦娅 高　想 程继德 孟庆良
徐大基 罗　曼 傅海呐 吕志杰 马璇卿 陈　权
尹克春 胡世云 毛以林 陈党红 郑春燕 刘喜明
张　琪 何迎春 徐世杰 林明欣 李春岩 贾海亮
葛惠男 张华东 李亚平 沈小珩 苏　励 叶　凤
李廷荃 呼亚玲 王德文 张庆宏 曹炜金 李学君
贾立群 兰智慧 王文昶 王立范 陈煜辉 路　洁
岳小强 刘　庆 刘　龙 周生花 周计春 谢仁明
霍莉莉 邢风举 唐雪春 张振贤 顾军花 吴娅妮
丁　炜 谷万里 李　靖 钱小雷

第五代（自2012年至今拜师）

家族传承人

朱　泓　　吴蓝雪

弟子门人

朱金凤	郑晓丹	吴艳秋	郁兆婧	赵　旭	邱　浩
曲清文	田　华	杜葆华	徐俊伟	朱志宏	刘　毅
唐兆海	葛蔓萍	马利杰	顾冬梅	张侠福	徐慎庠
周韶虹	顾　耘	高红勤	汤丹丹	刘西强	郭闽红
何　峰	刘　毅	吕泽康	武大圣	黄小平	朱齐飞
关　历	马天羽	季锡林	葛竑璐	黄建亮	王丽娟
刘闰红	唐　烨	黄　敏	袁　莉	马明越	刘　果

（吴坚、朱建华整理）

（邬宁茜编辑）

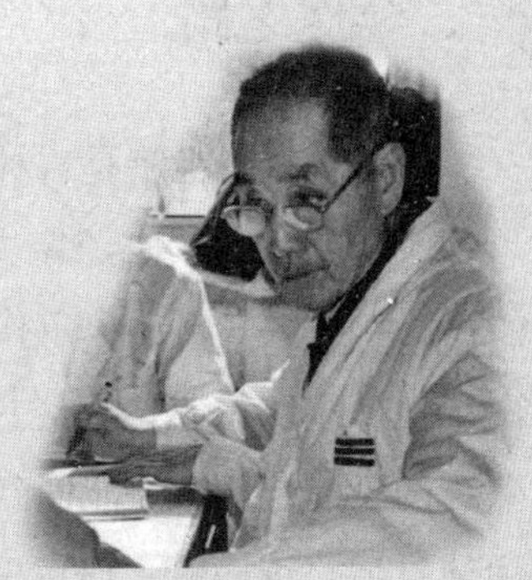

任继学

任继学（1926—2010），吉林扶余人，主任医师，博士研究生导师，长春中医学院内科教研室主任，长春中医药大学终身教授，广州中医药大学客座教授，北京中医药大学脑病研究室顾问。全国老中医药专家学术经验继承工作指导老师，中华中医药学会终身理事。享受国务院政府特殊津贴，荣获白求恩奖章。2009 年被授予首届“国医大师”称号。

任继学教授多年从事中医内科临床、教学、科研工作，一生致力于中医急症，如中风病、心脏病和肾脏病的研究。他强调对中风病进行整个疾病链干预，确立了中风病急性期破血化瘀、泄热醒神、化痰开窍的治疗原则，创造性提出了以破血化瘀法治疗脑出血，收到满意的疗效。通过对脑髓生理病理的阐述，验证了“脑主神明”。提出“喉肾相关，喉病及肾”的肾风发病机理，主张及时截断该途径。承担“七五”和“八五”国家科技攻关计划相关课题，并获国家科技进步奖一项。研制了肺宁口服液、返魂草颗粒等新药。著有《悬壶漫录》《任继学经验集》等学术专著，主编《中医急诊学》（我国第一部中医急症著作）和《中国名老中医经验集萃》，发表论文 150 余篇。

一、学医之路

任继学教授祖籍是吉林省扶余县（三岔河地区），幼年家中虽然生活清贫，但父母却十分支持他读书习字，所以他幼年即开始进入私塾学习，在先生的指导下，以《百家姓》《笠翁对韵》等作为启蒙书籍开始学习传统文化知识，后续攻读四书五经。由于他从小聪敏强记，经过一个时段的学习，就能够对学过的大部分古文知识进行熟练的背诵记忆，并能回到家中后讲解给父母。今日看来这段传统文化的集中学习，为他日后攻读医科、研读医书打下了良好的基础。父母和他本人最初都希望他有朝一日能够考取功名，光耀门楣，可是后来家中连遭变故，打破了这一希望。开始他的父亲染上湿温一类的疾病，遍请当地医生诊治，却因医生误治而病情骤进，不治身亡；此后不久，其伯父患上了锁喉风，再次被当地医生误治而命丧。他儿时即目睹了家中的变故，而这所有的变故又源于“庸医”医术不精，庸医误人的情状使得少年的任继学恨不知医，遂有志于医学。1940 年，15 岁的他开始师从当地名老中医宋景峰先生学习中医，学习期间，他勤奋刻苦，不但潜心钻研老师的学术思想及临证经验，还研读中医药经典著作，兼修各家之言。在老师悉心的教诲下，经过 5 年的刻苦学习，他尽得师传，开始独立应诊，悬壶于市。

1945 年，他响应党的号召，在“吉林省扶余县第七区人民政府兵站”参加革命。在 3 年兵站的中医医疗工作中，他应用师承所学经验为很多战士解决了病痛。1948 年他转到吉林省扶余县第十六、十八区卫生所从事中医医疗工作，一直到 1954 年。之后他前往吉林省中医进修学校（长春中医药大学前身）学习，由于有着师承的丰富实践经验为基础，在 2 年的学习中，他在理论上有了更进一步的提高完善。1956 年，因表现突出，他留在了吉林省中医进修学校从事中医教学工作。教学相长，他在教学过程中潜心中医理论的挖掘、整理与提高。1958 年，他又前往北京中医学院教学研究班学习，历时两年的时间，1960 年学成归来。至 1997 年，曾在长春中医学院任内科讲师、教研室主任、中医内科主任等职。

二、成才之道

一个人的成才必然有其成功的足迹，任继学教授深知意欲成为一位“明医”，非心力坚定者不能为，而要完成大医精诚的追求，务必要做到如下几个方面：

（一）勤奋好学，专志岐黄

自从父亲及伯父因病救治不力去世之后，岐黄之愿已在其心油然而生，1940 年他便拜在吉林省名中医宋景峰门下，追随师父系统学习中医知识。当时的他也本是十几岁爱玩爱闹的少年，但他放弃与同龄人之间的玩闹、娱乐消遣的时间，选择刻苦努力、钻研医学。这条路布满艰难，正如大家所了解的一样，传承千年的中医知识，博大精深，文字古奥，对初学者来说自然是晦涩难懂的，考虑到当时年代的学习资源及环境，他求学之路的艰辛是可想而知的。但是他并没有向困难屈服，经过 5 年刻苦努力的奋斗后，宋师认为其已尽得师传，学医期满，该自主行医了。这段艰苦却充实的师承经历，为任继学此后成长为一名国医大师打下了坚实的基础。

（二）继承经典，博采众长

“不积跬步，无以至千里”，任继学教授强调只有在中医入门知识的学习上狠下功夫，才能博学善思，行久致远，以济苍生。他十分肯定中医四小经典《药性歌括四百味》《汤头歌诀》《濒湖脉学》《医学三字经》在一名中医成长中所起的重要作用，作为中医入门的必读基本书目，他对“四小经典”的学习从不含糊，除了基本的熟读、背诵，更是注重知识间的联系。为做到融会贯通，他一并参看结合《本草从新》《成方切用》《医方集解》等书籍，使知识得以互相参合印证，深谙其中深意。

“万丈高楼，筑基必牢。”凡古今成为名医者，没有人能绕过中医经典的学习而成才，任继学教授也是一样。他深知“四小经典”只是中医的启蒙阶段，要解决复杂的临床病证是远远不足的，必然要追溯中医理论的根源，因此，在《黄帝内经》《伤寒论》等四大经典的学习上，他倾注了更多的精力，熟读、背诵，参看各家注解，理论与临床疗效相互验证，这些都在他头脑中打下了深深的印记。即使在他高龄之际，面对学生的请教，仍然能准确地回答出条文内容、位置，给出独到的见解，令人叹服！

宋景峰先生说：“学医持一技之长不难，熟读《医宗金鉴》可也。难在能圆机活法，兼容并蓄诸家之说，博学旁收，验证疗效。而要达到此等目标，必然要穷尽毕生之力。”任继学铭记着老师的教诲，并没有满足于背诵学习四小经典、四大经典，而是读书不敢有丝毫的懈怠，临床勤于验证，博及医源，精勤不倦。

（三）志坚高远，持之以恒

任继学教授认为，人生要有明确且远大的目标，这种目标理应存在于人生成长道路上的每一阶段，存在于学术研究的每一领域。既要坚定不移地向目标迈进，又要有行事稳健的作风。明确目标后更要持之以恒，学会整合利用客观条件和资源，为实现目标付出艰苦卓绝的努力，要有“不破楼兰终不还”的决心和“会当凌绝顶，一览众山小”的雄心。

任继学教授对于临床工作的热忱毋庸置疑，即便工作再忙，也坚决不离临床，坚持救治疾病与自身成长并重，知行合一，始终将理论与实践紧密结合。

（四）大慈之心，身先士卒

“才不近仙者不可为医，德不近佛者不可为医。”所谓成才，就是实现自身价值与社会价值的统一，即是成为对国家和人民有用之人。因于此，任继学教授在一生工作中时刻要求自己与中医事业的发展紧密结合在一起，以切身实际行动践行大医精诚。从业六十余年，任继学教授无论是在基层诊疗疾患，还是在高校从事领导工作，都始终以党的利益与中医事业为重。他立志做苍生大医，数十年坚持临床一线工作，为解除民众疾苦殚精竭虑。2003 年，严重急性呼吸综合征（SARS）肆虐，任继学教授不顾个人安危毅然亲赴一线，参与指导一线临床救治工作，并在国内率先制定中医治疗方案，作为吉林省中医药防治 SARS 的首席专家，其研制的“扶正除疫颗粒”在 SARS 的防治工作中功不可没。

（五）艺高胆大，见解独到

在临床工作中，任继学教授博古通今，学贯中西，上通灵素，下及百家。始终怀着对中医药的热忱，奋战在医教研的第一线。任继学教授有敢为天下先的勇气和魄力，面对急性出血性中风，主张“瘀血不祛，新血不生”的病因病机，首创“破血化瘀、泄热醒神、化痰开窍”的治疗原则，善用破血化瘀法治疗脑出血，方剂常选用“抵当汤”为主方加减，药物常选水蛭、虻虫等破血之品。而且结合临床实际情况，研发了益脑复健丸和醒脑健神丹等院内制剂，极大降低了脑出血的致死率。

对于中风病，他一生对其病因病机先后进行了三次阐述，严谨的学术作风为后代中医做了很好的表率和榜样。对肾风的病因病机，他提出“喉”乃疾病的根源，邪气侵犯此狭隘之地后，沿着二者之间的经络而下犯于肾，因此，治疗上要治喉为先。

（六）引领专业，开创先河

“治病求本”是中医治疗疾病的一大重要原则，因此，很多人刻板地认为，中医虽能解决疾病的根本，但起效慢，耗时长，尤其在面对危急重症时，放弃中医改选西医是大部分人的选择，中医根本没有施展拳脚的机会。为了填补国内中医在急症应对方面的空白，作为最早一批中医急症学的领军人物，20 世纪 60 年代他就带领医务人员开始运用中医手段应对临床急危重症。面对周遭质疑与不理解，任继学教授选择坚信中医、坚信自己。从 20 世纪 70 年代起，他开始在全国范围内进行了一系列中医急症的相关讲座，并作为主编完成了《中医急诊学》教材，推动了中医急症学术的加速发展，为中医应对急危重症提供了切实的方案和准则，开创了中医急症学的先河。

任继学教授一生为中医事业呕心沥血，为后世医家留下了宝贵财富，他的专著《悬壶漫录》《任继学经验集》分别反映了他从医前后半生的学术思想及临证经验，必将指引我们后学之辈继续前行！

三、学术之精

（一）构建中医急诊学学科，创新治疗出血性中风

任继学教授于 1984 年率先在中医院校组织中医急症科目的选修，自编讲义，亲自主讲，弥补了当时中医课程体系中缺乏临床急救等不足。承担主编全国第一部中医急症类规划教材《中医急诊学》和中国传统医学临床丛书《中医急诊学》，著作突破了内外妇儿科的固有模式，极大地丰富了中医急诊学的内容，创新性地构建了临床急症证治体系。他提出急症的病机突出表现为“脏器受损，脏真受伤”，强调气、血、精、神和升、降、出、入病机，出血性中风正是具有这样的病机。

任继学教授在唐容川“离经之血，虽清血鲜血，亦是瘀血”理论的启示下，结合自身多年治疗出血性中风的经验，针对出血性中风的治疗，突破了前人见血则止血的治疗方法，提出以“破血化瘀”进行治疗。在其主持的国家“八五”重点攻关课题“中医药治疗出血性中风的临床与实验研究”中，241 例脑出血患者在“破血化瘀、泄热醒神、化痰开窍”的原则指导下进行治疗，有效率达 80.5%，验证了该法的正确性、可行性及有效性。他将其取效机理概括总结为：通过该法的应用使瘀祛新生，气机调畅，气顺痰除，气行则血行，瘀血不生，气之固摄有力而血止。在此理论的指导下，任继学教授临床中遇到“脑出血”的患者，总以化瘀活血为要务，药物常选用虻虫、水蛭等峻猛之品以破血化瘀，辨证施治而收效良好。

（二）从“精气神”三维角度论脑髓

人的精神、意识思维活动是由中枢神经的脑所支配是毋庸置疑的，但中医界对“心主神明，脑主神明”之争却由来已久，尤其是脑如何主神明的理论一直缺少经典

的论证，任继学教授首次用精辟的理论阐释论证了这一点。具体阐释如下：

脑髓的产生是由男女二五精气交合，化生胚胎，这是太极中动静结合、刚柔相济使然。脑髓初生之时，形成而未判，左右不分，形质莫辨，此之谓无极。一物各有一太极，从而应万事万物的变化，脑髓也是如此。人类大脑有左、右两个半球，功能方面各有特化，左半球多是与语言、数学等方面的功能相关；美术、音乐等方面的功能则多为右半球所主。我们看到的太极图也是阴阳各半，阴主静，阳主动，脑髓何尝不是如此呢？一侧主抽象思维而主动，另一侧主形象思维而主静，也是一阴一阳的具体所在，三维角度上看，脑髓即为“精”，乃是物质基础，左右脑髓的阴阳相互磨砺，使脑生发“细微动觉之气”，此气与五脏神结合，使脑能够散细微动觉之气，此气联结五脏，使四肢百骸正常进行各种生理活动即为元神。元神是统御五神之主，神受元神之气，心动有节，血脉畅通。魂受元神之气，则魂动于肝，肝之疏泄、藏血、调血机能方能正常。意受此气，则神发为之，主构思、意向、专一，意动而阴阳通，则人生矣。正如《思问录》说：“由神动意，意动而阴阳之感通，则人物以生。”总之，脑髓为神明之主，神机之源，统御五脏六腑的活动。生理情况下，五脏精华之血，六腑清阳之气，会通过督脉、经络、脊髓而源源不断地上奉滋养脑髓。病理情况下，五脏六腑气血失常而逆乱，上犯脑髓，其血脉经络为邪瘀滞不通或络破血溢而导致中风病。

（三）喉疾与肾病之标本传变

咽喉为肾之连姻，少阴肾脉循咽喉，夹舌本。咽喉为关隘，外邪入侵，易盘踞于咽喉，结于咽喉之血络或毛脉，郁结不散，化生瘀毒，而生红肿如蚕蛾，毒随少阴经脉下犯肾之膜原、血络，导致肾脏病情加重，难以缓解。肾气受伤，卫外不固，“毒邪入侵首犯肺卫，化火循经上逆入络，结聚咽喉”，邪毒循经再伤及肾，致病情发展、缠绵，形成咽喉与肾的恶性循环，此为肾脏病标本传变之理。

四、专病之治

任继学教授临床治疗中风病、肾病疗效确切，得到患者及业界的充分认可，兹将二者介绍如下：

（一）中风病

中风病自古以来就占据四大难证“风劳鼓膈”之首，其高度的致残率、致死率，给患者及家庭带来了沉重的生活负担，也使家庭陷入两难的境地。任继学教授经过一生的研究，对其诊治积累了丰富的经验。

1. 对中风病病因、病机的认识

任继学教授对中风的病因病机进行了三次修订阐释，认为中风的病因主要有三个方面，包括情志失调、饮食失节和其他疾患发展而来。情志之中多以怒、喜为主，恼怒则会气激，激则气逆，气逆则血亦随之逆乱，上升于脑。饮食不节的因素，多以膏粱美食为主，膏为肥脂，肥脂充填腠理，促使腠理致密，阳气不得经腠理宣泄于外而为热，血得热则沸于上；血得咸则凝，食咸过多，导致脉络之血凝而为瘀；酒是五谷之精英，有大毒、质寒性热，先渗于胃，然后入胆侵入肝，肝为血道，为凝血之本，调血藏血之所，故酒入肝胆，毒聚伤血，血为逆乱，气亦必逆而上之。久患消渴、风头眩，气血受伤而生逆变，继而发为中风。

任继学教授认为中风的病机有二：一是脑之气街为患，气机受阻，气化欲行不速，引起气不顺为风，风动生热化火，久而不解，风火相煽伤及脑髓大经、小络、孙脉；二是"脑中血海"之血脉、络脉、毛脉受损，造成血络、血道循环障碍，血瘀痰生，热结毒生，脑络脉瘀塞，损伤脑之神机，神经失治而生缺血性中风。重则脑气不能束邪，内风统领热邪火毒窜扰脑络，血脉、毛脉之膜原，而脉络之内受风热外鼓之力，膜破，络裂，血脉不能束血，其脑气不能固血，其血必溢于外，血液稽留，为积，聚而为瘀肿，血瘀水肿津必外渗，化水、生痰，毒自内生，毒害脑髓，元神受伤，神机受损，神经肌肉发生病变，堵塞神明。轻则机窍失灵，神机不流贯，神经不能传导，重则血溢"琼室"之内，脑髓精质体受损，元神、神机、神经三者脑神之轴受损，窍络、清窍阻塞不通，在病机上形成上下失应，阴阳不能互用而欲离，精、气、神不能互生互化而欲脱散，发生昏聩，危则昏迷，不省人事，内闭外脱之险候、危证。

2. 治卒中十法

"法依证出，方随法立。"在治疗中风病方面，任继学教授总结前人经验和自己的临床体会，将中风的治法归纳为以下十法：开闭法、固脱法、豁痰法、潜阳法、化瘀法、理气法、填精法、止血法、渗利法、温阳法，并根据病程不同进行三期分治，建立了系统化治疗方案。

（1）开闭法：多用于闭证，症见猝然昏倒，口噤目张，两手握固，面赤气粗，痰壅气塞，或二便不通，脉多弦大、洪数。任继学教授常用的具体方法包括搐鼻、揩齿、探吐。

（2）固脱法：多用于阴阳两脱证，症见猝倒，痰涎壅塞，喉间痰如拽锯，汗出如雨，神昏不语，口开，目合，遗尿，手足懈弛不收。急则以摄纳真阴，固护元气。

（3）豁痰法：症见神志不清，喉中痰鸣，唇缓流涎，口不能言，是由风引痰升，气引痰动所致，急宜豁痰为要。任继学教授认为该法的应用，一者可防痰塞气道导致窒息，二者也可防肺内感染，三者畅通气道，可使清气能入，浊气能出，保持脑髓有充足的清气供养，神机得以恢复。

（4）潜阳法：本法适用于因肝肾阴亏，肝阳失敛，阳动生热，热极化风，风阳上犯而导致的肝阳上亢证，治以育阴潜阳之法。任继学教授强调此时禁忌发散之品，燥热之剂。

（5）化瘀法：任继学教授认为血瘀贯穿于缺血和出血性中风的始终。无论是脑髓的经络、血脉气滞血凝而成瘀血，导致的缺血性中风，还是因络破血溢脑脉之外，导致的出血性中风，活血化瘀都为必要之法。

（6）理气法：卒中是虚风内动，正气引邪，邪正相争，产生冲气，鼓动气逆血升所致。故本病治疗过程中，理气降逆也是主要一环。

（7）填精法：任继学教授认为该法多用于因肾水不足，致使肝阳上亢所致中风者。药物必选滋降厚味之品，透达下焦，补其不足。

（8）止血法：止血法为中风之络破血溢证而设。因本病虽为中风，其实血出于脑。它的发病机理是气血并走于上，又有内风、热邪、痰饮掺杂其中，升多降少而为患。因此，在治疗方法上是不同于吐、衄、便、尿血的，而必须以息风、降逆、清热、凉血、止血为法。

（9）渗利法：脑之血脉中伤，轻者“半身不遂”，大凡多痰，其重者则血脉损，损甚则络破，气不固血，血外溢，脑髓受迫，经络受阻，水津不能循行，留滞窍络，外渗而成水肿，肿甚则神机化灭，危及生命，因此渗湿利水是救治中的重要一环。

（10）温阳法：中风后期，由于脑髓病变，日久不复，往往致使肾气受伤，肾阳不足，命火虚衰，故在治疗上必须温补肾阳，这也是治疗中风后期的主要一环。

3. 三期分治

（1）中风病急性期的救治：任继学教授认为中风9天之内病情轻、重、险、危之象善恶未定，必宜“猛峻之药急祛之”，治法必以“破血化瘀、泄热醒神、化痰开窍”为指导临床急救用药准绳。待到病发两候之时（10天），正气来复，药效已达，一助正，二除邪，正胜邪衰，病情轻者，渐趋康复，而险、危之候转安，用药得当，亦有康复之望。

病在72小时以内的治疗：①三化汤加生蒲黄、桃仁、煨皂角，水煎服，得利停服。②同时抵当汤每6小时1次口服，神昏者鼻饲或高位灌肠。③亦可用醒脑健神胶丸4～6粒，每6小时1次，疗程为14天。④神志不清或昏迷者，加安宫牛黄丸1丸，每8小时1次。

并发症的处理：①闭证者，用宣窍醒神汤（自拟方）：水牛角、羚羊角（代）、玳瑁、石菖蒲、郁金、细芽茶、白薇、栀子仁、清半夏，水煎服。同时送服醒脑散：真牛黄、真麝香、龙涎香、安息香、冰片、西红花、猴枣、石菖蒲、莲子心、胆南星、煨皂角，共为细面，每次2～3g，每6小时1次。②脱证者，用两救固脱饮（自拟方），加用参麦注射液，或参附注射液，静脉滴注。③烦躁不安者，以黄连解毒汤送服局方至宝丹1丸，6小时1次。④头痛如破者，药用透顶止痛散（川芎、辛夷、冰片、白芷、硼砂、真麝香，共为研末），搐鼻即止。⑤吞咽困难，饮水即呛者，药用会厌逐瘀汤，再配合针刺疗法，取天突穴，金津、玉液二穴（此二穴点刺），翳风穴治之。⑥风头眩者（血压高）于汤剂加羚羊角（代）、玳瑁、莱菔子；曲池穴刺血；再用吴茱萸、附子、怀牛膝、茺蔚子为面，蜂蜜调和，敷足心涌泉穴24小时。⑦呕血、便血者，以大黄黄连泻心汤加白及、马灯草，水煎服，6小时1次。⑧真心痛（急性心肌梗死）者，加参麦注射液，静脉滴注，2次/日。汤剂加服四妙勇安汤，水煎服，6小时1次。⑨心衰者，加服白通加猪胆汁汤治之，6小时1次。⑩肺热病即肺部感染，发热者加服清肺汤，药用羚羊角（代）、玳瑁、金荞麦、虎杖、黄芩、杏仁、生石膏、金莲花、重楼（七叶一枝花），水煎服，6小时1次。⑪喉间痰鸣，如拽锯者，药用鲜沥水1汤匙，兑入猴枣散一并灌之。⑫呃逆者，加服平逆止呃汤，炒刀豆、青皮、枳壳、旋覆花、半夏、鲜姜、枇杷叶、莱菔子，水煎服，8小时1次，气虚者加生晒参。⑬患肢肿胀者，药用透骨草、三棱、莪术、片姜黄、防己、急性子，水煎熏洗。

（2）中风病恢复期的治疗：病至15天，“风火痰”象不再明显者，改以补阳还五汤为主方，减黄芪加生蒲黄、苏木、土鳖虫、豨莶草，水煎，每8小时口服1次。或中风脑得平7～8粒，每8小时口服1次，疗程14天。并结合卒中十法中所用方剂（参看《悬壶漫录》）辨证给予。

（3）中风病康复期的治疗：①内治法。任继学教授常以“龚赵氏常服调理方”为主加减：细生地40g，北沙参15g，白芍10g，麦冬15g，法半夏10g，陈皮15g，鲜竹沥15g，茯苓20g，枳壳10g，生甘草10g。水煎服。肌张力增高者，滋生青阳汤（《医醇賸义》）加蒲黄20g，刘寄奴15g，五灵脂10g。肢体肌肉抽搐者，加全蝎5g，络石藤20g，海风藤20g。身体瘦削，亏损不足者，用滋营养液膏。心脾两虚者，用心脾双补丸。②外治法。缪刺法：以缪刺法分别对左右和上下肢体进行针刺。蒸偏枯法：檀香50g，水煎，熏洗患处，当归、葱白各300g，丹参、橘枝、牛膝各100g，红花25g，炒热装于布袋中，放置于檀香水之上，进行熏蒸，过程中配合推揉患处，每日3次。外拭法：夜合醒酒方，以夜合枝、桑枝、槐枝、柏枝、石榴枝、防风各250g，羌活100g，糯米5000mL，细麦面3750g，黑豆2500g，以5000mL清水对五枝进行熬煮，煮至2500mL，去除五枝及渣滓，用其浸泡糯米和黑豆两个昼夜，之后将其蒸熟，与细麦面和羌活、防风末和匀，加酒擦拭患肢。

4. 典型医案

张某，女，72岁。2003年8月20日初诊。

该患于7天前劳累后突发右侧肢体力弱，未引起重视，随后出现站立不能，意识丧失，就诊于农安县医院，经查头CT示脑梗死，遂收入院治疗。入院后给予疏血通、奥扎格雷钠、甘露醇治疗，上症无明显改善，且患者血压持续偏低，收缩压波动在75～85mmHg，舒张压波动在50～60mmHg，大汗。现症：神志昏蒙，双眼闭合而不睁，言语不能，鼻饲饮食，喉中痰鸣，汗出明显，皮肤上可见豆粒大小的汗珠，四肢厥冷，四肢瘫软，时有遗尿，大便可。

查体：监护示血压80/50mmHg，心率67次/分，血氧97%，听诊双肺呼吸音弱，右下肺可闻及湿性啰音。神经系统查体：浅昏迷，言语不能，四肢肌张力减低。对光反射略迟钝。伸舌不出，脉沉伏。检查：头颅CT示左侧大脑皮层大面积低密度影。

诊断：急性缺血性中风（脱证）。

治法：滋阴益阳固脱。

处方：两救固脱饮（自拟方）。红参10g，附子10g，龟甲胶15g，山茱萸30g，玳瑁5g，鹿角胶15g，阿胶15g，鸡子黄（另冲）2枚，胆南星5g，黄芪30g。2剂，水煎，日3次鼻饲。

二诊：2003年8月22日。诸症如前，仍血压偏低，汗出比较明显，皮肤弹性差。调整上方，山茱萸改为100g，黄芪改为50g，加鹿衔草20g，巴戟天15g，3剂，水煎，日3次鼻饲。嘱患者家属增加流质饮食的入量。

三诊：2003年8月24日。患者神志渐清，血压有所提升（收缩压波动在80～90mmHg，舒张压波动在60～70mmHg），汗出明显减少，四肢温度也见好转，患者仍喉中痰鸣。查体见右手及下肢肿。依前法。

处方：8月22日方去鸡子黄，加杏仁10g，干姜10g，水蛭5g。4剂，水煎，日3次鼻饲。

透骨草、三棱、莪术、片姜黄、防己、急性子各15g，水煎熏洗。

四诊：2003年8月28日。患者自主睁眼时间明显增加，汗出正常，四肢温度明显转温，血压渐升（收缩压波动在100～112mmHg，舒张压波动在70～85mmHg）仍时有喉中痰鸣、呃逆。

处方：上方加炒刀豆20g，旋覆花15g，莱菔子10g，虻虫5g，4剂，水煎，日3次鼻饲。继续原来的熏洗方外用。

五诊：2003年9月1日。患者睁眼时间明显增多，血压平稳，汗出正常，痰鸣、呃逆消失。以补阳还五汤为主方，带药1周出院。随访3个月，患者在家人的照顾下，病情稳定。

按： 脑髓乃神机之源，首诊之时，患者汗大出，伤津亡液，五脏六腑之气血亏损，无法上奉于脑髓，致使脑髓无法“生发细微动觉之气”，神机蒙蔽故而神昏。因此，采用阴阳两救固脱之法，挽救、填补脑髓之虚。“阴阳互根互用”，二诊除加大了益气固脱之力，也增加了温补肾阳及温通督脉之品，以图增加肾之真阴真阳相互激荡，通过督脉和脊髓，将精津清气源源不断地向上推送供养脑髓。三诊时，考虑除有脑髓阴阳不足之外，尚有“痰瘀”之邪潜藏而阻滞气机，故而增加了化痰祛瘀之品，使得神志渐清，脑髓渐复统御五神脏的能力。四诊时，大气得补，但早有“伏逆之气”和“伏瘀之质”，故予降气破血之品。五诊时，考虑脑髓阴阳得补，潜藏之逆气、伏瘀得以祛除，此时不宜过用破血耗气之品，故选择补阳还五汤而善其后。

（二）肾病

肾病常为迁延难愈之疾，如果在急性肾风阶段救治不及时，或者治疗不恰当，就会导致其转变为慢性肾风，而肾衰则是到了肾脏体用俱病的阶段，现将任继学教授诊治肾病理念及治疗肾衰经验介绍如下：

1. 治肾求本，调和阴阳，以利枢机

任继学教授曾撰著《中医内科医师进修讲义》，其中《肾的生理病理》一文选登于《吉林中医药》1986年第3、4期，文章对肾的生理、病理、与其他脏腑的关系及四诊要略进行了较全面的阐述，供内科研究生、医师进修使用，具有较高的学术价值和实用价值。在肾的解剖与部位方面，他认为，古代中医对肾脏解剖部位的认识与现代基本一致，但不够详细。他特别引用了赵献可的描述：“肾有二，生于脊膂十四椎下，两旁各一寸五分，形如豇豆相并而曲，附于脊外，有黄膜包裹，里白外黑，各有带二条，上条系于心包，下条过屏翳穴后趋脊骨。”其特别之处在于认为肾“各有带二条，上条系于心包，下条过屏翳穴后趋脊骨”。上条系于心包，指出足少阴肾经与手厥阴心包经在胸中相接。心包为心之宫城，厥阴，意味着阴尽阳生，足少阴肾水与手少阴心火借助于心包联系在了一起，体现了少阴水火既济的一体性。下条过屏翳穴后趋脊骨，屏翳是会阴的别名，出自《针灸甲乙经》，是任脉上的要穴，任脉是阴脉之海，总任诸阴，《医宗金鉴》认为屏翳穴是“男女阴气之所也”。脊骨为督脉循行之所，督脉总督一身阳气。下条过屏翳穴后趋脊骨，也实现了阴阳经脉的交相贯通。总之，肾中分出的上下二带，沟通水火阴阳，体现了肾为“阴阳、水火之宅”的特点。这是赵献可认识的特别之处，也是与肾脏现代解剖部位不同之处。任继学教授认为，肾统阴阳水火，是枢机之源。在生理上，肾藏精，主生长发育；肾主水，统五液之布；肾生髓，主骨、造血，其华在发，其表在齿；肾司耳与二阴；肾联系其他脏腑生理活动，与脑、肺、心、肝、脾、命门、膀胱都密切相关。在病理上，肾阴阳偏颇也可引起各种病变。因此，任继学教授治疗肾病强调探求根本，善于调和阴阳，以利枢机。例如他治疗消渴肾病，在养阴润燥之余，常佐以少量肉桂、附子、红花之类，以取温润活络之意。他认为，消渴肾病阴亏在下于内，阳不发越于外，造成阳不化气，津液不生，治疗应该阳中求阴。由此可见任继学教授治疗肾病善于调和阴阳、通利枢机之一斑。

2. 倡导祛伏邪、补虚损、通肾络，整体治疗肾病

任继学教授强调以整体观念辨治肾病，倡导祛伏邪、补虚损、通肾络三管齐下。肾病可由感受外邪所导致，包括风寒湿、风湿热、湿毒、热毒等外感邪气，这些外邪可潜伏于体内，如邪伏于肾络咽喉等，或被药毒所害，潜伏于肾络，待时而发，故发为急慢性肾风、虚损性肾衰等，治疗应祛伏邪。他特别重视伏邪在疾病形成和发展中的作用，他认为多种肾病亦属伏邪为患，“因正气虚弱，未能彻底祛邪外出，致邪气潜伏，遇劳即发”。他指出，伏邪是许多疾病的内在原因，其发病形式多种多样，医家应尤为重视“伏邪”致病的作用。但对于“伏邪”的治疗，他在文章中未做过多阐述。考虑原因如下：①“伏邪”性质各异，潜伏之处不同，致病多端，不可同一而论。②“伏邪”既已致病，一般病根深痼，不同疾病各有特点，当“观其脉证，知犯何逆，随证治之”。③阐发“伏邪”探微，本在于引起人们对伏邪发病的重视，防微杜渐，首要“治未病”，其次在既已发病后，要不忘伏邪，力争铲除病根。沈金鳌《杂病源流犀烛》在论述中风时指出：“风病既愈，而根株未能悉拔，隔一二年或数年，必再发。发则必加重，或致丧命，故平时宜预防之。第一防房劳、暴怒、郁结，调气血，养精神，又常服药以维持之。”由此可见，“根株未能悉拔”是导致伏邪为病复发或加重的主要原因，预防及正规治疗是关键。对于肾病来说，任继学教授尤其重视邪伏咽喉的诊治，有喉肾相关的专门阐释，临证特别重视观察咽喉部体征，利咽之法或以解毒，或以养阴，或以活血通络，或以少量温通药物起少阴之气，可分别加用金莲花、玄参、郁金、穿山甲（代）、肉桂、细辛之类。

外邪、伏邪侵犯日久，或毒自内生，可损伤正气，由虚致损，发为虚损性肾衰，治疗应补肾培元，可加用生地黄、熟地黄、枸杞子、巴戟天等补而不腻不燥之品，或予血肉有情之品，如海狗肾、海马、淡菜、鹿内肾等峻补肾元。久病入络，久病入肾，肾络为浊毒瘀血缠绊之地，易入难出，故毒损肾络是肾病缠绵难愈之因，肾络中邪毒积聚、瘀塞不通，膜原肿胀裂损，封藏失职，精微外泄，血溢脉外，可出现血尿、蛋白尿等。治疗务以通络为要，可给予穿山甲（代）、土鳖虫、地龙、全蝎、桃仁、红花、赤芍、丹参、人参须、橘络、丝瓜络、络石藤等通络血、补络气、化络痰之药。

总之，任继学教授治疗肾病强调把握整体，无论是对肾脏本气自病的渗湿解毒、补虚培元，还是针对肾经走行之处的喉肾相关，解毒利咽，都特别注重外感内伤的相互影响、脏腑经络的彼此联系，铲除伏邪、补益虚损、疏通肾络，甚至个体禀赋等，都在任继学教授辨治肾病的整体考虑范围内。

3. 提出虚损性肾衰病名，重视血肉有情之品

“虚损性肾衰”病名的提出，经历了一个对疾病认识日益深化的过程。任继学教授在 20 世纪 80 年代末、90 年代初曾提出“水毒证”病名，指出水毒证是肾风病继续恶化的症候群，是一种恶候。临床主要表现为高度浮肿，或无浮肿，颜面苍白或㿠白，头晕，乏力，身痒，食欲不振，恶心呕吐，鼻、齿衄血，口淡无味等。主要由于水毒壅聚，上犯肺胃，下犯肝肾，甚则肾气、心气衰竭而成。它的病位主要在肾。肾为性命之根，肾绝则命火息，命火息则相火不生，相火虚衰则五脏六腑功能皆衰，因而形成一种涉及全身的危候。《吕氏春秋》中说，“流水不腐，户枢不蠹”，脾肾功能失常，水液代谢受阻，就会产生湿浊之邪，本病湿浊蓄久，化为腐浊，于人体则为水毒。任继学教授治疗水毒证强调芳香化浊祛腐，临床常用姜半夏、竹茹、枇杷叶、藿香、豆蔻、砂仁等。一则芳香可醒脾，脾气振奋自然能运化湿浊之邪；二则芳香可祛腐，腐浊不祛，正气难安。他治疗水毒重症，恶心呕吐较甚，舌苔厚腻者，多用上述芳香行气、醒脾化湿之品，药味轻灵，反暂不用温补脾肾、填精补血之品，意在“轻可祛实”，待腐浊化祛，再议填补。

《悬壶漫录》中也提出了“肾衰”病名，认为其病因病机在于久患慢性之疾，正衰邪留，肾气内变，肾体有痿。治疗上重视用血肉有情之品填精补肾，佐以健脾，对于纳气归元，喜用沉香、灵磁石等。至于一本书中同时提出肾衰、水毒证病名，编者以为，是同一疾病的轻重分期不同，即分别指慢性肾功能不全的肾衰竭期和尿毒症期。

2001 年，任继学教授首先提出虚损性肾衰病名，该病相当于西医学的“慢性肾衰竭”。他认为，今之慢性肾衰，不如用虚损性肾衰为善，其义既说明病性之重，更说明肾之器官受损，脏真受伤，精、气、神受害，乃成“气力衰竭”痼疾，为难医之病。病机核心是蚕食样的发展：毒邪先伤肾封藏之功，血脉、血络之能，肾气受累，故精血外溢，久而毒邪不解，盘踞肾内，先损命火温煦脏腑之力，命火受损，相火式微，引发人体内外气化代谢功能障碍；又因邪毒久潜，继而损害肾水、精、气，发生水精代谢失常，肾脏毛脉、孙络、缠络瘀滞，又因代谢障碍产生水毒、痰浊、涎毒，使肾髓受抑，藏真受伤，肾气内变，不能“分解血中废料，下注膀胱，由尿除之”，故水毒内蕴，引发肝、脾、胃、心、肺、脑等五脏、六腑、脑髓全身病变，出现头晕、脾胃呆滞、呕血便血、血极、心衰、悬饮、昏聩、谵妄等危重证候。任继学教授于2001年在国家中医药管理局第二期“全国名老中医药专家临床经验高级讲习班”做了“虚损性肾衰”的专题报告，理论精深，方药详备，受到了与会者的热烈欢迎，反响强烈。

4. 益损通络、化浊排毒、填精补髓治疗虚损性肾衰

虚损性肾衰产生瘀浊、痰、水、精毒，必害五脏、六腑、脑髓，为病之标，其病位以肾为本。本病的发生发展，既有急性阶段，又有缓慢过程。急者多是病变早期，治以病在下取之于上，即清宣利咽，佐以固肾之品；缓者即病变发展至中期之证，重则晚期之候，治宜宣通三焦、通络降浊为主。治疗勿峻补，以免留邪瘀浊水毒不祛；勿大泻，泻则易伤真气而病变难复；并慎用毒性害肾之药。临证时尚可根据具体情况辨证用药。在治疗上，主要有以下特点：

（1）注重喉肾相关：任继学教授治疗肾病特别注重喉肾相关，这在肾风的诊治中体现得尤其明显，兹不赘述。在虚损性肾衰的早期证中，也特别强调了乳蛾伤肾证。临床可见长期咽喉红赤或淡红，喉核肿大或不肿，喉痒，咳嗽，有异物感。此阶段继续祛除咽喉部的伏邪仍然对延缓病情发展、改善预后有重要意义，治以清咽解郁，活络益肾。清咽解郁药有金荞麦、桔梗、穿山甲片（炒珠用量少许，代）、郁金、马勃、地龙（咽喉淡红者加细辛）等。或用利咽解毒汤（任继学经验方）：金荞麦15～30g，紫荆皮、木蝴蝶、郁金、桔梗各15g，马勃10g，金莲花30g。外感风寒未除者，加苏叶、荆芥、羌活；外感风热未除者，加生石膏、薄荷、桑叶、蝉蜕。

（2）祛除浊毒：浊毒是最主要的标实之邪，浊毒不祛，犹污水浮沫，真水难补。所以任继学教授特别注重祛除浊毒，根据浊毒所在病位的不同，予以不同治疗。

①芳香醒脾，运化湿浊：浊毒在脾胃，可见腹满腹胀，水毒扰胃，胃气上逆，故见恶心呕吐，纳呆，口中黏腻，舌体胖大，两侧有齿痕，苔厚腻色白。常用香橼、炮干姜、法半夏、姜厚朴、白豆蔻、穞豆衣、砂仁、佩兰、枇杷叶、大豆卷、芦根、九香虫等芳化湿浊，降逆止呕。虚损性肾衰常合并酸中毒，用这些辛香之药也有辛胜酸之意。湿郁化热，加姜汁炒黄连，或吴茱萸炒黄连。②通腑泄浊：针对慢性肾衰的病机特点，创制秘制大黄，分别用炮附子、法半夏、黑豆、川厚朴、白术进行四次炮制，使其苦寒之性得除，用之不伤气、不耗津、不损阳，可引邪外出。对于腹胀便秘，浊毒内蕴者常用，泄浊而不伤正。③活血解毒：对于气血瘀滞，浊毒弥漫者，常用紫草。

（3）软坚通络：常用丹参、生龟甲、赤芍、地龙、烫水蛭、橘络等。生龟甲复肾体之柔，祛其坚硬之质；丹参、赤芍活血通络；地龙、烫水蛭以虫类通络；橘络能化痰通络，祛除络中痰浊。

（4）肝肾同补，健脾利湿：常用女贞子、何首乌、红景天、当归、酒制巴戟天、酒制生地黄补益肝肾；茯苓、荷梗、生白术健脾利湿。阳虚明显，加菟丝子、仙茅、淫羊藿；阳虚重者，改用炮附子、干姜、肉桂；阴虚，加熟地黄、砂仁、白首乌、女贞子、黄精等。

（5）血肉有情，填精补肾：任继学教授认为治疗虚损必遵《素问·阴阳应象大论》“精不足者，补之以味”之旨，治疗肾衰的药物绝非单纯草木之品所能收功，必须加用血肉有情之品，以拯垂危之真阳，挽回欲绝之真阴。他认为血肉有情之品，温而不燥，味咸入肾，直达病所，其补肾填精之力远在草木之上，且血肉有情之品本身具有通络之功。因此，动物药，特别是海洋动物药的应用，为其治疗肾衰的一大特色。一般配成散剂内服，如肾衰回生散，诸药共研细末，每次 4 ～ 5g，每天 2 次口服。其组成不外六端：一者，益肾壮阳，如海狗肾、紫河车、海马、鹿内肾之属；二者，滋阴填精，如冬虫夏草、淡菜、鲍鱼之类；三者，软坚，如头发菜、鹿角菜等；四者，通络，如西红花等；五者，分清降浊，引导水毒下行，如土茯苓、爵床等；六者，复肾门开阖，潜藏精气，如巴戟天、山萸肉等。但是，从目前以至将来，对血肉有情之品的药应合理看待。一些血肉有情之品来源于珍稀动物，有些目前已经禁用，其他也是日益稀少，而且价格非常昂贵。所以，第一，掌握填精补肾药物的组方规律，积极寻找代用中药，至关重要；第二，可适度开发可养殖药材。

（6）善于加减，圆机活法：高血压者，可配合“降压汤”泡足，炮附子 15g，吴茱萸 15g，透骨草 30g，罗布麻 15g，茺蔚子 15g，水煎取汁 2000mL，浸泡两足，晨起浸泡 20 分钟，晚睡前浸泡 30 分钟。或口服中药加羚羊角（代）、玳瑁、生杜仲、莱菔子，水煎服。呕吐不止，不能服药者，外用降压贴，药用吴茱萸、法半夏，并研细末，加入少许麝香，用蜂蜜调和，敷两足涌泉穴。

低蛋白血症，症见高度浮肿、胸腹水、脐不突者，治疗以“精不足者，补之以味”，补精，佐以泄浊渗湿，用加味鲤鱼汤。取活鲤鱼一尾（约 250g，去头、鳞、内脏），加入绿茶叶 15g，白胡椒 5g，紫皮蒜 2 头，陈皮、大腹皮、姜厚朴、桂枝、生白术、泽泻、地肤子、砂仁各 15g，威灵仙、莱菔子、赤小豆各 25g，猪苓 15g，紫豆蔻、生姜皮各 10g，大枣等，加水适量，先用武火烧开，然后用小火炖 40 分钟，吃鱼喝药汤，每天 1 剂，7 天为 1 个疗程。若蛋白尿，加土茯苓 50 ～ 100g。用药 3 ～ 4 天，水肿若不消退，可在前方内加白商陆 10 ～ 15g；气虚，加蜜炙黄芪 15g 以上；若阳虚明显，畏寒甚，加炮附子、干姜、细辛、炒川椒、胡芦巴，桂枝易为肉桂；阴虚，加砂仁、熟地黄或生地黄、女贞子；喘促甚，加炒葶苈子、大枣、白芥子。用玉米须 50g，加水 600mL，煎 20 分钟，代茶饮，坚持长期服用，有较好的消肿和消除尿蛋白作用。

若神志昏聩，重则昏迷者（危症），可用醒脑静注射液加液静脉滴注，内服紫金散。吐血、便血者，加白及、降香、生地黄炭。心衰，四肢厥冷，色紫暗，脉沉伏而数者，药用炮附子、干姜、童子尿、人工牛黄、葱白（白通加猪胆汁汤）；亦可用炮附子、生晒人参、麦冬、五味子等水煎服，同时亦可用参附注射液，或参麦注射液。

便秘、腹胀者，药用秘制大黄、蜣螂、姜厚朴、炒枳实、桃仁、当归、苦杏仁，水煎服。有外感症状，咳嗽，胸痛，恶寒，发热，关节酸痛，咽喉肿痛者，药用金荞麦、僵蚕、蝉蜕、金莲花、荆芥穗、羌活、防风、生石膏、牛蒡子、大青叶、芦根、鸭跖草，水煎服。咽喉红肿疼痛者，参照喉肾相关法治疗。常易感冒及表虚自汗，可用桂枝汤加金荞麦 20g，鸭跖草、土牛膝各 15g，水煎服。

若由病毒性肝炎所致肾风，可疏肝和胃，利湿解毒，用醋柴胡、溪黄草、木馒头、马鞭草、女贞子各 15g，垂盆草 15 ～ 30g，紫草茸 5g，生麦芽 30 ～ 50g，土茯苓 100 ～ 200g，黄精 20g，生白茅根 60 ～ 100g，五味子 10g，水煎服。消渴引发肾衰，餐前血糖高者，药用酒制黄连、肉桂、炒玄参、苍术、血竭、马齿苋、秘制大黄、猪胰脏（焙干）、生白术，共研细末，每次服 4g。

若小便短少，或无尿，小腹拘急者，治以滋肾通关，化气利尿，药用通草、蟋蟀、蝼蛄、肉桂、黄柏、知母、地肤子、威灵仙、瞿麦、竹叶、乌药等，水煎服，同时用利尿膏（麝香 0.03g 和铅粉填脐，复以白商陆 5g，醋甘遂 5g，白胡椒粉 5g，研粉加蜂蜜适量，调匀成膏盖于药粉之上，再用纱布固定）敷神阙穴。若用之未能利尿，加巴豆霜 0.01g，再敷，见溏即去药。症见血瘀，可用大黄䗪虫丸 1 粒，每日 2 次口服，引用牛骨髓 30g，大枣 3 枚，西洋参 10g，黄精 15g，水煎服。

蛋白尿，加用姜汁拌土茯苓。镜下血尿，或隐血，药用琥珀、珍珠（用豆腐煮 20 分钟）、穿山甲珠（代），共研细末，每次服 4 ～ 5g，随汤药送服。或加用增损珠珀散（任继学经验方）：琥珀 50g，珍珠粉、象皮炭各 60g，水蛭 30g，共为细末，每次 3g，日 3 次口服。尿素氮、肌酐增高者，可加用洗昆布、醋炙牡蛎、秘制大黄。

肾功能有损害，可辅以肾衰外敷药：胡芦巴、丹参、红花、羌活各 15g，川断 10g，巴戟天、天葵子各 20g，土木鳖子（去油，去壳）1 个，共为细末，用蜂蜜调和后敷于双侧肾俞穴，每次 6 ～ 8 小时，每日 1 次，7 天为 1 个疗程。

5. 典型医案

李某，男性，36 岁。2001 年 8 月 16 日初诊。

患者 3 年前于劳累后出现腰酸、乏力，遂就诊于某院，经查尿常规：白细胞（++），红细胞 34.7/μL。血尿定位提示肾小球性血尿 80%。诊断为隐匿型肾小球肾炎，予口服血尿胶囊等对症治疗后，病情无明显好转。2 天前患者感寒后自觉腰痛加重，伴发热，咽痛，体温 38.2℃。血常规：白细胞 1.3×10^9/L，中性粒细胞比率 78%。尿常规：隐血（+++），红细胞散满 /HP。自服抗生素及解热镇痛药后发热减轻，但其他症状无明显缓解。现症：腰痛，乏力，咽红，喉核肿大，恶寒发热，头痛咳嗽气喘、口干减轻，双眼睑及双下肢轻度浮肿，尿少黄赤。舌赤苔黄，脉数。自带血常规：白细胞 1.3×10^9/L，中性粒细胞比率 78%。尿常规：隐血（+++）。

中医诊断：慢性肾风；急性乳蛾。

西医诊断：慢性肾小球肾炎；急性扁桃体炎。

治法：解毒利咽，清热利湿。

处方：金荞麦 25g，金莲花 20g，桔梗 20g，马勃 15g，紫荆皮 15g，荆芥穗 15g，金果榄 10g，土茯苓 50g，当归 15g，泽泻 10g，穿山甲片（代）10g。3 剂，水煎服，1 日 1 剂。

二诊：2001 年 8 月 19 日。服上方 3 剂，腰痛减轻，乏力好转，咽喉肿痛明显好转，时有口干，双眼睑及双下肢略浮肿，尿黄赤。舌略赤，苔黄，脉浮数。

处方：金荞麦 25g，金莲花 20g，马勃 15g，甘草 3g，小通草 20g，土茯苓 30g，小蓟 20g，当归 15g，泽泻 10g，白茅根 50g。5 剂，水煎服，1 日 1 剂。

三诊：2001 年 8 月 24 日。腰痛减轻，乏力好转，无咽喉肿痛，口不干，双眼睑及双下肢略浮肿，尿淡黄。舌淡红，脉沉弦。患者病情好转。

处方：甘草 3g，小通草 20g，土茯苓 30g，小蓟 20g，当归 15g，泽泻 10g，白茅根 50g，红景天 15g，巴戟天 10g，生蒲黄（包煎）15g。8 剂，水煎服，1 日 1 剂。

四诊：2001 年 9 月 12 日。患者无明显不适，双眼睑及双下肢无浮肿。复查尿常规：隐血（-）。

按：初诊，任继学教授针对患者伴有乳蛾，用金荞麦、马勃、桔梗、穿山甲片（代）等以清热解毒散结、祛邪外达以安正，否则贻误时机，邪毒留恋，损伤肾体，加重病情。二诊，患者咽痛好转，故去紫荆皮、荆芥穗、金果榄以免过用苦寒伤正，加小通草、小蓟、白茅根以清营阴余热，使湿热从水道而祛。三诊，患者热毒已尽，加红景天、巴戟天培补正气善后。

五、方药之长

任继学教授注重经方和时方的结合应用，除了四大经典之外，他对唐容川、张锡纯、费伯雄的学术经验和组方用心颇多，临床多师其法。

（一）常用方剂

1. 醒神开窍方——醒脑通脉散

【组成】血竭三钱，藏红花四钱，葛根六钱，汉三七五钱，麝香三分，东牛黄五分，珍珠一钱，白花蛇二钱，玳瑁四钱，胆南星三钱，川芎三钱，白薇二钱。

【用法】共为细面，每服三分，一日三次。或同量煎服。

【功效】醒神开窍，祛瘀通络。

【主治】中风病瘀阻脑脉，神机失用证。神志昏蒙，躁动谵语，半身不遂，肢体麻木，舌强语謇或失语，口舌㖞斜，舌紫暗或有瘀斑，脉弦滑。

【方解】麝香辛温气香，长于通关开窍，为醒神回苏要药；牛黄性凉，入心肝二经，清热凉肝，息风止痉。方中二药合用，治以辛凉芳香开窍。珍珠性寒质重，入心清热，尤宜治心阴虚有热之心神不宁，与玳瑁合用治以滋阴潜阳，镇惊安神。血竭止血而不留瘀，藏红花功能活血化瘀，三七止血不留瘀，化瘀不伤正，三药合用治以化瘀通络。川芎，用以理气活血；白花蛇，祛风通络；胆南星，祛除风痰；葛根、白薇，祛除经络之热。

【临证心悟】任继学教授指出，脑脉闭阻是缺血性中风的必然病理过程，脑髓之大经小络为瘀血阻滞，脑髓左右阴阳失衡，失去了其散发细微动觉之气之能，神机失用，导致肢体语言功能异常。该方为任继学教授治疗中风病的常用方，方中以凉开之麝香、牛黄祛除脑髓之郁热，使左右脑髓之阴阳恢复平衡，神机归于正常，是其治疗中风病急性期出现神志异常的常用药对。同时他十分重视肝气生热化火，上逆、伤阴的调整，治疗上常选择珍珠与玳瑁配伍应用。活血祛瘀通络则选用血竭、藏红花、三七、川芎，不仅能够使脑脉瘀阻得治，而且能疏通心脉，心脑同治，以防心脉瘀阻的发生。同时注意痰随气逆的存在，而加入胆南星。内在火热上升冲逆脑髓，外有肌腠邪热充斥，因此，必用祛除外在经络郁热之品，以内外合治。

2. 育阴潜阳方——潜阳息风煎

【组成】羚羊角（代）二分，天竹黄六分，玳瑁六分，珍珠母一钱，紫贝齿一钱，龟甲一钱，僵蚕六分，葛根一钱，生槐花二钱，生地黄六钱，胆南星六分，秦艽六分。

【用法】水煎服。

【功效】育阴潜阳。

【主治】中风病肝阳上亢证。眩晕欲仆，步履不稳，头摇肢颤，语言謇涩，甚至突然昏仆，口眼㖞斜，半身不遂。舌质红，苔少或无苔，脉细数或细滑。

【方解】羚羊角（代）性寒，主入厥阴肝经，玳瑁佐羚羊角（代），治以清热解毒，平肝息风。生地黄滋润寒凉，清热养阴，滋胃生津；龟甲甘寒质重，入肝肾经，佐生地黄以滋阴潜阳，养阴清热。珍珠母质重沉降，入心经，有镇静安神之功，紫贝齿，重镇之品，佐珍珠母以镇惊安神。天竹黄性寒，长于清热豁痰，与胆南星二者共以清热化痰息风。僵蚕甘寒，清热而息风；生槐花清肝与大肠血分之热；秦艽、葛根祛经络之湿热蕴结。

【临证心悟】任继学教授指出，中风病的发生乃是脑之气街和血海异常而为病，而导致二者异常的原因多是其他五神脏功能异常，而肝脏与脑髓的关系十分密切。肝脏的病理常表现为肝风内动、肝阳上亢，导致气血随其充斥于脑髓，此时必须以平肝息风、平肝潜阳为法，他常选用药对玳瑁、羚羊角（代），凉肝息风，配以珍珠母、紫贝齿，重镇安神。肝风内动、肝阳上亢的发病基础常是年老或房劳伤肾，肾阴不足，必须要滋水涵木，故予生地黄、龟甲。痰随气而无处不到，当中风出现气血逆乱，上犯于脑之时，痰易随之而上犯，阻滞脑髓之经络，阻滞脑髓左右阴阳的激荡，使神机受累，因此，祛痰之品必不可少，而且痰热为多，他常选用天竹黄配胆南星以清热化痰。

3. 攘外安内一方——解肌渗湿汤

【组成】麻黄二钱，杏仁一钱，桂枝一钱，土茯苓四两，爵床一两，生茅根三两，藿香三钱，生姜三片，大枣三枚。

【用法】水煎服。

【功效】疏风散寒，利湿化浊。

【主治】肾风之风寒证。恶寒，发热，无汗，咽喉不利，浮肿，眠可，大便时溏，尿少，排出不畅。舌淡，苔白润，脉浮紧。

【方解】麻黄发汗解表，宣肺平喘，利水消肿。杏仁苦泄重降，主入肺经，可使肺的宣肃功能复常而喘咳止。二药互相配伍，麻黄宣肺，杏仁降气，相须为用。土茯苓解毒利湿，用于疮疡红肿溃烂，解毒散结。爵床阴寒清利，用以活血止痛。生茅根味甘苦，性寒，本方用以凉血止血，清热解毒。藿香味辛，性温，本方用以化湿醒脾，辟秽和中，解暑，发表。生姜辛而微温，本方用以解表散寒，用于风寒表证。大枣甘中能补，温能益气，本方用以补中益气，养血安神，佐生姜以疏散风寒。

【临证心悟】任继学教授指出，急性肾风发病的途径之一就是由喉而来。咽喉与肾之间有经络相连属，邪气入侵，藏匿咽喉，稽留不祛，邪毒沿经络下及于肾，而发为肾风，因此咽喉的疾病要尽早处置，以防其传变而发展为肾风。咽喉乃是气机升降的必经之地，当外有寒邪侵袭，卫表为寒邪所固闭，人体内郁闭之邪气不得经皮腠汗出而外泄，导致邪气郁而化热、化火，热性炎上，邪热聚集于咽喉，消烁津液，故而咽干不适或疼痛；如邪热化火，肉腐成脓，便发展成为乳蛾，甚至成为喉痹而危及生命。方以麻黄汤加生姜、大枣，以解表健脾和胃；予辛温之藿香，祛散内外之寒湿。土茯苓、生茅根清热利湿，给邪气以出路，且土茯苓可解咽喉肿溃。爵床活血而止咽喉肿痛。诸药合用，使外邪得散，咽喉可保，肾之浊毒得泄，故可有标本兼顾之效。

4. 攘外安内二方——疏清渗解汤

【组成】前胡三钱，羌活三钱，牛蒡子三钱，蝉蜕三钱，大青叶五钱，土茯苓四两，爵床一两，茜草三钱，生茅根二两，藿香三钱。

【用法】水煎服。

【功效】疏风清热，利湿化浊。

【主治】肾风之风热证。眼睑及肢体浮肿，腰痛，伴发热，微恶寒，口干，咽干，咽痒，咽部肿痛，时有咳嗽，大便可，小便短赤。舌淡红，苔薄黄，脉浮滑。

【方解】前胡味苦，能降泄入肺经，既可疏散风热，又能降气化痰，本方治以降气化痰，散风清热。羌活辛散苦燥，气味雄烈，主散在表之风寒湿邪，本方治以解表散寒，祛风除湿。牛蒡子辛能疏风，苦寒清热，入肺经，本方主要用以疏风清热，宣肺透邪。蝉蜕质轻上浮，甘寒清热，散解外感风热，为温病初得之要药，本方中主要用以疏散风热，利咽透疹。大青叶质轻，味苦，气寒，清热解毒之上品，专注于清除邪热，本方用以清热解毒。茜草味苦，能泄寒，能清热，入肝经血分，本方用以凉血止血。生茅根寒凉而味甚甘，能清血分之热而不伤于燥，又不黏腻，故凉血而不虑其积瘀，本方治以凉血止血，清热利尿。藿香气味芳香，能芳化湿浊，行脾开胃，本方中治以芳香化浊，和中止呕。

【临证心悟】上方为肾风感受风寒者所设，该方则是任继学教授为邪热侵喉所致肾风而设的治疗之方。具体适用于外寒已解，但寒邪祛除还不完全，恶寒渐轻，故以羌活、藿香外解肌表之寒。咳嗽乃是郁热阻肺，肺气不降所致，故以微寒之前胡以助肺之肃降。牛蒡子、蝉蜕、大青叶三味乃性寒之品，以其祛散喉部聚集之郁热，且牛蒡子具有通腑之功，辅助肺气肃降。上药虽能解除在喉之邪，恢复肺的宣发肃降，但当邪气对肾早已造成损伤，这时常出现蛋白尿和血尿。对于蛋白尿常选用药对，土茯苓 50 ～ 200g，生茅根 30 ～ 50g；针对尿隐血的治疗，选用爵床 20 ～ 50g，茜草 10 ～ 15g。

（二）活用药物

1. 水蛭配虻虫——破血通经，逐瘀消癥治中风

关于水蛭的功能，《神农本草经》载：“主逐恶血、瘀血、月闭，破血瘕积聚，无子，利水道。”《药性论》载：“主破女子月候不通，欲成血劳，癥块，能治血积聚。”水蛭可用于治疗闭经，是治疗妇科血滞经闭的要药。同时可用于癥瘕、积聚、跌打损伤、骨折、脉痹等治疗。

关于虻虫的功能，《神农本草经》载：“主逐瘀血，破下血积，坚痞，癥瘕，寒热，通利血脉及九窍。”《名医别录》载：“女子月水不通，积聚，除贼血在胸腹五脏者，及喉痹结塞。”虻虫所治疾病包括闭经、癥瘕、积聚、跌打损伤、少腹蓄血、骨折、血脉闭阻等。

可见二者在功效和主治方面有很多类似之处，临床中常相须为用。任继学教授在临床治疗中风病时，常在辨证论治的基础上，加用具有破血化瘀作用的水蛭、虻虫，以增强对闭塞之脑脉的疏通作用。他指出瘀血乃是中风病必然的病理产物，而化瘀法是中风病治疗中最为重要的方法，那么是否常规的活血化瘀药物即可达到治疗的效果呢？答案是否定的，因为脑髓中的脉络常常是纵横错杂的，血行一旦瘀滞形成瘀血阻滞脉络，则非平常之活血药物所能奏效，必须要以破血逐瘀之品方能建功。常取破血逐瘀之水蛭、虻虫作为药对配伍，用量 5 ～ 10g，用法方面主张研末冲服，效力更强。治疗血管栓塞性疾病，如下肢动静脉血栓等，二者常配伍赤芍 15g，苏木 15g。治跌打损伤、骨折疼痛等，二者常配乳香、没药各 10g。治疗妇科癥瘕积聚，常以二者配伍三棱 10g，莪术 10g，人参 10g 或党参 20g 等。

2. 刘寄奴配三七——散瘀止痛，止血消肿治中风

刘寄奴和三七皆有活血祛瘀之功，《日华子本草》载：刘寄奴“治心腹痛，下气水胀、血气，通妇人癥结，止霍乱水泻。”《本草经疏》载：刘寄奴“苦能降下，辛温通行，血得热则行，故能主破血下胀……又治产后余疾，下血止痛者，正以其行血迅速。”二者同时还具有止血的功能，《要药分剂》记载：刘寄奴通行走散，专入血分，“为破血止血之品”。《本草纲目》载：三七能够止血，散血，定痛。在外的金刃箭伤，跌打杖疮，用之可使血止，而且在内的吐血、衄血、崩中服之也可痊愈。同时二者还是治疗瘀血诸痛之佳品，如《普济本事方》记载：刘寄奴一味为末，掺金疮口，能够敛疮口，止疼痛。《医学衷中参西录》记载：三七对于跌打损伤，内连脏腑经络作疼痛者，外敷、内服奏效尤捷。

任继学教授在中风的治疗中，常选用二者配伍应用，一是两药配伍能够破血逐瘀，疏通脑髓之脉络；二是肢体麻木疼痛为中风常见症，而该症的出现多是由于络脉因瘀血阻滞而致，它们具有逐瘀止痛之效；三是即使是出血性中风，二者配伍具有祛瘀血而不伤新血之效，使新血可止，瘀血可祛。临床中常用刘寄奴 10g，三七 10g，加入辨证基础方中，收效较佳。

3. 土茯苓配白茅根——分清利浊，消除尿蛋白

慢性肾病（肾风、虚损性肾衰）多有蛋白尿一症，其治法虽有补肾、健脾、温阳、固涩、化瘀等，但是起效速度慢，效果也常不确切。《问斋医案》曰：“有脂膏自身液化为痰为饮为毒。”任继学教授通过多年的临床实践体会指出，脂膏即精微，病理条件下，肺不输精，脾不散精，肾不藏精，精微不能正化而变为湿浊。蛋白是人体内的精微之物，宜藏而不宜泄，之所以出现它的外泄（即尿蛋白的出现），是因肾气内变、封藏失职，导致清浊不分，湿浊之邪瘀滞经络，水渎失司所造成的。因此治疗上，必须选择“分清利浊，透达经络”的治法。药物喜用土茯苓、白茅根，加入辨证方中，每取佳效。

土茯苓能够治疗梅毒、恶疮、皮癣、痈肿、瘰疬、喉痹、乳蛾、肢体拘挛痹痛等。现代研究证实，土茯苓可治疗淋证、带下、湿疹、疥癣、痈疮、瘰疬及肿瘤等。任继学教授认为，土茯苓为治湿毒要药，归经脾肾，能通经透络，解毒除湿，它既能渗利湿浊之邪，又能正化湿浊而使之归清，湿渗浊清而毒解，精微固藏，尿蛋白自可消除。《本草秘录》载土茯苓能“败毒祛邪，不伤元气”。《救荒本草》云其可以代粮，故长期大剂量服用无明显毒副反应。《本草正义》指出因其“淡而无味，极其平和之物，断非少数所能奏绩”。他治疗肾风及虚损性肾衰的蛋白尿，常以大剂量水煎频服，重用土茯苓至 200g 为君药。

任继学教授指出，白茅根性甘寒，具有分清利浊之功，这与肾气内变、封藏失职，导致清浊不分，精微之蛋白、血液随膀胱而外泄十分相合，不仅对于肾病所致的血尿疗效很好，同时与土茯苓相配对于治疗蛋白尿更能起到相得益彰的作用，是治疗蛋白尿常用之药对，药量常用至 30 ～ 50g。曾治疗一位王姓中年男子，患者 2 个月前因感冒出现血尿，未予重视，现血尿，腰痛，咽干，尿频，无浮肿，全身乏力，便干，时耳鸣，胸闷，咽红赤，颜面淡白，口臭，舌淡红，苔薄白，脉沉数有力。尿隐血（++），尿蛋白（++），血肌酐 141μmol/L。综观脉症，任继学教授认定，此为风邪不解，由咽而喉，内侵于肺，肺伤则移邪于肾，波及于脾，日久则脾肾俱虚，诊断为虚损性肾衰，慢性肾风。法取健脾益肾，分清利浊。药用土茯苓 200g，生茅根 60g，爵床 30g，珍珠草 15g，地龙 10g，枸杞子 20g，刺五加 15g，丹参 15g，郁金 15g，岷当归 15g，生麦芽 50g。7 剂，水煎服。服上方，随症加减治疗 4 周，症状消失。尿蛋白、隐血均消失，肌酐明显降低，而达临床治愈，嘱其长服肾气丸以巩固疗效。

4. 昆布配牡蛎——祛瘀化痰，泄浊降肌酐

肾风及虚损性肾衰的检验结果中以肌酐和尿素氮最为关键，血肌酐更是判断病情转归预后的一个指标。关于二者的出现，任继学教授指出主要有以下两个方面的原因：一是因为毒邪稽留不去，命火被伤，相火势低，而出现肾不得温，脾胃失煦，肺失濡润，患者机体气化及运化之职失常；二是由于邪毒藏匿，肾之水、精、气代谢不正常，水毒、痰浊、涎毒等病理产物蓄积于体内，又难以循常道排出体外，因此，血中肌酐、尿素氮异常增高，常在辨证论治的基础上加用洗昆布、醋牡蛎，以祛瘀化痰，排泄浊毒。

昆布、牡蛎皆属水族，上善若水，可荡污涤垢，其“禀乾刚之气，得坎水之精，体刚质柔，味咸而淡，能攻坚软坚，能燥湿清热，湿热者、血燥结块者，用之尤宜”。《本草纲目》谓牡蛎“化痰软坚，清热除湿……消疝瘕积块，瘿疾结核”。《要药分剂》记载牡蛎能够“摩宿血，消老痰”。昆布为消坚要品，《名医别录》认为其主十二种水肿，瘿瘤聚结气。《药性论》载其利水道，祛面肿，祛恶疮鼠瘘。

任继学教授指出二者配伍具有攻坚软坚、祛瘀化湿，以通络脉的功效。且牡蛎佐以昆布则祛水为多，利水解毒，使瘀滞于经络中的痰浊涎毒能有出路而不致停积不化，故而能够降低血肌酐、尿素氮水平。

5. 柴胡伍泽泻——升降相因，渗利治水肿

柴胡味辛，归肝、胆、心包络、三焦经，能够升阳举陷，《名医别录》记载柴胡能疗“水胀”；泽泻甘淡性寒，归肾、膀胱经，具有利尿、渗湿泄热之功，临床可治疗水肿胀满，小便不利，泄泻，肝胆及下焦湿热等证。临床中任继学教授常以柴胡与泽泻为一对药应用，取其一升一降，以达渗湿利水之功，从而治疗肾病等导致的“水肿”。

《素问·六微旨大论》指出：“升降出入，无器不有。”正常人体正是因为五脏升降相因，才能共同维持机体的动态平衡，从而保持“清阳出上窍，浊阴出下窍；清阳发腠理，浊阴走五脏；清阳实四肢，浊阴归六腑”的正常生理状态。相反，如果“升降息则气立孤危”，人体的生长壮老必将终止。

中医治病应当道法自然，和于阴阳，药物的配伍与自然界的升降开阖是一致的，正如《存存斋医话稿》所说，名医治病无不以阴阳升降为剂量准绳，保证了升降的平衡，才能维持阴平阳秘之态。任继学教授用柴胡伍泽泻，升降相因而利水，意即病在下，取之于上，以升为降。柴胡味薄气升为阳，轻清辛散，能引清阳之气上升，通达经络，宣畅气血；泽泻味咸性寒，气味俱厚，沉而降，取其渗湿利水。二者配伍，寓有“提壶揭盖”之义，用性善升提的柴胡配伍沉降利水的泽泻，且柴胡用量小于泽泻，降中有升，以降为主，举中气而通下焦之气，则上窍开而下窍自通。这

正是朱丹溪在其专著中所阐述的，“气升则水自降，盖气承载其水也”。任继学教授常用柴胡 10g，配伍泽泻 15g，用于肾病等水湿停留所致的水肿的治疗，有捷效。

六、读书之法

（一）四小经典

中医启蒙及入门必读的四本书，也就是业内人士常说的四小经典，包括《医学三字经》《濒湖脉学》《药性歌括四百味》《汤头歌诀》四部著作。四本书通过歌赋的形式记载了中医的简史、脉诊、药学及方剂的内容，读起来朗朗上口，自古以来就被广泛地传诵学习。初涉中医者，一定要严格要求自己通本读熟，背诵下来，做到可以脱口而出。有了这一阶段扎实的功夫，仅仅能算作迈入了中医的门槛。

有人说：“书背得熟，不一定会看病。”但是如果书不熟则肯定看不好病。还有人说：“中医书不好背，背了也记不住。”如果不能运用正确的方法，只去死背硬记，的确会出现这种情况。那么，要怎样解决这些问题呢？任继学教授认为一定要把学、思、用三者结合起来，也就是说要熟读、精思、运用三位一体，最终的目的是达到学以致用。

“四小经典”之所以被称为“启蒙之作”，意在告诫我们千万不要认为读了这四本书，就可以行医了，正如古人告诫的一样：“世有愚者，读方三年，便谓天下无病可治，及治病三年，乃知天下无方可用！”为医者哪能如此简单了事。因此，在熟读背诵基础上，在学习《药性歌括四百味》的同时，应参看《本草从新》或《本草备要》，学习《汤头歌诀》时，可参看《成方切用》或《医方集解》，学习《濒湖脉学》时，可参看《脉经》以深悟脉理，千万不应认为背诵下来就能医术大进了。

（二）四大经典

要登堂入室，必须要上溯到四大经典，即《黄帝内经》《伤寒论》《金匮要略》《神农本草经》。这四部书可以先读部分原文，既要读熟、背诵，又要领悟其中真意。前人说：“取法乎上，仅得乎中，取法乎中，仅得乎下。”所以，仅读启蒙四书，便开始以此为基础进行行医治病，这是完全不够，也是不可行的。只有熟读甚至背诵了以上两大部分的书籍后，才有了良好的理论基础，也就为下一步进入临床工作做好了准备。针对四大经典的学习，任继学教授更是有自己独特的思想，具体阐述如下：

1.《黄帝内经》

这部书部头比较大，遍览一遍要费时很多，容易忽视重点内容，因此可选读背诵一些重点条文，集中精力突破对于临床更有指导意义。推荐选择李中梓的《内经知要》为蓝本读物，熟读背诵，对临床大有裨益。扩而充之，当参看古今医家注解和研究《黄帝内经》的学术成果，一定要不厌其烦地背诵经文，领悟精义，打下扎实的基本功，学有根底，日后必定会受用终身。有了娴熟的《黄帝内经》理论的指导，结合四小经典学习的内容，对于后续其他医家学术专著的学习和经验的汲取会起到极大的促进作用。

2.《伤寒论》

《伤寒论》不仅是方书之祖，更是中医辨证论治、理法方药的程式。要从六经入手，准确地辨证诊治疾病，背诵《伤寒论》的条文是必备过程，而且是要背诵不加注解的原文，必争达到条文方证出自哪条原文，都能脱口而出，熟能生巧，条文内容明确，临证时必能方证丝丝入扣。注解《伤寒论》的医家众多，开始时一定是先熟读背诵原文，心中有数，与临床相互印证，有了一定的见解，再参看其他医家的意见。

对于《伤寒论》的注解著作，推荐以《医宗金鉴·订正仲景全书伤寒论注》和陈修园的《伤寒论浅注》开始学习。因为对于初学者，这两部著作对条文的解读直白易懂，避免了很多因文字古奥而带来的疑惑。研读背诵《伤寒论》条文时，更是可与《医宗金鉴·伤寒心法要诀》合参，一经一纬，一纵一横，相得益彰，事半功倍。老中医常说“中医不传之秘在药量”，在《伤寒论》中可以看到有些方剂的药物组成是相同的，但因剂量的不同而导致所主病证不同，从而定为不同的方名，由此可见一个方剂见效的因素不仅决定于药物的组合，更在于各个药物在方剂中的构成比例的科学合理性，所以当读《伤寒论》并应用其中经方治病时，建议熟读背诵《长沙方歌括》，因为陈修园在此书中将方剂的主治及药物剂量都编入了歌诀之中，配合背熟的原文真的有丝丝入扣之感。

3.《金匮要略》

《金匮要略》的学习，初步参考选本以《医宗金鉴·订正仲景全书金匮要略注》《金匮要略浅注》为主。学习方法同《伤寒论》一样，因为《伤寒论》和《金匮要略》原本是《伤寒杂病论》的分开的两个部分，所以，在学习时要把两部书合二为一进行考虑，既有单本著作的纵向学习，又有两本著作的横向参看，如此学习不仅能够一览《伤寒杂病论》的全貌，更容易理解全书的真谛。其中方剂的学习建议熟读背诵陈修园的《金匮方歌括》。

4.《神农本草经》

《神农本草经》是中国现存第一部药物学专著，所载药物分上、中、下三品，共有药物 365 种，它的原书已经不传，现所存的都是后来的辑佚本，该书是学习中医者必读的药物专著。它将东汉以前零散的药学知识进行了系统总结，书中药物均以其主治病证而列举，而非以性味、归经为主，因此当应用《伤寒杂病论》中方剂治病时，其中的药物就要以该著作为指导，而绝不能以《药性歌括四百味》去指导应用。

（三）专病专著

在学习经典著作的同时，选择跟自己的学科及专业对口的专著进行学习也是十分必要和重要的。例如治疗结核病重点应该读《十药神书》，治疗消化系统疾病要读专著《脾胃论》等。而中医脑病科的常见疾病就是中风病，我们就要对治疗中风病的专著进行研究，建议重点攻读著作《中风斠诠》，该书为清代张山雷论治中风病之专著，书中对中风病进行了深入详尽的研究，理论与实践相结合，代表了民国时期中医在专病研究方面的水平。作者见解独特，并根据中风证情，结合自己的多年经验，总结出治疗中风的八种方法——闭证宜开、脱证宜固、肝阳宜于潜镇、痰涎宜于开泄、气逆宜于顺降、心液肝阴宜于培养、肾阴宜渐滋填、偏瘫宜于宣通，可谓别开生面；同时书中还汇聚了治疗中风病的古今成方，通过阐释其组方的原则，评述辨别其为治疗外风而设，还是为治疗内风而置。

（四）历代医案

古今医案记录了很多优秀的治疗案例，通过学习不仅能够让我们开通一条与名医交流的道路，同时更能提高我们的临床诊疗思路。《名医类案》《续名医类案》为两部比较好的学习蓝本，其中病种比较全，含有大量的临床案例，辨证思路清晰。另外张锡纯的《医学衷中参西录》中记录的案例都非常好，特别是作者在介绍每味药物时与实际案例结合，让人能够更加深刻地理解这味药物的应用。

总之，专业学习重点以经典理论为指导，兼修各家，融会贯通，才可说是一名合格的中医师。

（五）读经与读史

此外，《易经》被国人称为“万经之首”，是中国传统文化中自然哲学与人文实践的理论根源，是我们民族思想与智慧的结晶，被誉为“大道之源”，也是汉文化标志性的著作。任继学教授认为中医的阴阳五行理论即脱胎于《易经》，阴阳的理论是学好中医的基础，只知阴阳的其然而不知其所以然，那是很难将中医的学术继承和发扬下去的。他认为中医的“气一元论”即来源于《易经》，万物归一气，气有阴阳，一阴一阳之谓道，万物同一理，一通百通。《易经》中卦辞为阐释天地及人体阴阳的消长变化提供了依据，其中卦者挂也，阴阳八卦，阴阳五行，四季更替，取象比类，建立联系，形成了独特的中医学问。所以他说要更深入地理解中医，就必须重新认识易经思想体系。

“读史使人明智。”任继学教授常说中医学源于中国古代传统文化，学好传统文化对于中医学的深入学习十分重要，而中国传统文化源远流长，要读尽该类书籍又谈何容易。因此，他常教育弟子们要从读史入手，《史记》这样大部头的史书对于中医学子来说耗时会较多，他喜欢从读《中华上下五千年》开始，对中国上下五千年的历史有了一定了解之后，才会知道每个朝代的兴衰交替，当读到一位作者的著作时，把他放回到原来的历史背景中，才能对其学术思想和经验有更加深刻的认识和理解。例如，当读到《脾胃论》时，要知道李东垣是金人，当时他面临的境遇是汴梁城被蒙古军队围困了数个月，百姓食不果腹，饿死者随处可见，他是在这样的情况下，面对这种疾病谱，而创作了专著《脾胃论》，因此有人说“古方不能治今病”，其实不是古方不能治今日之病，而是因为创立古方时的历史背景不同，导致今天再用古方时要考虑它出现和使用的时代背景，方子才能为今日所用，并取得好的疗效。除了《中华上下五千年》，任继学教授还很喜欢中医学发展史，他说从中更能看到整个中医行业的兴衰，时刻提醒着他“作为一名中医，肩负着传承发展中医的重担！”

七、大医之情

为人，任继学教授志存高远，很早便树立了远大的理想，有志于向往昔之中医圣贤看齐。曾国藩的国藩为后改之名，取意要做保卫国家之藩篱；任继学教授后更名为继学，取“为往圣继绝学”之意。中医圣贤上古有神农、黄帝等，中有长桑、扁鹊，汉有公乘阳庆，下有长沙仲景，任继学教授一生都在践行着为往圣继绝学的信念。在从业的六十余年里，他始终秉持以仁为本，慈悲为怀，胸怀坦荡，医德为首，精进医术。行医生涯中，为了能更好地服务于患者，他博览群书，上通灵素伤寒，对《黄帝内经》《伤寒杂病论》都熟记于心，下晓各家之学，对《医宗金鉴》《景岳全书》等运用娴熟，并在临床工作中守正创新，融会贯通。

为医，他医德为先，博施济众，身先士卒，为民请命。任继学教授自己曾言：“从医60余载，读书不敢有懈怠之暇，临证不敢有粗心之诊，非欲成为名医，只求无愧于患者，无愧于自心而已。”这段文字不仅贴在他的诊桌上，更是深深地体现在日常工作中。晚年时，由于体力原因，尽管每天限号十几个人，但对于那些远道慕名求医的患者，他牺牲自己的休息时间也从不拒绝为其诊治，有时甚至还为经济困难的患者垫付费用。当SARS肆虐，他不顾高龄和危险，第一时间请命前往，为百姓献上对症的良方。作为医生，他真正做到安神定志、无欲无求，面对患者发大慈恻隐之心，所以深受老百姓的尊敬和爱戴。

为师，他德高望重，作为中医学界传道、授业、解惑的先行者，他治学精勤，诲人不倦，悉心育人，无私奉献。任继学教授常常教育学生说："作为中医人，要有中医人的担当。不能仅仅关注自身私人的成长，而无视整个中医队伍及行业的情状，如果那样，就会导致我们中医后继无人，行业没落，甚至消亡！"他在三尺讲台之上循循善诱，临床上因材施教，不固化、不拘泥于课本知识，结合临床实际，引经据典、深入浅出，为培养有理想的年轻中医人倾注了全部的心血。在任继学教授的悉心培育下，一大批学生和弟子或成为国内相关学科的带头人，或成为医药卫生界的佼佼者，无一不继承老师衣钵，继续为祖国中医事业贡献坚实力量。

为民，他"先天下之忧而忧"。任继学教授心系家国，始终忠诚于党和人民，具有无私的高尚情怀，大灾面前凸显大爱。他踏实做事、认真做人、勤奋刻苦、精益求精，近乎严苛地要求自己是对医学的负责、对生命的承诺。他矢志杏林、博施济众，使得中医承前启后，继往开来，后继有人。他一生热爱中医、关注中医、致力于发展中医；六十余载的呕心沥血，为学校和医院的发展奠定坚实的基础，为中医药事业的发扬、发展奉献了一生的力量。

八、传道之术

作为老师，任继学教授在师承带教过程中谆谆教诲，以身作则，治学严谨的态度深深感染着弟子们。他始终以培养中医合格的继承人、发掘中医人才为己任，为了达到这个目标，他常常要做以下几个方面的工作：

1. 为使学生及弟子们树立正确的健康观及为医观，他要求他们熟读背诵《大医精诚》《伤寒论·序》原文，并以此作为自己一生行医的准则，切勿忘记！

2. 理论学习方面，他要求弟子们也都严格要求自身，对于中医四小经典背诵娴熟，中医四大经典熟读背诵，理解应用。在任继学教授的帮助及指导下，弟子们都打下了良好的中医经典基本功。同时任继学教授要求他们针对特定疾病要参看各家之中的优秀著作及文章，这样二者结合才能使疗效得以提高。

3. 临床方面，任继学教授个人有着"师承"和"学院"的两种学医及行医经历，因此，他深知两大学派的优缺点。他提出，师承派多是重临床、轻理论，所以其临床方药是我们应该重点发掘和继承的；院校派多是理论娴熟，但临床未必有效，所以重点是听取其理论的优点。医学以解决患者的痛苦为目标，所以要做到理论与临床的有效结合，才能培养出一个合格中医师。

4. 中医行业能够存在和发展，靠的是临床疗效，而良好疗效的取得必然要依靠优秀的中医师，但这些人才的培养要靠优秀的中医教师为其传道、授业、解惑。所以任继学教授很重视对学生及弟子们教学能力的培养，尽量为他（她）们提供讲课的机会，亲自点评教学中的得失。

历经多年的悉心教导，任继学教授所培养的学生及弟子、学术传承人大多数已经成为中医事业发展的骨干力量，他作为国家第一、二、三批全国老中医药专家学术经验继承工作指导老师，先后培养硕士、博士研究生 38 人，弟子 15 人，还在北京、广州等地收徒多人。其学术传承人南征先后被评选为“全国名中医”和“国医大师”，黄永生当选“全国名中医”，王健当选“国家中医药领军人才支持计划——岐黄学者”（国家中医药管理局）及国家“百千万人才工程”（中华人民共和国人力资源和社会保障部）人选。黄燕、蔡业峰先后担任中华中医药学会脑病分会主任委员。王之虹当选 973 计划中医理论基础研究专题首席科学家。盖国忠为第一批“全国优秀中医临床人才”。宫晓燕获“全国首届杰出女中医师”荣誉称号、获全国首届中医药传承高徒奖。刘艳华为“全国中医临床优秀人才”。常立萍、兰天野为吉林省优秀中医临床人才。

成为国医大师的弟子南征，每当回忆起老师任继学时，老师的这句话常常萦绕他的耳旁：“60 岁的年龄也才刚刚摸到中医的门径啊！”这句话时刻激励着他，他在老师的引领和启发下，刻苦钻研中医，终在中医药诊治肾病领域取得了良好的成绩。“国医大师任继学传承工作室”负责人及学术传承人王健教授，在大师的影响及指引下，努力拼搏，成为“国家中医药领军人才支持计划——岐黄学者”，他在临床及科研方面都做了大量的工作。在任继学教授“伏邪理论”的指导下，他带领研究团队对中医瘿病进行了系统而全面的研究，通过大量临床患者疗效的观察，制定了有效的瘿病诊疗方案，主持编写了中医瘿病的诊疗指南，为行业内治疗该病树立了标准和规范。

时至今日，“国医大师任继学传承工作室”在负责人的带领下，完成了其学术思想及临证经验的总结、推广，围绕其学术思想进行了进一步的科学研究，门下弟子及再传弟子众多，为大师学术思想及临证经验的传播做着不懈的努力。

任继学学术传承谱

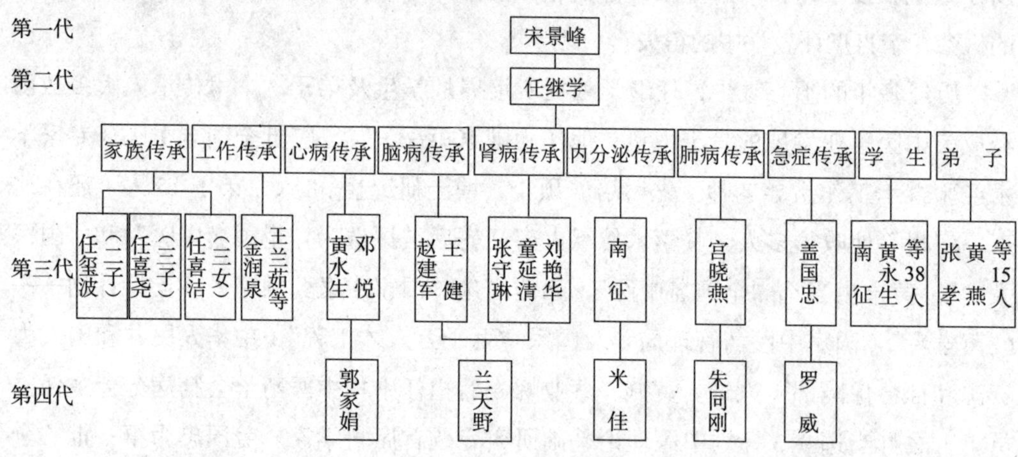

（王健、兰天野整理）

（张建美编辑）

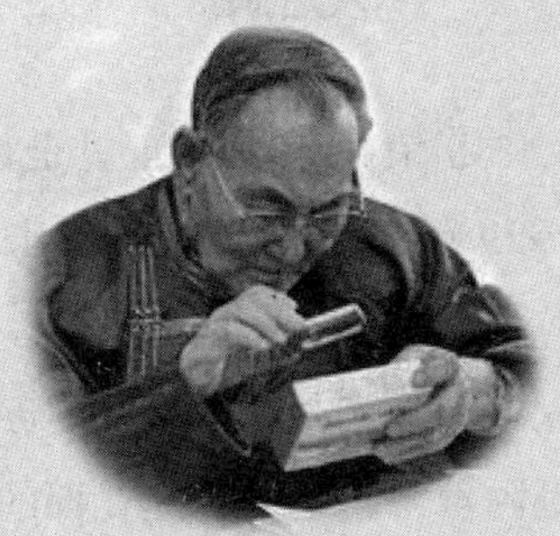

策·苏荣扎布

策·苏荣扎布（1929— ），蒙古族，教授。曾任内蒙古蒙医学院院长，内蒙古自治区第五、六、七届人民代表大会代表，全国老中医药专家学术经验继承工作指导老师，获蒙医药终身成就奖。2009年获首届“国医大师”称号。

策·苏荣扎布在60多年的临床工作中，积累了丰富的临床经验，丰富和完善了蒙医药传统理论体系，特别是在治疗六基症之赫依症类疾病和物质代谢紊乱类疾病方面，如心血管、精神和神经、消化系统疾病尤其擅长，并研制出了多种新药，临床应用取得满意疗效。先后在国内外杂志上发表学术论文10余篇，出版总结自己研究成果的著作多部，主持完成内蒙古科技厅科研项目“蒙医西拉乌顺哈伦病”等临床研究课题3项。在苏荣扎布一代人的努力下，内蒙古医学院设立了蒙医学本科专业，积极开展蒙医、蒙药、蒙医史等方面的教学及科学研究工作，推进了蒙医理论的现代化进程。

一、学医之路

苏荣扎布是寺庙里走出来的蒙医大夫。在寺庙里，他诵读经文，拜师学医。1929 年 12 月，苏荣扎布出生于内蒙古锡林郭勒盟镶黄旗。父亲策格米德，母亲阿拉坦格日乐，兄长宝日夫。策格米德和阿拉坦格日乐有过 12 个孩子，因各种原因仅存活下来 2 个孩子，即苏荣扎布和宝日夫。其父策格米德是一位马倌，当时的商都阿都沁旗是清朝廷礼部的种马场，在后来很长一段时间内，归中华民国陆军衙门管制。当时商都阿都沁旗共有 161 个马群，清朝廷让每个马倌负责 350 匹马，规定每 3 年每 3 匹马中培养 1 匹种马，如果超额完成任务，朝廷将提升马倌的职位或者奖励相应的物资；要是未能完成任务，将要惩罚马倌，被惩罚的马倌甚至可能倾家荡产。每年的 6 月初，朝廷会派人到各个种马群进行清点。当年因为异常气候和各种自然灾害的原因，政府派人清点马群时，策格米德的马群少了 50 匹马，为了按规定向政府赔偿，策格米德把家里大部分牲畜交了上去，成了“倾家荡产的马倌”。祸不单行，由于种种原因患重病，于 1936 年，年仅 51 岁的策格米德留下孤儿寡母，与世长辞。父亲的去世，对这原本艰难的家庭更是雪上加霜了。当时 16 岁的宝日夫为了帮助母亲补贴家用，开始到富人家放马。好景不长，1939 年年底，放马的宝日夫被当地官僚抓去当兵，不到 1 年，宝日夫所在的军营发生了天花，宝日夫也被传染，离开了人世。为了维持生计，母亲阿拉坦格日乐带着年幼的苏荣扎布搬迁到阿都沁旗西查干敖包。

因为当时处于动荡不安的战乱年代，百姓民不聊生，好在母亲阿拉坦格日乐是个坚强，富有远见的人。虽然生活十分艰苦，但她从没放弃把儿子苏荣扎布培养成为有文化的人。她送苏荣扎布去浩特里有文化的人那里学习识字。年幼的苏荣扎布聪明好学，受到老师的认可。

1943 年，14 岁的苏荣扎布，已经会读会写，在周围浩特中已有“小文书”的名声。但因为照顾亲戚家生病的孩子，苏荣扎布母亲患传染病，从此一病不起。母亲最后弥留之际，抚摸着年幼的苏荣扎布的头，希望苏荣扎布努力学习文化知识，长大当一名喇嘛医生。母亲去世不久，苏荣扎布也患上了这可怕的传染病。这个苦命的孩子，一个人被隔离在了地处东查干敖包脚下的宏海山，由当时照顾母亲的贡布老人照顾苏荣扎布的衣食起居，但不幸的是，贡布老人在苏荣扎布痊愈之际也被传染，未能痊愈，很快便离开了人世。

宏海山是东西查干敖包山之间的一个小山丘。“宏海”是蒙古古语，意思为“朝气旺盛”，苏荣扎布与疾病斗争的4个月中与善良的贡布老人就在宏海山脚下搭起的窝棚里度过。苏荣扎布病情痊愈搬走的时候，把当时贡布老人为照顾他当炉灶支架的三块石头留在了原处。后来，苏荣扎布为了纪念贡布老人，在宏海山前立碑纪念，植树造林，又成立了“宏海教学基金会”，扶持那些家庭贫困的孩子。

苏荣扎布铭记母亲弥留之际的嘱托。14岁那年，在松岱扎布喇嘛的帮助下来到宝日策吉寺，跟随当时远近闻名的拉木扎布喇嘛医生，开始了学医生涯。在之后的6年时间里，苏荣扎布先后拜拉木扎布和巴瓦两位喇嘛医生为师，学习藏文和蒙文，同时攻读蒙医理论和临床基础知识。通过钻研蒙医药理论及临床实践，他传承并丰富了蒙医药学，在心血管、消化系统、妇科等疾病的诊治方面积累了独特的临床经验。

在宝日策吉寺跟师学医的第5个年头，苏荣扎布已经能够对一些疾病进行诊治。1949年，20岁的苏荣扎布开始独立为患者看病。这年，他参加了锡林郭勒盟镶黄旗卫生行政部门的考试。顺利通过考试后，苏荣扎布留在了商都镶黄旗医院从事临床医疗工作。随着国家对蒙医药事业的重视和扶持，苏荣扎布也与他热爱的蒙医药事业共同成长着。

二、学术之精

苏荣扎布从事蒙医医疗、教育工作60余年，是一名医术精湛、德高望重的蒙医大师，应用蒙医学整体观、辨证观，以及灵活的用药手法，治愈了众多的病患。其在理论上丰富和延展了蒙医学整体观，诊断上注重辨证分析疾病本质，临床上针对病因治疗的临证思维，成为蒙医学理论及临床的创新性引导。

（一）丰富和延展了蒙医学整体观

自然与人体是对立统一的整体，自然界是万物聚集构成的物质整体。自然创造了人，其产生于自然五元“土、水、气、火、空”，具有五元物质特性，遵循物质演化的自然规律，因此可以说机体是自然界的缩影。如同自然界中日、月、土、气、地滋养着万物，机体的日、月、土、气、地为赫依、希拉、巴达干、七素、三秽，维持着机体生命活动。人体是物质的一种特殊存在形式，产生于自然五元，也通过自然五元升华，最后遵循自然规律回归自然，因此人与自然的关系为统一整体。

人体是一个统一的整体，“三根”（指“赫依”“希拉”“巴达干”）与“七素”（指饮食精华、血、肉、脂、骨、髓、精）这两种秉性的内部矛盾运动（清浊分化）

即为生命根源，包括人体生理、病理全部生命过程的整体观。其中包括三根内部对立统一的关系、七素相互滋养的内部关系、三根七素联合功能的协调关系、通过清浊分化三根与七素相互滋养的规律、由清浊分化产生的三味滋养补充三根七素的规律。其中三根、七素这两种秉性对立统一规律的平衡关系是生命赖以生存的生命机能活动，同时也是保障机体新陈代谢的关键。在人体生命活动中“三根”和“七素”互相依存，成为人体胚胎形成、生长发育、生存，以及衰老、死亡的根源。

在正常情况下，三根和七素在体内是相互依存的协调状态，保证了人体的正常生理活动。病态时，则处于相互损害的相克状态。由于三根支配着人体的生理活动，因此成为矛盾的主要方面，占主导地位，而七素在三根的作用下进行精浊分化，故成为矛盾的次要方面，处于被动地位。七素为人体构造组织器官的基本成分，是三根依赖的物质基础，三根依赖于七素，全面支配人体的生理活动，因此三根称为依赖者，而七素称为被依赖者。这样三根和七素在体内是密切相关的，以七素为物质基础，三根为动力，进行着复杂的生命活动，完成体内新陈代谢的生理活动。三根在体内起清浊分化、输送精微、排除浊物的作用，而七素则为三根所依赖的物质基础，同时在三根的作用下，构成人体组织器官的主要成分，这就是三根和七素的协调关系。当三根产生病态时，则变为三邪，在三邪和七素之间产生互相伤害的相克关系。其中以三邪伤害七素变化为主，因此把三邪称为克者，将七素称为被克者。这就是三根和七素之间的相互关系。总之，三根处于相对平衡状态时，七素功能也正常，如三根失衡，则七素也受损，三根和七素之间便产生相互损害的相克关系。

（二）临床诊断中，注重辨证分析疾病病因

1. 辨证分析疾病病因

蒙医学认为，疾病的种类和表现形式无论怎样繁多，其病因可概括为以下三点：赫依、希拉、巴达干，从三根内部规律运动病变角度称为根本病因；琪素、希拉乌素，从七素内部规律运动病变角度上称为特殊病因；黏虫，从本质角度称为独特病因。

疾病的诊治，以治疗疾病内因为前提。疾病的根本内因为赫依、希拉、巴达干在外界环境突然变化的影响下造成外源性损伤，其病因是体素本身的受损。内源性疾病以三根和七素相互形成疾病的原因和结果，相互成为损伤者或受损者。因此内源性疾病的最初的基本病因是三根，在三根的作用下逐渐导致七素损伤。与此相反，外源性疾病的最初病因是受损的七素本身，继而损伤三根。苏荣扎布教授根据三根和七素之间的相互作依赖与被依赖、损伤与被损伤关系，遵循病因诊治的原则。

2. 疾病的本质分析——辨寒热

辨析疾病寒热，同时也是针对病因的治疗，因热源来自体内希拉的热等七种秉性、寒源来自体内巴达干的冷等七种秉性，而赫依亦是调理和指引、收罗病变全部过程的主导者，因此，应辨析疾病的寒热本质，针对病因治疗疾病。苏荣扎布在临床诊断及给药过程中都非常重视寒、热的分析，结合病患特征、发病季节、发病居所、发病饮食起居的寒热性，以及病变部位、病和症的寒热性，辨证给药。

3. 病因治疗为根本原则

苏荣扎布教授总结了蒙医治疗疾病的原则，以蒙医整体观为理论指导，辨证分析病证本质进行鉴别诊断，以治疗病因为前提进行治疗。他提出以“六基症”为核心的新学说，归纳升华了蒙医学理论体系的重要特征——基于阴阳学的现代蒙医学整体观理论。这一新学说的提出为现代蒙医学理论体系的发展和完善作出了巨大的贡献。苏荣扎布教授认为，蒙医药理论体系是以阴阳五元学说为指导的整体观和对六基症的辨证施治。六基症理论把引起疾病的主要原因归纳为赫依、希拉、巴达干、血、黄水、虫（细菌、病毒等致病微生物和寄生虫）等6种，从本质上可归纳为寒热2种。“人体的赫依、希拉、巴达干是构成人体生命活动的三种能量与物质基础”，这三个基本因素是蒙医理论的基础，他们在人体基本属性中属阳性。血在蒙医理论中被认为是滋养人体诸元素的物质基础，因此在人体生命活动中属阳性。

策·苏荣扎布教授认为，三根在各种致病因素的影响下，会出现偏盛偏衰等反常状态，当三根失去平衡时就产生疾病。基于这些基本理论，苏荣扎布紧密结合自然与人的关系、五行和三素气的关系等来解释人的生理规律和病理规律。他认为：“人体和自然界是对立统一的整体，人体本身就是这一庞大体系的缩影。因而，人体也是对立统一的整体。”在这些理论的指导下，苏荣扎布对诸多病种进行了进一步的分类和解释，提炼出了现代蒙医药精微与糟粕之分解的新陈代谢理论，并采取辨证治疗的方法，在理论和临床上不断取得突破。

蒙医学认为，疾病根本病因为赫依、希拉、巴达干，在临床当中苏荣扎布更多注重的是赫依的变化。

根据蒙医学整体观，在维持人体正常生命活动的三根七素平衡中，三根起主导作用，在阴阳学理论中，属阳，是致病的根本病因，即赫依、希拉、巴达干，其中赫依拥有以轻、糙为主的凉、细、硬、动等六种特性，归属气源，呈寒热两重性。赫依以其循行之道遍布全身，调节希拉和巴达干的相对平衡，对希拉和巴达干的正常功能及全身生理活动起着动力和指导作用。如若受致病四缘的影响，赫依失去平衡，偏盛或紊乱时，不仅会导致赫依病，基于其双重性且合并热症，则导致热亢进，如合并寒症，则使寒势加剧，并因其轻、动等秉性特点，会成为诱发疾病的根源。它既可引发一切疾病，又可收罗一切疾病的末尾，遍布全身，起着播散和激化疾病的作用。因此，苏荣扎布教授在临床治疗疾病过程中，注重赫依的变化。治疗上予平赫依，温性或中性药，如心赫依时予匝迪 –5、肺赫依时予乌珠木 –7、脾赫依时予嘎古拉 –4 汤、肾赫依时予那仁满都拉、胃赫依时予如达 –6 等。另外，在赫依发病的时间段治疗疾病，给予镇赫依药物是苏荣扎布配方的突出特点。

（三）研发新药

在苏荣扎布组织下，进行蒙医药经典验方二次研发，特别是在冠心病、心绞痛治疗领域，形成了以清心沉香八味丸等为代表的一批民族新药，现已广泛应用于心绞痛、心脏供血不足、心律不齐（早搏、房颤）、心律失常（过缓、过速）、心衰、心梗等心脏病变的临床治疗。

在多年临床研究和实践的基础上，苏荣扎布研制了一些临床效果很好的新药，如敖波迪斯丸、色朝瓦十一味、心宝二号、吉如很西木吉勒、乌日塔勒九味、壮西十一味等，在治疗心血管疾病，以赫依病为主的精神神经系统疾病、消化系统疾病、妇科疾病方面有独特的治疗效果，为广大患者解除了病痛。

苏荣扎布以蒙医整体观为指导，依据冠状动脉粥样硬化性心脏病的形成和“精微与糟粕的分解、浸泌”理论，提出了精微在血液中分解代谢受阻而影响心血管系统的新理论观点，以该观点为依据组配的新药，在治疗以冠心病为主的心血管系统疾病方面取得了很好的临床效果。

三、专病之治

（一）赫依偏盛型心刺痛

心刺痛是以突发剧烈刺痛为主要症状表现的心脏病。主因精微不消化、血体素混浊黏稠、气血运行受阻，尤其是普行赫依功能失常而发病。饮酒、吸烟、长期食用优质食物且不活动、脑力劳动过度、大怒着急、因气候突变而着凉或风吹受寒、劳累过度，是诱发本病的外因，但多见于巴达干赫依为主者。《秘诀医典》将此病分为赫依刺痛、血刺痛二型。在临床实践中，在不同类型间相互合并或随着病程和病情不同，相互转化者亦有之，以合并心悸等其他心脏病者多见。患者经常出现心悸、胸憋、胸部不适、气促、睡眠不牢、心神不安、疲乏无力、嗳气等赫依血和巴达干血相搏症状，同时，心脏周围突发剧烈刺痛，但持续时间短暂。多为胸骨中部或前心区刺痛，疼痛可放射到左肩、肱骨，甚至手指。疼痛如酸痛、压榨样痛、绞痛或胀痛等各异。发病时，重症患者面色苍白、大汗淋漓、气短、胸憋、有濒死感。由于病因不同、病情轻重各异，疼痛的性质和部位表现也不同。短暂性刺痛如压榨或锥扎样，刺痛剧烈，一般持续 1 ～ 5 分钟，有时达 15 分钟。多数患者因劳累、受寒、激动、愤怒、畏惧、暴饮暴食、吸烟、快步行走、爬山、上楼梯而诱发此病。诱发因素和发作次数会逐渐增多，而且持续时间延长，疼痛加剧。赫依刺痛则疼痛部位多变，多在心脏周围有移动性刺痛，伴头晕、失眠、气促、口干舌燥、心神不定，脉象空、短促、停顿等症状。血刺痛则疼痛部位固定，多数在心脏右侧有剧烈疼痛如锥扎样，患者瞪大眼睛、气短难忍、口干烦渴、面红目赤、体温升高，脉象滑、弦、搏动不齐。黏刺痛则心脏右侧疼痛剧烈，患者烦躁不安、四肢冰冷、出冷汗、脉搏不齐、脉象短促有力或虚细交替出现。《藏医医诀补遗》载："血刺痛在右侧；黏刺痛在左侧；赫依刺痛则疼痛部位不定。"乎杨刺痛，多因出汗受风或风吹着凉引起，沿心脏周围、右季胁、肩部白脉行道不定处有刺痛，但疼痛不剧烈，短暂发作后即缓解，伴肩胛、脖颈、第 6 ～ 7 椎关节附近和肋间僵痛或阵阵刺痛，从肩胛和肱骨开始至无名指出现麻木症状。

除此之外，苏荣扎布教授对心刺痛的分型，多加了黏刺痛及痹性刺痛，黏刺痛以心脏右侧刺痛多见，而痹性刺痛则以背部、肩下部刺痛多见。治疗上均以上述治疗原则为准，根据病情辨证酌情用药。

早饭后，吉如很西木吉勒联合庄西 –14 各 10 丸，午饭后，新 – Ⅱ号 13 丸，汤钦 –25、赞丹 –7 各 3g 为药引送服，睡前珍宝丸 13 丸，阿嘎如 –35 3g，根据病情辨证酌情给予四号药，视病情，7 天为一个疗程。

临证加减如下：

（1）根据药物的解方，灵活用药：如赞丹 –7 为赞丹 –3 汤与苏格木勒 –4 汤的合剂，因此在使用时，如果患者赫依血病明显，此方的药量可以大一些，如果失眠情况稍重，苏格木勒 –4 汤药量可以多一些，但是总量不可超过 6g。

（2）根据病因，灵活用药：如果赫依症状比较明显，可以将中午药引中的汤钦 –25 去掉，或是只用苏格木勒 –4 汤，在四号药中应用阿嘎如 –35 联合苏格木勒 –4 汤。

（3）根据症状，灵活应用：如果刺痛症状明显时，可以将晨药中的庄西 –14 去掉，当合并脾胃消化虚弱时，可在四号药中应用伊和哈日 –12 联合毛勒日达布斯 –4。

（二）失眠

失眠主要病因为赫依、希拉，赫依偏盛或希拉偏盛，致三根七素平衡失调，赫依与血相搏后导致失眠。

引起失眠的外因为思虑过度、患疾而体衰、大出血、年老而心体素衰弱、消化不良等。日常生活中烟酒过度、思想压力、时间紧张、学习压力、精神挫折、亲人的别离等情感消极因素或成功喜悦的积极因素等导致身体、言语、情感活动超量或思想疲劳、遇到突发事件非常恐惧、过度悲伤等引起赫依的偏盛，赫依、血的运行受阻碍，心脏失去正常功能，引起睡眠不规律。巴达干增多易见于眠多症、易睡症，尤其是冷、重等七个秉性落于头或四肢白脉时易引起眠多。血增多、血热引起头痛、眼干、眼充血等血热表现，由于血的热性与希拉的热性相同，血热时可有失眠症状，但主要为血刺痛的表现，血冻结后血的运行受阻，赫依与琪素循环受阻，可能会导致白脉循环受阻，导致萨病后可影响睡眠，但症状也可以白脉病为主，如头沉、肢体活动受限等表现。黄水增多侵入心脏、关节、皮肤后引起身体疼痛、瘙痒等症状，也可影响睡眠。合并黏时可出现发热、头痛等症状，如合并赫依紊乱时，可引起失眠症状，但不以失眠为主诉。

赫依偏盛，机体三根与七素失调，可进一步导致赫依功能异常，赫依、血运行出现不同程度障碍。心脏因其本质特征方面，属五元中的气，遍行赫依存在于心，为周身气、神经、精浊分化提供必需的动力，赫依出现病变时心脏易受影响。发病诱因主要有饮食方面过多摄入轻、糙、凉性饮食（如浓茶、咖啡等），缺乏营养饮食，过于清淡饮食（或减肥为目的过少饮食）等；起居方面如饥饿时过度心身劳累，过度着风受凉，五官过度疲劳等；气候方面如气候异常变化等。突然性心理刺激、大失血、过度服用凉性药物、过度腹泻、催吐、放血等治疗等可影响三根与七素的相对平衡，赫依偏盛，赫依病变，影响心脏导致失眠。机体本质方面，老年人及赫依性体质人群易患失眠。

希拉偏盛，机体三根与七素平衡失调，尤其是希拉功能异常并产生希拉热，影响心、肝而导致失眠。肝脏本质特性为位于希拉总位，五元属火，七素、三秽方面为血、汗的归属位，变色希拉位于肝脏，病变希拉的属位，产生希拉的白脉与肝脏相关联，因此希拉出现病变，肝脏易受累。发病诱因主要有饮食方面如过度摄入葱、蒜、酒、烟、植物油脂等辛辣、咸、酸等味，锐、热、油性饮食。气候方面如过度炎热，雨季时过度干旱，冬季过度变暖等。其他方面如锐、热性突发性事件及感染，过度锐、热性药物及治疗等导致机体三根与七素平衡失调。机体本质特征方面中青年人及希拉性体质人易引起希拉性失眠。

临床上赫依性失眠亦伴随希拉性失眠，希拉性失眠亦可伴随赫依性失眠。总体症状体征为入睡困难或易醒，或醒后入睡困难，重者彻夜无法入眠。失眠可导致出现头痛、头昏、心悸、健忘、多梦等伴随症状。

赫依偏盛型可见身体抖动，胸痛，叹气，语多，脉空、虚，舌质干红。

希拉偏盛型可见口渴，燥热，口苦，便秘，粪便呈黄色，脉细、弦，舌苔偏黄腻，尿赤黄，气味大。

分辨失眠的本质是热还是寒要依据诊病十据。以病因、痛缘、患者住所、发病时节、年龄、病情、病变所累部位、发病时间、患者饮食、生活习惯等对照诊察以分寒热。因其病因是赫依、希拉，因此依据赫依的本质应为平性，但其拥有“轻、躁、动”的主要秉性，另还拥有“凉、细”等秉性，因此，在发病时，亦表现偏凉性，而希拉因具“热、锐”等七种秉性，而表现为热性疾病。失眠既表现为疾病，也可为症状，因此，要根据患者临床表现的不同，考虑赫依偏盛时可合并希拉或巴达干，若合并希拉，则表现为偏热性；若合并巴达干时可表现为偏寒性。希拉偏盛时，合并赫依时为热性；合并巴达干时，热性不明显，但本质仍为热性。治疗宜改善精浊分化，针对病因治疗，镇赫依，清希拉热，改善气血循环。经典药方如下：

赫依偏盛，早晨饭后给予吉如很西木吉勒，联合应用庄西 –14，各 10 丸，14 天；午饭后给新 – Ⅱ号 15 丸，汤钦 –25 和赞丹 –7 各 3g 为引送服，14 天；晚睡前给予珍宝丸 13 丸，阿嘎如 –35 为引，3g 送服，14 天。辨主证后，酌情给四号药。

希拉偏盛，早晨饭后给予伊和哈日 –12、毛勒日达布斯 –4 各 10 丸，14 天；午饭后给满那格西 3g，14 天；晚睡前，给予珍宝丸 13 丸，阿嘎如 –35 为引，3g，14 天。

四、方药之长

（一）晨药，调节机体热能，改善清浊分化为首要

人体是三根、七素两种秉性联合功能的统一整体，体现为三根与七素进行清浊分化的生命活动。因此，苏荣扎布在治疗疾病给药时注重清浊分化过程的热能平衡问题、胃吸收热能的平衡问题，所以在早晨赫依时辰给予改善胃和机体热能的蒙药。

在胃的初步清浊分化过程中，即消化过程，如受到某种因素之扰乱，则导致消化希拉补充来源过剩，巴达干增盛而失去与希拉之平衡。此时，腐熟巴达干不能发挥功能，消化希拉不能进行，调火赫依不能在身体内正常运行。随而消化功能减退，食物壅滞于胃内，不能分解成精华与糟粕，引起最初的“浊不消化病变”。这是消化不良

所致一切内科病证的根本或本因。在浊不消化阶段，如得不到有效治疗，则全身各部分热能逐渐失去功能，进而在肝脏中进行的血液之运化活动和七素之合而又离、离而又合，以及精华糟粕之分解吸收等一系列有规则的生化过程之每一阶段，均可产生不同程度的不消化病变，引起“精华不消化病”。之后精华不能完全被吸收，部分糟粕进入精华脉道，致使精浊浑浊，变色希拉不能制造精血，长久停留在肝脏蓄积，日久则全身骨骼、肌肉、脉络及脏腑等器的精华浑浊，成为慢性病之根源。

因此，苏荣扎布除治疗消化系统疾病外，在治疗其他系统疾病时，多联合应用多种蒙药方剂，目的是为加强药力、药效，加强病因治疗和加强精浊分化功效。如治疗心脏疾病时，早晨常给予吉如很西木吉勒改善赫依琪素的气血循环，改善心功能，同时应用庄西-6、庄西-4、庄西-14或加用阿木日-6、滚樊得吉德等。治疗原发病的同时改善胃及机体热能，又对疾病的恢复有增效作用，这是蒙医整体观为指导，辨证分析疾病本质、针对病因用药的应用体现。另外，晨起时段为赫依时段到巴达干时段，因此忌用过凉、寒性药物。

消化不良主要由胃消化三火温失调，巴达干增多，消化功能下降引起。临床表现为胃不适，腹胀，食欲不振，呃逆，大便不规律等。治以改善胃火温为原则，可早晨予五味清浊散3g温开水送服，中午十味黑冰片丸1.5g，加六味安消散1.5g，用四味光明盐汤送服，晚上十味胃诃子散3g，用温开水送服。辨证施治如胃部疼痛用六味木香散1.5g合六味安消散1.5g温开水送服，如烧心吐酸投五味金诃子散1.5g合六味安消散，7天后，会有较好的疗效。

（二）改善赫依与琪素相搏，疏通黑白脉，治疗心脑疾病

维持人体生命活动的三根七素间的平衡以三根为主，而三根中赫依为引领位置，在生命活动的精浊分析中，琪素（血）为热性，且由赫依为动力为各生命供热能，因此赫依与琪素循行之道通畅，则黑白脉通畅，人体可正常维持。若赫依与琪素相搏，气血不通，可导致黑脉（血管）白脉（神经）不通。而心内遍行风及丰富的血管系统，且是三根七素的精浊分化的重要部分，琪素精华的分化由心开始，因此，苏荣扎布教授在治疗疾病时注重调理赫依与琪素，以调整精浊分化热能为首要。

额尔敦乌日乐是治疗白脉病的经典方，三十五味沉香散是治疗赫依琪素病的经典方，两者合并应用便形成了由更多药味组成的新的复方。苏荣扎布习惯用额尔敦乌日乐与三十五味沉香散，实质就是注重调理赫依、琪素、白脉的功能，以达到治疗心脑疾病的目的。

1. 额尔敦乌日乐

治疗乎杨黄水病及萨病的丸剂型蒙成药，又名额尔德尼乌日勒。

【组成与来源】由珍珠、麝香、牛黄等珍贵药物组成，作用奇特，故名珍宝。方

剂来源于《秘诀珍珠鬘》，传入蒙古地之后，被载入《秘诀方海隐义钥》中，并明确了其剂量，但各有区别。

【主治】黑白脉病、萨病、痛风、风湿、麻风病、黄水病、身热、肾脉震伤、陈热扩散于脉道、筋脉抽搐、关节屈曲挛缩、脑出血、脑血栓、脑梗死、脑动脉硬化、脑血管痉挛、神经性头痛、外伤性截瘫、视神经炎、视乳头炎、末梢神经炎、坐骨神经痛、脑震荡、小脑萎缩、原发性高血压病、肾源性高血压病、风湿性心脏病、风湿性关节炎、舞蹈病、类风湿性关节炎、冠状动脉硬化、心肌缺血、心绞痛、布鲁氏杆菌病等。现代药理实验证明，本方有扩张毛细血管、改善微循环、降低血液黏度、改善血液流变性、减慢心率、降低心肌耗氧量、提高心肌耐缺氧能力、抑制血小板凝聚、抗血栓、分解血栓、恢复神经损伤、抗脂过氧化、清除氧自由基等作用。

【用法】本药为水丸制剂，每 10 粒重 2g 或每 10 粒重 1g。成人每服 13 ～ 15 粒（2g/10 粒）或 20 ～ 30 粒（1g/10 粒），每日 1 次，用温开水或文冠木汤送服。

【方解】方中以珍珠治脑白脉损伤，甘草祛脉病为主药。辅以土木香、木香调和气血，止痛。沉香镇赫依，镇静；牛黄清热镇静；荜茇镇巴达干赫依，止痛；地绵草止血，清脉热；水牛角粉燥黄水，排脓血；麝香杀黏，开窍，诸药合用共治六基症，以助主辅药功效。六良药具有治脏腑病，调和体素，增强本方作用。川楝子燥黄水；白檀香清肺心搏热；紫檀香、栀子清血热，诸药可治陈热扩散于脉道、痛风、风湿、关节僵直挛缩、麻风病、黄水病等症。海金沙、螃蟹利尿，可将遗留病根从尿道排除，可治疗肾脉震伤。木香、土木香调和气血，止痛；肉桂、黑种草子助胃火；诃子调和体素，有利于保护胃火。诸药合用共奏祛白脉损伤，清陈热，燥黄水之效。

2. 阿嘎如 –35

治疗赫依、热、黏相搏及平喘的平性散剂型蒙成药，别名三十五味阿嘎茹散。

【组成与来源】本方是由 3 种阿嘎茹为主的 35 味药组成，此方来源于《哲对盘德宁布》。

【主治】山川界赫依热、失眠、虚热、未成熟热、干咳、哮喘、咳喘、心赫依热、赫依刺痛、肺刺痛、睾丸肿、风湿、慢性支气管炎、心肌炎、失眠、冠心病、布鲁氏杆菌病等。

【用法】本药为散制剂，每袋重 15g。成人每次服用 1.5 ～ 3g，每日 1 ～ 2 次。根据病情，在赫依病发作时，用温开水或绵羊肉汤或兑黄油、蔗糖水送服，或用温开水冲服。

以阿嘎如 –35 为引子送服珍宝丸可改善赫依与琪素相搏，达到活血化瘀，疏通白脉之功效。

【方解】本方以温性镇赫依药丁香、肉豆蔻、白豆蔻、草果，凉性清热药胡黄连、当药，杀黏药草乌、麝香、黑云香等三类药物为主药，用于治疗赫依、热、黏相搏症。辅以北沙参、白檀香、天竹黄清肺热、止咳，用于治干咳、咳喘等。木香、土木香调和气血，镇刺三药加黑云香，用治哮喘及刺痛证。佐以广枣、木棉花蕊清心赫依热及虚热。白云香、川楝子可燥黄水，用治风湿病。配以四味土木香汤促使热病成熟。总之，方中配有三种阿嘎茹、二檀香、杀黏三药、镇刺四药、六良药及七珍药等。诸药合用，性平，无副作用，共奏调和赫依、热、黏相搏，止咳平喘之效。

五、读书之法

苏荣扎布博览群书，使其获益最大的是蒙医经典著作《四部甘露》，下面根据国医大师苏荣扎布给传人们讲授的要点和他代表性成果《蒙医临床学》内容相结合，总结其阅读心得、点评、思考等。

1. 著作简介

《四部甘露》是《甘露之泉》《甘露洁晶》《甘露点滴》《甘露庆宴》等四部医学典籍的总称，由伊希巴拉召尔于 1751 ～ 1785 年间用藏文编著。《甘露四部》在 18 世纪中叶由青海佑宁寺、内蒙古西乌素图召（庆缘寺）以木刻版印刷出版，在北京以藏汉两种文字木刻印刷；1973 年，内蒙古锡林郭勒盟蒙医研究所将此书译成蒙文铅印内部发行；1994 年，青海民族出版社以《松巴医著集》之名用藏文出版发行；1998 年内蒙古人民出版社用维吾尔金蒙古文再版发行。该书原藏文木刻版现收藏于中国民族文化宫、内蒙古佛教协会、内蒙古医学院、西藏布达拉宫、西藏自治区藏医医院，以及蒙古国国立医科大学。

2. 阅读心得

（1）著书立说，要注重系统性。《四部甘露》由《甘露之泉》《甘露洁晶》《甘露点滴》《甘露庆宴》等四部医学典籍组成，四部之间密切不可分，但又自成体系，成为当时蒙古族医学的“百科全书”。其学术思想、使用价值很高。在中国、蒙古国、俄罗斯等国家和地区广为流传。对现代蒙、藏医学的发展起到了重要作用。

第一部《甘露之泉》，是蒙医学基础理论经典著作，主要论述了蒙医学的起源、生理、病理、治疗原则和方法及蒙古族医者当时的行医情况等。第二部《甘露洁晶》，是一部以蒙医临床为主的综合性典籍，该书主要论述临床各科病症，详细分类论述了内、妇、儿、五官、外、温病、“黏”病（传染病）、中毒、脏腑病、零星杂症、疮伤的病因及症状、治疗原则及治疗方法，还编入了脉诊、尿诊、滋养、怀胎、泻剂、催吐剂、方剂须知、制盐手法、药物的炮制和针刺穴位，以及《根本医典》医论集等内容。第三部《甘露点滴》，是蒙医学临床、药物方剂、疗术的综合性典籍，本书将六基症、十要症、五官、脏腑病、陈旧性顽症、中毒、特殊病症、疮疡外伤、骨折、关节脱位、烧伤、破裂、乎杨病（白脉病），以及妇、儿、老年病、零星杂症等临床各科疾病的治疗内容分20章、54节进行论述，还编入了常规用药、加味药剂、酊剂、药引子、药物的质与量、方剂配伍原则，峻性剂7种，疗术5种，震脑术等内容。第四卷《甘露庆宴》，是蒙医学临床经验汇编专著，本书汇总并论述了六基症、十要症、内外病因引起的病症，以及由年龄、性别因素引起的各种疾病的治疗方法。该部分内容对苏荣扎布的临床生涯产生巨大影响。在这些经典著作的理论指导下，苏荣扎布撰写了诸多蒙医药理论的书籍，为蒙医药的发展奠定了新的理论基础。

（2）《四部甘露》对近现代蒙医学发展起到了重要的作用。在充实升华蒙医学理论方面，第一部《甘露之泉》中首次提出了蒙医学的“六基症”理论，第三部《甘露点滴》中充实了寒性疾病理论。在充实提升蒙医临床各科诊断治疗方面，第二部《甘露洁晶》首次提出旱獭是传播鼠疫的传染源之一的观点；第三部《甘露点滴》中详细撰写蒙医临床六基症诊断治疗、十要症诊断治疗方法；第四部《甘露庆宴》中针对年轻医生临床实践中遇到的实际困难，介绍了作者几十年临床实践的切身体会和经验、治疗手法等。

《四部甘露》的学术思想对蒙医学的贡献是独树一帜的。伊希巴拉召尔大师将古印度医学《医经八支精义之要》和藏医学《四部医典》的理论与蒙古人的体质特征、生活习惯、居住地区环境和气候等实际情况及传统蒙医学理论进行了有机结合，丰富升华了蒙医学寒性疾病病理学、治疗学等内容，为18世纪以后蒙医学发展奠定了坚实基础。

苏荣扎布潜心研究这些经典古籍，在这些蒙医药经典著作的指导下，进一步丰富了蒙医药的理论，他提出蒙医学整体观、辨证观，以及灵活的用药手法，治愈了众多的病患。尤其理论上丰富和延展蒙医学整体观、诊断上注重辨证分析疾病本质、临床上针对病因治疗的临证思维，成为蒙医学理论及临床的创新性引导。

六、大医之情

《临证指南医案·华序》云：“良医处世，不矜名，不计利，此其立德也。挽回造化，立起沉疴，此其立功也。阐发蕴奥，聿著方书，此其立言也。一艺而三善咸备，医道之有关于世，岂不重且大耶？”苏荣扎布教授在其行医生涯中，救死扶伤无数。其不仅秉承蒙医，精研医学，悬壶济世，还为蒙医药的宝贵文化遗产的繁荣身体力行，处处体现出了一位蒙医的大医情怀。

（一）创立"宏海奖学基金"

为了支持家乡的教育事业，鼓励青少年成长为有文化、有道德、身体健康的后代，1998年苏荣扎布教授出资在镶黄旗创建了"宏海奖学基金"，不仅用于奖励优秀学生和有特殊贡献的教职工，还能资助特困学生，使他们安心学习，报效国家和民族。从1999～2009年，奖励了15名优秀教员和79名优秀学生，在此期间，苏荣扎布还资助了因家长身患重病等原因无法继续上学，近乎失学的12名学生，每位学生每年资助500～800元现金，保障他们能够继续学习。

（二）出资修复文化古迹

在苏荣扎布教授的两位老师一辈子工作和生活过的旧址——镶黄旗宝音德力格尔山坡上，曾有270年历史的遗迹宝尔策吉庙和宝拉格庙，于"文革"期间被毁。2004年，苏荣扎布为了纪念这些草原文化遗迹，拿出资金，在原址各树一座石碑，种树绿化，石碑上篆刻了20世纪40～60年代在庙里诵经修行，给当地牧民治病行善的20名蒙医的名字。其复制两座寺庙20世纪50年代时期的图纸给当地政府和有关单位保存。

（三）创立基金，奖励后学

1988年，苏荣扎布成立了以近代著名蒙医伊喜巴拉珠尔名字命名的伊喜巴拉珠尔学术奖基金会，专门奖励为蒙医药事业作出特殊贡献的专业技术人员。2007年9月，苏荣扎布荣获内蒙古自治区颁发的"2006年度内蒙古自治区杰出人才奖"，他把20万元奖金捐赠给内蒙古医学院、内蒙古民族大学和内蒙古国际蒙医医院，创立"宏海苏荣扎布科研基金"，以奖励在蒙医医疗、教学和科学研究方面作出突出贡献的人员。

七、养生之智

（一）"八戒"安心

保持乐观的情绪，积极向上的人生观是老年人保持生命活力的关键。苏荣扎布教授认为元气为生命之本。人要有所追求，但不可奢求，奢求可致气阻伤身。人应求其所能求，舍其所不能求，心安自得才能使元气充沛，益寿延年。所以他提倡戒疑、戒妒、戒卑、戒傲、戒躁、戒愁、戒嗔、戒悲。

（二）运动养生，健身益智

苏荣扎布教授认为，最好的运动是跑步。因为在跑步中，两条腿不断地轮流刺激着左右大脑，能充分锻炼脑组织和其他组织器官。他自己每天都坚持跑步3000～5000米，让身体始终保持健康的状态。如果因身体或年龄原因跑不动，则可每天坚持步行1小时，也能达到同样的效果。此外，苏荣扎布表示，每天坚持搓脸、转睛、叩齿、挺腹、打太极拳等，简单几个动作都有很好的保健效果。

苏荣扎布教授十分推崇在春暖花开的季节去泡森林浴。树木散发出来的清香空气具有杀菌作用，在森林中散步、做体操、日光浴，甚至大声呼喊等，都能培养人体的正气，达到祛病抗邪的目的。比如，在森林中昂首挺胸，仰望天空，放开喉咙，每间隔半分钟至1分钟大喊一声，10～20声为1次，每日1次，这样可以宣泄身心，使人精神振作、轻松愉快、心平气和、胃口大开。

（三）饮食养生，营养平衡

苏荣扎布教授主张多吃素食、杂食。老年人还应多补钙、磷，少吃食盐。要做到不偏食，不反复吃同一种食物，不过饱，须戒烟，少饮酒，适量摄入维生素。饭后茶余，闲庭信步，或低吟自己喜欢的诗词，或哼唱小调，这样可以舒畅心情，排除杂念，达到物我两忘的境界。

（四）大脑养生，思维敏捷

大脑是机体生命活动的司令部，保持大脑的思维敏捷，开阔思路，是养生保健的重要内容。每天白昼如能保持大脑安静半小时至1小时，就可充分发挥脑组织的潜力，协调生理与情绪，减少热能的消耗。保持头脑不退化的最好办法就是勤用大脑，正如防止旧机器生锈一样，唯一的方法就是让它适当地转动。但用脑不可过度，适时使大脑安静可使全身肌肉放松，气血畅通，达到心静神安、老而不衰的境界。情欲与内脏有着直接关系，怒气过盛伤肺充血，暴喜过度气血涣散，思虑太甚伤及脾胃。若心平气和则可平衡阴阳，调和六脉，祛病延年。“笑一笑，十年少”，保持情绪乐观、愉快，也是老年人年轻化的方法。

（五）春季养生，舒展阳气

春季保持身心健康，使肝气条达，心情舒畅，就可奠定良好的健康基础，使其后三季的养生顺利而畅达。春季调整好睡眠至关重要，睡前保健的重点是调摄心神，即精神调摄，“先睡心，后睡眼”就是这个意思。首先在睡前半小时应使情志平稳，心思宁静，摒弃一切杂念；其次要稍事活动身体；再次睡前要洗面、洗脚，按摩面部。待到谷雨节气，应该做到晚睡早起，在春光中呼吸新鲜空气，舒展四肢，舒展阳气，以顺应春阳萌生的自然规律。

八、传道之术

苏荣扎布教授培养了众多蒙医人才，可谓桃李满天下。如今，他培养的这些蒙医药人才已成为中国蒙医药界的中流砥柱，他们接住国医大师苏荣扎布手中蒙医药的薪火，为蒙医药的传承发展正做着努力。其在培养人才方面，有自己独特的培养方式。

（一）培养人才必须理论结合实际

苏荣扎布教授给传承人讲授蒙医药学理论或深奥的知识时，总是让学生结合各自的临床实践去思考、创新。在理论学习方面，苏荣扎布每周2次召集传承人，给他们讲解古籍经典的核心、难懂的理论和语句。同时让传承人精读蒙医学古籍文献节选段落，并讲解其内涵。在临床实践教学方面，苏荣扎布规定传承人每周2次跟师出门诊，从抄写病历开始逐步掌握带教老师的临床经验、用药方法，定期考察出诊处方、复诊处方、痊愈的概念等一系列的核心问题。

（二）监督和放手相结合

苏荣扎布教授高度重视其传承人的人品修养、医学信仰、医技医术等全方位成才路程，他在日常教学中加强学生的思政教育、医德医风教育。同时，他提倡先提高高层次传承人才的学术水平、临床经验，在跟师出门诊处理患者时再放手，让徒弟发挥主观能动性，但是重患者、容易漏诊或使用毒麻药等特殊方药时一定要监督好。通常采取跟师出门诊时首诊轻症患者、常见病患者由传承人处理，开一周药；复诊时带教老师审核疗效，调整方药后让传承人回答为什么这样调整，以加强其吸收理解。

（三）人才培养成果

苏荣扎布教授的传承人，早期有包文苑、毕力格、苏斯琴巴特尔，后期有宝音仓、纳贡毕力格、苏艺拉其其格、松林、旭日等人。传承人松林，男，1972年4月出生，蒙古族，内蒙古医科大学教师，教授。2013年6月开始传承教育。内蒙古自治区中医药（蒙医药）中青年领军人才。传承人毕力格，男，蒙古族，主任医师，硕士生导师，现任内蒙古国际蒙医医院党委书记。传承人旭日，蒙古族，第四批全国中医（蒙医）优秀人才，内蒙古自治区中医药（蒙医药）中青年领军人才。传承人纳贡毕力格，蒙医临床心理主任医师，硕士研究生导师，国医大师苏荣扎布教授学术继承人，蒙医心身医学学科奠基人，蒙医互动心理疗法创始人。

国医大师苏荣扎布工作室经过 3 年的建设，为蒙医药的发展作出了很多贡献。在建设期间，在国内各大期刊发表了以研究国医大师苏荣扎布学术思想为内容的论文《论证三体素的分布》《新 – Ⅱ号临床疗效观察》等 20 余篇，编写了苏荣扎布学术著作丛书《蒙医基础理论》《蒙医诊断学》《蒙医临床学》《苏荣扎布自传》《苏荣扎布学术思想和临床经验》等著作。

在建设期间，国医大师苏荣扎布工作室整理出了心激荡、心绞痛、心源性浮肿、肾结石、功能性子宫出血等五种蒙医诊疗方案，研制出了扫日申 –11、萨查古 –3、尼木朱尔 –17、舍马 –5、苏格木勒 –4、绍沙 –7、扫日申敖日布等院内制剂。在人才培养方面，培养出毕力格、包长山、宝音仓、纳贡毕力格、斯琴巴特尔、旭日、阿斯亚等高层次人才。

策·苏荣扎布学术传承谱

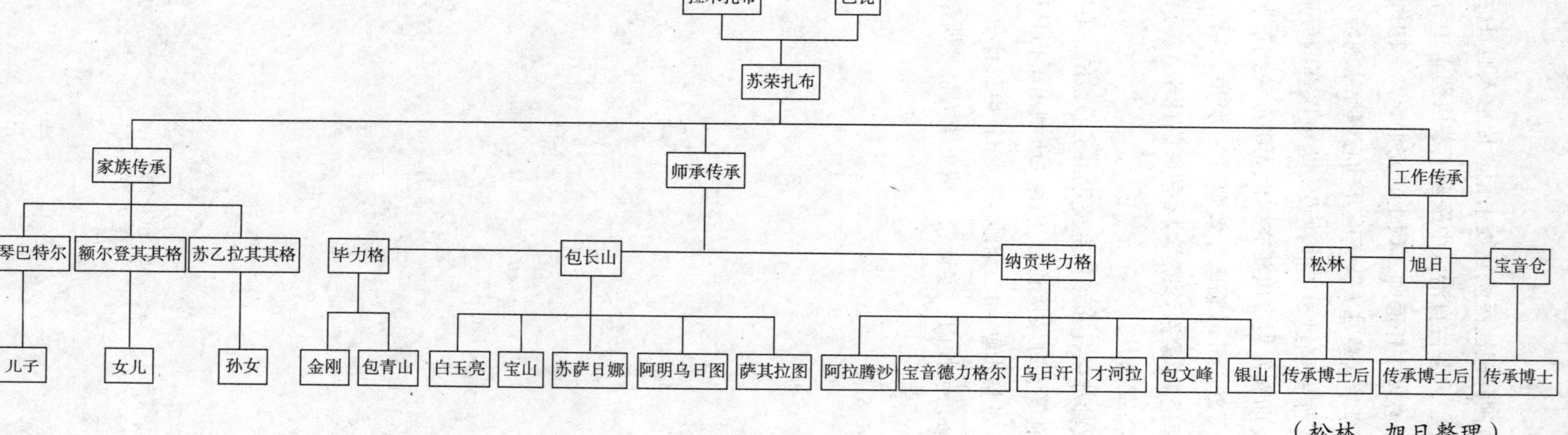

（松林、旭日整理）

（肖培新、宋佳编辑）

李玉奇

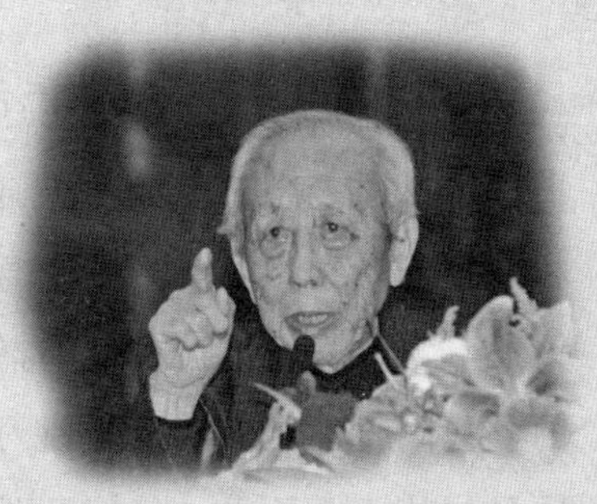

李玉奇（1917—2011），辽宁银州（今之铁岭）人，中共党员，辽宁中医药大学终身教授、主任医师。历任辽宁省卫生厅中医处处长、辽宁省肿瘤医院第一任副院长、辽宁中医学院副院长、辽宁中医学院附属医院院长，辽宁省政协委员，辽宁省药品评审委员会副主任委员、辽宁省中医药学会会长、辽宁省干部保健会诊专家委员会委员、辽宁省中医技术评审委员会主任委员，《辽宁中医杂志》主编等。全国老中医药专家学术继承工作指导老师。享受国务院政府特殊津贴。2009 年被授予首届“国医大师”称号。

李玉奇提出慢性萎缩性胃炎以痈论治的崭新观点；“观舌识病”“排斥脉相”等诊疗技法亦成医林一绝；提倡“茹古涵今，兼收并蓄，立足临床，发展创新”的治学思想；提出冠心病从肾论治、滑胎小产从气论治等学术观点；先后主持“七五”“八五”国家科技攻关计划相关课题，在以痈论治理论指导下，研制出国家三类新药养阴清胃颗粒（逆转乐）以及胃福冲剂和阻癌胃泰、胃复欣等院内制剂 10 余种。著有《萎缩性胃炎“以痈论治”》《脾胃病与胃癌前病变研究》《医门心镜》等著作。

一、学医之路

李玉奇，1917年出生于辽宁银州（今之铁岭）。他天资聪颖，机敏过人，饱读诗书，过目而不忘，10余岁便通读四书五经，并于乡试大考独占鳌头，受其外公影响和感染，看到当时许多百姓身染沉疴痼疾，备受疾病煎熬，济世活人之术确实崇高无瑕。为解苍黎之苦，他不择仕途，发奋学医济世，毅然拜在银州名医明星垣先生门下，同时加入铁岭医士讲习会，孜孜七载寒窗，刻苦攻专医术。他求知若渴，先后又师从于丁乙青、姜弼臣两位先贤，博采众家之长，撷取临床秘验。28岁终于学业有成，悬壶济世，走向从医之路。

李玉奇勤奋好学，彻夜秉烛长读，从经书中找真知，从实践中得领悟，未到而立之年，即已显露锋芒，在铁岭地区名声大噪，被人们颂以"小李神医"之称号。不仅如此，他还注重个人修为，涉猎诸多领域，酷爱古典文学，石印书画、京剧戏曲、弹奏古筝，无一不通。他先拜前清秀才赵炳如先生学习古典文学，又拜银州著名书法大家陈秉初先生挥毫习墨，这一切都为其从医后精研医经奥旨，开拓辨证思路奠定了深厚的文化底蕴。20世纪50年代初，李玉奇被选送北京学习，归来后留辽宁省卫生厅工作。在厅长支持下，首先开办中医进修学校，从提高中医理论水平入手，开办徒弟学习班，为培养中医后备人才，塑造新一代精英作出了贡献。为引导中医走向现代化，他还创办了西医学习中医班，促进融汇两种不同学术理论的交流和合作，并参与策划了辽宁省中医院和辽宁中医学院的建立。李玉奇先后担任辽宁省肿瘤医院副院长、辽宁中医学院副院长兼附属医院院长等职务。

二、成才之道

（一）勤

李玉奇教授拜明星垣、丁乙青、姜弼臣三位先贤为师。年轻的李玉奇吃苦耐劳，刻苦勤奋，一边跟随师父出诊、抓药，还要在生活上照顾老师的起居，几乎不离其左右。明星垣老师把这一切看在眼里，被他的真诚和勤奋打动，不吝将自己的宝贵经验倾囊传授。李玉奇教授教育弟子过程中多次提及他自己的学医过程，嘱咐弟子学医、做事要在"勤"字上下功夫，做到眼勤、手勤。

（二）悟

李玉奇教授从接受儒家教育为始，自幼便熟读四书五经，老年时提起其中的某一篇章仍能倒背如流，儒家的仁、义、礼、智、信思想在李玉奇教授的头脑中留下了深深的烙印，在其祖父影响下立下“行医济世”的鸿鹄之志，并终生恪守着“医乃仁术”的信条，在从医之路上孜孜探求着真理。在萌生了学医的念头之后，跟随启蒙恩师明星垣老师一边临床一边开始了《黄帝内经》及《伤寒论》的学习，这种读书靠的是领悟，没有课堂讲解，老师的解答也只是只言片语，更多的学习是在临床实践中发现问题，再在书中找答案，对于书中难于理解的句读，再从实践中领悟。悟性在学习中是至关重要的因素。

（三）恒

李玉奇教授认为中医理论深奥，没有坚韧不拔、锲而不舍的毅力和活到老、学到老的恒心，是不易掌握和领会的。他每读一部中医文献，无论是巨著，还是中短篇，始终坚持一丝不苟的精神，从头读起，一字一句，一章一节，竭泽而渔，不使遗漏，即使读两遍、三遍，也不改方法。读书做到恒，做医生更应该持之以恒，李玉奇教授将脾胃病中的胃癌前病变作为主要研究方向，在几乎一穷二白的条件下，组建胃癌前病变研究小组，分成临床组、胃镜组、病理组、护理组及化验分析组，在国内率先检查幽门螺杆菌（当时称为幽门弯曲菌），观察中药对其作用，取得了满意疗效。美国中医药学会会长李永明就此在《中国中医药报》发表文章称“李玉奇的中医治疗胃炎与诺贝尔奖失之交臂……在祝贺澳大利亚医学家获奖的同时，应当认识到李玉奇教授对胃炎治疗的科研贡献”。

（四）严

李玉奇教授治学严谨，平时做到以下三条：①好读书，必求甚解。见重点，则做好笔记，加深记忆；有疑义，则反复查证，务求明辨。②谨授课，必有准备。李玉奇教授近 90 岁高龄，坚持为弟子及全国优才授课，课前李玉奇教授认真撰写授课提纲，还检查学生的听课记录。

（五）德

李玉奇教授在自己任职及行医期间，两袖清风，一尘不染，清贫守志，别无所图。他时常教育他的弟子，作为一名医生，首先要注重医德，其次要钻研医术。没有医德，医术便缺乏植根的土壤；没有医术，他就不懂生命的真正价值，只有具备良好医德的人才能真正领悟中医的博大精深，体会济世活人的深层含义，才能真正把医术发挥至极致，达到天人合一的境界。

三、学术之精

（一）疗疾祛病，重视调理脾胃

李玉奇教授在教育弟子时常常说："脾胃乃后天之本，气血生化之源，凡内伤杂病鲜有不与脾胃相关者。疗疾祛病，不重视后天，不注意顾护脾胃，妄施苦寒克伐，不但可直接损伤脾胃，妨碍气血之化生而与病不利，甚或由伤脾害胃过甚而变生他疾，此所谓见'肝'之病不知实脾是也；然亦有医者，每遇虚损之病，只顾大剂施补气血，结果滋腻碍脾，收效甚微，真所谓不知如何实脾是也。"基于此，李玉奇教授在临证遣方用药过程中，非常重视对后天之本的调护及提高抗病能力对疗疾祛病的重要作用。

（二）四诊并重，尤精舌脉之象

李玉奇教授在临床上特别强调辨证。认为贵在临证审因求治，而审因必由四诊，四诊合参，缺一不可。临证问诊中常询问患者饮食之习嗜，生活之喜恶，特别注意发病原因的综合调查。望诊中在注意患者的全身营养、精神状态的同时，尤重视舌形、舌质、舌苔和舌面津液的变化。认为舌形、舌质、舌苔等方面的变化不仅可反映出正气之盛衰，邪气之消长，预后之转归，并以此来辨其病变所在脏腑之阴阳寒热虚实。而且在现代医学来看，舌作为消化系统的第一个器官，其内脏的消化系统其他器官的病变常在舌上真实而细微地反映出来，因而查舌形、舌质、舌苔和舌面津液的变化可为现代医学疾病提供客观而真实的佐证，使中医舌诊具有新的诊断意义。多年来，由于李玉奇教授的潜心研究与摸索，他总结出有消化系统疾病症状的患者，若舌尖部红赤多是十二指肠球炎或溃疡；若舌面再覆以黄苔或黄腻苔则十二指肠溃疡多属活动期；而胃黏膜脱垂的患者舌面多有裂痕；舌体胖，舌周边多齿痕，舌质淡，苔白或白腻，舌面覆以津液，显得舌面有神者，多属浅表性胃炎改变；舌体薄而瘦，舌呈香蕉形，舌质绛（紫），舌面全无苔，呈猪腰子状，舌面赤红者，往往是较重症的萎缩性胃炎或伴肠上皮化生改变。李玉奇教授认为，舌质愈红愈无苔，病势发展愈快，愈险恶，反之病情愈好转，舌质随之变淡，渐而在舌的周边向里浸润性出现黄苔，这可说明胃气来复，水火济济，真火得旺，进而胃阳得以宣发，阴助阳生，病势有所转机；反之舌面光滑而赤紫，不见苔叠覆被，此乃脾胃之气濒临险境，阴阳互不为根，陷于阴阳离决之势，每每预后不良，如是舌象称为“胃痈镜面舌”。在切诊方面，李玉奇教授尤重视脉诊的变化规律。如认为萎缩性胃炎患者初期其脉多呈沉细或弦细，晚期反弦实有力，并指出：“按病久当虚，理应见诸八里之脉为宜，今脉来反而刚劲有力，如此脉证不相切符，并不能意味着患者元气未损，误认为脉来有神，病气霍然，此乃格阳脉象，阳不内守，独阳外越，强弩之末，大凡见此脉象，证明病势在发展。”这种病之存在而脉大，病之减轻或痊愈而脉弱的机体对病变的反应现象，李玉奇教授称之为“排斥脉象”。

（三）用药精良，意在直达病所

李玉奇教授遣方用药灵活，对某些中药的临床运用有自己的独特见解和学术体会，在用中医传统的辨证方法组方用药之同时，根据现代医学客观指标辨病用药、辨证用药。如对糖尿病辨证治疗中常首选、重用味苦性寒的槐花（40g），意在直清胃肠之血热，以存津液，临床收效甚佳。再如常用不同剂量的苦参（15～40g）分别治疗萎缩性胃炎、荨麻疹、肥胖症、心律失常、冠心病；配黄连治疗疫毒痢；配夏枯草（30g）治疗甲状腺囊肿；配白及（25g）治疗肺结核等，都收到了很好的治疗效果。对中风半身不遂及较顽固的风湿痹证所致的肢体关节疼痛，李玉奇教授认为“非虫类不能搜剔经脉之风”，故常用全蝎、蜈蚣、僵蚕、地龙、蝉蜕等药配伍治疗。对于肝病，当需解表时不用麻黄而用浮萍，认为“麻黄解表脉大身热，用浮萍解表脉静身凉”。无论宣通解表，还是托里化斑，都以浮萍为主药加以组方。对心阳虚型冠心病患者，李玉奇教授认为“多源于真火不足，其本在肾”，故常首选淫羊藿、附子等药温肾阳以助心阳。在对慢性萎缩性胃炎的治疗中更是见解独特，在根据四诊所见，通过辨证确定消痈散结的主体方药的同时，常根据发病季节、职业、性别等不同情况而随机调节。如根据季节加减：春分后加防风；夏至后加防己；秋分后加枇杷叶、沙参；冬至后加姜黄。根据职业加减：脑力劳动者加龙葵、山豆根；体力劳动者加重楼。根据性别加减：男性加葳蕤、羊角屑、火麻仁、安息香；女性加香附、川楝子、橘核、佛手、槐实。如胃内窥镜检查显示胃内炎症明显而疼痛较重时，常加蚕沙；而对于糜烂性胃炎，常选用白及、白蔹，以图药液附于创面，直接修补和保护胃黏膜。另外对于胆汁反流性胃炎常根据此类患者胃液内呈高碱性低酸性的特点而选加白芍、乌梅、焦山楂等酸性药物，以提高胃液的酸度，保持胃体内的酸性环境，增强其消化能力，以达消胀除满之功。而对于胃泌酸功能检查见胃酸过低者，在选加上述酸性药物同时，还常选用马齿苋，经验证明，用此药6～8周，胃内低酸状态即可见明显改善。在对肾炎的治疗中，若蛋白尿长久不消失，尿素氮持续不降者每选用大黄（10～20g）以解毒泻浊；若尿中有蛋白管型者重用当归

（25～40g），有蛋白而无管型者用阿胶；若尿中白细胞多则用生侧柏、桑枝；红细胞多则用萆薢、茅根。如心房纤颤重用淫羊藿叶；室性早搏重用苦参，传导阻滞重用附子、当归、白芍；心肌梗死重用瓜蒌皮、薤白、川芎等；高血压重用决明子、山楂；低血压重用玉竹等。

（四）治病宜忌，重视药外调养

李玉奇教授非常强调在药物治疗疾病的同时，注重患者自身调养，重视患者的情志因素、饮食因素对防病、治病的作用。他认为："罹病后应增强乐观情绪，减少抑郁思绪""兴趣可以振作胃气，忧思可以伤脾"，强调"建立抗病型精神素质至关重要"。嘱患者一定要重视精神修养，"对于情感要有所节制。喜、怒、忧、思、悲、恐、惊勿过则为养，越过则为激情，与病不利"。并具体指出冠心病四忌："一忌饱食，容易伤害脾胃，累伤心气；二忌过于兴奋，因于喜则伤心；三忌过劳，劳损宗气导致血滞；四忌生气，怒则伤肝，致肝气横逆于膈上而伤心。"同时提出"黎明即起，散步庭外，整圃修园，小加锻炼，就餐少食，膏粱少贪，佳肴虽美，与疾无缘"的修身养性之法。

对于慢性萎缩性胃炎，则在治疗的同时提出"食有定时，食有节制，食有选择，勿被佳肴所诱，不与烟酒作朋，养心处境，劳逸结合"的修养方法。并具体地提出食谱参考，向患者推荐。详细地指出主食应以米饭为主，如习惯吃面食，可吃干烙饼、面条、面包及其他不加碱的面食。不宜吃黏米类食品及酸菜馅饺子。菜类应以木耳、土豆、茄子、西红柿、白菜、藕、笋、萝卜、冬瓜、黄瓜、嫩丝瓜、菜花为主，不宜常吃菠菜、芸豆、海菜、渍菜（酸菜）、韭菜等，应禁食醉蟹、青椒、辣椒面、大蒜、黄豆芽、豆腐，可食猪肉、羊肉、牛肉、鱼肉、鸭肉和各种蛋类，不宜食驴肉、马肉、香肠、火腿、狗肉、鸡肉、蛇肉、腊肉、猪头肉，以及一切腐败变质肉类。简明扼要地为本病患者提供佐料、烹调要诀二首："米醋当先少加盐，姜丝必备胡椒全，料酒味素适可止，糖放过量脾不安。""菜宜清淡汤宜鲜，清炖红烧端在烂，油腻过分损脾胃，凉菜虽美要少贪。"使患者看到防病有其法，膳养有所依。这样不仅使患者增强了病愈的希望、战胜疾病的信心，调动了其自身防病治病的主动性，而且增加了医患之间的相互配合，从而达到共同祛邪治病的目的。

而对产后风湿性关节炎的患者常嘱其在服药治疗期间，忌食鸡肉，并针对此类患者多有不合时宜地加衣加帽的行为进行规劝。指出这不是正确的调养方法，患病之际，腠理疏松，感受风寒是为常，但强调多穿衣加帽，反而使皮肤对外界的抵抗力减弱，腠理更加疏松，加之不合时节，常致出汗，反而更易复感风寒之邪。李玉奇教授主张此类患者应"慎起居、合时令、勿过劳、凉莫动、功能练，气血行"。只有这样，再积极配合中医中药治疗，方能使“闭阻之气血畅流，疏漏之腠理致密”。

（五）萎缩性胃炎，提出以痈论治

在临床研究中，张仲景在所著《金匮要略》一书中首先提出肺痈为病从脉辨证，并创立了方药，为内痈命名和治疗开辟了先河。李玉奇教授又从张仲景治疗五痨极虚之证不用大补气血之剂，反以大黄䗪虫丸攻坚破积，悟出其旨在化瘀而后生新，得此启示顿开茅塞，故敢于跳出框庭之外另立学说“以痈论治”。此观点的提出是鉴于胃痈与萎缩性胃炎病变机理相同，以痈论治的宗旨意在补气于脾，化腐于胃，调和阴阳，逐瘀生新。即从本治于血，从标治于气。几十年来运用这种学术观点治疗数千例萎缩性胃炎均收到了满意效果，并将此理论用于阻断癌变的研究。

中医学对痈之为病认识由来已久。医家每视痈证为疮疡门类，认为皮表多生痈疽，鲜有内痈为患。单单就“痈”而言，古籍常视胃脘疾患为壅，壅乃胃阳遏阻所致。后世医家将“壅”逐渐演化为“痈”。实际上五脏六腑皆可为痈。《灵枢·脉度》指出：“六腑不合则留为痈。”《素问·病能》指出：“诊此者当候胃脉，其脉当沉细，沉细者气逆，逆者人迎甚盛，甚盛则热。人迎者胃脉也，逆而盛，则热聚于胃口而不行，故胃脘为痈也。”张仲景是继《黄帝内经》之后，首先在临床上发现肺痈与肠痈，并创立了治疗大法的医家。而后到隋·巢元方在其《诸病源候论》中曾立痈候，其谓：“痈者，由六腑不合所生也，六腑主表，气行经络而浮。若喜怒不测，饮食不节，阴阳不调，则六腑不合。荣卫虚者，腠理则开，寒客于经络之间，经络为寒所折，则荣卫稽留于脉。荣者血也，卫者气也。荣血得寒则涩而不行，卫气从之，与寒相搏，亦壅遏不通。气者阳也，阴气蕴积，则生于热，寒热不散，故聚积成痈。”由是指出病痈成因。待《圣济总录》有关胃痈及痈的论述又做了精辟分析：“胃脘痈者，由寒气隔阳，热聚胃口，寒热不调，故血肉腐坏……”并提出以连翘升麻汤、犀角汤、射干汤、麦门冬汤、芍药汤等方药辨证论治，为胃脘痈之治疗奠定了根基。尤有效法者，可见清·沈金鳌在其《杂病源流犀烛》一书中正式提出胃脘痈为病，并做了卓有见地的论述。不仅继承了先贤的理论，又有了新的发展——因于嗜酒，因于七情火郁……并提出用薏苡仁汤、清胃散、牡丹散、千金内消散、内消沃雪汤、东垣托里汤等方药随证治疗胃痈之为病。

上述援引作为以痈论治萎缩性胃炎的依据。按胃痈之为病，乃胃阳之气不得宣发而受遏抑，所谓胃阳遏抑亦可视为胃之表证，既寒气隔阳，所谓胃的里证乃热聚于胃口。其成因有寒凉不备、饮食不节、劳役伤肾、抑郁伤脾，久而积郁为瘀，瘀久化腐，败腐、为痈相对照，多相吻合。以痈论治的立论，也是李玉奇教授多年来在治疗胃疾中经过系统观察和运用现代科学检测手段总结出来的，实践证明以痈论治萎缩性胃炎，病理恢复达72.3%，收到了预期的疗效，这为进一步阻断癌变的研究打下了基础。

四、专病之治

李玉奇教授擅于治疗脾胃病、肝病、冠心病、糖尿病和肿瘤病等，效果显著，无数患者受益，现简要介绍如下。

（一）萎缩性胃炎

1. 脾胃本质与胃脘病变

萎缩性胃炎之病变，中医学泛指中焦胃口病，历代医家多视为胃脘痛。而胃脘病痛概括了脾与胃、肝与胃、胃与胆、胃与胰、胃与心、胃与肠等所关联的胃腑疾患相似症状。恰恰上述脏腑发病其症状亦多围绕胃部出现，故视为胃脘痛。无怪乎有“九心痛”之说。可见是一个证的显露，并非确切的病。大凡中医治胃，首以理脾，律为治本之道。因为脾乃一身之本，统约四脏，为十二经之根本。脾胃二气相为表里，胃为水谷之海，主受盛饮食，脾气磨而消之。以运化气机言之，脾主运，故治胃先应理脾。从病机言之，脾虚可以导致胃阳不足，因脾胃不足之源乃阳气不足、阴气有余。若胃阳不振，无疑不能为本身行其津液，虚则火邪乘之而灼热。若脾阳不振，不能为胃散精于肺，下输膀胱，致水道不畅，可致肿，亦可致痈，还可致大小便失常。临床常见暴饮暴食或劳役过度而伤脾。故《难经》十四难云：“损其脾者调其饮食，适其寒温。”综析胃脘病变，从因从证分之，可见有胃虚寒、胃实热、胃寒肠热、胃热肠寒、脾胃不和、肝气犯胃、胃口痛、胃反、心腹痛、鼓胀、膈气痰结、哕逆、痞气、酒癖、伤胃吐血、胃中风。

脾气和胃气不足则虚，虚者补其母。胃疾发作而出现的虚弱无力，首先应补之于脾，因脾胃不足之源乃阳气不足、阴气有余，此乃皆为血病。因而对脾胃虚弱为病，在治疗法则上是重在补气还是重在补血，涉及治本治标。如是病变，李玉奇教授视为血之不足而影响到其气亦虚，可着重补血兼以理气。因为脾胃表里俱病，难以化生水谷之精微。经云：“中焦受气取汁变化而赤，是谓血。”故而着眼于补脾胃亦即根于补血。医家每见胃疾先行补脾，调其脾气以和阴阳，原因是阳根于阴，阴根于阳，孤阴不生，孤阳不长，求之阴阳互根，脾胃相依之机理，故治胃当先治脾。今治萎缩性胃炎以痈论治，即动其血而理其气。

2. 萎缩性胃炎病因学

随着时代进化，随之带来新的致病因素。诸如情志、气候、饮食失度、土地失宜、环境污染、起居失常，职业病、嗜酒、劳役过度及衰老等诸方面因素都与本病的成因密不可分。李玉奇教授发现，肝火素盛和内向型患者罹患本病的机会较多。特别是生活环境和生活规律失去正常状态的人，如汽车司机、野外作业人员、渔业人员、化学接触人员、高炉旁作业工人、演员、纺织工人、教师、航海员及处理文字工作的职员等。此外，本病的发生还与遗传因素有关，值得进一步研究。尤其不可忽视的是在酷暑季节暴饮暴食，在严寒时令不注意温食，往往是诱发此病的直接原因。本病多发生在中年以后，而青少年人群中并不多见，此类患者即或胃病发作也多是因寒凉刺激或一时性的暴饮暴食，服药或不服药都能逐渐痊愈。应当看到人到中年是脾胃功能由盛变衰的开始，其病多起于脾肾两经虚衰，肾虚无力涵肝，致肝横侮于脾，脾失健运，累及胃腑，生化气机失调，久之由胃脘作痛演变为胃脘痈。此乃脏腑相生相克之理。脾肾二经虚衰导致本病成因如何，仅就统计 229 例萎缩性胃炎，从年龄组来看，45 ～ 75 岁之间占 66.8%，男性占 70%。经统计学处理表明，本病多发生在中年以后到暮年之际，也基本符合天癸盛衰之说。且男性多于女性，由此可以推论肾经耗损与本病有内在的联系。以职业而论，职员多于工人，工人多于农民，这也不难看出脑力劳动与体力劳动两者患本病的差异。有人做过流行病学调查，本病近乎多次发病，特别是情志失调是其重要原因。因为抑郁、忧思、恐惧、悲伤、兴奋等情绪都能有害于脾，不利于胃，由此而引起食少纳呆或拒食，食而不消，为积为痞，久之腐熟成痈矣！

3. 萎缩性胃炎诊断要点

（1）身形的改变：经确诊为萎缩性胃炎者，突出表现为体态消瘦，面色灰垢少华，面容憔悴，目睛少神，眼球活动呆滞，两颊凹陷，精神萎靡不振，少气乏力，一派苦楚表情。胃脘部呈收缩状态，脾区按之作痛，按痛处向两胁下和背部放射。萎缩性胃炎由中度到重度之际，体重明显下降，每每在 3 个月以内体重减轻 3 ～ 5 公斤以上。这是本病消耗津液，气血虚亏之特征。值得提出的是体重虽然剧减，并未引起患者的十分关注，疑为过劳或营养不良所致，而忽略了极为重要的病象出现。体重如此剧减不同于一般胃脘痈，多年临床经验证明，胃、十二指肠溃疡、黏膜脱垂等病患，体重往往不减，甚或还有发胖趋势，统计 1000 多例萎缩性胃炎患者体重，无一例不消瘦者。这应该说是萎缩性胃炎综合证候中一个重要的发现，为本病的诊断提供了有价值的指征。萎缩性胃炎患者体重之所以明显下降，亦可视为病变向广度、深度发展的必然结果。从众多病例中得出的结论是：体重每下降一分，病情加重一分，呈反比发展。此乃消谷为痨的一种特殊反应，临床应重视这一病象。

（2）观舌识病：舌象学概括起来包括舌体、舌质、舌苔的改变。李玉奇教授在多年治疗萎缩性胃炎的过程中发现，舌象能准确地反映出萎缩性胃炎发展的不同阶段、轻重险恶及恢复程度等。这不仅凭借临床经验，还有临床各项检查为依据。从舌象学可以初步诊断出浅表性胃炎、萎缩性胃炎、胃黏膜脱垂、糜烂性胃炎、十二指肠球炎和溃疡、重度不典型增生、癌变前期。这都经过胃内窥镜活检得到病理证实，符合率达到95%左右。下面仅以随诊中对舌诊的感悟概括如下：

1）望舌体

①板状舌体：此种舌体平直宛若木板，伸缩自如，舌尖椭圆，系脾胃虚弱之象。临床多见于浅表性胃炎及浅表萎缩性胃炎。

②香蕉舌体：舌体圆细而长，状若香蕉，尖细根粗，体窄而厚，舌体伸出向下微弯，形若香蕉。舌体表面不平，附着颗粒状物，如谷粒撒于舌面。此种舌体为中、重度萎缩性胃炎，乃脾气大伤胃阴耗损之象。

③胖鱼舌体：此种舌体临床多见，舌体宽大肥厚，膨胀满口，其状愚笨。其病机为湿浊内蕴，日久化热，湿热郁蒸而成。此种舌体多伴见十二指肠溃疡活动期、萎缩性胃炎进展期。

④锯齿舌体：舌体偏薄偏长，边有齿痕，齿形清晰。此形舌体为气阴两虚，内有虚火所致。糜烂性胃炎、溃疡病、疣状胃炎、胃黏膜脱垂等疾患常见此舌。

2）望舌质

①红绛亮带舌：舌质红绛兼紫，舌体两边颜色稍浅，表面有津液敷布，望之反光，形成周边约0.5cm的亮带圈，李玉奇教授将此亮带圈命名为“舌周边瘀血带”，为重度萎缩性胃炎的典型舌象，胃腑的其他疾患少有此舌。

②猪腰舌：舌质色深紫，无苔，舌面有津液敷布，光滑如镜，状若猪肾切面。舌之根神俱无，常有舌痛或灼热感，此为瘀血明征。此种舌象常见于萎缩性胃炎的进展期，或不典型增生，或癌前病变，应引起足够的重视。

③裂纹舌：舌面中间有纵断裂，形成小沟，舌质颜色紫绛，或淡紫色，此为胃深部溃疡的征象。

④粟粒红舌：此种舌体，舌尖成椎体状，红赤无苔，表面铺有细砂状粟粒，常为十二指肠球炎或十二指肠溃疡的外候。

⑤龟背舌：舌面纵横断裂，形成近方块样突起，状若龟背之纹，其色赤红，有的上覆薄白苔。此舌临床少见，其涵义有二：一是中晚期肿瘤性疾病，病势深重之候；二是先天遗传，查无病证。

3）望舌苔：临床常见晚秋老云苔，苔厚色白而腻，状如晚秋老云，深层透以黄褐之色，层次不清，舌体偏瘦，舌尖紫红。此种舌苔乃脾胃气败，阳气欲竭，阴液将涸，为早期胃癌或癌前病变的舌象。斑块剥脱苔，苔白或微黄，成块剥脱，界限分明，若胃病日久见此舌苔，候病势较重或将欲癌变。

从众多的病例所见可知，舌质愈红愈无苔，病势发展愈快愈险恶，这在判断萎缩性胃炎进展过程中是一个极为关键性的指征。舌质失去苔的保护，证明胃气将绝；当病势好转，舌质随之变淡，舌苔渐生，呈现有神有根之象。

（3）以脉测症：脉象学对于临床的指导意义尤为重要，李玉奇教授反复强调，学好中医要在脉诊上狠下功夫，诊脉可以辨别病情进退，判断愈后。有些病证临床表现不甚明显者，然单从脉象便可断其“生死”。这就是李玉奇教授的又一临床绝技——以脉测症。

萎缩性胃炎反映在脉象上，非常微妙，有时从脉辨病，有时舍脉从症。脉来沉细、沉弦多为脾胃病轻症或重症之缓解期，若脉来洪大有力，多为萎缩性胃炎加速进展期，或癌前病变，或早期胃癌之反映。通常按脉学理论言之，久病当虚，脉已应之，应当见诸沉伏缓弱，才谓脉症相符，今脉来反躁，脉证殊异，不能理解为患者元气未伤，脉来有神，药到豁然而愈，乃是机体内存在异乎寻常的病态因子，此乃格阳脉象，其因基于阴不内守，孤阳外越，有如强弓之弩，这是临床经验的结晶。临床见此脉象应引起医者的高度重视，明确诊断。切脉经验证明，萎缩性胃炎凡脉来洪大或弦数，可见三种病象：萎缩性胃炎重度期并伴重度肠上皮化生改变；早期发现胃癌；体内隐藏着其他肿瘤。

病势左右于脉，而脉又反映于病。重度萎缩性胃炎进展期，所出现的脉弦实有力而洪大，是强弓之弩的排斥反应，称为李氏排斥脉象。这种排斥脉象从妊娠反应即有所体现，如女子受孕，约在40天后，脉来呈滑象，滑脉如珠，往来流利，珠行而转富有生气，告知机体内有小生命存在，而同时出现的恶阻，又告知身体想要用自然吐法，将突如其来附寄机体内的生命排斥掉，妊娠恶性呕吐，即是强烈的排斥反应，这种排斥是生理一过性的，待适应后，排斥现象也就消失了，滑脉反应也不敏感了。再如温热病解表后均认为汗后脉静身凉则安（愈），汗后身热脉躁（洪大）则不安（未愈）。所谓不安，一是汗后伤津，一是病变传里而误汗，这都说明正与邪争反映于脉的道理。萎缩性胃炎从脉象观察，病好转脉转弱，病告急脉转强，所谓脉强则邪胜于正，所谓脉弱则正胜于邪。弱乃平脉，洪大弦实乃病脉。

4. 萎缩性胃炎的辨证治疗

胃脘为疾之辨证，首先辨其成因之虚、实、痰、热、气滞、血瘀，而后予以辨证施治。通常治法是寒则温之，虚则补之，实则泄之，热则凉之，瘀则化之。萎缩性胃炎也是由于上述病因而来的，亦即由郁而变瘀，由瘀而变腐，由腐而成痈。通过临床辨证，特别是采用现代检测手段得出的这种认识。通过胃内窥镜、病理活检、胃液生化分析、气钡双重照影、超微电镜等检查，观察到的萎缩性胃炎发展过程，有它的规律性，即由浅入深、由轻变重的自然发展过程，罕见有原发性萎缩性胃炎的存在。俨若伤寒六经传遍，所不同者是没有直中。萎缩性胃炎辨证，可分为虚寒证、虚寒化热证、郁热证、瘀血证。浅表性胃炎可视为萎缩性胃炎的表证，亦即虚寒证的初期；浅表萎缩性胃炎，可视为萎缩性胃炎的半表半里证，亦即虚寒化热证居多；中重度萎缩性胃炎视为里证，亦即郁热证；重度萎缩性胃炎或伴糜烂或伴重度肠上皮化生改变，或不典型增生者视为瘀血证型。具体辨证论治如下。

（1）胃脘虚寒证

症状：可见胃痛隐隐，喜温畏寒，若食生冷胃痛加重，或伴见呕恶，大便稀溏，舌淡绛，脉紧或沉细。

治法：温胃祛寒，行气止痛。

方药：救胃导滞汤。柴胡15g，草豆蔻5g，小茴香5g，黄连10g，砂仁5g，山药20g，厚朴15g。

若症见恶心，法以平胃理脾治之。且分虚、实为病，虚者乃脾虚胃寒，宜温之健之，加党参20g，白术15g，干姜5g，丁香5g。实者乃胃中停有宿食不化而作恶，加藿香15g，木瓜15g，神曲15g，代赭石15g，旋覆花15g，莪术15g。若遇腹泻不止者可加用芡实20g，诃子15g。

（2）虚寒化热证

症状：若病程日久气郁化热可见胃痛、胃胀、吞酸，口干，大便干而不秘，对冷饮喜之又怕，舌淡绛或红，苔或白或根部微黄，脉弦滑。

治法：健脾清热，行气解郁。

方药：救胃化滞汤。香附15g，橘核20g，茯苓20g，扁豆15g，当归20g，桃仁15g，沉香5g，甘松15g，黄连5g，苦参10g。

若胃酸过多，可加乌贼骨20g，煅瓦楞子20g，葛根15g。若症见口干舌燥，渴而不欲饮，此乃脾阴虚，火灼津液，不宜苦寒，不宜泻下，法以补脾生津治之，方用党参20g，白芍20g，白术20g，桑椹子25g，石斛25g，知母40g，天花粉15g，桃仁15g，鱼腥草20g，水煎服。若症见自感食道堵塞咽下困难，实际饮食无阻，此乃肝气上逆，导致食道痉挛，或因郁火所致，以化瘀法治之，方宜失笑散化裁，生蒲黄15g，五灵脂15g，威灵仙25g，黄连10g，柴胡25g，姜黄10g，郁金15g，苏木花15g，荜澄茄10g，水煎服。若症见两胁作痛，脾区尤甚，患者哭诉以手捂按为快，常以太息，此为肝气横侮脾土，以化郁法治之，方用香附15g，川楝子10g，桃仁15g，使君子10g，榧子15g，薤白15g，丹参20g，白芥子15g，砂仁15g，三棱15g，水煎服。

（3）胃脘郁热证

症状：胃脘灼热，疼痛且胀，食少纳呆，饮凉觉舒，大便干燥或秘结，口干口苦，舌质红绛，苔黄或黄腻，脉沉而数。

治法：清热和胃，滋阴通便。

方药：救胃养阴汤。柴胡 15g，马齿苋，黄连 10g，苦参 10g，知母 15g，郁李仁 15g，桃仁 15g，连翘 20g，败酱 20g，芦根 20g，麦门冬 20g。

若胃酸减少甚而无酸，喜食酸，可加五倍子 15g，马齿苋 40g，焦山楂 20g，乌梅 15g，枸杞子 20g。若便秘过甚，可加桑椹子 40g，火麻仁 15g，桃仁 15g，大黄 10g，黑芝麻 15g，当归 20g，枳壳 10g。若症见烦躁不安，此乃二阳之病发心脾，法以益脾宁心治之，加冬瓜仁 15g，莲子心 15g，麦芽 20g。若症见吞酸口吐清水，《素问・至真要大论》谓："诸呕吐酸，皆属于热。"法以清火润燥治之，加黄连 10g，连翘 20g，红豆蔻 15g，百合 40g，茯苓 25g。

（4）胃脘瘀血证

症状：胃脘痛，痛势较剧，或如锥刺或如撕裂，入夜加重，或痛势莫可名状，形体消瘦，大便色黑，面色晦暗无华，舌质紫绛无苔，或边有亮带，或舌如猪肾，脉沉细而涩，或见洪大弦实有力之脉象。

治法：活血化瘀，健脾益气

方药：救胃化瘀汤。三棱 10g，莪术 10g，桃仁 15g，当归 20g，生蒲黄 15g，苦参 15g，黄连 10g，地榆 20g，槐花 25g，扁豆 15g，山药 20g，白花蛇舌草 20g。

若胃脘作痛，而痛又多在饭后，此乃胃气大伤，导致血瘀气亦滞。通常认为劳疫伤脾者按之不痛，饮食伤脾者按之痛，其实乃胃脘瘀血作痛，法以去瘀生新治之，加用生蒲黄 15g，五灵脂 15g，芍药 35g，当归 25g，马齿苋 20g，姜黄 10g，三七 5g，莪术 15g。

临床中还有以他症为主诉的胃脘疾患，其病位在胃，然表现各异。

如噎嗝，首先除外肿瘤疾病。《素问・阴阳别论》谓："三阳结谓之膈"。按小肠热结则血脉燥，大肠热结则便秘，膀胱热结则津液涸。三阳既结，便秘不通，火迫上行，因而噎嗝不下。初则养阴清肺，久则滋肾益脾，脾旺则心肾得交，脾健而津自生，法以养阴润燥。方用五君汤，即威灵仙 40g，昆布 25g，枇杷叶 50g，青皮 15g，桃仁 20g，水煎服。噎分五种，有气滞者加莪术 20g；有血瘀者加五灵脂 20g；有火郁者加芦根 50g，韭汁 10g；有痰凝者加胆星 10g；有食积者加使君子 10g。

如呃逆，按《素问・至真要大论》谓："诸逆冲上皆属于火。"法以化痰理气治之，养阴清胃。紫菀 15g，羊角屑 10g，昆布 15g，前胡 15g，柿蒂 15g，白芥子 15g，苏木 15g，桃仁 15g，胡黄连 15g，麦冬 15g，水煎服。呃逆有三种成因，一为热逆，胃火与气上逆而呃，加芦根 20g，茅根 20g；二为阴火上炎而呃，加山栀 15g，郁金 15g；三为胃中停饮，痰阻上逆而呃，加橘络 20g。此外尚有因中气太虚而呃，加黄芪 40g，升麻 10g。

如呕吐，法以清火化瘀治之。方用竹茹 10g，柿蒂 15g，桃仁 15g，槐花 40g，水煎服。呕吐病情复杂，尚须作如下鉴别治疗。a. 闻食而吐者，乃胃中有热，加鲜石斛 20g，枇杷叶 20g，半夏 10g。b. 食入即吐者，乃胃中有寒，加吴茱萸 10g，生姜 10g。c. 食后久而吐者，此乃风邪犯胃，加防风 10g，桂枝 10g，丁香 15g。d. 翻而不忍，吞酸嘈杂，全不入食，多为暑邪犯胃，加香薷 15g，木瓜 15g，扁豆 20g。e. 心烦口渴，腹痛泄泻而吐者，每因胃中有脓，可加薏米 20g，鱼腥草 30g，败酱草 30g。f. 作痛吐水，得食暂止者，乃胃中停饮，加冬瓜仁 20g，大腹皮 15g，茯苓皮 40g。g. 心下怔忡，渴欲饮水，水入而吐者，乃胃中多痰，加竹沥 20g，紫菀 20g。

若见食亦，饥饿不减，食而不饱，此为脾阳虚衰。宜莲子粥服之，玉米 25g，莲子肉 50g，扁豆 25g，山药 50g，鸡内金 25g，龙眼肉 25g，薏苡仁 25g，山楂 15g，共煮粥食之。

若见食少纳呆，身体消瘦过快，足以引起注意。经验证明，大凡此类病象出现，从病理、胃镜所见，多为重度萎缩性胃炎或重度肠上皮化生改变，或出现不典型增生，要采取监护治疗。而治疗要分三步进行：首先理脾，拯救脾阴不足，重在清理胃腑陈腐郁热。第二步助理脾阳，化腐去瘀。第三步益胃补气，和中健脾。

以上各症，乃为萎缩性胃炎常常伴有的症状，所立方药，也是多年积累下来的经验。以痈论治是李玉奇教授治疗萎缩性胃炎学术思想的体现。治本从病治，治标从证治。治本扶正补脾，去腐生新，治标知犯何逆，随证加减。在治疗全程中除了凭借四诊来确立治则外，尚须在胃内窥镜、病理活检、X 线监测下进行。遇有重患须进行监护治疗，3 个月复查一次，并建立合乎科研要求的病历，严格记录。倘若在治疗期间发现癌变，应立即转为手术治疗，不得延误病情，术后为了防止复发，还应进行为期 2 年的抗复发治疗。

（二）肝病

肝者，将军之官，体阴而用阳，其病临床证候错综复杂，如何看清病势、标本缓急，直接影响其预后。李玉奇教授早年即深研肝病，发皇古义，总结出治疗肝病的独特经验，将“用药如用兵”形象地融入肝病论治之中，有理、有法、有方、有药，疗效卓著。李玉奇谓：临证宛若行军作战。疾病即是敌人，若要攻无不克、战无不胜，必须分晓敌我形势，掌握在天之时、在地之利、在人之和。治病亦然，不仅要对疾病的病因、病机熟悉，还要掌握疾病的转归，结合天、地、人三因施治，才能排兵布阵、遣方用药。

肝病是顽疾，是劲敌。肝病初期常为黄疸（多指急性病毒性肝炎），敌军力强，倘若败走，渐渐演化成胁痛（多指慢性迁延性肝炎）、积聚（多指肝脾肿大），久而国力匮乏，民不聊生，出现单腹胀、肝水（多指肝硬化腹水）。针对病情，可分别排出攻、防、守三阵。《景岳全书》列出补、和、攻、散、寒、热、固、因，新方八阵与古方八阵，然有其名而无其实。

1. 攻阵，擒贼擒王治急性病毒性肝炎

急性肝炎多为肝木克土所致，将军之官，调达不畅，故而易怒，肝郁化火生热，湿热困阻中焦，病势轻浅。常诊见患者面色少华，或可表现为黄疸，形体多消瘦。患者自诉厌食口苦不渴，全身倦怠，大便多溏。易怒嗜睡，厌油腻，午后有轻微低热，但不汗出，尿色黄浊。脉来多弦细或弦实，舌体偏胖，舌质绛多，覆以白苔。李老言宜集中炮火，强打猛攻，擒贼擒王，以清热祛湿、凉血解毒直入肝经，定能攻克城池，阻断肝木克脾。但用药贵在精、在重，集中兵力直入将军府，定能一战取胜。

治法：疏肝利胆，清热祛湿。

方药：利肝实脾饮。柴胡 25g，姜黄 15g，郁金 15g，牡丹皮 15g，虎杖 30g，龙胆草 20g，山栀 15g，黄连 15g，卷柏 20g，板蓝根 20g，大青叶 20g，青葙子 15g，谷精草 15g，滑石 20g，茯苓 20g。

以茵陈 50g 煮水煎药，连服 1 个月为 1 个疗程。

随症加减：

①皮肤黄染：加浮萍 15g，大黄 5g，萆薢 20g，丹参 20g。

②腹胀呃逆日甚：加白术 20g，蓼实 15g，莱菔子 15g。

肝者，干也；脾者，卑也。肝克脾土，脾土被困，久而脾土又反侮于肝。仲景先师言“见肝之病当先实脾”。所谓实脾，即清利湿热使脾气得以运化，水湿得利，以解除肝气郁结。黄疸之病，本于肝脾，故黄疸论治时，应时时不离肝脾。平常所谓实脾，世人常以芪、参、术、草等甘壅之品补益脾气，殊不知黄疸初期气血不利，甘壅实脾反碍气机。李玉奇教授主张实脾当为清利湿热，使气机得畅而肝脾自调。

方中柴胡、姜黄、郁金、牡丹皮打前锋，带兵出战；茵陈、虎杖、龙胆草为精兵轻骑直入敌军后方，擒贼擒王；山栀、黄连、卷柏、茯苓、滑石等清利湿热，健运脾气，宛如派兵远交近攻，稳住脾土；板蓝根、大青叶则是“痛打落水狗”；青葙子、谷精草作为佐使，引路入肝，所谓“兵无向导不达贼境，药无引使不通病所”是也。

【医案】尚某，女，21 岁。

因升学体检，查出“大三阳”来诊。实验室检查证实病毒复制，转氨酶急剧升高，临床确诊为急性乙型肝炎。患者并无所苦，唯觉倦怠，食欲减退，诊得其脉弦细，舌红绛苔白。

辨证：湿热内盛、气滞血瘀。

治法：清利湿热，行气活血。

处方：柴胡 20g，郁金 15g，牡丹皮 15g，虎杖 30g，龙胆草 20g，山栀 15g，卷柏 20g，板蓝根 20g，大青叶 20g，青葙子 15g，滑石 20g。

此外，每日冲服青黛 5g。

上方加减服药 1 个月，复查肝功能正常。继续服药 2 个月，复查乙肝两对半，已全部转阴。

按：方中用青黛清肝利胆。《本草纲目》云其“泻肝，散五脏郁火”，而李玉奇教授独采青黛泻肝清热之功，疏利肝胆，将其用于转氨酶顽固不下者，竟获奇效，后屡用之于肝炎患者，发现青黛降转氨酶最速。像此经验，方书未载，若非临证亲验总结，哪能寻到如此良药。

2. 防阵，反客为主治慢性迁延性肝炎

由于急性肝炎症状轻重不一，多数患者自诉无明显急性肝炎史，发现时已转为慢性迁延性肝炎。李玉奇教授谓：病情发展到慢性迁延性肝炎，是最重要的转折点，如能抓住时机，是可以阻断肝硬化的发生。来诊时患者多面色晦暗无华，双目少神。自觉乏力异常，胸胁隐痛，日晡低热，脘腹胀满，食少纳呆，或见蜘蛛痣、肝掌。脉来弦实，舌绛苔黄白相间。此时宜坚守内宫，采取迂回战术，避敌军之锋芒，俟机背水一战，扭转败局，反客为主，治疗上宜养肝理脾、化湿解毒，战术由攻转防。

治法：养肝理脾，化湿解毒，消肿化瘀。

方药：阻肝硬变饮。马鞭草 20g，连翘 20g，蒲公英 20g，生侧柏 15g，山栀 15g，卷柏 20g，黄连 15g，龙胆草 15g，桃仁 10g，红花 10g，地龙 10g，海金砂 15g，黄芪 10g，当归 25g，白芍 20g，白术 20g，石韦 15g，香橼 15g，槟榔 15g，桂枝 10g。

以赤小豆 50g 煮水煎药。

方解：马鞭草、连翘、蒲公英、生侧柏充当“四门卫”，解毒消肿，扫清肝脾之路；山栀、卷柏、黄连、龙胆草乃本方之“四君子”，泻肝清火，降浊阴；桃仁、红花、地龙、海金砂实为“四剑客”，活血化瘀，攻打将军府；黄芪、白芍、当归、白术甘作“四进士”，养肝理脾，坚守后宫院。

在慢性迁延性肝炎阶段中，对阻断肝硬化的发生，李玉奇教授首先确定以防为主的策略。针对此战略，组方布阵。首以“四进士”严把后防线，“四君子”坚守阵前，继以“四门卫”打探虚实，“四剑客”伺机突围。有攻有守，布局森严。攻克城池，必深明将兵卒之能，方能用之得当，摧之可进、呼之即回，破城陷敌在握之中。

这正是李玉奇教授用药独特之处，是他毕生临证的经验总结。李玉奇教授常告诫吾侪熟记药诀，深究药性，把握功效，明了主治，方能用药得心应手，如遣兵将。

3. 守阵，以逸待劳治鼓胀

慢性迁延性肝炎病程最长，如得不到恰当治疗，肝脏日渐硬化，最终形成肝硬化，临床多以中医之鼓胀辨证治疗。按鼓胀多由酗酒所伤，或劳伤过度，或湿痰流注、脾大、药物毒、虫毒（血吸虫）所致，或黄疸迁延未愈，肝脾失调，久而累及肺、肾，导致气、血、水互结，停聚腹中而成。由于病情错综复杂，夺命无数，古代即将其列为内科四大难症之一。

李玉奇教授谓：病人鼓胀之时，已是山雨欲来风满楼，内室空虚，切不可再行攻伐。宜集中兵力全力防守，以逸待劳，延缓敌情。倘若积蓄力量，以屈求伸尚能暗度陈仓，此时最重要的是益气柔肝、软坚疏导。由此不难看出，鼓胀之治疗关键在于初期战斗，防止肝硬化的发生，等到肝硬化形成之时，很难挽回败局，只能努力争取最小的损伤。中医治未病即此也。

鼓胀根据其临床表现又可命名为单腹胀、肝水等。单腹胀，肚腹坚满，其形如鼓，中空无物，可触及肿大之肝脾；肝水以腹大胀满，难以转侧，叩之有水声为主要表现。

（1）单腹胀：患者除腹胀如鼓外，尚可表现为胸胁胀满不疼，呃逆欲吐不吐，午后低热不下，消瘦与腹胀明显对照，脉来弦实有力，舌质多淡，灰苔如云叠。临床重要体征为肝脾肿大，若治疗及时而得当，是可以延长生命的。

治法：益气柔肝，软坚化瘀，疏通气机。

方药：柔肝软坚饮。旱莲草 20g，柴胡 20g，土茯苓 20g，琥珀 10g，生蒲黄 10g，牡蛎 40g，龟甲 25g，鳖甲 25g，瞿麦 20g，青皮 10g，当归 25g，桃仁 15g，茅根 20g，丝瓜络 15g，漏芦 15g，黄芪 15g。

李玉奇教授谓：单腹胀之肝脾肿大，辨证为积聚内停，古方常用三棱、莪术攻伐之品。切莫不假思索，沿用古方，却犯“虚虚实实”之戒。对肝脾肿大，我的毕生经验可归为“软坚”二字，以软坚代替攻伐，个中缘由，慢慢领会。

肝硬化出现肝脾肿大，正气已虚，抗邪无力。故有盛人无积聚之说，《素问》中指出“大积大聚，其可犯也，衰其大半而止”。是说驱邪要顾护正气。肝脾肿大或曰攻伐，或曰扶正，李玉奇教授避开攻伐之争，总结出“软坚”大法，以咸软坚，譬之愚公移山，消肝脾肿大于不觉。既不扰正气之不足，又避开病邪之锐气。

方中旱莲草、当归、柴胡、黄芪坐镇中央，柔肝益气，休养生息。久病似连年征战，内部杂乱，肝脾脉络受阻，恶血流内，以琥珀、生蒲黄、桃仁等梳理内政，更以土茯苓、瞿麦、青皮疏导气机，仿韩信之“明修栈道”，而此时龟甲、鳖甲、牡蛎借丝瓜络、漏芦之通络暗度陈仓，软肝散结。

现代医学对脾肿大，尤其是出现脾功能亢进时，往往采取切脾保肝以期达到李代桃僵之目的，然而患者切除脾脏之后，出现种种症状，如形瘦自汗、四肢沉重、心悸气短、惊恐少寐、食少纳呆、胃胀腹满、衄血便溏、唇裂甲青……尽管中医之“脾”与西医之“脾”不能相提并论，但临床实践表明，割除脾脏之后，脾气大伤，元气大亏，脾脏缺如，更无力运化。

（2）肝水：鼓胀后期，严重腹水，病患急剧消瘦，面容憔悴无华，少气无力，呼吸短促，全无食欲，小便短涩，甚至出现癃闭。此阶段病情错综复杂，极易反复，一段时间稳定并向好转方向演化；一段时间突然加重，高热、吐血、腹满尿闭，甚至出现晕厥、神昏谵语。对此临床只能孤注一掷。

治法：养肝柔肝，利水育阴。

方药：养肝育阴煎。土茯苓 20g，猪苓 20g，泽泻 20g，当归 25g，文蛤 40g，浮萍 15g，全虫 5g，阿胶 50g，冬瓜仁 20g，白术 20g，大腹皮 20g，桑皮 40g，白芍 20g，姜皮 20g，石斛 20g，槐花 40g，茅根 25g，女贞子 20g。

以黑豆 50g 煮水煎药。

李玉奇教授谓：肝水治法，古方传下十枣汤，尔等切莫孟浪，见水利水，加速病亡。治水要则乃“化湿”二字，以化湿代替利水。

肝硬化出现腹水，已到中晚期。此时虽腹内停水，而机体确是一派阴亏津液不足之象，日晡低热即可为证。如大肆利尿，更损阴液，导致津液干涸。此外，后期腹水，是由肝血所化，“血不利则为水”，反复利水，实伤肝血。细细玩味“化湿”二字，其中暗含气化之理。阴霾之气弥漫三焦，即是气机不得畅达，邪无出路，聚而为水，此时调畅气机，佐以渗湿之药，决渎通畅，而水湿自除。此外，“化”字还暗含天机，肝病自发病起，即多备受苦寒之药攻伐，寒凝则气滞，何谈气化？于此之时，当少佐温药以煦之，水湿自能“气化则出矣”！李玉奇教授于此常以生姜皮温化膀胱之气以“洁净腑”，以浮萍温通肌表之寒以“开鬼门”。

方中猪苓、泽泻、阿胶取法猪苓汤，利水育阴；当归、白芍、女贞子、石斛等柔肝养肝；文蛤效法仲景之文蛤散，利水而补阴之不足；槐花清肝降压，降门脉高压；白茅根凉血止血，防出血于未然；地肤子、浮萍化气行水之功不再赘述。

（3）典型医案：臧某，男，58 岁，职员。2006 年 10 月 15 日初诊。

既往酗酒史，2006 年 5 月自觉身体不适，前往沈阳某医院检查，确诊为肝硬化腹水。刻诊见患者腹大胀满，绷急如鼓，食后尤甚，纳差，日晡低热，二便尚可。脉沉弦一息四至，舌质红绛少苔，舌面满布裂纹，舌边齿痕明显。

辨证：阴液干涸，恶血内留。

治法：化湿育阴，养肝活血。

处方：生侧柏20g，泽泻20g，当归25g，文蛤40g，阿胶50g，浮萍10g，槐花40g，茅根25g，生蒲黄10g。

守上方进退，至今服药3月余。患者小便通畅，腹水几近消失，腹胀明显缓解，病情基本稳定。

五、方药之长

（一）常用方剂

1. 治疗胆汁反流性胃炎经验方

【组成】香附15g，橘核20g，黄连5g，苦参10g，乌贼骨20g，草果仁15g，茯苓20g，白扁豆15g，麦芽15g，厚朴15g，沉香5g。

【功效】疏肝降逆，清热解郁。

【主治】胃胀连胁，食少纳呆，吞酸、口干或苦者，舌红，苔白腻或黄腻。

【方解】香附、橘核理气疏肝解郁，草果仁、厚朴行气通腑除胀，沉香纳气，导引气之下行，诸药同为理气之品，然上下各司其职，调畅三焦，通腑行气，使浊气下行则无上犯之逆；黄连、苦参清胃泻火，亦为解郁；茯苓、白扁豆，麦芽健脾和胃化湿；乌贼骨性收涩，收湿制酸，为止痛之良剂。

【加减】病在上焦，可见胸骨后烧灼感，伴见吞咽哽噎不顺，口干口苦，舌淡苔薄黄，脉弦细。须在上方中加入开胸利膈之药物，如昆布、海藻、威灵仙等。昆布、海藻软坚散结，威灵仙利咽化滞，均可作为食道之引经药，临床颇具疗效。如胃脘胀满疼痛而有烧灼感，嗳气频频，喜冷饮，便干，舌绛，苔黄厚者，为中焦郁热之象，故于前方中加蒲公英15g，连翘15g，白花蛇舌草20g增强清热解毒之力，苏子15g，莱菔子15g消食化滞，降气疏导。热势进一步发展，胃胀满、痛甚，不欲食，唇焦口干，排便难而艰涩，舌绛红，光亮无苔，如猪肾，脉洪大弦数，则为胃脘瘀血之证，下焦亦呈现热结积滞。治当破血活血，化瘀解毒。原方中加三棱、莪术、乳香、三七破除癥结，活血化瘀，川楝子、延胡索行气止痛；桃仁、麻子仁、柏子仁润肠通便，使血通气畅，郁滞得清。肝主疏泄，胆汁下行入肠为顺，上行入胃为逆，逆则为病。肝失疏泄，气机逆上，幽门不固，开阖失职，挟胆汁上行，胆汁结气郁而为热，阳盛则动，热扰幽门，两因相合，遂发此证。故中医治疗当以行气降逆为法，再针对胆汁郁热为患之特性，辅以清热凉血之剂，方可使胃关开阖得时，和降得施，胆汁反流可解，病证自除。若在清热解毒方中酌加滋阴之品，取“寒之不寒，责其无水，壮水之主以制阳光”之义。

【临证心悟】胆汁反流性胃炎乃由胆汁排泄异常，逆行入胃，郁而化热，热毒壅滞而成。故治以疏肝降逆，清热解郁之法，分治三焦，降浊气以解气逆，清郁热而利肝胆，使郁热解，热毒消，五脏气机调顺，则病自愈。

2. 治疗胃癌前状态性疾病或病变经验方——阻癌胃泰

【组成】黄芪 15g，莪术 15g，党参 10g，白术 10g，丹参 10g，三七 3g，当归 15g，白花蛇舌草 15g，陈皮 10g，甘草 10g。

【功效】益气健脾，活血化瘀。

【主治】胃脘痞满，胃脘胀痛、隐痛或刺痛，纳呆食少，面色萎黄而垢，唇干口臭，胃脘灼热，恶心呕吐，泛酸嘈杂，大便不调，舌淡、舌红或红绛、紫绛。舌苔白或黄、黄厚腻。脉弦、弦细、弦滑、弦滑数、细涩等。

【方解】黄芪、莪术为君药。黄芪味甘微温入脾经，健脾益气以补虚。《本草求真》记载其“为补气诸药之最，是以有耆之称。其秉性纯阳，宜于中虚而泄泻，痞满、倦怠可除”。莪术味微苦，气微香，亦微有辛意，性皆微温，为化瘀血之要药，性非猛烈而功效甚速（《医学衷中参西录》)。分析两味主药，一补一攻，黄芪得术补气而不壅中，莪术得黄芪攻破而不伤正，两药相伍，行中有补，补中有行，相得益彰，共奏益气化瘀之功。方中取党参、白术、丹参、三七四味为臣药。四药相伍，既可助君药健脾益气，以固中焦健运之力，又可活血通脉，以散胃血络之瘀。方中又选当归、白花蛇舌草、陈皮、甘草四味药同为佐使。以上四味，有苦有寒，有甘有润，其药性本身健运脾胃，畅行气血，既可敛行血药走窜之锋，缓其刚峻之性，又可制甘温过补之弊，协和诸药共为佐使。综观本方，补气和中而无留邪之弊，行气活血无伤正之虞。诸药合用，共奏益气健脾，活血化瘀之效。

（二）活用药物

李玉奇教授认为审病之要重辨证，治病之要在组方。遣方用药犹如排兵布阵，知人善用，方能百战百胜；熟识药性，辨详寒温，补泻得当，精研药量，临床治病方能得心应手，施药百应。

1. 变通用药

药有寒热温平，功能有一二三四，功效相近之药，何止一味。不同药物的各种功效又有相同之处，故而欲选出治病祛邪的最佳药物并非易事。如桃仁、莪术，其作用一是活血祛瘀，治疗癥瘕积聚，二是行气止痛，治疗气滞脘腹胀痛。然而桃仁、莪术之治疗食积脘腹胀痛之功能，罕为医家选用。但是李玉奇教授却惯用桃仁、莪术治疗脘腹胀痛，为治疗萎缩性胃炎的首选之药，取得理想疗效。还有一些药物的最佳功效和主治，方书并未记载，若想知道这些，则要求医生必须苦心钻研，才能有所发现，才能在疗疾祛病组方过程中，组成至妙之方，获收奇异之效。因此，深究药性，实为医生组方之关键一环。李玉奇教授说："读神农之经重尝百草，组仲师之论格外生方。"只有这样才能在杏林之中显示出自己的风格。

2. 寒热平调

治病之方，药之寒热乃据病之寒热而选。而同一方中，寒药热药并用，有时令人费解，殊不知寒热之气虽异，共为一方，异气同行，旨在寒热并治，阴阳双调，共获奇效。亦因临证之中，多数病例寒热错杂相兼，唯程度不同而已，或热多寒少，或热少寒多，或寒热相当。故治病之方，寒热并用可收阴阳双调之功，得双向调解之力。即或是纯寒纯热之证，若药性一派温热或一派寒凉，也有导致机体不受或矫枉过正之弊。相反寒热并用，或以某药之小寒制方之过热，或以某药之小热制方之大寒，以防寒热偏盛过激，收双向调解之功。然而寒热并用之治，必晓病证寒热之孰轻孰重，患者气血阴阳之盛衰。恰当匹配寒热药物之比例，令方既针对病因病机关键，又符合机体内涵，才能组成至微至妙之方。此等组方用药之玄妙，非一日之功可得，必须持之以恒，不断学习研究，方可获得组方理论之真谛。

3. 平剂建功

顽疾恶症，邪之气盛，病位浅深，病势险危。一般认为平和无毒之品药力浅薄，难达病所，难胜邪气，故病难愈。殊不知凡病此顽症恶疾之人，正气已虚或已虚甚，实不耐大毒性烈之药。即使方中加入参芪归胶河车之类峻补之品，也只能是理论上的攻补兼施扶正祛邪，达不到扶正兼祛邪的真正目的。若已虚之气，已亏之血再受烈药所伤，机体有何力量斡旋药物驱邪？治疗痼疾大证必缓图其功。投以药性平和无毒之味，缓消邪势，暗扶其正，实为至微至妙之法。李玉奇教授临床一贯慎用剧毒之品，然而屡收满意疗效。

4. 精研药量

一般医生阅读资料，观看处方，一见药物平平，均为普通常用之药，缺少峻力之品，便以为这张处方无可取之处，随手弃之。哪里知晓所弃方剂中寓有奇妙的配伍法度，精湛的剂量比例。因此学习前辈处方时，必须仔细推敲，才能悟出其中奥妙所在。李玉奇教授常以干姜配黄连、吴茱萸配黄连，在不同的病证中两种药物的剂量变化很大，而变化恰到好处，因而疗效显著。李玉奇教授认为败酱草的最低有效剂量为25g，治疗胃黏膜糜烂出血之证白茅根可用到40g以上。因此，学习处方组合之玄机，不仅在于药物的种类，还要着重学习药物的剂量和配伍。仲景三承气汤，药物组合之妙，剂量变化之绝，是我们选药组方的最好模式。

5. 内痈外治

白及、白蔹，同为解毒消肿，敛疮生肌之药。胃炎一证，详析病机，可归痈肿疮疡之类。而白及、白蔹二药既可内服又可外用。胃炎患者用之内服，一可发挥解毒消痈之力，二可与胃中病灶直接接触，获外治敛疮生肌之功。况且白蔹解毒托里，从内向外；白及固表护膜，从外向内，二药同用，内外合治，功效岂能不著。此即两药联合玄机所在。另外据现代医学研究，胃炎有从肌层向黏膜发病者，有从黏膜向肌层发病者。白蔹善治前者，白及善医后者，因此，不论先发于肌层的胃炎，还是先发于黏膜的胃炎，二药同用实为至佳之法。

6. 善用药对

两药组合成对古方中屡见不鲜，如苍术、黄柏名曰“二妙”，清热燥湿，治疗湿热之邪相搏于下肢的痹证；湿热不攘，筋脉弛缓的痿证，以及湿热带下等。黄柏苦寒清热兼燥湿，苍术健脾燥湿，二药相合湿去热清，故湿热之邪为患诸疾，药后病解。其他诸如乳香、没药，桃仁、红花，五灵脂、生蒲黄，三棱、莪术等两味中药配对入方，看似习惯用法，其实内含玄机。古人用对药或取两药功效相助，或意在两药药性相制，或求方剂滋补而不腻，或旨在减低方药辛燥之性。李玉奇教授自创配对药物亦寓此意。常用药对举例如下：

（1）高良姜、姜黄连：治胃寒用高良姜，为防其辛热太过损伤真阴，故佐用适量黄连，形成良姜黄连为对。良姜祛寒，黄连坚阴，阴存养胃，寒去阳复，胃病自然得解。凡胃寒之治，必用此二药为对入方，屡获良效。

（2）白及、白蔹：白及、白蔹为伍，治疗慢性胃炎，配合非常巧妙，独得天工。两药均有解毒消痈，敛疮生肌之功，又具有奇妙的托里护膜之力，疗效颇著。

（3）红豆蔻、白豆蔻：红豆蔻、白豆蔻联手成对入方，治疗胃腑疾患，功效相资，药力相助。共奏温胃散寒、行滞消胀之效。二药均善治胃中酸盛，对吞酸反胃有良好效果。既有乌贼骨、煅瓦楞的抗酸之力，又无乌贼骨、煅瓦楞助热伤阴之弊。并且乌贼骨、煅瓦楞子功效狭窄，以治酸为主。红豆蔻、白豆蔻二药功能较多，各种功效皆益于祛除胃腑诸疾。此两种药物组合，堪称最佳组合。脾胃虚寒气滞中焦，脘胀腹满乃常见之证。组方用药同选红豆蔻、白豆蔻疗效大增。白豆蔻长于暖胃行滞消痞，降浊除湿；红豆蔻温中散寒，与白豆蔻合用共奏暖胃之功。特别是红蔻内服，能祛肠胃之风，故而二药合用消滞除胀之力互资，祛寒除湿之力相助，疗效必佳。

（4）丹参、豆豉：李玉奇教授在治胃腑疾病中，又常把丹参、豆豉组成对药，合并入方。其中之奥妙，非一言能尽。胃病种种见症迥异。但是，腐化水谷饮食之力减退，为胃腑疾病共有之。豆豉为大豆发酵之品，配行气活血之丹参，则腐化水谷饮食之作用胜于麦芽数倍。丹参借助豆豉消食化积之作用，则化瘀止痛之力远胜于乳香、元胡数倍。两药配伍相得益彰。

（5）黄连、马齿苋：黄连清热燥湿泻火解毒，善治痈肿疮疡。马齿苋解毒凉血，亦为疮疡肿毒常用之药。胃炎成痈亦可被视为疮疡之类。胆汁反流性胃炎为胃炎中症状较重者。患者常感胃脘灼热而痛，疼痛较剧难以忍受。舌赤少苔多属热证。黄连、马齿苋两药均为寒性，清热力强，解毒效佳，二药联合同入方中，既清胃中热郁，又解胃疮之毒，故药后患者症状多迅速缓解。胃疮亦自然渐渐向愈。现代医学研究证实，胆汁为碱性液体，马齿苋为酸性之药，酸碱中和大减胆汁伤胃之力。李玉奇教授认为一钱马齿苋等于五钱乌梅。因此可见黄连、马齿苋两药配伍为治疗胆汁反流性胃炎的要药。

（6）百合、蚕沙：李玉奇教授治疗胃腑之病，常以百合、蚕沙相伍，同入方中。凡患者自诉胃脘似痛非痛，似胀非胀，似饥非饥莫明所苦时，选药组方必有百合、蚕沙。李老借百合清心除烦安神之力，助蚕沙和胃化浊之功，在方中其他药物的协力下，共解患者胃脘似痛非痛、似胀非胀，似饥非饥等难言之苦。仲景《金匮要略》治“百合病”即以百合为主药，立百合地黄汤为主方。胃脘上述莫名所苦之疾，详析病机，为湿浊阻遏中焦，困于脾胃，脾升胃降之功失职，中焦气滞，复因湿浊化热，上扰心神而致，百合加蚕沙除湿化浊清心除烦，恰对病机，病证焉能不解。

六、读书之法

（一）《黄帝内经》需“三读”

《黄帝内经》作为中医学的第一部理论专著，它以朴素的唯物主义理论阐释了阴阳五行，天人合一的整体观及辨证论治思想，成为后世医家遵循的典范，它所包涵的辨证思想是一切辨证理论的基础，是经典中的经典，故当熟记。李玉奇教授指出：初读只是浏览的过程，基本了解书中所渗透出的唯物辩证的整体观，再读时是有了接触患者的经历，对于五脏为病的相互影响、相生相克有了更深入的体会，对于六淫致病、气血津液的输布运行增加了由感性向理性认识的转化。三读《内经》是从遣方用药中追溯理论源头，在《内经》条文中找到未解的答案。

（二）从《伤寒杂病论》到以痈论治方

李玉奇教授尤其推崇仲景先师的《伤寒杂病论》，称其不愧为方书之祖。其独创的六经辨证理论以六经总领十二经脉及其所属脏腑，以及阴阳、气血、津液、精神的生理功能，将人体分为六大功能体系，对于认识疾病的发展、演变及循经辨治具有重要的临床意义。其书中许多方剂被世人尊称为经方，流传上千年经久不衰。李玉奇教授认为《伤寒论》所载方剂不像世人所认识的那样只能治疗伤寒类疾病，广义伤寒，即是指一切外感热病的总称。如阳明病变证——湿热发黄证、阳明热入血室证，阳明蓄血证等均可看作温热病之证型。如湿热疫毒夹杂为患、多湿多黄者，则以茵陈蒿汤合连翘赤小豆汤加减可获立竿见影之效；阳明蓄血证以抵当汤治之，瘀血除则正气自复。援引了张仲景的黄芪建中汤、调胃承气汤、旋覆代赭石汤、桂枝汤、黄连汤之方意，临证变化加减，自组成方，形成了独特的以痈论治之方剂。并在此基础上继承了仲景《伤寒论》的基本治则思想：治病求本，祛邪扶正，调和阴阳，正反论治，重视扶阳气，保胃气，存津液。这些思想均在李玉奇教授临证遣方用药中有所体现。

（三）金元四家开辟无限法门

李玉奇教授认为他们四位不仅具有独特的理论建树，突出的学术成就，而且更有卓越的医学贡献和深远的历史影响。刘完素的“六气皆从火化”“五志过极皆为热病”理论为其火热论的立法根本，并深刻阐释了五运六气学说，将其与五脏功能及机体发病密切联系起来，形成了完整的病机学说。张从正继承了刘完素的寒凉学说，批评了世人论病先固元气的说法，尖锐指出治病应重在祛邪，邪去则正安，不可畏攻而养病，并在此基础上阐发出独立见解，提出了著名的“汗、吐、下”三法，“凡上行者吐之，凡解表者皆汗之，凡下行者泻之”，为攻邪指出具体途径。李东垣乃易水学派继承人，他在临证实践中认识到脾胃功能在维持人体生命中的重要性，遂提出了“有胃气则生，无胃气则死”的著名论断。在治疗中他重视补脾升阳，善用升麻、柴胡等升阳之品，党参、黄芪等健脾之物，自成一派，被世人尊为补土派。伴随着“脾胃学说”一同而来的是他的“内伤学说”，创立了内伤病辨证论治体系，形成了完整的内外伤辨证系统，也为后世医家治疗内科杂病指明了方向。尤其他所提出的“阴火”学说具有十分独到的见解，其实质是对于内伤发热的阐述，并针对性地制定了补中升阳散火的用药法度，即甘温除大热，相应的发明了补中益气汤、升阳散火汤等一系列方剂，为后世医家治疗内伤发热提供了范例。朱丹溪为刘完素三代弟子，他在继承先师思想基础上领悟创新，有所发挥，提出了著名的“阳常有余，阴常不足”学术观点，创立了滋阴学派。丹溪临床常于杂症，多从气、血、痰、瘀四处论治，气用四君子，血用四物汤，痰用二陈汤，郁用越鞠丸，参差互用，各尽其妙。丹溪尤对痰证有较深入的研究，指出了治痰的基本法则和各种痰证的具体治疗方法，对于各种顽症怪病均应手而解。李玉奇教授对金元四家大加褒扬，他们不仅具有革新思想，而且所创立的每一种学说都经得起时间与临床的检验，虽处方用药，寒热温凉各有所偏，攻补之间各有侧重，但均不失辨证论治的基本原则、祛邪扶正的根本大法。他们在学术上的争鸣，促进了祖国医学的发展，在理论上的建树，丰富了祖国医学的内容，而各自别具一格的治病方法，则为我们今天临证诊病开辟了无限法门。

李玉奇教授一生的读书体会就是边读书边临床，要在悟字上下功夫，没有领悟，没有个人的思想创新就等于抄书、背书、读死书，中医学就不会有发展。

七、大医之情

（一）高尚医德

李玉奇教授在任职及行医期间，两袖清风，一尘不染，清贫守志，别无所图。当时已是90岁高龄的他，仍挺着虚弱的身躯工作在医疗第一线，只为帮助被病魔缠身的患者解除痛苦，满足来自四面八方的患者求医的渴望。李玉奇教授素患肺疾，每因天气寒冷而多次入院治疗。病床上老人家还时刻惦念着那些可能中途断药的老患者，因自己生病不能及时为患者诊病而深深自责。李老住院期间专程找他看病的患者仍是络绎不绝，大家都用一种焦急的心态盼望李玉奇教授能够早日康复。为防止与患者接触产生交叉感染，家人坚决不同意他继续出诊，但老人家一想到患者也正饱受着疾病的煎熬便寝食难安。出院后，在身体允许的情况下李老采用义诊的形式回报患者对他的关心和信任。他让学生将复诊患者的症状详细记录下来，然后再交由他亲自为患者调药。他时常教育弟子，作为一名医生，首先要注重医德，其次要钻研医术。没有医德，医术便缺乏植根的土壤；没有医术，他就不懂得生命的真正价值，只有具备良好医德的人才能真正领悟中医的博大精深，体会济世活人的深层含义，才能真正把医术发挥至极致，达到天人合一的境界。

（二）积极献策

李玉奇教授92岁高龄时，向前来医院调研的卫生部副部长、国家中医药管理局局长王国强一行，就中医药工作提出了以下10条建议。

（1）中医院必须现代化。中医院就应该姓“中”，别无复姓可谈。它的本来面目就应该是“恪守中医本色，发挥中医特色”，沿着中医独立理论体系轨道前进。

中医院不应该排斥西药，但西药应该只在病房根据患者病情需要使用，配合中药，发挥增效作用，而不应把西药视为“拐杖”。西药使用要配合中药，有控制、有节制、有时限，恰到好处。

中医院必须现代化，走现代化的路子不能动摇。现代化是时代发展的需要，现代化的概念是要充分把现代化的一切检测手段拿来为我所用。中医还要精通这些检测手段的原理。今后，中医院应该以崭新的面貌出现，既有创新，又能重现往昔的繁华。

（2）重新启用五版教材。建议国家中医药管理局组织人力彻底修改中医院校教材，重新启用五版教材。五版教材阐述理论深刻，条理清晰，言简意赅，中西医内容比重得当。教材中阐明了中医基础理论等的真谛，并能深入浅出，所用方歌等多采自《汤头歌诀》等古代著作，学生读后基本能够独立阅读古籍著作，初步认识到中医理法方药辨证体系的重点。现行教材篇幅过大，偏重导向西医，甚至教材中有的内容自相矛盾。学生们学习抓不住重点，摸不到方向，如身处雾中，何谈重读四大经典？甚至连基本的中医术语都说不出来，是越学越糊涂，越学越远离中医。

（3）提高教师队伍素质。应狠抓全国中医院校教师队伍建设，提高教师队伍中医功底水平，真正形成一支强有力的中医教师队伍。现在有些院校教师队伍充斥着不学无术或者根本没有中医功底、装腔作势的所谓“名师”，特别是有的教师公然在课堂上流露出对中医不信任的情绪，更有甚者利用这个途径一心想着发财致富，中医教师队伍严重混乱，变成了“杂牌军”。对于这些人应果断地加以调整、予以淘汰，让胜任中医教学的后备力量整装上阵。中医教师队伍建设是中医教育的根本，所谓“养不教父之过，教不严师之惰”，不无道理。

（4）改变中医院校现有的教学模式。应该把课堂讲授与学生自修、临床实习、小组讨论、学生自行查询相关资料等相结合，不应刻板地限制教学时间。

（5）请老一辈专家返回医疗和教学岗位。为了继承发扬老中医学术经验，学校和附属医院应请退休的但身体尚好、头脑清晰的老中医重返临床第一线，坐镇门诊，处理疑难杂症；带教学生，口传心授，讲述一方一药、医案医话等临床经验。

（6）省市县三级中医机构网络化。以省中医院为龙头，带动市级中医院，扶持县级中医院，对基层中医院给予物质和精神上的支持。同时省市级中医院要负责县中医院医生的进修，进修及食宿费用应免收，这部分费用的支付，应由国家给予补贴。我们应看到，县级中医院是一把大伞，打开连成一大片，它影响着农村中医的发展与扩大。此外，省卫生厅应定期召开三级中医院业务性会议，制订出一套切实可行的办法来约束管理中医机构网络，使其充分发挥应有作用。

（7）中医院校毕业生应多到县级中医院工作。除留校及定向生外，中医院校毕业生应集中分配到县级中医院，让他们在基层临床上加以锻炼。县中医院如无力承担这些人的工资，可由国家给予补助2年。

（8）全国中医院校应限制招生名额。各省应有计划地统计该省范围内医疗机构所需从业人员。虽不是计划招生，但不得不考虑中医院校毕业生的去向等问题。这样能够有效地防止中医毕业生走出校门后改行、失业，甚至宣传对中医有负面影响的言论等。

（9）恢复中医院传统制剂室。加强对省市级中医院中药局的建设，恢复中医院传统制剂室，使其制配丸散膏丹，临床用药自给自足，自行生产，做到“前店后厂”。这样做的好处一是可节省购药开支；二是充分满足本院医生临床用药的要求；三是阻止“药贩子”释放“糖衣炮弹”，腐蚀医生集体健康。

（10）提倡一专多能的中医师。国家中医药管理局曾提出，省市中医院要建设专科专病，要承担科研课题。这一方针是正确的，但也必须从双重角度来认识。重点专科专病建设是从长远着想，是未来发展的方向。但过分强调中医分科、搞专科建设的话，会束缚医生的手脚，限制中医全面发展。尤其对于刚刚走向临床的新手来说，本来就囊空如洗，又被迫分科，其他疾病全然不会，成了名副其实的“专科”大夫了。中医传统是提倡“一专多能”的，这一医疗方式应该保留，便于后来人全面继承发扬。

八、传道之术

中医是一门实践医学，由于其他自身的特殊性决定了它的学习与传承过程只有通过师带徒的方式才能更好地发挥出他的优势与特点。自古以来中医学的发展就是由师傅心传口授，一脉相承，历经了上千年的沿革仍在现代社会发挥着重要作用，这足以说明了其顽强的生命力及对于人类健康所具有的现实意义。李玉奇教授常教导弟子们，学习的过程要不断认知，不断领悟，勤于思考才能发现问题，进而找到解决问题的新思路和方法，才能最终领悟“山重水复疑无路，柳暗花明又一村”的境界。平时多阅读，广泛涉猎一些著名医家的书籍以获得启发，只有打下坚实的基础才能在稳固的根基上树立起高楼大厦。与老专家一起临证学习吸取的是直观真切的活人经验，这与课堂讲授及书本所述的条条框框简直是天壤之别，吸取到的是老师毕生经验的心血结晶，在某些方面让学生避免了走弯路。李玉奇教授也不止一次指出，中医的传承走这种随侍的道路是比较可取的办法，这种面对面的教与学并参与到临证诊治中，既有直观的感性认识，又有真实可靠的病例来认证理论的正谬，对于教学相长十分有益。

李玉奇教授曾担任中医院的领导，耄耋之年仍时刻关注着医院的生存和发展，尤其对年轻一代的中医培养更是十分关心。提倡传授临床课程应由德高望重、医技超群的老专家担任，为后辈中医学子传授其宝贵的临床经验是他们的责任，也是脱离书本的教条，将经验传承落到实处的举措，只可惜健在的老专家并不多矣，能登台传经的人更是寥若星辰，但传承工作还是要继续下去，不论有多大的困难，我们都相信，中医人一定会走出困顿的泥沼走出一条光明的中医特色之路。

中医的成才之路历时漫长，又是一份十分艰苦的工作。李玉奇教授劝诫弟子们，要想正医，首先正身，只有具有良好医德的人才能领悟医学的真谛，“多阅读，多思考，勇于立说，敢于挑战权威，丰富中医理论”这才是中医得以不断延续、发展、并充满生机和活力的关键所在，才是中医人走上成才之路的至真秘诀。

李玉奇教授作为首批全国500名老中医药专家之一、首届国医大师，悬壶60余载，不仅治愈了无数患者，亦为中医的传承培养了多位继承人。其弟子周学文教授是第三届国医大师；郭恩绵教授是辽宁省中医大师，第四、五批全国名老中医药专家学术经验继承工作指导老师；王垂杰教授是辽宁省名中医，第六、七批全国名老中医药专家学术经验继承工作指导老师。

李玉奇学术传承谱

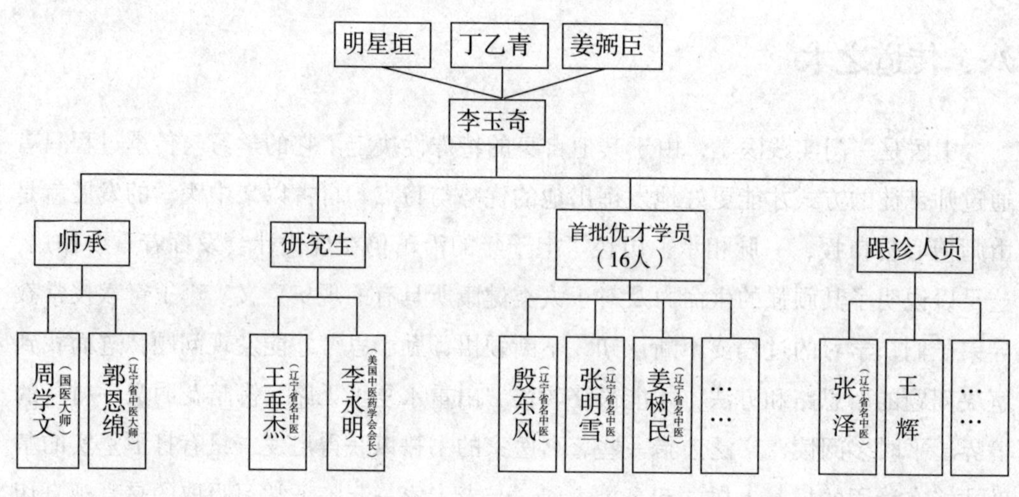

（李玉锋、王垂杰整理）

（刘聪敏编辑）

李济仁

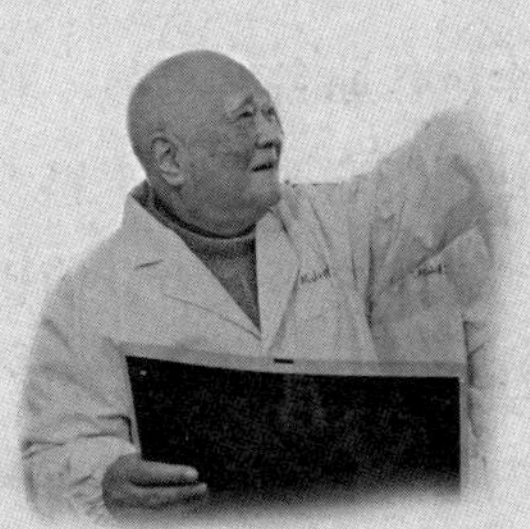

李济仁（1931—2021），安徽歙县人，首批全国7名内经专业硕士研究生导师，国家级非物质文化遗产“张一帖”代表性传承人。中国中医科学院首届学部委员，首批全国中医药传承博士后合作导师，中医痹病学科带头人，首届全国中医痹病专业委员会委员，中华中医药学会终身理事。全国老中医药专家学术经验继承工作指导老师，获中华中医药学会终身成就奖，享受国务院政府特殊津贴。2009年被授予首届“国医大师”称号。

李济仁是新安医学临床研究的开拓者和临床实践的创新者。临床实践方面，结合自己多年的临床经验及新安医学特色，创立了富有疗效的系列方药与治法，提出痹病寒热辨治理论，以及气血并举、从络辨治的治法纲要。传承新安医学固本培元思想，提出重视脾胃、培补肾本的治法纲要。成功还原了尘封于历史的668位新安医家、400余部新安医籍，主持新安医学科研项目荣获省级以上奖项7项，著作获华东六省一市优秀科技图书奖一等奖。先后与弟子仝小林教授等人开创了中医时间学、中医体质学等新的学术体系，先后设计并完成了五体痹证、五脏痿证等研究专题。他是我国《黄帝内经》学科研究奠基人之一，将《内经》理论与新安医学思想融会贯通，创新说、立新法。根据《内经》“治痿独取阳明”“足受血而能步”等经典论述，提出“痹痿统一论”；根据《内经》问诊与切诊，首次提出从脉论痿，通过脉位对比以辨治痹痿。

一、学医之路

李济仁原名李元善，祖居安徽省歙县，7 岁时开始跟随当地晚清秀才学习四书五经。他天资聪颖，乐于思索，很得老秀才器重，奠定了坚实的国学基础。1943 年他遵从“天下之至变者，病也；天下之至精者，医也”的古训，弃文从医，跟随当地名医汪润身学医。3 年苦读出师后，他想找名望更高的人拜师学艺，百尺竿头更进一步。夜深人静，元善向最后一位患者交代完医嘱，看向不远处有灯火摇曳，那是正在“赶定潭”求“张一帖”救命的患者们。所谓“赶定潭”，是指天南地北的患者不远万里来定潭找“张一帖”，完全可以说是“救命”的同义词。而定潭“张一帖”历史悠久、渊源深厚，为北宋名医张扩后裔，明嘉靖年间得“张一帖”之名，代代相传，如此大医世家，令元善心生向往。于是，他毛遂自荐拜新安世医“张一帖”第十三代传人张根桂为师，并改名李济仁，意为“仁心济世”，以表明自己的志向和决心。张根桂实在是太喜欢这个高徒了，将其视如已出，并萌生了纳婿的心思。之后经历重重考验，最终，圆满双赢。张家得佳婿良徒，济仁得佳偶良师，3 年里李济仁与夫人互相督促学习，终是继承了“张一帖”的家传绝学。

1949 年李济仁在歙县开业行医，由于医术高明，名气逐渐传播开来。中华人民共和国成立后，国家高度重视中医药事业，召集了一批名中医共同探索中医发展之路，李济仁也在其中，并先后两次被选派到安徽中医进修学校（安徽中医学院前身）师资班学习，还参与安徽中医学院和附院的筹建工作，并担任内经教研组组长、大基础教研室主任等职。随后在歙县人民医院、安徽中医学院、安徽医科大学附属医院等单位工作。1972 年李济仁调至皖南医学院工作，一直从事中医学发展、教育、学术研究的工作直至逝世，指导了包括仝小林、胡剑北、彭光谱、程宜福在内的 2 名传承博士后、22 名研究生，3 名国医大师学术传承人。在钻研教学和研究的同时，李济仁从未耽误治病救人的本业，凡是来找他的患者，不管多忙他从不推辞，晚年时期更是坚持每周四上午于皖南医学院弋矶山医院门诊坐诊，若是遇到经济困难的患者，他便免费诊疗。直至逝世，他心里也一直惦记着患者。

二、成才之道

李济仁教授认为，要成为一代名医，务必做到以下几点。

（一）医者仁心，广济天下

凡大医治病，必当安神定志，无欲无求，先发大慈恻隐之心，誓愿普救含灵之苦。仁心是对中医人的最基本要求，体现了中医从业者仁者爱人、生命至上的伦理思想。青年时期，李济仁教授看到了战乱中百姓深受病患之苦，便立志要重振医道、救人济世，并更名为“济仁”，取仁心济世之意。中华人民共和国成立后，李济仁教授毅然决然地向国家无偿捐出了“张一帖”家传秘方，并积极响应国家发展中医药事业的号召，参与筹建安徽中医学院，广收门徒，倾囊相授，70 多年来，不仅培养了数百名中医骨干，一家五个子女也全部从事与中医临床、研究相关的职业。2020 年新冠肺炎疫情中，他始终心系患者，在疫情期间，通过电话、视频等方式参与武汉新冠肺炎患者的治疗，其诊疗思路对支援武汉的安徽省医疗队起到了关键的指导作用，亦为安徽省中医药防治新冠肺炎诊疗指南的形成作出了重要贡献，真正诠释了什么是医者仁心，广济天下。

（二）求益多师，谦逊博采

1943 年李济仁拜入新安名医汪润身门下，勤学苦练，仅仅 3 年便出师。但李济仁并不满足，为寻求更高的医术，几经考验，终于拜入新安医学世家“张一帖”门下，跟随“张一帖”第十三代传承人张根桂抄方学习。凭借着极高的医学天赋和辛勤的努力，李济仁学有所成，继承了“张一帖”的家传绝学。中华人民共和国成立后，李济仁又先后参加安徽中医进修学校师资班和北京中医学院进修学校师资班学习，向邓铁涛、朱良春、张琪、李振华、周仲瑛、唐由之、路志正等多位杏林名家虚心求教，交流学习，并参加了《中医基础理论》《内经》等首批卫生部高等院校规划教材的编写。因为善于求益多师，加之精勤不倦，成就日新。

（三）立足国学，熟读经典

中医界有一句“秀才学医，笼里捉鸡”的话，意思就是说儒理与医理相通，儒生学医可以事半功倍。李济仁教授在幼时，即跟随当地晚清秀才学习四书五经，颇得老秀才的器重，打下了扎实的儒学基础。少小成名并非一日之功，李济仁教授从侍诊的小学徒做起，在师父的严厉管教下，将《汤头歌诀》《药性赋》《黄帝内经》《伤寒杂病论》《金匮要略》《温病条辨》《神农本草经》等经典著作倒背如流。新安医学是我国传统医学的重要组成部分，传承数百年，积累了丰富的临床经验和学术观点。李济仁意识到新安医学的宝贵价值，20 世纪初期，他致力于新安医著的校注整理，潜心提炼新安医学诊治之特色规律，成功还原了尘封于历史的 668 位新安医家、400余部新安医籍，厘清和阐明了新安医学对急、危、难、重病症的诊疗经验和规律，并能在学术上融会贯通，互相参合，融为一体。

（四）重视临床，善于总结

李济仁教授研究《内经》提出“不薄古，更不非今，尚经典尤尚实践”的观点，重视临床实践，确立专题，结合临床，参照后人的研究方法，先后设计并完成了五体痹、五脏痿病、五脏水证、养生调神学说等研究专题。从医七十余年来，始终将临床放在工作的重要位置，随着名气越来越大，全国慕名而来的患者越来越多，考虑到很多患者路途遥远，李济仁创立了一种新的诊疗方式——函诊。全国的患者都会给他写信，告诉他症状，然后他再回信，帮一个患者解决问题，往往要十几封信。晚年李济仁教授也一直坚持每周三于皖南医学院弋矶山医院中医科病房查房，每周四上午于皖南医学院弋矶山医院门诊坐诊。通过不断的临床实践，把握疾病的特点，完善对方剂、药性的理解，总结经验，成就国医之术。

（五）重视科学，勇于创新

早在20世纪初，李济仁就发现中医有个不足的地方，就是没有统一的科学的标准。几个中医会诊，大家意见不是完全统一的，用药也不是完全统一的，究竟谁有理，谁对，这必须要有一个科学的标准，必须要用科学来判断。作为近代新安医学研究的奠基人，他不仅致力于传授医学知识，而且一直关注着中医的科学研究，不断鼓励、支持年轻的医生对中医进行科研创新。他指导学生整理出版了书籍20余部，在国内外期刊发表学术论文100余篇，获得国家级、省级科研项目和科研奖励10余项。他潜心研究《内经》及新安医学，首次提出了痹病的寒热辨治理论，创立了“痹痿统一论”新说。结合多年的临床经验及新安医学特色，创立了富有疗效的系列方药与治法，他创立了针对热痹的清痹通络饮（清络饮）、针对寒痹的温络饮。其中清络饮被纳入2017版中华中医药学会《类风湿关节炎病证结合诊疗指南》，清络饮的现代研究成果亦被收录于国际药理学权威刊物 *Trends in Pharmacological Sciences* 的综述文章中。

三、学术之精

李济仁教授是我国《黄帝内经》学科奠基人之一，首批全国内经专业硕士学位授予权研究生指导老师，也是首届全国中医痹病专业委员会委员，与路志正、焦树德、朱良春、陈之才并称为中国中医风湿病“五老”。他溯其源流，会通百家，结合中西，将《内经》理论与新安医学思想融会贯通，创新说、立新法，倡立“痹痿统一论”；他上承《黄帝内经》，结合临床，溯源追流，总结、发展了一套用方与服药的有效方法。针对复杂病情，常临证数方并用，运用多种剂型，或汤，或散，或膏，或丸等灵活选用；强调择时服药，提出动静宜忌，在充分发挥药物特性的同时，还能拮抗部分西药不良反应。

（一）痹痿统一论

李济仁教授深入研究历代痹病、痿病学说，结合新安医学特点，提出了“痹痿统一论”学术观点。即“体质内虚是患痹、痿的共有因素”，历代论患“痹”“痿”证之内因，多以虚而论，认为致痹成痿的主要原因是正气不足。“淫气客袭由不达至不荣是痹痿病的类同病机”，痹证主要是遭受风、寒、湿、热等邪气的侵袭，外伤瘀血也是患痹的一个因素，其病理机制为外邪痹阻客于五体，气血壅滞而不达，营卫之气不能和调于五脏，洒陈于六腑，脏腑不荣而发为痿。“痹久成痿是痹痿病程发展规律”，痹久成痿是从病程长久方面说明二病的统一基础。邪气侵入皮、肉、脉、筋、骨的五体痹，经脏之俞入五脏六腑，均是病邪久稽肌表，然后内舍五脏六腑成脏腑痹证，痹阻日久，当现肌肉痿弱，瘦削枯萎之时，即成痿病。“以通为主，重视脾胃是痹痿病的共同有效治法”，“治痿独取阳明”是强调从脾胃着手，或健脾胃，或清湿热以治痿，并重视脾胃功能的健运，时时顾护胃气。而治痹也要重视脾胃，无论风、寒、热邪都需夹湿邪方可致痹，而风可聚散，寒可速温，唯有湿邪害人最痼，脾虚内生湿邪，最易招引外邪入侵，攘外必先安内，治湿必治脾胃。针对痹痿病机特点，提出以通为主，辅以补法，通以祛其邪，补以扶其正。

（二）数方并用，重视剂型，择时服药，动静宜忌

数方并用，重视剂型，此法能达到针对复杂病情，运用数种方剂而可避免药物配伍间的相杀、相恶、相反、相畏作用，同时重视各种剂型的特点，临证根据病情灵活选用，各取服用机宜，获取良效。如治一妇人崩漏日久不愈，证属留瘀，治须攻瘀，瘀去血始可止。但妇人病久，气血早虚，单纯攻瘀则体不能任，若单纯补益则血流不止，为攻瘀补益并举。故以八珍汤补气益血（煎服），失笑散祛瘀止血（另吞服），八珍汤中人参与失笑散中五灵脂相畏，故不将汤、散合一，分服以各尽其能，终使瘀去血止，正气未伤。择时服药，动静宜忌是指人体脏腑气血阴阳之生理活动与病理变化无时不处于动态之中，故服用方药亦应结合人体之动态，和药物作

用特点，选择适合的时间，以发挥其功效。如治疗肝脏疾病，常嘱患者睡前服药，或药后即卧，宜静忌动，取“肝藏血，人卧血归于肝”之意。针对泌尿系统结石患者，常嘱其白天服药，或药后宜动少静，因白天活动较多，再配合大量饮水，能有助于药效推动结石排出。

（三）新安医学辨治急危重病

李济仁教授整理新安医学温病与伤寒学说，亦认为百病莫急于伤寒，而又莫危于伤寒。内科急危重病常常寒热难辨、阴阳虚实难分，迁延日久，治疗不当，差之毫厘，则祸不旋踵，生死立判。李济仁教授认为内科急危重病诊治，是以辨证为前提的，辨证则所以知证（症），知证（症）则所以识病。在临床实践中，须做到辨证与辨病的有机结合，医者能否准确判断病性的寒、热、真、假、虚、实，是患者转危为安的关键所在。一病有一病之专方，一症有一症之专药，尤其是对于那些被拟诊为疑难病者，中医学“辨证论治”的个体化治疗方案能够解决根本问题。针对湿温伤寒证，注意健脾宣渗，以冀脾健湿运，邪势得解；针对虚寒证，每以大剂桂附以壮阳，继则调治气血津液，标本兼顾，以求根治；针对阳盛格阴而热厥里急证，常以大剂大黄清泻存阴，邪热退却，阳气运转，手足自温暖如常。针对急证，其在张一帖家学的基础上，主张“针药并施，针灸应其急，药物治其本”的救治原则。

（四）传承新安医学

李济仁教授师承新安世家“张一帖”内科，毕生致力于新安医学的研究，是新中国成立以来，新安医学传承与创新发展的关键性代表人物。李济仁教授打破了新安医学“家族传承链”的枷锁，培养指导了一批研究生、博士生作为“张一帖”的传承人。其身体力行于新安医著的校注整理工作中，带领学生成功还原了尘封于历史的668位新安医家、400余部新安医籍，整理发掘了新安医家学术思想、诊疗经验，以利于今日中医临床疗效的提高。其研究成果“新安医家治疗急危难病症经验的研究”获2002年安徽省科学技术奖三等奖、“新安名医考证研究”获1997年安徽省自然科学奖三等奖。其主编的《新安名医考》《杏轩医案并按》《新安医籍丛刊》《大医精要——新安医学研究》等有关著述还获得1991年首届全国优秀医史文献图书及医学工具书铜奖，1994年第九届华东六省一市优秀科技图书一等奖等奖项。

四、专病之治

李济仁教授临床善于治疗恶性肿瘤、慢性肾炎、冠心病、类风湿关节炎等疾病，疗效确切，医名远播，兹介绍如下。

（一）肺癌

原发性支气管肺癌，是由于正气内虚、邪毒外侵引起的，以痰浊内聚，气滞血瘀，蕴结于肺，以致肺失宣发与肃降为基本病机，以咳嗽、咯血、胸痛、发热、气急为主要临床表现的一种恶性疾病。本病类属于中医学的“肺积”“痞癖”“咳嗽”“咯血”“胸痛”等范畴。李济仁教授辨治本病的学术经验如下。

1. 从正虚辨治“肺癌”

随着临床研究和基础实验研究的不断深入，“正虚致癌”这一理论观点逐渐成为共识。肿瘤的发生发展是机体邪正交争的过程，受到这些病因的长期影响，会形成“正虚”的关键病机，进而导致脏腑功能失调、气血津液运行失常，气郁、血瘀、痰毒、湿邪蕴结脏腑，积久形成有形肿物。正如《素问·评热病论》中所讲“正气存内，邪不可干”“邪之所凑，其气必虚”。不同类型肿瘤发生的病因病机虽不尽相同，但其发病机制均离不开“正气虚损，邪气停踞”这个关键病机。隋代巢元方《诸病源候论》中说：“虚劳之人，阴阳伤损，血气凝涩，不能宣通经络，故积聚于内也。”此为虚劳积聚候，即虚劳病的一种，“夫虚劳者，五劳、六极、七伤是也”。五劳为志劳、心劳、瘦劳、忧劳、思劳，又为肺劳、心劳、肾劳、脾劳、肝劳；六极为气极、血极、筋极、肌极、胃极、精极；七伤为阴寒、阴萎、里急、精少、精清、精连连、小便苦数，又为大饱伤脾、大怒伤肝、强力举重久坐湿地伤肾、形寒寒饮伤肺、忧愁思虑伤心、风雨寒暑伤形、大恐惧不节伤志，极大地丰富了肿瘤“正虚”病机的认识。宋代《中藏经》曰：“积聚癥瘕杂虫者，皆五脏六腑真气失，而邪气并遂乃生焉，久之不除也，或积，或聚，或癥，或瘕。”金代张元素在《医述》论积证时亦指出：“壮人无积，虚人则有之，脾胃虚弱，气血两衰，四时有感，皆能成积。”明代李中梓《医宗必读》提出“积之成也，正气不足，而后邪气踞之”，明代张景岳《景岳全书》亦云：“凡脾胃不足及虚弱失调之人，皆有积聚病。”这些都说明脏腑虚亏是肿瘤发生的内在因素，也是其他致病因素导致癌瘤发生的前提条件。肿瘤因虚而成，肿瘤形成后寄生于人体，耗气伤血，正虚进一步加重。此外，手术治疗、化学治疗、放射治疗等西医标准治疗是肿瘤治疗的有效手段，但这些治疗手段在达到祛邪作用的同时也损伤了人体正气，如手术切除部分脏器组织后气血亏虚；射线火热毒邪灼伤肺津出现干咳、胸痛等症，多见于肺癌肺燥阴亏证和气阴两虚证；化学治疗药物多为热毒之物，多耗气伤津，损伤脏腑而致乏力、脱发、口干、白细胞低下，甚至造成肾功能不全，形成心肾、肝肾两虚，脾胃亏虚等证型，均可进一步加重“正虚”。

李济仁教授认为肺癌多为“肺虚标实”。“肺虚”有肺阴虚、肺气虚、气阴两虚之别，临床常合并脾虚、肾虚；“标实”多以痰湿、血瘀为主，根据TNM分期，Ⅰ、Ⅱ期患者证型多以肺脾气虚为主，Ⅲ期患者可见肺脾气虚、肾阴亏虚、肺阴亏虚等证型，Ⅳ期患者以气阴两虚为主；在肺癌发病过程中，随着手术、放化疗、靶向治疗耗气伤津，阴亏则热毒愈盛，痰湿证逐渐减少，瘀毒证有所增加，但气虚、气阴两虚贯穿始终，同时因为人体正气亏虚，免疫功能下降，多会发生肿瘤的生长、扩散和转移，临床多见于气阴两虚证患者。

2. 带瘤生存

李济仁教授一直强调中晚期肺癌患者应“带瘤生存”，在不可治愈的恶性肿瘤漫长治疗过程中，当邪正处于相对平衡的情况下，则可以出现“带瘤生存”的特殊阶段。此时的治疗目的应依据患者体质、重要脏腑、免疫及骨髓功能状况，结合生活质量的评估，制定个体化、动态调整的扶正抑瘤方案，以期达到及延续正邪相对平衡的状态，从而达到延长生存期、减轻痛苦症状、提高生存质量的目的。他临床多以益气、补血、滋阴、温阳等扶正治疗为主，并根据肺部肿瘤的位置、大小、性质，辅以清热解毒、软坚散结、化瘀消肿之法。正如《素问·六元正纪大论》提出“大积大聚不可犯也，衰其大半而止，过则死，此治积聚之法也”，指出大积大聚这类恶性肿瘤疾病不可过度治疗，而应“衰其大半而止”，否则可能带来医源性死亡。明代陈实功在《外科正宗》中提出“带病延年”的理念，清代吴谦在《医宗金鉴》中提到“带疾而终天”，高秉钧的《疡科心得集》中则记载：“大方中有四绝证，风、痨、臌、膈是也。疡科中亦有四绝证，谓失荣、舌疳、乳岩、肾岩翻花是也。”认识到诸多晚期癌症是难治性疾病，并提出“细论之，发于脏者为内因……如失营、舌疳、乳岩之类，治之得法，止可带疾终天而已”，提出不可根治的恶性肿瘤疾病可以通过恰当的治疗，获得“带疾终天”的目标。

中医带瘤生存是在整体观念和辨证论治思维指导下，不仅关注肿瘤局部，更关注患者的主观感受和生活质量，防止过度治疗和不合理治疗，带瘤生存理念传承了中医天人合一的整体观念。人是一个整体，人与环境是一个整体，人与其所患疾病也是一个整体。西医学多以无瘤生存为疗效评价标准，认为恶性肿瘤疾病是局部病变，治疗恶性肿瘤必须灭活所有癌细胞以防复发。这些理念推动了根治性手术、放疗、化疗等方法的应用，但同时也因为缺乏整体观念，忽视了患者的整体状况，造成临床出现不必要的扩大手术、高强度化疗和放疗等过度治疗，导致机体承受不必要的过度损害，使患者生存质量下降。随着大量临床试验研究的开展，众多医家逐渐对将无瘤生存作为唯一终极治疗目标产生质疑。2006 年世界卫生组织（WHO）将肿瘤定义为可控、可治的慢性疾病，西医也将恶性肿瘤疾病的治疗从局限于恶性肿瘤病灶转变为重视恶性肿瘤疾病患者生存时间和生存质量，对不可根治恶性肿瘤的疗效评估以生存时间和生存质量为主，强调综合评估患者临床症状、主观感受、生活质量、心理状态等多方面的评价指标，这与中医的带瘤生存理念殊途同归，也为中西医结合治疗恶性肿瘤提供了新的思路与方法。

3. 辨证与辨病相结合

辨证论治是中医学理论体系的特色之一，也是中医诊治疾病的基本原则。辨病论治是借助于现代理化工具，用定量定性的直观数据阐释疾病的病理变化，以对疾病确定治疗原则。李济仁教授认为辨证论治与辨病论治在肿瘤诊治方面各有特点，应将二者结合起来共同发挥其优势。由于肺癌病机复杂，证候多变，应根据机体气血阴阳的盛衰，或气滞，或痰凝，或血瘀，或毒聚等不同邪实状况，及内外证候的不同表现，灵活辨证。同时，应根据肺癌的不同部位，原发、转移的不同性质，进行辨病论治。辨证与辨病共举，经方与专方同用，效方与达药相结合，达到理想效果。

他强调在辨证施药的同时，常根据不同的肿瘤类型选用相应的药物，如肺癌常选用金荞麦、炙蟾皮；胃癌常选用菝葜、红豆杉树皮；肝癌用斑蝥、守宫；乳腺癌常用藤梨根、蛇莓；直肠癌选用龙葵、白英等。如患者术后高热，可随症选用金银花、连翘、菊花、天葵等清解热毒；伤口不愈，可加用生黄芪、当归、赤芍、丹参、川芎等生肌活血；对于肿瘤疼痛明显的患者，可选用制乳香、制没药、延胡索、徐长卿、郁金、猫人参等。此类药物的使用，极大地提高了临床疗效。

4. 扶正与祛邪并用

李济仁教授认为肺癌发病原因无外乎正虚邪实，由于正气虚损，脏腑功能失调，气滞、痰凝、瘀血、浊毒等有形之邪乘虚而入，留滞肺部，形成肿块，故而发为肿瘤。“正气虚则成岩”（《外证医案汇编》），肿瘤的发生，首先责之于正气虚，正气虚则以脏腑的气、血、阴、阳虚损为主，且正气不足存在于疾病的各个阶段。邪气实则存在气滞、痰凝、瘀血、浊毒等病理因素，气滞则血瘀、气滞则痰凝，故《景岳全书》云：“凡人之气血犹源泉也，盛则流畅，少则壅滞。故气血不虚不滞，虚则无有不滞者。”《仁斋直指方》亦有“气结则生痰，痰盛则气愈结”的记载。诸多病理因素常兼夹致病，出现气滞血瘀、痰瘀互结、瘀毒内盛之候。“邪之所凑，其气必虚”（《素问·评热病论》），肿瘤存在于体内，则正气益虚。故他强调，对于肿瘤的治疗应扶正与祛邪并用。肺癌患者毕竟存在正虚，而且在病情的发展过程中，癌毒不断耗伤正气，正虚之象渐渐显现，或以正虚为主，故关注体质状况，在正邪消长的过程中，需恰当选择，适量运用扶正补益药，使机体免疫功能增强，以助邪外出，正如李杲所说“温之，和之，调之，养之，皆补也”(《内外伤辨惑论》)。所以，在肺癌的辨证论治过程中，既要注重机体存在癌瘤病灶的现实，采用“攻邪”之法，又要强调在肺癌病程中机体正气虚所表现的各种各样临床症状和体征，适当地采用“扶正”等治法，正确处理“祛邪”与“扶正”的关系，扶正与祛邪并用。

扶正是前提和基础，在扶正的基础上适时、适度祛邪，方能把握肿瘤治疗的精髓。在临床治病中是以扶正为主，还是以祛邪为主，这要根据每一个肺癌患者的正气与邪气的孰盛孰衰，还要结合阶段性的变化，补与攻灵活应用。但具体实践操作比较复杂，如攻邪太过，不仅不能抑制肺癌病灶的生长，而且很有可能促进病灶的发展，甚或加速其转移；反之，如补益不适度，不仅不能调节肺癌患者的正气，反而会耗伤人的正气，如食欲降低、精神萎靡、口干加重等，不能有效地控制病灶。祛邪是为了扶正，扶正与祛邪相结合，其治疗的最终目的主要是扶正。

他临床常用黄芪、炒白术、潞党参、绞股蓝等益气健脾之品，当归、制黄精、熟地黄、阿胶等养血益髓之药，百合、石斛、沙参、旱莲草、女贞子、制鳖甲等生津养阴之属，以扶助正气。喜用木香、甘松、乌药、佛手等行气理气之药，生薏苡仁、炒薏苡仁、法半夏、浙贝、玉米须、车前草等祛痰化湿之药，川芎、制延胡索、淡全蝎等活血通络之药，土茯苓、制大黄、龙葵、白花蛇舌草等清热解毒兼有现代抗肿瘤药理作用之药，以祛除邪气。

5. 软坚与活血同施

肿瘤的发生是人体气血阴阳失调，多种致病邪气侵袭机体所造成的，其病程久长，证候多变，症状繁杂，治疗实属不易。他认为，久病易生瘀，久病易络阻。《内经》中就有“积聚”“石瘕”与瘀血相关的论述。如《素问·举痛论》云：“寒气客于小肠膜原之间，络血之中，血泣不得注于大经，血气稽留不得行，故宿昔而成积矣。”《医林改错》亦云：“无论何处，皆有气血，气无形不能结块，结块者必须行之血也。血受寒则凝结成块，血受热则煎熬成块。”临床常表现为患处刺痛，皮肤紫绀，肿块固定不移、拒按等表现，并可见舌质紫黯或有瘀斑瘀点、脉沉涩等征象。“瘤者，留也”，肿瘤既发，多为有形之肿块结于体内，病理性质为痰瘀浊毒胶结，滞塞气机，瘀阻络道，肿块坚硬如岩等。究其原因，多为气机郁滞，或为瘀血阻络，或为痰凝结聚，或为癌毒内聚等引起，使肿瘤成为痼疾。在治疗方面，他遵循《内经》“坚者消之”“结者散之”的原则，予以软坚散结、化痰散结、理气散结、解毒散结、活血祛瘀、化瘀通络、行气活血等治法，以达到标本兼治之效。临床常用三棱、莪术、川芎、红花、淡全蝎、炙蜈蚣、鸡血藤、活血藤、制地鳖虫、三七、浙贝母、海藻、昆布、生牡蛎、鳖甲等活血软坚之品。

6. 局部与整体相统一

肺癌是因虚而得病，因虚而致实；虚是病之本，实为病之标；虚是全身性的，实为局部性的。因此，对肺癌的局部治疗和控制确实是必要的。他指出我们不仅要关注肺癌患者肺部气血阴阳是否调和，气机升降出入能否平衡，还必须给予全身整体治疗以纠正患者的内环境紊乱，对于晚期肺癌患者或已无法接受局部治疗的肺癌患者则应以全身整体治疗为主，从整体方面加以调整治疗，做到局部与整体相统一，倡导“带瘤生存”。

7. 扶正培元贯穿始终

李济仁教授极为推崇明代新安医家汪机固本培元学说，在新安固本培元学说基础上，针对肿瘤患者提出了扶正培元的基本治疗原则。扶正培元即固护人体正气，平衡阴阳、气血，维持脏腑、经络的正常生理功能，从而改善肿瘤内环境，提高机体自身免疫能力，杀伤癌细胞，抑制其生长、扩散和转移。从临床效果看，扶正培元方能有效改善肺癌患者的临床症状，减轻放化疗的毒副作用，从而提高患者手术、化疗、放疗的疗效。

他认为很多肿瘤是可防可控的。肺癌的形成非一日之功，其发病是在“正虚”的基础上导致脏腑功能失调、气血失和，最终形成痰、瘀、毒等病理产物；这些病理产物是肺癌形成过程中的重要病理因素。他认为在此阶段，对机体的“失调”和“不和”进行干预，扶正培元、调节脏腑功能，即可防治甚至消除这些病理产物，从而阻断肿瘤的发生，将中医防治肿瘤的关口前移。肿瘤已成，更应扶正培元，使脏腑气、血、津、液充沛，以防肿瘤生长、扩散和转移。正如《黄帝内经》所云：“圣人不治已病治未病，不治已乱治未乱……病已成而后药之，乱已成而后治之，譬犹渴而穿井，斗而铸锥，不亦晚乎。”

8. 注意时时顾护胃气

李济仁教授认为肺癌治疗整个过程，不论早期还是晚期，应时时注意顾护胃气，以保生化之源不竭，脾胃不败。正如《黄帝内经》中所说“四时百病，胃气为本”，“有胃气则生，无胃气则死”。脾、胃居中焦，为“后天之本”“水谷之海”“气血生化之源”“脏腑经络之根”，五脏的功能活动，气血津液的正常化生皆依赖于脾胃运化的水谷精微作为物质基础，气血生化源源不断，是积极治疗的基础，也为治疗提供良好的时机及药物摄入的有效途径，故当时时顾护。正如《脾胃论》中所讲：“脾胃弱则百病即生，脾胃足则外邪皆息。”肺主气，司呼吸，将脾胃运化的水谷精微布散至全身。因此，针对肺癌患者，他常注重调补肺脾之气，常以黄芪、白术、山药、太子参、西洋参、南北沙参补益肺脾之气，健运中焦，培土生金，使机体正气充沛，气血充足，抗癌能力自然加强，从而达到消除癌肿，抑制肿瘤生长、扩散和转移的目的。

（二）类风湿关节炎

类风湿关节炎是一种以原因不明的关节及关节周围组织的非感染性炎症为主的慢性全身性疾病。其特征是持续反复、进行性的关节滑膜炎症、渗液、细胞增殖及血管翳形成，通常以对称性的手、腕、足等小关节病变为多见。可导致关节软骨及骨破坏，继而引起关节强直、畸形而功能丧失。本病呈慢性过程，临床表现多种多样，往往发作期与缓解期交替，致残率高。李济仁教授辨治本病的学术经验如下。

1. 寒热辨痹

痹证是由于风湿、风寒、湿热等邪气闭阻经络，影响气血运行，导致肢体筋骨、关节、肌肉等发生疼痛、重着、酸楚麻木，或关节屈伸不利、僵硬、肿大、变形等症状的一种疾病。西医学中的风湿性关节炎、类风湿关节炎、反应性关节炎、强直性脊柱炎、肌纤维炎、增生性关节炎、痛风等都可归属于痹证的范畴。

李济仁教授主张辨治类风湿关节炎从病因入手，应先分寒热（因痹有寒、热两大类），而后再据此分为寒痹偏风型、偏湿型及单纯寒型，热痹偏风型、偏湿型及单纯热型等。

热痹的主症为关节肌皮红肿热痛，其痛及皮及骨，轻按重按均不可耐，运动障碍，得冷则舒，舌质红，苔黄厚干，脉数。偏风者则骨节间似风走窜，有许多关节的病变，恶风，汗出，舌质红，苔薄黄，脉浮数；偏湿者则关节肿大较多见，按之痛剧，下肢为甚，活动障碍明显，舌质嫩红，苔黄厚腻，口渴而饮水不多，口黏口淡；单纯热型则无偏风、偏湿的症状，而出现一派纯热症状。

寒痹的主症为关节肌皮触之冰冷，疼痛部位较深，喜按打叩击，关节活动障碍，特点是体位变换之初均不利，畏寒，关节疼痛，得热则舒，纳少便溏，舌质淡白，苔薄白，脉沉弦缓。偏风者则恶风，遇风刺痛，疼痛走窜不限于骨节间，还在关节周围皮肌部，舌质淡白，苔薄白而干，脉缓；偏湿者见骨节皮肤酸胀疼痛，疼痛部位似以肌肉为主，舌质淡白，苔薄白而腻；单纯寒型则无偏风、偏湿的症状，而出现一派纯寒症状。

2. 血瘀致痹

痹证的病因非常复杂，几乎各种致病因素都参与了痹证的形成或演变。但从整体上把握，大体可分为内因和外因。内因责之于正气亏虚，如人体精、气、血、津液等物质不足，以及脏腑组织等功能低下、失调，这是发生痹证的先决条件。痹证的外因主要是遭受风、寒、湿、热等邪气的侵袭。邪气乘经脉之虚客入五体，壅滞气血，阻闭经脉。外邪侵袭人体是痹证发生的重要因素。

但李济仁教授认为瘀血也是一个重要的致痹因素。瘀血既是病理产物，亦是导致痹证的致病因素，在痹证的发病中同样起着重要作用。瘀血为痹证之因，前人论述颇多。如《素问·五脏生成》有"血凝于肤者为痹"，林珮琴《类证治裁·痹症》曰"必有湿痰败血瘀滞经络"，王清任《医林改错》列"痹症有瘀血说"专篇论述，并创制身痛逐瘀汤治痹证。气滞、寒湿、热邪、食积、痰浊及正气亏虚等致病因素都可最终形成血瘀这个病理环节，导致脏腑组织间的血脉不通，血行不畅，终致血瘀而产生疼痛，导致痹证的发生。类风湿关节炎是一种慢性进行性疾病，其病理特征是关节滑膜内血管增生，最终形成血管翳，就相当于中医瘀血阻络病机。

3. 从络治痹

李济仁教授认为类风湿关节炎是一种慢性进行性疾病，滑膜炎为基本病理，关节滑膜细胞增生由于关节慢性炎症出现，进而形成血管翳，周围关节软骨被侵犯，出现骨质破坏，产生关节功能丧失或者关节畸形。从风寒湿邪侵袭出现关节疼痛、重着、僵硬，到关节畸形、无法屈伸，延及终生，这一过程正遵循了络病学由经及络、由气入血、由功能性病变到器质性损伤的疾病发展规律，也符合中医学微观辨证的观点。正如清代叶天士《临证指南医案》云："风寒湿三气合而为痹，然经年累月，外邪留着，气血皆伤，化为败瘀凝痰，混处经络，盖有诸矣。"治疗上当遵循络病学"络以通为用"的总体治疗原则，调气以和血，调血以和气，正如王好古在《此事难知·痛随利减》中提出"诸痛为实，痛随利减"，"利"即"通"之义，指出治疗痹证、痛证的关键在于"通利"二字。

4. 辨证与辨病相结合

辨证论治是中医学理论体系的特色之一，也是中医诊治疾病的基本原则。辨病论治是借助于现代理化工具，用定量定性的直观数据阐释疾病的病理变化，以对疾病确定治疗原则。李济仁教授认为辨证论治与辨病论治在类风湿关节炎诊治方面各有特点，应将二者结合起来共同发挥其优势。在辨证论治的同时，还要选择针对病的方药，以提高疗效。这里说的"针对病的方药"，一方面，需要在临床中细心观察总结；另一方面，则需要学习现代中药药理研究的成果，把他们用到临床中去。

随着医学模式和疾病谱的变化，传统的辨证和辨病模式面临新的挑战。辨证论治与辨病论治相结合、宏观辨证与微观辨证相结合，在实践中受到越来越多的重视。类风湿关节炎属自身免疫性疾病，他常用淫羊藿、露蜂房调节机体免疫功能。对血沉、C–反应蛋白、类风湿因子、抗环瓜氨酸肽抗体增高而呈风寒湿痹表现者，多选用川乌、桂枝；对湿热痹表现者，多选用苦参、青风藤、黄柏、萆薢。验之临床，不仅可改善临床症状，且可降低这四项指标。对热痹的组方，他重视应用苦参一药，认为苦参有清热燥湿、祛风解毒之良效。以苦参治疗痹证，与《圣济总录》中治疗肌痹之“苦参丸”相类。而现代药理研究则证实苦参有调节机体免疫的作用。

再者，从病理变化来说，滑膜炎是类风湿关节炎的主要病变，滑膜细胞显著增生，淋巴细胞和浆细胞聚集，滑膜内血管增多，肉芽组织形成，血管内皮肿胀，呈血管炎表现，类似于瘀血阻络的病机。实验证明，采用活血化瘀药，能够抑制滑膜的增生和血管翳的形成，阻止类风湿关节炎滑膜炎症的进展和骨质侵袭，病理实验和临床实际是颇为吻合的。在辨证时参用当归、赤芍、丹参、水蛭、地鳖虫、红花等活血化瘀药，确能提高疗效。化瘀药还能改善软骨细胞功能，促进新骨生成及修补。先贤还有“久必及肾”“肾主骨”之说，类风湿关节炎病程缠绵且表现肾虚见证者，加用补肾药如熟地黄、骨碎补、鹿角胶、桑寄生等，而此类药物在药理研究中均证实对类风湿关节炎的骨质破坏、骨质疏松不仅有修复作用，且能巩固疗效，防止复发。

辨证论治与辨病论治密切结合，对于研究疾病与证候的关系，探索临证诊治规律，拓宽治疗思路，提高临床疗效，具有重要意义。

5. 扶正与祛邪并用

李济仁教授认为疾病的过程，是正气和邪气矛盾双方斗争的过程。因此，在治疗原则上，其治疗大法离不开“祛邪”与“扶正”。

扶正，就是运用补益正气的药物或其他方法以扶助正气、增强体质、提高机体的抗病能力，达到祛除病邪、恢复健康的目的。如痹证见气虚、血虚、阴虚、阳虚、脾胃虚弱、肝肾不足等表现者，可相应地运用补气、补血、滋阴、助阳、补脾益胃、补益肝肾等法。痹证之形成，与正气亏虚密切相关，正如张景岳云：“痹证大抵因虚者多，因寒者多，唯气不足，故风寒得以入之；唯阴邪留滞，故筋脉为之不利，此痹之大端也。”因此，即使病情初起，祛邪之中也需时时注意充分固护正气。

祛邪，就是运用宣散攻逐邪气的药物或其他治疗方法（如针灸、推拿、药熨等），以祛除病邪，从而达到邪去正安的目的。根据邪气性质不同及其所侵犯人体部位的不同，选用相应的方法。如痹证属风邪胜，以祛风为主；寒邪胜，以散寒为主；热邪胜，以清热为主；湿邪胜，以祛湿为主；痰浊者，以化浊涤痰为主；瘀血者，以活血化瘀为主，等等。

扶正与祛邪，相互为用，相辅相成。因此，正确处理好扶正与祛邪的关系，是治疗疾病的关键所在。临床应根据正邪双方消长盛衰情况，区别主次、缓急，正确运用扶正祛邪法。他认为，临证必须把握好扶正与祛邪的关系。就类风湿关节炎而言，祛风、散寒、除湿、清热、疏经通络是治疗类风湿关节炎的基本原则，后期还常配伍益气养血，滋补肝肾，以扶助正气。类风湿关节炎初期活动期，多见关节皮肤红肿，皮温高，关节疼痛，此为邪盛，正气未虚，多重用清热、除湿、祛风等祛邪法；类风湿关节炎初期缓解期，关节皮肤无红肿疼痛，但多畏风寒，关节肌肉酸胀不适，此时亦重用温阳、补肝肾，辅以祛风、散寒等；类风湿关节炎中后期或迁延日久，骨质破坏，关节畸形，活动不利，此为邪盛正虚，当补益肝肾，补益气血。正如《类证治裁·痹症》说："治法总以补助真元，宣通脉络，使气血流畅，则痹自已。"结合不同的病变部位而选用方药，以及注意采用适当的虫类药，在痹证的治疗中具有一定意义，应予重视。

总之，类风湿关节炎诊治应该通盘考虑，总以攻不伤正，补不碍邪为基本指导思想。大体上说，在活动期以祛邪为主，缓解期以扶正为主。同时应注意祛邪不可过缓，扶正不可峻补。

6. 固本培元，寒热治痹

固本培元派是新安医学众多医派中学术观点明确、阵容强大、公认影响力最大的一支。固本培元派学术思想兴起后，对新安医家影响较为广泛，对于内科疑难病症、久治不愈病症和重症、误治失治等病证，均采用温补脾肾、温养气血的治法。

李济仁教授极为推崇明代新安医家汪机固本培元学说。汪氏擅用参芪补气，认为参芪补气又能补血，补阳又补阴，但在临床上不是滥用参芪，而是因证施治。汪机认为营气虚是产生百病的根源，他提出的营气涉及了气血阴阳，故无论是气伤、血伤、阴伤、阳伤中的哪几种损伤，皆为营之伤，即损伤了人体的元气，而补营气的主要药物为参芪，所以他的补营就是补气培元，"固本培元"实质是气血阴阳双补。

李济仁教授既继承了新安医学固本培元派治痹思想，又发扬了其治痹思想，首创"寒热疗法"，对类风湿关节炎早期、活动期的"热痹"，采用寒性疗法（清热解毒，活血通络）；针对类风湿关节炎早期、缓解期的"寒痹"采用热性疗法（补益肝肾，温阳益气）；对于类风湿关节炎中后期病情复杂、病势迁延的患者，则采用固本培元，随证治之。并创造性地提出了具有针对性的"寒热"代表性的方药：寒性疗法的代表方剂清络饮，热性疗法的代表方剂温络饮。

7. 外治与内治相结合

熏蒸疗法在新安医学的外治法中具有重要地位，也是李济仁教授在诊治类风湿关节炎患者时最为常用的外治疗法。熏蒸疗法又叫蒸气疗法、气浴疗法、中药雾化透皮治疗法，是以中医理论为指导，利用药物煎煮后所产生的蒸气，通过熏蒸机体达到治疗目的的一种中医外治法。早在《黄帝内经》中就有“摩之浴之”之说，清代外治大师吴尚先（师机）的《理瀹骈文》曾指出“外治之理，即内治之理；外治之药，即内治之药，所异者法耳”。熏蒸疗法可以借助药物气味和热气，祛除湿邪，促进气血运行，达到治疗疾病的目的。如果患者时间允许，尽量要辅以外治。熏蒸疗法所用药物应根据病情而定。根据他的经验，若为风寒湿痹，症见关节疼痛、拘急、恶风怕冷者，可选用羌活、独活、防风、川乌、草乌、川芎、当归、桂枝、细辛等组方熏蒸，每日 1 次，2 ～ 4 周为一疗程。熏蒸时病变部位要微微汗出，熏蒸后要注意保暖。若兼见热象，可用忍冬藤、赤芍、丹皮、薄荷、桑枝等组方煎煮熏蒸，每日 1 ～ 2 次，3 ～ 4 周为一疗程。使用得当，将取得良好的辅助作用。

五、方药之长

李济仁教授作为新安“张一贴”的传承人，既承“张一贴”治病，除邪务速务尽，辨证准确，用药峻猛，治病针药并施，又不拘一格，不囿于“张一贴”家学，潜心精研历代名家学验，在参详《内经》治法治则上多有发扬。70 余年来聚沙成塔，创新说、立新法，尤在冠心病、肝胆病及痈病等疑难疾病诊治上独具特色。推崇培补肾本，主张辨证与辨病相结合，处方熔经方、验方于一炉且精心化裁，创立了治疗胸痹的归芎参芪麦味汤、治疗黄疸的灵茵退黄汤以及治疗阳痈的阳痈汤等多种富有疗效的方药。具体介绍如下。

（一）常用方剂

1. 补血行血养血，益气补中祛瘀方——归芎参芪麦味汤

【组成】当归、潞党参、丹参各 15g，川芎、五味子各 10g，黄芪 20g，麦冬 12g。

【用法】上药七味，以水 4L，煮取 400mL，去滓，分早晚温服。

【功效】补血行血养血，益气补中祛瘀。

【主治】气虚运血无力，血行瘀滞的气虚络瘀之冠心病。

【方解】方中当归专擅补血，又能行血，养血中实寓活血之力，与川芎配伍，以增活血祛瘀、养血和血之功，故推为主药；党参、黄芪益气补中，实为治本求源之施，辅主药以共同扶正；丹参长于治瘀活血，于冠心病确有佳效；麦冬养阴益肾、润肺清心；又取五味子以益气生津。

【临证心悟】冠心病的临床类型包括心绞痛、心肌梗死和猝死。其中心绞痛又可分为劳力性心绞痛和自发性心绞痛。冠心病其病机多为本虚标实，虚实夹杂。其本为心脾肾亏损，其标为瘀血、痰浊。李济仁对各种类型的冠心病，均以自拟“归芎参芪麦味汤”加减施治，每收良效。

临床上有因心脾阳虚，气滞痰阻，心失肾阳温煦所致，可发心绞痛。症见心悸心慌，心中惕惕而动，阵发性气喘，体乏无力，畏寒胸闷，气短自汗，舌淡或有瘀点，苔薄白，脉细弱或虚大无力。李济仁教授认为治当益气温阳，开痹通络。惯用上述之基本方加大黄芪用量，潞党参易为人参，阳虚征象明显者则加肉桂、附子。若阳虚甚重，或寒邪复袭，致气机痹阻，引发心肌梗死、急性循环衰竭、急性左心功能不全，症见心前区或胸骨后卒然疼痛剧烈，伴冷汗烦躁，面色苍白，胸闷气短，四肢逆冷，甚则晕厥，脉细数或弦滑或结代，舌黯紫，苔微黄。当先急服苏合香丸以温通开窍，再以基本方加失笑散、四逆汤化裁。厥证之治稍有延迟，则易致厥甚汗出而心阳衰弱，即心源性休克。症见心前区持续剧烈疼痛，伴有喘闷气短，心悸冷汗，面色苍白，四肢厥冷，唇指青紫，恐惧不安，脉沉细或结代或脉微欲绝，舌质紫黯而干，苔少或无。治当速以固脱救逆，以四逆汤、独参汤应其急，病缓阳回则用基本方合四逆散调治固本。

李济仁教授川芎参芪麦味汤方的重点是益气补中祛瘀。临床上治冠心病，尤要注意行瘀。胸痹证伴有心脉不畅，心血瘀阻，心失所养，久之导致血瘀，血瘀反过来又可痹阻心脉，从而加重病情，出现其他的临床症状。总之，治疗胸痹活血化瘀是非常重要的方法。近代医家也有不同的认识和理念。如蒲辅周先生临床将心绞痛分为心气虚痛型和心气痛夹痰湿型。治疗心气虚痛型，强调心气不足，营卫不调，痰湿阻滞。因心主营，营不调则卫亦滞，故重在通心气以调营卫，主用人参、茯神、川芎、丹参活血养心气为主。治疗心气痛夹痰湿型以温脾利湿、和胃祛痰为主，临床应用薤白、厚朴、陈皮、麦芽、石菖蒲、法半夏等。

2. 利胆退黄、解毒良方——灵茵退黄汤

【组成】茵陈 30 ～ 60g，威灵仙 15 ～ 30g，大黄（后下）9g，龙胆草 9g。

【用法】上药四味，以水 4L，煮取 400mL，去滓，分早晚温服，药后即卧。

【功效】利胆退黄，解毒分消。

【主治】湿从热化，熏蒸肝胆，致胆汁不循常道、熏染肌肤而发为黄疸。西医的急慢性肝炎可在本方基础上加减治疗。

【方解】此方是李济仁教授治疗各型黄疸的基本方。全方以威灵仙、茵陈为主药，两味药的配伍规律是药量比例 1 : 2，威灵仙味辛、咸，性温，有毒，性猛急，走而不守，能宣通十二经络，以走窜为能事，凡积湿停痰、血凝气滞诸实之症皆宜之。临床报道治疗急性黄疸型传染性肝炎效佳，实为治黄之要药；茵陈味辛、苦，性凉，善利胆、利尿、退黄，《名医别录》曰："茵陈……治通身发黄，小便不利，除头热，去伏瘕。"二药配伍，寒温并用，消利合剂；佐以大黄苦寒攻逐之品，泻热毒，破积滞，行瘀血；配龙胆苦寒清泻肝火，并擅长清湿中之热，与主药相伍可泻热中之湿。四味共剂，温、清、消咸宜，共奏利胆退黄、解毒分消之功。退黄验方，变通灵验。

【临证心悟】黄疸是以目、身、小便黄为主症的种常见病。黄疸是临床的一个症状，很多肝胆疾病乃至血液疾病都可引起黄疸。中医学以症立病，《卫生宝鉴》将黄疸分为阳证、阴证两大类，后世多称"阳黄""阴黄"。急黄多指阳黄中的急重症。论阳黄之病因，皆因湿从热化，熏蒸肝胆，致胆汁不循常道、熏染肌肤而发病。故急黄治疗大法当以清热利湿为主，投药再据湿、热之轻重而化裁。若患者黄疸身目黄染难以消退，方药再入虎杖，广郁金加强退黄作用；若患者瘀热症较重，再入炒柴胡、板蓝根、平地木、紫丹参祛瘀退热凉血。若患者系重症"黄疸型肝炎"，重用茵陈，意在急则治标，使湿热之邪迅速从小便而解。在服法上，先生基于"人卧则血归于肝"之论，认为药物有效成分吸入血中，流入肝，血流量愈多，药物在肝内有效浓度相应增高，疗效也就愈大，故嘱患者睡前服或药后即卧。

凡因胆石症引起的黄疸，李济仁教授临床酌加芒硝（冲服）9g，枳实10g，生鸡内金12g，金钱草60g，以软坚化石，荡除积秽。凡胆道蛔虫而致黄疸，验方中加用苦楝根、苦楝皮各10g，乌梅30g，槟榔10g，延胡索10g，以增强驱蛔安蛔、解痉缓痛之功。凡胆道感染致黄疸，验方中酌增金银花20g，蒲公英20g，牡丹皮10g，黄芪20g，白芷10g，以利解毒清热，托毒排脓。因肝炎所致黄疸，酌加贯众10g，矮地茶10g，板蓝根12g，虎杖10g，荔枝核10g，以养肝护肝，排除病毒。本病"毒"为致病之因，"瘀"为病变之本，治之非重剂解毒化瘀，难以挽回正气，多祛一分瘀毒，则多挽一丝正气；挽一丝正气，则多一线生机。

3. 镇肝息风，清热化痰，定阳痫——阳痫汤

【组成】石决明（先煎）30g，赭石（先煎）30g，青礞石（先煎）30g，石菖蒲20g，制远志20g，首乌藤40g，郁金15g，干地龙15g，天麻15g，钩藤15g，生大黄15g，生铁落50g。

【用法】上药十二味，以水4L升，煮取400mL，去滓，温服400mL，分早晚温服。

【功效】镇肝息风，清热化痰。

【主治】由痰热客心胃，闻惊而作，甚则不闻惊亦作之阳痫；或病见先身热，瘛疭，惊啼唤而后发痫，脉浮者；又或见身热自汗，两目上视，嚼沫咬牙，手足掣搦，面色红紫，六脉浮数者皆可用之。

【方解】方用石决明、赭石、青礞石、石菖蒲、制远志、首乌藤平肝潜阳，坠痰下气，开窍豁痰，祛风。天麻、钩藤息风定惊，清热平肝。生大黄、丹参、郁金凉血泄热破瘀。最后运用虫类药全蝎、干地龙搜风，发挥良好的息风镇痉作用。

【临证心悟】癫痫不论病因如何，均以病程中有反复发生的大脑神经元过度放电、大脑电脉冲失去平衡所致的暂时性中枢神经系统功能失常为特征，以肌肉抽搐和（或）意识丧失为其重要表现，另外还可表现为感觉、行为、自主神经等方面的障碍。中医学认为癫痫是一种发作性神志失常的病症，其病机为风、火、痰、瘀以及先天因素等导致心、肝、脾、肾脏气失调，从而引起一时性阴阳紊乱，气逆痰涌，火炎风动，蒙闭清窍，导致突然发作，临床表现以猝然昏仆、强直抽搐、移时自醒、醒后如常人为特征。癫痫多是由风、火、痰、瘀为患，根据发病机理，常采用定痫息风、平肝泻火、祛痰开窍、活血化瘀为治疗方法。定痫息风：风主动摇，故抽搐，痰迷心窍而神昏。癫痫的产生常由于机体气血不和，血不和则肝失所养，容易内动生风，气不和则上逆化火、炼液成痰，容易形成痰火相搏，迷闭孔窍，痰可化热，热盛化火，火极生风，因此定痫息风成为治疗癫痫的常法。李济仁教授治疗痫证，先分阴阳。阳痫多呈大发作，成年人居多，急则治标，治以镇肝息风、清热化痰，常用自拟“阳痫汤”治疗。

另附其他证型的治法：

平肝泻火：癫痫属神志疾病，火热炽盛常是其主要的诱发因素。大凡五志过极或房劳过度而郁火内生，郁火忧思可生肝火，房劳伤肾，肾阴不足，因肾水不济，心火过盛。火邪一方面炼熬津液，酿成热痰；另一方面触动内伏痰浊，使痰随火升，郁滞之气不得泄越，化火升腾，阻蔽心包，而使癫痫发作，故平肝息风也是治疗癫痫常用方法之一。

祛痰开窍：痫症之作主要由痰浊、痰聚所致，古有“无痫不作痰”之说，痫由痰起，故治病必先祛痰。痫病之痰与一般痰邪有所不同，具有随风气而聚散和胶固难化的特征，患者每有积痰于内，若遇惊恐、饮食失节、劳累、高热等情况，“以致脏气不平、经络失调，一触积痰，厥气风动，卒焉暴逆，莫能禁止”。痰为津气所聚，凝着既久，裹结日深，即成胶固不拔之势，癫痫患者久发难愈，缠绵不止的病理基础，正是由于固于心胸的“顽痰”所致，痰邪为病是癫痫的根本原因，因此祛痰开窍是治疗癫痫始终一贯的法则。

活血化瘀：心血不遂而瘀，瘀则经络不通，经络不通是引起癫痫发作的直接原因，而血瘀又是引起经络不通的主要原因之一。《婴童百问》有“血滞心窍，邪气在心，积惊成痫”的记载，现代医学研究也发现，活血化瘀可以改善全血微循环，使脑部供氧、供血得到改善，并可改变血液流变性质，从而利于癫痫的控制。脑为元神之府，若脑部受伤或气郁血行不畅，致瘀血内停，血流不畅，即可致神明遂失而发痫证。痰浊和血瘀可相互影响，痰浊停留，可致气血运行不畅，气滞血瘀则津液流动受阻，而变为痰浊，痰瘀互结可使癫痫反复发作。所以活血化瘀是治疗癫痫的最主要方法之一。

（二）活用药物

1. 肺癌用药特点

分析李济仁教授治疗肺癌中药的四气、五味和归经。这些药物以味甘、味苦中药居多，其次是味辛，最少的是味酸、味咸的中药；统计药物的四气，结果显示，以性寒、性温的药物居多，其次为性平的药物，性热、性凉的药物最少。统计药物的归经，结果显示以入肺、脾、肝经的中药居多，其次是入心、肾经，入大肠、小肠、胆、心包、膀胱、三焦经的较少。通过分析草药与草药之间的协同性，发现与肺癌相关的临床常用中药组合包括南沙参－北沙参，半边莲－半枝莲，黄芩－鱼腥草，乳香－没药等。核心药物有11味，为猫爪草、半枝莲、半边莲、白术、黄芪、土茯苓、党参、人参、刺五加、鱼腥草、茯苓。在症状－中药关联性研究中，我们发现肺癌常用的随症加减组合形式有：肺癌清热解毒常用白花蛇舌草、半边莲、半枝莲、龙葵、凤尾草、蒲公英、野菊花、金荞麦、蝉蜕、黄芩、苦参、鱼腥草等；化痰散结常用瓜蒌、贝母、南星、半夏、杏仁、百部、牡蛎、桔梗、海藻等；活血化瘀常用桃仁、红花、川芎、三棱、莪术、鬼箭羽、威灵仙、紫草、延胡索、郁金、三七、虎杖、丹参等；攻逐水饮常用猪苓、泽泻、防己、葶苈子等；养阴润肺常用南沙参、北沙参、天花粉、生地黄、玄参、知母、百合、麦冬等。

2. 类风湿关节炎用药特点

分析李济仁教授治疗类风湿关节炎中药的四气、五味和归经。这些药物以味甘、味辛和味苦的中药居多，其次是味咸，最少的是味酸的中药。统计药物的四气，结果显示，以性寒、性温的药物居多，其次为性平的药物，性热、性凉的药物最少。统计药物的归经，结果显示以入肝、脾、肾经的中药居多，其次是入心、肺经，入大肠、小肠、胆、心包、膀胱、三焦经的较少。通过分析草药与草药之间的协同性，我们发现与痛痹相关的临床常用中药组合是制川乌－制草乌，全蝎－地龙，水蛭－地龙；与行痹相关的临床常用中药组合是羌活－独活，青风藤－黄柏，青风藤－鸡血藤，生地黄－秦艽；与着痹相关的临床常用中药组合是黄柏－苦参，青风藤－苦参，羌活－独活；与热痹相关的临床常用中药组合是黄柏－苦参，青风藤－黄柏，青风藤－苦参，黄柏－蒲公英，忍冬藤－土茯苓。核心药物有16味，为当归、炙黄芪、鸡血藤、苦参、青风藤、黄柏、蒲公英、蜈蚣、秦艽、白术、全蝎、生地黄、陈皮、地龙、豨莶草、炙川乌。在症状 - 中药关联性研究中，我们发现痹证常用的随症加减组合形式有：羌活治疗上肢疼痛，独活治疗下肢疼痛，制川乌、制草乌治疗关节僵硬，水蛭、土鳖虫、蜈蚣、全蝎、地龙治疗关节肿胀，黄柏、青风藤治疗关节疼痛等。

六、读书之法

中医学是中国传统文化不可分割的重要组成部分，也是最能体现中华优秀传统文化特质的部分。国学是中医学发生、发展的土壤，以国学为思维内核，才能把握中医学的本质，从而做到真正的继承。古有“不为良相，便为良医”“秀才学医，笼中捉鸡”之说，就是说古时的读书人学习中医是非常容易的，他们所掌握的知识能够帮助他们较好地理解和掌握中医学理论。尤其是中国经典古籍的学习需要扎实的国学基础。李济仁教授少时曾跟随当地晚清秀才学习，打下了坚实的国学基础，颇得老秀才重视。从医后更是将中医经典背得滚瓜烂熟。在教学上，李济仁教授亦重视国学教育。其长子张其成自幼习儒研医，渐渐发现国学不仅是中医之源，同时也包含着丰富的修心养生之道，从此走上了传播国学之路，在李济仁教授的支持和鼓励下，张其成成功考取北京中医学院（现北京中医药大学）医古文专业研究生，师从训诂大师钱超尘教授，专注于国学、中医文献研究，终成一代国学大师。

（一）理论著作——《黄帝内经》

《黄帝内经》是中医学的理论基础，是一个伟大的宝库。为了更好地继承和发扬中医学遗产，深入研究中医基础理论，探索中医学的源流，实现中西医结合，创立中国式的独特的新医学、新药，真正做到古为今用，为广大人民防病治病，就必须下苦功夫，系统学习《黄帝内经》。那么，如何学习呢？

1. 了解历史背景

如针具在《黄帝内经》时代是砭石，随着历史发展，针具的演变过程为砭石—骨刺—竹针—铜针—不锈钢针。如《黄帝内经》认为金石药有补养作用，是在道家盛行炼丹基础上提出的；《黄帝内经》将人体脏腑器官的功能比作“十二官”，是因封建社会时代特点而命名的，这种命名并不能完全说明脏腑的功用。学习《黄帝内经》时对这些历史背景均要有所了解。

2. 联系日常生活

如《素问·上古天真论》提到“以酒为浆，以妄为常，醉以入房……起居无节，故半百而衰也”，《素问·宣明五气》和《灵枢·九针论》都提到“久卧伤气，久坐伤肉”，说明人在日常生活中只有饮食适量、作息定时，才能对健康有利；好逸恶劳、恣情酒色，都会损伤身体。另外，有些理论还可以借用生活中的事例理解。《素问·阴阳应象大论》中的“阳化气，阴成形”，如釜内的水烧开了（阳），便化气而上升，釜盖冷却（阴），水气凝结，则变液而降。

3. 结合临床实践

如《素问·灵兰秘典论》说：“肝者，将军之官。”古人在临床实践中观察到大怒往往引起肝气上逆，故曰“大怒伤肝”；反之，肝阳偏旺的人性情急躁，基于肝性刚强，好动不好静的特点，故将其喻为“将军之官”。再如阐述五行生克关系，亦必须结合人体的生理病理才能言之有物，不致空洞。临床上见到内热、气短、干咳、口渴、小便短赤、腰膝酸软的患者，是因为肺虚不能输布津液以滋肾，故以“金不生水”的术语来概括，治法以补肺滋肾为宜，即所谓“金水相生”。

4. 联系前后篇

为解决原文繁杂和前后重复问题，可采取分析归纳法，把原文内容相近的部分合并在一起学习。如《素问·灵兰秘典论》的十二官、《素问·六节藏象论》的五脏六腑及《素问·五脏生成》的五脏所合所主等内容合并学习，既避免重复，又突出重点，做到前后呼应，融会贯通。

5. 通读、精读相结合

《黄帝内经》文辞古奥，所以“读”是一种重要的学习方法。通读以知全貌，精读以知其理，在理解的基础上熟记。“旧书不厌百回读，熟读深思理自知。”

只有做到以上几点，进行系统学习，全面掌握，整理提高，才能有所发现，有所发明，有所创造，有所前进。

（二）临床医案——《杏轩医案》

清乾隆、道光年间，新安名医程杏轩所撰《杏轩医案》，是目前中医临床重要参考书之一。其文字简明扼要，生动易懂，既有脉证方药的记载，又有病情变化的详述，夹叙夹议，有声有色，不可多得。李济仁对其妇科要法做出了总结。

1. 顾护体质

程杏轩先生在妇科诊治中重视人体体质，借案中“病体素弱”“体瘦”“面黄体弱”“面黄肌瘦”“质亏”“羸躯”“体孱”等描述可资说明。他探索了人体体质与发病、辨证的内在联系。如“肥人之病，虑虚其阳；瘦人之病，虑虚其阴”“形瘦阴亏”等。又重视人体体质与治疗的关系，如“顾此羸躯，恐难胜任（攻药）”等。固然病案中找不到作者对人体体质问题进行理论探讨的文句，但从其对疾病的治疗去分析，即可理解他以此观点来指导妇科临床的学术思想。如在“方氏女孩带下罕见之证”案中，认为该女孩年仅四岁病带下，实属罕见。辨其体质“先天禀弱”，又有脾虚夹湿之征，治用地黄丸以补肾强身，每晚服用；辅以参苓白术散以健脾祛湿，每晨服用，使此奇证获愈。在“吕氏妇产后胞衣不下误药晕脱”案中，程氏本体质之识，不囿旧说，遵“因人制宜”之治则，对吕氏妇胎产胞衣不下之症，力排“新产胞衣积血，阻碍不出，补之不宜”之众议，认为患者平素面黄体弱，此次胎产胞衣不下，是“气虚不能传送，血虚不能濡润”所致，主张大补气血。惜其主张未被采用，他医反用芒硝一两煎服，以冀攻除积血阻碍，结果“一匕入喉，即时晕脱”。

中医对疾病的认识是从整体观出发的，认为疾病的发生发展、诊断治疗皆不能离开患者体质，所以有“因人制宜”的治疗法则。而这种法则，又正是中医临床医学的重大特色，程氏本此见解，对不同体质的患者，同患某病而治疗各异，收效显著。如“许静亭夫人产后感邪重用清下治验”与“朱百春兄令婶半产崩晕，寒热似疟”两案，均为产后气血亏虚，前案感邪重用清下治验，后案半产血晕，寒热似疟，虽未确认有否感邪，但于案中已有明论，即“有外邪，投鼠忌器”，采用扶正祛邪法治疗获愈。前案因未明载体质如何，然从证治、用药、取效来论，此例患者素体较强，似无疑义。否则纵便感邪，在产后气血大亏之时，也断不敢重用清下冒险。后案一开始即有患者“质亏，生育多胎”的记载，可知其素体不足，再加半产之后气血亏耗，故只能扶正以祛邪。

限于时代、条件，程氏对人体体质只能从人之外形及问诊去认识。但他这种重视人体体质，并从临床实践进行探讨的精神是可贵的。何况人体外形与人体体质本来就有密切关系，想要获取体质方面的资料，问诊亦是必不可少。

2. 重视气血

气血失调是疾病中最具普遍意义的一种发病机制，对于妇科病来说更是重要的病理之一。因妇女以血为本，经、孕、产、乳皆以气血为物质基础，又易耗伤气血。

据《杏轩医案》中妇科病案所载，程氏是重视气血在妇科病中的作用的。前述胎产胞衣不下，他认为乃“气虚不能传送，血虚不能濡润”所致，因而主张“大补气血”。对于月经、孕胎，他强调只有气血充足，主血海的冲脉和主胞胎的任脉，才能发挥月事按时而下，孕育养胎的作用。否则，“气虚血少则月经不调”，气血、冲任不足，“即无他患，恐难孕育”。他认为血崩可致气血大亏，因“夫气为血之帅，暴崩气随血脱”。所以，他说：“血犹水也，若江河流行，设有枯涸崩决，其为患也大矣。”

程氏重视气血在妇科病中的作用还表现在他对“血”的分析上。他认为“凡血离宫便成块，未可见血之有块，即认为瘀”。此言证明他不仅从血之是否有块而定病之是否属瘀，还根据其他证情来明确诊断。对妇科病而言，观察“经血”“崩血”情况又是重要的诊断手段之一。他能够有以上正确见解，是长期临床实践的结果。此外，他还能从血的观察，进一步推求病本。如妇女下血，色紫黑，他认为“固多属热，然须辨其热之虚实”。这种科学、认真的态度和治病求本的精神，实为医林之范。

在治疗中，程氏认为“胎前诸病，尚须培养气血，况乎产后百脉空虚，不言可知矣”。他遵循朱丹溪“产后当以大补气血为主，他证从末治之”的原则，对于产后诸病强调补养气血。不独产后，在妇科临中，他竭力倡用补气固脱的独参汤，养血归脾的归脾汤，补中益气、升举下陷的补中益气汤等补养气血之剂。推崇“治气随血脱之候，悉丈参力斡旋”。每遇血崩、气随血脱之证，均用大剂人参汤灌服，足见他在“有形之血不可速生，无形之气所当急固”的治则指导下，对于崩之危候，强调补气的重要性。他说：“舍独参汤，别无良药矣。”对于胎动下血，他用补中益气汤加阿胶治愈。分析该方“有参芪归术培补气血，妙在升柴二味升举之功，俾胎元不致下陷”。他善于应用归脾汤，常加减该方治疗多种妇科疾患。认为“血生于心，统于脾”，归脾汤可调养心脾血气之源。如在“吴妇血崩”案中，他针对血崩分析了服用归脾汤对半产失调，始而经漏，继则崩中的全部发病过程均符合病情需要。他甚至得出经验，归脾汤比四物汤更适用于产后疾病。

3. 精于辨证

程氏精于辨证表现在不仅对症状详加观察、分析，而且对所有关系辨证的材料均不疏漏。“许静亭翁夫人产后感邪重用清下治验”一案，就结合患者发病时的气候“时值溽暑”、起居情况“楼居，闭户塞牖”，与脉证合参。明确诊断后，处方初用白虎汤加芩连以清之，继用玉烛散下之，同时嘱患者“移榻下楼”，以免暑气蒸逼。这种结合起居、天时情况进行辨证的特点，当今尤宜强调。

在辨证中，程氏有重点地突出对主要症状的询问。如在经闭伴有呕吐的病案中，他本着“治病必求于本”的精神，根据先病者为本的原则，在经闭与呕吐二症中，得知“恙由呕吐而起”，遂确认“自当以呕吐为本也”，进一步认识到“苟能止其呕吐，则仓廪得藏，生生有赖，气血周流，诸证不治而安矣”。他详问了呕吐证候“饮食下嗌，停注胸间，不肯下行，旋即呕吐，冲逆不平，时时嗳噫”。诊为肝胃不和，治疗后，呕止而经行。

程氏精于辨证更表现在对每一证候都结合生理、病理知识进行剖析，因此诊断精当。如在产后感邪一案中，他不盲从他医“黑苔出现恐为伤肾之说”，认为“阴阳二证，舌苔皆黑，阴证舌黑，黑而润滑，病初即见……阳证舌黑，黑而焦干，热久才见”。故而不囿于“产后当以大补气血为主”之说，重用清下而治愈，可见其灵活性。对于“王氏妊娠二便闭塞”一案，他从生理角度分析，认为此乃“肺与大肠相表里，又与膀胱通气化，是二便之通闭，肺有所关系”。进一步分析其病理乃“金燥水无以生，清肃之金不能下降，是以二肠交阻”。治疗主张“清肺之热，润肺之燥，治其源也”，使“气行则壅自通，源澄斯流清矣”。结果，正确地指导了治疗，使诸医运用滋阴疏利而罔效的病变获愈。

程氏从临床实践出发，阐述汗、吐、下、和、清、温、消、补各法，每有新意。如对血崩的温清治法，他说："方书虽有暴崩宜温，久崩宜清之语，要知此温清二字，乃示人大意。未可执论也。夫气为血之帅，暴崩气随血脱，每见晕汗诸症，故宜甘温以益其气……初非指温字为温烈之温也；阴为阳之守，久崩血耗阴亏，每见燥热诸症，又当滋养以培其阴，益壮水之主，以镇阳光……亦非指清字为清凉之清也。"在施治中，程氏选用方药，师古而不泥。如他对用羚羊角散治子痫无异议，但对原方不动地套用于临床却不赞同。他分析方剂"唯羚羊角入肝舒筋，当归、枣仁补肝益血，茯苓安神，甘草缓急"，与子痫的病机、证候是符合的。对方中防风、独活、木香、杏仁因其耗气，薏苡仁下胎，弃而不用，加熟地黄、沙参、阿胶、麦冬、芝麻以养阴濡液，少佐钩藤、桑寄生平肝息风，使之更适合临床实际。此外，对子嗽，他用补肺阿胶汤，认为"内有甘草、兜铃、杏仁、牛蒡清金降火，糯米、阿胶润肺安胎"，使胎病两调，而不用人们习用的紫菀散、百合汤，认为该方"法犹未善"。充分体现了他熟谙方药"间出新意，以济古法之未及"的特点。

数方同用而分服是程氏施治的又一特色。对于复杂的病变，他往往数方同时应用而采取早晚分服或间服、常服结合的方法。如他用早服参苓白术散，夜服地黄丸治愈了幼女带下；早用四阴煎，晚用淡养胃气、甘益脾阴之方，治愈了内伤经闭证；间服加味归脾汤以调养心脾血气之源，常服毓麟珠补益冲任，治愈气血虚少、冲任不相交通之经期不调、不孕症等。应当指出，程氏用早晚分服特定方药的方法治疗某些病变，行之有效，值得我们探讨，也值得推广应用。

"读书"的话题很大，涉及面也很广，以上只是泛泛而谈。但要做一个好中医，必备的专业知识和相关知识是必须掌握的，这就需要博览群书，有了这个基础，再深化提高也就有了根基。

七、大医之情

"张一帖"世代相承，声名日著。历460余年，之所以几百年传承不断，除了精湛的医术外，更重要的是一颗仁心。为了提醒后世子孙，张守仁定下了"孝悌忠信，礼义廉耻"的家训。古有八德，"孝悌忠信，礼义廉耻"，后根据家庭情况，李济仁教授又添加了"自强精进，厚德中和"，组成了现在的16字家训，并制定了"孝敬父母、祭拜祖先；友爱兄弟、和睦姐妹；忠于职守、报国效民；以信立身、以诚待人；知书守礼、温和谦让；乐善好义、济困扶危；勤俭节约、廉洁朴素；知耻为勇、行己有耻；自尊自爱、自律自为；坚毅刚强、变易求新；宽厚包容、稳重慈悯；五德为本、仁和精诚"12条家规。李济仁教授一直以16字家训，12条家规作为自己及子女为人处世的准则。时常教育子女上以孝敬父母，下以友兄弟，内以律己身，外以助四邻。生活上以“廉”为荣，反对奢靡，崇尚节俭，艰苦朴素是李济仁夫妇的共同特点，特别是过惯了苦日子的张老，一生省吃俭用。衣裳没有一件是超过百元的，甚至衣服还打补丁。生活上李济仁教授对自己严格要求，但对一些贫苦的人们却慷慨解囊。汶川大地震时，李济仁教授一次就捐款1000元。

面对患者，李济仁教授总是温和谦让，让患者倍感安心。他认为生命至上，要尊重生命，敬畏生命，爱护生命，医乃仁术，仁者爱人。李济仁教授从医70余年，成功救治过无数疑难杂症。很多人在试遍各种治疗方案之后，带着最后的希望慕名而来，这其中有深受失眠症困扰的黄梅剧名角，有因风湿病痛夜不能寐的政府干部，有胃癌晚期的外国友人，还有更多备受疾病困扰的普通人。他常常施医赠药，救患者于危难之中，从不多收患者一分一毫，始终以“仁义”为行医之道，普济一方百姓。他更是在闲余时间开创了一种新的诊疗方式：函诊。全国各地的患者给他写信，告诉他症状，然后他就给患者回信，他回过好几千封信且都是免费的。在20世纪50年代末，国家倡导积极献方献宝，李济仁夫妇毫不犹豫地捐出张一帖名方与自己的6张经验方；自从20世纪50年代调入皖南医学院工作后，李济仁夫妇每年还是会抽时间回老家，免费为乡亲看诊，并安排自己的儿子李挺留在家乡，传承医术，并为乡亲们看诊。

李济仁教授常强调，无论是生活还是做事，都要能够做到自尊自爱，自强不息，在性格上坚毅刚强，面对荣誉，不妄自菲薄，不自鸣得意，戒骄戒躁，面对困境，要知耻为勇，坚持不懈，不轻言放弃。作为中医界的国医大师，李济仁教授此时早已荣誉满堂，但他始终心系新安医学传承和中医药传承，他从不排斥西医，相反李济仁教授常讲，作为一名医生，知识面一定要广，要多看书看报，吸取西医的长处，为我们中医所用，中医也需要科学，结合西医研究成果，他创造了不少效方验方。

医者仁心济世，2020年疫情期间已90岁高龄的李济仁教授，每天都要花大量时间搜集新闻信息，了解疫情发展。在疫情期间，他还第一时间联系上了自己的学生——带队奔赴武汉的中国科学院院士仝小林，一边仔细研究疫情特点，一边为当地因地制宜辨证用药提供建议。同时坚守岗位，仍然坚持为患者服务。作为一名医生，做好自己的工作就是对社会最大的贡献，这种以救济苍生、服务患者为己任，对待患者全心全意的精神值得我们去学习。

八、养生之智

年近九旬的李济仁鹤发童颜，笑容可掬，待人亲和。看他神采奕奕、思维敏捷，很难把这位健康老人和“三高”联系起来。李济仁教授常说：“不惑之年血脂高，天命之年血压高，耳顺之年血糖高，益寿延年有高招——手舞足蹈令五脏安和，珍藏字画享其中趣味，亲近自然览山川胜迹。”

李济仁为保持健康的体魄、旺盛的精力，自己揣摩总结出一套运动五脏养生保健法，即“养心、调肝、理肺、健脾、补肾”。他认为还要注意六腑养生。平时多吃一些粗纤维食物以刺激肠蠕动，养成定时排便的习惯。只有五脏六腑功能正常，机体才能处于“阴平阳秘”的健康状态。

李济仁喜爱收藏字画，乐此不疲。繁忙工作之余，李济仁端一杯清茶，小憩于红木椅上，一一欣赏细品。他说：“收藏字画是一种高雅的文化活动，既能增长文化知识和品味，又能怡情养性，延年益寿。”

李济仁就是位精研岐黄，笔耕不辍，而又亲近自然，酷爱旅游的智者。他不但踏遍家乡的青山绿水，足迹遍布大江南北、长城内外，还远赴东南亚和欧美澳非等地旅游。著名书法家葛介屏先生特作对联相赠：“登五岳名山足迹园林继宏祖，精岐黄鉴古手披图籍踵青莲。”

九、传道之术

李济仁教授常强调：“一个人医术再好，能治多少人？不要保守，让更多人能学会治病，给更多的人治病，这才是为医的目的。”新安医学以家族传承为特点，但与“传男不传女”的保守传承不同，他从没想着把医术“留”在自己手上，早在中华人民共和国成立初期，他就和妻子张舜华把家传的“张一帖”秘方捐献给了国家。除了贡献秘方，他还参与筹建安徽中医学院，不管子女还是学生，只要诚心学习中医，他都会倾囊相授。他曾说道：“发展中医，千万不能拘泥于家族师门观念！中医药需要更多新鲜血液！”作为首批全国老中医药专家学术经验继承工作指导老师，首批全国中医药传承博士后合作导师，首批全国 7 名内经专业硕士研究生指导老师，李济仁教授培养指导了大批“张一帖”世医传人，其中博士后 2 名，研究生 22 名，高级学徒 2 名，并形成了以仝小林、张其成、李标、李梢、孙世发等为核心的一个充满活力的博士群体，让“张一帖”世医后继有人，让中医药事业后继有人。同时，在这博士群体中不少已成为博士研究生导师，又将代代传承下去，愈加繁盛。在师承带教过程中，李济仁教授很重视因材施教，从不局限学生的思维，在尊重每位学生意愿的前提下，充分挖掘其潜能。仝小林院士回忆道：“跟随李老学习是一件很轻松、很愉悦的事情，李老从来不会强制我们去干什么，总是给我们最大的自由发挥空间，在李老这里，大家都有一种‘海阔凭鱼跃，天高任鸟飞’的感觉。我们有机会和皖南医学院的西医专业学生一起学习现代生理学、病理学、统计学，有机会到一墙之隔的安徽师范大学聆听凄美的古代诗词，品味深奥的古代汉语，诵读艰涩的外语单词，更有充裕的时间遨游于书的海洋中，上天入地，亘古通今。”

经过多年的悉心培养，李济仁教授培养的弟子、学术经验继承人大多数已经成为中医事业发展的骨干力量，更有一家“兄弟四博导，两代七教授”的杏林佳话。如中国科学院院士、岐黄学者仝小林教授；中医哲学与国学管理的开创者，全国政协委员张其成教授；中国科学院博士，德国洪堡学者李标教授；清华信息科学与技术国家实验室生物信息研究部副主任，国家杰出青年科学基金获得者李梢教授；国内知名方剂学专家，国家中医药管理局重点学科“方剂学”学科带头人孙世发教授；全国第六、第七批老中医药专家学术经验继承工作指导老师，国家中医药管理局重点学科“中医痹病学”学科带头人李艳教授。

李济仁教授带领团队申报并获批了国家中医药管理局首届国医大师李济仁传承工作室，全国名老中医药专家李艳传承工作室，国家中医药管理局重点学科“中医痹病学”等项目；取得了显著成果：系统整理了新安医学流派的形成与发展脉络，描绘清晰传承谱系；成功还原了尘封于历史的668位新安医家、400余部新安医籍，厘清和阐明了新安医学对急、危、难、重病症的诊疗经验和规律，出版相关论著20余部，发表学术论文100余篇，获得国家级、省级科研项目和科研奖励10余项，在全国占有重要的学术地位。

新安医学传承谱

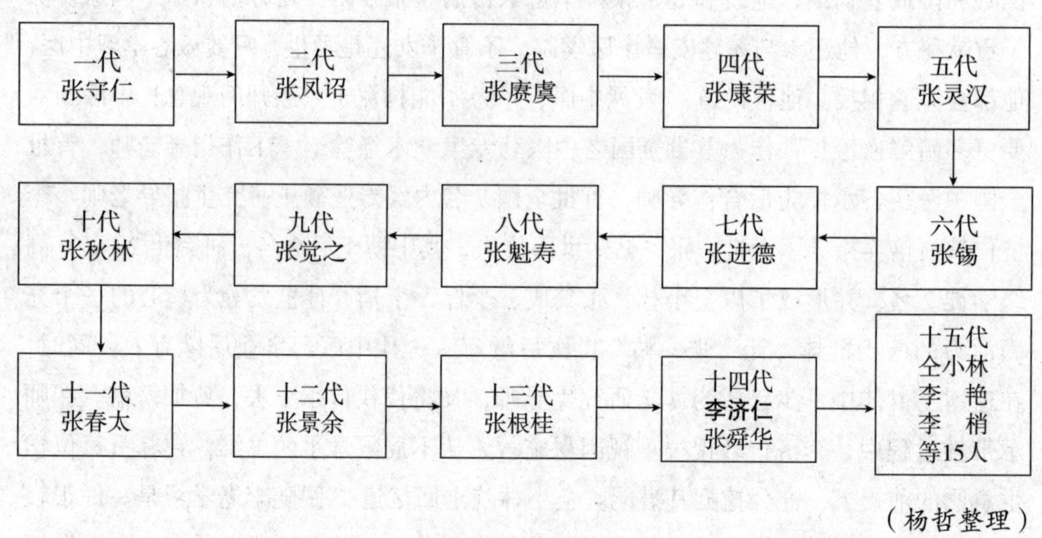

（杨哲整理）

（徐珊编辑）

李振华

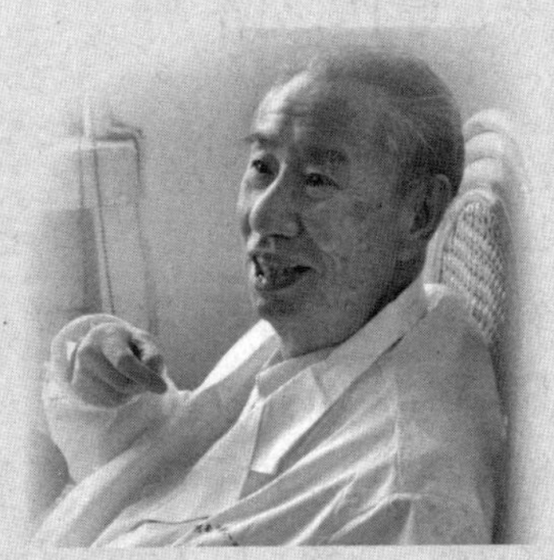

李振华（1924—2017），河南洛宁县人，中共党员，教授，主任中医师。曾任河南中医学院院长。兼任中华医学会理事，中华中医药学会常务理事、终身理事，河南中医药学会副会长、名誉会长，河南省中医药高级职称评委会副主任，卫生部高等医药院校教材编审委员。第七届全国人大代表，全国老中医药专家学术经验继承工作指导老师，享受国务院政府特殊津贴。2009年被授予首届“国医大师”称号。

李振华从事中医医、教、研工作70余年。临床长于温病及内科杂病的诊疗，晚年专于脾胃病研究。主持“七五”及“十五”国家科技攻关计划课题“慢性萎缩性胃炎脾虚证的临床及实验研究”“名老中医学术思想、临床经验总结和传承方法研究”。科研项目“乙脑临床治疗研究”“肿瘤耳部信息早期诊断”“脾胃气虚本质的研究”，分别获河南省科技成果进步奖一、二、三等奖，河南省重大科技成果奖，中华中医药学会中医药传承特别贡献奖、成就奖。编著《常见病辨证治疗》，主编《中国传统脾胃病学》，合编全国高等中医药院校规划教材《中医内科学》（第五版）等。在省级以上学术期刊发表中医学术论文70余篇。

一、学医之路

李振华出身中医世家。其父李景唐是位名医，医术精湛，名闻豫西（见《洛宁县志》）。李振华的父亲以自己“真善为本，济世成德”的思想和行为准则来教导年少的李振华，常言：“行医要首先立品做人，做一个正直的人，一个有真才实学的人，只有仁善待人，才能济世活人。”这些都深深影响了李振华的一生。稍至年长，1940年豫西大旱，民不聊生，瘟疫流行，死亡甚多。李振华看到当时国民党政府腐败，家乡缺医少药，便立志不求仕途，誓为良医，1941年17岁起，他遂从济汴中学高中辍学，专跟父亲学医认药，在其父指导下研读医学书籍，并随父侍诊。1947年开始独立诊病。中华人民共和国成立后，1950年，全省中医师考试，他名列洛宁全县榜首，被当地誉为“名门高徒”“父子良医”。省政府给他颁发了中医师营业执照，遂继父业，悬壶乡里，其医术医德深受广大患者赞扬和称颂。1953年，洛宁县人民医院成立，他被首选为县医院唯一的中医医师。此后由乡到县，由县到地，再调入洛阳中医师进修班和洛阳地市西学中班任教，直至上调省城，在河南中医学院从事医疗教学，先后担任河南中医学院中医内科教研室主任，河南中医学院第一附属医院医教部主任、副院长，河南中医学院中医系副主任、副院长、院长。

二、成才之道

（一）法于经典，采撷众长

李振华幼承庭训，步入医林。每天随父侍诊，聆听其父对患者诊断、病情分析、四诊要点、典型病例。其父让他切脉、舌诊，了解主症、治疗原则，指点方剂配伍以及随证加减等用药经验，长期的口传心授，使李振华学到了其辨证施治的技巧，较全面地传承了父亲医学经验的真谛。父亲每日诊余，尤其多在晚间，还给李振华有计划地重点讲授中医四大经典，并让他阅读有关的历代名医名著，既讲医理，又讲文学解释。

对于经典著作学习，李振华总感觉医理深奥，心中昧昧，不能理解贯通。恩格斯说：“不管自然科学家采取什么样的态度，他们还是得受哲学的支配。”对此，李振华开始用哲学的观点来分析理解中医理论。他认真学习了古今哲学著作，特别是唯物辩证法，重新阅读《内经》等经典著作。通过对哲学的学习，使李振华更全面、深入地理解了中医药的学术体系，为半个世纪的医、教、研工作，奠定了思维方法和理论基础。他深刻体会到，经典著作是中医药学的理论基础，哲学的观点是打开中医学宝库的钥匙。

中医学博大精深，深学才知不足。法于经典，系统学习四大经典，同时还要学习历代名医名著。诸如金元四大名医、明清各家温病名著等。这些名医，各有专长，各有千秋，学其要点，联系经典，化为己有，用之临床，不断体验，自可变为治疗经验。李振华重点学习了李东垣的《脾胃论》，叶天士、吴鞠通等的温病著作，为他治疗流行性脑脊髓膜炎、乙型脑炎、流感等热性传染病和脾胃病，以及晚年的科研项目研究、著作撰写，奠定了学术基础。此外，他也随时学习当代名医治疗经验，如 1964 年秦伯未老先生应邀来郑州、洛阳讲学，并为省级领导等干部应诊。李振华陪同秦老随诊学习了不少疑难病症的诊治经验。秦老用炙甘草汤加茯神、远志、枣仁，桂枝用量仅 2 ～ 3g，治心脏早搏，较单用炙甘草汤，桂枝用量大效果更显著。经请教，秦老介绍了其中原因，心脏出现早搏，主要为心阴虚，桂枝助心阳，量大则心阴更虚。心阴虚，心阳相对亦不足，故少量桂枝，以调整心之阴阳平衡即可，画龙点睛。秦老一句话，使李振华收获颇多，也为他日后治疗心脏早搏，尤其对室性早搏起到了关键性的作用。1971 年，李振华为河南省军区一位领导夫人看病，患者谈到，10 年前患过功能性子宫大出血，经多位中西医专家治疗无效。后到北京请施今墨老先生治疗，结果六剂药服后完全治愈。她保存了完整的处方并拿给李振华看，是用补中益气汤合归脾汤加阿胶、黑地榆、生地炭止血。李振华平时治此病，亦大都用此药，所不同的是施老用白芍、柴胡均醋炒，特别是用米醋六两（十六两一斤）作药引。对米醋敛肝、健脾、酸涩收敛止血之妙用，以前李振华认识不到，亦未用过，通过这次经历又增长了不少见识。多年来他用施老治疗功能性子宫出血的药方，一般都是六剂药治愈，可见施老用药经验之可贵。中医学宝库，浩如瀚海，经验绝招，都掌握在名老中医手中，但也有很多验方绝招散在民间。李振华随时虚心求教，能者为师，不耻下问，严谨治学，学在于勤，知在于行，法于经旨，采撷各家。

（二）临床实践，科苑探幽

医者系人民生命之所关，诊治不当，轻则致人病痛加重，重则误人生命。故清代名医陈修园有“盖医者，生人之术也，一有所误，即为杀人”之论。李振华遵循医学乃仁人之术，以仁人为本，时刻以解除患者疾苦为天职。

1. 治外感热病

李振华临床 70 余年，虽具有一定的中医药理论和临床经验，但不务虚名，求真务实，每次临证，必做到悉心诊断，四诊详细，综合分析，谨守病机，辨证确切，用药谨慎，力求理、法、方、药，丝丝入扣。上至高级领导，下至工农百姓，皆细心诊治，一视同仁。急危救厄，不愧于心，这是李振华多年工作的准则。

中青年时期，李振华长于治内科杂病及伤寒、温病等热性疾病，每多收功。1956年冬末和次年春，洛阳地区几个县突发流行性脑脊髓膜炎。开始疫区重点在伊川县，一个月内死亡70余人，多是儿童。地区领导让李振华和洛阳专区人民医院院长及几位西医大夫赴伊川防治。当时西药抗生素很少，仅有青霉素亦难买到。李振华发现亡者多系误用辛温解表中药和解热止痛西药发汗，导致药后大汗淋漓，继而抽搐、昏迷而死亡。经李振华诊断认为，该病属春温病，是瘟疫，有传染性。病系感受疫毒之邪，内热过盛，忌用辛温解表发汗。根据温病学诊治法则，运用辛凉透表、清热解毒、息风透窍等药物，前后在伊川、偃师、宜阳、三门峡等县市，共治疗近100例患者，经西医确诊，纯用中药全部治愈。河南省卫生厅和防疫站，当年在洛阳市召开全省防治该病现场会，让李振华讲解诊治方法和药物，并在上海《新中医》和北京《中医杂志》分别发表两篇论文。1970年7月，以河南禹县为重点大肆流行乙型脑炎病，患者多是儿童。县医院在八天内收治了83例患者，死亡32例，哭声满院，惨不忍睹。时值“文革”时期，李振华随学院备战疏散在该县，领导让其用中药进行治疗。李振华不顾安危，日夜守候在病房达3个月。他根据温病诊治法则，结合1954年石家庄郭可明中医治疗该病经验，用中药共治132例患者，治愈率达92.7%。河南省科委授予他重大科技成果奖。

2. 治脾胃疾病

通过多年临床，李振华到晚年越来越感到脾胃学说的重要。尤其李东垣在其《脾胃论》说：“内伤脾胃，百病由生……善治病者，唯在调理脾胃。”这引起了李振华的高度重视。通过指导硕士研究生的教学，他先后承担了河南省重点科研项目“脾胃气虚本质的研究”，“七五”国家科技攻关计划项目“慢性萎缩性胃炎脾虚证的临床实验研究”等，对300例慢性萎缩性胃炎患者进行实验研究，其治疗的有效率为98.7%，治愈率为32%。突破了国外502份资料对该病无一例治愈的记载。尤其近20年的临床治疗观察，不仅治愈率得到提高，凡是坚持治疗的患者没有一例转成癌症，突破了该病在国外认为是癌前病变，胃黏膜不可能逆转修复的观点。有国家的支持和奖励，群众的赞扬，更进一步坚定了李振华研究脾胃病的信心和决心。

通过临床实践，进行科研探幽，是李振华晚年进一步深入学习中医学的另一心要。他的科研成果多次受到政府的奖励。如“慢性萎缩性胃炎脾虚证的临床及实验研究”及“脾胃气虚本质的研究”，分别获得河南省科技进步成果奖二等奖、三等奖。对132例乙型脑炎患者进行临床研究，其治愈率达92.7%。其中有25例后遗症患者有偏瘫、单瘫、头痛、耳聋、弄舌等症状，经分析80%都是暑热夹湿证，可见湿热缠绵易阻经络、清窍而难愈。经用中药配合针灸，全部治愈。河南省授予其重大科技成果奖。此外，通过科研工作，也使李振华认识到，只有走中医药自己的道路，保持其独有的学术体系，通过临床实践，同时运用现代多种技术，才是发展中医，振兴中医事业唯一的有效途径。

（三）勤行精博，悟理创新

李振华从事中医教学工作50余年，教学相长，并经常记录学习心得体会，撰写医学文章、专著和主编、合编医学著作，这是他深入学习中医的另一重要心要。半个多世纪以来，通过锲而不舍的跬步学习，李振华总结了五个字，即勤、行、精、博、悟。勤：即勤学不辍，勤求古训，勤学好问，能者为师，尤其对于名医之学术观点、治疗经验，画龙点睛之处，应铭记于心，用之实践；行：即知在于行，要不断临床实践，讲究实效，求真务实，实践出真知；精：即精读经典名著，深思要点，铭记医理，联系实际，及时反思，不断总结，达到学出真知；博：即博学多闻，涉猎广泛，博采众长，力求做到文理、哲理、医理三通；悟：达悟较难，即在深明中医理论的基础上，通过长期临床诊断，辨证施治，产生心得体会，逐步才能心有所悟。悟也是以上四字力行的结晶，达到临床通变以知常，知常以应变，学古不泥，知犯何逆，随证用药，方可达悟，从而有所创新。

三、学术之精

（一）脾胃学术思想

1. 脾本虚证无实证，胃多实证

李振华教授经过多年临床实践和对脾胃学说的精心研究提出，脾本虚证无实证，胃多实证的学术观点。因脾胃位于中焦，脾主运化水谷和水湿，胃主受纳、腐熟水谷；脾主升清，胃主降浊，脾气上升，津液得以四布，营养全身；胃气下降，食物得以下行，腑气通利。脾的运化功能全赖脾的阳气作用，饮食劳倦，损伤脾气脾阳，使脾的运化功能失常，则可造成脾虚证；脾胃病日久或他病日久，损伤脾气以致脾阳虚，亦可形成脾虚证，故脾本虚证无实证。胃主受纳降浊，胃气以降为和，胃属六腑以通为常，以降为和。若饮食不节，暴饮暴食，或过食生冷寒凉，或嗜食辛辣太过，或恣食肥甘厚味，饮食停滞于胃，或寒凉、积热蕴积于胃；或感受外邪，寒入于胃，热蕴于胃，秽浊之气犯胃，其他如情志伤肝，肝气不舒，横逆犯胃等，皆可使胃之受纳、和降失职，胃气不降，浊气壅塞，形成胃之实证，故胃多实证。

2. 脾虚属气虚甚则阳虚，脾无阴虚而胃有阴虚

李老认为，脾失健运和升清，主要责之于脾的功能虚弱即脾气虚甚至阳虚。健脾药物无论是淡渗利湿，芳香化浊燥湿，益气温中化湿，以及大辛大温之药温化寒湿，无不都在助脾气或脾阳。对脾胃病的治疗，李老在临证遣方用药时，根据慢性脾胃病气（阳）虚者占90%以上的临床经验，以四君子汤、五味异功散、六君子汤、香砂六君子汤、平胃散、温胆汤、五苓散、实脾饮、理中辈、四逆辈、大小建中汤、左金丸、参苓白术散、补中益气汤、归脾汤、四神丸、胃苓汤、柴苓汤等经方、时方为基础，结合多年临床用药的体会，自拟组成了李氏香砂温中汤和萎胃方，用于各种慢性脾胃病之脾胃气（阳）虚证，收到显著疗效。

李老治疗脾虚证时，健脾常用甘味药，此正如《素问·至真要大论》云“夫五味入胃，各归其所喜，故……甘先入脾”。《素问·脏气法时论》所云“脾欲缓，急食甘以缓之……甘补之”。说明甘味药入脾经，有益气健中、补养脾胃之功效。李老指出，甘味药补益脾胃，但药性有偏温偏寒之别。味甘性温者有补气助阳之功，常用药如人参、党参、黄芪、白术、山药、白扁豆、炙甘草、大枣等，适用于以脾胃气虚为主的病证。偏阳虚或脾胃虚寒者，又需辛热之品以温补脾阳以助运化，如桂枝、吴茱萸、干姜、制附子、肉桂、高良姜、蜀椒等品。此外，李老治疗脾虚证还常从祛湿着手，认为脾虚生湿，湿浊困脾，则常影响脾的运化功能。祛湿常用淡渗利湿、芳香化湿、苦以燥湿、温化寒湿等法。对于脾虚生湿，以致湿盛为患者，健脾尚需配薏苡仁、茯苓、猪苓、泽泻等渗湿利水之品，使水湿下渗而脾运得健，此即如李老常言“利湿即所以健脾”。芳香化湿常用砂仁、白蔻仁、佛手、藿香、佩兰等药物，使湿浊得化，脾气自健。至于苦以燥湿。李老认为脾为阴土，喜燥恶湿，治疗当遵“湿淫于内，治以苦热，以苦燥之”“脾苦湿，急食苦以燥之”之旨，对脾为湿困者宜用苦燥祛湿之品。但苦味药亦有偏温偏寒之异，味苦性温者多以燥湿为主，常用药如苍术、白蔻仁、砂仁、厚朴等，适用于脾湿偏盛者；味苦性寒者则以燥湿清热为主，多用于脾胃湿热蕴结或暑湿伤中之证，常用药如黄连、黄芩、茵陈、栀子等，临床上视证而各有所宜。李老特别指出，对于脾胃病湿热蕴结者，清热不可纯用苦寒，以免苦寒太过伤及脾气。李老认为，脾病多湿而治重温燥，正如《金匮要略》所云“祛湿当以温药和之”。故治疗湿盛困脾，总宜温燥健脾，并结合湿邪阻滞部位之不同，随证治之：如湿蒙于上，而致眩晕、首重如裹者，在甘温燥湿之药中宜合风药胜湿透窍，如天麻、细辛等；湿滞于中，而致脘闷、纳呆、呕逆者，宜伍芳香化湿、理气行湿之品，如白蔻仁、藿香、佛手等；湿注于下，而致溺短、濡泻、鹜溏者，宜配淡渗之品以渗利，如泽泻、薏苡仁、猪苓等；湿泛肌表，而致身重肢肿者，在甘温健脾药中宜少佐解表燥湿之品以宣散祛湿，如羌活、独活等。

3. 治脾胃必须紧密联系肝

李老认为，治疗脾胃疾病，并非只从脾胃着眼，而应根据脏腑相关理论，注意从肝调治。因肝的疏泄条达，有助于脾胃的正常运化、腐熟功能。无论情志伤肝、木郁乘土，或饮食损伤脾胃，还是脾胃久病虚弱、土壅木郁，均可导致肝脾失调或肝胃不和，脾胃肝三者相互影响。临床上各种慢性脾胃病证，其病理不可能仅在脾胃，常涉及肝，故治疗脾胃病时必须辅以疏肝理气之品，即“治肝可以安胃”。治疗肝病时，亦必注意健脾和胃，根据病机重在肝、脾、胃之不同而随证施治。李老在研究国家“七五”重点科技攻关项目“慢性萎缩性胃炎脾虚证临床及实验研究”时，根据脾虚、肝郁、胃滞的病理特点，在治法上结论性地提出“脾宜健，肝宜疏，胃宜和”的学术观点。如对于脾胃虚寒之证，在温中健脾药中，酌加抑肝之品以防土虚木乘；对于脾胃气虚下陷之证，“土衰而木无以植”者，治当培土养肝。根据“木郁达之”的原则，常选用香附、柴胡、郁金、青皮、枳壳、木香、西茴香、乌药等药物疏肝理气。

4. 脾胃病不可单治一方

李老认为，脾气虚弱，影响胃的腐熟消化，极易导致胃滞，形成脾虚夹有胃滞；胃失和降，饮食积滞，又易影响脾的运化。益气健脾而不消胃滞，则胃已积之滞难除；仅消胃滞而不健脾，则脾气益伤，即使胃之积滞暂去，犹有复积之虞。故当脾胃同治，不可单治一方。对于脾虚失其运化兼胃滞者，健脾益气之际常需配伍少量行气和胃之品，如砂仁、木香、陈皮、厚朴、枳壳等，以调畅气机，醒脾和胃，促脾之运，变“守补”为“通补”，即补中寓通，相辅相成。胃病食积内停，治宜消食导滞，但食积日久，则损伤脾气，若单投消导，又易克伐正气，故当伍以健脾补气之品，如党参、白术、茯苓、白扁豆、山药等，消食和胃与健脾益气同施，消补兼顾，但用药关键在于掌握消补之分寸。若虚多实少，当补重于消；实多虚少，则消重于补。李老指出，凡脾胃虚实夹杂之病证，均宜脾胃兼顾，临证消补适当，随证化裁，可得桴鼓之效。

由于脾胃为人体气机升降出入之枢纽，故李老调治脾胃及治疗用药常顺其升降。若脾虚气陷致久泻、脱肛、便血、崩漏等，当以升阳举陷为主，但必须在益气健脾的基础上，否则为无源之水，故用药如黄芪、党参、白术、升麻、柴胡等；脾胃内伤，升降失司，清浊相干，浊阴不降而致呕吐、嗳气、呃逆、肠燥便秘、脘腹胀满等，当选和胃之品以降浊，如陈皮、半夏、砂仁、焦三仙、厚朴、旋覆花、代赭石、柿蒂、刀豆等。治脾以升为主，调胃以降为要。由于脾升胃降是相对协调为用的，故脾气的升发，有助于胃气的下降；胃气的下降，亦有利于脾气的升发。李老临证治疗脾胃病，调理脾胃，常升降结合，分清病机，根据主次，随证施用。

5. 重视湿热互结

湿热缠绵的病理是阴阳寒热矛盾交错。治湿当以温药和之，助脾运以化湿，清热宜苦寒燥湿清热。但寒凉不宜太过而伤脾阳。因脾虚生湿，湿郁阻滞气机又可化热。故湿热蕴结，湿为阴邪，热为阳邪，病理矛盾交错，病难速已。治疗上祛湿当以温药，清热宜用苦寒，用清热药宜中病即止，过则苦寒损伤脾气脾阳，热减应及时加入健脾利湿之品，以治其本。同时佐以疏肝理气，气行则湿行，湿去则热无所存。运用这一观点治疗湿热黄疸等多种湿热病证，疗效卓著。

6. 对肝肾阴虚并有脾胃气虚的证治

因脾喜燥恶湿，滋阴则助湿，易伤脾胃，健脾祛湿用温燥之品，易加重肝肾阴虚，同时治之，则疗效不显。李老主张，宜先调理脾胃，则津液生化有源，促使肝肾之阴复。但应用健脾胃之药，宜淡渗轻灵平和，不宜过用芳香温燥之品，以免燥湿伤阴，饮食好转，宜酌加养阴之品，但不宜过用滋腻，以免腻胃助湿伤脾。运用这一观点，治疗鼓胀肝肾阴虚等病证，常取得疗效。

7. 脾胃病胃阴虚证治，用药宜轻灵甘凉

李老认为，理气过于温燥则伤阴，养阴过于滋腻则助湿，故对脾胃阴虚的遣方用药，当药味宜轻，用量宜小，轻灵不蛮补，并据脾胃气阴关系，在养胃阴的基础上酌加益气而不温燥的药物，对于脾胃阴虚证的治疗，收效显著。脾胃疾病见于胃阴虚者，多因热性病（包括热性传染病）后期，高热伤阴，或胃病过用温燥之品而伤阴，或素体阴虚内热以及其他疾病伤及胃阴。对胃阴虚的各种胃病，李老常用柔润之品以滋养胃阴，多以叶天士的养胃汤为基础方，加白芍、知母、天花粉、陈皮、鸡内金、焦三仙；气郁胀满者加郁金、乌药，慎用芳香理气过燥之品，以免损伤胃阴；疼痛者加延胡索，重用白芍；阴虚火盛者可酌加牡丹皮、玄参、地骨皮等。正如《临证指南医案》所云“胃喜柔润”“阳明燥土得阴自安”。

总之，对脾胃病的治疗，在用药上，李老总以甘、平、温、轻灵之药性为主，常以甘温淡渗之方药为基础，随证加减。除脾胃虚寒或湿热过盛，对大辛、大热之姜、附，苦寒泻下之硝、黄以及滋阴腻补之品宜慎用和勿过用，以免损伤气阴。对脾胃虚证，亦当注意运用行补、通补的原则，不可大剂峻补、壅补。在补药之中，酌加理气醒脾和胃之品，以调畅气机，使补而不壅，补不滞邪，通不伤正。在用药的剂量上，亦当轻灵为宜，宁可再剂，不可重剂。正如名医蒲辅周所言：“中气虚馁，纯进甘温峻补，则壅滞气机，反而增加脾胃负担，甚则壅塞脾之运化，使胃腑更难通降。”亦说明了脾虚病理和用药特点。况且，脾胃虚弱，每致气滞、食积、瘀血停留，若大剂壅补，则碍祛邪，故当补中寓行，轻剂收功，使中气渐强，运化得力，则正气渐复，脾病得愈。

（二）温病的基本病理是损阴伤正

温病学说是在我国历代名医的医疗实践中逐步发展起来的。第一，温病具有传染性，最早即见于《黄帝内经》。第二，通过历代医家的临床实践发现，温病的病因是外界一种杂气“疠气”，由口鼻而入。第三，明确了伤寒与温病的区别，温病系有温热之邪，伤寒为外感寒邪。第四，创建了温病的病理发展，系由卫、气、营、血、三焦的发展规律。第五，根据温病的病理，创建了清热解毒、凉血透窍等一系列的治法和方药。第六，综合历代温病名家对温病的治法，总以清热解毒、保存津液为原则的治法。

李振华有两次系统治疗温病的经历：第一次是 1956 年冬末和次年春季开始。当时李振华在洛阳中医师进修班任教，洛阳地区伊川县，发生流行性脑脊髓膜炎（简称流脑）较大量的流行。1957 年春节前后两个多月，已死亡 70 余人，并逐渐波及临近各县。洛阳专署卫生科组织洛阳地区人民医院为主的医疗治疗小组，李振华作为中医方面的医生参加。首先到疫情较重的伊川县人民医院，见到一个女性患者，发烧昏迷抽搐两日余。根据医生讲述，患者的丈夫和孩子前几日均因流脑死亡，现这位患者也病情危重，经抢救无效，已下病危通知。医疗组全体同志感到束手无策。当时，李振华对“流脑”这个病名既不了解，也未治疗过。随深入病房系统查阅了该患者的病历和死亡病历，发现患者初得皆是头项强疼，发热汗出。西医多是按重感冒治疗，用解热镇痛药，中医也多用麻黄汤、桂枝汤等辛温解表、发汗法治疗。汗后不仅高热不解，继而出现高热、抽搐、昏迷而死亡，死者多为儿童。本病初得时因出现头痛剧烈等症状，不少家属随便到药店购买止痛片、阿司匹林等以缓解症状，但服后病情如上述反而加重。当时根据患者的症状及治疗经过，都因用辛温解表或西医的发汗剂而致死亡，按季节已到春节，这显然是中医温病的春温或风温病。温病系感受热毒之邪，为“杂气”“戾气”所致，有传染性，严格禁用辛温解表发汗之法，治疗上在卫气分应以清热解毒，在营血应以凉血解毒为主，如抽搐昏迷，应加息风透窍之药。该病属于温病，不仅严禁用辛温药解表发汗，而且应以保存津液为主。李振华向治疗小组谈了中医对此病的病名、病因、病理、治法的认识。当时治疗小组由洛阳专区人民医院院长陆介甫同志带队负责，听李老谈得有道理，遂让李振华试抢救这一女性患者。李振华以清瘟败毒饮为主，加息风解痉药物全蝎、地龙、僵蚕和透窍的安宫牛黄丸治疗。药熬好后他亲自到病房看护士为患者鼻饲喂药，经过一天一夜的治疗，患者体温下降，痉挛缓解，苏醒过来。经数日治疗，患者性命保住了，并逐渐痊愈。这个患者的康复引起了陆院长和全体医疗组成员的重视。其他患者也转为由李振华进行治疗。医疗组在伊川县医院共治疗了 14 个患者，基本以中药为主，全部治愈。这件事引起了专署和县卫生科的重视，随即召开了全县中西医部分人员会议，让李振华讲解对该病的认识和治疗方法。事后，这位陆院长带着李振华和两位做化验的医生亲自到宜阳县、偃师县、洛阳县、三门峡等地进行讲解。李振华又将这一治疗方法，向地区中医进修班全体同学进行讲解。专署卫生科决定停课，把这些学生安排到洛阳各县为患者进行诊治。至4月份，共治疗近百例乙脑患者，均全部治愈，未发现1例死亡。全地区终于扑灭了疫情。本次对疫情的控制效果，引起了河南省卫生厅的重视，由卫生厅景处长负责，带领省防疫站同志，在洛阳召开了治疗流脑的现场会，让李振华做了对流脑治疗经验的介绍，推广中医治疗流脑的经验。

李振华第二次系统治疗温病，是在1970年7月，当时正值“文革”。李振华在河南禹县劳动。禹县大肆流行乙型脑炎（以下简称乙脑），县人民医院在“怀帮”大院开设了临时病房。8天内收治了83例患者，死亡32例，多为儿童。“怀帮”大院日夜哭声不绝，全县人心惶惶。此事引起县革委会的重视，县革委会主任藏文营召开部分中西医座谈会，也通知李振华参加。李振华在会上谈到，乙脑属于中医温病范畴，并系统介绍了在洛阳治疗流脑的经验和方法。同时，他还讲述了1955年《人民日报》刊登的石家庄和北京两地名医郭可明、蒲辅周治疗乙脑的经验。最后藏主任决定，以李振华为主，和禹县人民医院几位医护人员共同组成治疗小组，深入病房，全天治疗。自7月至9月三个月，共抢救治疗132例患者，治愈率达到92.7%，其中有25例出现偏瘫、单瘫、耳聋、头痛、弄舌等后遗症，经中药配合针灸也全部治愈。

李老总结自己治热性传染病的经验是：

1. 损阴伤正是温病的主要病理基础。温病，尤其各种热性传染病，系感受“杂气”“戾气”热毒之邪。由口鼻而入，热毒严重损伤人体之津液，故在治法上宜清热解毒，辛凉透表散热为主。

2. 热性传染病，宜按叶天士的卫、气、营、血辨证分期治疗。在卫分者用清热解毒，辛凉透表，方用银翘散为主加减治疗。在气分者宜重用白虎汤为主，加清热解毒之品治疗，生石膏用量大者可加粳米或生山药，以保护胃气。病入营血者，用清热凉血，息风透窍法，以清瘟败毒饮或犀角地黄汤加减的清热解毒、息风透窍之品治疗。

3. 热性传染病，除注意热毒之邪外，还要注意湿邪，尤其是暑温，暑易夹湿，应注意减少清热之药，如生石膏的应用；加芳香化湿之药如郁金、菖蒲、白蔻仁、佩兰、佛手花等。

4. 温热病之病理以损阴伤正为主，故治法上，始终要注意保存津液。多一分津液，多一分生机。

5. 温热病在发热时，宜用葛根，以清热生津；神智昏迷时，注意用安宫牛黄丸或紫雪丹以清热透窍。

6. 温热病后期，多因痰多而窒息死亡，用白矾 5g，葶苈子 15g，川贝母 10g，水煎 200mL 左右，用棉球浸药水，徐徐滴入患者咽喉，可以化痰防止窒息。此方多年来救活了不少因痰多将要窒息的患者。

7. 热性传染病在恢复期，身凉脉静，宜养阴和胃、扶正为主，方用沙参麦冬汤加减。有后遗症者可随证加息风、通络、透窍的虫类药物。

李振华对治疗流脑和乙脑的体会：

1. 流脑和乙脑两病均属中医温病范畴，系疫毒侵袭，导致热毒损阴伤正的病机。在治疗上始终以保存津液为主，忌用辛温解表，发汗退热药物。

2. 由于两病发病季节不同，乙脑较流脑内热更重，需重用白虎汤之生石膏等。但乙脑多暑热夹湿，宜重视藿香、佩兰、白蔻仁、节菖蒲等芳香化湿之品的应用，生石膏宜减量。

3. 流脑、乙脑发病初期，均宜用辛凉透表、清热解毒之银翘散合白虎汤加减。病入营血，宜透营转气，清热凉血，息风透窍，用清瘟败毒饮加减为主。抽搐证宜用息风通络之虫类药，昏迷用凉开透窍之安宫牛黄丸等。

4. 乙脑易出现多种后遗症，且多是暑热夹湿证所致。治疗上宜清余热和血通络，息风透窍，有湿宜用理气而不香燥之药为法。并可配合针灸治疗。

（三）心阳学说，治心病重视心阳

“心居胸中，为阳中之阳”，心之阳气至关重要，“阳气者，若天与日，失其所则折寿而不彰”。临床上，心病患者多因心阳衰竭而致死亡，尤以冬季严寒、黎明阴盛之时居多，故李振华治疗心脏病证，如治疗冠心病，既重视活血以通脉，又重视心阳的强弱，如心阳强盛，虽心脏血管狭窄，亦可促使心脏供血不致衰竭，如心阳衰弱，虽心脏血管狭窄不甚，亦可因心阳虚弱而致气虚血瘀且促使衰竭；因此在治疗冠心病时，主张在助心阳的基础上加理气活血之品，以使心脏血行通畅。冠心病特别是心肌梗死，虽有气阴两虚、痰湿阻滞、气滞血瘀、心肾阴虚等不同辨证，在随证治疗的同时处方用药，更须时刻注意心阳。在这一学术思想指导下，对冠心病在改善胸闷、气短、心绞痛以至心衰时，常收到非常显著的效果。在温心阳的同时注意顾心阴，以达“阴中求阳”，阴阳平衡。

四、专病之治

（一）慢性胃炎

慢性胃炎为临床常见的脾胃病，是以胃黏膜炎症为主要病理变化的慢性疾患。属于中医“胃脘痛”“痞满”“嘈杂”等范畴，临床以胃脘疼痛，腹胀纳差，呕恶，嗳气等为主要表现。现将其治疗慢性胃炎实践经验总结于下。

1. 辨证分型

李振华认为本病病机本质是脾虚。而在脾胃疾病过程中常表现出偏气虚、阳虚、阴虚、气滞、食滞、湿阻、血瘀等不同的病机变化，故治疗上应抓住脾虚这个关键，辨证施治。临床上主要分脾胃气虚、肝胃不和、胃阴亏虚三种证型论治，其他则作为兼证处理。

（1）脾胃气虚：症见胃脘隐痛，绵绵不休，喜暖喜按，腹胀纳差，食后胀甚，嗳气，大便溏薄，面色萎黄，身倦乏力，舌质淡，舌体胖大，边有齿痕，苔薄白或白腻，脉沉缓或细弱无力。治宜健脾益气，和胃降逆。方用香砂六君子汤加减。如脾胃阳虚，泛吐清水，畏寒肢冷者，加制附子、干姜，以温中健脾；痰湿中阻，脘腹痞满，恶心欲呕，泛吐痰涎者，去党参，加薏苡仁、泽泻、佛手、桂枝、厚朴以温通脾阳、祛湿化痰；肝郁气滞，胁肋窜痛，善太息，脉弦者，加柴胡、郁金、香附、青皮等，以疏肝解郁；瘀血阻络，胃脘刺痛，痛处不移，舌质淡暗，边有瘀斑、瘀点者，加牡丹参、桃仁、川芎、延胡索等，以活血化瘀；胃气上逆，呃逆、呕恶、嗳气频作者，加丁香、柿蒂、生姜等，以温中和胃降逆；食滞中焦，脘腹胀满，嗳腐厌食者，加焦三仙以消食导滞。

（2）肝胃不和：症见胃脘胀痛，痛窜两胁，痛无定处，胸脘胀闷，嗳气频作，嘈杂，有时恶心呕吐，舌边尖红，苔薄白或薄黄，脉弦。治宜健脾疏肝、理气和胃，方用逍遥散加减（当归、白芍、白术、茯苓、柴胡、郁金、香附、砂仁、枳壳、陈皮、半夏、甘草）。若气滞血瘀，胃脘刺痛者，加延胡索、丹参、赤芍，以理气活血；气郁化火，口干口苦，心烦易怒者，去砂仁、半夏，加牡丹皮、焦栀子、竹茹，以清肝胃之热；嘈杂泛酸，频频呕吐者，加黄连、吴茱萸、煅瓦楞，以辛开苦降、和胃止酸。

（3）胃阴亏虚：成因主要有三：一是脾气虚弱，不能为胃行其津液，胃失濡润；二是肝郁化火，火邪灼伤胃津；三是温热病后或胃病过用温燥之品，耗伤胃阴。症见胃脘灼痛，饥不欲食，少食则饱，胃脘胀满，口干咽燥，大便干结，身倦乏力，舌质红，体瘦小，少苔或无苔，脉细弱或细数。治宜养阴和胃、理气清热，方用沙参养胃汤加减（沙参、麦冬、石斛、白芍、山楂、知母、鸡内金、天花粉、牡丹皮、乌梅肉、陈皮、甘草）。若兼肝郁气滞，加郁金、乌药，以疏肝理气；气滞血瘀者，加牡丹参、桃仁、延胡索，以理气活血；阴虚内热，胃逆嗳气者，加竹茹、刀豆、柿蒂，以和胃清热；心烦易怒，失眠多梦者，加焦栀子、夜交藤，以清热安神；大便干结者，加火麻仁以润肠通便；兼脾胃气虚，气短懒言者，加党参、山药以健脾益气；阴虚火旺，大便出血者，加生地黄、白及、黑地榆，以凉血止血。

2. 诊治心得

（1）肝脾相关，治脾宜调肝：本病虽属中医脾胃病范畴，但病机变化与肝密切相关。肝气条达，则脾土健运；肝失疏泄，则脾土壅滞。在病程中常出现肝气郁滞，气失条达，横逆乘土的病机，形成肝郁脾虚证候。就本病而言，肝脾不调的成因有两个方面：一是饮食不节，饥饱失宜，损伤脾胃，脾失健运，水湿内停，气机郁滞，进而影响肝气的疏泄条达；二是因情志不遂，恼怒伤肝，肝气郁滞，失于疏泄，肆虐中土。二者虽起因不同，却异途同归，终成脾虚肝郁。肝郁不解，脾虚难复。故临证注重肝脾关系，在治疗脾胃的同时，注意调肝，每每收到满意疗效。

【医案】患者，男，50岁，干部，2003年11月21日初诊。

胃脘间断痛10余年，胃镜、胃黏膜组织活检诊断为浅表萎缩性胃炎。现症见胃脘疼痛连及两胁，嘈杂，腹胀，食后胀甚，嗳气，少食，日进食量半斤许，大便溏，舌质暗红，苔白腻，脉弦滑。

辨证：脾虚肝郁。

治法：健脾益气，疏肝和胃。

处方：党参12g，白术10g，茯苓18g，半夏10g，陈皮10g，香附10g，郁金10g，枳壳10g，延胡索10g，川芎10g，砂仁8g，甘草3g。

服20剂后，胃痛止，饮食增，诸症大减，后守方随症加减又服90剂，症状消失。胃镜、胃黏膜组织活检结果：轻度浅表性胃炎。

按：本患者脾虚湿阻，土壅木郁，肝失条达。故在健脾基础上辅以疏肝理气，调畅气机，使肝气疏泄，脾土健运，而沉疴获愈。

（2）抓住脾虚关键，治病求本：慢性胃炎在疾病过程中，常见有湿阻、肝郁、气滞、血瘀、食滞等病机变化，但变化之本均为脾虚一源所致。脾主运化，输布精微，胃主受纳，腐熟消磨。脾胃亏虚，运化失职，水湿内停，困遏中土，则脘闷纳呆，便溏不爽，舌苔厚腻。脾主升，升则健，胃主降，降则和。水湿为有形之阴邪，阻于中焦，升降失常，中土壅滞，致肝失疏泄，气机郁结，则胃痛连胁，腹胀，嗳气，大便不调，脉弦。气有余便是火，气郁化热，火热灼胃，胃脘灼痛，嘈杂，口干口苦，舌红，脉弦数。气为血之帅，气失条达，血行不畅，或脾气久虚不复，脉络痹阻，则胃脘刺痛，拒按，痛处不移，舌见瘀斑瘀点。脾胃虚弱，运化无力，食滞中脘，出现脘腹胀满，纳呆厌食，嗳腐，苔厚腻，脉弦滑。因此，治疗时应在复杂的证候和病机中，抓住脾虚关键，脾健则不祛湿而湿自去，不理气而气自调，不消食而食自化，不活血而瘀自消。

【医案】患者，女，52岁，教师，2004年3月3日初诊。

患慢性胃炎（浅表性）8年余。症见胃脘隐痛，喜暖喜按，腹胀纳差，嗳气，面色萎黄，身倦乏力，四肢欠温，大便溏薄，舌质淡，体胖大，边见齿痕，苔白腻，脉沉细无力。

辨证：脾胃气虚，痰湿中阻。

治法：健脾益气，祛湿化痰。

处方：方用香砂温中汤加减。党参10g，白术10g，茯苓18g，橘红10g，半夏10g，木香6g，砂仁8g，薏苡仁30g，泽泻12g，桂枝3g，厚朴10g，枳壳10g，柿蒂15g，甘草3g。

随证加减服药60余剂，诸症消失。

按：本患者胃脘隐痛，喜暖喜按，腹胀纳差，四肢欠温，舌质淡，体胖大，边见齿痕，苔白腻，脉沉细无力，属脾胃气虚，痰湿中阻，升降失常。治疗上相应着眼于脾虚，调理中焦，振奋脾阳，药中病机，故收到满意疗效。

（3）用药宜轻灵，重在健与运：慢性胃炎，病位在胃而关乎脾肝，从其病机本质来看属脾胃机能虚损性疾病。脾虚则不运，胃虚则不磨，所以本病患者一般都有食少纳呆表现。饮食水谷赖脾胃以化精微，清阳之气随脾之升以灌四旁，浊阴糟粕随胃之和降以出大肠。脾失健运，湿阻气滞，升降失常，故胃痛痞满，嘈杂，腹胀等。药以攻病，然脾胃本身有病最不耐药物之过于寒热温凉，攻补消伐。临证用药既要看到脾胃虚损的病机本质，又要考虑邪留标实的病机变化，既不可蛮补，更忌妄伐，蛮补则壅滞气机，妄伐更伤胃气。脾喜燥恶湿，胃喜润恶燥，滥施滋温，皆非所宜。因此对脾胃病用药，应轻虚灵通，顺其升降之理，和其燥润之性，重在脾胃健运以复其纳化之功。

【医案】患者，女，64岁，退休工人，2002年12月9日初诊。

患慢性胃炎10余年，胃镜及病理检查诊断为“重度萎缩性胃炎伴肠化”。现症见胃脘隐痛，喜温喜按，饮食锐减，日进食二两许，时干呕涎沫，伴嗳气恶心，大便干，神疲乏力，行动困难，面色无华，形体消瘦，气短懒言，舌质淡，舌体胖大，苔薄白，脉沉细无力。

辨证：脾胃气虚。

治法：健脾益气。

处方：党参12g，白术10g，茯苓15g，陈皮10g，半夏10g，鸡内金10g，砂仁6g，焦三仙各10g，火麻仁15g。

随证加减，连服150剂。饮食正常，诸症消失，胃镜及胃黏膜检查未见萎缩炎性病变。

按：本例患者脾胃不足，气血虚极，不用黄芪归胶；便秘腹胀而远攻下之硝黄。药用六君子汤健脾调中，焦三仙以助脾运，火麻仁滋胃肠勿使过燥。方虽平淡可愈痼疾，药虽无奇能起沉疴。

（4）久病多瘀，应调气活血：脾胃虚弱，日久不复，久痛入络。其始于饮食劳倦，情志不畅，先伤脾胃之气，健运失职，致湿停食阻或气滞火郁。其病机虽有本虚标实之不同，然病延日久多可致血瘀。因本虚者，脾气不足，中气虚馁，气虚血瘀；因标实者，邪阻脉道，血行不畅，瘀血阻络。本病病程长，反复不愈，故治疗时需辅以活血之品，俾瘀去新生。

【医案】患者，男，38岁，工人，2003年9月22日初诊。

间断性胃痛14年，胃镜及病理活检均诊断为浅表萎缩性胃炎。

现症见胃脘刺痛，痛处固定不移，腹胀纳差，嗳气，泛吐清水，畏寒肢冷，倦怠乏力，形体消瘦，舌质淡暗，体胖大，边见瘀斑，苔薄白，脉沉涩。

辨证：脾胃气虚，瘀血阻络。

治法：健脾和胃，益气活血。

处方：党参15g，白术10g，茯苓15g，陈皮10g，半夏10g，香附10g，砂仁8g，厚朴10g，枳壳10g，郁金10g，桂枝5g，延胡索10g，丹参15g，桃仁10g，甘草3g。

上方随证略有加减，共服90余剂，诸症消失。胃镜检查提示：胃黏膜萎缩病灶消失。

按：叶天士指出："胃病久而屡发，必有凝痰聚瘀。"临证所见，胃痛经久不愈，大多具舌质暗，有瘀点瘀斑，疼痛部位固定等血瘀见证，故治疗时应注意在健脾和胃，调理气机的基础上，佐以活血化瘀之品，可收到更佳疗效。本案病机为脾胃气虚，血行无力，瘀血阻络，故方选香砂六君子汤以健脾益气，使气行血行；配桂枝以振奋脾阳，温通经络；佐延胡索、丹参、桃仁等以活血化瘀。诸药合用，药证合拍，病获痊愈。

（二）消化性溃疡

消化性溃疡属于中医学"胃痛""嘈杂""吞酸""痞满"等范畴，临床以规律性腹痛，嗳气吞酸，恶心呕吐，甚至吐血、便血为特征。因其反复发作，治疗不易，且常出现大量出血、急性穿孔、幽门梗阻等严重并发症，甚至发生癌变，故对人体健康危害较大。

李振华认为，本病的成因主要与饮食不节、情志不遂有关。如饮食不调，过食生冷，损伤脾胃，或素体脾虚，复因饮食寒冷所伤，致中焦阳气不振，虚寒凝滞，气血不畅，形成溃疡；或情志不遂，忧思恼怒，致肝气郁结，横逆于胃，胃失和降，气血壅滞不畅，久而形成溃疡。若肝郁日久不愈，气郁化火，横逆于胃，可耗伤胃阴，灼伤脉络而见呕血、便血。本病病变部位在胃或十二指肠，而与肝脾二脏关系密切，因而在病机演变中分别见肝胃郁热、气滞血瘀、脾胃虚寒等不同病理机制，这些不同的病理机制，即构成了临床辨证论治的内在病理依据。

1. 辨证分型

李振华根据数十年临证体会，以病因病机为指导，将本病分为脾胃虚寒、气滞血瘀、肝胃郁热三证论治。

（1）脾胃虚寒：症见胃脘隐痛，痛处喜暖喜按，饥饿时痛甚，进食痛减，口淡食少，腹胀嗳气，泛吐清水，身倦乏力，四肢欠温，大便溏薄，舌质淡，苔薄白，脉沉细等。治宜温中健脾，理气活血。方用自拟理脾愈疡汤。药物组成：党参 15g，白术 10g，茯苓 15g，桂枝 6g，白芍 12g，砂仁 8g，木香 6g，厚朴 10g，甘松 10g，刘寄奴 15g，延胡索 10g，乌贼骨 10g，炙甘草 6g，生姜 3 片，大枣 3 枚。

方中党参、白术、茯苓、炙甘草益气健脾；桂枝、白芍、生姜、大枣配炙甘草调和营卫，温中补虚，缓急止痛；砂仁、厚朴、木香、甘松、刘寄奴、延胡索疏肝和胃，理气活血；乌贼骨生肌收敛，制酸止痛，共奏温中健脾，理气活血，生肌愈疡之效。

若大便色黑，状如柏油者，加白及 10g，三七粉 3g（分 2 次冲服），黑地榆 12g；如语言无力，形寒畏冷，四肢欠温者，加黄芪 30g，甚者加附子 10g；如嗳气频作者，加丁香 5g，柿蒂 15g；如食少胀满者，加焦山楂 12g，神曲 12g，麦芽 12g。

（2）气滞血瘀：症见胃脘部刺痛，痛处固定不移，严重时疼痛不休，食后痛甚，或见呕血、便血，舌质暗红，边见紫斑，苔薄白，脉沉涩等。治宜活血化瘀，理气止痛。方用自拟活血愈疡汤。药物组成：当归 10g，赤芍 10g，川芎 10g，香附 10g，小茴香 10g，木香 6g，延胡索 10g，五灵脂 10g，炒蒲黄 10g，三七粉 3g（分 2 次冲服），甘草 3g。

方中当归、川芎、赤芍、五灵脂、蒲黄、延胡索、三七粉活血散瘀，行气止血；香附、木香、小茴香疏肝理气。诸药合用，可使气血通畅，则疼痛与出血自解。

疼痛消失后，宜常服健脾和胃，理气活血之品，以巩固疗效，防止复发，促使溃疡愈合。方用健脾活血汤。药物组成：党参 15g，白术 10g，茯苓 12g，当归 10g，赤芍 12g，香附 10g，砂仁 8g，厚朴 10g，甘松 10g，延胡索 6g，炙甘草 6g。

（3）肝郁化火：症见胃痛急迫，痛处拒按，伴灼热感，口干口苦，心烦易怒，嘈杂吞酸，食后疼痛无明显缓解，尿黄便秘，舌质红，苔薄黄少津，脉弦数等。治宜养阴和胃，疏肝泄热。方用自拟养阴疏肝汤。药物组成：辽沙参 20g，麦冬 15g，石斛 15g，白芍 15g，青皮 10g，陈皮 10g，甘松 10g，刘寄奴 12g，吴茱萸 5g，黄连 6g，白及 10g，甘草 3g。

方中辽沙参、麦冬、石斛、黄连滋阴清热；白芍、青皮、陈皮、甘松、吴茱萸疏肝开郁，理气止痛；刘寄奴通经活血，消瘀止痛；白及消肿止血，收敛生肌；同时吴茱萸、黄连并用，即左金丸，辛开苦降，可解嘈杂吞酸。诸药共奏养阴清热，疏肝活血，收敛生肌之效。若疼痛缓解，胃火渐清，可酌减清热之品，加入健脾而不燥之山药、薏苡仁、茯苓等常服，以促使脾胃功能恢复。

2. 典型医案

案一 患者，男，30 岁，司机。2001 年 11 月 28 日初诊。

患者自述间断性胃脘隐痛 3 年余，每于秋冬季病情加重。现胃脘隐痛，饥饿时痛甚，得食痛减，痛处喜暖喜按，腹胀嗳气，身倦乏力，手足欠温，面色萎黄，形体消瘦，大便呈柏油状，每日 2 ～ 4 次，舌质淡暗，苔薄白，舌体胖大，边见齿痕，脉沉细。胃镜检查提示：十二指肠球部溃疡。中医辨证：脾胃虚寒，气血瘀滞。

治法：温中健脾，理气活血。

处方：理脾愈疡汤加减。党参 12g，白术 10g，茯苓 15g，陈皮 10g，半夏 10g，木香 6g，砂仁 8g，厚朴 10g，桂枝 6g，白芍 12g，延胡索 10g，甘松 10g，刘寄奴 12g，甘草 3g，三七粉 3g（分 2 次冲服）。

二诊：上方服 10 剂，胃痛、腹胀明显减轻，柏油便消失，但大便仍溏薄，日行 2 ～ 3 次，舌质淡，舌体胖大，边见齿痕，苔薄白，脉沉细。方中去三七粉，加薏苡仁 30g。

三诊：上方又进 15 剂，胃痛、腹胀、嗳气等症状消失，大便正常。方中去薏苡仁，加乌贼骨 15g，继服以巩固疗效。以上方为基础，随证加减，又服 2 月，精神、饮食均好，二便正常，无明显不适感，经胃镜检查提示：十二指肠球部溃疡愈合。1 年后随访未再复发。

按：脾胃病的病机以脾胃气虚为主，特别是脾气虚为主，气虚日久或受寒加重则转成脾阳虚。在脾气虚的基础上，还有肝郁和胃滞。在临证中，脾虚、胃滞、肝郁是灵活的、运动的、转化的过程，不是机械固化的各占三分之一，而是根据身体的基础情况以及发病的原因显现的。如本案患者，以脾胃气虚为主，治疗以健脾益气为主，在气候变化，天气转冷的时候加重，是气虚加重，逐渐过渡到阳虚的过程，但是还没有到严重的阳虚阶段，治疗以健脾和胃的香砂六君子为主，加温健中脏的小建中，不通则痛，佐治一些理气活血的胡索、甘松、刘寄奴、三七粉等使溃疡愈合。

案二 患者，男，33岁，工人，2003年3月6日初诊。

患者自述间断性胃脘疼痛6年余，长期交替服用复方胃复康、甲氰咪呱、乐得胃、雷尼替丁、洛赛克、胃必治等西药，病情时轻时重。每因情志不畅，饮食不节，尤其是饮酒或过食辛辣则病情加重。多次经胃镜、钡餐检查均提示胃溃疡。现胃脘灼热疼痛，痛处拒按，时连及两胁，嗳气，口干口苦，心烦易怒，嘈杂泛酸，便干色黑，舌质暗红，苔薄黄，脉弦细。

中医辨证：肝胃郁热，瘀血阻络。

治法：疏肝和胃，化瘀清热。

处方：养阴疏肝汤加减。辽沙参15g，麦冬12g，石斛10g，白芍15g，延胡索10g，香附10g，知母12g，竹茹10g，甘松10g，刘寄奴12g，黄连5g，吴茱萸3g，白及10g，甘草3g。

二诊：上方服12剂，胃脘灼痛，口干口苦、嗳气、心烦易怒症状大减，嘈杂泛酸，便干色黑症状消失，感食欲不振，方中去麦冬、黄连、吴茱萸，加山药20g，茯苓12g，陈皮10g，以健脾和胃。

三诊：上方又进15剂，诸症消失，精神、饮食均好，二便正常，守方去辽沙参、竹茹，加太子参15g，桃仁10g，继服，以巩固疗效。以上方随证略有加减，又服50剂，无特殊不适症状，经钡餐检查提示：胃溃疡愈合，病获痊愈。

按：本案患者每因情志不畅，胃脘灼热疼痛，痛处拒按，时连及两胁，嗳气，口干口苦，心烦易怒，嘈杂泛酸，脉弦细，一派肝郁气滞证，肝胃不和，肝郁化火日久，出现伤阴的迹象，治疗以辽沙参、麦冬、石斛、白芍、知母、竹茹养阴清热。李老在治疗反酸烧心、口苦的肝胃化火症状时，常用辛开苦降的左金丸，根据寒热程度来调整黄连、吴茱萸的比例，本案患者是以热为主，其黄连的用量高于吴茱萸，如胃酸严重的可以配上瓦楞子抑制胃酸，随着肝胃之火下降，逐渐增加扶脾之药，使肝脾胃功能协调而病愈。

案三 患者，男，37岁，技术员。2005年7月13日初诊。

患者自述于4年前因工作过度劳累，加之饮食不节，饥饱失宜，又喜食生冷、油腻、辛辣之品，导致胃脘疼痛，身体逐渐消瘦。虽长期服用吗叮啉、胃必治、雷尼替丁、奥美拉唑、健脾丸、气滞胃痛冲剂等多种中西药物治疗，但病情时轻时重，反复发作，终未治愈。2005年5月又因饮用冰镇啤酒而致胃痛加重，经胃镜检查提示：慢性红斑性胃炎；十二指肠球部溃疡。来诊时症见胃脘刺痛，痛处固定不移，腹胀，纳差，嗳气，身倦乏力，大便溏薄，日行3～4次，舌质淡暗，体胖大，边见瘀斑，苔白腻，脉沉涩。

中医辨证：脾胃气虚，瘀血阻络。

治法：健脾益气，活血通络。

处方：健脾活血汤加减。党参15g，白术10g，茯苓15g，陈皮10g，半夏10g，香附10g，砂仁8g，厚朴10g，郁金10g，当归10g，赤芍12g，甘松10g，延胡索10g，甘草3g。

二诊：上方服20剂，胃痛未作，腹胀、嗳气症状大减，身体较前有力，纳食较前增加，仍大便溏薄，日行2～3次，舌质淡暗，体胖大，边见瘀斑，舌苔白稍腻，脉沉细。方中去当归、赤芍，加薏苡仁30g，枳壳10g，以增健脾祛湿，理气和胃之力。

三诊：上方又进20剂，诸症消失，精神、体力、饮食、大便均正常，面色趋于红润，体重较前增加，但每遇进食生冷、辛辣之品，即感胃中隐隐作痛，舌质淡红，苔薄白，体胖大，脉沉细。方中去甘松、延胡索，加乌贼骨12g，贝母10g，以增收敛生肌之力。以上方为基础，随证略有加减，又服2个月，精神、饮食均好，无特殊不适，嘱其调节饮食，避免过度劳累，经复查胃镜，十二指肠球部溃疡愈合，病获痊愈。半年后随访，未感特殊不适。

按：李老治疗脾胃病的九字真言："脾宜健，肝宜疏，胃以和。"在治疗脾胃病时，要时刻掌握肝、脾、胃三脏关系的协调，但是在健脾、疏肝和胃的基础上，还要重视兼证的治疗，如湿热重者需加清湿热的药物。脾胃病多是慢性病，久病必瘀，加之胃病很容易出现血瘀气滞的现象，李老在治疗脾胃病时喜欢用活血理气的甘松、刘寄奴，时刻关注气滞血瘀的情况，本案就是久病必瘀，治疗时在健脾益气的基础上加重了理气活血化瘀的郁金、当归、赤芍、甘松、延胡索等。重视整体，关注兼证，随时变通，灵活用药，方可取得显著的效果。

3. 诊治心得

有关消化性溃疡的治疗，在用药方面尚需注意以下几点：

（1）脾虚日久不愈，常导致"土壅木郁"，脾虚肝旺。因此，治疗时应选择疏肝理气或敛肝之品，以协调肝脾。

（2）胃主受纳，脾主运化。如出现腹胀，纳呆，嗳气等症状，应注意加导滞和胃之品，以利脾之运化。

（3）湿蕴化热，短时出现湿热中阻之病机，可酌用苦寒燥湿之品，但应中病即止，否则易伤脾气。

（4）如表现虚中夹实之病机，不宜过早使用收敛生肌之品，以免闭门留寇。

（三）流行性脑脊髓膜炎

本病属温病范围“风温”“春温”范畴。常流行于冬末春季，以 2 ～ 4 月为发病高峰。成人和儿童均可发病，以儿童为多见。临床以突然发热、头痛、呕吐、烦躁，甚至谵语，昏迷、颈强抽搐为主症。系急性呼吸道传染病。

冬末至春季，阳气升发，气候转温，疫毒病邪易于滋生。如机体偏虚，卫外不固，抗病力弱，疫毒之邪易由口鼻而入（西医学发现本病传染源为脑膜炎双球菌），首先侵犯肺胃二经。肺卫之气失调，则见发热或微恶寒，或自汗出。胃经有热，故见头痛、呕吐、口干渴。如热邪不解逆传心包，则神昏、谵语甚至昏迷。热毒内盛耗伤津液，筋脉失养，故见颈强抽搐。中医温病学根据这一病理发展，在辨证上归为卫、气、营、血四个阶段。

由于机体抵抗力和感受病邪之程度不同，在病理发展上亦有不经过卫分即出现气分甚至营、血分症状而暴发者。临证时应注意辨别。

1. 辨证分型

由于本病在病理上首先是肺胃二经热盛，继而热邪由气转入营血。同时可以热动生风和逆传心包。根据病理发展过程，按卫、气、营、血四个阶段辨证治疗如下：

（1）卫分证治

主症：发热微恶寒或不恶寒，无汗，头痛较剧，颈强、呕吐，口干，精神不振，舌苔薄白，舌质边尖红，脉浮数。

治法：辛凉解表。

处方：加味银翘散。连翘 12g，金银花 15g，桔梗 10g，薄荷 10g，葛根 15g，板蓝根 20g，荆芥 10g，淡豆豉 10g，牛子 10g，淡竹叶 10g，菊花 12g，甘草 2g。

如不恶寒自汗出，可去荆芥，加生石膏 20g。

（2）气分证治

主症：高热，自汗出，头痛剧烈，呕吐，颈强，面红，烦躁，口干渴，舌苔黄，舌质红，脉洪数。

治法：清热解毒。

处方：加味白虎汤。知母 10g，生石膏 100 ～ 300g，葛根 15g，金银花 25g，板蓝根 20g，菊花 15g，竹茹 10g，粳米 30g，甘草 3g。

如无粳米可用生山药 15g。

（3）营分证治

主症：高热，颈强，抽搐，神昏谵语，面及口唇红，不渴，舌苔黄而干，舌质绛红，脉数或滑数。

治法：清营解毒，透窍息风。

处方：清瘟败毒饮加减。犀角（水牛角代）6g，生地黄 12g，牡丹皮 10g，赤芍 15g，知母 12g，生石膏 50～100g，玄参 15g，川黄连 10g，全蝎 10g，连翘 15g，葛根 15g，板蓝根 20g，菖蒲 10g，甘草 3g。

配服安宫牛黄丸，每次 1 丸，每日 2 次。

（4）血分证治

主症：发热或不热而四肢厥冷，颈强直，角弓反张，昏迷，衄血，皮肤斑疹，面色灰暗或紫红，口唇绛红，舌苔黄干，舌质绛红，脉数或见促脉。

治法：凉血解毒，透窍息风。

处方：加味化斑汤。犀角（水牛角代）6g，玄参 15g，知母 15g，生石膏 50g，牡丹皮 10g，钩藤 12g，地龙 15g，全蝎 10g，菖蒲 10g，板蓝根 18g，甘草 3g。

配服安宫牛黄丸，用量同上。

（5）恢复期

主症：体温、神智、肢体活动等各方面正常。唯口干，食欲差，体倦无力，头晕，舌苔黄或黄燥缺津，舌质红、脉沉细无力。

治法：养阴和胃清热。

处方：益胃汤加减。辽沙参 20g，麦冬 15g，石斛 20g，生地黄 15g，天花粉 12g，陈皮 10g，生白芍 15g，山楂 12g，麦芽 15g，神曲 10g，菊花 10g，甘草 3g。

2. 诊治心得

本病为急性传染病，病理发展迅速，应早发现早治疗。如失于及时治疗，病理则由卫分气分传入营血，此时较难治疗，且易出现呼吸或循环衰竭而致死亡。所以在辨证治疗时，根据临床观察，掌握以下几点：

（1）辨证时不可拘泥于时间，要随症用药。原则上病在卫分可用辛凉轻剂以清热解表；病在气分可用辛凉重剂以清热解毒；病入营血可用清热凉血息风透窍。同时根据不同症状还需注意随症加减用药。随症选用药物如下：

高热，头剧痛，主用知母、生石膏、菊花、淡竹叶。

谵语、昏迷，主用安宫牛黄丸、菖蒲、黄连、莲子心。

呕吐，主用竹茹、代赭石。

口渴，主用麦冬、天花粉、知母。

颈强、抽搐，主用葛根、全蝎、钩藤、蜈蚣、地龙。

痰多，用川贝母、瓜蒌仁、桔梗。

衄血、斑疹，用犀角（水牛角代）、玄参、生地黄、茅根、黑地榆。

便秘、舌苔黄厚，用火麻仁、玄明粉、枳壳。

脑水肿，用白茅根、车前草、牛膝、代赭石、杏仁。

（2）本病除用药物治疗外，并可根据症状配合针灸。主症及针刺穴位如下：

头痛，取太阳、风池、百会、合谷穴。

颈强，取大椎、风府、身椎、列缺、合谷穴。

抽搐，取大椎、百会、曲池、合谷、承山、行间穴。

呕吐，取足三里、内关、内庭、中脘穴。

鼻衄，取迎香、合谷、血海、凤池、百会穴。

口噤，取颊车、下关、合谷穴。

便秘，取足三里、天枢、气海穴。

尿潴留，指压关元或按摩膀胱区，或针刺中极、曲骨、三阴交穴。

循环衰竭，取涌泉、足三里，灸百会穴。

呼吸衰竭，取人中、会阴针刺，灸膻中穴。

（3）本病初期有类似风寒感冒症状。但风寒感冒系感受寒邪，病理为损阳伤正。本病系感受温热病毒，病理为损阴伤正。在这两种截然相反的病理情况下，本病初期需与风寒感冒在症状上严格区别。同时治疗上要严格忌用治风寒感冒之方药，如辛温解表发汗等，以免汗出伤阴，热盛于内，热邪很快转入营血出现危候。在防治本病时，李振华见到有的患儿家长将本病误为风寒感冒，给以发汗解表药，多数汗出后即转入昏迷抽搐。本病初期与风寒感冒证治鉴别见下表。

表 1　流脑初期与风寒感冒症状鉴别表

病名 脉症	流脑初期	风寒感冒
脉象	浮数、洪数	浮紧
头痛	头痛剧烈，多在后头部	一般头痛，多在前额部
恶寒	微恶寒或不恶寒	恶寒重，时间长
颈部	强颈	不强颈
舌苔、质	苔薄白或黄，质边尖红	苔薄白，质淡
发渴	口干渴	口不干渴
小便	色黄量少	色白清长
发热	自觉症状重	自觉症状轻
面色	红赤	淡白

续表

脉症 \ 病名	流脑初期	风寒感冒
口唇	发干、色红	不干、色淡
卧势	多侧卧、喜凉烦躁	多踡卧、喜暖、安静
神智	精神不振，多嗜睡	清醒，精神正常
呼吸道	症状不明显	多鼻塞、声重、流清涕、咳嗽、喷嚏
治疗	辛凉解表	辛温解表

（4）病邪入于血分，如症见四肢厥冷，体温下降，口唇干燥有血痂，舌苔黄燥，昏迷抽搐，脉象数或促，证系热厥，即热深厥亦深。切勿作为寒厥而误用四逆汤等大辛大热以助阳。需重用清热凉血、息风透窍之品，导热外散以透热转气，如化斑汤和安宫牛黄丸、紫雪丹等。如体温逐渐上升，四肢转温，神智渐苏醒，病情系好转。如四肢厥冷，自汗出，体温下降，面色苍白，口唇白，血压下降，脉微欲绝，证系亡阳欲脱之危候，宜急服生脉散，独参汤并配合针灸抢救。待脱象解除后再辨证施治。

（5）以上方剂凡有生石膏须先煎 20 分钟左右再纳诸药，以便生石膏溶解于水。上方水煎成后需徐徐热服，即凉药热服，以免刺激胃而致呕吐或腹痛。药量均系成人量，儿童酌减。

五、方药之长

李振华在 70 多年的医学生涯中，通过临床用药组方，对方剂和药物应用体会尤深，现简介体会如下：

1. 掌握方剂的君臣佐使

这是李振华认为学习方剂要注意领会和掌握的第一点。对一般的方子，要达到熟悉，记方子要记它的要点，即药方的方义组成，君臣佐使是它能治病的关键。李振华不主张用所谓的中医药现代化来验证，即一味药一味药的验证，这不符合中医的理论。比如李东垣的补中益气汤，治疗中气虚弱、气虚下陷病证，君药就是黄芪；臣药是党参、白术，因为肺主一身之气，黄芪主要是补肺、补气之品，党参和白术是健脾的，脾又为气血生化之源，培土生金，在健脾的基础上也要注意护阴，用当归；佐药就是柴胡、升麻，在补气、益气健脾时用柴胡、升麻，升阳以促使气机的上升，这叫“正佐”；在方义里面还有“反佐”，补中益气汤里陈皮就是反佐，反佐是防止方剂中药物发生副作用，补中益气汤因为有黄芪、党参，有可能服后引起腹胀，用陈皮反佐，补而不滞；甘草也能够和党参、白术一起健脾，同时以调和诸药，这叫使药。玉屏风散以补气为主，君药也是黄芪，用于气虚感冒，肺气虚弱，卫外不固，容易感冒，所以必须用黄芪补卫气；用白术健脾，还可培土生金，促进气血生化之源；防风引经走表，但是不能多用，诸药合用，达到益气固表。所以一个方剂的组成，是古人在用药治疗期间，日积月累，在理论指导下反复实践的基础上，复方组合形成的。如果现在我们丢弃君臣佐使配伍，而进行单味药的研究，是受西医还原论的局部观点影响的结果。

2. 理解方剂的相反相成、相辅相成

在学习方剂时要理解它的相反相成、相辅相成，使其达到对立统一。如四物汤，当归、地黄补血；川芎活血；白芍养阴敛阴，也是补血的。四物汤通过养血补血再活血，促进生血。当归补血汤，就是由黄芪、当归两味药组成，黄芪是君药，符合中医理论中气和血的关系，补无形之气可以生有形之血，补血先补气，气旺血自生，这就是补法产生气血的功能，当归养血补血为辅，可见方剂的组合要体现中医的理论，在中医的理论指导下组方用药，这是李振华认为学习方剂要注意领会和掌握的第二点。

3. 注意方剂中药物用量

学习方剂要注意药物用量，若用药过量反而会起反作用。如黄疸病患者，内蕴湿热，一位医生处方用200g茵陈利胆消黄，结果黄疸不退反而出现腹水。这是因为茵陈苦寒伤脾，损伤了脾阳，脾湿不运化，水湿不能排泄，这就是用药过量。所以在君臣佐使的基础上，用药的量必须根据病理掌握药性，不是药量越多越好，用之不当，用量过大，适得其反。在药量上还要掌握慢性病和急性病的关系，在急性期要敢于用药，有胆有识，药量可以适当增大，但是慢性病的治疗要有方有守，用药以轻灵为主，体质虚弱用药量以轻为主，这也是在学习方剂时注意的一个问题。

另外，在学习方剂的时候，特别对常用的有效方要注意灵活使用，如急证三宝——安宫牛黄丸、至宝丹、紫雪丹，不但用于救急，还可用于开窍醒脑治疑难杂证。又如对一些名方如逍遥散、补中益气汤、归脾汤、香砂六君子、五苓散等，要熟记，不但会用，而且要会灵活变化。

4. 明确药物的性味归经

学习中药应用，要了解药物的四气、五味、归经。就药味来说，它归属哪一经，比如说酸易入肝，咸易入肾，苦易入心，甘易入脾，辛易入肺；哪个药走上，哪个药走下，如羌活偏于走上肢，独活偏于走下肢；黄芩偏于走肺胃，黄柏偏于走下焦，黄连走全身等。又如苦寒的寒是寒到什么程度，大辛大温、芳香药物，它温到什么程度，都要认真掌握，因此要多临证，达到熟练运用，这是学习药物必须领会和掌握的方面。

六、读书之法

《黄帝内经》《伤寒论》《金匮要略》都是中医学的经典著作，通读方能了解中医学的理论全貌，必须精读深思，心领神会，并通过临床实践，才可掌握运用，达到知常达变。

（一）《黄帝内经》

1. 阴阳是中医的总纲

中医基本理论首先是阴阳学说。《素问·阴阳应象大论》中载："阴阳者，天地之道也，万物之纲纪，变化之父母，生杀之本始，神明之府也。治病必求于本。"强调阴阳的重要性，指出宇宙间一切事物的生死存亡主要是阴阳二气的化生、合成。人体也是这样，"阴阳二气合而成精""人始生，先成精""阳化气，阴成形""夫精者，身之本也"，说明人体首先是精，然后敛精化气，敛气化神。人的生命关键是"精气神"，而这三个方面的来源首先是阴阳，所以说阴阳能够生长万物，即"阳生阴长，阳杀阴藏"。此外，在病理方面，阴阳是对立的统一，必须是协调、平衡的，如果失去这个平衡，就会"阳盛则热，阴盛则寒；阳虚则外寒，阴虚则内热"，阳盛则阴病，阴盛则阳病，所以必须达到《素问·生气通天论》里所说的"阴平阳秘，精神乃治"，若"阴阳离决，精气乃绝"。说明人的生成、生理、病理都离不开阴阳。阴阳是包罗宇宙一切事物万象的学说。如果对阴阳学说能够心领神会，灵活运用来分析事物，即便遇到从所未见的疾病，也可以制定正确的治则而愈病。就像"非典"一病，中医学没有记载，但是运用阴阳观点来分析它，认为它属中医温热病的范畴，用治疗温病的思路进行治疗。在辨证上不论是表里虚实寒热，或是六经辨证、卫气营血辨证、三焦辨证和气血辨证，都是从属于阴阳这个总纲。所以深入研读《黄帝内经》很重要，而有关阴阳的论述是一个重点，必须要达到心领神会。

2. 气化是中医生命学说

"气"的称谓来源于《易经》。《易经》认为，宇宙间事物的生成关键是气的作用。人的生命之所以能够维持健康，是气化使然。气有两个方面，一方面是大自然之气，是外界之气；另一方面是人体自身的气，即五脏六腑之气。气就是功能，在治病中首先要考虑到气。《素问·阴阳应象大论》说"百病皆生于气"，如怒则气上，喜则气缓，悲则气消，惊则气乱等，说明早在《黄帝内经》就发现人的精神作用会使气的功能失调，人在恼怒的时候功能就会亢奋，即表现为"怒则气上"，这也说明研究心理方面的问题完全离不开功能这一方面。不同的精神问题可以产生不同功能的影响，而且这些影响一定隶属于不同的脏器，如怒伤肝，喜伤心，忧思伤脾，悲哀伤肺，惊恐伤肾等。另外，气为血之帅，气之所至而血之所无不至；气行则血行，气滞则血凝，所以活血先调气，气调血自活，这是我们讲人体的气化功能。因此，气化理论是我们在读《黄帝内经》时必须要掌握的。理解和掌握中医的气化，才能捕捉到中医学的灵魂，才能理解中医的生命学说，这是在学习《黄帝内经》时要心领神会的第二个方面。

3. 天人合一体现了中医的整体观

在《黄帝内经》中还有一个重要的观点是天人合一，也叫天人相应，也可以说是一个整体观。《素问·宝命全形论》说："人以天地之气生，四时之法成。"是说人的生命形成和生存是凭借和依赖天地阴阳二气，所以人和其他生物一样，是赖天地之气、大自然之气、阴阳二气而生存的，但是人的生存还要顺从四时之法成，是和四时气候的变化密切相关的。大自然有四季气候变化，即春温、夏热、秋凉、冬寒，春生夏长，秋收冬藏；一日有不同时辰。人要顺应大自然一年四季气候的变化和一日不同时辰的变化才能生存。如果和大自然不相适应，就会产生疾病或者是旧病复发或加重。疾病的发生是脱离不开大自然的。比如说1～3月是流脑的流行季节，7～9月是乙脑的流行季节，冬春季是麻疹流行的季节，所以说预防疾病与用药也要适应这个气候变化，这就是中医讲的"因时制宜"。那么人的养生也是基于"四时之法成"。《素问·四气调神大论》说"春夏养阳，秋冬养阴"，即人和大自然是息息相关的。宇宙之间是大天地，人是个小天地，人对大自然气候"逆之则灾害生"，若不适应它就会生疾病。天人相应的整体思维方法是在学习《黄帝内经》时应该心领神会的第三个方面。

另外《黄帝内经》讲的五行学说是说脏与脏、脏与腑之间必须是有机的统一整体，五脏之间只能相得，不能相失。所谓相得，即金生水，水生木，木生火，火生土，土生金，生生不息；所谓相失，就是木胜要乘土、土胜要乘水、水胜要乘火，等等。脏腑是一个整体，治病也要从整体观念出发，不能头痛医头，脚痛医脚，这也是学习《黄帝内经》要心领神会和必须掌握的。

4. 藏象理论是中医的核心内容

藏象学说是中医学的理论核心，在学习时要领会其司外知内和取类比象的特点。《灵枢·本脏》："视其外应，以知内脏。"是说观察外部的征象可以知道内脏的病情，也就是"有诸内，必形诸外"。中医藏象学说，就是通过表现出来的不同症状以了解相关脏器的生理病理变化。譬如"肝为将军之官"，所谓"将军之官"就是体现在肝脏动升的功能，肝属木，怒就要伤肝，就会影响它动升的功能，肝气就要上逆，因此产生心急烦躁易怒，头晕头痛等情况，这种用将军之官来形容肝脏的特点就叫取类比象。再比如“思虑则伤脾”，人在思虑忧郁不解的时候会影响脾的运化，“脾主四肢”，就会出现四肢沉重的症状。观其外而知其内，这是中医藏象理论的特点。运用这些方法去认识和治疗疾病是我们在读《黄帝内经》时亦必须要领会和掌握的要点。

5. 重视经络学说

经络学说是中医学理论的重要组成部分，贯穿于中医学的生理、病理、诊断、治疗等各个方面。经络学说的论述主要在《黄帝内经》的《灵枢经》部分。《灵枢·本脏》说：“经脉者，所以行血气而营阴阳，濡筋骨，利关节者也。”

经络遍布人体上下、内外、肢体关节等部位，其内系脏腑、筋骨，外达肌肉、皮肤，使人体构成一个有机联系的整体。经络不仅营运气血，以濡润温养各个脏腑组织器官，使人体保持正常的生理活动，同时由于经络是气血运行的通路，又可增强机体抗力，抗御外邪，促邪外出，使邪不内传脏腑，防止病情加重。在临床上经络由内达外，通过症状表现，也是疾病的诊断、治疗、药物归经的重要依据。由于经络外连穴位有 365 处之多，中医的针灸、推拿按摩等疗法都离不开经络穴位。通过这些疗法，可由外达内，达到治疗脏腑内部各种疾病的目的。所以《灵枢·百脉》说：“经脉者，所以能决死生，处百病，调虚实，不可不通。”故《灵枢》亦有《针经》之称。

近些年来，经络的实质，脉络对人生理、病理尤其对血液运行的影响，日益受到医学家的重视，进行深入研究。故有关经络学说的论述亦是读《内经》的重点。

6. 治法的掌握和运用

在读《黄帝内经》时要掌握有关治法的内容。《素问·至真要大论》说：“虚则补之，实则泻之；寒者热之，热者寒之。”这就是“微者逆之”，随其相反而治之，实则泻，虚则补，这叫正治。还有“反治”，就是“塞因塞用，通因通用”。比如说，对老年体弱或是久病中气虚弱的小便不利，用正治法利小便方药治疗，反而会加重小便排泄不畅，用补中益气的办法升提正气，小便就会通利，这就是“甚者从之”，也叫反治。我们往往在治疗便秘时用泻药，这叫“微者逆之”，如果久病气虚运动无力而致便秘，用泻药虽能达一时之快，然而泻则伤气，使脾气更弱，运化更无力，便秘更重，这就要在健脾或补气的基础上稍加润肠之药，达到排便的目的，是“塞因塞用”。中医的治法是以达到和谐为目的，就是“阴平阳秘，精神乃治”“疏其血气，令其条达，而致和平”，通过治疗达到阴阳的平衡，内脏维持在“以平为期”基础上疾病就痊愈了，这个思想也是来自《易经》。中医治病就是协调阴阳，以平为期，这也是我们治疗疾病时的指导思想。如何按照虚实寒热表里，或者用正治或反治，达到“平”的目的，是治疗时的又一指导思想。

总之，学《内经》就是要掌握其中中医理论的基本要点，如阴阳学说、气化学说、天人合一学说、整体有机论等观点，用以达到治病的目的。如果泛泛地看《内经》，重点掌握不住，没有达到心领神会，不能够在临床实践中运用，是没有任何意义的，这是我学《内经》的体会。

（二）《伤寒杂病论》

1. 伤寒的基本病理为损阳伤正

通过对《伤寒论》的讲授和多年临床体会，李振华赞同清·喻昌在《医门法律》一书中所说“伤寒阳微阴盛”，就是说伤寒损阳，属寒证，并进一步提出“伤阳损正是伤寒的病理基础”这一理论。伤寒就是阳微阴盛，寒伤阳气，所以初罹病患，邪在太阳，桂枝汤、麻黄汤都是助阳方剂，可辛温解表，祛除寒邪。以三阳病而言，有用附子治太阳病阳虚者，尚有扶阳解表，温经宣痹以及温阳益阴等诸法。邪在三阴，则更以“温”字立法，如太阴病“当温之”，少阴病“急温之”，厥阴病“先温其里”，明确指出三阴病的主要病理和治则。再从《伤寒论》112 首方剂的功用分析，具有益气扶阳或辛温散寒作用的方剂有 81 首，其中桂枝汤、四逆汤、麻黄汤的运用次数，分别达 17 次、13 次、9 次之多。再从所用的 83 味药分析，最常用的是温补或温散药，如甘草 70 次，桂枝和大枣均为 40 次，麻黄 14 次，茯苓 11 次，白术 10 次；而清热泻火药的运用次数却有限，如黄芩 16 次，大黄 15 次，黄连 12 次，栀子 8 次，石膏 7 次，知母 3 次。其他诸如淡竹叶、连翘、白头翁、秦皮、滑石等仅用过 1 次。由此可知，《伤寒论》中扶阳益气的方药使用次数最多，应用范围也广，药物剂量在有关方中占的比例较大，说明伤寒病其本质是寒邪伤阳，基本病理是损阳伤正，诸如理中汤、大小建中汤、四逆汤、通脉四逆汤、真武汤、附子汤等都是助阳扶正的方剂，若素体阳盛或用药过热，郁而化火，这是一时的病理转变，方用凉药。我们用这个指导思想来看《伤寒论》，认识伤寒病，就能够找到它的要点。这是学习领会《伤寒论》的第一点。

2. 恒动、辨证的观点是《伤寒论》的基本方法

寒邪中人伤阳后不是一成不变的，它随着人的体质、年龄之不同，人体的虚实差异，气血之虚瘀或季节不同，或用药不同，可以热化，也可以直接寒化。《伤寒论》里说六经，按顺序六天传六经，但也可以随着体质或病理的差异而有不同的传变，比如太阳阳明合病，也可以并病，或越过三阳直入三阴。《伤寒论》是用动态的观点来看问题的，所以《伤寒论》里面最重要的一句话就是：“观其脉证，知犯何逆，随证治之。”这就是辨证。所以学《伤寒论》要掌握其辨证的、恒动的观点，这是学习领会《伤寒论》的第二个问题。

3. 重脾胃是《伤寒论》的重要思想

张仲景非常重视脾胃，在处方用药时可以体现出来，如用白虎汤，因为生石膏比较寒凉，用量大可以伤胃气，所以用粳米保护胃气。桂枝汤除了姜枣有调中焦、健脾和胃的作用以外，服桂枝汤还要进热粥，这样促使汗出，也保护了胃气。即便是阳明腑证热结于里，需要用大承气汤时先用小承气汤试服，如果有矢气出，再服大承气汤，说明医圣在用泻下药时，时刻以不损伤脾胃之气为原则，临床上李振华受张仲景保护脾胃的指导思想的启发，很少用泻药，注重保护脾胃。

4. 熟记警句用于临床

学习《伤寒杂病论》时，有些警句也是必须要掌握的。如《金匮要略》说“黄家所得，从湿得之”，黄疸病就是体内有湿与热；“诸病黄家，但当利其小便”。另外，治疗湿邪《金匮要略》亦强调：“祛湿当利小便。”治疗湿邪既不能用吐法、汗法，也不能用泻法，用利小便方式而使湿邪排出，用泻药伤脾则湿更重。“治痰饮者当以温药和之”，痰饮乃寒湿属阴性，必须用温药才能够解决，结合现在许多脾胃病，脾胃气虚占百分之九十以上，有些医生受西医学炎症诊断的影响，往往应用清热药，使腹胀更甚，这就是不了解脾胃病多属脾胃气虚，“脾为生痰之源”，痰湿都是出于阴、寒，当以温药和之，所以健脾和胃的药往往都属甘温芳香药性，甚至应用大辛大温的附子、干姜、肉桂、桂枝等药物。所以对于警句要心领神会，用于解决临床实际问题。以上这些是读《伤寒杂病论》的要点。

在精熟中医经典著作的基础上，还要博览历代名医论著，吸取其独到的学术特长和临证经验，金元四大家，明清时代各名医著作，如张介宾、张石顽等均各具建树。无偏不成家，历代名医名家都有其独到之处，如张介宾偏于温补，治疗重在肾病水火，创左归丸、右归丸等。所以对历代的名医名家著作都要学，要掌握其独到的学术特点和治疗经验。

七、大医之情

李振华常讲：“作为医务工作者，首先就是医德问题。医务工作是一个特殊的职业，关系到人的生命和健康。医生的职业道德，比其他行业更有特殊的性质。”“医学是仁人之术，必先有仁人之心，以仁为本，才能济世活人”。这些道出了他重视医德，仁善为本，济世活人的思想。

在70年的医学生涯中，他为人治病，从未有丝毫粗心大意。上至领导干部，下至工农群众，凡求诊者，他不论亲疏，都没有架子，平易近人，细心诊治，一视同仁。对于外地来诊的患者，因带钱不够回不了家，他还赠送路费；有时患者拿药钱不够了，他也出钱让其取药治病。考虑到人民群众的经济能力有限，他在用药上做到简、便、廉、验，尽量不用贵重药，尽量使患者少花钱治好病。李振华 85 岁高龄仍坚持每周 2 ～ 3 个上午门诊，不管酷暑严寒，风雪无阻，还经常带病上门诊。为了照顾他的身体，医院挂号限制一上午不超过 15 个。但李振华常对挂号室讲，远道而来的患者一定要看，危重患者一定要看，因此一上午就诊患者常在 20 人以上，有时到 12 点也不能下班。他对于患者有求必应，来者不拒，尽量为患者解除痛苦，即便是躺在病床上也坚持为求诊患者诊病，让学生或家人抄方，使患者深为感动。在任河南中医学院院长之时，只要不是在开会期间，患者到办公室或下班后到他家，他总是热情地给患者看病，有时顾不上吃饭，他也要坚持先给患者看病，这已成为他一生的习惯。他认为及时解除患者痛苦是医生的天职。1995 年河南日报刊登了《著名中医学专家李振华——做人、救人、育人》的文章，以展现他高尚的医德。

李振华医术精湛，治好无数疑难、危重患者，从未收过患者赠送的红包。如南方某省级医院一位医生患萎缩性胃炎，多方治疗未果，得知李振华善治此病，专程求诊，并在治愈后患者坚持给他送红包。李振华追到楼下对患者说："我一生诊病，不兴这个，你的心意我理解，但这钱不能收。"他为领导看病，也从未以看病来谋求私利，提出额外要求。李振华坚持做一个正派、实实在在的医生，只要把患者疾病治愈，就足以自慰，除此别无他求。他一生还从不忘生他养他的家乡。2005 年 8 月 81 岁高龄的李振华带领门生徒弟和子女，自费回家乡洛宁县义诊，受到当地领导和父老乡亲的热烈欢迎和高度赞扬。

八、传道之术

1. 重视医德

跟随李振华的弟子都知道，他非常重视"医德"。李振华认为医学乃仁人之术，必先有仁人之心，才可学有成就，成为名医。临证中一丝不苟，他认真负责，诊清病状，解释病理，对服药方法，注意事项也一一交代清楚，并耐心解答患者所提出的问题，得到患者及家属的高度赞扬。弟子跟李振华临证，都潜移默化地受到熏陶。

2. 熟读经典

李振华要求学生坚持熟读经典，勤于临证。学在于勤，知在于行，是他从医一生中所积累和体会出的心得。要勤学，熟读经典，领悟其中的要点，打下医学基础；要多临床，在临床治病实践中，积累经验，获得真知灼见，掌握诊治疾病的技能和本领。

3. 坚持中医思维

李振华讲，学医要做到三通，即文理通、哲理通、医理通。只有具备较深的文理和哲理，才能深入理解中医理论，指导临床实践，成为明医。这一中医教育观点，影响了一代又一代的中医学生，得到了中医界的赞同和广大师生的好评，提高了中医教育和教学质量。

要坚持用中医思维理念指导实践。中医学是东方文化的瑰宝，其理论核心是整体观、对立统一观、恒动观、辩证观、取类比象观等。李振华治学提出“五字诀”，力求做到勤、恒、精、博、悟，为后学指明路径。李振华在临床带教中尤为重视中医思维方式的培养，总结了临床治病三十字“深研四大经典，精于辨证论治，执和致平，法无常法，常法无法，方有别，医无界”。他强调“学中医，必须文理通，哲理通，医理通”，学习哲学和辩证思维，是学习理解中医学的金钥匙。

河洛李氏脾胃流派传承谱

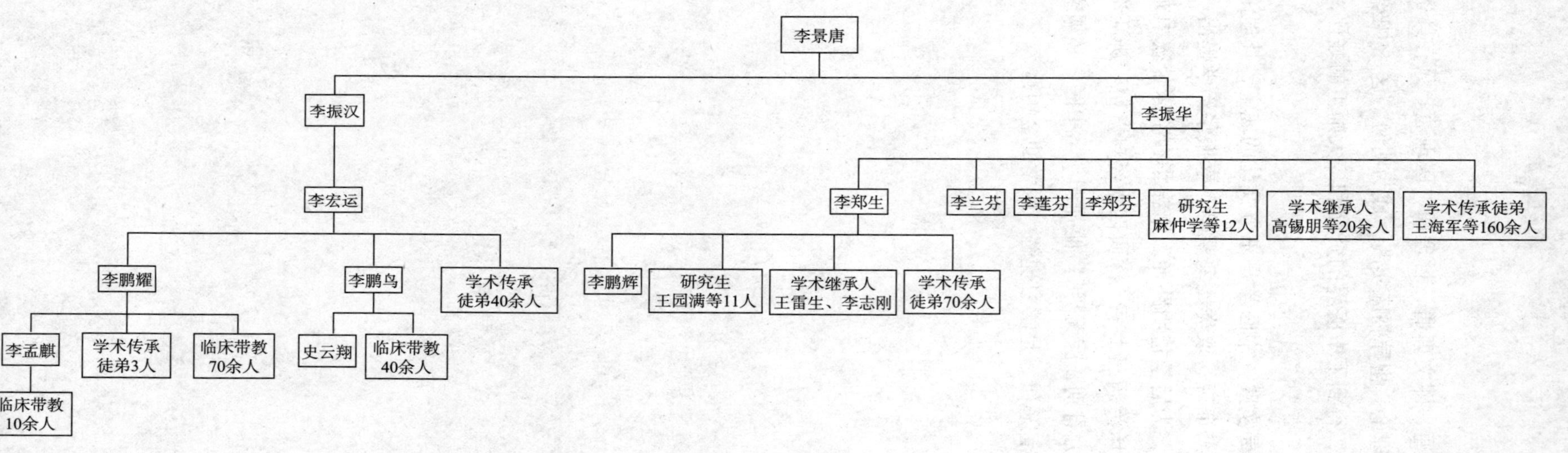

（李郑生、张正杰整理）

（王秋华编辑）

李辅仁

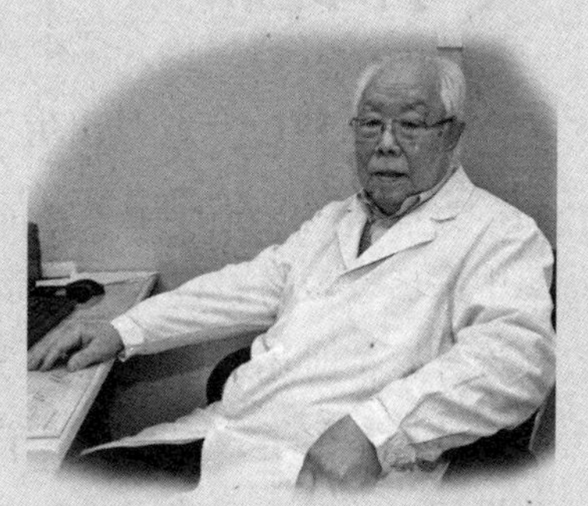

李辅仁（1919—　），主任医师，教授。中央保健委员会保健专家小组中医专家，现为中央保健委员会保健顾问。全国人民政治协商会议第七、八、九、十、十一、十二届全国委员会委员。获中央保健特殊贡献奖、中央国家机关“五一劳动奖章”、多次获“中央保健杰出专家”称号。被国务院授予“全国先进工作者”荣誉称号。中华中医药学会终身理事，获中华中医药学会终身成就奖。享受国务院政府特殊津贴。2009 年被授予首届“国医大师”称号。

李辅仁长期从事老年病防治与高干保健工作，逐渐形成了一套颇具特色的中医治疗老年性复杂疾病辨证论治体系。李辅仁认为老年病的特点是正气渐衰、虚实夹杂、寒热互见、病情错综复杂、缠绵难愈。用药应注意补勿过偏，攻勿过猛，杂而不乱，特别要注意固肾与和脾胃。

一、学医之路

李辅仁1919年6月出生于一个中医世家，幼年曾读私塾，少年时一边在学校读书，一边随父兄学习中医，诵读《医学三字经》《药性赋》《汤头歌诀》《濒湖脉学》等中医启蒙教材，以及《黄帝内经》《伤寒杂病论》《神农本草经》等中医经典，父兄诊务繁忙时还经常帮忙抄方。1939年拜京城名医施今墨先生为师，成为施老为数不多的入室弟子，同时就读于施今墨先生创办的华北国医学院，于1941年毕业。在此期间，他反复研读了《内经》《张仲景医学全书》《外台秘要》《医学心悟》《儒门事亲》等中医古籍，在施老左右侍诊、佐诊，经施老口传心授学习中医理论与临证。1941年参加天津市中医统一考试，获中医师证书，此后开始执业生涯。1942年至1944年代理施今墨诊所诊务，1944年在北京建立辅仁诊所，上午门诊，下午出诊。1950年参加北京市卫生局主办的预防医学班，为首期学员。1951年参加抗美援朝急救训练班，结业后任传习教师。1952年经考试合格，获卫生部颁发的中字3215号中医师证书。1953年分别结业于中医学会主办的高级针灸班第四班、北京市卫生局主办的中医进修学校第三班。李辅仁曾多次随施今墨先生来北京医院会诊，至1954年11月正式进入北京医院中医科工作，从事老年保健及老年病中医防治工作。数十年来，李辅仁一方面坚持不懈地学习中医基础理论，反复研读典籍，同时持之以恒地投身于临床实践，尤其在老年病领域继承发扬，在老年病的生理、疾病演变、中医论治与摄生保健方面逐渐形成了自己独特的临证思辨特点。

二、成才之道

李辅仁从学医、行医，至今已走过了九十余年的历程。回顾整个过程，我们可以从中发现一些引领他走上成功之路的重要因素。

（一）早期传统文化教育是学习中医学的基础

中医药学是中国传统文化的一部分，是中华文化的主要载体之一。天人相应、五行生克制化的整体观念，阴阳平衡、追求和谐的中庸思想，因时、因地、因人制宜的思维方法，重道轻器的方法论等，无不是中国传统文化与哲学思想在中医药学中的具体体现，而某些哲学术语的借用在中医药典籍中更是比比皆是。因此，学习中国传统文化知识，掌握东方哲学思想和理念，自觉接受和运用整体、辩证的思维方法，都是读懂和学会中医药学的前提和条件。而传统的中医理论是借助于古汉语方式进行表达的，所以具备一定的文言文水平是学习中医药学的语文基础。20 世纪 20 ～ 30 年代，当时西方科学文化虽已传入我国，但传统文化教育在整个国民教育中仍占有非常重要的地位，私塾还很普遍，父母们依然愿意将孩童送去学习四书五经。李辅仁先生正是出生、成长于那种浓厚的传统文化氛围中，六七岁时就被送入私塾，熟读与背诵《三字经》《百家姓》《千字文》及唐诗、宋词，乃至《诗经》《论语》《孟子》等，上中学时家人专门请了一位先生教授其《古文观止》，时至今日，其中的某些名篇、名句，李辅仁仍然能朗朗上口，记忆深刻。早期的教育与熏陶使传统的道德观念、思维方式、文言文知识根植于心，这为他以后学习、理解《内经》《伤寒》等中医古籍，临证中贯彻整体观念与辨证论治思想打下了坚实的基础。几十年来，他始终将“老吾老以及人之老，幼吾幼以及人之幼”“己所不欲，勿施于人”作为自己的做人原则和医德标准，且时刻将其挂在口头以教育后人，而以人为本、注重正气、天人和谐则是他学术思想的核心，并以此为指导，逐步形成了注重补肾健脾、不随意攻伐的临证思辨特点和善用甘寒、相辅相成、相反相成的组方用药特点，强调“治未病”、治在病前、主动治疗更是他反复宣讲的预防学理念。凡此种种，皆不同程度地体现了早期传统文化教育的烙印。

（二）家学渊源是走上中医道路的初始动因

家庭是每个人与社会接触、步入人生的起点站，可以说，每个人的意志品质、个性性格、礼仪道德、人生理想、求知兴趣等都是首先在“家庭”中获得熏陶与启迪的，家庭教育是人生教育的起点和基石，它对人的一生具有深远的影响。李辅仁出生于一个中医世家，家中开有诊所，父亲、兄长皆以行医为生，主要诊治妇儿疾病与时令病（常见病、多发病）。他自幼在这种环境下成长，长期的耳濡目染，使之对中医药学颇有好感。少年时期，在功课之余他经常在诊所中帮忙，招待来诊的患者或家属，抄方写药，同时在父亲、胞兄的指导下学习中医学的启蒙教材，如《医学三字经》《药性赋》《汤头歌诀》《濒湖脉学》《医学入门》等，逐步对中医药学有了认识。年少的他曾目睹过父兄治愈患者时的满足和患者病痛解除后的喜悦，也曾目睹过父兄因疗效不理想时的焦急和患者病情反复时的痛苦，更目睹过父兄钻研古籍、不断实践的情景。这些活生生的事例使他觉得中医药学不仅仅是书本上的知识，更是他日常生活中的陪伴，因而极自然地走上了学医、行医之路。中医学是实践医学，晦涩抽象的中医学理论只有在患者身上、在临床实践中才会变得异常灵动与直观。如果离开了临床，仅靠死读书、读死书是学不会中医学的，甚至会适得其反，将中医理论视为虚妄的玄学。李辅仁在学医之初，就不曾离开过临床，父兄的诊所为其提供了良好的见习、实习基地。无论阴阳五行、脏腑经络、气血津液，还是标本虚实、六淫七情、四气五味，都能在实践中找到生动的例证，这无疑大大提高了他理论学习的兴趣和效率。中医药学能传承数千年而不衰，并且远播海外，其根本原因在于良好的临床疗效。李辅仁从幼年起就经常看到父兄的有效案例，长大后在父兄指导下组方用药也时有显效，这令其对中医中药的疗效深信不疑，从而不断坚定了他学习中医、学好中医的信心，也给了他刻苦学习、反复钻研的勇气。

（三）名师指导是快速学习、掌握中医学的捷径

师徒代代相传是中医学千百年来得以继承，并日益发展的主要传播方式，这种方式已被证明是行之有效的，历代许多名医大师正是由此而出。而能跟随名医大家学习，更可以提高学习起点，加深对中医精髓的理解，尽快提高临证技能，甚至掌握一种或数种独门绝学。

施今墨是20世纪30～60年代北京四大名医之一，其医术精湛，活人无数，誉满京师。他创办了华北国医学院，桃李满天下，许多学生皆以能亲耳聆听老师教诲为荣。李辅仁是众多学生中的幸运者，他1939年拜施今墨名医为师，从此吃住在老师家，与老师长子施稚墨“同宿舍”数年，从学习到生活都离不开老师的指导与帮助，成为老师为数不多的入室弟子。

由于李辅仁在拜师之前已在家中研习过一段时间，因此其中医理论及临证技能已具有初级水平，进入师门时可以说是“带艺投师”。这使他能够直接跟随在老师左右侍诊、佐诊，完成病历记录、处方抄写等工作，并能够很快领会老师的辨证思路、组方特点，从而较初学者更能取得良好的学习效果。此外，初期的中医学习，因时日短、实践少，他心中不免怀有很多疑问。带着这些问题跟师学习，有的放矢，可以对老师的解答理解透彻，印象深刻，进步更快。

中医学是一门个性化与灵活性都很强的学问，在基本法则之下，临证的选择范围很宽泛，各种方药往往是殊途同归，这对于初学者来说相当难掌握。如果仅靠自己摸索，必将费时费力，事倍功半。若有名师指点，则能少走弯路，使临床诊疗水平大幅提高。李辅仁曾回忆起当年，说自己当时确实有些“初生牛犊不怕虎”，在旁观老师诊病时，总觉得自己如果用药会更对证，但真正独自面对患者时，尤其在病情较复杂时，却往往心虚气短，药味药量均不知该如何拿捏，只能翻阅笔记，对照老师病案记录，小心尝试。过后必要请教老师或查阅典籍，以求得验证。正是这样在名师的指点下干中学、学中干，通过一次次的实践，不断积累，不断进步，逐渐掌握了中医的思想理论与临证要诀，很快成为一名可以独立行医的中医师。

历史上许多名医的观点、经验皆是通过师徒之间相传下来的，这使前人的宝贵遗产得以继承，并能发扬光大。李辅仁的学术思想、思辨特点及有效方药就与施今墨先生有着明显的传承关系。施今墨强调辨证论治，临证必当“有是证，用是药”；他提倡采百家之长，反对存门户之见，除中医伤寒、温病等各学派外，还不断学习西医知识，吸收采用西医的检查和化验手段，在临床上不分中医、西医，不分经方、时方，只要利于治病，均随手拈来；他善于处方，精于配伍，喜用药对，其处方多由古今数个方剂化裁而成。李辅仁则强调应博采众家之长，不可故步自封，更不可因观点不同而相互诋毁；临证当以辨证为主、辨病为辅，辨证与辨病相结合；在组方配伍中善用药对，以求相反相成或相辅相成，也很少照搬原方，而是根据具体情况灵活化裁。由此，我们可以看出二者间清晰的师承脉络。

施今墨在20世纪30年代创办了华北国医学院，培养学生600余人，后都成为全国各地的中医骨干。学院的课程设置以中医为主，西医为辅，兼收并蓄。李辅仁近水楼台，得以在学院中旁听3年，接受了我国早期的中医学院式教育，不仅中医理论水平得到系统提高，而且学习了不少西医知识，眼界大开，知识面得到很好的拓展，在某种程度上弥补了师徒传承的局限性。

新中国成立初期，李辅仁先后参加了北京市卫生局主办的预防医学班、抗美援朝急救训练班，中医学会主办的高级针灸班及北京市卫生局主办的中医进修学校等培训班。这些训练班的执教老师或为中医，或为西医，均学有所长，在不同专业方面均给予他很大帮助。尤其是在数年的临床实践后，能够重新进行理论与操作技能，甚至急救方面的学习训练，可以说使其获益匪浅，这对他以后的行医道路也产生了一定影响。

常言道“名师出高徒”，在李辅仁学医的过程中，遇到过很多不同专业的老师，尤其幸运的是遇上了名医施今墨。正是这些老师的指点与帮助，使他前进的步伐更快，无论在知识的深度还是广度上都较常人略胜一筹。

三、学术之精

（一）衰老的发生机制

生、长、壮、老、已是世间万物的普遍发展规律，也是人类生命的发展规律。《内经》中按七年、八年分别划分女子、男子的生命进程，认为女子至“七七”、男子则“八八”天癸竭，逐渐进入老年期。这些描述直观而朴素，与西医学关于“衰老是指人体随着增龄而持续发生、发展并走向生命终端的退化过程，为人体储备力、内外适应能力和对致病因素抵御能力的全面减退，是全身组织器官结构老化和其生理功能的退化”的认识是一致的。说明衰老是一个必然的过程，从生命诞生那一刻就已开始，盛极始衰，是人类无法抗拒的自然规律。也同时说明老年人的生理特点就是正气渐衰，维持生命活动的各种物质与功能都在全面衰退，五脏功能日益低下，生命状态处于低水平的很不稳定的平衡中。

由于正气亏虚，五脏功能低下，卫外能力不足，老年人极易被外邪所侵袭，而且脏腑虚损，因虚致实，各种“邪毒”如气郁、火热、痰湿、瘀血、“糖毒”和“尿毒”等也极易产生，这些内外邪气反过来又进一步损耗正气，劫伐脏腑，形成恶性循环，促进机体更快地衰老。所以老年人，尤其高龄老人，没有任何“疾病”或不适，在现实中是极少见的，这在临床中可以得到验证。再者，许多临床表现，如失聪、老视、关节退化、心脏瓣膜退行性改变、糖脂代谢能力下降、胃肠及肾功能减退、记忆力减退等，既是具有特定病理改变的不能治愈的老年疾病，又是具有特定生理基础的不可逆转的老化现象。曾有人认为 80 岁以上老人发生肿瘤可以看作一种生理改变，未必需要积极治疗，这种认识提示我们老年人的某些病理改变是生命发展到一定阶段的必然产物，是这一生命阶段的特征。伴随增龄而来的就是机体老化，老化即意味着逐步发展的物质基础改变与功能的衰退丧失，物质和功能的改变必然要引起种种不适甚至疾病，中医学称之为本虚标实、正虚邪盛。所以由衰老引发的许多不适与疾病是生命后期的必然，人与病长期共存是老年人的生存常态。

《素问·上古天真论》中详细记载了以年龄和身体状态划分人的生长壮老已的规律，如“女子七岁，肾气盛，齿更发长”“七七任脉虚，太冲脉衰少，天癸竭，地道不通，故形坏而无子也”“丈夫八岁，肾气实，发长齿更”“八八天癸竭，精少，肾脏衰，形体皆极，则齿发去”。但随着社会的发展、经济的增长、医疗水平的提高，人类平均寿命逐渐延长，据世界卫生组织《2013 年世界卫生统计报告》称，中国人均寿命为 76 岁，仅以“七七”“八八”，很难全面描绘出老年的生理病理的特征。李辅仁总结出老年人生理上具有“正气逐步衰退”“脏腑功能逐渐减弱”的临床特点，病理上有着“邪正双方长期抗争”“正邪交争下存在不稳定的平衡”“各脏腑间功能协调逐渐敏感和互相影响加强”“自然环境与家庭环境因素致病凸显”的实际规律。按照《内经》思想，人体在“五七”“五八”这一阶段，就已经从壮盛向着衰老演变，李辅仁于临床实践中发现，在生活水平得到正常保障的前提下，部分老年人在 65 ～ 70 岁开始出现较为明显的正气减弱。正气是各个脏腑功能正常发挥的推动力量，正气的减弱带来两个重要问题：一是导致脏腑功能随即出现下降，部分代谢产物不能及时排出体外，停留体内，演变为病理产物；二是正气减弱，更加易于外感邪气，成为外感的病因。病理方面，相对青壮年来说，外感、内伤的出现过程中，正气扮演了更加重要的角色，并且与青壮年时期相比，内伤或外感对正气的影响要更加持久，正气受到损伤后，较之青壮年时期，恢复的过程更加漫长，往往正气水平会有一定幅度的下降。就是在这样一种逐步减退的正气与日渐增加的内伤病因、猝不及防的外感病因之间的交争过程，老年人的机体功能维持在一种相对的平衡状态，这种平衡，是在“正常无病”与“疾病深重”之间的广泛地带，李辅仁常言“强身可以抑病，抑病可以强身，二者相辅相成”，就是对这种平衡的总体概括。这期间，较之青壮年时期，机体的协调更加敏感，脏腑功能之间的互相影响更加明显，更加倾向于不稳定，如本病为某一脏腑，可能与青壮年时期相比，更加容易出现合病、并病、传经等现象。在这个阶段，老年医疗保健发挥着维持正邪相对稳定、减少疾病传变的重要作用。最后，随着自然环境的逐步改变，经济社会转型后的家庭结构变化导致的精神情绪变化，对老年人来说，都成了日益重要的致病因素。

老年人的阴阳也应保持着相对的平衡与协调，这种平衡、协调关系，体现在人与自然之间和人体内部两方面。某些因素一旦作用于人体，便会使其机体与其所处环境之间或者体内脏腑、经络、气血的相互关系失调，以及表里出入、上下升降等气机运动的失常，导致人体阴阳偏盛偏衰，因而出现阴不制阳、阳不制阴的病理变化，致阴阳失调。人类进入老年，虽然精血已经衰耗，但是体内阴阳仍应是平衡的、相互协调的，只不过这种平衡与协调与一般的成年人相比较，应该是“低度”的。正因为如此，老年人对外界的适应能力就会不足，自身平衡的稳定性亦较低，如果某些致病因素作用于机体，就会使这种阴阳低度平衡的稳定性遭到破坏，从而发生阴阳失调，所以阴阳失调是老年人的重要病理，也是早衰患病的重要原因。

自然界存在着人类赖以生存的必要条件，它不仅有空气、饮食给人类以需要，也出现秋冬季节的更替和寒热温凉气候的变化，这些都影响着人类阴阳消长。张景岳说：“人之阴阳，亦与四时之气同，故子后则气升，午后则气降，子后则阳盛，午后则阳衰矣。”《素问·六节藏象论》曰：“天食人以五气，地食人以五味。”《素问·宝命全形论》曰：“人以天地之气生，四时之法成。”都说明了人与自然气候相关的道理。由此可见，体内阴阳调节能否适应自然界阴阳二气的交替变化，是人体正常生理功能能否维持的关键。古人认为，若能使体内阴阳消长适应自然界阴阳的变化，就能达到养生长寿的目的。如《素问·四气调神大论》曰：“夫四时阴阳者，万物之根本也，所以圣人春夏养阳，秋冬养阴，以从其根，故与万物浮沉于生长之门。”并且观察到，自然界的疾风、淫雨、久旱、亢燥、卑湿、严冬、酷暑等特定因素，都可能直接或间接导致人体内部阴阳失调，特别是老年人，精血俱耗，脏腑薄脆，阳不能固护于外，阴不能营守于内，常常不能对自然界阴阳变化做出适应性调节，从而发生体内阴阳的失调，近代名医丁甘仁说：“七秩之年，其气必虚……气虚不能托邪于外，血虚无以流通脉络。”乃至加速衰老。

人体是一个有机的整体，如人体的生理功能一方面表现为各个脏腑组织的功能及它们之间的相互联系，另一方面表现为整个人体抗御邪气侵袭的卫外力量，所以《素问·生气通天论》说：“阴者，藏精而起亟也；阳者，卫外而为固也。”人体脏腑之间在生理上各具不同的功能，《素问·五脏别论》曰：“五脏者，藏精气而不泻也，故满而不能实；六腑者，传化物而不藏，故实而不能满也。”五脏以藏为主，主藏精气、血液、津液，六腑以通为用，主管食物的受纳、消化、吸收、传导与排泄，六腑主表，五脏主里，共同在有机整体中相互协调，共同完成饮食物质的受纳、吸收、传输以及精微物质的贮藏、气血的化生等生理活动，如果这种协调的关系因某种原因而遭到破坏，就成了体内阴阳关系的失调，由于老年人精血俱耗，各脏腑功能活动显著降低，功能低下的脏腑功能也就因无能量的供给而停止，因此，老年人的生理特点是物质与功能之间的生化供求关系，腑与脏之间的平衡协调关系处于低下活动状态。

（二）正邪交争与衰老

疾病是正邪双方相互斗争的过程，斗争的胜负决定着疾病的进退，因此疾病的治疗可概括为扶助正气，祛除邪气，以改变邪正双方的力量对比，使之朝有利于疾病痊愈的方向转化。扶正可增强体质，提高脏腑功能，有助于机体抗击病邪，排除病邪的侵害与干扰，即“强身可抑病”；反之，祛邪则能抑制疾病，减轻或消除邪气的毒害作用，有利于正气的恢复与保存，即“抑病可强身”。人的生命过程也可看作正气不断成长壮大，而后逐渐衰亡的过程，在这个过程中内外毒邪则是自然、社会及生命本身对正气的不断损耗、削弱与限制，邪正双方的斗争贯穿了生命始终。若邪不压正、正气存续，则生命存续；反之，邪胜于正、正气衰亡，则生命衰亡。故养生保健也可简化为扶正与祛邪两大方面：扶正使生命存续，祛邪以减少对生命的戕害，从而达到延年益寿的目的。所以扶正与祛邪虽然方法不同，适用病症与运用时机不同，但二者既对立又统一，存在相反相成、相互为用的不可割裂的辩证关系。

虚则补之，实则泻之，乃为常法。但老年人呈虚实夹杂、本虚标实之象，且病情错综复杂，缠绵难愈，临证时不一定拘泥于此原则，见邪必祛邪，见虚必扶正，或简单予以攻补兼施、标本兼治，而当灵活变通、圆机活法。如果正虚邪盛，病情危重，正气将亡，应以扶正为当务之急，以求留人治病，挽回生机；如果邪气缠绵，经久不愈，说明正虚不能胜邪，仅靠药物等外力祛邪已不奏效，可转而扶正，以求调动机体内在生机以抗邪；如果正气匮乏，邪气亦不明显，疾病处于缓解期或相对稳定的状态，则可针对患者体质、病史等，在补虚扶正中加入少量相应的祛邪药物，抑病以强身。如表卫虚者适当祛风，脾胃弱者适当消导，阴不足者适当清热，有肺病史者适当化痰宣肺，有心脑病史者适当活血化瘀，有肿瘤者适当解毒散结，等等。老年人正虚为本，不能耐受虎狼之品，必须时时注重顾护正气，不可祛邪太过，损耗生机。所以扶正、祛邪虽灵活运用，但扶正为常法，祛邪为变通；扶正可贯穿始终，祛邪当适时运用。

李辅仁认为，疾病发生发展的全过程，与患者的体质强弱和致病因素的性质是极有关系的。病邪作用于人体，正气奋起抵抗病邪，引起正邪斗争，破坏了人体的阴阳平衡，或使脏腑气机升降失常，气血功能紊乱，从而产生了一系列的病理变化。

《伤寒论》第七条："病有发热恶寒者，发于阳也，无热恶寒者，发于阴也。"阐明外感热病，正气较强者，感邪病发于三阳，而一般自太阳始，其特点是发热恶寒，《伤寒论》之太阳、阳明、少阳，既可顺转发病，也可感邪直接发病，如叶天士云"暴病发自阳明"，临床上肝胆胰腺之病，往往也起源于少阳。而体质偏弱，五脏虚损者，感邪可直中三阴，如脾虚，易发为太阴病，心肾阳虚者，易发为少阴病，而病中则为无热恶寒。

疾病正邪双方在斗争过程中是互为消长的。正气增长则邪气消退，邪气增长则正气削弱，随着邪气和正气的消长，患者机体就会表现出两种不同的病机与证候。即如《素问·通评虚实论》所说："邪气盛则实，精气夺则虚。"《伤寒论》三阳病偏于邪实，三阴病偏于正虚，温病则在卫偏于邪实，入营血则耗夺。

邪正斗争的消长，不仅产生虚和实的病理变化，而且在某些长期的、复杂的疾病中，由于病邪久留，损伤正气，或正气本虚，无力祛邪外出，更可致痰、食、水凝结阻滞，而成虚实错杂的病变。以及由于实邪结聚，阻滞经络，气血不能到达，或脏腑气血不足，运化无力，而致真实假虚、真虚假实等病变，也是临床常见的。

《伤寒论》六经辨证论治，温病之卫气营血、三焦辨证论治，为论述外感热病邪正相搏全过程的理法方药的结晶，既有祛邪为主，更有扶正祛邪兼施，既有正治法，又有救逆法，应融会贯通，灵活使用。

在疾病的过程中，正气与邪气不断斗争，其结果是或正胜邪退，疾病趋于好转而痊愈，或为邪盛正衰，疾病趋于恶化，脏腑气血耗竭，阴阳离决而死。邪正斗争与消长，不仅决定着病变的虚实，而且直接影响疾病的发展变化与转归。在疾病的过程中，或由于正气之虚，或由于邪气之盛，或正气得以恢复，邪气退却，则疾病多向好的方向转化。然疾病之所以发生，正气虚是根本的原因，在疾病的发展转归中，正气的盛衰也是起着决定性作用的。"正气存内，邪不可干"，"邪之所凑，其气必虚"，《金匮要略》云："若五脏元真通畅，人即安和，客气邪风，众人多死。"又言："若人能养慎，不令邪风干忤经络……不遗形体有衰，病则无由入其腠理。"此与

《内经》重视内因正气是一脉相承的，皆与陈无择三因论“七情为内因”有着根本的不同。

重视正气，历代文献论述极多，李辅仁认为，《金匮要略》中大黄䗪虫丸立法，颇令人深思。瘀血留着，使人致羸，祛瘀方可生新。外感致病，虽正虚邪入，然不可妄补，邪之侵入，起病为实，留而不去，其病亦实，外感病宜因势利导，以祛邪为第一要义，邪去而正自安，从而体现正气为本，然祛邪当求不伤正，且宜顾护正气。

人体之所以衰老，有先天原因，即禀赋不足，肾气虚衰。人的衰老与先天禀赋强弱和肾气盛衰关系密切。王充云：“强寿弱夭，谓禀气淡薄也……夫禀气渥则强，体强则寿长，气薄则其体弱。体弱命短，命短则多病寿短”，“先天责在父母”。先天禀赋强则身体壮盛，精力充沛，不易衰老。景岳云：“凡此形体血气，既已异于上寿，则其中寿而尽，同有所由。此先天之禀受然也。”寿夭之决定于元气的盛衰存亡。如徐灵胎云：“终身无病者，待元气之自尽而死。此何谓终其天年者也。至于疾病之人，若元气不伤，虽病甚不死，元气或伤，虽病轻而死。先伤元气而病者，此不可治也。”精辟地概述了元气盛衰存亡对疾病、健康、长寿的影响。元气根源于肾，“肾为脏腑之本，十二脉之根，呼吸之本，三焦之源，而人资之以为始”，“先天之本在肾”，先天禀赋强者，肾气必强，其人多长寿。先天禀赋弱者，肾气多不足，其人多夭折。肾气包含元阴元阳，元阴元阳若虚，维持人体生理上的动态平衡就遭到改变，即易发生病理变化，促成衰老。

衰老的过程中，后天失调也是重要的原因，人体的衰老和夭折与后天的精神形体的调摄，正气的培养，饮食起居的安排，四时调护也密切相关。如脾胃虚损，起居失节，情志失常等。

脾胃为仓廪之官，是人身气血的源泉。脾胃虚损，生化之源不足，人体生长发育就会受到影响，衰老就易于发生。脾胃一运一纳，化生精气，以濡养五脏六腑、四肢百骸。若“足太阴气绝，则脏不荣肌肉……脉不荣则肌肉轻，肌肉轻则舌萎、人中满，人中满则唇反，唇反者肉先死”。说明脾胃虚损，肌肉、发须所依赖的营养来源减少，而面始焦、发堕，以及出现肌肉失去正常性能的病态。

《素问·上古天真论》云：“起居有常，不妄作劳，故能形与神俱，而尽终其天年，度百岁乃去。”若“以妄为常……起居无节，故半百而衰也”，说明起居劳动，休息都要适当安排，具有一定的规律性，在内可调摄形体，培养正气，在外可适应四时阴阳变化。避免邪气的侵袭，从而有利于健康、长寿，反之则寿夭。《摄生要录》云：“心劳弗去，其志气日耗，所以不得终其寿。”人之“元气有限，人欲则无涯”。肾不可劳，精不欲少。若“大醉入房，气竭伤肝”，肾阴耗竭，“精微衰少，阳痿不起，女子则月事衰微”，而显衰败之象。

《素问·阴阳应象大论》云：“为无为之事，乐恬淡之能，从欲快志于虚无之守，故寿命无穷。”要注意对精神的调摄，保持胸襟开阔，乐观愉快，排除私心杂念，防止情志过度变动，精神内守，才能精神焕发，年寿不衰。“暴乐暴苦，始乐后苦，皆伤精气，离绝菀结，忧恐喜怒，五脏空虚，血气离守”都是衰老的重要因素。过度的情志变化，使气血损耗离乱，脏腑生理功能失调，持之不复则易入衰老之境。情志异常，最易使气发生变化，出现气缓、气上、气结、气消、气下、气乱的病理结果，使脏腑生理功能紊乱，从而加速衰老，甚至导致夭折。

（三）老年病论治过程中强调治本与治因

基于以上老年患者的病理生理特点与发病的总体规律，李辅仁认识到老年病的中医证候中，始终以正气相对的持续性下降为主线，兼以出现各脏腑功能失调、代谢产物转变为致病因素、外感邪气中人、精神情绪因素伤害，从而可以看出老年患者的证候特点必然不是单纯唯一的，不是一个脏腑的一个病变可以概括的，而是多因素的整合，正是源于这样的证候观，才能更加准确地概括出老年患者的疾病特点，也才能更加准确地把握老年患者的处方用药。李辅仁在临床中，往往会见到多个脏腑系统发病的老年患者，如根据内科常规理论体系，均可辨为虚劳，不能够体现各个患者的特殊性，但在看证精准的基础上，辨证为正气不足前提下的，兼有肠腑失濡、心神失养、肺气失宣并存，较之虚劳，明显更加准确且具有指导意义，即在立法上，推导出以培补正气为主，兼用润肠、安神、宣肺等法。其中，依据正邪情况、各脏腑病情的新旧轻重不同，还可以细化出不同的用药侧重点，使得中医药的使用具备了更好的灵活性。由此，需要产生一种能够满足和适应绝大多数老年患者的处方用药系统，这个系统中的大部分药物具有比较好的兼容性。兼容性是指在归经上虽然各有所属，但是在性味上相近，以期避免出现大寒、大热、峻烈药味之间的相杀、相畏、相反配伍。李辅仁在逾八十载的临床工作中，精心遴选出了常用药物，这些药物避免了寒热两极、五味厚重、金石虫兽、峻猛珍稀等药味，务求清凉温和、五味平淡、草木果菜、寻常易得，如丹皮、党参、金莲花、南沙参、桔梗、浮萍、苏梗、白术、藿香、佩兰、芡实、覆盆子、旱莲草、女贞子、瓜蒌、厚朴花等，均药性平和，且能发挥重要作用，药味可口，不令人生厌。正如李辅仁所言“药不在贵重，而在药证投簧”“己所不欲，勿施于人”。

治则是中医学的重要组成部分，是在整体观念和辨证论治的基础上建立的，是治疗疾病的宏观准则。没有治则，就没有疾病的具体治法，当然也不可能有正确的处方和用药。如何把握治则范围，并加以正确认识和运用，向来是发展中医理论，提高临床疗效的中心课题。自《内经》以来，对治则有所阐发的人不在少数，他们的论述丰富了祖国医学宝库。李辅仁认为，在治则理论中，最为重要的莫过于求因与求本。

李辅仁在临床工作中，十分重视求本与求因，求因与求本来源于《内经》理论，是该理论体系中指导中医思维的重要部分。

在临床实际中，李辅仁认为中医辨证论治的内涵，简言之，无非理、法、方、药四端，为医者最紧要处，即理宜深究，法应变化，方不拘泥，药贵精选。

李辅仁长期工作于综合医院，有着非常丰富的与西医合作的医疗保健经验，对中西医结合有着很深的感触。长期以来，中医界存在着中医、西医、中西医结合三种医疗模式，三者都对人民解除疾病、延长寿命发挥了重要的积极作用。对于中西医结合，大部分从业人员提倡西医诊断，中医治疗。在李辅仁的老年保健工作中，更多的模式是重视西医检查、重视西医诊断、重视西医用药与治疗，结合患者特点，寻找中医药切入点，辨证论治，中西医互相尊重、互相探讨、互相学习，以造福患者为共同目的的中西医结合。李辅仁日常门诊，遇到新患者，或是老患者出现了新问题，总要仔细阅读西医检查结果及体检报告，对患者的现病史，尤其既往史极为在意，以免有所遗漏。

此外，在当今中西并存、以西为主的医学格局下，中医学必当发扬改善全身机能状态、调整机体免疫功能、促进人体自我调节与自我恢复能力之长，避免去除直接病因、纠正局部病理变化之短。因此，扶助正气也是中医老年保健工作中的必然选择。

在正虚基础上，老年人的病理状态往往不是单纯的阴阳偏胜或偏衰，不是机体的纯寒、纯热或纯虚、纯实，也不只涉及一脏一腑，而是虚实夹杂、寒热互见，病情错综复杂，缠绵难愈。而且越是高龄，越是疾病后期，这个特点越是突出。故老年病内容庞杂，各种疾患集于一身，辨证治疗千差万别，对于药物的耐受力也极差。如何能顾护正气，不随意攻伐劫夺，临证之时可注意以下几点。

在解表、祛风、清热、化痰、宣肺、和胃、理气、消导、平肝、活血、通络、利水、通便等攻邪的方药中加入1～2味扶正之品，如枸杞、党参、黄芪、茯苓、白术，用量多为10g，也可在方药中渗入玉屏风散、当归补血汤、六味地黄汤等补益方剂之方意，以求祛邪不伤正。

注意固肾与和脾胃。肾为先天之本，一身阴阳之根，肾中精气充盛与否直接关系着衰老程度，脾胃则是后天之本，是产生维持正常生命活动所需精微物质的场所，因此辨证时须掌握脾胃、肾的功能状况，关注食欲、排便、体重、夜尿次数、精力、有无水肿及腰腿酸痛，观察行动坐卧是否便捷等。在方药中可适当加入和胃健脾补肾之品，如砂仁、蔻仁、广木香、茯苓、白术、焦神曲、焦麦芽、焦山楂、苏梗、枸杞、益智仁、菟丝子、覆盆子、山药、生地黄、熟地黄、牛膝、寄生等。

慎用峻猛之品。方药中应慎用龙胆草、黄连、栀子、川楝子、苦参、山豆根、大黄、芒硝、附子、川乌、草乌、细辛、乳香、没药、地龙、全蝎、蛇等过于苦寒、辛热或腥臭碍胃、损肝伤肾之品，使之中病即止，以防发生不良反应。对于大苦大寒、大辛大热、峻猛攻伐及有毒之品，如生麻黄、木通、牵牛子、大戟、甘遂、水蛭、虻虫、䗪虫、土鳖虫、蜈蚣、朱砂、胆矾等则禁用，恐其难以承受。

病情危重时以扶正为主，留人治病。在疾病后期或危重时，长期消耗、外邪侵入、因虚致实等，均使老年人正气极虚、邪气极盛，病情错综复杂。此时不可单纯祛邪或以祛邪为主，否则必使正气衰竭，邪未去而人已亡矣。而当遵循人为本、病为标，正为本、邪为标的原则，注重扶助正气，固本培元，留人而后治病。独参汤、生脉饮、十全大补汤是常选方剂，其中用红参益气固脱效果最好，黄芪用量宜在30g以上。

李辅仁临证时非常注重遣方用药的安全、有效与经济。他认为临床疗效不好，除医疗水平之外，另一个不容忽视的原因就是患者用药的依从性问题，尤其是在慢性疾病的治疗过程中。中药汤剂具有容易吸收、起效迅速、极具个体化、疗效肯定的特点，可随证灵活加减，特别能适应辨证论治的原则，而且各味药物之间相互促进、相互制约，使疗效增强，毒副作用减少，各味药物的功用得到了充分发挥。但中药汤剂也具有体积大、制备繁复、不便携带与保存、口感不佳等弊端，严重影响了患者的依从性，很大程度上限制了其在临床中的运用，制约了中医药辨证论治、注重个体化理论的发展。为了尽量规避这些不足，李辅仁逐步摸索出了一套方法，将其注重汤剂依从性的指导思想，具体总结为“简、便、廉、验”的汤剂用药原则。

所谓“简”即简单，指抓取简单、制备简单。李辅仁用药多为人们熟知的常用药：黄芪、茯苓、枸杞、金丹参、川芎、天麻、苏梗、银花等，毫无怪癖生涩之处，随处皆可配到。他从不使用地方药、稀缺药，处方书写也力求正规清晰，更不会以鲜为人知的别名来故弄玄虚，以免患者或家属遍寻不着，从而难以依从医嘱，延误治疗。对于汤剂的制备，李辅仁认为应尽量选取利于煎煮、不易沉底糊锅、容易澄清的药物，若难以避免，则注意用量用法，并详告患者或家属煎煮方法，以减少煎煮麻烦。

所谓“便”即便于服用、便于吸收。首先，处方时应考虑到汤剂的观感、口感，使之利于患者服用。许多虫类药物，如蜈蚣、土鳖虫、九香虫等，外观丑陋、令人生厌，而且煎煮后气味腥臭，难以下咽。李辅仁认为此类药物对感官的恶性刺激，会令许多患者避之唯恐不及，很难遵从医嘱按时服药，处方时应杜绝使用。另有一些药物，如苦参、胆草、川楝子等，味道极苦，口感很差，患者往往不愿接受，若能避免当尽量不用，而用其他药物替代，或加入适量甘草调剂口味、改善口感。其次，注意减轻服用汤剂后的不良反应，提高汤剂依从性。如果患者服药后胃肠反应太大，或不易吸收，甚至影响了正常饮食，为其带来了额外的痛苦，患者必然拒绝服用。因此，李辅仁处方中皆为党参、黄芪、茯苓、白术、枸杞、天麻、葛根、猪苓、金银花、丹参、川芎等性味平和、口感观感较佳、无明显毒副作用之品，患者依从性很好。很少使用或不用金石类及可致呕恶的药物，如青礞石、制乳没、制胆星、紫河车等，若无法避免则必加和胃降逆之品，如竹茹、木香、砂仁、焦神曲等，以佐制其不良反应。此外，中草药中有一些可损害肝、肾功能的有毒药物，如关木通、马兜铃、朱砂等，患者服用后短期内可能并无明显不适，但长期服用则会带来某些不可逆的损伤，尤其对于老年人或肝、肾功能差者，甚至可危及生命。李辅仁处方中是坚决禁用此类药物的。最后，药性皆偏，当补勿过偏，攻勿过猛。峻补之品多性燥力猛，易壅塞气机，升阳助火，副作用大。许多慢性病患者，尤其是老年患者，病程长，病机复杂，寒热虚实多纠缠不清，补益扶正当循序渐进以缓图之，为求速效而峻补，往往会导致新的阴阳不平衡，甚至危及生命。而虎狼之药攻伐猛烈，易劫夺气血，败坏脾胃，损伤肝肾，令邪虽去而正大伤，甚至邪未去而正已伤，纵然求之心切，反与初衷背道而驰，因此前人才有“攻邪衰其大半”的训诫。无论峻补或猛攻，其治疗过程中的损伤都是患者难以接受的，会直接影响依从性。所以李辅仁根本不用鹿茸、鹿鞭、海狗肾、生麻黄、甘遂、大戟、芫花、二丑等药，基本不用红参、川草乌、生大黄、三棱、莪术等，若用必配伍其他药物，以和胃、解毒、滋阴、潜镇、收敛等，使升中有降，补中有泻，塞通配合，开阖有度，扶正而不留邪，祛邪而不伤正。

所谓“廉”即费用低廉。医疗费用太高常常成为患者遵从医嘱的很大障碍，降低医疗费用应该是医者时刻注意的问题。许多人以为贵药即是好药，如人参、鹿茸、冬虫夏草、藏红花等，是补益之品，对人体有好处，多用无害，花多少钱都在所不惜。另有极少数医生医术不精，辨证不明，或为取媚患者，滥用补益药、贵重药，给患者和国家造成很大损失。李辅仁认为药本无贵贱，对证则良；法本无高下，应机则宜。某些药物资源匮乏，价格昂贵，不可滥用，注意每张处方的价格适宜，经济实惠。近些年来，李辅仁仅给 1 例 88 岁患者用到 10g 冬虫夏草，是治疗老年慢阻肺非急性感染期的外配丸药方，可服用 2 月余；仅在一次抢救 90 岁老人急性脑血管病、急性心肺肾功能衰竭伴发肺部感染时使用过红参煎服。从这些案例可知，李辅仁运用贵重药一定在辨证的前提下，用得精，用得恰到好处。李辅仁认为某些贵重药，药效并非像传言一般神奇，如雪莲、灵芝、燕窝，以及各种高价保健品等，临床使用并无必要，反徒增患者的经济负担，况且许多常用药也可达到同等疗效，不必舍廉求贵。

所谓“验”即效果灵验。无论“简”“便”或“廉”，最后都应以“验”为前提和中心。没有疗效的方药，再简便、再廉价，皆毫无意义。因此，提高疗效才能提高患者战胜疾病的信心，才能说服患者坚持治疗、更好地依从医嘱，才能从根本上提高患者的用药依从性。

辨证论治是中医基础理论在临床中的具体体现与实际运用，是中医学的精髓，是临床疗效的保证，脱离了辨证论治，中药的运用就成了无本之木，临床疗效也将无从谈起。故辨证论治，有是证用是药是李辅仁一贯坚持的原则。治疗不同系统疾病时，李辅仁的高频次用药种类总是与此类疾病的基本病机相关，如呼吸系统使用频次最高的为清热解毒、止咳化痰药，消化系统多为疏肝健脾、消食导滞药，神经精神系统疾病多用平肝补肾、安神定志之品，等等。这完全体现出了方从法立、药从法出、一切皆遵循辨证论治原则的思想，这也正是李辅仁多年来能够取得卓著疗效的关键。

四、专病之治

（一）老年咳嗽

1. 证候分型与用药

从中医证候上看，老年咳嗽患者中最为多见的证候有痰热壅肺、肺失宣降、痰浊阻肺、肺阴不足、气阴两虚、肺热津伤证。

治疗咳嗽药物中，常用的为生甘草、橘红、蜜桑白皮、紫苏梗、炒苦杏仁、茯苓、金银花、南沙参、桔梗、炒白术、款冬花、炙前胡、浙贝母、枸杞子、蜜枇杷叶、丹参。

2. 咳嗽常见临床证型与常用药物

（1）肺失宣降

治法：宣肺降气，化痰止咳。

方药：生甘草，橘红，蜜桑白皮，茯苓，紫苏梗，浙贝母，苦杏仁，桔梗，前胡，蜜枇杷叶。

方解：桔梗、前胡、杏仁、苏梗宣降肺气，调畅气机，浙贝母、桑白皮、橘红、蜜枇杷叶寒温并用、化痰止咳，生甘草清热解毒，调和诸药。全方以通调肺气，恢复气机的升降出入为主。

（2）风热犯肺

治法：疏风清热，宣肺止咳。

方药：生甘草，金银花，蜜桑白皮，前胡，浙贝母，橘红，防风，连翘，菊花，紫苏梗，黄芩，杏仁，桔梗。

方解：金银花、连翘、菊花、防风疏风清热，前胡、杏仁、桔梗、苏梗宣降肺气，浙贝母、桑白皮、橘红化痰止咳，黄芩清热解毒，生甘草调和诸药。此方在肺失宣降的自拟方基础上加重了辛凉解表，清热解毒之力，主治咽干、咽痛、咳痰不爽、痰黏难出的咳嗽。

（3）痰热壅肺

治法：清热化痰，降气止咳。

方药：橘红，生甘草，蜜桑白皮，紫苏梗，款冬花，苦杏仁，金银花，茯苓，蜜枇杷叶，桔梗，黄芩。

方解：橘红利气化痰，茯苓健脾利水，桑白皮、浙贝母、枇杷叶清热化痰，金银花、黄芩清热解毒，杏仁、桔梗、苏梗宣肺平喘，降气化痰，生甘草清热解毒，调和诸药。本方以橘红化痰为主，配以清热，宣肺排痰，健脾利水之药，清化痰热而不伤脾胃。主治咳嗽，咳黄黏痰，或兼喘促，舌红，苔黄腻，脉滑的痰热之证。

（4）痰浊阻肺

治法：理气健脾，化痰止咳。

方药：生甘草，橘红，茯苓，蜜桑白皮，远志，麦冬，半夏，浙贝母，紫苏梗。

方解：橘红清热化痰，半夏、茯苓健脾燥湿化痰，浙贝母、蜜桑白皮泻肺利水，化痰平喘，苏梗降气化痰，远志祛痰安神，与贝母同用可促进痰液排出，与茯苓同用又有安神定志之意。全方以健脾化痰为主，兼理气止咳平喘。反映出李辅仁以祛痰为先，方向明确的用药特点。

（5）肺阴亏虚

治法：养阴润肺，化痰止咳。

方药：南沙参，生甘草，款冬花，天冬，麦冬，蜜桑白皮，茯苓，橘红，浙贝母，枸杞子，远志，炒白术。

方解：南沙参、天冬、麦冬养阴润肺，款冬花、蜜桑白皮、橘红、浙贝母化痰止咳，茯苓、炒白术健脾化痰，枸杞子滋补肝肾之阴，远志清心安神。全方以养阴润肺为主，辅以健脾，化痰止咳之力。应用时李辅仁常酌加一味理气之品，使之润而不腻。

3. 李辅仁治疗咳嗽的用药特点

治肺宜宣不宜敛。李辅仁认为，肺似中空容器，开口于上，邪气极易乘虚而入，或从寒化，或从热化，损伤正气，若敛肺止咳，则如封闭瓶口，邪无所出，必向下深入，留于其中。故不能祛邪于外或延误治疗，则易于引发宿疾，致咳嗽缠绵难愈，即使外感症状消失，亦可遗留咳嗽顽症，喘促难消，累及脏腑，形成恶性循环。李辅仁在治疗老年咳嗽的常用药物中有桔梗、炙麻黄，两药主要用于肺失宣降和风热表证以外感为主的咳嗽，取其宣肺之功。由此可以反映出李辅仁在治疗老年咳嗽之时，以辛散宣肺为主的用药特点，取其因势利导、宣肺开郁之意，忌用酸敛收涩之品，防止病邪久留不去，咳嗽缠绵难愈，引发宿疾，变生他病。例如诃子、罂粟壳、白果收敛太过均为忌用之品。仅在慢性呼吸系统疾病急性发作的疾病后期，已经无明显咳嗽、咳痰、恶寒、发热等外邪留恋症状又有明确的肺气不足，肾不纳气的气短之时，以少量五味子收敛肺气，滋养肾阴。

止咳为辅，治痰为要。中医认为“脾为生痰之源，肺为储痰之器”，故治痰需从两方面入手，一为治肺，促进痰液稀释、排出；一为健脾，运化水液，水精四布，痰无可生。在李辅仁治疗咳嗽的药物中，化痰药为最主要的组成部分。使用频次前 16 位的药物中，除甘草以外，共有 9 味化痰药物——橘红、蜜桑白皮、炒苦杏仁、南沙参、桔梗、款冬花、炙前胡、浙贝母、蜜枇杷叶。升降并用，止咳化痰平喘。老年患者脏腑不足，痰黄白黏稠不易咯出，阻塞气道，影响疾病的预后。李辅仁临床中常应用桔梗、苏梗、前胡、白前、百合、百部、款冬花等宣肺化痰药物促进痰液排出。现代药理学已通过动物实验证明桔梗、前胡、百合、款冬花具有增加呼吸道分泌液，促进痰液稀释、排出的作用。李辅仁健脾善用炒白术、茯苓。可健脾利水渗湿，利水下行，意在为痰湿病邪寻找一条下行排泄的通路。临床中根据临床辨证，二药或并用，或单用，健脾渗湿，以达到杜绝生痰之源的目的。从宣肺排痰、健脾化痰两方面入手，治痰为先，痰祛则咳止。

扶正固本为基本原则。通过分析李辅仁在治疗咳嗽常用药物用药频次可以看出，枸杞居第 13 位，共使用 34 次；太子参居 19 位，共使用 25 次，党参居第 22 位，共使用 22 次，黄芪居第 32 位，共使用 14 次。用量一般为 10 ～ 15g。可看出李辅仁以扶正固本为基本指导思想的用药特点。李辅仁认为，正虚是老年患者内在的生理基础，是导致各种老年疾病发生、发展的根本原因。正气为生之本，扶正固本即固护体内之正气，若一味攻邪，必耗伤正气，加重脏腑的虚损，虽使邪去，正气亦衰。故以少量扶正之品，即枸杞子、太子参、党参、黄芪等，加入宣肺、化痰、平喘清热方中，可固护正气，使原有正气得以保全，维持机体稳定，达到祛邪不伤正的目的。

（二）老年便秘

1. 扶正固本为基本原则

通过分析李辅仁治疗便秘常用药物用药频次，发现枸杞子、党参、白术、茯苓、黄芪出现频率较高，可看出李辅仁以扶正固本为基本指导思想的用药特点。

李辅仁认为，老年患者与疾病并存是一种生存常态，正气渐衰是自然规律。老年患者夹杂多种疾病，病程日久，加速了体内正气的消耗，进一步加重了脏腑不足，使体内阴阳失衡。所以正虚是老年患者内在的生理基础，是导致各种老年疾病发生、发展的根本原因，而邪气是继发于正虚基础之上的，它总因正气的强弱而进退。正气为生之本，扶正固本即固护体内之正气，若一味攻邪，必将耗伤正气，加重脏腑的虚损，虽邪气祛除而正气亦衰。故在阴虚便秘中以麦冬、沙参、枸杞子、生地黄等滋阴润肠药为主，脾虚便秘中以白术、党参、茯苓、黄芪等健脾益气药为主，肾虚便秘中以生地黄、熟地黄、石斛、山药、天冬等滋补肾阴之药为主，气滞便秘中亦加入枸杞子、肉苁蓉等补肝益肾，固护正气，使原有正气得以保全，维持机体稳定，达到祛邪不伤正的目的。

李辅仁最常于方药中加入枸杞以平补肝肾。枸杞味甘，性平，归肝、肾经，有滋补肝肾、养肝明目之功。《药性论》曰：能补益精诸不足，易颜色，变白，明目，安神。《食疗本草》曰：坚筋耐老，除风，补益筋骨，能益人，去虚劳。《本草经疏》曰：枸杞子，润而滋补，兼能退热……老人阴虚者十之七八，故服食家为益精明目之上品。

白术味苦、甘，性温，归脾、胃经，有健脾益气、燥湿利水、止汗、安胎等作用。现代研究显示白术有调整胃肠运动的功能，白术水煎液在肠管受乙酰胆碱作用而处于兴奋状态时，白术呈抑制作用；当肠管受肾上腺素作用而处于抑制状态时，白术又呈兴奋作用，皆能使肠管活动恢复至接近正常的水平，从而有效治疗便秘。

2. 滋补润下为基本治法

在临床上，瓜蒌及火麻仁的使用频率最高，且在所有证型中皆有应用。麦冬、生地黄、玄参亦多为用。

《医宗必读》云：更有老年津液干枯及发汗利小便，病后血气未复，皆能秘结。《诸病源候论》云：肾脏受邪，虚而不能制小便，则小便利，津液枯燥，肠胃干涩，故大便难。李辅仁认为，老年人随着年龄的增长，天癸渐渐衰竭，精血亏虚，阴血生化乏源，而呈阴虚之体，这是老年人的生理状态，加之热病伤阴或久病体虚，耗伤阴液，故见老年人大便干结，难以排出，且患者常思虑过多，耗伤阴血，故在治疗阴虚便秘、气滞便秘、脾虚便秘、肾虚便秘等老年性便秘时均应加入滋补润下之药，以使导滞而不伤阴。

李辅仁善用瓜蒌、火麻仁、麦冬、生地黄、玄参等以滋补润下。瓜蒌味甘、微苦，寒，归肺、胃、大肠经。有清热化痰、宽胸散结、清热消肿、润肠通便之功。《本草纲目》言：润肺燥、降火、治咳嗽、涤痰结、止消渴、利大便、消痈肿疮毒。火麻仁味甘、平，归脾、胃、大肠经。其功效即为润肠通便。李辅仁根据临床辨证，二药或合用，或单用，以达到滋阴润肠通便的目的。麦冬、生地黄、玄参合用取增液汤之意，现代药理研究显示增液汤可使小鼠的肠道运动功能增强，使小肠肠道内含水量增加，并呈量效关系，使干结的粪便松软、膨胀，间接刺激肠道的运动，使粪便易于排出，从而治疗便秘。

3. 用药平和，慎用峻猛攻伐之品

在全部收录的病例中，李辅仁使用的均为常用的、人们熟知的药物，且用量均在《中国药典》规定范围内，不用偏药、重剂。而泻下攻积类药物仅大黄一味，其中有 20 人次使用的是大黄炭，以缓解泻下之功，剂量为 5 ～ 10g，有 16 例使用了大黄，使用剂量 3 ～ 5g，且均配伍甘草，使其甘缓泻下。芒硝、巴豆等峻猛攻伐之品均未涉及。从用药的种类及用药的剂量可以看出李辅仁在治疗老年性便秘时用药平和，慎用峻猛攻伐之品的思想。

李辅仁认为，老年人长期与病共存，病程较长，病因病机较为复杂，没有邪气几乎是不可能的，但只要正气尚存，生机就在，生命就能延续。若仅见邪实而一味祛邪或竭力治病往往收效不大，过用大苦大寒、大辛大热、峻猛攻伐及有毒之品，可能伐害脏腑，耗伤正气，败坏脾胃，而使效果适得其反，故祛邪、培本均应循序渐进，万万不可求之心切。

五、方药之长

（一）核心方剂

1. 心血管疾病自拟方

李辅仁认为气虚血瘀、本虚标实是老年人冠心病、心绞痛、心肌梗死的共同病理特征，治疗当补气活血、扶正祛邪、标本兼治。

心律失常，以心气不足、心神不宁为特点，若夹有瘀血、痰浊、湿热等实邪，也多是因虚致实，而成本虚标实之证。故治疗以补虚扶正、养心安神为常法，辅以活血祛瘀、宽胸豁痰、清热化湿等。

慢性心功能不全，虚象更为突出，而且以心气虚、脾气虚为主，治疗重点当放在益心气上，兼以化瘀、理气、利水等。

李辅仁自拟了许多治疗心血管疾患的有效方剂，其中丹参生脉饮是众多方药的基础，使用最普遍，也最有效。组成包括党参（太子参、生晒参）、麦冬、五味子、丹参。此方可灵活加减后广泛使用，如气虚甚加黄芪、白术；血瘀甚加郁金、川芎、赤芍；兼气滞者加檀香、枳壳、香附、陈佛手等。

高血压病，肾虚肝旺应是基本病机。李辅仁认为老年高血压又有其特点：首先正气不足更为突出，不仅肾虚精少，还往往兼有气血亏虚，故而既有肝阳上亢，又有清阳不升，头目失养；其次气血运行无力，因虚致实，故多兼有血瘀脉阻。因此，李辅仁设立的基本治疗法则是滋补肝肾、平肝化瘀、升清降浊。常用方药为杞菊天麻汤，组成包括枸杞、菊花、地黄、天麻、钩藤、白蒺藜、丹参、川芎、牛膝、泽泻、葛根。此方吸收了前人杞菊地黄汤、天麻钩藤饮的辨证方法与组方思想，并有所发展，其中川芎、葛根用量多为 15 ～ 20g，取其走窜头面、直达病所，行气活血、清扬升散、鼓舞胃气上行之力，与大队滋阴平肝潜阳药物相配，既可提升气血，上养头目，防止沉降太过，滋腻壅塞，又无助火升阳、发散太过之弊，从而达到了升清降浊、相反相成的目的。

2. 安神自拟方

失眠可由生理、心理、环境等各种因素所引发。老年人由于自身的生理特点，神经功能减退，睡眠变得短而浅，而且来自其他系统疾病的干扰较多，致使失眠的发病率很高，严重地影响了老年人的健康状况与生活质量。李辅仁将老年人失眠大致分为肝肾不足、心肝火旺与心脾两虚、心神失养两个类型，以滋补肝肾、清心平肝及健脾养心、安神定志为治疗法则，分别自拟了方一：生地黄、山萸肉、知母、百合、茯神、远志、天麻、白蒺藜、首乌藤、酸枣仁、枸杞；方二：生地黄、熟地黄、黄芪、当归、柏子仁、酸枣仁、首乌藤、五味子、党参、茯神、远志、菖蒲、炒白术。这两个自拟方其实是基于知柏地黄汤、归脾汤、四物汤、酸枣仁汤、安神定志丸、天王补心丹、天麻钩藤饮等加减化裁而来，临证时更实用、更有效。李辅仁将老年人的失眠特点总结为四点：一为兴奋、抑制失调，白天打盹，夜间失眠；二为白天活动量小，夜间睡眠需要减少；三为年高体弱，其他系统疾病多，对睡眠干扰大；四为易对失眠产生焦虑、恐惧的心态，反过来又影响睡眠，形成恶性循环。因此李辅仁临证时不仅辨证论治，充分发挥中医中药的整体调节作用，而且很注意以下问题：第一，劝告患者中午适当午睡，但时间不宜过长，以保证白天精力充沛，有一定的兴奋度，为夜间睡眠做准备；第二，鼓励患者适当增加体力活动，以加大夜间的睡眠需要量，但不宜进行过多的脑力活动，防止大脑皮层过度兴奋，难以入睡；第三，努力去除来自身体其他部分的干扰；第四，学会以轻松、平和的心态对待失眠问题，去除心理负担，李辅仁常言道：失眠不可怕，怕的是怕失眠。只有放松心情，才能排除各种因素，更好地配合药物治疗，提高睡眠的质与量。

（二）用药心得

1. 善用甘寒

李辅仁临证时大苦大寒之品使用不多，转而多以甘寒之品替代，如生地黄、玄参、麦冬、天冬、沙参、芦根、白茅根、桑白皮、葛根、知母、百合、石斛、天花粉、菊花、银花等。原因有三：一是患者多为老年人，对药物的耐受力极差，不宜使用过于苦寒之品；二是患者多为北京居民，北京气候干燥，燥热者多，甘寒药物可清热润燥、养阴生津，最为适用，而苦寒之剂却有截阴之弊，过用恐加重症状；三是苦寒药物口感差，影响患者的依从性，甘寒之品却无此缺点。

李辅仁善用甘寒之品与其他药物灵活配伍应用。如玄参、天麦冬、银花、金莲花与薄荷、桔梗相配治疗咽干咽痛；菊花、知母、石斛与枸杞、密蒙花、白蒺藜相配治疗双目干涩；桑白皮、天麦冬、南沙参、百合、芦根与前胡、橘红、百部、紫菀相配治疗咳嗽痰黏难咯；知母、百合、麦冬与首乌藤、五味子、浮小麦相配治疗脏躁失眠；生地黄、知母、菊花、葛根与天麻、川芎、牛膝、丹参相配治疗烦躁易怒、头晕耳鸣；百合、石斛、麦冬与焦（炒）三仙、藿香、木香相配治疗口干口苦、苔黄厚腻；沙参、百合、麦冬与乌贼骨、旋覆花、枳壳相配治疗泛酸；生地黄、玄参、瓜蒌与青陈皮、枳壳、木香相配治疗腹胀便秘；生地黄、白茅根、淡竹叶与萆薢、车前子、通草相配治疗尿急涩痛。

2. 善用药对

李辅仁秉承中医传统的组方配伍思想，并继承了施今墨善用药对的经验，临证处方时多将古今数个方剂进行化裁，时用原方，时采其意，药味常成对出现，或一寒一热，或一升一降，或一气一血，或一散一收，多而不乱，主次分明，配合巧妙，浑然一体，达到了相辅相成或相反相成的目的。

相辅相成的药对，常用的有羌活与白芷、羌活与独活、川乌与草乌、炙麻黄与射干、桑叶与菊花、银花与连翘、银花与金莲花、橘红与远志、橘红与半夏、葶苈子与白芥子、苏子与苏梗、桔梗与苏梗、藿梗与苏梗、前胡与白前、前胡与杏仁、贝母与瓜蒌、百部与百合、知母与百合、知母与天花粉、知母与黄柏、天麻与知母、天麻与钩藤、天麻与白蒺藜、白蒺藜与沙蒺藜、白蒺藜与决明子、葛根与川芎、丹参与郁金、丹参与党参（太子参）、赤芍与白芍、天冬与麦冬、芦根与茅根、橘核与荔枝核、陈皮与青皮、谷芽与麦芽、山楂与神曲、木香与香附、砂仁与蔻仁、枳壳（实）与厚朴（花）、旋覆花与代赭石、苍术与白术、山药与芡实、远志与菖蒲、猪苓与茯苓、冬瓜皮（子）与茯苓皮、旱莲草与女贞子、仙茅与淫羊藿、益智仁与菟丝子、覆盆子与菟丝子、牛膝与狗脊、瓜蒌与肉苁蓉、浮小麦与五味子、酸枣仁与五味子等。

相反相成的药对，常用的有天麻与枸杞、黄芪与黄芩、黄芪与防风、党参与银花、党参与桑皮大黄炭与茯苓大黄炭与白术、川芎与珍珠母、川芎与牛膝、葛根与牛膝、前胡与五味子、车前子与菟丝子、车前子与覆盆子等。

六、读书之法

（一）反复研读典籍是继承和发扬的必由之路

中医典籍浩如烟海，它记载着数千年来中华民族防病治病的丰富实践经验，是中医药重要的信息资源，是中华民族文化的瑰宝。以《内经》《神农本草经》《伤寒论》与《金匮要略》以及温病学为代表的经典著作，确立了中医药学的概念、范畴、体系，奠定了中医药学辨证论治的原则和范式，是中医理论体系的确立之作，对后世中医学的发展有着极其深远的影响。翻开历史，我们可以看到在中医学领域，许多名医大家都是从经典中走出来的，他们通过反复研读经典而获得了公认的成就，这可以说是中医药学的一个特殊现象。

李辅仁在诵读了一些中医入门书籍如《医学三字经》《药性赋》《汤头歌诀》后，即开始学习《内经》《本草经》《伤寒论》《金匮要略》等经典著作。初读古文经典时李辅仁并不十分了解其含义，只是做到了熟练背诵，后经过老师指点及阅读后世医家的注解，方能对其内容有部分了解。至接触临床后，则能对某些思想理论有进一步的认识。特别在临证中以经典著作中的思想、方法、方药为武器，解决了某些实际问题后，方才真正体会到中医药学的精髓和学习经典的好处，从而大大提高了学习的热情。经典著作的理论有相对的稳定性，中医基础理论皆在其中，一直是中医临床防治疾病的理论指导。通过学习中医经典著作，李辅仁逐步学会了运用整体观念与辨证论治的思想方法来认识健康、指导疾病的治疗，提高了临床辨证思维能力。当临床实际中遇到一些复杂病例时，他总愿意去这些经典中找寻答案，常常可以豁然开朗，打开思路。

（二）读书应内容广博，无拘古今

名医施今墨一贯主张博采众家之长，不存门户之见，他读书广博，见解独特。作为施老的学生，李辅仁也继承了这一点。在老师的指导下，李辅仁在学习《内经》《伤寒论》《金匮要略》的同时涉猎了很多其他中医古籍，如《外台秘要》《儒门事亲》《医学心悟》《赤水玄珠》《增补幼幼集成》《丹溪心法》《临证指南医案》等，而且在华北国医学院学习时系统研读了学院的教材。那些教材由施今墨主编，不仅全面讲解了基础理论、诊法方药，而且介绍了历代的各家学说，甚至西医知识。通过学习这些医籍，可以加深对《内经》《伤寒论》等经典的理解，更能清晰地把握中医理法方药的脉络。

经过一段时间的临床实践后，李辅仁逐渐感到中医经典确实货真价实，但若仅偏执于古方，则所持方法少，且经方多侧重于温补，不能完全应对复杂的临床实际。而一些后世医家的著作未必没有可取之处，其中也蕴藏着众多宝藏。历代医籍基本上都是对《内经》《伤寒论》等经典的发挥或运用，而且融入了当时医家各自的临床实践经验与体会，其中记载的病症更多，方药更实用，与临床实际结合得更紧密，临证时查阅更便捷，而且不乏发展与创新。因此学习经典重在学习其理论体系、思想方法，当精读深读；学习其他医籍重在学习各医家的经验体会、独特方药，当泛读选读。经过长期的学习与比较之后，李辅仁认为在众多后世中医古籍中，以《外台秘要》最实用，可作为临床手册来使用。唐代医学家王焘所著的《外台秘要》辑录了东汉以来佚失的不少古方，是唐中期以前“诸方之大成”，其先论后方，注明出处，编次条理，内容丰富，各科齐备，归属得当。全书涵盖了医学基础知识，病因病机，药物方剂应用，以及临床各科病证，是我们继承前人医学遗产的宝贵资料。李辅仁临证前后，尤其面对一些复杂病症时，总愿意查阅《外台秘要》，以辨明医理，寻找更为有效的方药，指导治疗。《外台秘要》中有许多摄生抗老的思想、方法与方药，一直是他学习、继承的内容，临床中他更是不断地运用这些内容，解决实际问题。学习古籍的目的是为了继承，而继承的目的则是为了运用，只有学以致用，把古人的经验灵活地运用到今人身上，解除今人的病痛，才是最大的继承。

（三）学习典籍，勤以实践

然而，执死方以治活人，即使是综合古今，参酌中外，也难免有削足适履的情况。因此学习典籍，不仅要注重继承和运用，而且要在此基础上结合自身的临床实践，对前人的某些思想、经验加以验证、补充和发展，达到发扬的目的。李辅仁长期从事老年保健与老年病防治工作，他结合老年人生理、病理特点及自身实践经验，将许多古方、名方进行修改、补充、合并，如对生脉饮、天麻钩藤饮、安神定志丸等方药的灵活应用，以求更适应临床实际，更有效快捷地解决实际问题，并减少其毒副作用。可以说，如今他临证之时的每一次辨证治疗，为求最佳疗效，都需要创新思维，都或多或少有发扬在其中。

经典是中医学的根，仲景以后的各代医家汲取营养，结合实践，创立了大量学说与著作，是中医的枝和叶。根正才能枝繁叶茂，才赋予了中医学两千多年不竭的生命力。因此，学习经典及后世医籍是提高中医临床思维能力的一条无法回避的途径，是中医成才的必由之路。

七、大医之情

李辅仁于2009年被国家人力资源和社会保障部、卫生部和国家中医药管理局评为首届“国医大师”，是对李辅仁七十年从医生涯和在高干医疗保健领域工作的肯定。我们在亲见李辅仁博大深邃的临床实践中，既要全方位地重视其关于老年人生理、疾病、论治和摄生防衰的医学思想，更要着力研究和学习李辅仁的精神道德、大医情怀。学习李辅仁只有努力做到“精神内守”“恬惔虚无”，才能“真气从之”“病安从来”。

记录一段李辅仁在一次公开场合解读行医过程中的“精诚仁和”。

首先，精就是要业务精通，业务好就是说我们看病的水平要高，这是对医生的一贯要求，世界上肯定有许多我们没有看过的病，或是暂时治不好的病，就需要我们多学习，多请教。要向书本学，向同行学，有时也要向西医大夫学，甚至是向其他行业的人学，启发自己的思路，最后变成自己治病的经验，只有不断地学习、请教、钻研、思考，才能做到业务精通，才能更好地在本职工作上发挥专长，为患者解决些实际问题。

精，是对医生医术的要求，激励我们继续学习，诚，则是对医生医德方面的要求，我们社会上现在也在提倡诚信，这和中医的精神是不谋而合的。诚，就是说不管什么时候，都要有一颗真诚的心，真正替患者着想，他被病痛困扰的心情是怎么样的，又怎样才能为患者减轻痛苦，我开的药患者经济上能不能接受，药的味道好不好接受，能不能坚持服药……真心实意地为患者想着这些疾病外围的问题。我常说“人之痛，己之痛”，患者的疾苦，就像在我身上一样，时时刻刻地做到要设身处地为患者多想一想，多出一点力。

仁，是对我们道德修养层面更高的要求，孔圣人的思想概括起来就是“仁者爱人”，我们医生更要有这样的境界，要有一种对患者、对社会、对国家悲天悯人的大关怀。你确实做到了对患者的仁，你的气度、眼界就会潜移默化地发生改变，患者对大夫会更加地信任，对医疗上是有很大帮助的，会对治疗产生正面的作用，这时仁爱精神就会成为我们治病的一种力量，这是一种可以蔓延开来的力量，会长久地影响患者，也影响着自己，让仁爱不断传递出去。

最后说到和，和一直是中国传统文化的一个精髓，从《中庸》的“致中和”到现在国家提出的“和谐社会”，都是对和的一种主张。对于中医来讲，狭义地说就是一种治病的策略，古人云：“不和则剧，和乃愈。”治病的过程就是扶正祛邪的过程，就是达到调和的过程，广义地说就不能局限在治病手段上了，还包含着医生患者之间的和谐，医生药师之间的和谐，医护人员之间的和谐，这是很重要的一环。我说过，只有先奉献和谐，才能享受和谐，每个人都有这样的想法，我们的医疗，我们的社会，生活的各个角落都会越来越好，幸福感越来越强。

“精诚仁和”这四个字，涵盖着药王孙思邈的“大医精诚”，涵盖了孔圣的“仁爱”，涵盖了《中庸》的“致中和”，这些是我们一生努力追求，毕生奉献的目标，并以此为己任，贡献自己的一份薄力。

八、养生之智

李辅仁认为老年人的衰老是阴阳亏损所致，而养老摄生的手段应是多方面的。

对老年人而言，老年保健即抗老防衰，就是未病先防、既病防变，某种意义上就是“治未病”。未病先防中调畅情志更需强调，因为避风寒、节饮食等早已深入人心。中医学把心与身、形与神视为不可分割的统一体，很早就提出七情致病的理论，所以调身先调心，护形先守神，保持开朗平和的心态，排除私欲，宽容自信，是防病健身、延年益寿的首要条件，也是中医学养生的核心内容。而自卑抑郁、烦躁恼怒、患得患失、狭隘嫉妒、多愁善感等则致气滞血瘀，肝阳上亢，虚火内萌，阴血暗耗，形体羸弱，寝食难安，极易感邪患病，或病转缠绵，乃至恶化，加速衰老。老年人年老体弱，生活范围缩小，子女独立，极易陷入远离社会、孤独寂寞的境地，而引发抑郁焦虑等症。故时刻须体察老年人的心态变化，予以疏肝健脾、养心安神、平肝清心等药物治疗，并多与之交流沟通，进行心理疏导，达到又调形又调神，使其形神兼备的目的。

老年人的运动锻炼当强调因人而异，量力而行，以锻炼后不感疲劳与不适为度，也不必将运动锻炼狭隘地理解为一定达到某个运动量，只要能通经活络、疏通气血、放松身心、愉悦性情即可。

老年人长期与病为伍，既病防变显得尤为重要。由于正气虚损，正邪交争多不甚激烈，故其临床症状常不典型，分期也不明显，容易贻误早诊断、早治疗的最佳时机，令疾病纵深发展。如常见的外感病就是引发肺、心、肾等疾患的源头，最易导致高龄老人心肺功能衰竭。老年病病程长、恢复慢，缠绵难愈，甚至反复发作、逐年加重，使许多人丧失了治疗的信心与耐心，听任疾病蔓延。如心脑血管疾病、慢性阻塞性肺病、糖尿病、慢性肾衰等均需长期生活调养，坚持治疗，缓解期也不能停止。所以在疾病早期、急性期不存苟且、侥幸心理，抓紧时机，积极彻底治疗；在疾病的缓解期、慢性期克服焦躁、厌倦情绪，坚持长期治疗，方能遏制疾病的发展与反复，即“不忽视小病，引不出大病；不忽视急性病，引不出慢性病；不忽视易治的病，引不出难治的病”。

李辅仁生于时局动荡的新文化运动之年，青少年时期经历了军阀战乱和日寇侵略，又逢旱涝之灾，可谓千般困苦，万般坎坷。新中国成立后，于1954年关闭私人诊所，进入卫生部北京医院工作，迄今近70年之久，李辅仁几十余年如一日，始终坚持工作在临床一线。年至百岁高龄，仍有固定门诊2次，参加组织上安排的领导会诊，平均每周诊治患者40人次。李辅仁虽已年高，但耳聪目明，唇红齿健，无一义齿，语声高亢，精力充沛，这和李辅仁的养生防衰思想有着直接的关系。

1. 饮食养生

饮食摄生，是李辅仁最为重视的一个方面。李辅仁十分注意饮食量的控制。《内经》曰：“饮食自倍，肠胃乃伤。”又曰：“胃不和则卧不安。”说明饮食适量有节，对保养消化系统功能具有积极意义，同时也表明消化系统异常可以对其他系统产生不利的影响。饮食入于胃，依赖胃的容纳，更要依靠脾的运化，老年人脾胃功能已不如年轻时强健，若再饱食，或摄入难消之物，更易加重胃肠道的负担，从而进一步引起其他各脏器功能的改变，比如消化系统疾病影响到呼吸系统，影响心血管系统的病例均不在少数。李辅仁鼓励患者做到每日饮食有节，长远来看，定期检测体重水平、血脂水平、体脂水平等各项指标，可以反映一段时间内饮食总量控制的效果，并依照检测结果，做出动态调整。

在食物的种类选择方面，李辅仁强调“多种多样、丰富多彩”，要做到荤素搭配、营养全面。从营养学角度来看，七种营养素具有为人体提供能量、构成机体成分和修复组织以及调节生理功能的重要作用。老年患者常有自身多年以来形成的饮食结构与规律，李辅仁在诊疗过程中，常要仔细询问患者饮食结构是否合理，是否有饮食偏好，结合患者疾病特点，分析思考，提出建议。李辅仁对《素问》中“五菜为充”、六腑“以传化物而不藏”的理念极为认同，食谱中多以蔬菜为主，并着意选用对“六腑以通为用”有益的品种，认为可以生吃的蔬菜最好不要过度加工，李辅仁每日午餐、晚餐，总少不了生萝卜和生黄瓜，既可以保证食物的结构合理，又能保证肠腑畅通，代谢废物及时排出。

此外，李辅仁在保证食物种类丰富多彩的同时，也注意食物季节性和安全性。目前，随着科技手段的日益先进，可以选择的食物品种也越来越多，其中有很多反季节的蔬果上市，其中有些是使用了不同种类的化学药品，这些药物是否安全，是否会对人体造成危害，大部分不得而知。李辅仁认为应当谨慎选择，建议选择一些应时应季的蔬果品种，选择大众菜品，尽量减少化学药剂的摄入。

2. 运动养生

李辅仁长期从事临床工作，曾是中央保健委员会中唯一的中医专家，医疗任务较为繁重，并无时间和精力特意进行体育锻炼，但李辅仁十分强调“体宜常动”，注重“流水不腐，户枢不蠹”。这种观点，肇源于《内经》，后为明代冷谦发挥，录于其所著《修龄要旨》“养生十六宜”中。李辅仁日常家务，诸如买菜洒扫，整理房间，修剪花草，能胜任者，均要亲力亲为，李辅仁视此为适合老年人的一种锻炼方式。他认为，运动的形式是多种多样的，在临床中，叮嘱患者要注意年龄特点和身体状况，有所选择地进行运动，量力而为，劳逸结合，避免过劳耗伤，也要注意运动时的安全问题，防止在运动过程中出现的外伤、骨折等情况。

3. 精神养生

李辅仁特别重视精神道德层面的修养，而精神道德修养对养生防衰也有着直接的作用，故孔子有云“富润屋，德润身”“仁者寿”。高尚的精神道德修养，换句话讲，就是良好的精神卫生健康状态。李辅仁为人处事严谨慎重，宽以待人，严于律己，诸事多想他人，不计个人得失，常言“人之痛，如己之痛”“爱人者，人恒爱之，敬人者，人恒敬之”，虽已高年，仍每每念及“二十四孝”里的内容，并指导弟子学习仁孝之深意。每当遇到或听闻父子慈孝、夫妇和美、兄弟宽忍、邻里和睦之事，李辅仁均会发自内心地表示赞赏。李辅仁认为行仁孝而后致和谐，“奉献和谐，才能享受和谐”，最终才能创建和谐社会，达到个人修养与社会环境的整体提高。

4. 生活方式养生

李辅仁平日除忙碌的医疗工作外，爱好极少，每日空闲时间，均用来看书读报、听广播、看新闻，关注国内国际大事要闻。李辅仁日常生活中有三忌：一忌烟酒嗜好，二忌外出应酬，三忌娱乐享受。一忌烟酒嗜好，李辅仁家族之中，祖孙五代，均不吸烟，亦不饮酒，李辅仁在门诊中，时常劝导患者改变不良生活习惯，摒弃思想顾虑，戒烟限酒，并于复诊之时，多有提及，以防重拾旧习，在李辅仁耐心的劝导下，一位六十年烟龄的老领导已经彻底戒烟。二忌外出应酬，李辅仁多年来始终坚持不在外用餐，无论工作、会议，均要回家吃饭，这样既能避免饮食规律的改变，又能避免社会资源的浪费。三忌娱乐享受，李辅仁生活中物质享受极少，穿着得体即可，无须贵重，饮食合理即可，无须高档，住所宜居即可，无须豪华，李辅仁生活简朴，多年来结余的钱物，大都用在国家受灾地区、贫困地区的捐款捐物之中。

九、传道之术

（一）人才培养方法

院校教育是现代中医教育的基础；师承教育是中医基础教育的必要补充与深化、细化。

本科时期中医学院给予我们最初的入门教育，从中国传统文化、哲学思想、思维方式，直至语言文字、心理伦理等，都进行了重要的启蒙或强化，为顺利进入专业学习做了必要铺垫。这些知识内容广泛、专业性强，非学院这种聚集了各类专门人才的教学基地不可为。

在专业方面，学院教科书均由业内专家教授们共同编写修订，将许多经典著作、名家思想、流派学说、专科理论、诊断治法、针灸方药等，进行了深入研究，去粗取精，去伪存真，融会贯通，重新编排。有些内容更是融合了一些现代科学、医学知识，或者借鉴了现代科学、西医学的研究方法，形成了基础理论、诊断、方药、针灸及临床各科等一系列教材。这些教材既保留了中医药学术的精华，又在一定程度上体现了现代中医药学术研究的较高水平。正是这些前后连贯、兼收并蓄、由浅入深、由基础到临床、由经典到现代研究的教材，使得初学者能够步步深入，系统全面地学习与掌握中医药学的最基本知识与技巧。否则面对浩如烟海的中医药著作，初学者定将难辨良莠，茫然无措。而由术有专攻的某方面专家教授讲授教材，更容易将深奥难懂，或者含义模糊的原文以通俗、现代的语言文字讲授与传播，令初学者从学习伊始就能立足于较高起点，达到事半功倍的效果。不可否认，正是中医药院校的课堂教学，为我们以后的学习工作奠定了坚实的基础，是我们进入中医药伟大宝库的必要引领者，必将对我们以后的“学术基调”产生深远的影响。

但是，仅仅经过院校教育的“粗加工”是远远达不到现代中医临床要求的。因为中医学是一门实践性、经验性很强的复杂性学科，有明显的技艺特征。它既包含能以语言、文字、图表为载体进行传播的“显性知识”，更包含大量不能通过这种方式系统表述的“缄默知识”。若不经过严格的临床诊疗技能培训与长期反复的实践磨炼，很难成为一名合格的临床医师。哲学学者李泽厚先生将知识分为“有形”与“无形”两大类，“前者可以通过口授、文字传授，后者则非经长期学习、思考、实践而不可得”。英国哲学家迈克尔·波兰尼则指出“缄默知识”可以“通过师傅带徒弟的方式加以传递”，“只有通过一个人对另一个人无批判的模仿才能被消化”。师承教育恰好满足了中医教育的这种需求，是传递无形“缄默知识”的最佳方法。

师承教育具有鲜明的特点——情景教学，而“情景性”正是“缄默知识”的特性。中医学中大量的“缄默知识”是在具体情景（临床实践）中形成的，是与具体情景直接相连的，往往是不规范的甚至是非正式的知识和体验。这些知识很难条理化和明晰化，很难通过书本课堂的形式加以传授。中医的诊疗过程正是将各种缄默知识在临床上进行的一次集中性“情景再现”，而诊断治疗本身则是对某种特殊问题或任务情景的一种直觉综合或把握。若要具备这种“直觉综合与把握”的能力则必须在相同或类似的情景中反复模仿与体会，这印证了那句话：熟读王叔和，不如临证多。

其实，除了缄默知识，很多课堂上书本中的“非缄默知识”也离不开临证时的情景教学。中医学采用的是迥异于西方逻辑思维的“象思维”方式，其基础理论与概念“没有一个终极的实体性的概念术语，更没有一套贯彻了形式逻辑的概念演绎与理论结构”，而是对人体生理病理过程的“形”的观察，辨识与“象”的比拟、类推，加之其论述语言古老晦涩、含义不明，常常令人迷惑疑虑，不知所云。但是从语言文字上难以理解的中医基础理论与概念在其发生的原始场景（临床实际）却最易“形、象”鲜明、“原形毕露”，若再有老师的示范与指点，各种言传不清的内容终将得以意会。

所以，跟随老师临证，就是不断地对老师思维方式、辨证方法、诊疗风格、处方用药习惯的模仿，是跟随老师对自我头脑中既有知识进行调动、补充、体会、理解、综合、运用的实战演练，是“一种动态的、包含着各种细节的或者无法表述的体验过程”。在这个耳濡目染的现场中，许多细节如脉象的细微差别；舌象的直观认识；面色、声息、神情、步态的形象感受；患者文化背景、生活条件、心理情绪的体察等，得到了异常重视；而基础理论的活学活用、辨证中的权重主次、理法方药的一致对应、组方时的整体布局、药对的“黄金组合”、补泻温清的具体程度、剂量的分寸把握、毒副作用的防范措施等，更是教与学的重点内容。这些细节与内容直接关乎临床医师的基础理论水平与临证思辨能力，关乎中医药的临床疗效，关乎中医现代临床人才的培养，关乎中医药学术体系的传承。如果说院校教育侧重于基础理论的集中学习，那么师承教育则长于基础理论的领悟与运用，是培养临证思辨能力与形象思维习惯的捷径，是对院校教育的必要补充与深化、细化。

（二）人才培养成果

李辅仁学术传承谱系

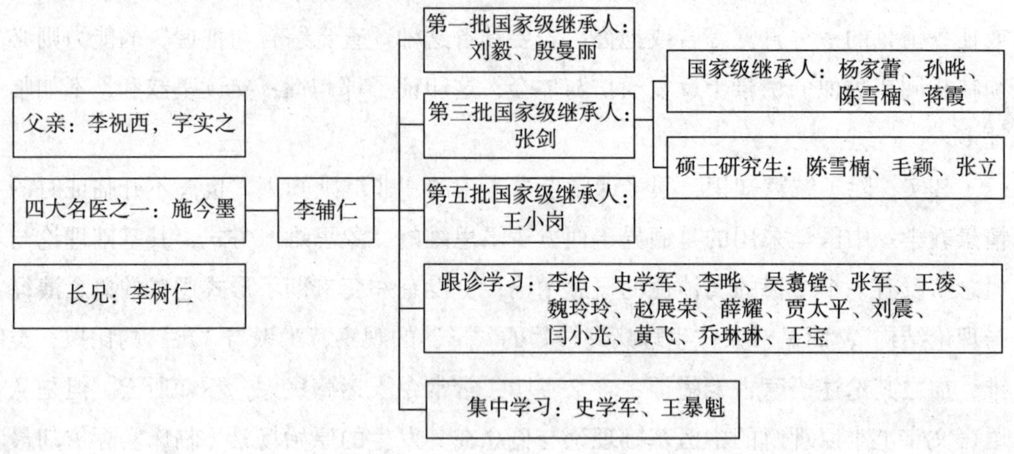

（张剑、王小岗整理）

（徐珊编辑）

吴咸中

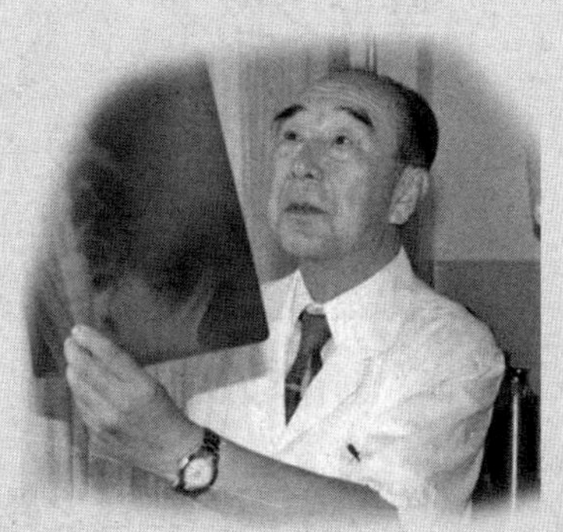

吴咸中（1925— ），辽宁新民人，满族。中国工程院院士，教授，博士研究生导师，天津医科大学国家级重点学科中西医结合学科带头人，国家级非物质文化遗产项目（中医生命与疾病认知方法）代表性传承人。曾任天津医学院院长。现任天津市中西医结合研究院院长、中国中西医结合学会名誉会长，天津市中西医结合学会名誉会长，天津市中西医结合医院（南开医院）名誉院长。曾当选为中国共产党第十、十一、十二、十三、十五次全国代表大会代表。享受国务院政府特殊津贴。2009 年被授予首届“国医大师”称号。

吴咸中首倡“以法为突破口，抓法求理”的中西医结合理论研究思路，推动了临床研究、基础研究和药学研究的有机结合，使中西医结合不断向高层次发展；创立并不断完善了中国中西医结合急腹症诊疗体系，实现了外科治疗学的重要变革，于 1982 年被世界卫生组织认定为中国在世界医学领先项目之一；在重症胆管炎、重型胰腺炎和多脏器功能不全综合征等外科急危重症领域取得重大突破，成为中西医结合医学领域代表性重大成果。先后获得国家科技进步奖二等奖、天津市科技进步奖一等奖、天津市重大科技成就奖、全国中医药杰出贡献奖、中国中西医结合学会终身成就奖等重大奖项，获得全国科技大会先进工作者等荣誉。《中西医结合治疗急腹症》《新急腹症学》《腹部外科实践》《急腹症方药诠释》《证与治则的研究》《承气类方的现代研究》等为其代表性著作，发表学术论文逾 500 篇。

一、学医之路

在2009年国家首批授予“国医大师”荣誉称号的30名人员中，吴咸中是唯一一位“西医学习中医”的中西医结合专家，是唯一一位外科工作者，是仅有的两位中国工程院院士之一。他的成长经历、学术成就和学术思想既具有国医大师的共同特征，也有其独特的专业特点和个人风格。

（一）中西医结合之路

1. 普通外科训练与发展阶段（1947—1959）

从1947年到天津中央医院（现天津医科大学总医院）外科实习开始，吴咸中经过住院医师、总住院医师、主治医师的系统训练，在普通外科和血管外科专业奠定了扎实的基础，特别在壶腹癌切除、肝切除、重度中毒性休克综合治疗，以及疑难血管外科手术方面取得显著成绩，得到国内同行的关注与赞许。

2. 中西医结合治疗急腹症初步探索阶段（1959—1975）

以1959年参加天津市第二期“西医离职学习中医班”为起点，吴咸中确立了以中西医结合治疗急腹症为主攻方向，按照中医理法方药的理论体系，取中西医两法之长，对急腹症的中西医结合治疗进行初步探索，并对中西医结合治疗急腹症的理论与方法进行不懈研究，在全国揭开了中医治则实验研究的序幕。吴咸中以中医“六腑以通为用”理论为指导，采用在西医辨病基础上进行中医辨证的“病证结合方式”对急腹症进行分型、分期，确定了中医药治疗急腹症“八法”，实现了六成以上急腹症患者免于手术，实现了外科治疗学的重大变革。

3. 中西医结合治疗急腹症逐步深入阶段（1975—1989）

以天津市中西医结合急腹症研究所成立为起点，吴咸中积极引进先进的诊疗技术和实验设备，临床上完善中西医结合诊疗规范，进一步提高中西医结合诊疗水平，并按照“抓法求理”的研究思路，加强基础研究，使中西医结合急腹症研究逐步深入，赢得了国际学术界的重视与好评。1982年，世界卫生组织认定中西医结合治疗急腹症为中国在世界医学领域领先的五个项目之一，吴咸中组织“一所三校”（即急腹症研究所、天津医学院、天津大学、南开大学）采取合作攻关模式，对中西医结合治疗急腹症的机理进行长期系统的研究，取得丰硕成果。

4. 向高层次中西医结合发展阶段（1989—）

以中西医结合临床学科（外科）成为国家级重点学科为起点，按照高层次中西医结合战略的要求，并以该学科先后列入国家“211”工程建设项目、天津市重中之重学科建设单位等为契机，高标准建设重点学科，在承担国家级和市级重大项目、人才梯队建设、实验室建设、学术思想研究等方面取得重要进展，进入获得重大奖项的丰收期。1998 年，吴咸中倡导创建的天津市中西医结合研究院，成为天津市中西医结合优势学科的高水平合作平台。

（二）踏入中医学术殿堂

由接受系统西医教育的外科医师成为首批国医大师，吴咸中经历了坚持不懈刻苦钻研和探索实践过程。

1. 初识“中医学习西医”医生

1952 年，吴咸中结识了本院来外科进修的一位特殊医生薛崇成，他原是名中医蒲辅周先生的入室弟子，西医院校毕业后已成为神经内科主治医师，因要改做神经外科医生必须接受外科训练。在带教过程中，这位医生经常习惯性地为患者摸脉、看舌苔等，这引起吴咸中的好奇心和兴趣。久而久之，吴咸中从他那里学习到一些针灸知识和用中成药治疗常见消化系统症状的经验，简便灵验，受益匪浅。两人教学相长，相处甚笃。这在学术进步上并不算是重大事件，只能算是初识中医的一次美好邂逅，但在 20 几年后，吴咸中参加给周总理的会诊时，得遇蒲辅周先生的弟子高辉远主任，他是会诊专家组的中医负责人，叙及往事，无疑增加了彼此的亲切感和信任感，吴咸中的中西医结合治疗方案也得以顺利有效实施。

2. 自学《中医学概论》

自 1954 年国家号召“西医学习中医”以来，吴咸中开始阅读一些中医方面的杂志和文章，参加一些中医专家来科会诊的活动。南京中医学院主编的《中医学概论》出版后，他便开始认真自学，初窥门庭，却也颇有心得，并尝试运用大黄牡丹皮汤治疗急性阑尾炎，还鼓励工人出身的韩丰年运用祖传秘方在门诊治疗疮疡等外科疾病。

3.“西学中”班探骊得珠

从 1959 年初至 1961 年夏，吴咸中参加了天津市第二期西医离职学习中医研究班，不仅全部脱产，还集中住校，是名副其实的离职学习。全班 95 名学员，吴咸中担任党支部书记。

这个班的独特之处在于强调学员要亲自实践：分散拜师，搜集验方，结合专业，总结经验。吴咸中先后跟师张利群、于东川、张方舆等，对他影响最大的当推衷中参西派大师张锡纯的入室弟子张方舆。1960 年夏，吴咸中带领一组外科医生赴河北省沧州市整理中西医结合治疗闭塞性脉管炎的经验，1960 ～ 1961 年夏，又和几位志同道合的外科医生在天津市几家综合性医院进行中西医结合治疗急腹症的研究工作。一年之内，按照统一制定的诊断、治疗标准，诊治各种急腹症几百例，并先后发表了有关中西医结合治疗急性肠梗阻、急性溃疡病穿孔的临床报告及有关急性阑尾炎辨证论治和“下法”应用的理论探讨文章。仅在 1961 年 7 月的《中华外科杂志》上，吴咸中就发表了 3 篇临床研究报告，其中一篇为“卷首语”，成为该杂志创刊以来最年轻的“卷首语”作者。

研究班毕业时，吴咸中得到的评语分别是：运用中医理论，能圆满无碍，结合临床辨证，能恰相符合，是学习经典文献深入有得者（中医理论）；“任强一例，能辨出本虚标实”；“王追群（吴咸中诊治的一个患者名）一例，能辨出肝肾虚。辨证如老吏断狱，处方如老匠斫轮，令人起观止之叹”（辨证论治）；“学习认真，钻研深入，疗效卓越，能带动同学，是学中医而探骊得珠者”（临床）；“能于复杂证候中辨明标本，施治先后明晰，论理通畅不浮，用药照顾周详，足见其刻苦钻研，收获良多”（综合评语）。他荣膺以卫生部李德全部长名义颁发的唯一金质奖章和荣誉证书。从此，吴咸中确定了以中西医结合治疗急腹症为主攻方向，以献身中西医结合事业为己任的宏图大志，朝着成为“高明的中西医结合医生”“高级的理论家”方向阔步迈进。

二、成才之道

结合自己 60 多年来的经验，吴咸中在不同场合多次介绍过他的深刻感悟。

（一）中西医结合是中国医学的特色和优势，要长期坚持

中西医结合，分成兼容并用、优势互补、结合创新三种不同的形式和阶段。实现结合创新，是高层次中西医结合的目标，不但要实行中医理论与西医诊疗实践相结合，也要采用实验研究等现代技术方法阐明中医理论的内涵，进而在理论上有所发展和创新。这是一个艰苦的历程，必须有长期奋斗的思想准备，不能浅尝辄止，半途而废；既要有坚持中西医结合的良好愿望，也要科学地确定研究方向，选好切入点、突破点、结合点，以便系统地积累经验，集腋成裘，逐步实现结合创新。面对中西医两个庞大体系，截然不同的理论和诊治方法，如何找到结合点和扩大结合面，除了实践以外，还必须在临床思维与科研思路上下功夫。实践证明，任何创新总是与先进的科学思维相联系的，没有辨证思维做指导，再多的实践经验，再好的

实验数据，也难以发挥创新的作用。兼容中西医两种医学的思维方法，很可能比解决一两个具体诊疗问题更为重要。

（二）团结合作的重要作用

在新的历史条件下，科学精神和人文精神相结合，善于团结合作已成为医学成才的重要条件。团结合作、协同攻关，是中西医结合发展的大趋势和必然要求。学科带头人与课题主持者应该高瞻远瞩，海纳百川，并具有高超的组织协调能力，培养团结合作的品格往往比进行某些专业培养更难。每个重大的成果都是几十年集体劳动的成果，光荣属于为中西医结合事业而艰苦奋斗的群体，个人只不过是其中的一个代表而已，这个位置始终要摆正。

（三）重点学科的重要作用

重点学科是既有科学分工又能协调发展的优质学科群体，具有中西医相结合、临床与基础相结合、医学与药学相结合、主干学科与公共技术平台相结合的合理结构与功能。具有崇高威望、造诣精深的学科带头人是学科的灵魂和领袖。要成为一个卓有建树的学科带头人，不仅个人要在“立德、立功、立言”这些方面达到应有的高度，更要注重学科的系统建设，营造科学创新的平台和氛围，保证事业的顺利传承。从这个意义上说，“名科”比“名医”更重要，任重道远，永无止境。

三、学术之精

吴咸中是我国中西医结合事业的著名开拓者，是中国中西医结合普通外科的主要奠基人和学科带头人，是“以法为突破口、抓法求理”中医理论研究的倡导者和中医治法基础研究的先驱，其学术思想可简述如下。

（一）中西医结合是具有原创性和可持续发展的医学科学实践

中西医结合医学是在飞速发展的西医学与历史悠久的中医学并存的特定历史背景和国情条件下产生的第三种医学，三种医学力量将共同发展，长期共存，有如“海陆空，协同作战”，而非“魏蜀吴，鼎立三分”。中西医结合要将西医学与中医学的理论精华与实践经验有机结合起来，取得优于单纯西医或单纯中医的临床疗效，丰富和发展两种医学，为医学科学发展作出贡献。这是一个长期不断向高层次发展的科学探索过程，兼容并存是基础，优势互补是不可逾越的关键阶段，而结合创新是终极目标。中西医结合也是实现中医科学化、现代化和国际化重要而有效的途径。

如能顺应当代科学发展的总趋势，尊重医学创新的规律，中西医结合必将成为中国贡献给世界医学的一支生力军。

（二）外科急腹症是中西两种医学的最佳结合点之一

西医学对外科急腹症已经形成了以手术为主的常规诊疗，有些病种更有“一经诊断，立即手术”的规定。随着科学技术的发展，微创外科和介入技术等被引入现代普通外科，使传统的“以制造新的创伤治疗外科疾病”的面貌大为改观。但手术给患者带来的麻醉风险、疼痛对机体的干扰、手术后肠粘连等不利影响，一直受到学术界关注。有些疾病的手术效果欠佳，还有的疾病发病机制复杂，目前还缺乏有效的治疗措施而成为外科难症（如原发性胆管结石、重症胆管炎和重型胰腺炎等），需要寻找包括手术在内的新观念和新方法。

传统中医外科以治疗肢体及皮肤黏膜疾病为主，以手术方法治疗腹部急性疾病缺乏经验且鲜有历史文献报告，但以中药和针灸治疗急腹症却历史悠久，经验丰富。中医辨证论治的基本规律和卓有成效的治则及方药对急腹症的治疗经验有着重要的参考价值。

中西医结合治疗急腹症要充分发挥中西两法之长，实现手术疗法、以中药为主的非手术疗法和微创技术的完美结合，使必须手术者提高手术成功率，使某些急症手术转为风险较小的择期手术，更使符合条件的患者免于手术之苦，提高治愈率，降低病死率，这将是对现代外科学传统治疗原则和治疗方法的重大变革，也是对中医外科学的丰富和发展。

（三）在明确西医诊断的基础上进行中医辨证分型分期

在明确西医诊断的基础上进行中医辨证分型分期，是中西医结合急腹症诊断上病证结合的特点。辨证论治和辨病论治是中医理论体系的两个重要方面，均为中医学的理论精华和经验所在，相互补充，相得益彰。“见是证，用是方”，用此方“但见数证即可，不必悉具”“一病必有主方，一方必有主药”等论述，是辨证论治与辨病论治相互为用的代表性论断，也是掌握病症诊治规律获得成功经验的表现。

外科急腹症发病急、病情重、变化快，如处置不当，易生变证，成为危症甚至导致死亡。正确的诊断是合理治疗的前提，中西医结合急腹症的诊断首先要充分利用西医先进的诊断技术做出明确的定位、定性和定量诊断，然后采用中医的辨证方法（包括八纲辨证、病因辨证、脏腑辨证等）对病因病机和病势做出分析，确定疾病的分型和分期，为合理选择治疗方法和立法处方用药提供依据。

疾病的分型是指同一种急腹症的横向区分，同型同治，异型异治，或称为“同病异治”“异病同治”。分期则是根据同一疾病在不同发展阶段的特点进行的纵向区分。凡病程较长的急腹症都会经历三个阶段：初期正盛邪轻，疾病初现；中期正盛邪实，正邪交搏，病见高峰；后期或邪退正复，或正虚邪恋，或正虚邪陷。认识这种正邪演变过程，可以确定正确的治疗原则，并可有预见性地采取预防性干预措施，或祛邪以扶正，或扶正以祛邪，或攻补兼施，充分调动机体自身的抗病能力，以达邪去正安的目的。分型与分期是对传统辨证论治和辨病论治方法的补充和发展，使之更加客观化、规范化，使选择治疗方案和立法选方有共同遵循的标准，并为探讨机理、改革剂型创造条件。

（四）创立急腹症中医治疗“八法”，形成以中药为主的非手术综合疗法

外科急腹症以急性腹痛和发热为主要症状，病因为“气、血、寒、热、湿、食、虫”，病象以六腑为主，亦可牵连数脏，尤以胃、肠、胆多见。临床可见腑病传脏、脏病传腑、脏腑同病等不同变化。古代医家根据六腑气机运行的特点“泻而不藏、实而不满、动而不静、善行不守、降而不升”，总结出“六腑以通为用”的学说。凡气滞、血瘀、寒凝、热蕴、湿阻、食积、虫聚等，如影响其通降下行，均可发为急腹症，表现为郁、结、瘀、厥（炎症性急腹症）或郁、热、瘀、厥（感染重的急腹症）的病理过程，这与西医学总结出的功能障碍、梗阻、血运障碍和中毒性休克的主要病理过程极为相似。郁者气机郁滞，结者实邪结聚，热者实热或湿热内盛，瘀者血行瘀滞，厥者气血逆乱甚至亡阴亡阳。根据经典的“汗、吐、下、和、温、清、补、消”中医治疗八法，按照急腹症的病机，创立了“通里攻下法、活血化瘀法、清热解毒法、理气开郁法、清热利湿法、温中散寒法、健脾和胃法、补气养血法”八法和相应的代表方剂。前五法为驱邪主法，后三法或辅助主法，或以善其后。八法可单独使用，也可联合应用，或在不同病程中序贯使用。急腹症多表现为里实热证，寒实证少见，常有虚中夹实证，逐邪为治疗第一要务，通腑泄热，导邪外出，以达到“通则不痛”“痛随利减”“邪去正安”的目的。因此，通里攻下法在急腹症的治疗中有着广泛的应用价值。

与西医学治疗急腹症中的非手术疗法主张消极被动的“静”的原则不同，以中药为主的非手术综合疗法基本上以主动积极的“动”为指导思想，立法处方原则也大都以调动机体自身的功能和抗病能力为目的，增加蠕动、分泌和排泄，影响局部，改变全局。这是“六腑以通为用”学说对西医外科传统治疗原则的重大变革。

手术治疗是急腹症治疗中祛邪的重要手段，手术治疗应严格控制适应证，凡正盛邪轻、病损较轻者基本采用非手术疗法；凡正盛邪实、病损较重或病情变化较快

者，可在做好手术准备的前提下采用非手术疗法；而病变严重、病情复杂，或呈进行性加重，局部病变已成影响全身的关键因素等情况者，宜采用手术疗法，即使采用手术疗法，以中药为主的非手术疗法仍可在围手术期发挥重要的辅助作用，提高救治成功率。

（五）首倡“抓法求理”的中医理论研究思路，揭示阳明腑实证与肠源性内毒素血症的本质联系

中西医结合治疗急腹症以临床需要为出发点，以提高临床疗效为最终目的，研究内容涉及临床研究、基础研究、药学研究等多个领域，研究路线基本遵循“肯定疗效、探索规律、改革剂型、阐明机理”的整体思路。寻找并确定研究的突破口，是获得中西医结合最佳结合点的前提条件。

中医的理、法、方、药是统一的整体，在“理”（生理、病因、病理）的指导下，认识疾病，诊断疾病，规定治疗原则，提出具体的方药和处置方法。在中医的理论研究中，“理”固然重要，但要看在“理”指导下的治疗原则（法）与方药是否有效。“方在法中，法从证出”，“法”起着承上启下作用。对临床确有疗效而又能代表“法”的方剂或药组进行实验研究，不但可科学地阐明其作用机理，也便于向上推断“理”的科学内涵。因此，以代表“法”的方剂或药组为实验研究对象，是探讨中医理法方药体系的一个突破口，简称为“抓法求理”的中医治则研究思路。此研究思路开中医理论实验研究之先河，并使中医治法研究成为中西医结合研究中最为活跃的领域之一。

“通里攻下法在腹部外科的应用与基础研究”是“抓法求理”思路的典型代表。无论按西医学的病理分类，还是按中医病机分类，正确运用“以通为用”的原则是治疗急腹症的重要环节。通里攻下法在临床应用最为广泛而有效。大承气汤为其代表方剂，具有荡涤胃肠、攻实祛瘀及泄热逐邪等多重功效，用于温热病及危重症治疗，已积累了丰富经验。通过对大承气汤的深入研究，逐步认识到通里攻下法具有“胃肠效应、腹腔效应、全身效应”三个作用层次，阐明了阳明腑实证的本质为肠源性内毒素血症，揭示了“六腑以通为用”和“肺与大肠相表里”中医学说，以及“釜底抽薪、急下存阴”等治法的科学内涵，突破了《伤寒论》应用大承气汤应“痞满燥实坚俱备”和小承气汤“小试其间”的约定，在阳明腑实证早期果断应用峻下、急下等通里方法，疗效显著，拓展了“伤寒下不厌迟、温病下不厌早”的临床经验，使大承气汤成为防治因肠源性内毒素血症引起的肠功能不全/肠功能衰竭的独特干预措施，进而在由肠屏障损害导致的急性呼吸窘迫综合征（ARDS）、全身炎症反应综合征（SIRS）和多脏器功能不全综合征（MODS）等危急重症防治中发挥关键作用，无论对中医学和西医学的理论和实践都是重要的学术贡献。

（六）通里攻下法在腹部外科应用与基础研究

吴咸中主持的“通里攻下法在腹部外科应用与基础研究”项目时间跨度超过30年，由天津市中西医结合急腹症研究所、天津医学院、南开大学、天津大学等多单位多学科科研人员参加，研究过程分为四个相互关联又各有侧重的阶段：20世纪60年代中期至70年代以研究下法对胃肠道运动功能的影响为主；80年代后期研究的着眼点从胃肠道扩展至整个腹腔脏器；90年代初中期以肠屏障功能及肠源性内毒素血症为主；90年代中后期则以研究下法对多脏器功能障碍综合征（MODS）的防治为主。研究过程中，吴咸中十分重视中医传统理论与现代外科实践相结合，临床研究与基础研究和药学研究相结合，采用最先进的技术方法和指标，进行整体观察和分层次分析，使研究工作层层推进，步步深入。

1. 创新点

（1）通过临床及实验研究证实，通里攻下法具有调整胃肠运动、改善腹腔脏器血运、清洁肠道、保护肠屏障、神经–内分泌–免疫调节和脏器保护作用，逐步揭示了以大黄为君药的通里攻下法的作用机制，在药效作用上有新发现。

（2）大承气汤方剂具有多种药理活性成分，对不同腹部外科疾病的作用靶点有所不同，其效用亦有所不同，但最基本的靶向在胃肠道。在疾病的不同阶段，特别在出现“胃家实”阶段，对胃肠道进行干预，有利于疾病的控制及转复。对通里攻下法的临床应用有所创新。

（3）建立并不断完善急性肠梗阻、重型急性胰腺炎、急性重症胆管炎、急性腹膜炎、多脏器功能不全综合征等病种的通里攻下治疗常规，取得确切临床疗效，在该类病症诊疗中处于先进水平。

（4）通过水煎浓缩、水煎醇提、大孔树脂吸附、分离提取等不同工艺阶段，研制出疗效确切、使用方便的大承气颗粒制剂。

2. 学术价值

通里攻下法的主要作用机制得到科学的阐明，不但为通里攻下法的临床应用提供了理论支撑，对于形成腹部外科危重症的中西医结合治疗理论和指导原则也起到了重要作用。

“通里攻下法在腹部外科应用与基础研究”基本阐明了中医“六腑以通为用”“肺与大肠相表里”等学说的科学价值和阳明腑实证的病理本质，揭示了中医“釜底抽薪，急下存阴”治法的科学内涵，提示了内毒素（LPS）可能是“肺与大肠相表里”的介导物质，并突破了《伤寒论》应用大承气汤应“痞满燥实坚俱备”和小承气汤“小试其间”的约定，在急腹症阳明腑实证的早期即果断应用峻下、急下通里法，疗效显著，丰富并拓展了“伤寒下不嫌迟，温病下不厌早”的临床经验，拓宽了“可下之证”的应用范围和应用方法，这对中医学的理论和实践也是重要贡献。

四、专病之治

（一）急性重症胆管炎

急性重症胆管炎（ACST）曾被称为急性梗阻性化脓性胆管炎，多在胆道梗阻基础上突然发生急性化脓性感染和败血症，起病急，变化快，病程凶险，常继发中毒性休克和多脏器功能不全，在我国发病率较高，占胆道疾病的5%～10%，是胆道疾病的主要死因，病死率高达20%～50%，是国际公认的外科难治症。

国内外学者早就确定了“一经诊断，立即手术引流”的治疗原则。尽管急症引流手术抢救了部分患者的生命，但术后病死率仍居高不下（国外报告为36.4%～50%，国内报告为16.2%～39.7%），而且因急症手术，胆道残余结石发生率高，常因胆道下端或乳头括约肌狭窄而需再次手术。

为了彻底改变急性重症胆管炎的治疗现状，吴咸中决定采用新的思路和方法。针对梗阻、胆道高压和感染等关键环节，采用内镜鼻胆管引流加内服中药“清解灵”（后改为活血清解灵），创造了一种既不同于急症手术引流，又不同于单纯服用中药的新途径和新模式。这一新模式具有以下特点：

1. 通过B超检查、十二指肠镜检查等对肝内外胆管、胆囊及肝脏病理情况做出准确的判断，并通过其他生化检查等对患者的全身状况做出科学的评估。

2. 在成功引进先进的鼻胆管引流技术并进行若干革新的基础上，及时经内镜充分引流胆管，迅速降低胆管压力，阻断胆管－静脉反流，解决胆源性内毒素血症和败血症。同时，由于鼻胆管引流管较细且在胆总管内迂曲安放，仅少量胆汁引流至体外，大部分胆汁沿导管周围进入十二指肠，发挥了调节肠道菌群、破坏内毒素的作用，使肠源性内毒素血症同时得以遏制。

3. 中药清解灵由六味中药组成，其中蒲公英、败酱草与白头翁为典型的清热解毒药，多用于肠道及腹腔感染。现代研究证实，这些药物虽解热抑菌作用不强，但减毒作用较明显，正适用于以内毒素为主要致病因素的疾病。玄参为养阴生津及泻火解毒中药，在本方中与清热解毒药合用，可增强解毒效应。大黄与甘草合用，具有轻度的通里攻下作用，有利于排出肠胃积滞，清除肠道内的细菌、毒素，促进肠道功能的恢复。

对清解灵的体外抗内毒素作用与对网状内皮系统吞噬能力进行的实验观察表明，

清解灵对内毒素，特别是对肠源性内毒素具有双重作用，一是对肠源性内毒素具有直接的摧毁作用。二是通过提高网状内皮系统的吞噬功能，来加强该系统对内毒素的吞噬、消化功能，以清除“逃逸”到肝、肺等脏器的内毒素。二者配合发挥了目前抗生素难以起到的作用，为急性重症胆管炎的治疗提供了一个有效的方法。三是鼻胆管引流配合中药清解灵治疗，使机体在不遭受进一步创伤的条件下进入恢复阶段，减少了器官功能衰竭的机会。

从 1983 ～ 1990 年共治疗 270 例，其中鼻胆管引流（ENBD）及中药联合治疗 200 例，手术及其他治疗 70 例。结果 ENBD 加中药组死亡 3 例，病死率下降为 1.5%；对照组死亡 10 例，病死率为 14.3%，全组共死亡 13 例，总病死率为 4.8%。

4. 临床上根据该病的发展过程，制定分期治疗方案。在完成 ENBD 初期，患者仍有阳明证或少阳阳明合证，选用大承气汤冲剂治疗，每日 2 次，每次 2 袋，冲服。待大便畅通、腹胀消退、肠鸣活跃后即转入缓解期。该期以内服活血清解冲剂为主，服用 3 ～ 7 天后转入恢复期。恢复期则根据引发急性重症胆管炎的病因进行治本治疗。在对治疗机理的研究中发现，ACST 具有胆源性和肠源性败血症特征，采用中药与内镜联合治疗，则具有同时控制胆源及肠源性感染的双重作用。在此阶段治疗的 213 例 ACST 中，有 36 例手术治疗，其中 4 例术后死亡；177 例完成了鼻胆管引流加中药分期治疗，其中有 2 例死亡，病死率为 1.1%。全组共死亡 6 例，总病死率为 2.8%，病死率又继续下降。

由于采用了鼻胆管引流 / 经内镜括约肌切开这一新的治疗模式，使重症急性胆管炎的临床疗效达到国际领先水平，其治疗机制也得到比较充分的阐明，是高层次中西医结合的一个成功范例。

（二）重症急性胰腺炎

重症急性胰腺炎（SAP）是国际公认的外科难症，约占急性胰腺炎的 10%～15%。主要临床特征为症状体征重、重要脏器功能不全的发生率高、胰腺和胰周组织感染及其并发症发生的危险性大，因而病死率在 20 世纪 90 年代仍高达 30% 以上，其发病机制是一个复杂的多因素参与的病理生理过程，尽管新学说不断涌现，对认识疾病和指导临床治疗发挥了重要作用，但确切的发病机制尚未完全阐明，更未找到更为有效的治疗方案，以至于有的国外专家感叹道：“未能改变患者死亡的结局，只是改变了死亡的方法。”

吴咸中按重症急性胰腺炎自然病程进行分期分型的中医辨证论治，在早期即果断地运用以通里攻下法为主进行非手术中西医结合疗法，使病死率明显下降，并逐步阐明了通里攻下法等中医治法的疗愈机制，形成中西医结合治疗重症急性胰腺炎的系统化标准化治疗方案，在全国推广。

吴咸中认为，重症急性胰腺炎的主要病理环节与其他急腹症有共同之处，即郁（气机郁滞）、结（实邪结象）、热（实热内盛或湿热内蕴）、瘀（血行瘀阻）、厥（气血逆乱）五个环节可互相兼夹或转化。其自然病程可分为三个阶段，早期正盛邪浅，多为枢机不运与燥热内郁相兼，多属少阳病证、少阳阳明合证或阳明腑实证，甚则为结胸里实证；中期正盛邪实，常以结、热、瘀兼夹转化为主；晚期邪去正虚，余热不尽，气阴亏虚。西医学对重症急性胰腺炎并发多器官功能不全综合征（MODS）发病机制中强调脏器功能损害的“序贯性”，与中医理论脏腑疾病的“传变”规律有相似之处。

吴咸中跟踪国内外对SAP研究的新进展，着眼整体，注重整体治疗；用先进的诊断方法监测整体及腹腔局部的变化，作为采取不同治疗方法的依据；充分发挥中医通里攻下、清热解毒及活血化瘀等治则的作用，使中药在保护肠屏障、抑制肠源性内毒素血症及抑制超强的全身炎症反应等方面发挥作用；继续摸索手术指征、手术方式及手术时机，力争少手术、晚手术，以减轻附加的手术打击和术后并发症。据此制定出包括内科治疗、内镜治疗、中医药治疗及手术治疗在内的中西医结合综合疗法，分三阶段实施：

1. 以防止非感染性MODS为主要内容的早期治疗

从发病初期开始，延续1周～10天，从病理学来看，主要是胰腺、胰周渗液及血中血管活性毒性物质引起的全身性损害，主要表现为血容量减低、末梢循环功能不全、肺功能障碍、肠麻痹及肾功能损害，这是SAP的第一个MODS高峰，从中医辨证来说多属于少阳阳明合证或阳明腑证，严重患者亦可表现为结胸里实证。患者入院后首先给予积极的全身支持治疗，包括吸氧、静脉输液、纠正酸碱平衡失调、禁食、胃肠减压等。常规给予抑制胃酸分泌药物，预防应激性溃疡的发生。此阶段虽无细菌感染，但预防应用抗生素还是必要的，档次不宜过高；重用中医通里攻下药物，消除腹胀，保持大便通畅，原则上以大承气汤或清胰陷胸汤为主方，根据患者情况随症加减。要抓紧入院后前3天的治疗，每日中药2剂，分4次服，争取保持每日排便3次以上，使腹胀明显减轻，肠鸣音基本恢复正常，呼吸明显好转，氧分压维持在满意水平。如治疗得当，在初期既控制了MODS的恶化，又防止了胰腺及胰周坏死组织的感染，可有一半左右的患者不经过进展期而顺利恢复。

2. 以控制细菌感染，防治感染性并发症为主要内容的进展期治疗

从发病后10天至2周开始，由于胰腺和（或）胰周组织感染而出现全身感染症状，患者开始出现寒热往来，或壮热不退，腹痛及腹胀再度加重，严重者表现为第二个MODS高峰，进展期的全身支持疗法除前述措施外，还应加强营养支持及抗感染治疗，通过B超及CT检查，及时发现胰腺、胰周组织及腹膜后的病理变化，当确认有脓肿形成时，应及时进行手术引流，此期的中药治疗以清热解毒及活血化瘀为主，辅以通里攻下，代表的方剂为清胰承气汤加减。

3. 恢复期的中西医结合治疗

腹腔感染已经得到控制，周身情况稳定，患者就进入恢复期，此期的主要治疗目标有二：一是调理脾胃，补益气血，恢复胃肠的消化吸收功能，增强机体的免疫抗病能力；二是择期手术解决胰腺坏死所遗留下的问题，如假性囊肿、不能自行闭合的胰瘘、肠瘘，以及需要进行手术治疗的胆道疾病等。

经过30多年的持续努力，现在SAP的病死率已降至10%以下，为国际领先水平。著名外科学专家张圣道教授曾特邀吴咸中为他的专著撰写"重型胰腺炎中西医结合治疗"一章，并指出，重症胰腺炎治疗的一些难题需靠中西医结合来解决。

五、方药之长

（一）现代"下法"的核心方剂

在吴咸中进行中西医结合治疗急腹症的实践中承气汤类方最为常见，而且种类繁多，载入吴咸中主编的《急腹症方药新解》和《急腹症方药诠释》的方剂就包括大承气汤、复方大承气汤、小承气汤、复方小承气汤、桃仁承气汤加减方、消导承气汤、驱蛔承气汤、复方大柴胡汤、复方大陷胸汤、清胰陷胸汤、甘遂通结汤、阑尾化瘀汤、阑尾清化汤、阑尾清解汤、清胰汤等。近年来又增加了一些活血化瘀或清热解毒对通里攻下增效作用的新方剂在临床使用。大承气颗粒剂是应用最广泛且研究最深入的新型制剂，这也是吴咸中制定的中医治疗急腹症"八法"中的第一大法——通里攻下法的代表性核心方剂。

大承气汤仅由四味药组成，即大黄（12g）、厚朴（去皮，15g）、枳实（12g）、芒硝（9g），是承气汤类方的祖方之一。其一级衍生方和二级衍生方构成了一个庞大的处方群。大承气颗粒剂则是吴咸中承担的"九五"国家科技攻关计划"优质高效的中药颗粒剂——大承气颗粒剂"的重要成果。大承气颗粒不仅在临床上广泛应用，也成为许多重大科研项目的标准干预剂。

吴咸中对大承气汤所做的方解指出："大承气汤中，大黄苦寒，泄热通便，攻下除实，为君药；芒硝味咸，润燥软坚，清火泄热，助大黄荡涤泻下，为臣药；二药相须为用，增强泄热通便作用。枳实苦微寒，破气消积，消痞散结；厚朴苦温，燥湿除满，行气消痰，二药相合，调畅气机，消痞除满，有助于硝黄泻下，共为佐使药。全方虽仅四味，但药简效宏，结构严谨，配伍精当，既有硝黄之泻实，又有枳朴之下气，泻下与行气并用，相得益彰。”

吴咸中还曾指出，大黄一味药具有的多种强大功效，在中药中当属罕见，内外兼顾，攻补兼施，古人称之为“将军之药”，真有先见之明。

大承气汤属寒下法的代表方剂，根据中医“六腑以通为用”“通则不痛，不通则痛”的学说，凡是有“阳明腑实”等的里实证，如应用泻下法得当，每有奇效。根据吴咸中的长期研究，大承气汤在外科的适应证：①除绞窄性肠梗阻等特殊类型的肠梗阻；②急性重症胆管炎；③重症急性胰腺炎；④因肠屏障受损而致的肠源性内毒血症、多脏器功能障碍综合征的预防和治疗；⑤围手术期的肠道预洁。这些适应证远远超过了《伤寒论》和温病学所涉及的治疗范围，而对通里攻下法在腹部外科中的应用与基础研究的科学价值也远远超过了对承气汤类方自身研究的价值。

总结现代下法辨证论治特点时，吴咸中指出，现代下法已形成参照急危重症的发生发展趋势，将下法应用在疾病发展前面的新思路，如早期应用下法，预防肠膨胀，排除肠内积滞，缩小内毒素池，保护肠屏障，阻止肠源内毒素血症等，即可使疾病在恶化之前得到控制或称之为“截断”，有利于疾病转复。在从传统中医辨证转向病症结合的诊断模式下，这将是一个很有发展前景的治疗观念和方法，治中有防，也符合中药西用的需求，很值得重视。

（二）现代“下法”方剂的临床应用改良

与《伤寒论》下法和温病学下法相比较，现代下法已从感染性疾病转向危重症、杂病，以及前人未曾尝试过的围手术期预防与治疗，这就要求适应新的需要改进治疗方法。吴咸中的经验是：

1. 根据不同病情，适当调整主要药味的剂量，所谓“重剂起沉疴”。大剂量用药指在方剂中超过一般用量的两至三倍或更大（如大黄，吴咸中曾用到60g，达正常剂量的五倍），也可每日2剂，分4次服用，持续服用的时间视病情而定，宜巩固疗效，以防反复。

2. 为防止危重症患者因出现恶心呕吐症状而不能进药，宜安置胃管将上消化道吸空后再行灌药，可提高疗效，有些患者也可以灌肠法给药。

3. 注意整体治疗，因为危重病是“全身病”，需密切注意心肺功能的监测与调理，维持水电解质平衡，并合理使用抗生素。

4. 既不能把大承气汤视为万能之药，随意滥用，也不能过度加减，以免影响主药的功效。

（三）现代“下法”处方用药的特点

1. 坚持“以证立法，依法处方”的总原则，创立中西医结合治疗急腹症的“八法”，即通里攻下法、活血化瘀法、清热解毒法、清热利湿法、理气开郁法、健脾和胃法、补气养血法，各法皆有其代表方剂。

2. 这些代表方剂或源于经方，或源于时方，大都经过吴咸中的适当化裁，他应用的处方多用药五六味，少有超过十味者，但都具有“依法处方、法度严谨，结构合理、功效显著”的特点。

3. 据伍孝先研究员统计，吴咸中处方中频次最高的中药约60种，并善用“对药”（或称药组）。

4. 吴咸中一直把“剂型改革”作为中西医结合研究的一个重点内容。主要的代表性方剂经实验药厂制成院内制剂，工艺技术不断提高，质量控制确有保证。已有的院内制剂包括清热解毒片、活血化瘀片、巴黄片、清热利胆片、疏肝止痛片、玉黄片、精制大黄片、清胰片、大柴胡汤颗粒、大承气汤颗粒、化解颗粒、益气养血颗粒，以及厌氧灵胶囊及溃疡Ⅰ、Ⅱ、Ⅲ号颗粒等。

5. 吴咸中倡导按治则归类进行中药研发和药用的新思路，“阑尾三片”（即清化片、清解片、巴黄片）的研制可视为这一思路在20世纪80年代初的雏形或尝试，这对以往一法单用、两法并用、多法序贯或交替使用的治疗方法是一种新发展。近20年来则在活血化瘀法对通里攻下法的增效作用、清热解毒法对通攻下法的增效作用等方面进行了较系统的研究，并采用代谢组学的最新技术研究其作用机理，已有很好的发展前景。

6. 吴咸中好用“胡黄连”一药，据称为一老中医传授，效果显著。但文献对胡黄连的研究与应用报告不多，值得进一步发掘。

六、读书之法

吴咸中在参加“西学中”研究班时，结合中西医结合治疗急腹症的需要，重点自学了张从正的《儒门事亲》一书。

张从正后被尊为“攻邪学派”的鼻祖，曾被列为中国古代“十大名医”之一。而吴咸中现被确立为国家研究生教材《中医各家学说》攻邪学派代表人物，足见该部经典在吴咸中学术成长过程中的重要性。现有资料缺乏吴咸中品读此书的完整记载，仅就散见的材料进行逻辑上的整理分析如下：

（一）知其人——张从正

张从正（约1159—1232），字子和，河南睢州考城（今兰考）人，因久居宛丘，被称为宛丘张子和，又因睢州古属戴国，自号戴人。

张从正自13岁起从父习医，阅病很多，40岁时已名振东州。有长期从军经历。因医术高超，约于60岁时被朝廷召入太医院。自述“酷嗜医经五十年，野芹曾献紫宸前”，因遭太医院掌权者及庸医中伤，不久即辞去太医之职，回到河南陈州（宛丘），与麻知己、常仲德等相共讲明奥义，辨析至理，深悼传习之弊，力矫而正绪。

张从正为学崇尚刘完素，称“千古之下，得仲景之旨者，刘河间一人而已”，63岁时完成《儒门事亲》，成一家之言而为攻邪派之大宗师。

史称“张子和为人放诞无威仪，颇读书作诗，嗜酒”。由于持偏见者的排挤打击从未间断，张从正不得不竭力辨诬，甚至去世后也经常遭到非议。张从正少有入室弟子，仅与几位密友相游。晚年生活惨淡甚至颓唐，完成《儒门事亲》后，曾留有四首七言绝句，其中“学剑攻书两不成，年来踪迹愈如萍”“而今憔悴西山下，更比文章不值钱”“幻化形躯事可悲，遽罹灾患数难移”“齿豁头童六十三，迩来衰病百无堪，旧游马上行人老，不似当初过汝南”。以大刀阔斧驰骋岐黄领域的伟大医学家，在“忧谗畏讥、满目萧然”的困境中度过晚年，令人扼腕。

（二）识其书——《儒门事亲》

1. 书名

《儒门事亲》取意为“惟儒者能明其理，而事亲者当知医”。

2. 作者

《儒门事亲》实为一部丛书，以张从正本人的著作为主，也有张从正口述由他人整理及张子正、麻知己、常仲德合作者，并包括刘完素的《三消论》等。其中麻知己贡献卓著，他“长于经史，为文精密工健，诗尤奇峭，妙处似唐人”，于医又深得从正真传，世人谓“非宛丘之术，不足以称徵君（麻知己）之文，非徵君之文，不足以弘宛丘之术，所以世称二绝”。这种珠联璧合的合作方式深得学者推崇，也为本书的传播奠定了基础。据查，张从正逝世三十余年后该书已经流行，可见当时已深重其书。

3. 内容要点

该书累数十万言，主旨为驱邪以安正，评论“汗吐下”三法的理论和各种病证的临床经验，医案丰富。该书远取法于《内经》《伤寒论》，近受益于刘完素的火热理论与经验，有大量精辟的论述与创见，对“恶寒、喜暖、取补”的时弊多有针砭。

该书著名观点：

①论病观：论病首重邪气，治病必先祛邪。主张“治病有先后，不可乱投，邪未去时，慎不可补”“邪气加诸身，速攻之可也，速去之可也”，若“先论固其元气，以补剂补之，真气未胜而邪已交驰横鹜而不可制”“补之则适足资寇”“邪气去而元气自复”，攻邪即为治本。

②“三邪”理论：发挥《内经》理论，定“天地人邪三者”，称天之六气，风暑水湿燥寒；地之六气，雾露雨雹冰泥；人之六味，酸苦甘辛咸淡。故天邪发病多在乎上，地邪发病多在乎下，人邪发病多在乎中。根据三邪发病的不同部位和症状，治疗上采用张氏“汗、吐、下”三法分而治之。并认为“三法可赅百法”。对于“下法”，张从正认为，凡邪滞宿食，蕴结在胃脘之下，“积聚陈莝于中，留结寒热于内”，均可用下法，无论“寒湿固冷，热客下焦，在下之病，可泄而出之”。凡具有下行作用的方法，均属下法，不独泻下通便。下法是“不补之中有真补存焉”，故凡“大积大聚、大病大秘，大涸大坚，下药乃补药也”。除此之外，对药邪、痰邪、血液、情志等也有论述。

③血气流通：张从正认为，“《内经》一书，惟以血气流通为贵”，提出“血气贵流不贵滞”的观点，在治疗上提出以祛邪为急，藉“汗吐下”三法恢复血气流通，即所谓“陈莝去而肠胃洁，癥瘕尽而营卫昌”。

④食物疗法：张从正不仅长于攻，也擅于补，主张以食物调养补其虚，提出“养生当论食补”的卓见确论。并以食疗与药物配合的方法，重视保护胃气，以起到汗吐下的作用，使邪去正复，主张“善用药者，使病者而进五谷，真得补之道也”。

⑤情志疗法：张从正重视以情志疗法治病，经验既富，治法亦奇。他认为情志的异常变化，可引起本脏的神气病变，也可导致相应脏器的神气病变，便以“五行相胜之理”治之，即“悲可以治怒，以怆恻苦悲之言感之；喜可以治悲，以谑浪戏狎之言娱之；恐可以治喜，以迫惧死亡之言怖之；怒可以治思，以污辱欺罔之言触之；思可以治恐，以虑彼志言夺之”，并强调施用此法时，必须在感情上达到“动人耳目，易人听视”的境地。

⑥慎用补法：恰当使用补法，是对攻邪疗法的补充和配合，并非弃之不用。

（三）从医学家的争辩中理解张从正的贡献

在裘沛然、丁光迪主编的《中医各家学说》（第 2 版）中，攻邪派代表人物仅列张从正一人。这自然与张从正缺少入门弟子有直接关系，而他的学说在当时既多非议，后世也颇有微辞，甚至指为“专务攻击”，有悖于《内经》《伤寒》之旨。但在中医学的发展过程中，攻邪派的学术价值终究不可低估，特别是温病学派中的许多医家从中受到很大启发。至几年前出版的中医、中西医结合研究生教材《中医各家学说》中所列的攻邪派代表人物的队伍显著扩大，进一步证明了张从正作为攻邪派宗师的伟大贡献和深远影响。

明代著名医学家孙一奎通常被列入温补学派的代表人物之一。但他对各家学说都有深入研究且广为采撷。他曾指出："仲景不徒以伤寒擅长，守真不独以治火要誉，戴人不当以攻击蒙讥，东垣不专以内伤树绩，阳有余阴不足之论不可以疵丹溪，樱宁生之长技亦将与诸公并称不朽。"这种博采众长的治学方法足堪垂范。他对张从正的学说也是竭力维护。

国医大师干祖望曾撰文评论张从正的创新精神，评价甚高。

（四）学习《儒门事亲》心得

《儒门事亲》之所以成为吴咸中最早的钟爱之典，与该书的下述特点有关：医理贯通而不玄奥，经验丰富而无虚谈，钩玄纂要而不繁琐，文字清新而绝少艰涩，虽有辨诬却非偏执。吴咸中善读书外字，喜看争鸣论，择善而从，化为己意。简括之，其学习心得与应用如下：

1. 治学勇于创新

张从正理尊《内经》《伤寒》，法崇刘河间，但并不囿于成论，均多有发挥，有创新。尝谓："公（麻知己）慎勿殢仲景纸上语，或杀世人。""巢（元方）氏，先贤也，固不当非，然其说有误，人命所系，不可不辨也。""余立于医四十余岁……谙练日久，因经识病，然后不惑。""屡用汗吐下三法，随治随愈。""况予所论之法，识练日久，至精至熟，有得无失，所以敢为来者言也。"这些记载充分说明张从正继承先贤绝学，又敢于创新的学风，尤其他在遭受非议、排挤及晚年窘困境遇时，仍能坚持独立识见，完成学术巨著，值得格外敬佩。

2. 立论独成一体

"祛邪为第一要务"之说及"汗吐下"三法虽在伤寒学家中已有述及，但以驱邪治病为病理观，以"汗吐下三法赅百法"的治疗方法，重"血气流通"，倡"治病主药攻，养生在食补"的思想和情志疗法，形成较为独特的祛邪派学术体系，张从正当为开山之祖。吴咸中主攻中西医结合治疗急腹症，对张从正的学说及临证经验多有采撷，并有所发展。

七、大医之情

（一）殚精竭虑七十载，中西结合一目标

吴咸中一生最重要的选择是走上中西医结合的探索之路，最崇高的学术荣誉是当选中国工程院院士和国医大师，对其最高的评价是“中国中西医结合事业的旗手”。

1. 以南开医院为基地，创建全国中西医结合示范单位

吴咸中自 1964 年正式调任南开医院院长后就说：“南开医院为我提供了奋斗的舞台，我也要让她因中西医结合事业而载入史册。”他以果敢的胆略、惊人的毅力和卓越的才干，使南开医院成为全国第一个中西医结合研究基地，建立了全国第一个中西医结合研究机构——天津市中西医结合急腹症研究所。1977 年调任天津医学院副院长后，仍兼任南开医院名誉院长和研究所所长职务。他实行“兼容、开放、联合”策略，先是促成急腹症研究所、天津医学院、天津大学和南开大学的长期合作攻关，又成功申报全国首批国家级重点学科——中西医结合临床。1994 年，他卸任天津医学院名誉院长后，将全部精力投入南开医院的发展和建设，使南开医院成为全国首批中西医结合“三甲”医院，并增名天津市中西医结合医院，联合南开医院、天津市第一中心医院和天津医院成立天津市中西医结合研究院。在吴咸中的指导下，南开医院建设成为全国重点中西医结合医院、中西医结合临床（外科）成为天津市重中之重学科和全国“211”项目建设的子项目。吴咸中还向天津市政府提出“关于进一步发展天津市中西医结合的紧急建议书”，由于他的直言相谏和睿智周旋，使南开医院在卫生资源调整中被兼并的紧急危险得以消然化解。当 2010 年底南开医院新院址开工典礼时，吴咸中冒着凛冽的寒风，宣告“建设现代化、综合性、研究型医院的战役正式开始”，现场领导和职工无不动容。吴咸中一直追求的“大名医、大团队、大项目、大奖励和大建筑”的“五大”梦想终于在 2013 年得以实现。2022 年，南开医院又被确定为中西医协同“旗舰”医院试点建设单位。

2. 综览全局，推动全国中西医结合事业发展

从 1979 年担任中华全国中医学会副理事长和 1981 年担任全国中西医结合学会副理事长起，吴咸中以更多的精力关注全国中西医结合事业的发展。1982 年春他带领急腹症研究所的一众专家到全国 11 个省份、15 座城市共 33 家中西医结合单位进行长达 1 年的考察，与 303 名领导和专家进行深入讨论，还举办了 25 次不同规模的座谈会，形成了一份内容详尽的调研报告上报国家主管部门，并于 1984 年以“广阔

的道路，光明的前景——中国中西医结合的方向、方法与途径的调研报告"为题，发表在1984年第四期的《中西医结合杂志》上。文章的结尾，吴咸中指出中医、西医、中西医结合三支力量应是"海陆空"而不是"魏蜀吴"，该报告在社会上引起极大反响。原国家中医药管理局副局长、时任卫生部中医司司长的田景福曾评价道："这篇报告出来之后，解决了我们面临的一些矛盾，给我们极大的帮助。"广大中西医结合工作者至今仍津津乐道，认为这是扭转颓势和解决纷争的一剂良方。紧接着吴咸中又在《医学与哲学》杂志发表了题为"关于加快中医和中西医结合发展步伐的若干对策"的长篇文章，可以看作是对上述调研报告的拓展和深化。在1985年召开的中国中医学会学术会议、中国中西医结合学会学术会议联合闭幕式上，卫生部部长兼中国中西医结合学会会长崔月犁特意将吴咸中请到主席台上，在闭幕词中多次提到吴咸中的名字，号召大家"向吴咸中这样的中西医结合实干家学习，取得经得起科学和历史考验的成绩"。

吴咸中通过多年的思考与实践，分别在《中西医结合杂志》和《医学与哲学》杂志发表了在高层次上进行中西医结合的文章，前者以外科学为重点，后者则着眼于整个中西医结合学科，就高层次中西医结合的目标、方法等进行了战略性的论述，受到中西结合学界的广泛关注，影响深远。

中西医结合学界一直对政府主管部门抱有更高的期望，一些学术组织也曾经以公文形式向国务院或主管部门反映，中西医结合存在被边缘化的危险，成为"被冷落了的优势"，甚至尖锐指出，如果决策失误，有可能毁掉我国医学创新、赶超先进国家的机会。吴咸中以敏锐的政治嗅觉和高度的责任心，高度关注中西医结合事业发展过程中的新动态、新趋势，积极向政府主管部门建言献策，包括中西医结合医师系列的设置、中西医结合医院等级评审标准的制定、重点中西医结合医院建设标准的评审等，并参与国家中医药管理局"关于进一步加强中西医结合工作的指导意见"的咨询工作。

（二）展大医风范，留精诚昭人

中西医结合治疗急腹症的成果在国内外影响巨大，吴咸中的社会知名度陡然提升。1973年，他作为中华医学会访日代表团团长到日本讲学访问，成为中日两国医学交流的破冰之旅。这给吴咸中带来的一个直接变化就是频繁赴外埠参加紧急会诊，颇有"树大招风"之感，但吴咸中却乐此不疲，使每次会诊都成为成功之旅、自豪之旅。令吴咸中津津乐道的是，当年他赴黑龙江商讨调鲁焕章等人来南开医院时，省委领导竟然是他曾给会诊手术的患者，首长派夫人和秘书专门接待，并提出为省里做两次学术报告便可办理调离手续。一件预想难如登天的事情竟如此轻松完成，令吴咸中喜出望外。

自65岁宣布“挂刀”后，吴咸中的临床工作主要是高级专家门诊及危重与疑难病例查房，主持全市性专家会诊和承接中央保健局的任务。服务对象大都可称之为“特殊”患者，要么是疾病特殊（多为疑难重症），要么身份特殊，更有特殊身份患特殊疾病者。吴咸中以精湛的医术、高超的沟通能力和崇高的人格魅力出色地履行着自己的职责，实现了“中西结合，德高医粹”的自我要求。

以下几个案例可以从不同侧面反映吴咸中的行医风格：

1993年春，著名作家孙犁因胃癌中晚期住院。患者是八旬老翁，已无意手术。主管医生认为手术切除是首选方案，但风险极大。吴咸中在这种患者悲观、医者困惑的情况下应邀会诊。经认真检查、全面分析后，吴咸中认为应采取积极态度，争取最好的疗效。吴咸中和鲁焕章（时任南开医院院长）执刀手术，1个多小时完成，术后恢复也比较顺利。出院前，吴咸中特题诗相赠：“年逢八旬动刀兵，腹内顽疾一扫空。养精漫步跨世纪，蓄锐争当百岁翁。”当吴咸中再次到其家中探望时，见孙老将他写的诗裱好，悬挂在书房，视为珍物。两人彼此相望，相谈甚欢。十年后，孙犁因其他疾病辞世，虽未臻颐期，却跨了世纪。医学家为著名作家题诗，胆可谓够大，心可谓精诚。心灵的抚慰有时比药物的作用更为有效，这也是吴咸中行医过程中的深切体会。

李淳是一位因胆囊切除术50天后又患胰腺炎的女性患者。胰腺炎间断发作，经多地医院诊治效果不佳，便慕名请吴咸中会诊。住院后经全面仔细检查，吴咸中认为属急性水肿性胰腺炎，可不必开刀，而用中西医结合方法治疗，很快症状缓解。患者5年后再次因胰腺炎住院治疗。这显然是一个比较特殊的病例。在2007年吴咸中从医70年庆祝大会上，李淳以患者代表的身份，回顾了她在10年间与吴咸中的医患关系，她怀着无比崇敬的心情说：“在门诊和病房，我都见过吴老为其他患者诊治疾病，面对每位患者，他都一视同仁，同样慈爱的眼神，同样和缓的话语，同样细致的诊查，同样客观的结论，同样的责无旁贷！那真是一种博爱！在我住院时，我的子女均在外地工作，吴老便为我请营养师调配饮食；在我悲观恐惧时，他总是用平和的语言安抚我的内心，给人安定的力量！那是一种特有的人文关怀，总是让人倍感温暖！当我在他的诊治下走出痛苦时，也曾闪过念头要给他送礼，但却立刻觉得这种想法是多么可耻，因为那将是对他崇高品格的莫大亵渎！这是一种敬爱！正是他清正廉洁、严于律己、不计名、不图利的作风，正是他待患者如亲人、对患者真心付出的品格深深触动了我的内心。面对他老人家的辛勤付出和真心帮助，我内心总会升腾起一种强烈的感觉：崇敬！在我的心目中，他是位‘值得托付生命的人’！”

2012年吴咸中曾写过一篇题为“我所看到的查懋声先生”。这是医学界少见的一篇医生赞颂患者的奇特文章。文中所写的主人公是香港的一位名人，因患胰腺癌经手术切除、化疗、放疗后存在上行性胆管炎、肠梗阻等症状，各脏器除肾脏外均有功能障碍。吴咸中接受邀请作为会诊医生，在香港、北京、深圳、天津等地多次会诊，有长达10年的接触历史，可谓是“久观其病”“深晓其人”。吴咸中认为，在患者战胜胰腺癌的过程中，顽强的抗病精神和饱满的乐观情绪起到了不可低估的作用。

吴咸中从不炫耀自己的功劳，而更强调患者一方的优长和经验，这不仅为医者也为患者提供了一个可资借鉴的成功范例。

（三）居高永不傲，隆誉常自谦

“谦虚谨慎，好自为之”是吴咸中的座右铭。纵观吴咸中的职业生涯，当模范、获嘉奖、赢盛誉，几乎使他在各个阶段都有高光时刻。他曾被称为全国中西医结合队伍中“凤毛麟角”式的专家、“中西医结合的实干家”“全国中西医结合事业的旗手”，但他都把这些鼓励、肯定当作继续前进的动力，从不居功自傲。

1978年由吴咸中牵头主编的国内首部中西医结合巨著《新急腹症学》出版后，他在赠送给相关作者的书上写道，“莫将新苗当硕果，成功还须二十年”。1982年，世界卫生组织确认中西医结合治疗急腹症为世界医学领先项目后，他处之淡然，几乎很少在公开场合或文章中宣传，仅在1989年由他主编的《急腹症研究》一书的封面上以并不醒目的方式略记此事。他认为成绩已属过去，而且这是由南开医院和遵义医学院长期合作的成果，更重要的是“领先”仅是开端，中西医结合更像是马拉松比赛，只有坚持到底的领跑者才是真正的冠军。

1995年，吴咸中当选中国工程院院士，面对纷至沓来的贺电贺信及无数官方或民间的道喜者，他平静但又诙谐地说：“带上院士的帽子，荣誉算是封顶了，但事业没到尽头，必须继续努力。”他给自己定下三项任务，一是“当参谋”，为领导出谋划策；二是当“媒人”，促进学科间的合作、联合；三是“跑龙套”，为学科发展争取各种有利条件。正是以此为契机，吴咸中领导的国家级重点学科进入快速发展和集中收获阶段，他为此付出的艰辛努力和取得的卓越成就绝非这三种角色所能概括的。70岁以后的吴咸中，更像是焕发出第二次青春，“遥遥结合路，执麾忘暮年”。

吴咸中很欣赏曾子所言：“君子不可以不弘毅，以仁为己任，不亦重乎，死而后已，不亦远乎。”他也经常以曹操的名句“老骥伏枥，志在千里，烈士暮年，壮心不已”来激励自己，不为艰难所阻，不为荣誉所累，志坚毅弘，率为楷模。

（四）重文化修养，尚人文精神

吴咸中出身于满族知识分子家庭，父亲笃信儒学，为5个孩子取名都带有一个

“中”字，源自被奉为儒家十六字经典的“人心惟危，道心惟微，惟精惟一，允执厥中”（《尚书·大禹谟》），希望子女们都承尧舜之风，行中庸之道，诚信公允，精于学问。

吴咸中从启蒙时期起，就被父亲经常督促多学古文，多诵诗书，识其字，知其意，试其用。1935 年，吴咸中 10 岁时，长兄从日伪监狱被释放，全家聚会，他便为大家背诵岳飞的《满江红》全诗，当诵到“三十功名尘与土，八千里路云和月，莫等闲，白了少年头，空悲切”时，长兄紧紧抱住他，眼里噙满泪花，竟呜咽着难以自持。当时长兄正好 30 岁，词中先烈的慷慨，回想自己被诬“反满抗日”的经历，眼见胞弟稚嫩却深情的朗诵，怎不怆然泪下！此时此景，此词此情，让全家再次共同见证了吴咸中的聪慧和潜质。

吴咸中喜爱中国传统文化，喜爱中外历史，喜爱学习唯物辩证法和自然辩证法。这为他学习中医文献、开拓中西医结合事业提供了坚实的文化基础和科学的思维方法。

1. 重视中国传统文化的学习

西医学习中医的第一个障碍便是难以理解医古文。吴咸中以其深厚的古文基础，对中医典籍和文献似乎并没感到十分困难，加之强烈的求知欲，对“四部经典”的学习颇有心得，老师称之为“学习经典文献深入有得者”“学中医而探骊得珠者”。在学习班期间他还牵头编写《中医发展简史》试用教材，主笔宋金元以后的发展史部分。这不仅展现出他深谙历史和善于文字的突出能力，也促进了他对中医各家学派的钻研和应用。

2. 重视思维方法的提高

认识方法和思维方法的改进对学习中医和运用中医影响巨大。金元以后的一些医学家发展出不同的医学流派，推动了中医学学术发展，各有专攻，自成体系。

明朝王阳明主张“知为行之始，行为知之成”“致良知”“我心即理”，明确了知与行的辩证关系，使儒家思想发展到一个新阶段。这都增强了吴咸中选定一个主攻方向，有所为有所不为，博采众长，务求其成的决心。而毛主席《实践论》和《矛盾论》的哲学思想更成为吴咸中重视临床实践和善抓主要矛盾的理论基础和重要方法。吴咸中曾总结“新急腹症学吸收了中西医的扶正祛邪，以通为用，同病异治，异病同治以及标本先后等符合辩证法原则”“集中优势兵力，主动进攻”“任何创新总是与先进的科学思维相联系的，没有辩证思想作指导，再多的实践结论，再好的实验数据，也难以发挥创新作用”。

3. 重视科学史研究

重视科学史的研究是吴咸中的一大特点。吴咸中最为尊敬的外科学家是美国明尼苏达大学的万根斯汀教授。他以发明胃肠吸引器而载入医学史，首创《美国外科杂志》，40 多年间一直活跃在外科前沿，著作等身，退休后专门研究医学史，并自建医学史博物馆。1980年访美时，吴咸中很荣幸地受到他接待。回国后不久便在天津医学院开设“医史课”，并亲自担任主讲教师，深受学生欢迎。他用典型的故事生动介绍张仲景的“勤求古训，博采众方”，孙思邈的“大医精诚”，张景岳的“精敏之思，果敢之勇，圆融之智，坚持之守”等传统医训，培养学生的职业道德，指导他们的成功之路。在全院科技大会上，他曾列举外科史上的重大事件，如麻醉剂的发明是伟大创举，而几位发明者之间的争讼导致抑郁、自杀等不幸发生，成为科学史上的一个黑暗事件，以此告诫大家不要为名利而内耗，还曾用两名著名中医大家互相攻讦为例，引导大家要精诚团结，不以歧见而对立。

4. 主张科学精神与人文精神相结合

近20年来，吴咸中特别强调高级科技人才要重视科学精神和人文精神相结合。业务的提高已具备多方面的方便条件，而奉献精神、大局观念、团结合作的能力等一些与人文精神相关的培养则明显薄弱。吴咸中多次撰文论述科学精神与人文精神相结合的重要性和具体要求，多次开办专题讲座讲述现代高级科技人才成才的规律，并亲自主编内部出版《吴咸中论中西医结合科技人才培养》，提供给院内外人士学习使用，武汉裘法祖院士发表了“做人做事做学问”的文章后，吴咸中指示印发给中西医结合外科医生和研究人员阅读讨论，效果甚佳。

在全国纪念毛主席关于中西医结合的“10.11”指示发表四十周年大会上，吴咸中曾就天津市中西医结合的成就和现状进行了简要汇报，他指出，现在有的学科仍兴旺发达，有的学科停滞不前，有的学科近乎消失。对于那些目前不够发达的学科，也要肯定他们在学科发展史上的贡献，是对历史的尊重。吴咸中认为，即使是失败的尝试，在科学道路上也是有贡献的，正是他们的尝试、牺牲和奉献，才避免后人重蹈覆辙。科学实践和历史的检验才是真正的裁判官，才能对一项研究结果做出科学公正的结论。吴咸中的成败观和功过观显然具有大格局的特点，值得深思。

5. 儒雅风范，幽默谈吐，彰显文化涵养

接触过吴咸中的人，莫不为他的儒雅风范和幽默谈吐所折服。腹有诗书气自华，这是吴咸中常引以为豪之处。每有大事，总有诗作；赠友谢朋，多有佳句；开会致辞，常语惊四座；行文著书，文风朴实而不失生动，逻辑清楚且富有哲理。

在事业之初实验研究还处于艰难探索阶段，吴咸中去视察时就问：“是成功了，还是遇见成功之母啦？”顿时缓解了研究人员的紧张心情。在“三甲”医院评审的闭幕式上，吴咸中在结束语时说，“我们不能像飞亚达手表广告说的，‘一旦拥有，别无他求’，而要向延生护宝液广告说的，‘新生活从今天开始！’”在场的卫生部副部长张文康即刻应道，“新飞的广告做得好，不如新飞冰箱的质量好”。一唱一和的应答，使已经充满喜悦的会场气氛达到高潮，经久不断的掌声和畅快淋漓的笑声夹杂在一起，全院职工至今难忘。在外科大楼建成典礼后，有人兴致勃勃地祝吴咸中“事业发达，寿长百岁”时，他立即笑着答道，“谢谢祝福，但可别设上限”。一句机敏的提醒，告诉人们说恭维话也有学问。这些不同场景的问答，反映了吴咸中“语不惊人心不甘”的语言风格，颇具唐代诗圣杜甫“语不惊人死不休”的余韵。

八、传道之术

作为天津医学院的院长和外科学教授，吴咸中曾获教育部与国际教育基金会（香港）颁发的第一批“孺子牛奖”；作为中国中西医结合治疗急腹症的奠基人和中西医结合事业的开拓者，他曾荣获天津市颁发的“创业奖”和“伯乐奖”。

（一）定目标“取法乎上”

吴咸中讲过：“不是有了院长的官帽，就能成为社会主义教育家了。”他担任医学院领导后，就努力学习教育学的理论与各国医学教育改革的经验，积累了大量的读书卡片和笔记，特别是在天津市高校第一批试行院长负责制六年间，更以卓越的领导才能和果敢的工作作风，使学校跃入全国一流医学高等院校的行列。

（二）育高徒“传道为先”

吴咸中经常在全院范围内讲述中西医结合发展史、中西医结合外科发展史和中西医结合的思路与方法，并曾邀请李恩教授讲授“中西医结合的哲学观”，请陈士奎研究员讲授“中西医结合的学科发展规律与特点”，请王振瑞教授讲授“中西医结合学科发展的现状、问题及对策”等，以引导和鼓励大家为中西医结合事业献身。

吴咸中善于现身说法，经常用自己的“爱国精神、科学精神、奉献精神和历史责任感”等深刻体会和宝贵经验教育学生，做“真心真意”的中西医结合的探索者，敢于创新，贵在坚持。

吴咸中重视科学精神与人文精神的结合，多次讲授“现代科技人才的成长规律”，并将自己发表过的重要文章、语录体“吴咸中论中西医结合”及有关著名外科专家如吴英恺、裘法祖的重要文章为主要内容刊印成册，取名为《论中西医结合科技人才培养》，供院内外人员学习参考。他在前言的结尾说：“如大家能学有所得，余愿足矣。”殷殷之情，令人感动。

吴咸中重视院风院训等文化建设在营造优良学术氛围、培育新型科技人才方面的“教化”作用。1995 年“三甲医院”评审后，他即手书“艰苦奋斗的创业精神，竭诚服务的医疗作风，严谨求实的科学态度，为中西医结合殚心竭力”作为南开精神。2000年外科大楼落成后，又指导并批准了“中西结合、日新月异、德高医粹，至仁至信”的院训。目前，他手书的南开精神和“国医大师手书碑”题词在“吴咸中院士事迹展览”馆中赫然展示，他手书的“中西结合，德高医粹”也高悬于住院部大厅，时刻指引着后来人为创造中西医结合新辉煌的前进步伐。根据吴咸中倡议，医院新大楼前设立“名医亭”，介绍扁鹊、华佗、张仲景、孙思邈和李时珍的事迹，激励员工学习先贤，继承传统。而他用国家给予的全部奖励捐资兴建“学科图书馆”“吴咸中学术报告厅”，为中西医结合人才成长提供了有形保障。

（三）授业导师贵在“导”

1. 指导研究生研究方向

在中西医结合临床学科吴咸中确定了5个二级项目：①复杂性胃肠疾病研究；②危重胆胰疾病研究；③微创外科研究；④中晚期肿瘤研究；⑤机理与制剂研究。研究生各自按所属项目从临床出发，确定主攻课题和实验研究内容，并注意各课题之间的相互衔接，即所谓“拆开成件，组合成套”，以使各研究方向能逐步扩展和有序推进。如在“中西医结合治疗机理研究”中，分设11个课题，在“中西医结合治疗机理深入研究”中，又分设7个课题。这些课题完成后，从不同侧面揭示了治疗机理的完整内容，实现了中西医结合临床与基础结合、医科与理工科的结合。

2. 指导研究生的开题报告和结题报告

吴咸中始终把研究生的开题和结题看作是导师和研究生共同完成的任务，开题看“眼界”，结题看“严谨”。每次开题前，吴咸中总要为研究生开列必读中医和西医参考书和重要的参考文献，指导研究生瞄准前沿，找到突破口和合理的技术路线，采用先进的指标体系和实验方法。结题前，总要听取研究生的研究报告，凝炼创新点，评估研究结果，明确研究结果的局限性和进一步研究方向。无论是开题报告还是结题报告，都认真阅读批改，尤其关心课题中有关中西医结合的研究和叙述是否合理充分，甚至连标点符号、统计表格中的错误都予以指出。他多次告诫研究生，所有的参考文献必须认真读过，弄懂原义，恰当引用，切勿罗列参考文献中所用的二级参考文献，以免片面理解或以讹传讹。

3. 指导研究生养成“要读书，爱读书，会读书”的习惯

现代信息技术的高度发展使知识获取有了更多便捷的渠道和方法，但吴咸中认为读书仍是学习知识、增加学养的最基本也是更为有效的方法。除了专业知识要做到“博而精”外，也有认真学习科学史（尤其与本专业有关的学科史）、哲学与方法论、科学家传记以及有助于提高文学修养的书籍等。他在每个阶段都做科技发展新趋势和新科技成果的报告。他的报告总能统揽全局，注重前沿，联系本专业的发展前景和工作重点，旁征博引，重点突出，启发思考，甚至有指点迷津之效。1995年冬他赴美国探亲，回来时带回6大本专著，他决定分给几位骨干研读后举办专题讲座，第一次讲座由他自己登台报告，当时国际上对内毒素血症、多脏器功能障碍综合征等急危重症的研究如火如荼，这几次讲座对医院正进行的研究无疑起到巨大推动作用，他曾郑重而又不失诙谐地说到“读书是我们的看家本领，书读不好，学者无法当，教授无法教，研究员也就无从研究了”。20世纪90年代，他特意出资建立了“图书角”，为研究生们阅读书籍提供方便，后来该图书角又扩展成为“学科图书馆”。

4. 指导研究生发表研究论文、专著和申报成果

研究生学位论文的完成只是走向深入研究的开始，吴咸中鼓励并指导研究生进一步凝炼学位论文，在专门刊物上公开发表，对创新突出、临床指导意义重大的课题申报不同级别的成果奖项，或形成有推广价值的中西医结合专病诊疗方案。已经完成的系统诊疗方案包括：肝外结石的阶段性治疗方案、复杂性肠梗阻的综合治疗方案、重症胰腺炎的专家共识等，对全国的中西医结合优势病种诊疗方案及评价标准产生了巨大推动作用。吴咸中获得国家科技进步奖二等奖的“通里攻下法在腹部外科的临床应用与基础研究”项目即包含了许多博士研究生、硕士研究生的研究成果。在吴咸中的著作中，这些研究生的论文常被列为重要参考文献。有些研究生甚至后来成为吴咸中重要著作的合作者或参与者。

附：天津市吴咸中院士学术思想研究室工作成果

2007年，经天津市卫生局批准，在南开医院成立了天津市吴咸中院士学术思想研究室。

该研究室由专兼职研究人员组成。吴咸中既是被研究的对象，也是自觉参与者和卓越的指导者。

该研究室成立后存续的10余年间工作成果：

1. 完成国家下达课题。在2006年完成国家科委下达的“吴咸中院士临床经验与学术思想研究”课题基础上，又于2013年完成国家科协下达的“吴咸中院士学术成长资料采集工程项目”。

2. 完成吴咸中学术专著编辑出版工作。《津沽中医名家学术要略：吴咸中》《攀登与感悟——吴咸中论文集第三集》《中医昆仑：吴咸中卷》《睿智的中西医学架桥人——国医大师吴咸中院士》（英文版）、《中国医药院士文库：吴咸中集》等著作。

吴咸中中西医结合学术梯队

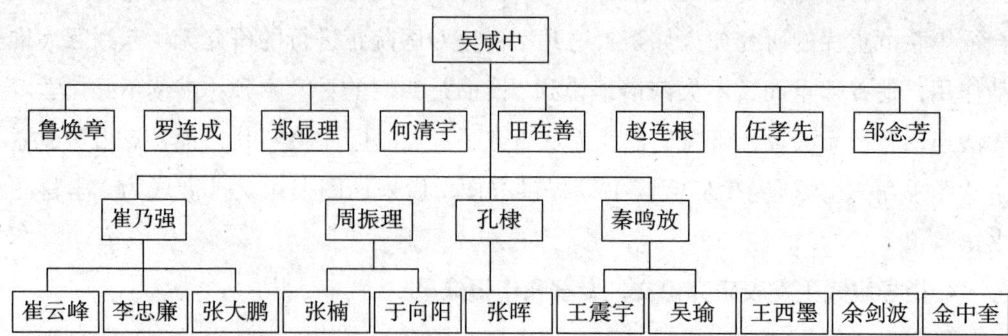

（王兴民、高颖整理）

（王秋华编辑）

何　任

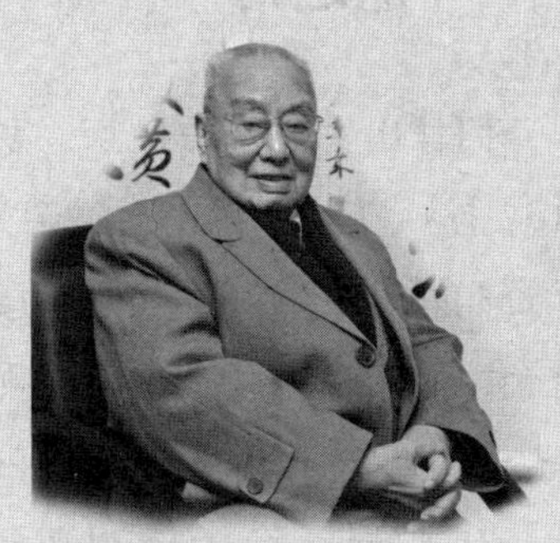

何任（1921—2012），字祈令，别署湛园。浙江杭州人，中共党员，浙江中医药大学终身教授、主任中医师、博士研究生导师。浙江中医药大学主要创始人之一。历任浙江中医学院院长，浙江省中医药学会会长、名誉会长，中华中医药学会常务理事、终身理事、顾问等职。曾任第七届全国人大代表。既是中医界“十老上书”的领头人，又是“八老上书”的签署者之一。全国老中医药专家学术经验继承工作指导老师，享受国务院政府特殊津贴。获首届中医药传承特别贡献奖。2009年被授予首届“国医大师”称号。

何任学术上推崇经典，对仲景学说造诣精深，被日本学者誉为“中国研究《金匮要略》的第一人”。其著作《金匮要略新解》被译成日文出版，作为日本学习《金匮要略》之教材。遇重病大证，常以“经方”取效；遇杂病、疑难症，则“经方”、时方择优选用。治疗肿瘤采用扶正祛邪法，并探索出“不断扶正，适时祛邪，随证治之”的治疗原则。妇科宗陈素庵、傅山，以健理法治经带，以益调奇经法治崩漏，以运利经脉法治癥瘕。诊治时病善用江南温病学派法则，以轻清渗解。主持的部级课题成果《金匮要略校注》，获部级科技成果奖二等奖。另有《金匮通俗讲话》等著作20余部，学术论文200多篇。

一、学医之路

何任出生于中医世家，家教谨严。总角之年，父亲便让他诵读四书五经及《古文观止》《史记》等书。父亲为当时杭州市名医，每天来求医者络绎不绝，看到何任天资聪颖、沉静好学，便有意让他以后也继承祖业，走行医之路。于是在诵读经书之余，父亲又让何任逐渐接触《汤头歌诀》《药性赋》《本草备要》《医学心悟》等中医入门书籍。几年之间，何任就已能够熟读背诵。

有了熟读背诵的基础，父亲便经常让他随侍左右，了解疾病诊治的整个过程。由此，何任对中医的兴趣越来越浓，也逐渐懂得了父亲诊病处方的门道。1937 年，16 岁的何任即以优异的成绩考上了上海新中国医学院。之前良好的文化及医学根底，使何任在系统的专业学习中游刃有余，然而他并未因此放松学习。当时在学校任教的老师大多是上海甚至全国有声望的中医大家，如谢利恒、丁仲英、祝味菊、徐小圃、秦伯未、章次公、包识生等，因此何任学习更加努力，经常提出各种问题向各位老师请教，并先后跟随徐小圃、秦伯未、章次公等临诊抄方。由于基础扎实，学习刻苦，成绩出色，何任深得老师赏识，被同学们一致推举为年级级长。

经过三年寒窗苦读，何任以优异的成绩从学校毕业。然而何任并未满足，他感到，医道渊深，学海无涯，从学校毕业并不意味着学习的结束，而是意味着自己独立进行艰深研究的开始。于是，在临证、教学之余，何任依然孜孜于中医学术的精研细究。四大经典，金元诸家，明清专著，他无不披阅摘记。

优秀的家学传承、正规的院校教育赋予了何任坚实的中医基础，而广博的学识、丰富的阅历让何任对中医经典及各家学术有了精邃的见解。综合各家，最后，何任以中医第一部杂病学专著《金匮要略》为研究重点，开始了自己成为《金匮》大家的探索之旅。1958 年，何任编撰的我国第一部《金匮要略》读物——《金匮要略通俗讲话》正式出版。之后《金匮归纳表》《金匮要略新解》《金匮要略提要便读》《金匮要略讲义》《金匮要略校注》《金匮要略语译》《金匮要略百家医案评议》等各层次《金匮要略》研究著作陆续出版，其中《金匮要略新解》日文版亦由日本东洋学术出版社出版发行，成为日本医生学习中医的教材。如此教学、科研、临床三者并进，最终成就了一代《金匮》名家、国医大师。

二、成才之道

古人云:“古之立大事者，不惟有超世之才，亦必有坚韧不拔之志。”为了探索成长、成才之路，何任对此亦是认真思考、精勤琢磨。1993年2月，他发表论文《江南中医学家的成就及其盛衰之探索》，对医家成才经验进行了细致分析。在文中，何任认为，历代医家中成大才者，无外乎立志坚定、基础扎实、“明师”指点、本人勤奋、知识广博、实践锻炼、勇于创新、著书立说、良好医德及成才机遇等10个方面。这10个方面，既是对古今医家成才途径的总结，也是何任成才经验的体现。

(一)立志坚定

纵观历代名医成才之路，首先都从立志开始。如江南清代名医叶天士，自幼即立志学习《素问》《难经》及汉唐诸名家著作，尽管“孤幼且贫”，仍不能动摇其学医坚志。清代医家尤怡，自幼立志习医，闭门潜修，不慕荣利，沉酣典籍，到老年在“抱病斋居，勉谢人事”的情况下，还对《金匮要略》旧本“重加寻绎”，完成了《金匮要略心典》这一出色注本。清代温病学家王孟英、吴瑭，或因自身患病，或因亲人患温病身亡，立定钻研温病志向而得以成功。正如王阳明所说:“志不立，天下无可成之事。”

(二)基础扎实

这里所谓的基础，主要是指专业理论基础及与专业有关的文化素养和合理的知识结构。成才医家大都对《内经》《难经》《伤寒论》《金匮要略》等中医经典进行了深入细致的阅读、理解、研究，并深得其要旨，同时对后世医书认真选读，对临证经验注意活学。此外，他们还有较好的古文水平和相邻学科的知识。

(三)“明师”指点

“明师”虽不等于“名师”，但在较多情况下，也确是名师，指的是对本专业有较深造诣、有较好的学术见解者。历代名医成才，大都得到“明师”指点，从而能快速登堂入室，步入医门。由于中医学个体性较强，许多经验难以用文字、语言等清晰地反映出来，而需以时间和耳濡目染为代价去“省悟”，因而切不可忽视家族性名医的成才之路。

（四）本人勤奋

凡成大才者，多是奋进之士。例如清代吴江徐大椿，一生奋进，他在《洄溪道情》中说："终日遑遑，总没有一时闲荡。严冬雪夜，拥被驼棉，直读到鸡声三唱，到夏日蚊多，还要隔帐停灯映末光，只今日，目暗神衰，还不肯将笔儿轻放。"像他这样勤奋攻习、珍惜光阴的江南名医不在少数。

（五）知识广博

精读与博览是我国历代名医重要的治学方法。打基础要精读，融会贯通须博览。名医陶弘景，读书万余卷，还亲手制作天文仪器；孙思邈既善谈老庄，又兼好释典，还学习外国的先进知识；钱乙对当时出现托名师巫撰的《颅囟经》反复研究。他们从精起步，又从博达到更高层次的精，以此往返。

（六）实践锻炼

理论联系实际，重视临床实践，在临床治验中提高治疗技术，逐渐在群众中树立威望，以至在医林中独树一帜，这是医家成才、成名的必由之路。

（七）勇于创新

质疑、创新是治学的重要方法。纵观历代名医，大都对古人经验大胆质疑，然后通过自己的实践和创造，提出中医学的新观点、新内容，从而成为一代宗师。清代王清任为进一步认识人体脏腑经络三焦，亲自进行尸解和现场观察，并在此基础上力倡活血化瘀学说，所著《医林改错》在中医学史上有重要价值。

（八）著书立说

及时把自己的学习体会、临证经验、创新内容以文字的形式记载下来，这不仅能使已有的经验更系统、完善，有更大的作用，还极大丰富了中医药宝库，使其不断得到补充和发展。医籍著作是医家成才的历史见证，历代名医均有自己的代表作。只有善于总结经验，大胆著书立说，才能不断提高水平。

（九）良好医德

医关人命，药如刀刃。凡成才之医，均有良好医德。一代宗医叶天士，一生行医，临终前再三叮咛子孙："医可为而不可为，必天资敏悟，读万卷书，而后可以借术以济世，不然鲜有不杀人者。吾死，子孙慎毋轻言医。"其言闪耀着医德光辉。

（十）成才机遇

机遇对于医家成才的促进作用极大，其中包括学习的机会、良师的指点、受到鼓舞、有必要的工作条件及有表露（不是吹嘘）才华的机遇等。我国近代著名哲学家、文学家王国维说过：“古今之成大事业、大学问者，必经过三种之境界。”三种境界，一是偏重于立志，二是立足于磨炼意志、付出代价，三是取得成功。在获取成功的过程中，能否遇上识才的伯乐，至关重要。

格物致知，知行合一，如此方能成就大业。何任穷究江南中医学家成才之经验，汲取历代名家学术思想之精华，殚精竭虑，踔厉奋发，终成一代名家。

三、学术之精

（一）学术宗《金匮》

何任学术上宗法《金匮要略》，成就卓著，被日本学者誉为“中国研究《金匮要略》的第一人”。除《金匮要略校注》获部级科技成果奖二等奖外，尚有《金匮要略通俗讲话》《金匮归纳表》《金匮要略新解》《金匮要略提要便读》《金匮要略讲义》《金匮要略校注》《金匮要略语译》《金匮要略百家医案评议》等各层次《金匮要略》研究著作，其中《金匮要略新解》日文版亦由日本东洋学术出版社出版发行，成为日本医生学习中医的教材。

（二）诊断重八纲

对于众多的中医辨证方法，如六经辨证、脏腑辨证、八纲辨证、气血津液辨证、卫气营血辨证、三焦辨证、经络辨证等，何任进行了系统详尽的分析，并结合自己的临证经验，最终强调，临证千头万绪，应首重阴阳虚实，以八纲辨证为统率，执简驭繁，驾轻就熟。

（三）论治重辨证

针对临床上有的医生简单地用西医理论解释中医诊治方法的现象，何任始终强调辨证论治这一中医核心学术思想，强调应以中医思维参西医指标、西医病名，方随法出，法随证立。

（四）重视护正气

何任十分强调正气在保持身心健康上的根本作用，推重“正气存内，邪不可干”“邪之所凑，其气必虚”之思想，不论是在治未病之时，或在治已病之后，均十分重视补益治法，或补脾肾，或益气血阴阳。

（五）倡导治未病

何任推重中医经典及传统文化“治未病”与“防患于未然”的思想，深刻领悟“无病养生”“未病先防”“既病防变”“瘥后防复”之理念，全力倡导“治未病”思想，身体力行，效果卓著。

四、专病之治

作为一代名师，何任学识宏富，经验练达，临床擅长中医内科、中医妇科、中医肿瘤及疑难杂症的诊治，并形成了自己独具特色的临诊经验，对肿瘤、湿温等病疗效卓著。

（一）肿瘤证治

何任认为，肿瘤的证治，应采取中西医结合的综合疗法。而就中医中药的治疗对策，则强调应遵循“不断扶正，适时祛邪，随证治之”的十二字法则。

1. 不断扶正

所谓“不断扶正”，就是指治疗自始至终要调整正气，培益本元，提高患者抗病能力。何任认为，肿瘤的发生、发展，其根本在于人体正气的虚衰，只有在这一前提下，各种内外邪气才可能侵袭人体，并不断积聚变性，形成瘤毒肿块，从而生成肿瘤，并使肿瘤不断发展恶化。因此，在治疗肿瘤之时，何任强调应自始至终“不断扶正”。“不断扶正”之方法，何任在临床上又将其细化为 3 种，即益气健脾、养阴生津、温阳补肾。

（1）益气健脾：“脾为后天之本。”何任认为，要想扶正治癌，益气健脾乃首要之法。从临床上观察，肿瘤患者在疾病发生、发展过程中，除出现一些局部癌症的特别症状之外，还常常会出现神疲乏力、面色少华、形容憔悴、食欲不振、胃纳不展、恶心呕吐、腹胀腹泻、舌淡苔白腻、脉濡细等证候。特别是在患者接受了各种西医治疗措施如手术、化疗之后，更易出现如上证候。这些证候，即为脾气虚衰的表现。对于这些患者提前采用健脾益气法治疗，就会大大减少甚或消除以上证候的出现；

而出现证候之后采用此法治疗，也能减轻病情程度，大大改善患者的生存质量。益气健脾法治疗肿瘤，何任常用的方剂有四君子汤、参苓白术散、补中益气汤等，常用的药物则有人参、太子参、党参、黄芪、茯苓、白术、灵芝、扁豆、五味子、薏苡仁、大枣、炙甘草等。

（2）养阴生津："存得一分津液，便有一分生机。"何任认为，以扶正方法治疗肿瘤，养阴生津亦是其中重要之法。肿瘤患者，或者素体阴虚，或者癌毒化火损伤阴津，或者化疗后脾胃受损而气血生化不足，临床上常常出现形体瘦削、口咽干燥、头晕目眩、腰酸耳鸣、五心烦热、盗汗、大便干结、舌红苔少、脉细数等证候，此时即需选用养阴生津之法进行治疗。养阴生津法治疗肿瘤，何任常用的方剂有增液汤、六味地黄丸、沙参麦冬汤等，常用的药物则有生地黄、天冬、麦冬、玄参、枸杞子、女贞子、首乌、黄精、百合、玉竹、龟甲、鳖甲、山萸肉、龙眼肉、铁皮石斛、当归、芍药、天花粉、阿胶、旱莲草等。

（3）温阳补肾："肾为先天之本。"何任认为，在扶正治癌过程中，温阳补肾亦为常用方法。临床上观察，除部分患者素体肾弱阳虚之外，在肿瘤后期，患者常常会出现神疲乏力、少气懒言、畏寒肢冷、腰膝酸软、腹胀腹水、大便溏泄、小便不利、舌质淡胖、舌苔白滑、脉虚无力等证候，此等即为肾阳虚衰的表现。采用温阳补肾法治疗，方证适宜，投药之后便可缓解甚至消除如上诸症。温阳补肾法治疗肿瘤，何任常用的方剂有桂附八味丸、右归丸等，常用的药物则有补骨脂、骨碎补、肉桂、淡附片、杜仲、菟丝子、鹿角霜、仙茅、淫羊藿、肉苁蓉等。

2. 适时祛邪

所谓"适时祛邪"，就是指在"不断扶正"的基础上，根据肿瘤疾病的进程、邪正的演化及病机的转归情况，适时地投用祛邪药物，从而达到邪去正安，体平气和的目的。何任认为，在肿瘤的发生、发展过程中，虽然正气是其中的决定性因素，但是作为矛盾的另一方——邪气的存在，亦会不断消蚀人体正气，促进癌瘤肿块发展转移，从而影响疾病的进程，有时甚至会成为这一过程的决定性因素。因此，在治疗肿瘤之时，必须在"不断扶正"的基础上，适时地投用祛邪之品。

（1）祛邪之时：何任认为，以祛邪之法治疗肿瘤，关键在于"适时"，也就是必须根据肿瘤所处的不同阶段、其他西医治疗方法的运用情况等，恰到好处地采用不同的祛邪方法。

①根据疾病的不同阶段：何任认为，肿瘤处于不同的阶段，人体邪正力量的对比会有明显的不同，故而治疗时应就此合适地采用祛邪之法。一般来说，在癌症早期，人体正气之虚尚不十分明显，而邪气常常成为突出的一方。此时治疗就应以祛邪为主，兼以扶正，等邪气除去，正气盛实，身体即能康和。而在疾病的中期，一则人

体的正气遭受不断损耗，正虚逐渐明显，二则邪气不断积聚加强，邪实亦相倚而立。此时治疗，就应扶正祛邪并而用之，既扶益正气，又祛除邪气，一进一退之间，邪去正复，身体渐趋安和。至于疾病的晚期，由于邪气持续地消蚀耗损，人体正气极为虚弱，正虚成为疾病最突出的一方。此时治疗，即应以扶正为主，略加祛邪，甚则全投补剂。如此才可挽回一线生机，待正气渐复，则自可缓缓抵御邪气，抑制邪气的进一步侵扰。此早、中、晚三期祛邪方法之运用，正如《医宗必读·积聚》所云："初者病邪初起，正气尚强，邪气尚浅，则任受攻；中者受病渐久，邪气较深，正气较弱，任受且攻且补；末者病魔经久，邪气侵凌，正气消残，则任受补。"

另外，何任还认为，普通肿瘤患者，常常可以带瘤生存，带病延年。也就是说，此时瘤体仍存在于患者身体之中，肿瘤指标还是有异常的，但瘤体不发展、不扩散、不转移，肿瘤指标不反复、不升高，患者也没有明显的自觉症状，如此长期生存。这个阶段，可称为肿瘤截断休止阶段。对于此阶段的治疗，何任主张攻补兼施，扶正祛邪兼而行之，并以扶正略占主导。

对于以西医诊断指标判定已痊愈的肿瘤患者，何任亦主张持续调理，不可就此认为疾病已治愈而停止服药。临床上有很多这样的患者，治疗后经各项检查已全部正常，就以为疾病已治愈，不需再服药，可结果是，过不了多久肿瘤病灶又复发、转移，而此时再行治疗则尤为困难。何任认为，在人们还没有完全认清肿瘤的发病机理、转归机理之前，应尊重临床事实，劝诫患者长期服药、终身服药。这个阶段，可称为肿瘤愈后稳定阶段。对于此阶段的治疗，何任主张以扶正为主，偶尔兼顾祛邪。

②根据其他西医治疗方法的运用情况：何任认为，采用中医或西医单一的方法治疗肿瘤效果并不理想，而采用中西医综合的方法治疗，则可提高疗效，减少毒副作用，改善生存质量，延长生存期限，因此治疗肿瘤应采用综合方法。相应地，根据西医治疗方法的运用情况，中医祛邪之法的运用亦随之有所不同。一般来说，西医手术、化疗方法，都可归属于中医祛邪之法中峻猛的一类，经过此等治疗，患者正气往往遭受严重损耗，且产生明显的毒副作用。对于此类患者的治疗，中医应以扶正为主，并根据正气损耗情况、各种不良反应，适当选用祛邪之品。

当然，临床实际情况极为复杂，除根据其他西医治疗方法的运用情况外，患者的体质因素、季节因素、地域因素等都会影响疾病的表现，相应地，祛邪之时机亦会有所改变，对此应以辨证论治为最后总原则。

（2）*祛邪之法*：根据肿瘤的不同阶段、不同证候及其他西医治疗方法的运用情况，中医祛邪之法亦有所不同。何任认为，从临床实际来看，大致可分为清热解毒法、活血化瘀法、化痰散结法、理气解郁法等4种。当然，在临床中这4种方法常常交叉配合使用。

①清热解毒法：清热解毒法为治疗肿瘤时最常用的祛邪方法。何任认为，在肿瘤的发生、发展过程中，总有邪毒积聚，郁久化热之病机，而在证候上亦时常出现口干咽燥、身烦体热、便闭尿黄、胁肋灼热疼痛、舌质红、脉细数等热毒之征象。因此，在祛邪之时，何任总是适时选用清热解毒之法。清热解毒之药物，何任常选用板蓝根、猫人参、大青叶、野菊花、蒲公英、金银花、白花蛇舌草、三叶青、半枝莲、半边莲、干蟾皮、冬凌草、夏枯草、七叶一枝花、连翘等。

②活血化瘀法：活血化瘀法为治疗肿瘤时常用的祛邪方法之一。何任认为，在肿瘤的发生、发展过程中，亦往往兼有瘀血内阻，凝结成块之病机，而在证候上亦时常出现肿块触之坚硬或凹凸不平、固定不移，肌肤甲错，舌质紫暗，舌下静脉青紫，脉涩滞等血结之征象。因此，在祛邪之时，何任往往会相应地选用活血化瘀之法。活血化瘀之药物，何任常选用归尾、莪术、桃仁、红花、川芎、丹参、乳香、没药、泽兰、石见穿、蒲黄、五灵脂、水蛭、全蝎等。

③化痰散结法：化痰散结法亦为治疗肿瘤时常用的祛邪方法之一。何任认为，在肿瘤的发生、发展过程中，有时亦兼有痰浊内停，凝结成块之病机，而在证候上亦会出现肿块触之坚硬或凹凸不平、固定不移、不痛不痒，以及胸脘痞满、胁肋支满、呕恶痰涎咳痰喘促、舌苔厚腻、脉濡滑等痰凝之征象。因此，在祛邪之时，何任往往会相应地选用化痰散结之法。化痰散结之药物，何任常选用半夏、瓜蒌、皂角刺、山慈菇、浙贝母、杏仁、薏苡仁、昆布、海藻、夏枯草、海浮石、生牡蛎、鳖甲、藤梨根、茯苓、猪苓等。

④理气解郁法：理气解郁法亦为治疗肿瘤时常用的祛邪方法之一。何任认为，在肿瘤的发生、发展过程中，往往兼有气机郁滞之病机，而在证候上亦时常出现情志抑郁、胸胁胀闷、喜太息、脘腹胀痛、泛恶嗳气、脉弦等气郁之征象。因此，在祛邪之时，何任往往会相应地选用理气解郁之法。理气解郁之药物，何任常选用川楝子、佛手片、柴胡、郁金、枳壳、厚朴、广木香、香附、陈皮、小青皮、沉香曲、青橘叶、大腹皮、八月札、九香虫等。

3. 随证治之

所谓“随证治之”，是指在综合考虑肿瘤疾病的基础上，在“不断扶正”“适时祛邪”的原则指导下，依随患者就诊时所出现的各种证候表现及体检指标，有针对性地辨证治疗。何任认为，虽然同属肿瘤，但不同的患者，或同一患者在不同时间、不同阶段、不同治疗方法之后，就可能出现不同的证候，或不同的体检指标。在这种情况下，就不能采用同一治疗方法，而应根据患者就诊时所出现的各种证候表现及体检指标，有针对性地辨证治疗，这就是“随证治之”。如肝癌患者出现明显黄疸，生化指标显示肝功能异常、血清酶学异常，那么此时就应对其祛湿热、退黄疸，恢复肝功能及血清酶学指标。

（二）湿温证治

何任认为，中医湿温证包括西医所论多种疾病，如伤寒、副伤寒等急性传染病。其他如沙门菌属感染、流行性感冒、钩端螺旋体病等，若表现有湿温证候者，亦可以湿温证辨证处理。

1. 湿温之辨证方法——三焦与卫气营血

何任认为，湿温乃湿热之邪所致的热病，故其辨证应以卫气营血与三焦为要点。一般同温病辨证，即疾病初起，邪在上焦和卫分，尚属轻浅。随着病证演变，则入中焦与气分，其病情渐见转重。若病邪进而深入下焦或营血分，此时病已深沉。这是一般温病正常进程，即顺传。然而亦有由上焦肺卫直入营血者，即逆传。不过，湿温亦有不同于一般温病之处。本病初起，邪困卫阳，虽有卫分见症，但为时甚短，且多同时伴有湿邪蕴脾的气分见症，而呈卫气同病。随着表证消失，则气分湿热逐渐转盛。但是就湿温病的一般演变过程而言：初起阶段湿中蕴热，多表现为湿重于热；病程渐进，湿热逐渐化燥，出现湿热并重现象，甚则转化为热重于湿。湿热郁蒸气分，病变虽以太阴脾、阳明胃为主，但其病邪亦可弥漫三焦，波及其他脏腑，而出现多种征象。

湿温之偏重于湿者，见足太阴脾经症状；偏重于热者，则见足阳明胃经症状。脾胃位于中焦，故湿温见症，虽亦有上焦、下焦之见症，但多以中焦证为主。足阳明病见症：发热，不恶寒、反恶热，日晡益甚，语声重浊，呼吸气粗，大便秘，小便涩，苔黄，甚则焦黑起刺；足太阴病见症：身热不扬，午后较甚，体痛且重，胸闷不欲食，或见泛恶，大便溏薄，苔腻脉缓。此等见症，均为常见。

2. 湿温的治法大要——湿热俱清

何任认为，湿温既为湿热所致，其治法即如《医林绳墨》所谓："湿胜者，当清其湿；热胜者，当清其热。湿胜其热，不可以热治，使湿愈重；热胜其湿，不可以湿治，使热愈大也。如初谓其湿，当以清湿为要，使湿不得以成其热。或久湿化为热，亦不得再理其湿，使热反助其胜也。"一般来说，初起内外合邪，湿遏卫气时，宜芳香宣透以化表里之湿，表证解除后，则宜宣化气分湿浊，并视症状兼佐清热。湿渐化热，湿热症状俱现，则既化湿，又清热；湿邪化热而出现热重于湿，则以清热为主，兼及化湿。湿热完全化燥化火，即以化燥化火论治。至于热炽气分，腑实燥结、络伤便血，气随血脱等证，则分别以清热生津，通腑清热、凉血止血，补气固脱施治。

3. 湿温证治心得

湿温证包括西医所说之多种疾病，很多急性传染病均可采取湿温证的诊治方法加以治疗。

关于湿温证的诊断，吴又可《温疫论》云："证有迅速轻重不等……感之轻者，舌上白苔亦薄，热亦不甚，而无数脉，其不传里者，一二剂自解。"又云："感之重者，舌上苔如积粉，满布无隙。服汤后不从汗解，而从内陷者，舌根先黄，渐至中央……如舌上纯黄色，兼见里证，为邪已入胃。"其明确指出随着病邪浅深、病势增进，舌苔亦因而转变，这对于湿温证的诊断非常重要。叶天士《外感温热病篇》论舌诸条更为详尽，不但指出其形成舌苔之病机，还指出各种不同的治法及禁忌。何任认为，临床见湿温之舌苔，初为白腻，白如积粉，表明湿重；舌苔转黄腻，表示热重，甚则黄褐乃至焦黑。若舌苔黄燥而舌质红绛，则为湿邪化燥。至湿温后期，苔亦逐渐剥脱，舌尖先现红色。湿温证之大便，亦为诊断辨治之重要依据。吴又可说："热结旁流，协热下利，大便秘结。大便胶闭，总之邪在里，其证不同者，在乎通塞之间耳。"又说："况多有溏粪矢下，但蒸作极臭，如败酱，或如藕泥，临死不结者……虽结粪得瘀而润下，结粪虽行，真元已败，多至危殆。"这种对大便的细致阐述，确为诊断治疗湿温之有益参考。

湿温证的辨治，应该严格做到"谨守病机"。病机之判断，首须辨证。如湿温化热，燔灼营分，血分热扰，上溢下决，或为吐血，或为便血。若血外夺而里热降泄，自是吉象；若血既外夺而反神昏烦躁，症不轻减，即是重症，必使血止而热亦渐解，方为顺手。

湿温证顺逆之辨别，有与一般温热病类同之处。如身热甚高，能有轻减之时，口渴能饮水，夜能安眠，热势虽高，多为顺象。若见湿温证初起目糊不清，往往有昏厥之变。《灵枢·热病》有"目不明，热不已者死"之说，故温病之初即目不明，是病进邪陷阳伤之前兆，临诊时亦不可忽略。

临诊中所见湿温患者，若其人平时无病壮健，能知保养者，即使证候深重，亦能化险为夷。亦有患湿温证而平时体虚欠健，虽未见肠出血而死亡者。《素问·玉版论要》谓："病温虚甚死。"此即指其人阴气先虚，邪热内讧，阴精先涸，一发燎原，则深重难愈。

湿温初愈之时，往往余邪缠留不尽，其时既需药治，亦需谨慎饮食。《素问·热论》说："病热少愈，食肉则复，多食则遗，此其禁也。"临床上湿温初愈，其时胃纳转佳，由于饮食过多，或进厚味过早，往往病情反复，甚至导致死亡。故患湿温重症后，只可进清淡稀粥之类，经过一段恢复过程，始可酌增饮食。

五、方药之长

清人徐灵胎《医学源流论·用药如用兵论》有云:“以草木偏性，攻脏腑之偏胜，必能知彼知己，多方以制之，而后无丧身殒命之忧。”何任临证，处方用药，法度谨严，一丝不苟。

（一）处方用药原则

1. 以经方治病，须按原方配伍，力求准确

何任临床常用经方，用药味少而效宏。何任认为，经方用药，须有严格规律。他常常举例说:“用大承气汤就得按‘四黄、八朴、五枳、三芒’的比例，如果少其中的芒硝，那就不能说用大承气汤，而是用小承气汤。”意思是说要么准确地运用经方，要有针对性地辨病、辨证；要么不要说用了经方，只能说是个人的经验方。比如泻心汤，某一味药的用量加大，为主药，就分为半夏泻心汤、生姜泻心汤、甘草泻心汤等，而各方中亦有一些增损，但各有其适应证，不可混用。比如用复脉汤9味药治“脉结代，心动悸”，其中不能少麻仁的滋养，且应于全方之外视患者习惯，适当加酒入水煎，如此收效要好得多。又如用经方黄芪桂枝五物汤治痹证，断不能在方中加甘草，因为本方是桂枝汤去甘草倍生姜加黄芪而成，是治疗由阳气不足、营卫不和所致的痹证。证之临床，如本方加甘草，效果常不好。可见用方用药准确，方能切中病机，这是提高疗效的重要因素。

2. 用时方或其他医家方，必须掌握其组方特点，正确使用

“时方”习惯上指的是经方以外的治温热病各家方，如三仁汤、清营汤之类。这种方剂，基本上结构完善，一般宜全方使用，不可过多增减。至于内、妇科等其他方，都融贯当时医家之探索经验，方始形成。如妇科中的完带汤，就是很典型的例子。此方是明末医家傅青主经验之结晶，用于治疗脾虚带下确有显效。而方中白术一两、山药一两都较其他药为重，用此方则必须用全方，白术、山药亦必须用足，即各30g，效用方明显。又比如用《千金》苇茎汤，除了照原方比例薏苡仁半升（现用15～30g)、瓜瓣即冬瓜子半升（15～30g)、桃仁30枚（9～15g）外，主药苇茎原是用苇的嫩茎二升煎汁放入他药，像这种比较难配到的药，则可以改用鲜芦根30g以上煎汁代替。总之，有些古方经过实践数千次，其结构配合甚好，还当推崇使用全方。

3. 熟习方药，运用时才能得心应手

何任常说:“药物之能治病，总离不开祛除病邪，协调脏腑，纠正偏颇，和调阴阳，恢复元气。故而识习药物，先当明白标志药物性能之性和味，反映药物作用部位之归经，指示药物作用趋向之升降浮沉，以及药物之有毒、无毒、用量等。这必须经过一定程度的熟习和一定时间的实践，方能了然。”又说：“对于方剂，从古到今，医书所载，何止千万。即从《内经》的半夏秫米汤、四乌鲗骨一藘茹丸，至《圣济总录》《圣惠方》《太平惠民和剂局方》，至今仍为现代医家常用。医生应熟记各家名方，用时方可探囊取物，信手拈来。大家常用的《太平惠民和剂局方》二陈汤、逍遥散、参苓白术散，刘河间的天水散，李东垣的补中益气汤、朱砂安神丸，朱丹溪的越鞠丸、保和丸、大补阴丸等都是配伍极好的名方。至于明清各医家的名方，更是不少。如王清任的诸逐瘀汤，其组成药物、用法、功效、主治、适应证和方义都应熟悉了解，运用才能准确。用得恰当，远比临时凑合的方子效果好。”

（二）常用方剂

1. 温经汤

【组成】吴茱萸 5g，当归 9g，川芎 12g，芍药 20g，人参 9g，桂枝 5g，阿胶 9g，牡丹皮 10g，生姜 5g，甘草 6g，半夏 9g，麦冬 12g。

【用法】水煎 500mL，上、下午各温服 250mL。

【功效】温经散寒，养血祛瘀。

【主治】妇人少腹寒，久不受胎。兼取崩中去血，或月水过多，或至期不来。

【方解】方中吴茱萸长于散寒定痛，桂枝专于温通血脉，萸、桂合用，旨在温经散寒；当归、川芎活血养血，入肝而调经；阿胶、麦冬、芍药滋阴益营，补肝肾而固冲任；牡丹皮辛寒，既清阴分虚热，又益桂、芎化瘀；人参、甘草益气补中，使气旺脾健，生化有权，则阳生阴长，血源得充；更以半夏、生姜降逆温中，兼顺冲任之气。

【临证心悟】《素问·调经论》云：“血气者，喜温而恶寒，寒则泣不能留，温则消而去之。”这一理论正是温经汤命名的根据和由来。《太平惠民和剂局方》载温经汤，将原方桂枝改为肉桂。《校注妇人良方》卷一则将原方去掉阿胶、麦冬、半夏，改桂枝为桂心，增加莪术、牛膝，功能温经散寒、活血化瘀，主治寒客于血室，血气凝滞，脐腹作痛，脉沉紧。

《金匮要略》温经汤原方所列主治：“亦主妇人少腹寒，久不受胎。兼取崩中去血，或月水来过多，及至期不来。”文中一“亦”字，可见其功能是温经散寒、养血祛瘀。主治冲任虚寒，瘀血阻滞，症见月经不调，或前或后，或多或少，或逾期不止，或一月再行，暮即发热，手掌烦热，唇口干燥，或小腹冷痛，久不受孕。温经汤治上列诸证者，以其各证病机多属冲任虚寒瘀滞、月事失调，故其治总在温经散寒、养血行瘀为法。血得温则行，血行则瘀自散，所以本方具有温中寓养、温中寓通、气血双补、肝脾兼调之特点，功在温通、温养，使血得温则行，血行则经自调，而符“温经”命名之实。历来医家皆盛赞温经汤，谓“过期不来者能通之，月来过多者能止之，小腹寒而不受孕者并能治之”，赞其功效为“神妙不可言”，故尊之为妇科调经之要方。

何任用温经汤主要治痛经和月经愆期不调，辨证属于肝肾不足、冲任虚寒并胞宫有瘀阻者，一般不做任何加减，只用原方，疗效显著。至于治不孕症，则需辨证清楚。一般遇肝气郁结，经前胸乳胀者，不宜用本方。凡属冲任虚寒并血气瘀滞，并有少腹寒冷等现象者，则用温经汤多见效。温经汤的使用，应深谙张仲景立方原旨。《金匮要略·妇人杂病脉证并治》谓：“问曰：妇人年五十所，病下利，数十日不止，暮即发热，少腹里急，腹满，手掌烦热，唇口干燥，何也？师曰：此病属带下。何以故？曾经半产，瘀血在少腹不去。何以知之？其证唇口干燥，故知之。当以温经汤主之。”从原文看，温经汤是温养气血、兼以消瘀、标本兼顾、配伍精确的好方子，原方后亦没有什么加减增损的附注，可见用本方一定要重视原方。其组合是从无数次实践中探索出来的，故而用温经汤宜用原方全方。若必须加减，亦不可任意取舍，否则容易影响治疗效果。

2. 舒胃饮

【组成】白芍 9 ～ 15g，炙甘草 9g，干姜 4 ～ 6g，姜半夏 9g，黄芩 9g，黄连 3g，蒲公英 15 ～ 30g，川朴 9g。

【用法】水煎 500mL，上、下午各温服 250mL。

【功效】和胃降逆，开结散痞，缓急止痛。

【主治】胃脘不舒，满闷饱胀，时作疼痛，大便较烂，嘈杂嗳气，呕泛吐酸。胃失和降，心下痞满，以及慢性胃炎、消化不良等所致之脘腹胀满作痛。

【方解】舒胃饮由半夏泻心汤和芍药甘草汤两方化裁而成。芍药甘草汤以芍药为君，养营和血，缓急止痛，甘草补中缓急，为佐使。二者合用，酸甘化阴，共奏养血柔肝、缓急止痛之功。“若厥愈足温者，更作芍药甘草汤与之，其脚即伸”，可见芍药甘草汤可解痉挛而止痛。与半夏泻心汤合而用之，亦取其缓急解痉。加厚朴苦辛而温，以其燥湿散满以运脾，行气导滞而除胀。加蒲公英苦甘而寒，取其清热解毒、消肿散结之效。

【临证心悟】《伤寒论·辨太阳病脉证并治》条文中“心下痞”之病证，乃指胃脘部满闷、按之柔软而不痛的症状，多由伤寒表邪未解，误用下法，以致邪气相结，寒热错杂，故仲景有泻心汤之设。临床所见此证甚多，但并不多由表邪误下所致，即所谓内伤杂病之心下痞。其证有因忧郁气结而致心下痞满，亦常兼见脘腹疼痛，不思饮食；亦有由饮食不当，暴饮暴食久之而成痞结；亦有由于其他疾病治疗影响，胃纳不展而渐成痞者。有资料表明，目前所见浅表性胃炎、胃窦炎、上消化道出血、急性肠炎、贲门痉挛、十二指肠壅积症、幽门不完全梗阻、妊娠恶阻、贲门癌、胃脘痛等多种疾病见脘部胀满、疼痛，出现心下痞者，常可以泻心汤类方加减治疗，足见仲景其方、其证、其治屡经实践有效而用之不衰。何任据仲景治心下痞用半夏泻心汤加减屡验，后又于心下痞兼脘痛者，自制舒胃饮以治之，其效尤为可靠。本方治心下痞，兼胃痛甚者，白芍可用至15g；不兼疼痛者，用量可减少。中虚者酌加太子参或党参，大便较干结者可减用黄连或酌加麻仁。

3. 参苓解毒汤

【组成】太子参30g（或生晒参9g），黄芪30g，猪苓30g，茯苓30g，女贞子15g，枸杞子30g，猫人参40g，白花蛇舌草30g，红枣30g，薏苡仁60g（包）。

【用法】水煎500mL，上、下午各温服250mL。

【功效】益气养阴，清热解毒。

【主治】肿瘤属气阴不足、热毒壅结者。

【方解】太子参、黄芪补益正气，茯苓、薏苡仁健脾益气、利水渗湿，猪苓益阴利水，女贞子、枸杞子益肾养阴，猫人参、白花蛇舌草清热解毒，红枣补血。诸药合用，气阴得补，热毒得解，肿瘤之气阴不足、热毒壅结者得以有效控制。

【临证心悟】中医治癌肿，从临床实际观察来看，能全方位调整人体功能，间接抗癌，与其他疗法合作，具有增效作用，并减轻化疗、放疗的毒副作用，提高患者生活质量，延长其生存期限。从扶正祛邪的关系来看，扶正一方面是为了扶益本元，调动人体本身的抗病能力，另一方面也是为了祛邪，正气足则可以抗邪外出，所谓“养正则积自除”。同时，祛邪有利于扶正，只有祛除了病邪，正气才可能迅速恢复，药力才可能直达病所。所谓“闭门留寇”，就是祛邪不足导致的。“瘀血去而新血生”，则说明“邪去正安”的道理。何任亦特别强调，扶正祛邪两者不可分割。在具体的运用当中，由于患者多是“虚实夹杂”，究竟以扶正为主，还是以祛邪为主，需要有相当的思量。总的原则就是遵从《内经》“谨察阴阳所在而调之，以平为期”。虚多实少，扶正为主，祛邪相辅，随证治之；实多虚少，攻补并施，祛邪不忘扶正。

【验案举例】苏某，男，61岁。2007年4月23日初诊。

食管鳞状细胞癌术后1月余，行2次化疗后。平素高血压，自服降压药治疗。神疲乏力，周身不利，胃纳不开，大便干，四五日一行，舌质红苔薄，脉濡。治宜扶正祛邪。

处方：太子参30g，黄芪30g，猪苓30g，女贞子15g，枸杞子30g，茯苓30g，猫人参40g，白花蛇舌草30g，香茶菜30g，蒲公英30g，三叶青30g，五味子10g，夜交藤30g，生大黄6g，红枣30g，薏苡仁60g（包）。

2007年6月4日诊：服上方14剂后，患者自觉症状改善，大便日下，又自行配服14剂。现胃纳渐开，化疗时泛漾大减，大便日行，周身乏力尚见。血常规提示白细胞计数2.3×10^9/L，苔白，脉濡。再宜扶正祛邪。

处方：太子参30g，黄芪30g，猪苓30g，女贞子15g，枸杞子30g，茯苓30g，猫人参40g，白花蛇舌草30g，香茶菜30g，三叶青30g，五味子10g，生甘草10g，淮小麦40g，红枣30g，薏苡仁60g（包）。

2007年8月6日诊：食管鳞状细胞癌手术后，化疗继续进行中。患者服上方2月余，诸症状均有好转。药后可进食米饭一碗有余，大便日下，白细胞略低，神怠力乏，苔白，脉濡。正虚邪扰，按原旨进。

处方：生晒参6g，黄芪30g，猪苓30g，女贞子15g，枸杞子30g，茯苓30g，制黄精30g，制首乌30g，猫人参40g，白花蛇舌草30g，三叶青30g，生甘草10g，淮小麦40g，红枣30g，薏苡仁60g（包）。

2007年9月17日诊：服上方1月余，患者病情维持稳定，并有好转。目前化疗结束。化疗副作用一度严重，中药治疗后副作用明显减轻，已完成规定化疗疗程。近日可食米饭一碗余，大便早已日下，偶有泛漾作酸，苔白，脉濡。治当继续扶正祛邪。

处方：生晒参6g，黄芪30g，女贞子15g，猪苓30g，枸杞子30g，茯苓30g，猫人参30g，白花蛇舌草20g，三叶青30g，煅瓦楞子15g，海螵蛸10g，生甘草10g，淮小麦40g，红枣30g，薏苡仁60g（包）。

2008年2月25日诊：上方出入，陆续进5月余，患者病情稳定。现胃纳可，二便无殊，泛漾作酸已除，拟重新工作，苔白，脉濡。气血不足，邪浊渐净，治当继续益气血，祛余邪。

处方：生晒参6g，黄芪30g，女贞子15g，猪苓30g，枸杞子30g，茯苓30g，猫人参30g，白花蛇舌草20g，白术15g，神曲10g，丹参20g，生甘草10g，淮小麦40g，红枣30g，薏苡仁60g（包）。

患者坚持服药，于2008年4月重新回原单位工作，自谓平时连感冒、咳嗽都不曾患。2008年10月查肿瘤指标，结果未见明显异常。胃镜检查提示吻合口炎症，局部未见新生物。

按：食管癌及其术后吻合口炎，均可归属于中医学“噎膈”范畴。其发病以正虚为本，气滞、痰凝、血瘀、火郁为标。本例患者术后，元气已伤，故神疲乏力。就诊时正在化疗中，副作用明显，先见胃肠道反应，胃纳不开，甚则泛酸，大便干结、四五日一行。证属气阴不足，邪毒侵扰，因此治疗上扶正祛邪并进。选用太子参或生晒参、黄芪、白术、茯苓、猪苓、枸杞子、女贞子、黄精等，健脾益气养阴；猫人参、蒲公英、香茶菜等清热解毒以祛余邪；随症增入煅瓦楞子、海螵蛸，制其泛酸。二诊时患者骨髓抑制明显，白细胞计数降低，何任于处方中合入甘麦大枣汤。《金匮要略》云："妇人脏躁，喜悲伤，欲哭，象如神灵所作，数欠伸，甘麦大枣汤主之。甘麦大枣汤方：甘草三两，小麦一升，大枣十枚。上三味，以水六升，煮取三升，温分三服，亦补脾气。"何任从"亦补脾气"出发，认为脾胃为后天之本、气血生化之源，该方具有提升白细胞的功效。患者在坚持中药治疗3个多月后，大便得通，泛漾得减，胃纳渐开，所有的化疗疗程得以继续完成。之后坚持服药调治，体质增强，工作如常。

（三）经典用药

1. 芍药

芍药出自《神农本草经》，列于"中品"，谓："芍药味苦平，主邪气腹痛，除血痹，破坚积寒热疝瘕，止痛。"其他医籍用芍药者，首推《伤寒杂病论》。《伤寒杂病论》原文提到芍药47次，有近40个处方中使用芍药，可归纳为以下几方面：①益阴和营类：治太阳中风，阳强阴弱诸证，如桂枝汤、葛根汤等方，主要与桂枝配合；②柔肝、缓急止痛类：如芍药甘草汤、四逆散等方，主要与甘草配合；③养血和营类：如当归四逆汤等方，主要与当归配合。

历代对芍药之探讨评议甚多：有谓其酸苦微寒，破阴散结；有谓治下利，能从里和；有谓芍药治汗后反恶寒者，为敛其外散之气；有谓芍药为血中之气药，为破而不泄；有谓芍药是补剂……诸说虽难尽同，但亦可观芍药功用之广，用之恰当，确能药到病除。

何任临床常用芍药，且区分赤白，并分别表里之证：表邪用芍药，例如太阳中风，用经方桂枝汤时，其芍药多用白芍，此时白芍是配桂枝而用。《医宗金鉴》谓："桂枝君芍药，是于发汗中寓敛汗之旨；芍药臣桂枝，是于和营中有调卫之功。"又如用小青龙汤解表散寒，温肺化饮。方中芍药虽不是主药，却能益阴养血，特别是能起和胃之用。又如用于表邪实证颈项强痛之葛根汤，其芍药有酸甘化阴、缓急止痛、濡润经脉之作用。里证用芍药，治疗肝气郁结、脘腹胀痛、肝脾不和诸证，常用四逆散、当归芍药散等。例如治疗脘腹疼痛或大便泻下、四肢逆冷的四逆散，方中芍药是辅助柴胡养肝和营止痛之用。又如治腹痛便脓血的湿热痢下，用芍药汤以行气调血、清热解毒时，方中芍药是和血止痛的主药，用量亦较他药为重。何任常用赤芍、白芍各15g，效果满意。再如当归四逆汤，为温经散寒、养血通脉的要方，何任曾以之治每冬四肢冻疮不已患者，见效迅速，此方中芍药能辅桂枝养血和营。

又如当归芍药散治妇科腹痛，有健脾渗湿之功。

2. 大黄

大黄性寒味苦，《神农本草经》将其列为“下品”，其功效为攻积导滞、泻火凉血、行瘀通经。

大黄在中医临床应用方面的记载，既多又广。就《伤寒论》而言，各法中用大黄者共 16 方：①用于荡涤实热：常配芒硝，或配枳实、厚朴，如入大承气汤、小承气汤、调胃承气汤、大柴胡汤、麻子仁丸，桂枝加大黄汤、柴胡龙牡汤、枳实栀子豉汤加减等方。这些方用治阳明腑实，短气腹满而喘，潮热，手足濈然汗出，大便硬，腹满，谵语，或大便乍难乍易，喘冒不能卧，日晡所潮热，不恶寒，烦，独语如见鬼状，昏不识人，循衣摸床，惕而不安，微喘直视，不言。用于荡涤实邪之各方，大黄用量一般为二至四两（麻仁丸用一斤）。②用于泻热逐饮：常配甘遂、芒硝，如大陷胸汤、丸，治实热结胸，颈强，如柔痉状，膈内痛，胃中空虚，短气烦躁，心中懊侬，心下痛按之石硬，日晡所小有潮热，从心下至少腹硬满而痛不可近。用于泄热逐饮之陷胸汤，大黄一般用六两。③用于泻热消痞：配黄连，如大黄黄连泻心汤、附子泻心汤，治热痞，心下痞，按之濡，其脉关上浮。于此类疾病，大黄一般用二两。④用于破血逐瘀，配合桃仁、水蛭、虻虫，如桃仁承气汤，抵当汤、丸，治太阳蓄血，其人如狂，发狂，少腹急结、硬满，小便自利。于破血逐瘀方中，大黄用量一般为三四两。⑤用于清热利湿退黄：大黄配茵陈等，如茵陈蒿汤，用治阳明瘀热发黄，小便不利，渴，身黄。茵陈蒿汤中大黄用二两。

何任临证使用大黄，尤其推崇张仲景《伤寒论》之法。对于《本草思辨录》所云“大黄之为物有定，而用大黄之法无定。不得仲圣之法，则大黄不得尽其才而负大黄实多”，何任深表赞同。

（1）对张仲景使用大黄之看法：综观张仲景用大黄各法，其用大黄总在于攻坚、利下、清解毒积。除了重视大黄的用量变化外，仲景还对大黄与他药的配伍苦心探究，如大黄配合厚朴、枳实治胸腹满，大黄配黄连治心下痞，合甘遂、阿胶则治水证与血证，合水蛭、虻虫、桃仁治瘀血，配黄柏、栀子、茵陈治发黄，配甘草治迫急之症，配芒硝治实结之证等。除《伤寒论》用大黄外，仲景在《金匮要略》中亦有精深之方法，如用大黄甘草汤治便秘呕吐，用大黄甘遂汤治水与血结，用大黄牡丹皮汤治肠痈，用大黄硝石汤治里实、腹满黄疸，用下瘀血汤治干血癥瘕，用大黄䗪虫丸治虚劳干血等。但是，对陷胸涤热的大陷胸汤来说，大黄用量虽为六两，但未必作为主药。成无已说：“陷胸汤，甘遂味苦寒，苦性泻。寒胜热，虽曰泄热，而甘遂又若夫间之。遂直达之气，陷胸破结，非直达者不能透，是以甘遂为君；芒硝味咸寒……是以芒硝为臣；大黄……荡涤邪寇，除去不平，将军之功也。陷胸涤热，是以大黄为使。”本方黄、硝二味煎汤，加入一钱匕的甘遂末进服。仿大陷胸汤方义，何任曾治一单纯性肠梗阻的患者，甘遂一钱半研末，用大黄泡水送服，效果快捷。此说明大陷胸汤中为主的是甘遂，从而说明仲景制方之奇。

（2）大黄入血分、气分之仪：李时珍说：“大黄乃足太阴、手足阳明、手足厥阴五经血分之药，凡病在五经血分者宜用之。若在气分用之，是谓诛伐无过矣。”缪希雍说：“味厚则入血分，血者阴也。”张璐说：“大黄气味俱厚，沉降，纯阴，乃脾、胃、大肠、肝与三焦血分之药。”医家多持此种看法，独张锡纯说：“大黄味苦气香，性凉，能入血分，破一切瘀血。为其气香，故兼入气分，少用之亦能调气，治气郁作痛。”张氏之说，较为实际。按气血者，实是有形、无形之分。如热在气分，无形之邪；热在血分，有形之邪。有形之邪当用大黄荡涤，如大陷胸丸以泻胸胃血分之邪，用大黄。而结胸在气分用小陷胸汤，痞满在气分则用半夏泻心汤，俱不用大黄。故有形、无形是辨证关键。若单从气分、血分而言，则易舛误。如温热证化热阶段，发热、不恶寒，苔黄；伏热内发之气分证以中焦阳明为主，既有肺经征象，亦有口渴、便秘或下利等；或中焦湿困苔腻热壅，若有需要亦可用大黄。若热病重深之血分证，动风、动血、耗血等所谓血分证，方如用大黄，就会出错。何任曾治一晚期肿瘤患者，化疗以后极度虚弱，大便溏，日下，脐腹膨胀，气闭不通，叩之音清空，即用大黄 30g 研细末，醋调敷患者足心涌泉穴，不久腹胀缓消，全身舒松。又治一老人，因头晕，口干，胸腹胀满，大便日下，而小便不通，苔薄脉濡，用清宁丸 10g，1 次吞服，而小便畅下。由此何任认为，大黄既入血分，又入气分。

（3）用大黄注意宜忌：使用大黄应注意宜忌。从大黄的禁忌证而言，有如表证未罢，血虚气弱，脾胃虚寒，无实热、积滞、瘀结，以及胎前产后，均应不用或慎用。何任早年尝采《温疫论》吴又可专尚大黄方法，治疗湿温化热、血分热毒诸证。如热邪深陷血分，高热、神昏、斑疹，或吐血、便血、衄血，舌色深绛，重症麻疹、猩红热、斑疹伤寒、流脑等，以及急性化脓性之感染诸症有实热者，均用生大黄配合清热解毒诸药，效果较好。又治一妇女，以跌仆后脑落地受伤，出现神不清，二便不通，处方以祛瘀实，用生大黄为主，服后便通，症减轻。可见对大黄“不可畏而不用”。某哺乳妇女，由于大便不畅而自购生大黄泡滚水服，得畅便，但其乳婴也由此而腹泻 2 天，可见大黄之泻下成分还能进入乳汁之中，引起婴儿腹泻。故对大黄亦“不可忽而轻用”。

六、读书之法

（一）《金匮要略》——论《金匮》古今注本

何任教授在“《金匮》的沿波讨源”一文中引用《昭明文选·陆机文赋》“或因枝而振叶，或沿波而讨源”，对《金匮》之古今注本特点做了深入细致的阐发。

《伤寒论》经金代成无己第一个阐注，《金匮要略》（简称《金匮》）经宋代王洙重新发现、明代赵以德第一个阐注。两书虽都系晋代王叔和整理编次，其间由合而分，由分而合，合而再分，若即若离，绵延至今，但同中有异：两书发现的年代不同，发现后显晦的遭遇不同，因之在学术上被重视的程度、疏注的众寡，差殊更甚。《伤寒论》传世以后，有加例的、阐注的、补亡的、订误的、删定的，还有为之证方合论的、分论的、以证类方的、以经分证的，编注之多，比“百家注杜”更有过之，而《金匮要略》编次后即默无所闻，由晋、唐到宋、元、明，疏注者仅赵氏一家。同是张仲景述作，同是王叔和编次，由于“伤寒”“杂病”之分，好像孪生兄弟之肥瘠。后人疏注《金匮》与疏注《伤寒论》的，在数量上，固不能比拟，在版行传世方面，《金匮》亦瞠乎其后。

新中国成立后，这两部书方同列为古典医著，均为中医药院校的必修课，《金匮》韬光匿彩五百多年，至此始得与《伤寒论》并为世重。

就《伤寒论》与《金匮》注家比较来看，《伤寒论》系统作注，成无己为之首创。别撰《明理论》，论证50篇，论方20篇。其实，宋代许叔微已有《伤寒发微论》《伤寒九十论》之作，阐要仲景奥义，早属不注之注；以后，朱肱的《伤寒百问》继之。金元间，刘守真、张璧各有伤寒著述，其辨脉、辨证、辨方，皆补仲景未备；明代王肯堂的《伤寒准绳》、张卿子的《伤寒论注》、李士材的《伤寒括要》、许宏的《金镜内台方议》、陶华的《伤寒六书》中的《读明理论》等前后十家，都是发挥《伤寒论》原文或注或议之佼佼者。参照曹炳章《历代伤寒书目考》所提示，计宋代57家、金代20家、元代30家、明代91家，共198家。至于《金匮》，仅明代赵以德的《金匮方论衍义》。回顾往昔，真为那时《金匮要略》的默默无闻而感到遗憾。

从文献中查得，《金匮》在被宋代王洙发现以前，仅有唐代孙思邈、王焘把有关方论采入于《备急千金要方》及《外台秘要》中，《脉经》《肘后》《三因》虽各有引述，但提张仲景者多，提《金匮》者少。书不题名，遑论注释。再以宋代王洙时代（约1063）迄明万历戊戌（1598，即徐榕校梓《金匮》的一年）的535年中，《金匮》

的方论传布于当时医籍中的，有宋之朱肱、陈无择，金元之刘守真、李东垣、张洁古、王海藏、朱丹溪；其中尤以丹溪对《金匮》方推崇备至，称之为“万世医门之规矩准绳”“引例推类可谓无穷之应用”（见《局方发挥》）。以上七家，俱为宋金元间医学大师，著书立说，是以震古烁今，然而仅钦敬《金匮》为载道之书，却都没有奋笔为之注疏。如李东垣在《内外伤辨惑论》引易水张氏说：“仲景药（方）为万世之法，号群方之祖，治杂病如神。后之医家，宗《内经》法，学仲景心，可以为师矣。”说明其对《金匮》方论景仰的心情，意在言表。王海藏《此事难知》云：“余读医书几十载矣，所仰慕者，仲景一书为尤，然读之未易通达其趣，欲得一师指之，遍国中无能知者。”他所谓“仲景书”，后文特加以点明说：“《金匮玉函要略》《伤寒论》，皆张仲景祖神农、法伊尹、体箕子而作也。”综合以上二家之说，可知注《金匮》是有所思而未尝做的。

大概是由于《金匮要略》发现较晚了些，不像《伤寒论》在晋唐时已有王叔和、孙思邈、王焘等编次引述，所以直至北宋时期才被王洙发现于馆阁，又列为官书，民间较少流传，一般都无法看到，更谈不到整理和注释。至明代赵以德承丹溪之学（赵为朱之弟子），始为之“衍义”，但仍未有刻本，见者亦不多。清康熙年间，周扬俊认为赵注“理明学博，意周虑审。本轩岐诸论，相为映照；合体用应变，互为参酌”。鉴于赵注尚未完成，周又采喻嘉言之说（周为喻之弟子），加以“补注”，融会而成《金匮玉函经二注》。此后，《金匮》注本就逐渐地从仅有到较多地问于世。

赵后周前的有卢之颐《金匮要略论疏》，书未见，据记载，谓作者对《金匮》研究极深。在清代，除周扬俊为赵氏《金匮方论衍义》作“补注”、曰《金匮玉函经二注》外，还有徐彬的《金匮要略论注》、程林的《金匮要略直解》、沈明宗的《金匮要略编注》、魏荔彤的《金匮要略方论本义》、尤怡的《金匮要略心典》、黄元御的《金匮悬解》、陈念祖的《金匮要略浅注》、唐容川的《金匮要略浅注补正》，另有清朝廷作为国家编审印行的《医宗金鉴·金匮论注》等。在清代260余年中，《金匮》注本传世而为我们见到的仅此十家（有其书而未见者不计入）。其中分卷较多的为徐彬、沈明宗、黄元御三家（各22～24卷），较少的为程林、尤怡（各3卷）。就其注本的内容来说，这十家《金匮》注，俱系积学之士，对《金匮》毕生摩索，其造诣各有擅长。可以说，《金匮》的注家虽不多，然均精湛可诵。

除了这些《金匮》专著外，还有从杂证方书中因释症、释方而阐及《金匮》方论证治的，虽非专门注本，但对《金匮》的阐述，亦多卓尔不凡。例如王晋三选古方而释及《金匮》，邹润庵以疏证本草而释及《金匮》，更有如喻嘉言、徐大椿、张路玉等阐述杂病而释及《金匮》者。

中医学者如恽铁樵、曹颖甫等付出了不少辛勤劳动，对《金匮》的研究探索成绩斐然。新中国成立以后的著作则更多。传道、授业、解惑之书，遍及国内并推及海外。《金匮》方临床应用方面，各地医药杂志的报道更是十分丰富。抚古瞻今，对《金匮》的研究探索，发展提高，更是后来居上，越过前人。

在多家《金匮》专注中，他们都是术业有专攻，议论赅今古，出其心得，启迪后人，但我们亦宜有所抉择，不能贪多务得，细大不捐，更不能像“广原搏兔”，致网罗多而弋获少。何老认为选读注本，宜从“两大”“两小”入手。“两大”，即徐彬《金匮要略论注》、沈明宗《金匮要略编注》各24卷，为大部注本；“两小”，即尤怡的《金匮要略心典》、魏荔彤的《金匮要略方论本义》各3卷，为小部注本。四书各有特长，各有造诣，略述如下：

徐彬《金匮要略论注》。其体例自谓：“正义疏释，备于注，或有释义及总括诸证，不可专属，备于论。”注是解释原文，论是广泛阐述。读《论注》法，须先将方论药味，逐字不遗，熟读贯穿，竭其知识；探讨既久，然后将《论注》验其得失，不可摘段取便，不可仿佛涉略，言简意赅。其《论注》所阐述者，从一字一句，到脉、因、证、治，都作了详细的剖析。如“太阳病，关节疼痛而烦，脉沉而细者，此为中湿，亦名湿痹。湿痹之候，小便不利，大便反快，但当利其小便”条的注释，他首先点明病因，“此证湿之夹风，而湿胜以致痹者”，接着分析病机为“风走空窍，故流关节；风气滞于中，故通心而烦；风为湿所搏，失其风之性，故脉沉而细……气既为湿所痹，则气化不行而小便不利；大肠主滞，湿行反快而不艰——病风者多便秘，故以湿胜而快者为反耳”。这一解释，夹叙夹议，研极深细，后段分析治法，亦推勘入微。此类注释，徐氏《论注》中比比皆是，洵不愧为喻氏高弟，深得乃师薪传，允推《金匮》的一个好注本。

沈明宗《金匮要略编注》。其书致力于“编”与“注”两个方面。沈氏认为仲景书多编次失序处，以《金匮》来说，首篇最明显。沈氏指出：“从来著书立言，必先纲领，次乃条目，而是编乃以治病问答冠于篇首，叙例大意仅次后章，且诸方论（指首篇中后八节）头绪参差不贯，使读者如入雾径，失其所之。”因此，沈氏把《金匮》首篇的次章冠首，而为叙例，次以时令，问答阳病、阴病、五脏病、四诊、治法等相贯于后，为一卷；又至双卷，均以病带方，23、24两卷则存而不论。这一篇次，既合实际，且有理致。关于注的方面，亦多明白晓畅，并能发人所未发。如“寒疝腹中痛，及胁痛里急者，当归生姜羊肉汤主之”条，诸家注释，多从证属虚寒、病在肝经、治以温养着笔，而沈氏强调冲脉，一经点明，使条文的病机、治法和方药更多一番新的悟境。他指出：“此连冲脉为疝……肝木受邪乘脾，则腹中痛；本经之气不舒，故胁亦痛，连及冲脉则里急矣，治以当归补养冲任而散风寒……”此类别出心裁的解释，开辟奇经证治之路，扩而充之，颇多启发。

尤怡《金匮要略心典》。其书卷帙不多，注解极简明扼要，以少胜多，堪称《金匮》注本中“少而精”的代表作。徐大椿称其“条理通达，指归明显。辞不必烦，而意已尽；语不必深，而旨已传。虽此书奥妙不可穷际，而由此以进，入仲景之室无难也”，江阴柳宝诒称其“于仲景书尤能钻研古训，独称心得”，这都是对“尤注”的实际评价。《医宗金鉴·金匮要略注》多采取尤氏之说，足以概见其注疏之价值。值得称述的是，尤氏对《金匮》的深入理解，不仅见之于注文，还见之于临床实践。他在《静香楼医案》中，以制肝益脾法治咯血、胁痛、便溏及中满肿胀，以葶苈大枣泻肺汤治浮肿咳喘，以理中合黄土汤治五年不愈的泻痢便血，特别以肾气丸加减治内饮、治肾虚肺实的咳喘、治阳虚不能化水的水肿、治冲气咳逆、治肾虚齿痛等，都是得心应手，把《金匮》方用到机圆法活的境界。

魏荔彤《金匮要略方论本义》。魏氏对仲景书研究极深，注释多透彻，说理多详明。其释证、释方、释药，阐明经义，更觉精切。如释射干麻黄汤谓：“以射干为君，散胸中逆气，佐麻黄、姜、辛以散表邪，紫、冬、五味以润肺气，半夏开郁，大枣补中；一方兼解表润里，邪去而正气行，结开而津液复。”议药议方，一以贯之。释泽漆汤方证，更出于精心。首先分析证因，指出：“咳而脉沉，里热病也；必素日形寒饮冷，伤其肺脏，变热入里，耗其正津，瘀其痰血，而欲成痈也。”继以释药，他说：“泽漆，大戟苗也，较大戟寒性虽减，而破瘀清热利水降气有同性，且性缓于大戟，故宜于上部用。佐半夏开之，黄芩泄之，白前、紫参温之，生姜、桂枝升散之，参、草补益之，可谓欲治肺痈，稍从急治者矣。”层层分析药性药效，使泽漆汤方证无剩义。

上述四家注本，各有特长，各臻化境。他们对《金匮》的探索，从不同角度深入，从不同方法浅出：深入为了明理，浅出为了喻人。不论明理或喻人，其促使《金匮》更好地古为今用，是殊途同归的。上接仲景心源，可称瓣香一贯，值得研究取用。

虽然《金匮》注本不及《伤寒》十分之一，但由于它是古典医著中最早一部有论有方的杂病文献，涉及内、妇、伤、外科 44 个病种，病因病机有风、寒、暍、火毒、五脏六腑、气、血、痰、食、虫、水等多样，出方 226 个，选药 158 种，病证方药如此繁多，因此后世——特别是明清医家，无论在杂病方书或论药的著作中，都有一定的论述来阐发《金匮》的病证和方、药。这些论述，虽非《金匮》专注，然而碎金片玉，却是作者全神贯注所在，也即是各种方药著作中的结晶部分，金元之李（东垣）、罗（天益），明之王（肯堂）、李（士材）、张（介宾）、赵（献可），在其全集中各有关于《金匮》病证方论的阐述，清代诸家更在所多有。

特别要提的是喻嘉言的《医门法律》。喻氏继《尚论》伤寒之后，取《金匮》证方要旨，精思冥悟，成《医门法律》，论证论方，悉本《金匮》而有所阐发，是一部不名《金匮》的“金匮衍义”。次为徐大椿《兰台轨范》，其书对《金匮》方的串解和临床运用，虽着墨不多，但都是传神之笔，其金针度人之处，不能以其寥寥数语而忽视。同此，王晋三的《古方选注》，对《伤寒》《金匮》方的注释，都能阐幽发微，不释则已，释则洞中窥要，既释方，又释证、释药，一释而“三关”俱通，各家之注，自是不凡。再次为邹润庵的《本经疏注》，其书原以释药为主，参证《伤寒》《金匮》《千金》《外台》等方，说理精当，疏解详备，以药证方，据证论药，方与药相互印证，而经义愈明，颇可作为《金匮》方注读。

何老认为，徐（彬）、沈、尤、魏四家之书，无妨看作清代注《金匮》最佳之本，并以喻、徐（大椿）、王、邹书中解释《金匮》方证及方药部分，作为专注以外的散注，朝夕观摩，对读者的深造一定是有所帮助的。

（二）《傅青主女科》

《傅青主女科》系明末清初著名医家傅山所著，专述妇女带、崩、胎、经等，其后附有《产后编》。何任诊治妇科疾病，非常推崇其理法方药，并撰有《〈傅青主女科〉成就说略》一文，从学术成就、创制名方两方面阐述自己的学习运用体会。

1. 学术成就

祁尔诚序文云：“其方专为女科而设，其症则为妇女所同。带下、血崩、调经、种子以及胎前产后，人虽有虚、实、寒、热之分，而方则极平易精详之至。故用之当时而效，传之后世而无不效。”又云：“谈症不落古人窠臼，制方不失古人准绳，用药纯和，无一峻品，辨证详明，一目了然。”对此评价，何任深表赞同，并展开阐述。

（1）重视带脉，创制效方：傅氏《傅青主女科》首先阐述带下病，并提出“带下俱是湿病”，认为以带定名，是因为带脉不能约束而有此病。带脉约束“胞胎之系”，带脉无力，则难以提系，胞胎就不能固，所以带脉弱则胎易坠，带脉受伤则胎不牢固。带脉因何而伤？傅氏认为“非独跌闪挫气已也，或行房而放纵，或饮酒而癫狂，虽无疼痛之苦，而有暗耗之害，则气不能化经水，反变为带病矣”。他又认为，带脉伤，再加脾气之虚、肝气之郁、湿气之侵、热气之逼，这就成带下病，所以指出治“宜大补脾胃之气，稍佐以舒肝之品，使风木不闭塞于地中，则地气自升，腾于天上。脾气健则湿气消，自无白带之患”。方用完带汤：土炒白术30g，炒山药30g，人参6g，酒炒白芍15g，酒炒车前子9g，制苍术6g，甘草3g，陈皮1.5g，黑芥穗1.5g，柴胡1.8g，水煎服。2剂轻，4剂止，6剂则带下病痊愈。傅氏认为：“脾胃肝三经同治之法，寓补于散之中，寄消于升之内，升提肝木之气，则肝血不燥，何至下克脾土，补益脾土之元，则脾气不湿，何难分消水气……”傅氏治带下病尚有其他方，如加减逍遥散治青带、易黄汤治黄带、利火汤治黑带、清肝止淋汤治赤带。其中易黄汤（炒山药30g，炒芡实30g，盐水炒黄柏6g，酒炒车前子3g，碎白果10枚）水煎连服4剂，无不痊愈。“此方不独治黄带，凡有带病者均可用之。”

（2）探讨血崩成因和病机，治重固本补气：傅氏治“血崩昏暗”“两目黑暗，昏晕在地，不省人事者”，认为乃是虚火，倘此时用止涩品，虽亦能取效于一时，但不用补阴之药，虚火易于冲击，恐随止随发，以致经年累月不能痊愈者有之。他认为止崩之药，不可独用，必须于补阴之中，行止崩之法，方用固本止崩汤。九蒸大熟地30g，土炒焦白术30g，生黄芪9g，酒洗当归15g，黑姜6g，人参9g，水煎服，1剂崩止，10剂不再发。傅氏认为本方“妙在全不去止血而惟补血，又不止补血而更补气，非惟补气而更补火。盖血崩而至于黑暗昏晕，则血已尽去，仅存一线之气，以为护持，若不急补其气以生血，而先补其血而遗气，则有形之血，恐不能遽生。而无形之气，必且至尽散”，“黑姜引血归经，是补中又有收敛之妙，所以同补气补血之药并用之”。

（3）经调则无病，不调则百病丛生：傅氏云：“妇科调经尤难，盖经调则无病，不调则百病丛生，治法宜详察其病原，细审其所以不调之故，然后用药始能见效。”其将本病分为三期：经水先期，治用清经散、两地汤；经水后期，治用温经摄血汤（熟地黄30g，白芍30g，川芎15g，白术15g，五味子0.9g，柴胡1.5g，肉桂研末1.5g，续断3g）；经水先后无定期，用定经汤（炒菟丝子30g，炒白芍30g，当归30g，熟地黄15g，茯苓9g，炒山药15g，炒黑介穗6g，柴胡1.5g）。傅氏以定经汤疏肝肾之气，认为“气舒而精通，肝肾之精旺而水利。不治之治，正妙于治也”。调经方中治经水后期的温经摄血汤，亦是一个较好的经验方，傅氏认为“后期而来少，血寒而不足，后期而来多，血寒有余。经本于肾，而其流五脏六腑之血皆归之……治宜于补中温散”。温经摄血汤系大补肝肾脾之精与血，加肉桂以祛其寒，柴胡解郁，补中有散，而散不耗气，补中有泄，而泄不损阴。

2. 创制名方

（1）傅氏完带汤：此方自古代至民初，医界即广为流传应用，后被引入《中医中药防治妇女疾病手册》（上海科学技术出版社1960年出版），以治疗子宫颈炎“脾气虚弱……带腥连绵不断……用健脾益气之剂加味六君子汤或完带汤”。据《中成药名方药理与临床》（人民卫生出版社1998年出版），完带汤主要有抗炎、镇静、镇痛、强壮作用，并报道有人曾用完带汤加味治疗肾炎蛋白尿及脾虚湿盛眩晕症、慢性胃炎等。

（2）傅氏固本止崩汤、温经摄血汤：傅青主借重剂熟地黄滋阴养血，伍以参、术、芪益气资化源而固冲任，于“补阴之中行止崩之法”的同时指出，血崩而昏暗，为血尽气欲散之象，非唯气血双补更宜补。其眉批上说明可用贯众炭，对于止崩确实有效。贯众，《神农本草经》谓其“主腹中邪热气、诸毒、杀三虫”，为苦寒药，故所治出血证，以属热者为宜。不过何任治崩带喜用甘平之蒲黄炭，或陈棕炭，较少用贯众炭。温经摄血汤是一个治疗经水后期的好方子，傅氏认为“水煎服，三剂而经调矣”，誉之为“调经之妙药，摄血之仙丹”，对月经不行、证夹寒者均可适用。

七、大医之情

习医乃为行医，行医乃为济世救民。“身为苍生，心系中医”，可谓何任一生行医的真实写照。何任从上海新中国医学院毕业之时，全国正处于抗日战争最艰苦阶段，疾病流行，民不聊生，天花、鼠疫、疟疾等急性、烈性传染病随处可见。地处缙云乡村，何任不顾个人安危，勇挑重担，凭借自己扎实的基础和随父侍诊的经验，沉着应付，时出奇效，深得病家赞赏。何任时刻牢记《备急千金要方》之“大医精诚”中的原话：“凡大医治病，必当安神定志，无欲无求，先发大慈恻隐之心，誓愿普救含灵之苦。若有疾厄来求救者，不得问其贵贱贫富，长幼妍蚩，怨亲善友，华夷愚智，普同一等，皆如至亲之想。亦不得瞻前顾后，自虑吉凶，护惜身命。见彼苦恼，若己有之，深心凄怆，勿避险巇、昼夜、寒暑、饥渴、疲劳，一心赴救，无作功夫形迹之心。如此可为苍生大医，反此则是含灵巨贼。”

对患者如此，对中医事业犹是如此。何任对中医事业的精诚之心，可谓明鉴日月。当代中医发展史上有两次著名的“十老上书”“八老上书”，何任不但均列其中，而且在第一次还是发起人、领头者，这足以展示何任对中医的赤诚之心和坚定信念。1984年，焦灼于中医药事业发展的举步维艰，何任高瞻远瞩，毅然联合成都中医学院李克光教授、南京中医学院丁光迪教授、山东中医学院张灿玾教授、湖南省中医研究所欧阳琦研究员、山东中医学院徐国仟教授、湖北中医学院李今庸教授、广州中医学院沈炎南教授、上海中医学院凌耀星教授、中医研究院广安门医院路志正主任医师、辽宁省中医研究院史常永主任医师等10位当时全国著名的中医专家，时呈国务院总理，力陈制约中医药发展的严重制度缺陷，恳切希望中央能建立独立的中医药管理系统，成立国家中医药管理局。信中写道：“这些年来，党中央、国务院落实了各项政策，对于中医事业的发展也是十分关怀和支持的。但中医政策的贯彻阻力很大，始终没有按照党中央、国务院的指示很好地落实，之所以阻力大，主要是由于中医事业的发展没有组织保证，没有中医药的管理系统，各级卫生行政管理机构极少中医内行担任领导，中医政策的贯彻没有保障。虽然《宪法》有了规定，但没有具体实施法，致使中医事业财力、物力极度困难。中医后继乏人、乏术，中医的医、教、研单位名不副实，大多数单位中，中医在科技人员中所占的比例极少……如此下去，中医事业的前景是不堪设想……为此，大家恳切地希望：加强党对中医药事业的领导；建立独立的中医药管理系统，成立国家中医药管理局，各省、市、县成立相应的管理机构；各级中医药管理机构和事业单位必须由中医药内行担任领导；制定中医药实施法；给予中医药事业财力、物力的支持，以保证按比例的发展。”正是这一批全国顶尖老中医的力推，以及党中央、国务院、各部门的极端重视，一年之后，国务院成立了专门负责管理中医药事业发展的国家中医药管理局，从此中医药事业的发展有了自己专职的政府行政机构。1990 年，在获知有关部门准备精简中医药管理局的关键时刻，公推广州中医学院邓铁涛教授执笔，何任同其他 6 位全国著名中医专家（中医研究院方药中教授、路志正教授，北京中日友好医院焦树德教授，黑龙江省中医研究院张琪教授，长春中医学院任继学教授，北京西苑医院步玉如主任医师），一道呈书党中央，恳切呼吁加强国家中医药管理局的职能、尽快建立各省市中医药管理机构。“八老上书”得到了党中央和国务院领导的高度重视，最后，作为中医药事业发展的最高行政机构——国家中医药管理局保留了下来，并且各省市均相应成立了中医药管理局。而此时，何任也终于露出了宽慰的笑容。

“树欲静而风不止。”2006 年，极少数别有用心之人，借着“科学”的名义，在网上搞起“取消中医”的签名，何任对此义愤填膺。为此，何任专门撰写了《抚今忆昔说中医》一文，严厉驳斥了这种行为的无知、无耻，并指出了对中医界的警示和大家的应对措施。2007 年，党的十七大报告庄重提出“中西医并重”的方针，何任对此激动万分。他认为，这是历史上党和国家对中医药工作的一次最有分量、最了不起的决策，是一个了不起的划时代的创举。他将“中西医并重”理解为“中医和西医无论在政治上、思想上、经济上都应该一样”。他说，如果将这些精神真正贯彻下去，那么中医药事业的发展也将是非常了不起的。何任还表示，十七大报告中提出当前卫生工作四个方面的要求是“安全、有效、方便、价廉”，这符合中医药的“验便廉”特点，这一决策对中医药事业，甚至对整个卫生事业发展都大有裨益。在 2008 年“中医中药中国行”浙江省中医药工作座谈会上，何任又大声疾呼“中医人要有中医思维”。何任呼吁，不管是医务人员，还是管理者，都要用中医思维来做好中医工作，搞好中医事业。此思想得到了相关政府部门高层的充分肯定，并在《中国中医药报》头版专文刊登报道。

何任不仅是位中医深有造诣的专才，更是一位古今中外兼修的通才。他有深厚的国学功底：书法、国画、诗词，他样样擅长；《春江花月夜》《红楼梦》，他沉醉其中。他对西方的文艺情有独钟：《简·爱》《仲夏夜之梦》，他百读不厌；《魂断蓝桥》《罗密欧与朱丽叶》，他几度肠回。正是这博大的国学西艺，让何任感悟了天地之广袤，汲取了东西之智慧，从而成就了他独一无二的儒医气质。

八、养生之智

何任十分注重中医养生保健方法的研究与实践，对中医“治未病”理念情有独钟。其民族音乐的欣赏与弹奏、中国书画的修习与创作、中药米仁的食养与防治等，均体现了何任独特的养生智慧。他著有《养生与民族音乐》《治未病初探》《慢说养生》等文，其中《慢说养生》对中医养生方法进行了较为全面的总结。

（一）精神养生

“养生莫如养心。”何任认为，养心宜以“诚”为第一。有了诚的心态，待人接物唯诚，那么处世就“真”，立身就“实”。养生的第一步是自己心诚，这样对待一切都真、都正。心无挂碍，身体当然平安健康。

（二）气候养生

《素问·阴阳应象大论》认为，“寒伤形，热伤气”，“寒暑过度，生乃不固”。何任认为，对于各种异常气候需十分注意。如尽量避免直接受到剧烈气候变化的影响，做到及时关开门窗，调节气温，严寒时以炉火、空调加温，酷暑时避烈日暴晒、于暑气中行走。至于其他有关顺应气候的准备，时序转换增衣减衣，勿受冷冻、勿使热蒸等，也不可少。

（三）饮食养生

何任认为，饮食对于养生来说，是一个重大的问题，包括饮食的选择、饮食的宜忌、饮食的节制等。从养生角度来说，根据个人性格、体态肥瘦等，不宜偏食，不近烟酒，总以使营养匀称为宜。《素问·脏气法时论》说：“毒药攻邪，五谷为养，五果为助，五畜为益，五菜为充。气味合而服之，以补益精气。”说明“毒药”主要是为了治病祛邪，而祛邪的东西对身体不利，因此必须利用五谷、五果、五畜、五菜等对人体有益的东西来补益精气。若是原先身体患有特殊疾病，则饮食更要注意禁忌。

（四）起居养生

何任认为，适当工作、休息，做一些适当的运动锻炼，可以有助于气血的运行。轻微的运动锻炼，比如做八段锦、打太极拳、做广播操，只要持之以恒，都有益健康。但万不可先定下高标准的指标，定一些体力不能负荷的长跑、久走。另外，工作、学习、休息都宜相对平衡，有足够的休息就有足够的工作精力。玩乐过度，睡眠不足，均非养生之道。

（五）进补养生

何任认为，养生当然不排除适当进补，但人的体质不完全相同，年龄、性别也有不同，所以宜进的补品也不能完全相同。同时，补品各异，应该在医生指导下因人而异地采用。还要注意的是，不可一个人既吃这个补品，又吃那个补品，不能多多益善地服用，因为这样做，其中补药和补药相互作用，就很难说对健康没有损害。

九、传道之术

中医是一门伟大的学术，它需要中华民族的世代传承与创新。为了让中医学术发扬光大，何任倾心教育，全力传承。早在 1947 年，何任就在杭州创办了中国医学函授社，向全国招收中医函授学员，并亲自编写教材，亲自上课，亲身临床。新中国成立后，他虽然先后担任杭州市中医协会主席、浙江中医进修学校副校长、浙江中医学院副院长、浙江中医学院院长等职，但始终未曾离开中医教育岗位。他一面主持行政工作，引领浙江中医学术发展，一面投身中医教育一线，培养中医进修生、本科生、研究生等各类人才。早在 20 世纪五六十年代，他就先后发表了《我对中医进修教学工作的体会》《中医学院教育工作初探》的教学研究论文。同时，何任还应邀为北京中医药大学、中国中医研究院研究生班，以及长春、黑龙江、上海等中医院校讲学，深受各地学生好评与同行赞誉。1982 年，何任出席卫生部第一次“中日《伤寒论》学术讨论会”，代表中国学者作“《伤寒论》的博涉知病、多诊识脉、屡用达药”之学术报告，反响巨大。1985 年，应日本汉方医界和东京医校邀请，去日本讲学。1990 年，何任被人事部、卫生部、国家中医药管理局确定为首批全国老中医药专家学术经验继承工作指导老师，招收两名中医高徒。对于自己的弟子，何任竭其所知，倾囊相授，毫无保留地将自己的学术思想、临床经验尽心传授。特别值得一提的是，1993 年，何任拿出自己多年的积蓄，成立了“何任中医基金会”，奖励在中医药教学、科研中取得突出成绩的教师、学生。1997年，他应香港医事技术学会等邀请，去香港访问讲学，载誉而归。耄耋之年，何任依然笔耕不辍，坚持门诊，全心致力于中医教育传承事业。直至九十余岁高龄，何任还带领高徒，精神抖擞地到各地讲学。分析何任的医事历程，其人才培养方法则清晰可见。

1. 打实基础

何任年少之时，其父即在当地负有医名。为培养何任学医兴趣，打实医学基础，在上小学之初，父亲就让他诵读《汤头歌诀》《药性赋》《医学心悟》等医学入门著作，有些则是要求出口背诵。进入上海新中国医学院正规学习之后，何任更是对此孜孜以求。对于《内经》《温病条辨》，做到熟读细研，深有体会；对于《伤寒论》《金匮要略》，则是一一背诵，随用随取。就是这样，何任打下了坚实的中医基础。时常听何任提起，这等背诵的功夫可真是有用。一直到后来临床辨证论治之时，何任还会经常想起原先背诵的条文句子，将它们运用到临床，效果着实了得。

有了此等亲身经历，何任对自己的学生亦是强调基础这一关键。何任曾不止一次著文写道："一宜坚实基础。就是要对中医重要的文献著作（当然先是《灵枢》《素问》《难经》《伤寒论》《金匮要略》，再及各家）有较深刻的理解。"

何任经常对大家说，中医是成熟于古代传统文化之上的独特医学体系，要想理解它、发展它，就要有传统的思维，就要读好四书五经，掌握文字、音韵、训诂、校勘等知识，否则用西医学思想去附会中医，那只会南辕北辙，从而怀疑中医，甚至否定中医，最终消灭中医。

2. 侍诊左右

有谓："读方三年，便谓天下无病可治，及治病三年，乃知天下无方可用。"临床病证，变化无端，几无辨证论治着力之处，因此欲成良医，随师侍诊亦成重要一关。

何任年少之时，在其熟读背诵《汤头歌诀》《药性赋》之后，入新中国医学院系统学习之初，父亲即让其侍诊左右。何任起先只是站在父亲后面，听父亲如何问诊，看父亲如何著案开方。后来则是能够坐在父亲身边，替父亲抄写脉案处方。接着便是坐在父亲对面，与父亲一道望患者舌象，切患者脉搏，还时不时也问上两句。当然脉案处方仍由父亲动手，自己则是帮忙抄写。最后则是自己处方的阶段，父亲则帮忙修改分析。如此几年下来，在新中国医学院学习毕业之时，何任已能独立从容应诊，奇证怪病亦能时出奇效。

对于自己的高徒，何任亦十分重视侍诊的作用。何任认为，侍诊是学习名老中医临床经验的最好方式。这种方式，可以让学生原原本本地观察到名老中医辨证论治的整个过程，是完全真实的临床，而不像书本中的介绍，总是脱离临床一段距离。

3. 参合学用

中医是一门实践性的学科，其宗旨是治病救人。理论上头头是道，临床中惶惶无识，此等医生，不但于患者无益，甚至贻害无穷。因此，学以致用，用而问学，乃是承传中医的重要方法。

（1）学以致用：何任认为，中医著作，汗牛充栋，但其中既有精华，又有糟粕，学习一定要选择那些历代公认并能真正指导临床的著作。即使是四大经典，何任亦认为不可均衡用力。何任认为，在四大经典之中，《伤寒杂病论》对临床最有指导意义，应该全文背诵，烂熟于心；《温病条辨》，别立心法，补《伤寒》之不足，临床运用较多，亦应该熟读熟记；《素问》，构建了中医完整的理论体系，但相对古奥隐微，且部分内容无实际指导意义，可作选择精读。至于《灵枢》一书，着重于经络学说，与临床辨证处方相对联系疏远，可作一般理解。

学以致用的另一层含义，是要把所学的理论知识用于临床。何任认为，学习中医，不是为学习而学习，而是要为临床治病救人服务。因此，要想发挥中医的作用，就要把所学知识运用于临床实践，并在临床实践中巩固、提升所学知识，这就是所谓的“博涉知病，多诊识脉，屡用达药”。何任曾撰文写道：“治学贵在实践。大家学习钻研中医著作，就要在实践中反复分析它的理、法，反复运用它的方、药。知识学活了，体会也就深了。比如医书上说麻黄能发汗，又能治水气。大家在临床上若单用麻黄，就很少能见到发汗的。若以麻黄与其他发汗药配合用，发汗就很明显；以麻黄与其他利水药配合用，尿亦增多。从这些实例中就说明钻研书本理论是重要的，但如学用结合，勤于实践，治学效果就更坚实，理论认识就更通透。”

（2）用而问学：所谓用而问学，是指在临床中遇到疑惑、发现问题，就要再去请教书本、请教名师。何任一直沿袭着父亲的一个习惯，那就是每次临诊回家之后，都会抽出时间仔细审阅自己所处的脉案，回忆每个患者的用药情况，以及患者前次服药后的效验结果。用药效果好的，则就此将体会巩固下来；用药不理想的，则查考资料，请教名师，又细细揣摩于心，以期下次更好地辨证用药。如此一直坚持下来，疑惑越来越少，学问越来越深，辨证越来越准，疗效越来越高。

4. 撰写论文

何任认为，撰写论文的过程，其实是一次整理资料、条理知识、提升认识的过程，是一次将别人间接经验转化为自身学识并使之系统化的过程，是一次最好的思维锻炼。因此，在学术承传之时，何任非常强调论文的撰写工作。

为了更好地总结、继承父亲的临床经验，何任写了多篇文章进行系统介绍。《骈庵医学摭记》（骈庵为何任父亲的别号），分妇科、内科、儿科、方药，何任就写了

5 篇文章;《何公旦学术经验述略》，一篇文章，洋洋洒洒 17000 余字。经过这样的整理，何任基本上掌握了父亲的临床经验，并且能够很好地运用于自身的临床实践。而与此同时，何任还写了更多的文章来介绍自己的习医心得，临证体会。数十年来，仅仅论文，何任就发表了 200 多篇。

同样，为了把自己的学术思想与临床经验尽快地传授给徒弟，何任常常敦促弟子多多撰写论文。而每当论文写成之后，何任都会亲自审阅，并进行评点、修改，有时还会进行详细分析，这自然让大家获益良多。

撰写论文，何任最喜欢对临床有切实指导意义的文章。何任认为，读书札记、经方时方运用、临床经验总结类的文章最有价值，这类文章可以多多撰写，而那些只有空泛理论，对临床一无是处的浮耀文章，应全力避免，甚至不要去看，否则就会把自己带入虚无缥缈的境地。

5. 坚定信念

中医严谨系统的理法方药、客观明确的治疗效果，是掷地有声，毋庸置疑的，然而西医学凭借其清晰的构造、实在的数据、日新月异的变化，对中医造成了强大压力。在取舍之间，对中医应有的坚定信念，亦显得十分重要。何任常以自己不胜枚举的鲜活验案告诫弟子，中医、西医为两个不同的医学体系，各有优劣，各有胜负，绝不可厚此薄彼、厚彼薄此，而应科学对待，互为补充。而作为国家倾力培养的名师高徒，是中医学术传承、发展的中坚力量，对中医的信念更应坚定不移。

在何任的倾心培养下，众多弟子现已成为中医教学、科研、临床等方面的优秀人才，在相关领域取得可圈可点的成绩。其亲传弟子 6 人，有 1 人获得国家教学成果奖二等奖、国家科技进步奖二等奖、国家重点基础研究计划 973 项目首席科学家、首届中医药高等学校教学名师、首届全国名中医、首届岐黄学者等称号，曾任省部局共建中医药高校、省级重点高校校长；有 2 人荣获浙江省人民政府颁发的浙江省科技进步奖一等奖、二等奖，并多次获得浙江省中医药科技进步奖；有 3 人先后被确定为不同批次的全国老中医药专家学术经验继承工作指导老师，建有全国名老中医药专家传承工作室；有 4 人被确定为博士研究生导师，传道授业解惑。再传弟子 200 余人，活跃在中医药各行各业，分布在全世界多国多地，为中医药学术的传承创新、为中医药文化的传播推广贡献着各自重要的力量。

何任学术传承谱

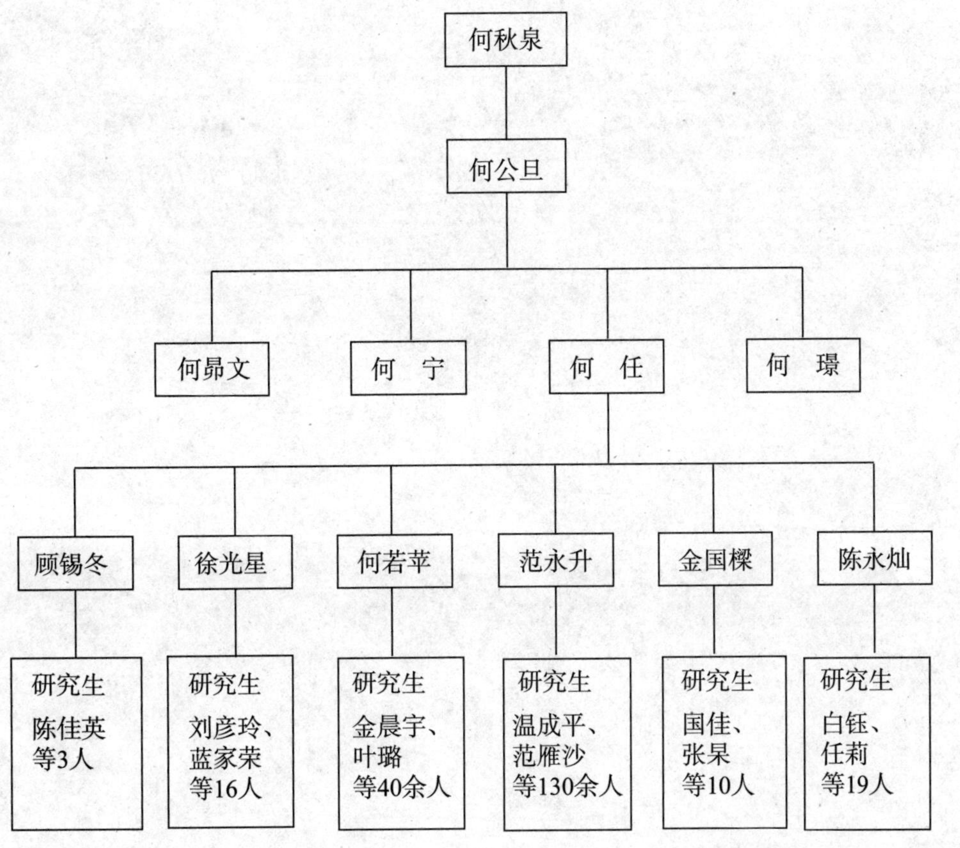

（徐光星、何若苹整理）

（张燕编辑）

张 琪

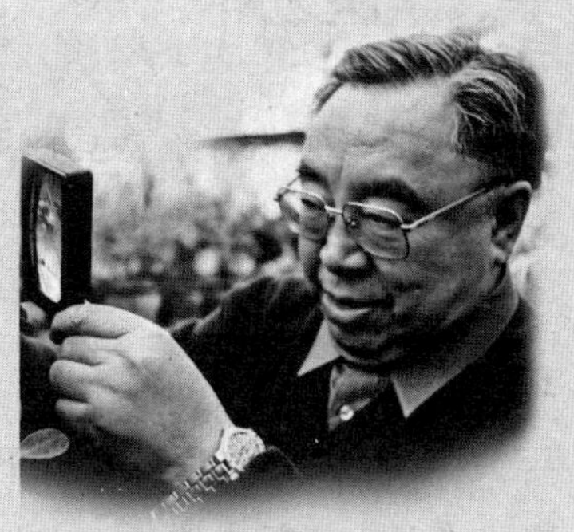

张琪（1922—2019），河北乐亭人，中共党员，九三学社社员，黑龙江中医药大学教授、博士研究生导师。曾任黑龙江省祖国医药研究所（现黑龙江省中医药科学院、黑龙江省中医医院）副所长、技术顾问，国家中医药管理局重点专科学术带头人。第五、六届全国人民代表大会代表，第七、八届黑龙江省政协常委、委员，九三学社黑龙江省委员会常委、顾问。全国老中医药专家学术经验继承工作指导老师、全国优秀中医临床人才培养项目指导老师，中华中医药学会常务理事、顾问、终身理事，中国中医科学院学术委员会委员、荣誉首席研究员，《中医杂志》《新中医》编辑委员会委员、顾问，《黑龙江中医药》主编。获得白求恩奖章、全国中医药杰出贡献奖，享受国务院政府特殊津贴。2009 年被授予首届“国医大师”称号。

张琪行医 70 余载，从未离开过临床一线。他精通中医内、妇、儿科，尤擅治肾病、肝病、脾胃病、心系病、神志病等顽难重症。肾病的治疗与研究是其主攻方向，从脾肾论治慢性肾脏病疗效显著，形成张氏肾病学术流派，提出“疗肾病注意整体而以脾肾为要”“复合病证，宜用大方复法”等学术思想，并研创出多种院内制剂。张琪还带动了黑龙江省中医药科学院肾病专科的发展。张琪主持完成多项课题，获省部级科技进步奖 10 余项。出版著作 5 部，培养博硕士研究生、学术继承人、高徒及优才等共 102 人。

一、学医之路

张琪，河北省乐亭县芦河乡谢庄人，祖父张文蘭精于医典，一辈子教书行医，在乡间颇有声望。张琪5岁丧母，从小跟着祖父母长大。祖父常常在油灯下教孙儿读医书，《汤头歌诀》《药性赋》《脉诀》……编成了儿歌，日日诵读。再大一点，张琪即随祖父习医，习读中医经典，如《黄帝内经》《伤寒论》《金匮要略》《温病条辨》等，为探究中医医理打下了坚实的基础。张琪青少年时期遂勤不知倦攻读医书，撷采众长，学问大增。初次临诊即治愈了一位久治不愈的高热患者，一时名扬乡里，由此开始了张琪与中医的一世情缘。1938年，年仅16岁的张琪只身闯荡东北，由长春辗转至哈尔滨，在天育堂药店开始做学徒。蹬药碾子做药，拉药匣子抓药，还要侍候师傅生活，劳累之余，胸怀大志的张琪留心记下坐堂先生给患者开具的药方，夜里别人睡了才敢偷偷起来，点上小油灯对着医书细细揣摩。他把攒下的钱都买了医书。工余时间，张琪坚持到哈尔滨汉医讲习所学习。1942年6月于讲习所毕业后，开始在哈尔滨天育堂附设的钟麟诊所行医。1948年经松江省（1955年后合并称黑龙江省）卫生行政部门考试，以第二名的优异成绩获得中医师证书。1951年在哈尔滨中医进修学校学习1年。1955年，张琪调至黑龙江省中医进修学校（黑龙江中医药大学前身）执教，同时还为哈尔滨医科大学及省中医进修班、西医学中医班等讲授《伤寒论》《金匮要略》《温病学》《诊断学》等课程，为培养本省中医骨干和黑龙江中医药大学首批师资力量作出了应有的贡献。

二、成才之道

张琪是中医教育家、中医临床家，愈人无数，总结其经验，要成为一代名医，要做到以下几点：

（一）热爱中医，矢志不渝

张琪自儿时即在先祖父指导下读《汤头歌诀》《药性赋》等医典，16岁由长春辗转至哈尔滨，在哈尔滨市天育堂药店开始做学徒，1941年5月考入汉医讲习所，1942年毕业，取得了中医师资格，开始了正式行医。张琪自述，在其学习中医的年代，蒋介石和汪精卫政府提出“废除旧医案”，中医面临取缔，许多人劝张琪不要学习中医，但其受家庭的影响，矢志不渝。张琪的曾祖父和祖父都是当地的名中医，亲眼目睹他们治好许多疑难疾病，证明中医有可靠的临床疗效，扎根于人民群众之中，解除人民疾苦，人民信仰中医，拥护中医，他看到了中医必定有复兴之日，不顾他人“学汉医无用”的劝阻，坚持参加了哈尔滨汉医讲习所的学习。自从中医临证开始，张琪毕其一生心血深研精读经典，教书育人培养后辈，为中医而奔走疾呼，他告诉我们：“中医药是我们国家的瑰宝，希望同学们认识到中医中药的宝贵，珍惜爱护它。只有热爱它，才能深入学习、研究它。日积月累，水到渠成，自然就能成为名医，为人民解除疾苦。”

（二）勤奋学习，博采众长

中医古典医籍枯燥深奥，较难学懂，所以学习中医必须重视学习方法的问题，继承前人经验是寻求捷径的一种方法，他认为学好中医应该勤奋学习，博览古今，只有浏览百家，才会有渊博的学识、广阔的思路和坚实的理论基础。他认为祖国医学博大精深，历代医家不断有所创新发展，必须博读兼收并蓄，纳百川以汇海，才能思路广阔，临证胸有成竹。他精通张仲景《伤寒论》《金匮要略》，对金元四大家李杲、朱丹溪、刘完素、张从正，以及明张景岳、喻昌、李时珍，清代温病学家叶天士、吴鞠通、王孟英、吴又可、俞根初各家的研究皆有高深的造诣，熟读《脾胃论》《丹溪心法》《景岳全书》《医门法律》《医方集解》《温病条辨》等古典医籍。他思路清晰，善于吸收新事物，对中西汇通学派亦多涉猎，如王清任《医林改错》、唐容川《血证论》、张锡纯《医学衷中参西录》，以及冉雪峰、恽铁樵等之著作，尤以对王清任、张锡纯学说探索至深，临床常升华变通应用其方取得疗效。张琪在《张琪临证经验荟要》一书中讲：“试观古今中外有成就的科学家、文学家，包括医学家，都是焚膏继晷地勤奋学习。学习中医也不例外，没有这种勤奋好学锲而不舍的精神，要想学而有成是不可能的。”他常教导学生要想学得好就要勤奋，多阅读，既要阅读古代经典文献著作，又要阅读现代书籍。

（三）重视临床，遇难更进

张琪特别重视临床实践，认为只有通过临床多诊治患者，才能把所学转化为自身用以提高。他从临床实践中认为只有辨证与辨病相结合，才能扩大思路提高疗效。他重视脏腑辨证，其临证中运用的理、法、方、药均见其真知灼见之处。治病医理采众家之长，择善而从，并酌以己见；治法有宗，师古不泥；古方新用，创制新方；权衡药味，果敢精当。专攻疑难重症是张琪临证的一大特点，如现代医学所谓的抑郁症、强迫症、神经官能症、慢性肝炎肝硬化、痹证（类风湿性关节炎）是难治之症，他在仲景柴胡加龙骨牡蛎汤的基础上，化裁其方，潜心研究出中药复方宁神灵冲剂，治疗精神神经系统疾病疗效显著，使许多患者解除了失眠、少寐多梦的痛苦，1983年获省科技进步奖，至今仍在临床广泛应用。再如对慢性肝炎的治疗，张琪教授重视健脾益气，善重用白术、茯苓、山药、黄芪、太子参以培土抑木，体现了“见肝之病，当先实脾”的思想，同时伍以清热解毒之品，正邪兼顾其效甚佳，常用自拟经验方护肝汤疏肝健脾，清热解毒。其他如心系、肺系、神经系疾病等，张琪教授均有其独到的治疗专长，经验是多方面的。张琪通过大量临床病例，尤其是疑难病例的经验总结提高了临床诊治疾病的能力，使其40岁时名列黑龙江省“四大名医”之一。

（四）善于总结，更大提高

张琪教授认为，学习中医的过程就是不断热爱，不断学习的过程，还要不断总结，善于总结经验教训，临床时，治疗效果好的要总结，要记录下来，治疗效果不好的也要写下来，总结一下为什么治不好，如果是因为病情的确很严重，已经没有什么好的治疗办法，那是可以的。但如果本来可以治好而没有治好的，就说明用药不精，辨证不准，思路不对，这是从失败中接受教训，《伤寒论》中也有很多坏病，很多失败的病例，比如桂枝加附子汤证，“太阳病，发汗，遂漏不止，其人恶风小便难，四肢微急，难以屈伸者，桂枝加附子汤主之”，症状有“汗漏不止”“恶风”，是发汗太过造成的坏病，所以才用桂枝加附子汤温阳固表。所以说成功的经验要总结，失败的教训更要总结，总结失败的教训是为了从失败中得到提高。

张琪认为提高临床诊治疾病的能力可以总结为“多读书、多临床、多总结”。

三、学术之精

（一）首重经典，博采众家之长

张琪师古而不泥古，善于博采众家，融会新知，撷采众长为己所用，临证游刃有余，处方严谨，医术精湛，善愈疑难。

他依据《内经》“诸湿肿满，皆属于脾”“脾主运行水湿”等理论从脾论治肾病综合征腹水、肝硬化腹水，以中满分消丸（汤）化裁治疗肾病综合征、肝硬化腹水辨证属脾胃湿热蕴结者有明显疗效，悟出《内经》“诸湿肿满皆属于脾”，并非完全指脾虚，诸如脾为湿热所困，运化受阻，亦可出现胀满，东垣主治热胀之中满分消丸、寒胀之中满分消汤，两方皆效。后方乃属脾阳虚不得运化，寒湿胀满，亦多见于慢性肾炎、肾病综合征之重度水肿，辨证准确，用之亦有卓效。他常能效法仲景通常达变、妙用经方攻克疑难。一是活用经方，扩大经方的适用范围。二是通常达变、化裁灵活，恰中病机，提高疗效。如以仲景桃核承气汤去芒硝加入凉血止血之剂，治疗热壅下焦、瘀热结滞、血不归经之肾病尿血。以归芍六君子汤化裁治疗肾性贫血；以瓜蒌瞿麦汤加味治疗慢性肾炎、肾病综合征久治不愈，或屡用肾上腺皮质激素而见寒热错杂、上热下寒之水肿证等。三是效法仲景之学，创制新方，充实与完善前人之所未备，如治疗淋巴腺结核、甲状腺硬结、甲状腺囊肿等的瘿瘤内消饮，治疗静脉炎的活血解毒饮，治疗高脂血症的决明子饮等。

他受东垣升阳补脾理论之启发，运用升阳益胃汤治疗慢性肾小球肾炎或肾病综合征水肿消退后诸症，颇具心得：①辨证要点为身重倦怠，面色萎黄，饮食无味，口苦而干，肠鸣便溏，尿少，大量蛋白尿，血浆蛋白低，舌质淡，苔薄黄，脉弱；②病理机制在于脾胃虚弱，清阳不升，湿邪留恋；③临证运用强调风药必须与补脾胃药合用方有效，取其风能胜湿升清阳，以利脾之运化，脾运健则湿邪除而精微固，于是尿蛋白随之消除。用当归拈痛汤治疗慢性肾小球肾炎血尿日久不愈，反复咽痛咽痒，尿黄赤，舌白苔；或慢性肾炎急性发作而尿血不愈，属于风湿热邪内蕴，灼伤脉络，或外感风湿热邪循经入侵于肾所致者，多有良效。

张琪对王清任学术思想研究较深，并多有创新发挥。用解毒活血汤治疗浊毒瘀血内蕴之慢性肾衰竭，疗效颇佳。他在张锡纯理血汤基础上化裁成滋阴凉血汤治疗慢性肾小球肾炎、慢性肾盂肾炎以血尿为主，或慢性前列腺炎、乳糜尿等之血尿；仿参赭培气汤创制益气滋阴镇逆汤治疗膈症；还用振颓汤治疗脑血栓形成的下肢瘫痪患者，皆取得较好疗效；更重要的还体现在张琪钦佩锡纯的“衷中参西”学术主张，故他积极倡导衷中参西、西为中用，他认为中西医各有所长，应中西并蓄、互为借鉴，但应摆正主从，并提出中西医结合是提高临床疗效的关键，亦是现代医疗的趋势。

（二）持脉知内，以脉明理

张琪于 1964 年出版的《脉学刍议》是其研读历代医家脉学专著并证诸临床实践后的总结。张琪认为脉诊为中医四诊之一，是辨证论治的重要组成部分，历代医家脉诊专著的共同不足是脉证分离。他认为，欲确切解答中医学脉诊为何只诊查一小段桡动脉搏动即可获知全身疾病的信息，必须把脉学的来龙去脉探索清楚，而这就必须借助命门学说、阴阳学说和五行学说。溯源仲景脉学，以《伤寒》《金匮》条文为津梁，以营卫气血理论为工具，以脏腑分候理论为依归，以有胃神根学说为要，详究三部九候。

该书针对脉学中有关问题加以阐发，尤以仲景脉学为中心内容，学习仲景言证必言脉，言脉必言证，揭示了脉学在中医临床辨证中的重要地位。张琪认为中医八纲辨证不能用西医学解释，同样，亦不能用现代心血管理论来解释脉学。中医学的阴阳五行学说体现了机体是对立和统一的整体，它的各个器官都是相互制约和相互联系的。因此，无论生理还是病理，都可反映于脉。脉学虽有心血管方面内容，但不完全是。人们如果只从心脏和血管的生理观点来分析中医的脉诊，势必把中医脉诊的价值贬低，脉诊的真正精华也将无从得知。探索脉学的机制，应从中医学体系入手，否则必致格格不入。

脉学以中医阴阳、升降浮沉理论为基础，表里寒热虚实皆离不开脉。脉是人体中阴阳互根本质的真实反映。《回诊抉微·脉审阴阳顺逆》说："阴根于阳，阳根于阴。表属阳，以活动为性体，而有静顺之阴在内；里属阴，以静顺为性体，而有活动之阳在中，乃相依倚也。"这便是阴阳互根的具体体现。这种关系，一旦遭到破坏，就出现阳亢阴倾和阴盛阳衰的病态，脉的动态自然也随之变化。前者由于活动性亢盛，静顺性相对不足，故出现大、浮、滑、动、数等阳脉；后者由于静顺性过盛，活动性相对不足，故出现沉、涩、弱、弦、微等阴脉。辨别阴阳为辨证的纲领，所以《素问》提出了"察色按脉，先别阴阳"。《素问·阴阳别论》说："脉有阴阳，知阳者知阴，知阴者知阳。"又如浮脉病在表，沉脉病在里；迟脉主寒证，数脉主热证；弱脉见于虚证，大脉实脉见于实证。

脉学价值体现在具体病中，特别是外感病，如湿温见濡数脉，湿盛见濡脉。对于一些无证而有脉的疾病，脉诊更是必不可少。对于现代疾病，脉学也很有诊断意义，如痛风见脉数，则为热象，应治以清热祛湿、活络除痛；甲型流感病毒所致的发热亦属温病，常见于素体阴虚之人，必见数脉。诊病时应坚持脉证合参，以从舍宜忌原则为准绳，不可将脉学神化。

（三）疗肾病以脾肾为要，重视活血化瘀

张琪认为，肾为至阴之脏，先天之本，与其他四脏有甚大关联，"五脏之真，唯肾为根""五脏之伤，穷必及肾"，临床求治于中医的肾病患者，大多为西医常规治疗无效的疑难患者，基本上处于疾病的中晚期，而且有不同程度的西药副作用或后遗症，病情迁延，正虚邪恋，病变往往累及多个脏腑，且病情虚实寒热错杂，仅从某一脏腑论治常难取效，需要五脏整体考虑，气血阴阳综合分析，兼顾周全。而五脏之中，脾与肾为"后天"与"先天"，生理上相互资助，相互促进，病理上相互影响。对于慢性肾病主要病因病机，张琪认为外邪侵袭是主要诱发因素，脾肾虚弱是共同的病理基础，水湿、湿热、瘀血是主要病理产物，虚实并见、寒热错杂是共同

病机特点。对各种肾脏疾病，张琪临证重视整体辨治，尤为重视脾肾两脏，提出调补脾肾理论。“调”就是调理脾胃，“补”即是补肾。调脾一是健脾升阳，二是芳香醒脾，重在促使脾气健运，但不可过用香燥之品，以免伤津耗液，影响气血生化；补肾有滋补和温补之别，不可过用滋腻碍脾之物，以免造成脾气呆滞。

对于肾源性水肿的治疗，张琪提出阴水之肿，温肾健脾；湿热之肿，和中分消；风水初起，治从太、少阴二经。对于蛋白尿的辨治，脾胃虚弱证，升阳益胃以升清降浊；肾精不固证，用参芪地黄养阴敛精；气阴两虚证，用清心莲子清补固精。对于血尿的治疗，分别使用益气收敛，养阴清热止血法；滋阴降火，益气止血法；健脾益肾，固脱止血法。对于慢性肾功能衰竭之辨治，针对本病脾肾两虚，湿浊潴留成瘀毒之基本病机，及其日久形成虚实夹杂、寒热互见之错综复杂难治之证候，提出补脾肾、泄湿浊、解毒活血的基本大法，并总结出系列的证治规律，创以解毒活血汤、归芍六君子汤等方灵活辨治。对于劳淋的治疗，提出气阴两虚为其核心病机，治当标本兼顾，益气养阴为常法，并重视保护脾肾之阳气。张琪临床治疗肾病除重视调脾肾外，还十分重视从心、肺、肝等多脏相关论治肾脏诸疾，充分体现了张琪重整体论治肾病的思维方式。如心肾同治愈血尿，肺肾同治消水肿，兼疏和少阳治尿路感染，肝肾同治肾性高血压，养阴清热、解毒化瘀治疗激素产生的副作用等。

张琪教授倡导固护脾胃观，认为诊疗疾病时，应首先考虑中州运纳药食之力，不论主治何病，不分男女老幼，皆先问其饮食、脘腹及二便等情况，以探其脾胃之气的盛衰。其次，在辨证精准的前提下，不论五脏六腑、寒热虚实、表里阴阳，先调脾胃，以确保药食正常纳运。遣方用药时预防脾胃虚损失调，保护脾胃之气，防止过用寒凉直折脾胃之阳，或过用温燥耗伤脾胃之阴，或过用滋腻壅滞之品有碍脾胃气机运行，使攻而不伤正、补而不碍脾，健护脾胃，使其升降相因，防脾病于其未然之时。调理脾胃，一则指健运脾胃，以助气血化生。二则指调节脾胃升降气机，升清降浊。再次，脾胃与他脏皆病之后，强调尤先顾念调理脾胃，防止他脏之疾传变或加重。最后将息调护时也要力保胃气，在服药期间，禁食生冷、黏滑、油腻、辛辣、酒酪等物，旨在顾护胃气，防止食伤脾胃。年迈久病体弱者，脾胃虚羸，纳运不及，不宜速服大剂药物，免伤胃气，此时不求速效，但求缓功，可酌量分服，使脾胃徐徐受药，唯求利于受纳、输布。除特殊情况需冷服药物外，一般均应温服，以保胃气。解表药当热服，并啜热粥，以养胃气、益津液，不但资汗源而易为酿汗，更使已入之邪不能稍留，将来之邪不得复入。

在肾病的治疗中，张琪十分重视瘀血学说的运用，指出血瘀的因素有气虚、气滞、寒凝、热灼、痰湿、水蓄、风气等不同，临床当随证求因，审因论治，才能达到活血化瘀的目的。若不审病因，一味用猛药活血破血，不仅无效，反而促使病情恶化，起到相反的效果。张琪根据多年的临床经验，创立了活血化瘀五法治疗肾衰竭，分别是补脾肾活血化瘀法、活血化瘀解毒法、活血化瘀通腑法、活血化瘀化浊法、活血化瘀养血生血法，并活用活血化瘀药治疗肾炎。他认为瘀血作为慢性肾炎的一个重要因素，既是病因又是病理产物，所以治疗上必须灵活运用活血化瘀药物才能取效、增效。张琪在慢性肾炎的治疗中常用的活血化瘀药物有丹参、桃仁、红花、赤芍、当归、益母草、刘寄奴、三七、蒲黄、泽兰等。急性肾小球肾炎、过敏性紫癜性肾炎、IgA 肾病、泌尿系感染及其他原因不明的肉眼血尿属热结血瘀者，常用自拟桃黄止血汤治疗，方中主药为大黄、桃仁。部分慢性肾小球肾炎、肾病综合征长期浮肿久治不愈，见瘀血征象者方用坤芍利水汤（益母草、赤芍、茯苓、泽泻、桃仁、红花、白花蛇舌草、萹蓄、瞿麦、甘草），往往收效。

（四）复合病证，宜用大方复法，活用平奇毒猛、对药群药

张琪擅长运用大方、复法治疗慢性、复杂性疾病和疑难杂症及重症，每获良效，屡起沉疴。他主张危重疾病和病情复杂的疑难杂病要用大方、复法，病势轻缓者需用经方、小方。他提出，复法指的是针对疾病的多重复杂病机，组合运用两种以上治法，用于多重病机的交叉或复合，有时单一证候也需通过复法，以求相互为用，增强疗效；大方是指处方药味数目超过常规味数的一种用药方法。他强调，大方有药味和剂量的双重规定。大方、复法所包含的治法在 2 种以上，处方药味数目在 12 味以上，可多达 20 ～ 30 味，总剂量大于 250g。虽然丸剂和散剂通常采用较多药味数，但其每次或每天的服用量并不大，甚至少于常规用量，因此，大方、复法专指汤剂而言。

张琪认为，大方、复法运用的目的是为了适应复杂证候、多种疾病并发或疑难病证的需要，有其合理性和必然性，呈现出鲜明的时代特征，主要有以下原因：社会形态、生存环境、生活习惯、饮食结构的变化导致疾病谱的多元化和复杂化，催生临床大方、复法的广泛应用；野生药用资源的短缺，促使替代品和人工种植品的出现，导致中药品质降低，剂量依赖性增强，使得大方、复法的产生成为必然；随着市场经济的发展，部分不法商人图于利益驱使，使得中药材在药源、加工、炮制等方面偷工减料，以次充好，致使临床疗效甚微，基于临床疗效的需要，导致大方、复法的出现；中药耐药性的增加导致大方、复法的出现；北方气候、社会及地域特点等多因素决定了临床更需要大方、复法。

但他同时指出，临床诊疗疾病切忌一味追求大方、复法，勿要追利益、赶时髦。临证时需注意以下事项：注重保护脾胃，以防脾胃损伤，影响治疗；方药组成由临床实际决定，药味、药量要适度；中病即止，切勿过度治疗，以防变生他病；从现

代医学的角度，大方、复法临床应用过程中要关注肝、肾功能的变化，以防不必要的医源性、药源性疾病发生。

张琪认为大方、复法具备以下几个特点：一是药味相对较多，治疗范围广泛，具备多效性、多面性，更符合复杂病情的需要；二是药味虽多，但单味药剂量相对较小，其作用缓和持久，更适用于慢性、复杂性疾病及亚健康状态的治疗与干预；三是突破以往单味药充当君臣佐使的模式，而是采用复方模块化、药物配伍军团化的组方原则，诸模块之间相互协同，军团化药组承担君臣佐使角色，增效减毒、相使相须，整体效果更加明显。因此，大方、复法不是多种治法的简单相加和多味药物的罗列堆砌，而是针对复杂病证、复合病证及特殊疾病而采用的一种变法，其包含的具体治法和方药是根据疾病的各个方面有机地组合起来的。张琪强调，大方、复法同样在辨证论治指导下进行，要辨病与辨证相结合。对于方剂组成必须根据临床实际选择合适的药物，在配伍方面依旧沿袭《内经》君、臣、佐、使的原则，但因大方使用的对象不同，更富有自身特点，在多病同患、多证相兼的复杂病证、疑难病证的治疗中，必须更加突出整体观、辨病与辨证相结合、辨证论治和现代中药药理学的指导作用。

张琪在运用大方复治法的同时，提倡药法与病证相合，活用平奇毒猛、对药群药。张琪在重视辨证用药的同时也不忽视辨病用药，在辨证的基础上重视辨病（此病既包括中医的病，也包括西医的病），辨证主要重视全身变化，着眼于机体对疾病的反应，辨病则主要针对疾病的特殊性。两者结合能够更加准确地认识疾病的特殊规律、判断病情的发展转归，尤其是在无证可辨时，结合西医的检查手段发现阳性体征而为中医辨证提供依据，并且在现代药理学的辅助下，使用一些对疾病具有针对性的中药，能够大大提高中医药诊治疾病的疗效。如张琪治疗尿路结石则必用金钱草；在治疗病毒性肝炎经验方中，有三首方剂应用茵陈蒿，皆为针对黄疸型肝炎所设。另外，对症用药亦是张琪临证常用之法。症状虽然不同于证候能反映病机所在，但消除或缓解疾病的某些症状能够显著改善患者的精神状态、饮食睡眠情况，从而增强整个机体的抗病能力，促使病情向好的方面转化，因此，对症用药的作用亦不可低估。

利用药物的偏性纠正阴阳气血的偏盛偏衰，恢复脏腑经络气血的正常生理功能，使机体最大程度上恢复到“阴平阳秘”的理想状态，是中医用药的最终目的。只有掌握药物本身的作用性质和特征，才能在临证中发挥中药应有的效应。张琪活用药性，其临证经验时时体现着对药性理论的精熟运用。如用代赭石镇肝潜阳，治疗眩晕头痛，与龙骨、牡蛎、胆南星、皂角、全蝎、僵蚕、大黄配伍治疗癫痫。对于顽疾重证，邪气猖獗者，使用毒烈之药、峻猛之剂直捣黄龙。如取真武汤之意常用附子配伍温阳行水之品治疗心力衰竭；用川乌治疗寒湿偏盛型痹证；用牵牛子配伍海藻组成藻朴合剂治疗肝硬化腹水；用马钱子配伍黄芪、丹参、枸杞、玉竹、地龙、党参、白芍治疗肌萎缩侧索硬化症；用大黄治疗脑出血，中风入腑闭证（阳闭）等。

四、专病之治

慢性肾功能衰竭

1. 病因病机

中医无慢性肾衰竭病名，但根据其临床表现可属于癃闭、关格、虚劳、水肿、呕吐、眩晕。由于此病是各种慢性肾病日久迁延不愈，发展而成。在慢性肾病阶段，临床表现不同，疾病演变过程与肺、脾、肾功能失调，三焦气化失司密切相关，脾肾虚损是慢性肾病的病机关键。脾肾衰败，二便失司，气化功能严重障碍，浊毒难以从下窍而出，浊毒不降，或上犯脾胃，或蒙蔽心窍，或触动肝风，或入营动血，或水气上逆凌心犯肺，最后阳衰阴竭，阴阳不相维系而阴阳离决，常为本病之结局。因此，从慢性肾病发展到慢性肾衰竭，脾肾两虚贯穿始终。

脾虚运化失司，水湿内停，肾虚气化不利，浊不得泄，升清降浊之功能紊乱，湿浊内蕴，日久必化浊毒，湿浊毒邪内蕴日久致血络瘀阻为患，临床出现脘闷纳呆、食少呕恶、少寐烦热、舌苔垢腻或舌瘀斑等症，此为本病之邪实。张琪教授尤其强调慢性肾病发展至慢性肾衰竭阶段，大多已有湿浊郁久化毒，湿毒入血，血络瘀阻的病理改变。这些病理改变虽然源于正虚，但其留滞停蓄，又会进一步加重正气的耗损，使慢性肾衰竭恶化。湿浊瘀血是促使疾病加重的主要因素。

总之，脾肾两虚、湿毒内蕴、血络瘀阻、正虚邪实、虚实夹杂为慢性肾衰竭病机演变的基本特征。这种特征决定了慢性肾衰竭病势缠绵，证候多变，难以速愈。

2. 辨证论治

张琪教授认为，慢性肾衰竭的治疗扶正气重在补脾益肾；祛邪气重在化湿解毒泻浊，活血化瘀贯穿始终，重视调理脾胃。根据正虚邪实、虚实夹杂的主次，辨证用药。在辨证论治中当分别标本缓急，即急则治标，缓则治本，或标本兼治。具体辨证及用药如下。

（1）湿浊蕴热，阻于中焦

主症：胃脘胀满，恶心呕吐，口气秽臭，多有臊味，舌苔垢腻，舌质灰淡，舌体肥大，脉弦滑或沉滑。

治法：芳香化浊，苦寒泄热。

方药：半夏泻心汤加减。半夏20g，黄连15g，黄芩15g，陈皮15g，干姜10g，太子参15g，枳实15g，厚朴15g，草果仁15g，紫苏15g，神曲15g，麦芽15g，甘草15g。水煎服，每日1剂，早晚分服。

方解：半夏泻心汤为《伤寒论》五泻心汤之一。方中半夏降逆和胃止呕；黄连、黄芩苦寒清胃热；干姜温脾除湿；太子参益气健脾；枳实、厚朴、陈皮行气散满而除胀；草果仁、紫苏芳化湿浊；神曲、麦芽助脾之运化；甘草补脾缓急。诸药合之热清、湿除，脾气得以健运，胃气得以和谐，清升浊降。

（2）血络瘀阻，浊毒内蕴

主症：头痛少寐，五心烦热，搅闹不宁，恶心呕吐，舌光紫无苔，或舌有瘀斑，舌下静脉紫暗，脉弦或弦数。

治法：清热解毒，活血化瘀。

方药：解毒活血汤加减。连翘20g，桃仁20g，红花15g，甘草10g，丹参20g，赤芍20g，生地黄20g，当归15g，葛根15g，柴胡15g，枳壳10g。水煎服，每日1剂，早晚分服。

方解：本方连翘、葛根、柴胡、甘草清热解毒；桃仁、红花、丹参、赤芍、当归、生地活血散瘀、凉血清热，气为血帅，气行血行，枳壳理气以助活血之力。瘀血作为慢性肾衰竭的病理产物，同时又是一个致病因素，长期作用于机体，使病机复杂化，迁延难愈。大量病理实验证明，毛细血管内皮细胞增生、血小板聚集、纤维蛋白渗出、新月体形成均与瘀血有关，使用活血药确能改善肾实质内瘀滞，改善血液循环，抑制间质纤维化，延缓肾衰进展。

（3）湿热伤阴，浊邪蕴蓄

主症：口干，呕恶，不欲食，口中氨味，脘腹闷不舒、胀满，便秘或大便黏滞不爽，全身乏力，面色白，舌质红，苔腻，脉象沉滑。

治法：养阴清胃，化湿醒脾。

方药：加味甘露饮加减。生地黄20g，熟地黄20g，茵陈20g，黄芩10g，枳壳15g，枇杷叶15g，石斛15g，麦门冬15g，紫苏15g，大黄10g，甘草15g，砂仁15g，丹参20g，草果仁15g。水煎服，每日1剂，早晚分服。

方解：加味甘露饮是在《太平惠民和剂局方》甘露饮的基础上化裁而成。方中生地黄、熟地黄、石斛、麦门冬、甘草滋养脾胃之阴，清虚热；阴亏又由热耗，黄芩、茵陈苦寒清热，又祛湿，以清热存阴；再配枇杷叶、枳壳、紫苏降气和胃，与甘寒药合用防其滋腻而碍脾之运化；草果仁、砂仁芳化湿浊；大黄攻下泻毒导滞；丹参活血化瘀。共奏养阴降气、清上蒸湿热之效。慢性肾衰竭病情复杂，可根据病情，多增化湿降浊之力，也可加活血化瘀之品；正虚明显时，当加补益脾肾之药；

如正虚湿浊瘀血错杂，可同时加补脾益肾化浊活血，从收良效。

（4）脾胃虚弱，气血不足

主症：面色无华，眼睑口唇爪甲色淡，舌淡苔滑润，脘闷便溏，呕恶不欲食，倦怠乏力，贫血体征明显，脉弱。

治法：益气健脾，兼补血敛阴。

方药：归芍六君子汤加减。人参15g，白术15g，茯苓15g，甘草10g，半夏15g，陈皮15g，当归15g，白芍20g。水煎服，每日1剂，早晚分服。

方解：慢性肾功能衰竭虽属脾胃虚弱，部分患者为脾胃阳虚者可用六君子汤，但临床观察属脾胃阴阳俱伤者较多，以发病日久多阳损及阴，此时用温补刚燥之药重伤其阴，往往格拒不受，出现诸如五心烦热、头痛、咽干、鼻衄、齿衄等症，此时若用甘寒益阴之品则阴柔滋腻，有碍阳气之布化，影响脾之运化功能，出现腹胀满、便溏、呕逆诸症加重，因此刚柔之药皆不可用，唯气味中和之六君子汤补益助胃，滋助化源，益气血最为适宜。但此方人参甘温，白术苦温，半夏性偏于燥，虽配以茯苓之淡渗、陈皮及甘草甘平，仍嫌其燥，且重于补气，略于补血，故加入当归、白芍二药，当归为补血要药，且能润燥，白芍酸苦微寒，敛阴养血，柔肝理脾，二药一则可以调节六君子汤之温燥，二则柔肝助脾胃之运化，三则补血与补气并重，用于肾性贫血颇为有效。

（5）脾肾气阴两虚

主症：倦怠乏力，气短懒言，腹胀便溏，食少纳呆，腰痛膝软，手心热，小便清长，夜尿多，面色少华，脉弱舌淡。

治法：健脾补肾。

方药：参芪地黄汤加减。人参15g，黄芪30g，熟地黄20g，茯苓15g，山药20g，山茱萸15g，丹皮15g，泽泻15g，土茯苓50g，薏苡仁20g，菟丝子20g，当归15g，枸杞20g，甘草10g。

方解：参芪地黄汤出自清·沈金鳌《沈氏尊生书》。本方以补益脾肾为主要功效，方中人参、黄芪、茯苓、山药、甘草健脾益气；六味地黄汤滋补肾阴；菟丝子、枸杞、山茱萸、当归补肾填精养血；泽泻、土茯苓、薏苡仁利湿解毒，给邪以出路。肾与脾一为先天，一为后天，为人体生命之根基，慢性肾病日久脾肾两虚，当以补气健脾，补肾益元为首务，故选用本方加味治疗。

（6）脾肾阳虚证

主症：面色苍白，腰膝酸痛，小腹冷痛，腹泻不止，畏寒肢冷，夜尿频多，余沥不尽，呕吐，腹胀，颜面及四肢浮肿，舌淡胖而有齿痕，苔白滑，脉沉细迟弱。

治法：温补脾肾。

方药：脾肾双补方。黄芪30g，党参20g，白术20g，当归20g，远志15g，首乌20g，五味子15g，熟地黄20g，菟丝子20g，女贞子20g，山萸肉20g，淫羊藿叶15g，仙茅15g，枸杞子20g，丹参15g，山楂15g，益母草30g，山药20g。水煎服，每日1剂，早晚分服。

方解：方中党参、黄芪、白术、山药、远志益气健脾养血，首乌、淫羊藿叶、仙茅、菟丝子温补肾阳而不燥，枸杞子、山萸肉、熟地黄、五味子、女贞子滋助肾阴，与参、术合用既不妨碍脾之运化功能，且与温补肾阳相伍，更使阴阳调济以助肾气，而恢复肾之功能，助化源益气补血。慢性肾衰，其病本在于脾肾两虚，此方为固本三药，妙在又加入丹参、当归、益母草、山楂活血之品，使其改善肾之血流量，补与消合用。

此类型切忌大黄苦寒泻下伤脾，所以一见肾衰，即认为大黄为降肌酐、尿素氮之要药，不知苦寒伤脾，愈用愈促使病情恶化，应引起重视。

（7）脾肾两虚，湿浊瘀血证

主症：倦怠乏力，气短懒言，恶心呕吐，面色晦暗，腰膝酸软，脘腹胀满，食少纳呆，肌肤甲错，舌苔厚腻，舌质紫暗或有瘀点瘀斑。

治法：补脾肾，泻湿浊，解毒活血。

方药：肾衰保肾方。党参15g，白术15g，茯苓20g，熟地黄20g，菟丝子20g，淫羊藿叶15g，大黄10g，黄连15g，草果仁15g，半夏15g，丹参15g，赤芍15g，桃仁15g，红花15g，甘草15g。水煎服，每日1剂，早晚分服。

方解：方中党参、白术、茯苓、甘草合用，取其益气健脾之意，助气血生化之源；熟地黄、菟丝子、淫羊藿叶补肾益精养血；大黄、黄连合草果仁、半夏解毒化浊；桃仁、红花、丹参、赤芍活血化瘀，扶正祛邪，消补兼施。补得消则补而不滞，消得补则泄浊作用益彰，临床屡用此方取效明显。一则可以转危为安，二则可以明显延缓病势进展，氮质血症期大多可以缓解。

3. 治疗特色

（1）从脾肾论治：张琪教授根据多年临床经验，认为慢性肾衰竭病程日久，病机错综复杂，变化多端，虚实夹杂。虽临床表现各异，但其病机演变总与肺脾肾功能失调，三焦气化失司有关，而脾肾不足是其病机关键，脾肾两虚证也贯穿慢性肾衰竭患者病情发展的始终。临床上在肾功能不全代偿期和失代偿期，多无明显湿浊瘀血潴留的邪实证候而出现倦怠乏力、气短懒言、腰膝酸软，腰痛、头晕、脘腹胀满，食少纳差等症状，均为脾肾两虚证。肾为先天之本，脾为后天之本，脾肾有相互资生助养的关系。“肾如薪火，脾如鼎釜”，脾之运化全赖肾中阳气之温煦蒸腾，如此方能使精微得运，五脏得养；而肾所藏之精气必得脾所运化之水谷精微乃得充养，否则必致肾精匮乏，生化无源。古有“补脾不如补肾”与“补肾不如补脾”之争，实则二说俱不可偏废。脾肾亏虚，湿浊不化，邪壅三焦，更进一步影响脾胃升清降浊及肾之开阖，使湿浊无外泄之路，日久化为浊毒、郁热，故峻补脾肾反而易使邪气滞留不去。故选用轻灵之品，常选用太子参、白术、茯苓、山药等益气健脾；选用熟地黄、淫羊藿、肉苁蓉、枸杞子、女贞子、菟丝子、牛膝等补肾之药阴阳并补，振奋先后天之气，且补而不滞，无留邪之弊。

（2）大方复治：张琪教授认为慢性肾脏病病程日久大多病机错综复杂，复因治不得法，病情多变，疾病发展过程中常出现寒热错杂、虚实夹杂、兼夹证多等特点，虚实寒热夹杂、证候多变是慢性肾脏病缠绵难愈的主要原因。因此要辨明虚实的轻重，寒热之甚微、湿瘀之有无等，针对其病机特点，张琪教授常用大方复治法治疗，药味多达20几味，寒热虚实正邪兼顾，谨守病机，上下表里寒热兼顾，阴阳调济。再则当今中药野生的较少，多为人工种植，药力大不如前，故剂量较小则药力不足。由于病机复杂，涉及多个病理环节，药味少难以兼顾；选用大方多味药，药味多分治，对其多个环节各个击破，故疗效佳。中医治疗疾病的基本原则是辨证论治，体现的是整体观念，只有对疾病施以整体调控的治疗方法，针对患者的整体进行调整，使之阴阳平衡，达到药到病除。张琪教授经验，重症病机错综复杂，非大方复治法不能奏效，处方药味多而不滥有序，条理清，相辅相成。

慢性肾功能衰竭往往以脾肾两虚、阴阳俱伤、湿毒贮留、虚实夹杂出现者居多，治应攻补兼施，正邪兼顾，必以补脾肾，泻湿浊，解毒活血，补与泻熔为一炉，扶正不留邪，祛邪不伤正。慢性肾衰竭失代偿期及肾衰期，临床以脾肾两虚、湿浊瘀阻者居多，治法以补益脾肾、活血泻浊，方中既用四君子汤益气健脾，又加菟丝子、熟地黄等补肾益精之品，同时又用连翘、大黄、黄连合草果仁、半夏以清热解毒化浊，桃仁、红花、丹参、赤芍活血化瘀，药味达20多种，但却多而不乱，有法可循，疗效甚佳。

（3）分期论治：张教授临床对慢性肾衰竭常常进行分期辨治，即按现代医学对慢性肾衰竭的不同分期进行辨证治疗。在慢性肾衰竭代偿期，临床上多表现为腰酸腰痛、乏力倦怠、夜尿频多等脾肾两虚证。此期重在恢复正气、扶正祛邪，以补脾益肾为主，常用脾肾双补法。在失代偿期及肾功能衰竭期，临床呈现倦怠乏力，腰膝酸软，腹胀呕恶，口中秽味，或舌淡紫苔厚，脉沉滑或沉缓等，辨证属脾肾两虚，阴阳俱伤，湿毒潴留，虚实夹杂。治应补泻兼施，正邪兼顾，以补脾肾、泻湿浊、解毒活血为法。尿毒症期，临床出现恶心呕吐、胃脘胀满、口气秽臭、头痛烦闷等湿浊瘀毒壅盛的表现，应以祛邪为急，常用化浊泄热法及清热解毒活血化瘀法。

（4）活血化瘀贯穿始终：慢性肾衰竭患者病程日久，缠绵难愈，久病入络，久病必瘀。《医林改错》:"久病入络为血瘀。"临床上表现为头痛少寐、五心烦热、搅闹不宁、恶心呕吐，唇暗、舌质紫暗，舌边有瘀斑，面色晦暗、肌肤甲错或有出血倾向或有闭经等。张琪教授临床观察中发现，有些病例即使没有瘀血的体征，在治疗过程中，加入活血化瘀之品，亦可提高疗效，这也说明血瘀证不仅多见，而且贯穿慢性肾衰竭的全过程。张琪教授常用桃仁、红花、葛根、丹参、赤芍、川芎等活血化瘀药，以及王清任《医林改错》中解毒活血汤，均有一定的疗效。现代研究已证实，活血化瘀中药可改善肾实质血液流变学，改善慢性肾衰竭患者血液高凝状态，延缓病情发展。

（5）重视调理脾胃：人以胃气为本，有胃气则生，无胃气则死。《素问·平人气象论》:"人无胃气曰逆，逆者死。"脾胃为后天之本，为气血生化之源，为人体气机升降之枢纽。胃为水谷之海，气血生化之源，脏腑经络之根。《灵枢·五味》云:"五脏六腑皆禀气于胃。"张琪教授认为，在慢性肾衰竭治疗过程中，通过调理脾胃使胃纳脾运功能得以恢复，可以后天补先天，促进肾功能的恢复。而且脾胃功能正常可使气血生化有源，使贫血状况得以改善，同时脾胃健也能够充分发挥药效，为进一步治疗提供保证。另外，通过和胃降浊使尿素氮、肌酐得以下降，患者恶心呕吐等临床症状缓解，饮食增加，体力恢复，为进一步治疗提供时机。临证常用甘露饮加减、归芍六君子汤、半夏泻心汤治疗。

4. 典型医案

林某，男，58岁，2005年6月20日初诊。

2个月前出现腰痛，乏力，检查尿常规：尿蛋白（++），肾功能：血肌酐400μmol/L，血红蛋白70g/L，被诊断肾衰竭，对症治疗2个月，疗效不著。6月1日因腹泻后少尿，病情加重，复查肾功能：血肌酐增至680μmol/L，腰痛、乏力加重，并出现厌食、尿少等诸多症状。服龙胆泻肝丸4个月。

现症见腰痛，乏力，厌食，尿少，咳嗽，痰中带血。舌质淡红，舌苔薄白，脉弦。实验室检查：肾功：血肌酐908.1μmol/L，尿素氮31.25mmol/L。血常规：血红蛋白95g/L，尿常规：尿蛋白（+），尿潜血（++）。

西医诊断：慢性间质性肾炎，慢性肾衰竭（肾功能衰竭期）。

中医辨证：浊毒内蕴，血络瘀阻。

治法：解毒、活血、化浊泄热。

处方：解毒活血汤加味。桃仁15g，红花15g，赤芍15g，生地黄20g，连翘20g，黄芩15g，黄连15g，大黄10g，草果仁15g，半夏20g，陈皮15g，金银花30g，甘草15g。7剂，水煎服，日1剂，2次/日。

二诊：2005年6月28日。服药4剂，咳嗽、咳痰带血症状消失，尿量增多。继续服用3剂，诸症续好转，唯仍食欲不佳，舌质淡紫，舌苔白腻，脉滑。此乃浊毒上逆犯胃所致，仍以活血化瘀，加用半夏泻心汤以升清降浊。

处方：桃仁20g，赤芍15g，丹参20g，红花15g，半夏20g，黄连15g，黄芩15g，生姜15g，党参15g，陈皮15g，茯苓15g，甘草15g，大黄10g，草果仁15g。7剂，水煎服，日1剂，2次/日。

三诊：2005年7月4日。两诊服药14剂，病情明显好转，血肌酐下降。症见腰酸，乏力，倦怠，大便日3次。舌质淡红，舌苔薄白，脉弦。实验室检查结果：血肌酐669.3μmol/L，尿素氮22.44mmol/L，血常规：血红蛋白89g/L，RBC2.88×10^{12}/L。此乃标邪得减，本虚表现为主。

治法：补脾益肾，兼以化浊活血。

处方：六味地黄丸加减。熟地黄25g，山茱萸20g，山药20g，茯苓15g，牡丹皮15g，泽泻15g，枸杞子20g，菟丝子15g，女贞子10g，巴戟天15g，肉苁蓉15g，首乌20g，桃仁15g，赤芍15g，丹参20g，黄连10g，大黄10g，草果仁15g，砂仁15g，半夏15g，白术20g，黄芩15g，柴胡15g，陈皮15g，甘草15g。14剂，水煎服，日1剂，分2次服。

按：“久病多瘀。”慢性肾衰竭是由肾病日久而致，各种肾脏病日久不愈，湿热毒邪内蕴，入侵血分，血络瘀阻。可以说“血瘀”存在于慢性肾衰竭的整个病程中。在早期，有时缺乏典型的“血瘀”症状及舌脉等体征，但机体仍存在血液流变学异常，肾脏血流动力学改变及肾内微循环障碍等“血瘀”征，大量病理实验证实，毛细血管内皮细胞增生，血小板聚集，纤维蛋白渗出，最后新月体形成均与“瘀血”有关，随病情进展，“血瘀”征象会明显加重，可见到皮肤瘀点或瘀斑，面色苍黑，肌肤甲错，舌体青紫，脉象涩、紧、沉迟等。因此，慢性肾衰竭的治疗，无论从中医学角度，还是从现代医学的角度，活血化瘀都是不可缺少的治法之一。即便在慢性肾衰竭早期，无明显“血瘀”征象，适当加入活血化瘀之品，也可使疗效得到一定的提高。张琪教授认为，在诸多活血化瘀方剂中，以解毒活血汤效果最佳。解毒活血汤乃王清任《医林改错》之方，原方主治“瘟毒烧炼……气血凝结……上吐下泻”，慢性肾衰竭与此证虽病因相异，但病机相同，故以此方加味治疗，大多有效。方中连翘、葛根、柴胡、甘草清热解毒；生地黄清热凉血；当归、赤芍、桃仁、红花活血祛瘀；气为血帅，气行血行，故复佐少量枳壳理气，以助活血之力。全方共奏清热解毒、凉血活血之效。方中当归、赤芍、桃仁、红花等活血化瘀药能改善肾实质的瘀滞，延缓病情发展，改善血液供应，抑制间质纤维化，延缓肾衰竭进展，甚至可以中止肾脏病变。张琪教授临床应用解毒活血汤，多根据“血瘀”的轻重，或以解毒活血汤为主，适当加用祛湿化浊，或加用补脾益肾。

该病案中患者为慢性肾衰竭，因腹泻后少尿，短时间血肌酐由400μmol/L，升至908.1μmol/L，腹泻伤津，湿浊化热，毒热壅滞，虽血络瘀阻，但浊毒邪热壅滞更急，故用解毒活血汤以桃仁、红花、赤芍、生地黄活血散瘀；连翘解毒清热；加黄芩、黄连清中焦瘀热；大黄清下焦瘀热，凉血解毒，增其泄热解毒之力，诸药配伍，活血解毒泄热并用。继用半夏泻心汤升清降浊，使标症得去。待患者以腰酸乏力、倦怠为主症，改用补脾益肾、化浊活血法以标本兼治。前后治疗共1个月，患者血肌酐由908.1μmmol/L下降至669μmmol/L，诸症好转，病情稳定。

五、方药之长

张琪教授擅用经方，对历代医家及中西汇通学派兼收并蓄，采众家之长，尤其对李东垣、张锡纯、王清任等的古方新用，临床疗效显著。现介绍几个常用方剂和药物。

（一）治肾病系列方

1. 脾肾双补方——参芪地黄汤

【组成】人参、黄芪、茯苓、熟地黄、山药、牡丹皮、山茱萸、生姜、大枣。

【用法】水煎服。

【功效】益气养阴，补肾填精。

【主治】慢性肾脏病辨证以脾肾气虚为主。症见腰膝酸软，倦怠乏力，四肢不温，面色萎黄或皖白，气短懒言，头晕耳鸣，夜尿频多，或余沥不尽，或颜面及四肢浮肿，或尿血淡红，舌质淡红苔白，脉弱或沉。

【方解】参芪地黄汤出自《杂病源流犀烛》，由六味地黄汤减泽泻加人参、黄芪组成。方中熟地滋阴补肾，填精益髓；山茱萸补养肝肾，并能涩精；山药补益脾阴，亦能固精。三药相配，滋养肝脾肾。配伍丹皮清泻相火，并制山萸肉之温涩；茯苓淡渗脾湿，并助山药之健运。渗湿浊，清虚热。加人参、黄芪意在加强补气之力。补中有泄、泄中寓补。

【临证心悟】张琪教授临床以参芪地黄汤为基本方，辨病与辨证相结合，审证求因，随症加减，治疗多种慢性肾脏疾病。张琪教授认为，慢性肾脏疾病以脾肾两虚为本，治疗宜脾肾双补，正如清·沈金鳌说："脾肾宜兼补……肾虚宜补，更当扶脾，既欲壮脾不忘养肾可耳。"脾与肾的关系甚为密切，是先天与后天相互资生、相互促进的关系，脾肾必须保持协调，脾肾双补较为全面。慢性肾衰竭加胡芦巴、巴戟天补肾；加桃仁、红花、丹参、赤芍活血通络；加草果仁、白蔻化浊除湿。慢性肾小球肾炎蛋白尿加桑葚子、金樱子、芡实等增补肾摄精之力；加白花蛇舌草、土茯苓等清热解毒利湿；加桃仁、红花、刘寄奴、丹参等活血利水。治疗高血压肾损害蛋白尿阶段，若脾肾两虚，瘀血阻络证，以参芪地黄汤加活血化瘀药，如桃仁、红花、丹参、川芎等；若脾肾两虚，湿瘀内蕴证，以参芪地黄汤合越鞠丸加减。

2. 益气养阴、清热利湿、清补兼施方——清心莲子饮

【组成】黄芩、麦门冬（去心）、地骨皮、车前子、甘草（炙）各半两，石莲肉（去心）、白茯苓、黄芪（蜜炙）、人参各七两半。

【用法】上锉散。每三钱，麦门冬十粒，水一盏半，煎取八分，去滓，水中沉冷，空心，食前服。发热加柴胡、薄荷煎。

【功效】益气养阴，清热利湿。

【主治】慢性肾脏病辨证为气阴两虚、湿热留恋，症见周身乏力，少气懒言，腰酸痛，面浮㿠白，头晕心悸，口干舌燥，食少纳呆，五心烦热，尿黄赤而灼热，或微肿，舌质红或舌尖红，苔薄白或苔白腻，脉沉滑或兼数者。

【方解】人参、黄芪、甘草补气健脾；地骨皮退肝肾之虚热；黄芩、麦门冬、石莲子清心肺之热；白茯苓、车前子利湿。加益母草活血利湿，白花蛇舌草清热解毒。合之具有益气固摄、清热利湿解毒之功，有补中寓清之妙。

【临证心悟】清心莲子饮为清补兼施之剂，原方主治淋浊崩带。张琪教授根据蛋白尿属水谷之精微下注，故用本方治疗肾病蛋白尿，补气与清利湿热兼施，常服"清心养神秘精补虚"。治疗慢性肾脏病蛋白尿日久不消者，原方加重黄芪用量以增补气之功，因气虚无力下达州都，酿成湿热之邪不得蠲除，一般用 30 ～ 50g，个别用 100 ～ 200g，尿蛋白逐渐减少或消失。但应注意，黄芪属甘温之品，量大久服多易生热，适用以气虚为主者。若阴虚证相对较重者，则宜加生地黄、玄参养阴；如伴血尿者，加大蓟、小蓟、茅根、蒲黄、侧柏叶等清热凉血止血。若湿热渐去，常可配伍龙骨、牡蛎、海螵蛸、茜草以增收涩止血之力。慢性肾盂肾炎遇劳及感冒即发作，反复不已，尿检白细胞顽固不消，属于正虚邪恋之劳淋者，加清热解毒药，如金银花、白花舌蛇草、连翘、蒲公英、生地黄、贯众、败酱草等，消除小便不畅、涩痛等症，多能获效。

3. 清热利湿养阴方——甘露饮

【组成】枇杷叶（刷去毛）、干熟地黄（去土）、天门冬（去心，焙）、枳壳（去瓤，麸炒）、茵陈（去梗）、生干地黄、麦门冬（去心，焙）、石斛、甘草（炙）、黄芩。

【用法】上等分，为末，每服二钱，水一盏，煎至七分，去滓温服，食后，临卧。小儿一服分两服，仍量岁数加减与之。

【功效】清胃热，养胃阴，化湿浊。

【主治】治疗胃中湿热上蒸、损伤胃阴之证，临床表现为口臭喉疮，齿龈肿烂、出血，牙宣口气，口干、饥而不欲饮食，胃脘灼热隐痛，嘈杂，口中氨味、吐衄，目赤肿痛，胸满气短，大便不调，小便黄涩等。

【方解】生地黄、熟地黄、石斛、二冬、甘草补益胃肾之阴，清虚热；阴亏又有热耗，黄芩、茵陈苦寒清热又祛湿，以清热存阴；枇杷叶降逆气，枳壳行气和胃，以降气清上蒸之湿热。

【临证心悟】张琪教授认为，慢性肾衰竭由于脾肾两虚，湿热毒邪内蕴化热，湿热日久，必伤胃阴，符合甘露饮"脾胃受湿，瘀热在里……湿热相搏"的病机，用加味甘露饮治疗，多用于慢性肾衰竭急性加重辨证为湿热伤阴者。张琪教授亦用此方加减治疗阴虚夹有湿热的口腔、咽喉、消化系等诸多疾病。如治疗白塞综合征，表现为咽喉及口腔溃疡疼痛、声音嘶哑、目赤，舌质红苔黄腻、脉滑数，予甘露饮合甘草泻心汤加减，标本兼治、寒温并用，疗效显著。

4. 解毒活血方——解毒活血汤

【组成】连翘二钱，葛根二钱，柴胡三钱，当归二钱，生地黄五钱，赤芍三钱，桃仁八钱（研），红花五钱，枳壳一钱，甘草二钱。

【用法】水煎服。

【功效】清热解毒，活血化瘀。

【主治】慢性肾衰竭以湿浊毒热久侵血分、血络瘀阻为主，症见头痛少寐，五心烦热，搅闹不宁，恶心呕吐，皮肤瘙痒，舌紫无苔，或舌有瘀斑，舌下静脉紫暗，面色青晦不泽，脉弦或弦数等。

【方解】方中连翘、葛根、柴胡、甘草清热解毒；生地黄清热凉血；当归、赤芍、桃仁、红花活血祛瘀；气为血帅，气行血行，故复佐少量枳壳理气，以助活血之力。全方共奏清热解毒、凉血活血之效。

【临证心悟】解毒活血汤原方"治瘟毒吐泻转筋"，并谓"瘟毒烧炼，气血凝结"。张琪教授根据急慢性肾衰竭临床见头痛少寐，恶心呕吐，皮肤瘙痒，腿部转筋，面色晦暗等症状，与解毒活血汤所治症状及病机相符，故用其治疗。治疗急性肾衰竭、慢性肾能不全氮质血症，临床表现恶心、呕吐、心烦头痛、皮肤瘙痒、舌干脉滑等消化系统和神经系统症状，用解毒活血汤加醋炙大黄，通腑泄浊，使尿素毒物从肠管排出，颇有效。本方病机重点在于毒邪壅滞、气血凝结。辨证要点在于舌紫无苔或舌有瘀斑，舌质紫暗等。若见汗多、肢冷、眼塌，不可用。张琪教授临床常在补脾益肾、祛湿化浊基础上，加活血化瘀药，或解毒活血汤治疗慢性肾衰竭。

5. 和中分消方——中满分消丸

【组成】白术、人参、炙甘草、猪苓（去黑皮）、姜黄各一钱，白茯苓（去皮）、干生姜、砂仁各二钱，泽泻、橘皮各三钱，知母（炒）四钱，黄芩（去腐、炒）一两二钱，黄连（净、炒）、半夏（汤洗七次）、枳实（炒）各五钱，厚朴（姜制）一两。

【用法】茯苓、泽泻、生姜各另为末，其他共为极细末，入上三味和匀，汤浸蒸饼为丸，如梧桐子大，每服一百三丸，焙热，白汤下，食远服。量患者大小加减。

【功效】健脾清胃热，除湿利水分消。

【主治】肝病腹水、肾病腹水及胃肠功能紊乱之气胀热胀，辨证属于脾湿胃热者，症见腹胀满、恶心不能食、口苦口干、小便少、手足心热、大便不调、舌质红苔黄腻、脉象弦滑者。

【方解】方中黄芩、黄连苦寒清热除湿，干姜、厚朴、砂仁辛开温脾化湿，四君加猪苓、泽泻益气健脾利湿，橘皮、枳实配厚朴理气化湿和胃，姜黄、砂仁开胃舒脾，知母清热滋阴。依据《内经》“中满者泻之于内”，以辛热散之，以苦泻之，淡渗利之，使上下分消其湿而立方，熔泻心、四君、四苓、姜朴于一炉，寒热互用，用分消法利脾胃之枢机，湿热得除，升降和调，则腹水胀满蠲除。

【临证心悟】张琪教授用中满分消丸治肾病综合征水肿甚多，凡辨证属脾胃湿热壅结，腹胀、小便不利，用此方皆效。也常用此方治疗肝硬化腹水及胃肠功能紊乱之气胀热胀，辨证属脾胃不和，湿热壅结，升降失调，气机不得斡旋者，皆有良效。脾湿胃热，则升降失常而成胀满，此方一方面温脾利湿则脾运复而清阳升；另一方面清胃热，行气泄满，热除气行而胃之浊阴降，辛开苦降并施，补泻寒热熔于一炉，可见制方之妙，药味虽多，配伍精当。肝硬化腹水，无论其腹水量多少，临床均有以湿热中阻表现为主者，见腹胀满、恶心不能食、口苦口干、尿少尿黄、大便溏而黏腻、五心烦热、头晕，舌质红苔黄腻、脉滑等，辨证属肝郁脾虚胃热，水蓄热结之证，可用此方。只要辨证准确，无不收效。

（二）平奇毒猛，对药建功

1. 黄芪——补气之要药

黄芪为临床常用补气之品，张琪临床运用其复方治疗各种以气虚为主的疑难重症常随手奏效，常用于以下几个方面：

（1）益气升阳疗虚热（甘温除热法）：脏腑肢体皆禀气于脾胃，故称“脾胃为后天之本”。饥饱劳役伤其脾胃，则众体元气无以禀附，故阳气下陷，阴火上乘，即《素问·生气通天论》谓：“阳气者，烦劳则张。”此类发热多见于过劳后加重，一经休息则热减，但多低热缠绵，经久不退。

（2）益气固表止自汗：《素问·生气通天论》谓："阴者藏精而起亟也，阳者卫外而为固也。"阳虚不能卫外，则阴津外泄而自汗，玄府不密藩篱失守，病者常自汗而畏风，本证为表虚不固，故宜用黄芪以固表。

（3）益营卫气血以调气血：张元素谓："黄芪益气，活血生血。"黄芪主要功能在于补气，气旺则血行。王清任论半身不遂，谓元气亏损过半，不能周流于全身，偏注于一侧，一侧气血充盈，一侧无气，因而半身不遂。补阳还五汤，重用黄芪大补元气。张琪运用此方增味治疗脑血栓及脑栓塞后遗症之半身不遂，常收效满意。此外治疗体位性低血压亦取得显效。

（4）益气与补肾合用治疗肢体之痿废：肢体痿废皆责之于气虚，诚以气为血之帅，气行则血行，气虚无力推动血液上行灌注于脑，大补宗气以黄芪为首选药物，气足则血充，故诸证向愈。本病病位在脑，脑与肾有直接联系，如《灵枢·经脉》谓："人始生，先成精，精成而后脑髓生。"《灵枢·海论》谓："督脉者……入络脑。"《素问·痿论》说："肾主身之骨髓。"可见精、髓、脑三者的密切关系，且认为肾对三者起决定作用，脑髓的有余或匮乏，其实质乃是肾气盈亏的表现，故治疗时用大量黄芪加入一些温补肾阳的药物，其意义即在于此。

（5）益气与升麻、柴胡配伍治大气下陷：张锡纯《医学衷中参西录》拟有升陷汤治大气下陷证。张氏发明《内经》"宗气积于胸中"之旨，谓宗气即大气，充满胸中以司呼吸撑持全身，为诸气之纲领。张琪用张氏升陷汤治疗大气下陷证甚多。人身之体力、精力等赖大气支撑，大气虚而下陷则呼吸短气，体力不支，甚则昏聩，种种症状不一而足，但其主症必有呼吸困难，胸闷，怔忡心悸，短气，脉象沉迟或微弱，舌润口和，其他兼证不必俱见，遇此情况放大胆应用此方，无不取效。

（6）益卫气、营通络治肢体麻木不仁：麻木一症多属气虚，营卫通达欠畅，故麻木不仁，宛如绳缚。除真气虚外，亦有风痰湿热外邪，阻滞经络而麻者，不在此处探讨。治疗气虚麻木必以黄芪为主药，用黄芪五物汤效颇佳。

（7）助气化、达州都治劳淋及肾炎尿蛋白：黄芪助气化、达州都，以治顽固不愈之劳淋。劳淋为诸淋中难治之证，其病机为"正虚邪恋"，必须扶正除邪，方能根治。张琪教授治疗此症多用黄芪配以清热解毒之剂，扶正祛邪兼顾，多能治愈；临床观察黄芪对部分蛋白尿有一定的疗效，但黄芪性温，单用则易化燥伤阴，亦须辅以清热滋阴之剂，如夹有湿热，则配以清热利湿之剂。张琪教授常以清心莲子饮取效，此方即黄芪、党参与清热滋阴之药合用，久服无燥热伤阴之弊。

（8）益气血、补心脾，治血虚及血妄行："气为血之帅，血为气之母。"二者相互倚依，故血虚必须益气。结合脏腑之心主血藏神，脾统血主思，心伤则血少，神失所藏，临床上表现为怔忡健忘、惊悸、盗汗等症；脾伤则血失统摄，故见体倦食少、吐衄、肠风、崩漏等症。张琪教授治疗贫血，审其无热，属心脾二虚、气血不足者，常以益气血补心脾而收功，常用归脾汤加减。

（9）益气为主，活血为辅，治疗心绞痛及心律异常：《金匮要略》有胸痹心痛，《伤寒论》有脉结代心动悸。张琪教授临证体会，此病大多为心气虚，心血痹阻之证，气虚无力推动血液运行，则血流不畅，不通则痛。如心气虚，心阳不足，因而心血痹阻时，亦出现心律不齐、早搏，此为气虚血瘀、虚中夹实之证，必须用益心气、振心阳、活血通络法取效。

2. 附子——主要在于温阳

在生理情况下阳气是生命的动力，在病理情况下又为抗邪之活力。张仲景之四逆汤、附子汤温阳祛寒，实为振奋全身各脏器的功能，增强机体动力和抗邪能力，所以张琪教授临床上应用附子为主的复方回阳救逆、温阳行水、温中祛寒等法，如审证准确，用之有如鼓应桴之效。

（1）附子配回阳救逆法：用于亡阳厥脱之证。临床表现手足厥冷，冷汗淋漓，血压下降，昏厥，舌淡嫩，脉沉微等。张琪教授临床用四逆汤加人参、山茱萸、龙骨、牡蛎，其效甚佳；治小儿吐泻，吐利脱水，出现四肢厥逆，口唇青，面色苍白，亡阳脱水，脉细微，可用四逆加人参汤以回阳固脱，合五味子、山茱萸以敛阴，屡用屡效。

（2）附子配温阳行水法：治疗心力衰竭。如肺心病，心衰多兼感染，出现面色晦暗，口唇青紫，颈部静脉怒张，张口抬肩不得卧，喉中痰鸣，咳吐稠痰，足跗浮肿，腰以下冷，舌体胖淡。此肾阳衰，水气凌心射肺伴痰热塞滞，宜真武汤加紫菀、葶苈子、鱼腥草、杏仁清热化痰利气，并与生脉饮合用，刚柔相济，效果尤佳。生脉饮与参附同用温阳益气，麦门冬、五味子益阴敛阳，刚柔相济可防燥热伤阴之弊，治疗慢性肾小球肾炎水肿，属于脾肾阳衰，不能温阳化水，水湿潴留而成阴水。

（3）附子配温中止痛法：《金匮要略》有附子粳米汤治腹中雷鸣彻痛，寒气攻冲之证。张琪教授常用此方治疗寒气攻冲腹痛之证，甚效。附子为温中止痛之要药，凡属于寒邪作痛者，附子为不可缺之药。属于寒积腹痛宜附子与大黄合用。张琪教授治痹证之偏于寒者皆用附子祛寒止痛，寒热夹杂之痹痛亦用附子与清热药合用，仿桂枝芍药知母汤意，每收佳效。

（4）附子配温阳止汗法：此法多用于汗多阳虚，营卫失和之证。张琪教授通过临床观察发现，凡汗多、恶寒，属阳虚者，此方用之皆效。有自汗症，身热自汗，舌红苔干，当用当归六黄汤化裁，以清热滋阴固表；或配合甘麦大枣汤，效甚佳。但其中部分患者夹有阳虚恶寒者，阴阳两虚，寒热错杂，迁延不愈，张琪教授于原方中加入附子10～15g，寒温并用，附子助阳，与滋阴药配合，有阳生阴长之妙，阴阳和合则自汗止。

（5）附子配潜阳清热法：内伤发热属阴亏阳气外越所致，用甘温除热法无效，张琪教授用龙牡以收敛浮阳，加附子引火归原，更用人参益气，白薇、银柴胡、青蒿等清虚热，颇为有效。

（6）附子配清热利湿法:《金匮要略》栝楼瞿麦丸以附子温阳化气使津液上升而渴止，水气得化则小便利，更用栝楼根清热润肺，瞿麦利小便，茯苓、山药健脾渗湿，与附子合用又有温补脾肾功能，原方治上热下寒之消渴。张琪教授师其意，用附子配清热利湿，或甘寒清热之剂，以治涉及脾、肺、肾功能失调之顽固性水肿，屡收良效。在大队清热利湿或甘寒养阴方中加入附子以温肾助阳，使小便利而水肿消。

（7）附子配清热解毒药:《金匮要略》载有薏苡附子败酱散治肠痈。用附子扶助阳气；败酱草苦寒，清热解毒，活血排脓；薏苡仁清热利湿。三药合用治阳虚而痈脓不除。张琪教授治疗前列腺炎、腰酸、睾丸湿冷、恶寒，应用此方多治愈。

（8）附子配益气活血法：附子入心、脾、肾经，温肾行水，强心回阳。张琪教授治心衰，除用附子配活血祛瘀药外，配益气活血法治疗心律失常属于心阳衰者，颇见效机。

总之，附子辛热善行，能通行十二经，自上而下，出表入里，为回阳救逆之要药，如配伍得法则可以发挥其多用之功能。

3. 草果仁、大黄

草果仁味辛，性温，归脾、胃经，能燥湿散寒，除痰截疟。

大黄味苦，性寒，归脾、胃、大肠、肝、心经，能泻下攻积，清热泻火，止血，解毒，活血祛瘀。

草果仁辛散温通、燥烈，在辛开湿浊药中当属首选药物，善除脾胃之寒湿。大黄大苦大寒，性禀直遂，既清解血分热毒，又善泻中下二焦之湿热。慢性肾衰氮质血症期湿毒内蕴，非草果仁此辛温燥烈之品不能除，然湿瘀化热又必须伍以大黄以泄热开痞，故此药对慢性肾衰竭属湿热毒邪壅结者尤为适宜，但应注意用量不宜过大，过量则有燥烈辛散之弊。

4. 土茯苓、薏苡仁

土茯苓味甘、淡，性平，归肝、胃经，能解毒除湿，通利关节。

薏苡仁味甘、淡，性微寒，归脾、胃、肺经，能利水渗湿，健脾，除痹，清热排脓。

薏苡仁甘淡微寒，渗利不伤阴，入阳明以养宗筋。土茯苓甘淡渗利，入络以解湿毒，二药配伍既能清热，利湿浊而分清，又能舒利关节。此药对经常应用于肾小球肾炎蛋白尿辨证属湿热伴水肿或关节疼痛或泌尿系感染的患者。此外，该药对对于尿酸升高者也有很好的降低尿酸作用，配伍苍术、黄柏效更佳。二味药均甘淡，药力较缓，故常用量较大，薏苡仁常用量为 20 ～ 30g，土茯苓常用量为 30 ～ 50g。

六、读书之法

张琪教授认为，学习《伤寒论》不仅仅是背熟几首方剂，或者能说出几个条方，更主要的是把条文前后连贯起来，理法方药融会贯通，掌握其辨证论治要领，把书本知识运用于临床，以达到学以致用的目的。

（一）阅读《伤寒论》之方法

1. 理解条文

要把每条条文从词句到文义全面理解，因条文是作者临证经验的记录，不弄清条文，就很难理解作者如何辨证论治。当然也要弄清条文有否错简、缺漏及各家校勘意见有何异同，因为《伤寒论》是东汉时代作品，中间经过战乱散失，后人收集整理，错讹之处甚多，有疑义之处，既要参考古今注家意见，又要有自己的见解，不能随文衍义。另外，每读完一篇，可把全篇条文分成若干段，理解段落大意。如太阳上篇 1 ～ 11 条是太阳病总纲，指出太阳病定义、分型、转归、诊断及鉴别诊断；第 12 ～ 22 条中叙述桂枝汤的运用、加减法等。

2. 前后对比

不少条文必须经过前后对比，才能全面理解。如四逆汤为少阴病的主方，查少阴病篇对本方证记载只在 323 条：“少阴病，脉沉者，急温之，宜四逆汤。”只举出脉未列证，非常简略，如果与 353 条：“大汗出，热不去，内拘急，四肢疼，又下利厥逆而恶寒者，四逆汤主之”联系起来，证与脉合参就全面了。又如 181 条“伤寒脉浮滑，此表有热，里有寒，白虎汤主之”，外热里寒不能用白虎汤，若与第 350 条联系起来，就可以证明第 181 条有错简，“伤寒，脉滑而厥者，里有热，白虎汤主之”，属于热厥，用白虎汤清热则厥愈，方为符合。

3. 类证对比

伤寒六经，每一经病系由若干脉证组合而成的，而许多相同证脉又散见于六经病中，如能将相同证脉一个症一个脉交叉对照，就可加深对辨证论治的理解。以烦躁为例：大青龙汤的无汗烦躁，白虎人参汤的大汗出、大热烦躁，栀子豉汤证汗吐下后虚烦，茯苓四逆汤、甘草干姜汤的虚寒烦躁等，同类证对照，结合其脉证就不难识别是属于哪类烦躁。还要认识到，原文限于历史条件，四诊及辨证是不断发展的，如以后的察舌、望色及望形态等，都大大超过了仲景时代，研讨《伤寒论》应该本着古书今读、古为今用的精神，不要为其所限。

4. 类方对比

有些方剂叙证简略，如半夏泻心汤原方只提出“但满而不痛者，此为痞”宜本方，如果把五个泻心汤综合对照才能使半夏泻心汤的适应证增补完整。《医宗金鉴》把5个泻心汤类方作了对比，柴胡汤类方皆如此，如能综合分析，才能比较全面地明确其适应证，以方测证、探索病因病机。前后对比有助于对条文的正确理解；类证对比可以提高辨证能力；类方对比可以提高运用方药的本领。

5. 结合实践

《伤寒论》是实践经验的记录，如不经过临床，从书本到书本，只能是纸上谈兵，不能加深对全书的理解，也不能提高医术。必须与临床相结合，临床愈久则对《伤寒论》体会愈深，愈能体会其精髓。正如陈修园所说：“经方愈读愈有味，愈用愈神奇，凡日间临证立方，至晚间一一与经方查对，必别有神悟。”曾遇一妇人37岁，眩晕，行路足软欲仆，久治不效。见其面㿠，舌嫩苔白润，脉沉有力。《伤寒论》：“心下悸，头眩，身瞤动，振振欲擗地，真武汤主之。”欲仆，实为振振欲擗地也，遂投以真武汤治之，连服三剂大减，继续治疗而愈。又遇一妇人年五旬余，一日起床头眩晕，颤动不止，自觉有气体上冲，冲则肢体振颤抖，脉象沉而有力。根据《伤寒论》：“伤寒，若吐若下后，心下逆满，气上冲胸，起则头眩，脉沉紧，发汗则动经，身为振振摇者，茯苓桂枝白术甘草汤主之。”与本证符合，因予茯苓40g，桂枝30g，白术20g，甘草15g，加泽泻25g，连服三剂，上冲及颤动、眩晕皆大减，继服十余剂而安。

（二）揣摩《伤寒论》之内涵

1. 与《内经》密不可分

仲景在《伤寒论》自序中提到：“撰用素问九卷。”伤寒病名、六经辨证都源于《内经》，系在《内经》脏象、经络、阴阳、正邪消长演变的基础上综合铸成的，实质上是证候的分类，而《内经》的手足六经是指经脉循行道路，“是动所生病”，《素问·热论》六经病证就是建筑在经脉道路之上，与伤寒六经证候不同。《内经》的诊法治则很多在《伤寒论》中得到具体运用。因此《伤寒论》与《内经》所论述内容，既有联系又有区别，在某些方面源于《内经》，又对《内经》有所发展，《内经》为中医学理论体系的渊源，《伤寒论》则是临床医学之滥觞，二者有密不可分的关系。

2. 与《神农本草经》关系密切

据医史家考证，《神农本草经》与《伤寒论》几乎是同一时代的产物。前者比后者还要略早些，前者是总结东汉以前的药物大成，后者则是东汉以前临床经验总结，医药同步发展，相互促进，奠定了祖国医药的基础，同时也显示出中华文明古国在东汉时期医药之发展，为世界各国所望尘莫及。

《神农本草经》所收载药物 365 种，说明当时发现的药物品种不多。《伤寒论》113 方（佚一方），立方遣药源于《神农本草经》，所用药物 82 种，说明当时能应用于伤寒的药物为数更少。由此使我们对仲景方有两点体会：《伤寒论》在这 82 种药物中配伍运用，组方严谨，加减有法，为后人提供了执简驭繁的方药配伍规律：另一点必须承认因为当时药物不多，也给仲景临床实践带来了一定的局限性，不能认为《伤寒论》完美无缺。有关《神农本草经》阐发仲景方药的著述甚多，见仁见智各有千秋。最突出的为清·邹澍的《本经疏证》，该书对仲景方用药精义多有发挥，颇具匠心，通过此书可窥见《伤寒论》与《神农本草经》关系之密切。

3. 与温病学互补相通

伤寒与温病同是指外感热病，伤寒伤于寒邪，温病伤于温邪，但《伤寒论》中却包括温病，温病又比《伤寒论》内容全面系统。因为温病学说肇始于《内经》《难经》和《伤寒论》，到了清代，叶、吴、薛、王等集其大成，反映了祖国医学外感病的长足发展。二者病因不同，但病理变化及治法却异中有同，伤寒按六经辨证，温病按卫、气、营、血及三焦辨证，虽然名义不同，但都是针对临床证候体征，从不同角度概括一个“证”来认识，都是以此说明病邪传变规律，提示病变部位性质，提出治疗原则，其逻辑方法均一致。《伤寒论》的治疗方剂仅 112 方，温病学在治疗方剂方面则大为发展，如著名的凉开三宝，辛凉解表的桑菊饮、银翘散，治疗湿温的三仁汤、甘露消毒丹，邪伏膜原的达原饮等远远超出《伤寒论》的范围，弥补了《伤寒论》的不足。因此，《伤寒论》为温病学建立了外感热病辨证论治的基础，而温病学则是《伤寒论》的延续和发展。赞同寒温统一，但又应该尊重温病各家流派，以发挥各家之长，不能简单的强求统一。

4.《伤寒论》蕴藏辩证法思想

《伤寒论》蕴藏着古代哲学辩证法思想。书中体现了作者“以表知里”的方法，依靠外部表现的证候，观察疾病的本质，认识现象与本质。同时由于人体的差异性，现象有时又不能全部反映本质，只能出现部分表现，例如桂枝汤证，其病机为中风表虚，营卫不和，身热汗出，恶风，脉缓为其全部表现，而“病常自汗出者，此为营气和，营气和者外不谐，以卫气不共营气谐和故尔”，同样是桂枝汤证，其病者外部表现只是自汗出，则是其部分表现。其他如白虎、承气、柴胡证等皆有典型与非典型之表现，所以作者谆谆告诫医者，“但见一证便是，不必悉具”。可见作者认识到，现象虽然和本质是一致的，但现象不一定能够全部反映本质，由此使我们认识到，《伤寒论》这部伟大著作是在古代哲学辩证法思想指导下，提示外感疾病发生发展规律，从而掌握辨证论治的。

（三）兵法与哲学

张琪少承庭训，克绍箕裘，饱读中医典籍，广泛涉猎儒家经典，不仅为行医打下坚实的理论基础，也对其大医风范的形成产生了重要影响。张琪儒学修养极为深厚，堪称一代儒医典范。

除儒家经典外，张琪还喜读《孙子兵法》，他常说：“理身如理国，用药如用兵，兵不在多而贵精，药不贵繁，唯用其效。”他推荐学生多读毛泽东的《矛盾论》《实践论》，这些哲学思想有利于在复杂的疾病中分清主症和次症。矛盾论即辩证法，既强调矛盾的斗争性，又重视同一性，二者共同作用推动事物发展。张琪在诊治疾病时也善用辩证法，在一个方中使用两类作用相反的药物相反相成，如散敛合用、寒湿并用、消补兼施等法。

七、大医之情

（一）德位相配

《中庸》言：“大德必得其位，必得其名，必得其寿。”作为一代名医，张琪取得的学术成就、在中医界的学术地位、在老百姓中的口碑均与其崇高的思想境界密不可分，可谓德位相配。张琪为人以德修心，豁达宽厚，名高任重；张琪为医，心怀赤诚，志存高远，坚韧刚毅。他一生秉持着祖父“不为良相，愿为良医”的谆谆教诲，处世济贫苦，为师育英才，功不唐捐，玉汝于成。

张琪从事中医工作70余年，门诊从未间断，风雨不误。即使鲐背之年出诊时胆囊炎急性发作，也执意看完患者才休息。直至他去世前的几个月，虽98岁高龄还坚持每周半天的门诊。他对每一位病患，都一视同仁，省疾问病，务必耐心细致；开每一张处方，思求经旨，力争精简对症。张琪几乎不用贵细药材，极尽所能地将药价控制到最低，务求让普通百姓都能用得起药、治得起病，药虽廉而效甚宏。对于远地慕名而来挂不上号的患者，他总是牺牲休息时间给患者加号看病；对于来信、来电寻医问药的患者，他总是认真回复，或调剂药方，或鼓励患者增强信心。始终以患者为中心，以患者的利益至上。

面对权、利，张琪一向淡然，然而为了中医事业，他却眼里不容半点沙子，丝毫不得含糊。他关注中医的前程，为了振兴和发展中医药事业，性情平和的张琪奔走呼号，多次牵头，与其他著名中医联名致信国家主席和总理，建言献策，为中医争取政策和支持。同时在很多场合他公开呼吁改革中医教育模式，要中西医并重，对于中医的发展他的关切和忧虑溢于言表。

张琪行医不以利益为计较，不为毁誉而伤怀；张琪为人不以名利为是务，不因得失而喜悲。在生活中，他恭俭随和、无欲无求，除中医以外，什么都可以不计较。不嗜烟酒，不欲珍馐，不苛求情调，不附庸风雅，不贪念享乐。性格随和，不温不火，少见盛怒，鲜有烦闷。

张琪心底无私天地宽，因“无私”，终日心平气和，因宽厚待人而没有嫉贤妒能的忧虑。张琪与同事、朋友、学生、患者交往，都做到以宽厚仁爱之心对待。在张琪的多部医学专著和临床医案相继付梓之后，同行纷纷赞叹他将数十年行医经验坦荡相授，不拘于一家一派之桎梏，有君子之风。而张琪却谦逊道：“医乃仁术，济世利民之事，是我们老中医义不容辞的职责。其实，限于我自己的水平，只不过沧海之一粟罢了，虽然微不足道，但是，这样做既传授了他人，自己也感到欣慰，仍然能从中获得喜悦。”他总是将自己亲手记下的临证心得体会毫无保留地倾囊传授给学生，这是书本上学不到的，也是十分珍贵的诊疗经验。张琪从不担心学生的医术或学识超越自己，相反，学生越优秀他越觉欣慰。

（二）修身养性

张琪一生都在践行着自己提出的“多读书，多临床，多总结”的治学方法，即使在成为国医大师之后，每天大部分时间他也是在读书和写作中度过，不仅阅读中医书籍，也阅读现代医学期刊，不仅总结临床医案和经验，也写书法。张琪擅长书法，95 岁高龄时仍坚持每天早上练习 1 个小时书法，其书法自成一体，浑厚坚韧，平和清雅，字如其人，国医大师张琪工作室的墙上悬挂着其亲手书写的“医乃仁术，为医者既要有高明的医术，又要具备良好的医德医风，以此作为我的核心思想，一生为之奋勉”的书法作品。

张琪喜欢国粹，每天午休后会欣赏一段儿京剧，他说京剧和中医一样都是中国传统文化的瑰宝。京剧流派纷呈，唱腔各异，京剧演员在台上高昂婉转，喜悦悲凉，诠释着生动的情感和故事，得益于其在台下数十年的扎实功底。正如中医师用几分钟开出的处方能取得桴鼓疗效，也仰赖于日积月累的读书、临证和总结。

张琪的传统文化修养也体现在他的养生理念上，他认为益寿延年最重要的一点就是养德以修心，为仁以登寿域。他喜欢喝清茶，练习八段锦，淡泊名利，知足常乐，内心平和，养生固本，而颐养天年。

八、养生之智

（一）调摄精神，乐观豁达

调摄精神最主要的是快乐，张琪教授的快乐就源于中医事业。张琪是一个从旧中国过来的人，少年即蒙家教，矢志岐黄之术，随祖父习医。在旧中国，中医在政治上是受歧视的。新中国成立后，尤其是改革开放以来，党的"中西医并重"政策使中医事业有了飞速发展，老中医受到党和人民的尊重和厚爱，张琪有幸欣逢盛世，真是如鱼得水，从心里感觉非常快乐。张琪一生最大的乐趣莫过于投身于祖国的医学事业中，看到所施治的患者转归痊愈，看到所指导的研究生和年轻医生的学业、科研与临床快步进取，取得突出成就，将 70 余年的从医经验毫无保留地传授于人、济世利民，这其中的愉悦无与伦比。心中喜悦，心里踏实，觉也睡得香甜。

几十年来，张琪从未间断过科研、教学与临床工作，不少人赞其思维敏捷，精力充沛。张琪体会或许与多年来勤于用脑并合理调适有关。每逢出诊，门诊疑难患者一个接一个，一坐就是四、五个小时，每个病例均要仔细地辨证，同时还要结合病例有针对性地给随诊的研究生进行讲解。半天的门诊结束，也会觉得疲劳，但他会设法使自己尽快恢复。办法就是倒头休息，睡上一觉，然后看看电视娱乐节目，尤其是欣赏一段名家京剧片段，让自己换一个脑筋，彻底放松。这样调整，疲劳很快便恢复过来。空闲时间，张琪经常读一些古典医籍或医学杂志，以充实自己，每次阅读均有收获，很有乐趣。总之，要勤于用脑，劳逸适度，有劳有逸，这是调整大脑的最好方法。

语云："不如意事常八九。"在日常生活和工作中，常会遇到不如意的事和令人忧虑的事，这会使身心受到不利的影响，张琪认为遇到这种情况要学会调整自己，从思想上解放自己，淡然处之，不为一点小事就耿耿于怀。对同志、朋友、学生、患者，要做到以宽厚仁爱之心处之。空余时间，张琪最喜好的就是看书，除了看中医药书籍外，有关历史的书也喜欢，像《东周列国志》《三国演义》等，央视的《百家讲坛》也是其非常喜欢收看的节目，这些爱好对保持心理健康也是一种有益的帮助。张琪认为注意自我调整，保持精神愉悦和心理平衡，对身体健康是至关重要的。

（二）合理饮食，数年如一

张琪对饮食没有什么讲究，从青年时期就不喜烟酒，食饮有节，早午晚三餐有序，饭量也基本定量，以吃七八分饱为宜，不多食也不吃零食，荤素搭配，以素为主，有时也略吃点鱼、肉。有饮茶的习惯，且数十年不变。张琪服膺《黄帝内经》“食饮有节”“五谷为养，五果为助，五畜为益，五菜为充”的论述。他认为偏食可致人气血阴阳平衡失调，有碍身体健康。譬如新鲜蔬菜虽然对人体有益，但主食相对太少，也会导致脾胃病。有的人脾胃素有虚寒症，一进水果蔬菜就感到胃痛，消化不良腹泻。《黄帝内经》谓:“饮食自倍，肠胃乃伤。”节食可以减轻肠胃负担，益寿延年。张琪认为节食要有序，要有一个尺度，要因人而异。有的人饭量大，有的人饭量小，总以七八分饱为宜。不可过分限食，饥饿太甚，损伤脾胃，易生他种疾病。除饮食外，张琪还习惯在饭后 1 小时左右喝点茶水，这一习惯保持有数十年之久。茶叶可助消化、降血脂，又可清头明目，平日多饮一点水可降血脂，通利小便预防尿路感染。张琪还经常在上班之前喝点咖啡，可消除疲劳，保持精力充沛。

（三）适度运动，康身健体

“生命在于运动。”张琪在体育运动方面比较随意。50 岁前，因工作太忙，几乎无时间参加活动。“文革”期间，因被停职反省，有了时间，清晨到公园参加民间“三浴功”锻炼。“三浴功”是民间流传很久的一项良好的富有成效的体育锻炼活动。“三浴”即光浴、气浴、风浴。每天清晨沐浴着阳光，迎着扑面的微风，呼吸着新鲜的空气，进行有节奏的全身锻炼。它既能调和气血，充耳明目，又能锻炼四肢关节和各个内脏器官。张琪参加这项运动 10 余年，直到 65 岁因搬家而中断。他又在新住宅附近参加老年迪斯科运动，伴随着音乐活动全身，出出汗，身体感到轻松，对身体大有裨益。至老年时期，尤其是冬季，气温低下，冰多路滑，他就在室内有意识地坚持行走半小时，全身汗出，也感到十分舒适。《十叟长寿歌》云:“劳动自动手”“每步当车走”“脚是心脏的泵”，劳其筋骨，坚持走路，能够促进新陈代谢，提高机体抵抗力。《灵枢·经脉》谓:“人始生，先成精，精成而脑髓生，骨为干，脉为营，筋为刚，肉为墙，皮肤坚而毛发长，谷入于胃，脉道以通气血乃行。”张琪认为随着年龄的增长，老年人四肢肌肉力量逐渐减弱，经常运动可使肌肉纤维变粗而坚韧有力，血管变丰富，血液循环及新陈代谢得到改善，增强动作的耐力、速度、灵活性、准确性。但老年人锻炼不可过度，更不宜剧烈。要有一定尺度，循序渐进，尤其是有心血管和脑血管病的人，更要注意不可过度活动。

九、传道之术

张琪说:“目前中医发展的关键在于传承，而传承的关键在于对青年人才的培养，为此我付出多少心血都值得。现在，我最最高兴的事就是听到徒弟们取得成绩、获得荣誉。”作为首批全国老中医药专家学术经验继承工作指导老师、全国优秀中医临床人才培养项目优秀指导老师、中医大师传承人才培养项目特聘教授，张琪教授培育人才不辍，启迪后学，培育了大量高级人才。

对中医药学发展和人才培养问题，他认为，必须树立热爱中医、坚定中医的信念，中医药学是一个伟大宝库，博大精深，只有努力学习，不断实践，才能水到渠成，深入堂奥。对于医学知识的学习，张琪教授提出“博大精深，文献是根本”“学以致用，临证启新知”的创新理念。在汗牛充栋的中医文献中，他推崇《神农本草经》《黄帝内经》《伤寒论》《金匮要略》《医宗金鉴》《脾胃论》《血证论》《医学衷中参西录》等古典医籍，从中感悟中医精髓，培养辨证思维。读经典是培养中医思维的重要环节，中医药学凝结着深厚的哲学智慧的系统科学，其理论体系博大精深，一个好的医生应“博及医源，精勤不倦”，方可为“苍生大医”。他主张读书既要博而精，又要采其所长弃其所短，师古而不泥古，才能在实践中触类旁通，提高疗效。“多读书、多临证、善总结”是张琪教授向弟子传授成功的治学治医心法，他要求弟子多参加临床实践，不能成为“本本先生”，不论门诊还是查房都要跟诊，在实践中发挥中医优势，学以致用，通过熟读经典夯实理论基础，通过临床实践做到知行合一。

张琪教授勤于总结之余，亦笔耕不辍，他带领弟子将自己的宝贵思想和经验毫无保留，见诸笔端，传之于世，先后出版《脉学刍议》《张琪临证经验荟要》《张琪临床经验辑要》等著作 8 部，其学术继承人张佩青等整理编著的《中医临床家张琪》《张琪肾病医案精选》及《国医大师临床经验实录 · 张琪》《国医大师临床研究 · 张琪临床医学丛书》4 部，在《砭石集》《中国名老中医经验集萃》等书中亦有著述。尤其是《国医大师临床研究 · 张琪临床医学丛书》可谓张琪毕生学术思想集大成之作，被国医大师路志正赞“叹书之宏富，辨病与辨证之精，立法处方潜药之妙，足可为后世登堂入室之舟楫”。

张琪教授自 20 世纪 60 年代起将肾病的治疗与研究作为主攻方向，他的科研团队研创的泌炎康颗粒、肾炎止血丸、肾炎消白颗粒、参地保肾胶囊、苏黄泻浊丸等新制剂被广泛应用于临床。科研工作中亦硕果累累，主持“七五”国家科技攻关计划相关课题及省部级课题10余项，获省部级科技进步奖10余项。弟子们继承老师的学术思想，所做的科研工作也是硕果累累，获国家中医药管理局中医药科学技术进步奖二等奖2项，中华中医药学会科学技术奖3项，黑龙江省科技进步奖37项，省级中医药科学进步奖29项，省级优秀教学成果奖8项。

张琪毕生呕心沥血，致力于高级中医人才的培养，共培养学术经验继承人9名，博士后4名，博士研究生40名，硕士研究生13名，学术继承人12名，广东省中医院师承学生3名，全国优秀中医人才30余名。他们遍及全国各地，以及日本、洛杉矶、匈牙利等地，可谓桃李满天下。他们中间有全国名中医、全国优秀中医临床人才，国家、卫生部、黑龙江省有突出贡献中青年专家，黑龙江省名中医、黑龙江省优秀中青年专家、黑龙江省中医系统跨世纪优秀人才、黑龙江省德艺双馨名医、国家临床重点专科负责人，国家中医药管理局重点专科及重点学科带头人，国家中医药管理局重点研究室主任，国家中医药管理局中医药科研三级实验室主任、黑龙江省领军人才梯队带头人，其弟子培养博士生109名，博士后27名，硕士生千余名，全国优秀中医临床人才10余名，全国名老中医学术经验继承人20名，成为中医药界具备深邃学术理论造诣、有过硬诊疗技能和研究能力的中医人才队伍，成为中医事业的栋梁之材。

张琪学术传承谱

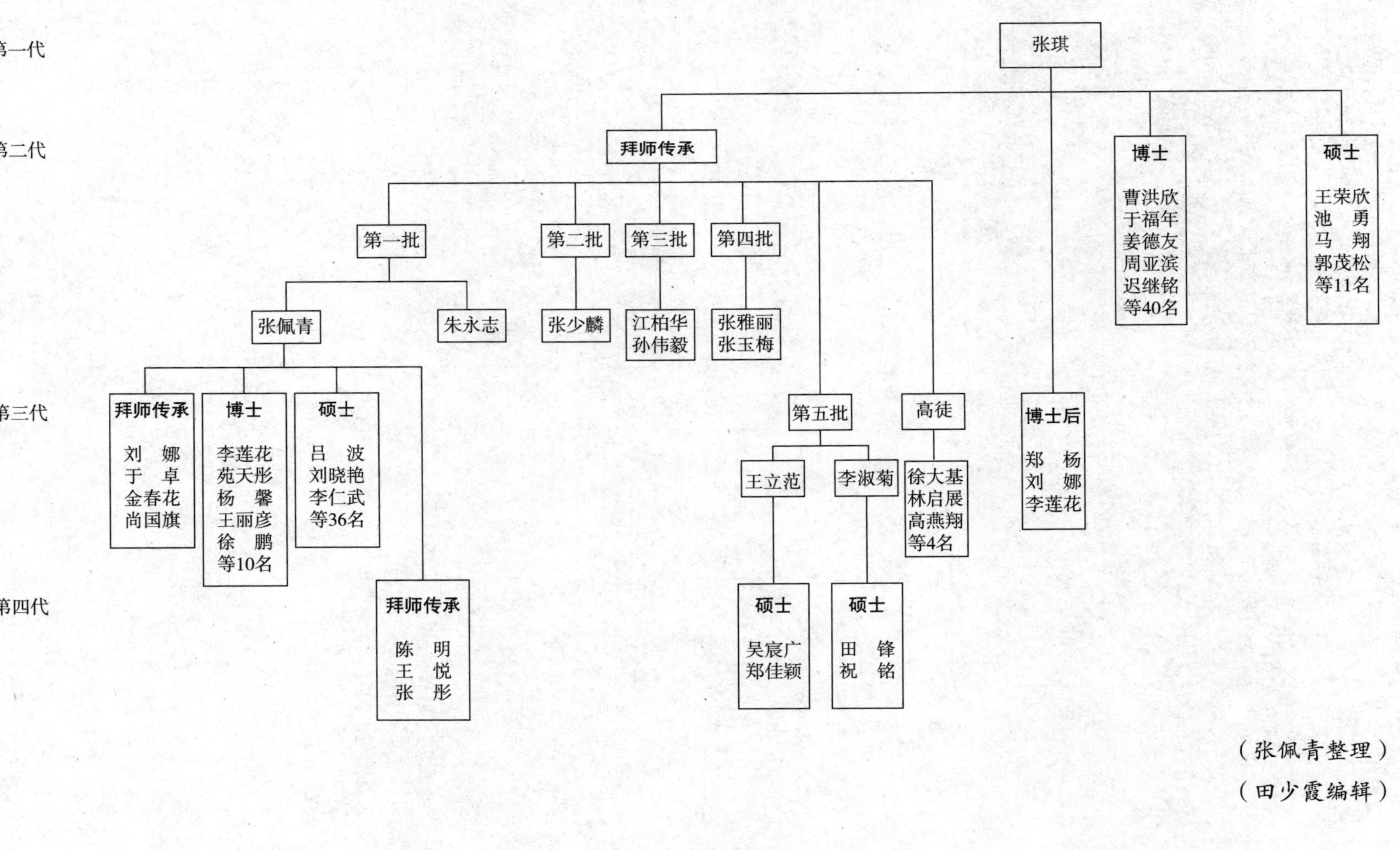

（张佩青整理）

（田少霞编辑）

张灿玾

张灿玾（1928—2017），原名灿甲，后改灿玾，字昭华，号葆真，别号五龙山人、暮村老人、杏林一丁、齐东野老。山东省荣成市下回头村人。山东中医药大学终身教授、博士研究生导师。曾任山东中医学院院长，卫生部中医古籍整理华北山东片学术牵头人、评审组组长，中华中医药学会仲景学说专业委员会顾问，中华中医药学会文献分会常委，中华中医药学会终身理事。享受国务院政府特殊津贴。2009 年被授予首届“国医大师”称号。

张灿玾古籍点校硕果累累。1983 年，张灿玾承担卫生部中医司中医古籍整理重点课题《针灸甲乙经校注》并出版，该书获国家中医药管理局基础研究类二等奖。《针灸甲乙经校注》一书，是张灿玾在中医古籍研究方面的代表之作。由张灿玾、徐国仟、宗全和三人承担的重点课题《黄帝内经素问》整理研究项目，获国家中医药管理局科技进步奖三等奖。2004 年出版专著《黄帝内经文献研究》。张灿玾主编的《中医古籍文献学》，是中医文献学科的奠基之作。在临床方面，张灿玾出版专著《张灿玾医论医案纂要》，出版的《保元堂三世医案》，是张灿玾及其祖父、父亲在临床方面经验总结。

一、学医之路

张灿玾先生生于医学世家。其祖父士洲公（乳名兴，字登瀛），生于1887年（清光绪四年），因家中四世同堂，丁口众多，时有患病者，且其自身两次患病，几为庸医所害，故立志学医，几年后，医名闻于乡里，皆知有兴先生。其各科杂病皆能医，尤喜用简便验廉方，甚得患家赞誉。中华人民共和国成立后，文登地区卫生部门为贯彻党和政府的中医政策，召开了“中医代表会议”，其祖父被县卫生部门指定为荣成县代表出席会议。其父张树乾，少入私塾，后承继家学，20岁始独立行医，有遗著《病案选录·附验方》七册（稿本）。

张灿玾始学医时，由其父教读。在父亲严格的要求下，张灿玾将药性、方歌等熟记背诵，烂熟于心。当其祖父与父亲诊病时，张灿玾随侍在旁，认真学习，为后来独立应诊和进一步提高，奠定了良好的基础。1955年冬，区卫生所所长董斌与张灿玾发起，组建了荣成县崂山区联合诊所，把全区几位中西医务工作者组织起来，由张灿玾任所长。此时，他已行医8年，较熟练地掌握了内科、儿科、妇科、外科常见病与多发病的诊疗技术，是一位小有名气的基层全科中医工作者。1956年12月，张灿玾被调入崂山区卫生所工作，成为所内唯一的中医师。1958年，张灿玾被选送山东省中医进修学校，系统学习《黄帝内经》《伤寒论》《金匮要略》及内科、外科、针灸等课程。因表现优异，同年5月，被选送卫生部委托江苏省中医学校开办的教学研究班学习，该研究班是为各省培养师资而设。1959年7月，结束在南京的学习。9月。调至山东中医学院任教师。

二、成才之道

张灿玾先生结合其学习与实践的历程，总结出成才经验，主要包括以下几个方面：

（一）基本功的培养和训练是从医的重要基础

先生青少年时期，仅读完6年小学，便辍学从医。由父亲教读一些中医启蒙读物，凡是规定要读的书，必须达到能熟练背诵的程度，同时需参阅诸多相关文献。在4年左右的时间里，先生对中医学的基本理论、基本知识和中医诊疗疾病的一些基本技能，已经打下了比较好的基础。但这仅仅是开端，还要不断地拓宽和强化。以《伤寒论》为例，此间仅仅是选读了一部分，通过后来的努力学习，先生可以把《伤寒论》的三百九十八条原文在一个小时内全部背完；对《金匮要略》的大部分经文都能够背诵；对《温病条辨》和《温热经纬》的重要条文，基本上能背诵；对《内经》的重要章节，亦能背诵。熟背经典的目的是活用经典。因此，张灿玾先生强调对基本功的培养和训练，且认为不能满足于某一阶段的成就，必须通过长期不懈的努力，才能取得满意的效果。

（二）临床实践是体验中医理论和建立中医信念的关键

中医学术是实用之学，必须有坚实而丰富的实践经验。就其疗效而言，也主要是通过患者的感受而加以体验。因此，如果无切身体验，和对患者广泛的观察，往往对中医理论和疗效的可信性产生怀疑。张灿玾出身于中医世家，亲见祖父和父亲为患者看病的情景，稍长和学医期间，又亲自参与了力所能及的医事活动。司药、制药，以及某些饮片的加工炮制、丸散膏丹的制造，主要是由张灿玾负责。另一方面，经常闻见祖父和父亲看病时所运用的望闻问切的诊病方法，以及他们对患者的病因病机所进行的理论分析等，都对其有重大影响。亲眼看到了很多危重患者，通过治疗常可起死回生。在长期的体验中，对中医的理论和疗效自是坚信不疑的。在其行医之后，也有不少危重患者，是通过中医理论把他们治好的。因此，张灿玾先生感到要建立对中医理论和中医疗效的信念，最好是早临床和多临床。只有通过实践，才能解开心中的诸多疑惑。所以在他多年的工作中，虽然承担过繁重的教学、科研和行政工作，但始终未有放弃应诊。

（三）集临床、理论、文献于一体，是加深掌握中医学术的需要

就张灿玾先生从医历程可以看出，集临床、理论、文献于一体，是加深掌握中医学术的需要。先生行医历程可分为三段。第一段，主要是从事临床，此时忙于诊务，业余时间进行业务方面的学习。在农村工作时，接触的患者也不分科，病种范围很广，包括内、外、妇、儿、五官等各科患者。除正骨、外伤、产育、针灸外，其他学科的常见病、多发病都看过。到中医学院执教以后，又多次带学生在内科门诊实习。“文革”后，虽由于多种原因未能再从事临床工作，但仍不时有亲友及慕名者求诊。通过临床实践，不仅解决了理论和实践的结合问题，而且不断强化了理论对实践的指导，和实践对理论的体验。第二段，主要是从事教学工作。执教后，从事过本科班、进修班、师资班、西学中班、大专班、中专班、研究生等多层面的多门课程的教学工作。教学工作，从基础理论学科来说，是对中医理论的进一步强化

和深化；从临床学科来说，是对中医理论的验证和检验，以及对临床指导作用的进一步强化。在教学过程中，对中医理论的运用具有更加深入、广泛的理解，这对全面地把握中医学术，也是十分有益的。第三段，主要从事中医文献的整理研究工作。文献，作为一个学科，具有自己独立的学术特色。自1964年开始，参与承担古籍课题《针灸甲乙经校释》的编写工作，方留意查阅古今文献学家的文章与著作。又从事过大量文献方面的学术活动，并多次承担上级指定的古籍整理任务。通过上述种种实践活动，真正体会到中医古籍整理和中医文献研究有自身的规律、方法和研究对象、研究目的，对继承发扬中医学术具有十分重要的意义。通过上述三点，张灿玾先生认为，能把临床研究、理论研究和文献研究结合为一体，方可完整地、全面地、系统地把握中医学术，真正体验到中医学术的博大精深。

（四）医文并重是中医学的一大特色

这里首先要明确医和文的关系。古人有云："文以载道。"前人留下了大量的医学文献，这些古籍中，记载着大量的医学理论和医学知识，都是以文字为载体流传下来的。辛亥革命以前的古医籍，都是以文言文的形式出现，文章中使用的语词、语法、音韵、语义等，也都带有时代的特征。以《黄帝内经》为例，首先从它的文字气象来看，篇与篇之间的差异就十分明显，如《素问》的前两篇与后七篇即是。学者们正是根据其文字风格，参照许多相关的内容，得知其非一时一人之作，这对研究《黄帝内经》中许多历史性问题，具有重要的学术价值。从韵文方面看，除散文之外，书中的韵文从内容分析，可以看出很多读音差异，既有西汉以前的读音，也有西汉以后的读音，这种读音差异也进一步反映它成书年代的不同，也可以看出它非成于一人之手。其他大量医籍亦可反映出医和文的关系是十分复杂的。要学习和研究中医学，在很大程度上需要借助文史哲的相关知识，解释其中的诸多难点、疑点；运用古汉语，如语音学、语义学、语法学、文字学的知识和方法，才能扫除文字方面的障碍。因此，医文并重对一个高明的医家来说，就显得非常重要。

（五）博览群书、兼容并蓄，是学术水平不断提高的源头活水

在张灿玾先生少年时代，其父就要他多读书、勤读书，"开卷有益"。这要从多方面来看。就医学本身来说，从古至今，留下了大量的文献，据不完全统计，现存辛亥革命以前的医籍有万种左右，其中就包括了不同时代、不同医家、不同学派的著作，其中有理论的、临床的、养生的。就一个学科来说，又有诸多学派的不同著作，所以在学习和研究前人的著作时，不能囿于一家之言，必须兼容并蓄、博览群书。作为一名医者，可以有门派的不同，但不可有门户之见。唯有如此，才能把诸

多知识熔于一炉，锻造出更高的知识产物。再从医学与其他相关学科的关系来看，也是如此。大量的古医籍中包含了诸如儒家、道家、佛家的学术思想，古代自然科学方面的诸多成果也不同程度地被用于医学著作中。这就要求对医学进行深入广泛的研究时，必须做到博览群书、兼容并蓄。

（六）坚持继承发扬，是立于不败之地的指导方针

祖国医学，自西学东渐之后，近百年来，不断地遭到一些人的非议和批判。中华人民共和国成立以后，党中央和国务院十分关注中医事业的发展，提出了很多方针和指示，使中医事业得到了相应的发展。根据张灿玾先生个人几十年学习和实践的体会，中医学的发展必须遵循中医学自身的规律，在继承的基础上去发扬光大，这是唯一正确的道路。没有继承，就没有发展。没有发展，也就不需要继承。继承和发展是学术发展过程中紧密相连的两个环节，在学术上，任何一个学科都需要不断继承前人的成就，然后再去进行新的发展和新的创造，使它不断地提高。况且中医学这个伟大的宝库，谁都不敢说已经完全把它都继承下来了，在乏人乏术的情况下，更是如此。因而，继承发扬至少也应该是较长时期发展中医学术的指导方针。

三、学术之精

张灿玾先生 30 岁之前在家乡行医，已颇有名气，30 之后被选拔至山东中医进修学校学习，后留在山东中医学院教学、行医，他在教学、临床、中医文献研究方面硕果累累，尤其在中医文献研究方面，终成一代宗师。

（一）文献整理，翰墨耕耘

张灿玾先生从事中医文献研究，前后达 70 余年，不仅整理中医古籍成绩斐然，还著有史志著作及中医古籍理论著作，并发表论文 100 余篇。

1. 古医籍整理研究

中华人民共和国成立以后，由政府组织的有规模的中医籍整理工作有 2 次，分别为 7 本古医籍的校注语译工作及 11 本古籍整理工作，张灿玾先生均参与其事。

1964 年 3 月，根据国家十年规划第三十六项“整理语译中医古典著作”的精神，卫生部中医司指定由南京中医学院作为牵头单位，组织实施，其中《针灸甲乙经》的整理研究由山东中医学院负责，后由徐国仟先生、张灿玾先生等 10 人完成。原由河北中医学院负责《黄帝内经素问》与《灵枢经》二书，后因任务太重，经请示卫生部中医司同意，《黄帝内经素问》一书，转由山东中医学院张灿玾负责，后由张灿

玾先生、徐国仟先生、宗全和先生三人主编完成。此二书于1989年分别获国家中医药管理局科技进步二等奖与三等奖。本次由政府组织实施的古籍整理工作按统一编写计划（含提要、原文、校勘、注释、语译及版本考证、编写说明等内容）完成，是在前人校注的基础上，进行了综合性的整理研究，很受读者欢迎，对后来的中医古籍整理研究，具有一定影响。

1980年3月27日，卫生部下达了《关于加强中医药书籍出版工作的通知》。1981年7月17日，陈云同志的秘书王玉清同志到北京大学召集座谈会。会上传达了陈云同志关于古籍整理的重要指示。同年9月17日，中共中央书记处根据陈云同志的意见，讨论了整理我国古籍的问题，做出了七条指示，认为整理古籍是一件大事，得搞上百年。当前要认真抓一下，先把领导班子组织起来，把规划搞出来，把措施落实下来。1983年卫生部为贯彻1981年“中共中央关于整理我国古籍的指示”及国务院古籍整理办公室关于古籍整理会议精神，特成立中医古籍整理出版办公室。4月，先是在沈阳召开了中医古籍整理出版座谈会，落实了卫生部中医司中医古籍整理十一种重点课题，其中《针灸甲乙经》一书，指定张灿玾先生任主编。8月卫生部中医司在青岛召开了全国中医古籍整理出版规划落实工作会议。此次会议，落实了中医古籍整理分片负责、分级管理的组织工作。全国划为10片，有10位学术牵头人，张灿玾先生任华北山东片学术牵头人。张先生素以治学严谨著称，在承担《针灸甲乙经校注》研究任务期间，他虽然身兼院长之职，但从未放松对研究工作的重视。

张灿玾先生认为，承担的《针灸甲乙经》整理研究任务，是部级重点课题之一，既不同于一般注解本，也不同于之前《针灸甲乙经校释》本的要求，必须按有关文件规定，本着“辨章学术”“复原存真”的精神去完成任务。由他本人亲自撰写了开题报告，经专家论证通过后，亲自带领编写组成员进行工作，初稿完成后，张灿玾先生对书稿进行了全面的修订与审定，对某些疑难之处，加写了诸多“按语”，充分体现了他在文、史、哲及医学古籍整理、文献研究方面的水平。张灿玾先生等人对该书的整理研究，主要有以下特点：

第一，版本资料较全，把现存《针灸甲乙经》明、清抄、刊善本基本收齐。

第二，把《甲乙经》经文与《黄帝内经素问》《灵枢经》及《黄帝内经太素》等经文详为核定，厘清其相互关系，并注于篇目之下，使读者便于查阅。

第三，在校勘方面，取活校法，加以校断，对经文中存留已久之误文，通过大量书证，加以校改，如经文“痓”“痉”二字，存误已久，且后世注家亦颇有歧义，本次经本校、对校取证，加以理校辨析，并文字书写时正体与俗体之变化与大量碑别字证实，证明“痓”为“痉”之俗写致误。故经文“痉”者，尽予改正。又如“關、阖、枢”三字，今存本书及《素问》《灵枢》中，均作“開、阖、枢”。参照《黄帝内经太素》、宋人林亿《素问》新校正引《九墟》及《甲乙经》文，加以经文内证及文字书写之讹变，可证当作"關、阖、枢"为是，故据改。此不仅是对一字之校误，而且对经络之"關、阖、枢"学说，提示一重大理论问题。

第四，在注释方面，坚持"不攘人善"，不"因袭旧说"的原则，对前人注释之精当者，尽按时代顺序加以原文录用，凡难以判断是非者，则众说并存；凡疑惑难解及前人明显误注之处，则充分运用医理、文理、文字、训诂等方面相关知识，予以校正其讹误。

第五，凡语义隐晦，经文前后不一，历来争议较多，内容繁复者等，义有未尽者，则尽可能加"按"说明。如五音"宫、商、角、徵、羽"，与五脏相应之说，自来注家均不曾注明，张灿玾先生通过对古代与近代乐理文献的研究，悟出此所谓"五音"，实乃古代之五声调式，而不是五个单音。凡此等按，皆系别出新义。

书稿完成后，经审定稿会议审定通过，并得到评审专家及出版社的高度评价，认为"本书资料丰富，校刊翔实，训解得当，按语精辟，可谓集古今针灸研究之大成……代表了九十年代初研究的最新水平"。1996 年由人民卫生出版社出版发行，并得到国家古籍整理出版规划小组的资助。1997 年获国家中医药管理局基础研究类二等奖。

2. 古医籍点校

张灿玾先生在中医古籍整理研究方面，除卫生部中医司重点课题外，还承担了一些部级二类医籍及自选医籍的点校，计有《松峰说疫》《六因条辨》《小儿药证直诀》《内经素问吴注》《经穴解》等书，大多由山东省教育厅古籍整理规划资助，由山东科技出版社及人民卫生出版社出版。以上诸书的整理与国家规划课题不同，主要是选择善本，进行点校，并加以简要的注释，本着普及性的原则，内容言简意赅。其中有些书自问世以来，从未正式刊印过，仅存稿本。幸赖张灿玾先生等点校，方能流传于世。如《经穴解》作者为明末清初山东淄博岳含珍先生，此书现仅存几种抄本，在整理的过程中，还意外地得到了岳含珍先生的其他两种著作，即《针灸闻岐》与《幼科闻岐》抄本，并附于《经穴解》之后。此书出版，不仅有利于针灸学术的研究，且对于保存古籍，防止亡佚起到了重大作用。辛勤劳动换来了累累硕果，《经穴解》点校本获山东省教委科学技术进步奖三等奖，《松峰说疫》点校本获山东省教育厅哲学社会科学优秀成果奖三等奖，《黄帝内经素问语释》获山东省教育厅科学技术进步奖著作奖一等奖。

3. 史籍著述

张灿玾先生还著有史志类著作。《山东中医学院院志》《忆山东省中医进修学校》《山东省中医研究班记略》《山东中医药大学文献研究机构纪略》及《荣成市下回头村村志》等，记录了山东中医学院建院及山东中医药人才的培养情况。

1955年，山东省卫生厅中医处为落实党的中医政策，拟建立中医研究机构山东省中医研究所，由于当时建所的条件不具备，故以中医研究所名义，筹办中医研究班，由各地基层卫生部门选送地方名医或具有一定声望的中医来学习。毕业学员选留了一批在山东中医学院任教及省级医院工作。此部分学员的留任，解决了师资匮乏的问题。山东省中医研究班及山东省中医进修学校对山东中医人才的培养作出了重大贡献。但由于事过境迁，留下的档案资料甚少，这段中医工作史实，几近湮没，张灿玾先生通过多方搜集及多人采访，得以撰此二文，具有重要的史学价值。

《山东中医学院院志》，由先生首先提议编写成书。张灿玾先生任院长期间，山东中医学院已近三十华诞，由于学校几经搬迁，档案资料丢失较多，他考虑如不趁建院之老人大都尚在之际，编修院志，日后诚难完成。经党委研究同意，由他亲自组成编写班子，查阅现存档案，走访当年一部分老同志，经1年的时间，终于完成了第一本《山东中医学院院志》的编写任务，保存了山东中医学院建院以来的重要史料。

4. 中医文献研究理论著作

张灿玾先生于1998年完成百万字巨著、中医文献学学科理论的奠基之作——《中医古籍文献学》。这意味着中医古籍整理研究工作，在大量实践的基础上，已形成了理论性著作，该书特点主要有以下几个方面：

第一，对于中医文献源流的研究，本书采用断代的研究方法，每一历史时期的文献收集力求全面，其文献内容有存世的当代文献，有后世所引前代的文献，有出土文物资料，有书目著录而今已不存世的文献，在中医文献通史研究方面，具有开创性的意义。

第二，首次详细阐述了中医文献的学术价值和中医文献研究的主要任务。

第三，对医学源流的研究，不仅对医书的版本进行了概述，还对作者著书的原因、学术思想、学术价值进行了研究，得出了许多很有价值的结论。如在学术流派的学术内容、寒食散与解散类文献、医论、医事制度、《伤寒论》《金匮要略》文献的研究、临床各科的文献总结、法医学文献等方面，尚无人对此进行如此详细、全面、系统的研究。

第四，首次对中医的文体进行了研究，指出各个时期的文字气象有所不同。对中医文献中的俗字与书刊匠字进行了研究，指出古籍中有许多常见的不规范字，这种情况，在明、清古医籍中较为常见，本书对其书写改变情况做了总结，指出有一笔断开者，有二笔连用者，有借代者，有曲直相变者，有行书化者等，此等研究可为读者阅读古医籍提供帮助。

第五，首次对引书著录的形式、方式进行研究，并指出其中的文献价值。

第六，对中医文献的版本的名称、书版款式、书形称谓、历代刻本特点、版本的鉴定及源流进行了论述。

第七，集几十年校注中医古医籍的经验，对校勘的方法、注意事项等进行了研究，总结出若干条规律。研究了中医古籍注释的内容及方法，并对旧注误注的原因进行了概括，指出误注的原因有不明体例而释误、异说求同而释误等十例，对辨识古医籍旧注及今注，很有参考价值。

本书的问世，在学术界影响很大，标志着中医文献学理论的基本成熟，代表着国内外本专业的最高水平，该书获山东省教委科技进步奖一等奖。

5. 医籍研究专著

2005 年，78 岁高龄的张灿玾先生，又出版了 70 余万字的医籍研究专著——《黄帝内经文献研究》。其中关于《素问》《灵枢》中之不同学派的研究颇有特色。张灿玾先生认为:《黄帝内经》中兼具多家学说，如“人气”的概念，一者指卫气而言，见《素问·生气通天论》，一者类后世所称“人神”之义，见《素问·诊要经终论》《灵枢·顺气一日分为四时》。关于经脉系统，在《素问》与《灵枢》中，有十二脉与十一脉两种系统。关于经脉走向，《灵枢·经脉》篇，就其走向而言，乃是手足阴阳十二脉，自内而外、自外而内的循环式走向。《灵枢·邪客》《灵枢·经脉》篇分别记述手太阴与手心主二脉之走向，一者自内而外，一者自外而内，二者有所不同。预先诊察病者之死亡日期，《内经》中有多种说法，有据真脏脉预诊死期，见《素问·阴阳别论》《素问·玉机真脏论》(二篇所言死期日数亦有别，其立说所本，亦必不同)；据天干计时预诊死期者，见《素问·平人气象论》《素问·脏气法时论》《灵枢·经脉》；据患病所在之时预诊死期者，见《素问·阴阳类论》；据脉象预诊死期者，见《素问·大奇论》；据病变传化，结合五脏五行属性之生克关系，预诊死期者，见《素问·玉机真脏论》《素问·标本病传》；根据病情的严重程度或发展结果，预诊其死亡日期者，见《素问·玉机真脏论》《灵枢·热病》《灵枢·玉版》《灵枢·痈疽》；根据目中有赤脉上下的情况，预诊其死亡日期者，见《灵枢·寒热》《灵枢·论疾诊尺》。其立论依据之不同，故可发现其所本有别，并非出于一家之言。

在撰写本书的过程中，张灿玾先生因不慎跌倒，摔断股骨头，不得不进行手术。手术不久，先生即带病坚持写作，终于使《黄帝内经文献研究》得以完成。此书是张先生多年从事《黄帝内经》研究的结晶，深得同行的认可与推崇。

6. 医论散墨

在近 40 年的时间，除完成了多项中医古籍整理及医学专著外，还发表论文百余篇，阐述了许多独特的学术观点，曾被国内报刊如《中医杂志》《中国医药学报》等十余家报刊所录用。如通过研究《黄帝内经》王冰次注本中的讳字，指出王冰次注本所依据的祖本为梁代传本。王冰次注本除运气七篇大论外，余篇有一明显之讳字，即“逆顺”之“顺”字，今存王冰注本中，仅存少数几个顺字，余均作“从”。而《针灸甲乙经》《黄帝内经太素》及《灵枢经》等，则均作“顺”。张灿玾先生指出：“南朝梁武帝父名顺之,《梁书》称顺阳郡为南乡。《南齐书》‘顺’字，多改为从。是知王冰次注本所据祖本，必为梁代传本，故留有梁代讳字。”

又如对仲景著作、传本、《伤寒论》体例与内容的研究。张灿玾先生认为《伤寒论》当有三个来源，其一，其师张伯祖，其二,《汤液经法》，其三，自创。宋以前一些医籍中《五脏论》《疗黄经》《口齿论》等篇系假托仲景之作。《伤寒杂病论》传本中当以《脉经》《千金翼》及王洙所得旧藏本更接近原书内容。“伤寒例”原属仲景旧论；“平脉法”“辨脉法”系《伤寒论》内容，亦非仲景杜撰；汗吐下等诸“可”与“不可”当出于仲景遗论之中。以上研究是建立在大量的文献研究基础上得出的结论，解决了一些一直以来有争议的问题。

特别他在晚年所撰写的《中医药学析义》一文，对“中医药学”的内涵与特色，做了全面系统的解析。文中特指出：“仅仅把中医药学理解为一种医疗技术，是远远不够的……说它是民族文化的精华，传统医学的宝藏，实不为过也。”并具体阐明“中医药学”的内涵为：中医理论、中医思想、中医文化、中医学术体系与中医临床等五个方面，“中医药学”的特色为：民族化、大众化、文学化、哲理化与人文化五个方面。这是张灿玾先生从医 60 余年，通过临床、理论研究与文献研究，对中医药学的深刻理解、广泛体验和高度概括，也充分体现了先生对中医药学深刻探索和执着追求的敬业精神。

（二）多科临证，博采众长

张灿玾先生自调来山东中医学院之后，虽是以教学为主，并曾承担过卫生部中医司下达的古籍整理任务。教学之余，也多次在附院门诊带学生实习，1964 年在济南市传染病医院中医科工作，兼带学生见习，是年夏，济南地区乙脑流行，该院此病病房虽由西医管理，但在治疗方面是以中医为主。是时因中医科汝兰洲主任身体不好，对乙脑的治疗便委托张灿玾先生负责，他便承担了这一重要工作，顺利地完成了任务。“文革”期间，他又曾在济南铁厂卫生所边讲课边应诊。亦曾多次带学生去外地医院实习和下乡巡回医疗。“文革”后，他虽在行政岗位任职多年，并再次接受国家中医药管理局的中医古籍整理重点课题，但他始终不曾放弃应诊。一般只能在暇时，为患者在家中看病，而且仍然坚持多科应诊，博采众长。

张灿玾先生在高校工作多年，在中医理论、中医文献、中医临床及中国传统文化方面，均有较大的提高，特别是综合知识的修养，促进和带动临床技术水平，更加理论化，而且在理论与实践结合、继承与发展并重的基础上，形成了他颇具特色的诊疗思想与治学思想。

1. 辨证宜多面化，临证宜个性化

中医学术流派纷呈，就外感来说，有六经辨证、三焦辨证、卫气营血辨证之别，就内伤来说，有脏腑辨证、经络辨证，又有通行之八纲辨证等。内科病方面，更是学派众多，既有金元四大家别具特色，又有明代温补学派盛行一时，外科方面，有全生派、心得派、正宗派等，每一派均有自己的长处与特点。张灿玾先生认为不宜固守一家，宜博采众长，兼收并蓄。若某病是某派擅长的，则宜选用。治疗选方应扬长避短，根据病证的情况选择用药。他临证既用经方，也用时方，据病情灵活选用。此所谓“辨证宜多面化”。此外，临证宜个性化，同样一种疾病，在不同体质的人身上发病，其症状表现、发展、转归均有可能不同，故治疗时应因人而异。如同一感受风寒之证，在阳盛与阳虚的人身上发病，在年老与壮年之人及小儿身上发病，其发病特点、转归均不同，不可固守一方，应灵活辨证施治。

2. 治病宜标本兼顾，急则治其标，缓则治其本

张灿玾先生认为：疾病的发展变化是十分复杂的，应分清主次缓急，采用急则治其标，缓则治其本或标本兼顾的原则进行治疗。有些疾病，如咳喘、大出血、剧痛、高热等病，若不及时治疗，会危及患者生命，应采用急则治其标的方法进行治疗。待病情相对稳定后，再考虑治疗本病。有些疾病，标病不急，可采用治本或是标本兼顾的原则进行治疗。对于久病之人，应以脾胃为本，因脾胃是后天之本，若是脾胃受伤，则化源不足，疾病则迁延难愈。

【医案】**案一**　治荣成大落村老年男性鞠某。

旧有慢性咳喘病，时发时止，今猝发喘甚，气促急不得卧，面青唇紫，胸闷，痰不出，舌暗红苔白而厚腻，脉沉涩。此肺气不宣，湿痰壅滞于肺，呼吸不畅，气道被阻，势颇危急，急予开痰利气，以缓其急。

处方：白芥子一钱，莱菔子一钱，苏子一钱。共为细末，开水冲服。

服后约一时许，病情好转，另为立方，以平其喘。

处方：苏子二钱，当归二钱，前胡二钱，制半夏二钱，桔梗二钱，川贝二钱，厚朴一钱，瓜蒌仁三钱，麦冬三钱，葶苈子二钱，甘草一钱。水煎温服。

复诊：服上方二剂后，滞化痰开，气道通畅，喘促遂平。

自按：本案始用三子养亲汤方，此方据《杂病广要》引，云出《皆效方》，书后“引用书目”列于元·王好古《医垒元戎》之后，似为元人作品（未著撰人），现已不详，后明·龚庭贤引此方名“三子汤”，此方用于痰实壅塞于肺而引发之暴喘，或前人所谓“下虚上实”之喘证，效颇佳，开痰而不伤正，利气而非破气。故猝发之时，常选用之。后用苏子降气汤加减，去肉桂者，以肾阳虚不明，加诸利气化痰诸药，继平其喘也。

案二 治荣成下回头村王某，女，28 岁。

停经 3 月，忽因小产大出血，如崩倒之势。患者精神不振，脉象虚弱，卧床难起。此证急需先治其血，再做其他处理。

处方：血余炭二钱，百草霜二钱，共为细末，黄酒冲服。

服药后，血渐止。约有三时之久，患者出现虚脱现象，自觉气息将竭，呼吸浅急，头昏痛，闭目无神，时将气竭。诊其脉浮而濡，乃出血亡阴，阳气无所依附，已将脱矣。盖有形之血不能速生，必生于无形之气，当速服回阳之剂以固脱壮神。

处方：人参三钱，附子二钱，水煎服。

服后半小时许，元气渐复，精神稍振。至次日，血未再下，唯觉四肢发热，此阴虚之征也。

处方：当归五钱，川芎二钱，白芍三钱，生地三钱，黄芪五钱，人参一钱，水煎服。

复诊：服后，发热略减，稍觉恶心，乃血液不足、脾气不振之故。当以补血健脾之法治之。

处方：人参一钱，白术二钱，茯苓二钱，当归三钱，川芎二钱，白芍二钱，生地二钱，艾叶二钱，阿胶珠二钱，炙甘草一钱半，水煎服。

复诊：服后，恶心止，唯觉身体无力，患者胃气欠佳，不愿服药。乃嘱其注意调节饮食，卧床休息，后乃痊愈。

按：此病来势很急，故先以百草霜、血余炭二药，以处之方便，用之及时。以此法止血，亦为先生家三世行医常用之经验。此证经服上方后，未再大出血，随即出现了一些阴阳虚脱、胃气不振等现象，以常法调理之，患者很快得以康复。

3. 用药如用兵，治病如执政

张灿玾先生认为，用药如用兵，治病如执政的思想，早在《黄帝内经》中已有多处论及。治病用药如用兵，犹如排兵布阵，进退有章有法；治病又如执政，有王道与霸道之分。“王道”和“霸道”出于春秋战国时期。所谓王道，在于行教化，施仁义，以儒家为代表。所谓霸道，霸道持力，在于行惩戒，施威慑，以法家为代表。陈士铎将其引入到中医治疗中，谓：“补正祛邪，王道也；单祛邪不补正，霸道也。补正多于祛邪，王道之纯也；祛邪多于补正，霸道之谲也。补正不敢祛邪，学王道误者也；祛邪又敢于泻正，学霸道之忍者。”对于外感实邪或是热毒炽盛，正气不虚者，应用霸道；内伤多为七情所伤，饥饱劳役，日积月累，正气日渐削夺，其来渐，其势缓，其伤深，应用王道进行治疗。王道荡荡，看之平常，用之奇妙，日计不足，岁计有余，日久必收奇功，此王道之法也。

【医案】**案一** 治荣成崂山屯村老年男性王某案。

即用霸道法。患者于左股阴部，猝发一肿疡，漫肿无头，红紫疼痛，行走不便，别无他证，身体康健，舌红苔黄，脉沉数。此股阴疽也。皆热毒结聚而成。当重用清热解毒之药，以破阳结。

处方：金银花半斤，蒲公英二两，当归二两，天花粉五钱，生甘草五钱。用大锅水煎，随意服用。

复诊：服上方三剂后，肿已大消，痛亦减轻。遂以本方继服三剂，即消散。

按：本案系热毒骤结，虽为老年，体力尚壮，可用重剂攻之，若勇士陷阵，可攻坚破隘，直入敌巢。本方仿《石室秘录》方义，重用金银花，药味少而用量大，取其专攻也。

案二 治荣成下回头村女性小儿张某疳积病。

用王道。由于饮食不节，生冷无常，伤及胃肠，食滞于中，蛔生于内，虫食并积，水谷运化功能失调，食欲不振，腹胀腹痛，大便不调，腹部痞满，面色萎黄，舌红苔厚腻，脉沉弦。此食积兼虫积也。当以消食杀虫之法以治。

处方：苍术二钱，厚朴二钱，陈皮二钱，神曲三钱，麦芽三钱，山楂三钱，槟榔二钱，鸡内金三钱，莱菔子三钱，甘草一钱。 水煎温服。

复诊：服上方二剂后，食欲增加，腹胀痛减轻，此胃气已启，积滞稍减也，又因幼儿苦服汤剂，且本病需较长时间调治，故改丸剂，丸者，缓也。

处方：肥儿丸，每次二钱，早晚各一次，温开水送服。

复诊：服肥儿丸半月后，诸证明显见好，食欲增加，大便正常，腹部舒适，后继服此药而愈。

按：肥儿丸方，自宋代以后医籍所载，同名异方甚多，今所用为明·龚信与龚廷贤父子著《古今医鉴》卷十三“诸疳”方，注：“刘尚书传。”原云：“消疳化积，磨癖清热，伐肝补脾，进食杀虫，养元气。”后龚廷贤著《寿世保元·幼科》亦引此方，且云：“真王道也。”此方为张灿玾先生祖父与父亲治小儿疳积常用之方，颇有效，张灿玾先生亦继用。录其方如下：

人参（去芦）三钱半，白术（去芦）三钱，白茯苓（去芦）三钱，黄连（姜汁炒）三钱半，胡黄连五钱，使君子（去壳）四钱半，神曲（炒）三钱半，麦芽（炒）三钱半，山楂肉三钱半，甘草（炙）三钱，芦荟二钱半（碗盛，泥封固，置土坑中，四面糠，火煨透用之）。

上为细末，黄米糊为饼，米汤化下。或作小丸亦可，每服二、三十丸，量儿大小，加减服之。此方补中有消，为王道之纯者也。

4. 用药须注重双向及多向配伍

人体健康是一种阴平阳秘的状态，此为阴气平和，阳气固密，阴阳平和协调保持相对平衡。故张灿玾先生用药注重药性辛苦升降的平衡；注重补中有泻、泻中有补，散中有敛，敛中有散，辛开苦降并用。

【医案】治章丘男婴儿高某泄泻案。

患者始患泄泻，治无效，复来济南住某医院，用西法治疗，数日后，仍无效，遂求诊，患者系未满周岁之婴儿，尚在哺乳期，大便稀溏，次数较多，稀便中夹杂未消化之食物残渣及乳瓣。体质较弱，精神不振，舌红苔薄白，脉沉细。此当系素体较弱，平日之乳食调节失当而损及脾胃，致胃肠消化及运化之功能不足，水食之分化机能失调，引发泄泻，当以甘温平和之剂，以温补脾胃，佐以消导之药，以化其余滞，则不必止泻，泻可止矣。

处方：党参 10g，炒白术 10g，茯苓 10g，白扁豆 10g，薏苡仁 10g，砂仁 6g，炒山药 10g，莲肉 10g，桔梗 6g，鸡内金 10g，甘草 3g。水煎，分多次适量温服。

患者遂出院，携上方回家治疗。

后不久，电话告知，服上方效甚佳，服初剂泻即减，连服数剂即愈。

按：本案原系脾胃虚弱所致之消化不良性腹泻。上方即参苓白术散加鸡内金也。详参苓白术散，乃四君子汤加扁豆、薏苡仁、山药等甘淡之药以平补之，莲肉甘补之中，具收涩之气，砂仁温阳，桔梗提气，加鸡内金一药，既有消导之力，又有收涩之功，使补中有消，助诸补剂以取效。

5. 治病善治人

张灿玾先生认为治病应详细询问患者的病情，决不可“相对斯须，便处汤药”。医生治疗疾病是一个双边活动，不仅医生应认真负责，还应善于做患者的思想工作，争取患者的合作。且有的病是由情志方面的原因引起的，此时更应注意对患者情志的疏导，情志因素解决了，患者甚至可不药而愈。此即“治病善治人”。

【医案】如治一老年女性宫某病案。

除用药物综合调整外，还在精神方面加以开导。通过大量的思想工作，解开了患者的心结。具体治疗过程如下：

患者 30 年前曾因家事不和，生活环境欠佳，导致多种疾病，近 10 余年，经多家大小医院检查治疗，并因子宫肌瘤，做过切除手术。据多家医院检查，患有高血压、冠心病、美尼埃综合征、植物神经紊乱等病。现主要感觉失眠较甚，心烦，头晕，失去生活乐趣，精神不振，表情凄楚，痛苦悲伤，难以言状，饮食一般，小便正常，大便时干时稀，舌暗红，苔淡黄微干，左脉沉而有力，右脉沉弦。

据患者泣诉，原因精神创伤，长期心情抑郁，导致脏腑功能紊乱，神志失于调节。凡此等疾病，非单靠药物所能收全功者，遂为详析病因，分析利害并明示治法，首在治神，次在治病。治神者，排解病因，正视现实，协调关系，为献上、中、下三策，即和、避、离。上策为正视问题，反思自己的所作所为，争取和解。中策为双方避开一段时间，让双方有冷静的时间与空间，再作处理。下策为二人离婚。建议她采取上策，主动反思，以求互谅，争取和解。这需要有极大的忍耐、等待和诚意。再用药物调其脏腑，疏其血气，安其神志，并治诸病证。

处方：柴胡10g，黄芩10g，制半夏10g，太子参10g，生龙骨15g，生牡蛎15g，丹参15g，百合10g，合欢皮15g，麦冬10g，五味子6g，全瓜蒌15g，檀香10g，远志10g，菖蒲10g，琥珀粉3g（分2次冲服）。水煎温服。

五一节前打电话告知，已服用10余剂，效果甚好，特表谢意，嘱继服此方。

后至9月下旬，陪同友人来就诊，并亲来致谢，并告，当日初来就诊时，感到无望，经张灿玾先生善为劝导并指示方向，感激不尽，回去后，遵嘱办理，并认真反思，建立信心，抱以诚意，问题很快得以解决，节日间夫妻还外出旅游了一次。前后服药共30余剂，效甚好，再嘱病已好，后当好自为之，以往为戒。

按：本案接诊时，患者精神十分痛苦，泣诉告知，已有30余年，历经诸多苦恼，虽患有多种疾病，亦跟精神因素不无关系，就现今病情而论，亦重在神志紊乱。兵法有云，攻心为上，攻城为下。故欲治此病，务在攻心，如果点破玄机，启悟迷团，加以药物调理，始能争取转机，跳出苦海。幸在患者能谨遵医嘱，取得满意效果，故医者之要务，必以仁为本，德为先，苦患者所苦，急患者所急。医患同心，医患互信，尤胜于单纯的执技之术也。

四、读书之法

（一）读书先选书

先生一生喜欢买书、读书、藏书，买之为读，读之为用，学以致用，他常引用宋代藏书家尤袤的话："饥读之以当肉，寒读之以当裘，孤寂读之以当友朋，幽柔读之以当金石琴琵。"张先生认为，读书及选择读什么类的书要注意以下几点：

1. 读书要循序渐进

初读书者，不可急躁，欲速则不达。知识的获得是循序渐进的过程，是逐渐提高的，阅读能力也是逐渐提高的。学习是对素质的培养与提高，是知识领域的扩展，是增长技能的源泉，应坚持不懈，不是一时性的，应终身读书，切不可采取实用主义。有些知识的掌握，可能不会有立竿见影的效果，但对总体素质的培养，是一个提高，因此，实用主义的学习，是万不可取的。一旦需要某一知识的应用，临时抱佛脚是没有用的。

2. 多请名家指导

先生通过结交朋友，特别是许多老先生，得到明确的指导或暗示，以帮助提高。如当年在灵岩寺山东省中医进修学校时，与宋洛川老先生交往甚密，常有书信往来。他曾明确对张先生说，你是不是不会写信。他一提先生便明白，先生所写的信，没按尺牍的规矩写，无章法，文句太白。有鉴于此，先生遂专攻尺牍，一段时间后，写信水平大为提高。又如滕家李祝三先生，先生曾和他一起学习西洋乐器，他教会先生拉小提琴。李祝三先生家里有一部《汉书》，闲来无事，他们便一起研读，交流学问。

3. 读书要有选择性，不应乱读

目录学为治学的门径，他记载着各个门类的书籍，可根据你的需要选择好的书籍阅读，如不通目录学，你便不知道哪里有好书，也不知如何选择，如能有带提要的目录学著作则尤为宝贵。因此，学习目录学有重要意义。

（二）分类阅读

张老根据工作学习需要，将所读之书分为通读背诵类、重点阅读类、一般读物类、参阅书籍类，现分述如下：

1. 通读背诵类

此类书籍，整本书需要全部阅读，不是随便挑几段来读，这类书应该达到熟练背诵的程度，医学类，早期启蒙的书都需要熟练背诵，许多经典内容也应选择性背诵。当年随其父学医时，开始一些基础性的读物均要背诵，如《医学三字经》《药性赋》《濒湖脉学》等。《濒湖脉学》的条文，先生至今还可背诵。这是当年扎实的基本功。后来先生读《医宗金鉴》各科心法要诀，基本上都能熟练的背诵；《伤寒论》及《金匮要略》全部条文，《温病条辨》《温热经纬》的重要条文，《黄帝内经》《难经》的重要章节，亦均能熟练背诵。这是基本功的培养与训练，对后来的发展大有裨益。其他门类，如诗词歌赋、戏曲音乐等，大量的歌谱唱腔，先生都能熟练背诵，至先生 80 多岁时，还可背诵一百多首古诗词；许多散文歌赋，如《前出师表》《后出师表》等也都能熟练背诵，此等种类的书籍均需通读熟记，不背即为不会，只有熟记，才属真会。

2. 重点阅读类

此类书籍，尽可能多读熟记，要多做笔记或卡片，把很重要的内容择录出来，方便使用，不至忘记。先生至今还留有很多读书笔记及万张卡片，这些资料对先生成长帮助非常之大。另外，先生平日看到好的警句、语录、典故、名人杂记等均随时记录。

3. 一般读物类

此类书籍，有些重点内容，也应大致浏览一过，以备后用。很多书籍，如不阅读，则不能知道书中的内容，需用时则不知就里，只有阅读过，才能知晓内容所在。人一生想读遍天下书，是难以做到的，然可根据自己的工作需要、业余爱好、个人兴趣等做选择性的读书，这是完全可以做到的，这对以后的工作、生活很有帮助。

4. 参阅书籍类

人生当中，欲明大道，行大业，需要的知识领域是相当宽阔的，因此必需广备众籍，常操翰墨，各行各业，各类书籍都需收藏。如先生的藏书中，有佛教类、道教类、伊斯兰教、基督教的经书及《佛学大辞典》《道教大辞典》等，此类书籍均属备用书籍。此属工具书，如需相关的知识，可通过工具书来提供线索，获知相关内容。所以广备众籍，常操翰墨，即可备有知识的餐饮，来充实空虚的饿腹。

日常读书，多做笔记，积之既久，以充文库，把人脑变为电脑，则可增强思维能力和再加工的能力。人脑储存的知识，不是一加一等于二的关系，而是大脑中再加工的功能，知识积累愈多，则取用知识更多。先生存有大量的读书卡片，凡其一生读过的书，如有需要，必做卡片，积累既多，多则成库，系统自备，取用方便。

（三）读书的门径

先生还对初学者如何循序渐进地读书指出了途径。初始学习中医者，当先读启蒙性读物，除《医学三字经》《药性歌》《药性赋》《濒湖脉学》等须熟读默记，《药性歌括四百味》亦是较好的一本书，此书即龚云林《寿世保元》中的《药性歌》，先生开始学医时，即是读此书。其书载：“人参味甘，大补元气，止渴生津，调荣养卫。”“黄芪性温，收汗固表，托疮生肌，气虚莫少。”书中用非常扼要的四句话介绍了一味药最重要的功能与性味，此为最基础的知识，必须熟练背诵。

中医的四诊为“望、闻、问、切”，这四诊中最难掌握的是脉诊。如何把握脉象？应首先在理论上学好，然后逐步实践。《濒湖脉学》是明代李时珍所写的一部脉书，书中对二十八种脉进行了理论总结和形象描述，并编成歌诀，容易记忆，这是李濒湖先生对脉学的一大贡献。书后还附有《四言举要》，为宋代崔子虚先生最早写下的歌诀，经过了李氏父子的加工整理，除讲望、闻、问、切四诊的一般知识，还包括各种疾病在演变过程中的脉象变化，如何脉属“善”，何脉属“恶”，何病在何时期该出现何脉象，先生均能熟练背诵。先生的祖父与父亲经常利用此书给患者讲解病情，如“泄泻下痢，沉小化弱，实大浮洪，发热在恶”，如有泄泻痢疾等病，脉象沉小滑弱，是好现象；如出现实大浮洪，病情将出现恶化，是恶象。

《濒湖脉学》还有一部分是李时珍先生论奇经八脉的内容，因为奇经八脉在《黄帝内经》中的论述是不全面的，李时珍先生据《黄帝内经》《八十一难经》及《针灸甲乙经》对奇经八脉做了详尽的考查，著《奇经八脉考》。这些启蒙知识，初学者一定记牢。

初学者经过一段时间的学习，可读《医宗金鉴》各科“心法要诀”，此书是清乾隆年间御纂的一部医书，相当于官修教材。书中内容门类很多，有内、外、妇、儿各科疾病介绍及《伤寒》《金匮》的注解内容等，若不能全部背诵，至少应将各科“心法要诀”熟练背诵，这会为阅读其他医书打下良好基础，对临床应用亦有很大帮助。

当年先生学医时，其父让其不必背诵《汤头歌》，因为在《医宗金鉴》各科“心法要诀”中，有很多方剂歌诀，只要记住“心法要诀”，就已经学会了很多方剂。《汤头歌》所收的方子，有许多包括在“心法要诀”里。但先生指出：初学者亦可选择《汤头歌》作为启蒙读物。读以上几种书以后，从诊法、药性、汤头到各个病证，已经有了一个系统的基础。

此后便可研读四大经典。先生指出：《素问》《灵枢》《伤寒》《金匮》等应该精读。如《伤寒》《金匮》二书，如达不到全部背诵，至少应该将主要条文，即有方有证的条文，熟记默诵。《伤寒》《金匮》全部条文，先生均能倒背如流；对于《黄帝内经》重要章节，先生也能熟练背诵。

先生指出，读四大经典，不能只读原著，还应参考注释读物，如《伤寒论》方面的参考书，柯韵伯《伤寒来苏集》、尤在泾《伤寒贯珠集》是两部比较好的参考书；《医宗金鉴》中的伤寒部分是集注式，集了很多名人的注解，亦是一部好的参考书。《金匮要略》的参考书，徐彬的注释本是很好的注本，尤在泾《金匮翼》也是一部很好的参考书。《黄帝内经》的参考书，首选王冰注本，《灵枢经》有清代马莳注本，《太素》在国内久已失传，后有从日本流传来的残本。明代张介宾的《类经》属于分类注解，无论是从理论上，还是融汇前人的注解方面，都做了很好的工作。这就要求对四大经典，狠下一番功夫，不是一般的浏览。另外，魏晋南北朝时期，有很多名著，如晋代王叔和的《脉经》，最早记录了张仲景先生的《伤寒》与《金匮》条文，收录了魏晋时期一些医家的名著，是当今唯一能够看到的魏晋时期医家名著，填补了此一时期医著的空白，因此，这部书应当细读。南北朝时期，大部分医书几乎佚失，只有唐人孙思邈《备急千金要方》《千金翼方》及王焘《外台秘要》三书保留了很多群队方，这些群队方大部分是南北朝时期留下的。张仲景先生的经典方，都很精炼，很少有大方，但南北朝时期，根据此时的治疗特色产生了大量的群队方、大方、复方。隋代最重要的一部著作是巢元方的《诸病源候论》，往往有些人对这部著作不够重视，觉得不是方书，也无治疗方法，完全是论述病因病机的理论。但其是在《内经》的基础上，全面论述内伤外感，内、外、妇、儿各种疾病的病候，指出其病因病机，后世王焘《外台秘要》病因病机部分首先引用的就是《诸病源候论》，可见此书的重要性。过去医学家曾言"不读《千金》《外台》，不足以为大医也。"所以《千金》《外台》是在必读之列。宋代医书很多，首先应读林亿校过的一些书，因为林亿校过的书是现存的最好版本，其中包括《素问》《伤寒论》《金匮要略》《难经》《备急千金要方》《外台秘要》《诸病源候论》等，当时皆属国定本，这是当今唯一能够看到的早期传本，此前所有版本全都佚失了。宋代还有一部名著是《太平惠民和剂局方》，简称《局方》，是后世时方的渊源，太平惠民和剂局是官方的制药局，他们搜集了大量的古代流传下来的名方、时人创制的方剂，若非《局方》保留了大量时人创制的名方，后来有可能失传。以上书籍均应为必看之书。还有一些名著，如《妇人大全良方》，宋代陈子明编著。宋人还有大型类书可作为参考书，如《太平圣惠方》《圣济总录》等都是官修的大型类书，可作为资料性、参考性的书籍，有必要考证时还可从中搜集资料。宋人比较注重《伤寒》《金匮》的研究，此类著作很多。最早全文注解《伤寒论》的是成无己《伤寒论注解》，此为研究伤寒首先必读之著作。金、元时期，刘、李、张、朱（刘河间、李东垣、张子和、朱丹溪），是金元时期的四大流派。刘河间、张子和、李东垣均是北方人，刘河间发挥《黄帝内经》病机十九条学说，针多温热病创立了许多新方；张子和是河南人，其著作留下的方剂多运用泻法，比较适用于积结性实证；朱丹溪属江浙一带名医，因南方多湿，朱丹溪著作中，二陈汤方用得较多。金元四大名家的著作，均需细读。明清时期，内、外、妇、儿各科著作均较多，要有选择性的阅读，如内科的《杂病源流犀烛》等，妇科方面的著作亦很多，这些著作需要广泛浏览。此间最重要的还是温病学派，叶、薛、吴、王等名家，对温病学有一个新的发展。如吴鞠通《温病条辨》、薛生伯《湿热病篇》、王孟英的《温热经纬》，先生曾经全文背诵。王孟英《温热经纬》中收了叶天士的著作。辛亥革命以前中医古籍，先生认为以上著作是最需要阅读的。

（四）医书之外有洞天

先生还指出，若为大医，除读医书以外，文、史、哲方面的著作也是必读的。中国的古典文学作品中，有三本书必读，其一是《文选》，南朝时期梁昭明太子编，此书汇集此前著名文学作品而成；其二是《古文观止》；其三是《古文辞类纂》，清代前期姚鼐撰，将古文文体分为十三类，加以说明，并各举文章若干篇，对了解古文之文体，颇有裨益。以上三本文学类著作应认真阅读。诗词作品有《千家诗》《古唐诗合解》《唐诗三百首》及《白香词谱》，要求重点内容要背诵。因为中医古籍所使用的文体，很多是诗词体，阅读以上诗词著作，了解诗词格律，对阅读中医古籍大有裨益。史学方面的著作推荐《纲鉴易知录》，此书提纲挈领地记录中国历史上所发生的大事，也可以选择近代编著的《中国通史》。另有各学科专史方面的著作，如医学史、文学史、哲学史、天文学史、科技学史等，对读书求知，很有帮助，不可不读。哲学方面的著作，应认真阅读马列主义著作，了解先进的哲学观、唯物主义和辩证法。古代哲学著作，应阅读先秦诸子百家的著作，如《老子》《庄子》《荀子》《淮南子》《吕氏春秋》等名著；东汉时期王充的《论衡》，充分体现了唯物主义和辩证法的思想，对学习中医大有好处；《易经系辞传》为后人所写，对建立传统辩证法观念，很有启迪作用。

其他可根据个人的爱好，选择一些传统读物，如小说类，中国的四大名著作为业余读物，也可增加文学方面的修养，先生主张应该阅读一些历史小说，如《东周列国志》《两汉演义》《三国演义》《说岳全传》《神州光复志》《民国通俗演义》等，著作中描绘的故事情节、人物形象，对阅读正史大有益处。另外，目录学、训诂学、音韵学等，是阅读经典中医著作必需的工具，需要阅读。目录学著作方面，日本人著述《中国医籍考》《宋以前医籍考》，天津郭霭春先生编写的《中国分省医籍考》，上海裘沛然老主持编纂的《中国医籍大辞典》等，均有重要学术价值，可以指示读书门径。

总之，先生认为：中医学术从广义的角度来看，是在中国传统文化的基础上发展起来的，其思想理论与传统文化有着密切的关系，许多属自然科学的东西，如天文学、地理学、理法学、气象学、数术学等在中医学术中都有体现。甚至在文体学、语音学、语法学等都与中医学著作有着密切的关系，因此，要想成为一代大医，类此等书籍不可不读，不读则难以培养自身的文化素质，文化素质低，则难以理解博大精深的中医学术。

五、大医之情

（一）思想境界

先生家庭十分和睦，这得益于其祖父及父亲，从他们身上学到如何处理社会问题，如何处理家庭问题，遇到困难，如何面对，保持一种乐观的精神。其祖父一生与人为善，从未与别人红过脸，在家从不发火。到老年还能劳动，寿至87。其父继承了祖父与人为善的特点，乐善助人，一生与母亲也非常和谐，从未看见两个人拌过嘴，称得上相敬如宾。张老指出：处理家庭关系时，要有一个忍字。先生父亲给其讲过“张公百忍”的故事。山东寿张县有一位名叫张公艺的老人，他们家九代同居，没有分家，几百口人生活在一起，和睦融洽，家道兴旺。曾经多次受过皇帝的称赞，秘诀就是一个忍字。

张先生继承了以上优点，家庭成员之间非常关爱、和谐、互助。张先生是老大，用长辈的经验来处理家庭关系，对兄弟姐妹十分爱护，他的兄弟姐妹对他像父辈一样尊敬，可谓“长兄如父”。先生五个孩子之间也非常和谐。

医德方面，自先生祖父始，对待患者坚持以仁为本，从不图财牟利。如百姓患某些轻浅病证或小伤小病，其祖、父常不收分文，传给患者偏方或小方，让患者自行采取当地常见野生药物进行治疗，这样便不必购买先生家的药物，省了药费；许多百姓求诊拿药时没有现钱，张先生家允许记账，若是两年之内付不出钱，说明患者家中确是不宽裕，张先生祖、父则将账目划掉，不需要患者再还钱。张先生继承其家以仁为本的家风，贫寒之家付不起药费的，全部免费诊治；如果患者不便到诊所，他会上门诊治；夜晚回到家，对白天诊治的疑难病，查阅资料，争取找到最佳治疗方法。总之，对待患者，张先生谨守一个“仁”字，把他们当作自己的亲人一样去医治。

（二）文化修养

张灿玾先生在文学艺术方面的爱好与修养，虽受家庭与社会的影响，但更多是以后在学习与工作的接触和需要中，激发而起。

1. 诗词、散文

先生少年时习读白话注解《千家诗》，觉得朗朗上口，饶有兴味，后读《唐诗三百首》及《古唐诗合解》等，兴趣倍增，青年时期，在旧书摊购到《白香词谱》一本，后又得《词选》一本，又别有韵味，壮年习格律，渐识规矩，试为涂鸦，初知章法。今存最早唯 1958 年在灵岩寺学习时，所填《鹧鸪天》词一首，后去金陵，有感于六朝古都、江南风情，试为七律、七绝数首，借以抒怀。归济之后，工作繁忙，少有余兴。“文革”之后，文坛此风甚盛，张灿玾先生亦常与友朋唱和。此后先生由于工作关系，曾行遍大江南北，长城内外，所到之处，常信口而吟，或有感而发。时为报刊或诗集录用。积之既久，纂而成册，名曰《暮村吟草》，其自序云：“四十年来，医事之余，亦曾游历于海内外，广交师友。诸如山川故迹，古今兴替，犹颇多见闻，而悲欢离合之情，成败利钝之处，亦不乏其事。凡所寄于情者，常信笔而书。故凡所作，虽寄兴，亦记事也。”今观其诗集，正如其自序所言，既为遣兴抒怀，亦可知踪迹所及也。

其有诗词意有未尽时，亦常别撰散文，借壮山河之多姿，凭吊古今遗事，以抒胸膺。如《泰山游记》《灵岩寺游记》《忆冒雨游西湖》《扬州游记》《金陵游记》《新疆纪行》《粤海纪行》《出塞纪行》等皆是。

先生自著有《琴石书屋医余吟草》《暮村吟草》等，报刊及诗集中录用数百首。

2. 音乐、歌曲

张灿玾先生在读完小时，即已识简谱，常得先生赏识，有次上音乐课时，先生不在教室，他竟按谱而歌，被先生发现，便让他教了一堂。足证其在音乐方面独有所好。下学后，曾任村剧团导演兼司乐队，为了工作需要，学奏过诸多民族乐器，如笙、管、笛、箫、唢呐、二胡等，后经友人李祝三指点，习西洋乐器小提琴，并自学五线谱。为剧团演出，增效许多，这在当时一个农村剧团，亦属难能可贵。此时他搜集许多民间乐曲，如笙管曲之《大朝元》《罗江怨》等，唢呐曲之《关西腔》《得胜歌》等，现几成绝响。晚年又习古琴，领略中国数千年雅乐风韵，为其晚年生活复增更多乐趣。

张灿玾先生一生，喜爱歌曲，搜集抄录昔年名曲成册，尝思杏林春风，惠及苍生，然古今作曲者，无人惠及，于是自度多曲，以颂岐黄大业，如《杏林习业歌》《医圣赞》《杏林颂歌》《杏林春》《医学经典赞》等，以示其对祖国医学之热爱。又谱《江山多娇》《可爱的故乡》《山东是个好地方》等，充分体现其爱国、爱乡之情。2008年“七七事变”纪念日，忆昔年日寇入侵，山河破碎，国仇家恨，刻骨铭心，特谱《战歌》《战斗的号角》二曲，以示不忘国耻。

3. 戏剧

张灿玾先生因受家庭影响，自幼喜爱京剧，少年时期首见同学有一京剧歌谱，用简谱记录，始学唱段，后复购得《京剧歌谱三百首》，附有京胡曲谱，时正学习京剧，得此本益增兴味，后与地方票友及县京剧团友朋相互学习交流，技艺日进，对文武场活，均可操作，尤擅京胡（包括琴师应工之大笛、横笛等）。若逢节假日或纪念活动组织演出时，每每被邀参加，当地乡人传云：“张灿玾有弦就会拉，有眼就会吹”。足以反映观众对其戏曲才华的认可。来济后，由于业务工作繁忙，演出机会不多，偶为票友清唱伴奏。时有学院老师沈梦周先生，为京剧票友，擅生行，宗谭，嗓音甜润脆亮，有时星期六晚上无事，每为之伴奏，如《打渔杀家》《洪羊洞》《击鼓骂曹》《秦琼卖马》等唱段，谭味很浓。先生曾组织过两次演出，一次是1960年，在省中医进修学校时，与学员中几位票友，组织演出过《空城计》《三堂会审》，一次是在省中医院，与票界组织过《捉放曹》《法门寺》《铁弓缘》等折子戏。晚年兴至时，则偶或操琴自娱。

4. 书法篆刻

张灿玾先生在上完小时曾跟同学于本明学刻印章，跟刘玉生先生学刻板画，青年时期，稍习书法。盖彼时中医处方，皆用毛笔。学界亦常云，字者，文人之门面，故略知笔墨。自1960年至1966年夏，张灿玾先生无论是备课、临诊或办公时，尽用毛笔。暇时或操管临仿，或依案读贴。古人云，字无百日丑，积时既久，果有长进。他常云："做书家一要靠才气，二要靠工夫，我们哪有许多的时间去练字，只求写得好些罢了。"此为先生谦词，反映了先生无论做什么事，都十分认真的良好学风。在练习书法的同时，亦及于篆刻。篆刻不仅是书法的另一种美化艺术，亦可藉诸篆刻，设计内容，遣兴抒怀，自言其志。所以暇时读些篆刻技法书籍及印谱，自学操刀，亦可体现张灿玾先生的文情艺兴。先生自集八十余方自治印谱，题名《篆刻学步》，其内容除名章外，大量为闲章及藏书章。亦足以证其文兴艺趣之多样化。

5. 赏石抒怀

张灿玾先生自少年时起，便喜欢游山玩水，他的家乡虽无名山大川，但登上村周的丘峦岭岗，先生都有一种说不出的快感。14岁的那年夏天，先生和几位同学去看望已调至崂山村的老师，有缘登上崂山（这是他家乡最高的一座山），见山上怪石嶙峋，奇峰叠嶂，伟为壮观，从而激起了爱石之灵根。但在壮岁之时，工作繁忙，无暇顾此，迨至晚年，偶有闲情，喜自制山石盆景，以小见大，聊寄情怀。后渐及于对奇石之观赏。张灿玾先生尝谓，古代文人及近代名人，爱石者颇多，极尽大自然之工力，鬼斧神凿，浑然天成。或似物，或寓意，或出景，或寄情，不一而足。张灿玾先生晚年有藏石百余件，俱为题名，且赋诗自赏，故别号"百石翁"。又别撰《石论》一篇，后路公志正读后云："古之学者，多以琴棋书画并优，而老兄尤于诗石……而《石论》已具人性，顽石知音，琴说焦桐，古今辉映。"亦可谓深解其义。而先生之爱石，意在以石喻人，遣兴抒怀。

六、养生之智

张老认为医家、道家、养生家都十分重视精神调养，重视精神治疗和心理养生的作用。因此，养生首先要修德养性，培养情操，健脑全神，方能享人生天年之寿。

第一，重视养神。古人许多著作中提到了养形的方法，如华佗的五禽戏。养神与养生相比，张老更重视养神。他的时间均用在工作与学习上，没有多少时间去锻炼身体。有的人早上去公园遛弯，打太极拳。但张老认为早上是一天中很宝贵的光阴，这时头脑最清醒，正是写作和安排工作的最佳时间，不舍得把时间用在打太极拳上。其至晚年思维仍然很清晰，这是他注重用脑、养神的结果。

第二，要做到乐观、豁达、与人为善、知足常乐、能忍自安等。在处理各种关系方面讲究忍让，要严于律己，宽以待人，不要考虑自己的得失，要先站在对方的角度考虑问题，考虑自己的要求合不合理，对别人有没有影响，这样有了矛盾也容易和解。在领导岗位上时，要发扬风格，坚持原则。相信分担工作的副院长，不过多干预。党政方面，不争权，但大的原则应坚持。上下关系处理妥当，工作环境和谐，工作起来顺手，也能达到养生的目的。

第三，琴棋书画奇石愉悦精神。先生有很多爱好，音乐方面，会演奏京胡、二胡、笙管、笛子、唢呐、小提琴、口琴及锣鼓等多种乐器，并且会谱曲。他擅长书法、绘画、诗词、篆刻等，还喜欢收藏奇石，曾写过一篇《石论》的文章，他还将自己的书房命名为琴石书屋。总之，音乐、戏曲等艺术形式可以使精神负担得到缓解，减少疲劳，愉悦身心，起到养生健体、益寿延年等作用。

七、传道之术

（一）教学有法，传承有道

张灿玾先生从事科研、临床、教学60余年，现将他教学方法介绍如下。

1. 抓好备课关

张灿玾先生指出：要想取得好的教学效果，首要环节是要抓好备课这一关。只有自己首先将授课内容吃透、读懂，才能将知识教授给别人。他为了让学生们满意，让自己满意，备课十分认真。别人有中午睡午觉的习惯，但他65岁以前中午从不睡午觉，把时间都用在学习、研究、备课上。他少年时养成习惯，晚上读书学习，十二点以前不睡觉。在教学任务重、备课时间紧的情况下，每日废寝忘食，常常备课至深夜。如《温病学》备课期间，他为讲好《温病学》，阅读了《通俗伤寒论》《时病论》《温病条辨》《重订广温热论》《伤寒温疫条辨》等29种医学文献，写下数十万字的读书记录。同时，将有关外感温病的防治方法与方药，分门别类地加以总结。在治法方面，共分出解表法、和解法、化湿法、清凉法、攻下法等十四大类，每类之下又设若干小类，共计七十六小类。每一小类之下，收方若干，详记其用药与剂量，名曰《感证治法与类方》，为讲解准备了丰富的资料。他说：作为一名教师，要想讲好一门课，就学术水平而论，需有数倍于教材的知识。此外，还得有相关学科的知识，比如讲小儿科的课，不能只熟悉小儿科的有关内容，还必须熟悉内科学的内容，这样才有利于讲好课。总之，要给学生一滴水，自己先要有一桶水。

2. 多次试讲，脱稿授课

张灿玾先生强调试讲的重要性。试讲可以练习口才、讲课逻辑、仪态、板书等。他1958年在南京江苏中医学校进修学习时，曾受到过严格的讲课训练。老师讲授上课时板书如何写，讲稿怎样写，如何备课等。学员们以小组为单位进行试讲，讲完后小组成员从讲课内容、教学方法、教学态度、仪容、板书等方面提出意见。一堂课不断地试讲，老师及同班同学不断地提意见，有的甚至反复改进几十次。有时无人听就自己试讲。张灿玾先生认为：教师应该练好字，字是知识分子的门面，如果有一手漂亮的板书，给学生的第一印象特别好，觉得老师有学问，如果字很丑，学生的印象不好，会影响学生听课效果。现在大家称赞他书法好，他说这和他当时练习写板书有关系。练就一手行楷字，就能写好板书。此外，还应注意仪表，要求仪表端正，衣服不求奢华，但应干净整齐。

张灿玾先生要求教师应脱稿授课，他自己也是这样做的。为讲好《温病学》，他将《温疫论》《温病条辨》《温热经纬》均背下来。其中《风温论》与《湿热条辨》特别不好背，因为原文病证之后，跟的是一串药，不像《伤寒论》中病证之后跟的汤方，"桂枝汤主之""小柴胡汤主之"等，容易背。他是下了死功夫，才将经典背诵下来。这给他在讲课时提供了便利，需要用到某一家的某一条，顺手拈来。《伤寒论》则是从头到尾均能背诵，从中提起任何一条，他都能接着背下去。一个老师讲课时老是低头看讲稿，说明他对内容不熟悉，既不能做到讲课时游刃有余，也难得到学生的信任，因此，必须要脱稿授课。

3. 采用启发式教学，注重互动

张灿玾先生认为：教学不要用单一的灌输式、验证式、被动式的教学模式，应用启发式。他常在讲课之始，用提问的方式引出要讲的内容，让学生和他一起思考，在讲课之中逐步揭出答案，这使学生们印象深刻。

在课堂上还应注意双方互动。首先要使语言有感染力。语言是一门艺术，教师应当用简练、明确、欢快的语言来传达知识。有的老师是茶壶煮饺子，肚子里有，但倒不出来，这说明他的语言表达有障碍，要训练自己的语言，争取讲课干脆、利索，取得学生的注意。其次，必须让学生感到教师随时能看到他，教师的眼光应时刻观察学生的反应，时刻扫到他，学生做小动作、打呵欠，应用眼光注视他，让他收敛。若是大部分人不感兴趣，教师应反省了，是不是你讲的不能吸引学生，应在内容上、语言上、节奏上加以改变，吸引学生的注意力，或是设置问题，让学生思考，将学生的注意力拉回来。

4. 因材施教

张灿玾先生给许多不同层次的学生上过课。备课时，他针对学生知识结构的不同，做不同的准备，注重因材施教。他给研究生授课的时候，更多地从方法论的角度，教学生以治学的方法，启迪其思路，培养其独立研究的能力。在给本科生授课的时候，则将重点放在一般理论知识的讲解上，运用循序渐进、由浅而深、深入浅出的方法，理论联系实践，予以讲解，使学生易于理解和接受。在给西学中班的学生授课时，则需要更多地联系实践，从实践入手讲解理论。因为西学中班的学员，都是有实践经验的临床医生，脱离实践的纯理论讲解难以收到好的效果。

1969 年 3 月，铁厂工宣队与学校的教务处合办西学中班，学员为附近厂矿，如钢厂、化肥厂、铁矿等的卫生单位的西医，也有一些周围的赤脚医生。张老将《中药学》《方剂学》合成一门课《中药方剂学》讲授，讲课时也适当地联系西医，联系病例，让他们易于接受，学员们听得很有兴趣。在给中医进修班的学员授课时，则多做一些理论方面的讲解。他们有的年龄很大，已经 50 多岁了，大部分是有工作经验的中医大夫，但是在基层工作的大夫对经典的熟悉程度差，缺乏理论指导，在授课时，多给他们讲解一些系统化、条理化的理论知识，会帮助他们将过去的零散知识、实践经验做理论上总结，拓宽他们的知识面，丰富其中医理论知识，以便更好地指导临床实践。在给中专班的学生授课时，顾及他们年龄小、理解能力差的实际情况，将讲授的重点放在一般知识的普及上，教学力求形象化，语言浅显易懂，并将课程的重点内容进行简明地归纳概括，让他们多记忆一些知识。

5. 处理好几个关系

张灿玾先生指出，要想讲好课，还需处理好以下几个关系：

第一，理论与实践的关系。中医老师不论讲什么课，一定要会看病，不会看病，是讲不好课的。

第二，基础课与临床课，基础课的老师应注意临床课要讲的是什么内容，把两门课衔接好。

第三，正确处理中医与西医的关系。部分中医老师自己姓西，贬低中医；有的老师贬低西医也甚为不妥。应处理好二者的关系，中医老师在讲课中应突出中医，把中医课讲成西医课是不合适的。

第四，传统与创新的关系。课堂上讲给学生的应是大家公认的，不成熟的东西不要拿到课堂上讲。偶尔提一下可以，但是有的新苗头不成熟的不可以讲。

第五，需要和可能的关系。必须了解学生的知识水平，他们能听懂多少。教学生多少知识，得有个度。太多撑着了，太少，学生还饿着，这是一个学问。

（二）人才培养成果

张灿玾先生从事临床、教学和中医文献研究 60 余年，1990 年 11 月经国务院学位委员批准招收博士生。已培养博士生 14 名、硕士生多名。多名学生已成为本学科的学术带头人或骨干。其中 5 名为博士生导师。

先生大弟子柳长华教授，曾任山东中医药大学教授、中国中医科学院中国医史文献研究所所长兼书记，现任成都中医药大学中国出土医学文献与文物研究院院长、特聘教授，国家中医药管理局中医文献学、中医文化学两个重点学科的学科带头人。

张灿玾先生弟子孔立，现任山东省中医院急诊与重症医学科主任，国家重症巡查组专家组成员。

张灿玾先生还是国家优秀中医药人才指导老师。许多乡村医生也慕名前来拜师学艺，2009 年 4 月，为响应中央“中医向农村发展”的号召，新收福建省李宝泉、许文灿二位乡村医生为弟子，期望通过将自己的学问传授给乡村医生，使基层民众也能享受到较高的医疗水准。

张灿玾先生的儿子张增敏、孙子张鹤鸣均从事中医科研研、临床工作，因此，自张老祖父始，其家已传承五代。张门第二代已培养博士生、硕士生 200 余人。

张灿玾学术传承谱

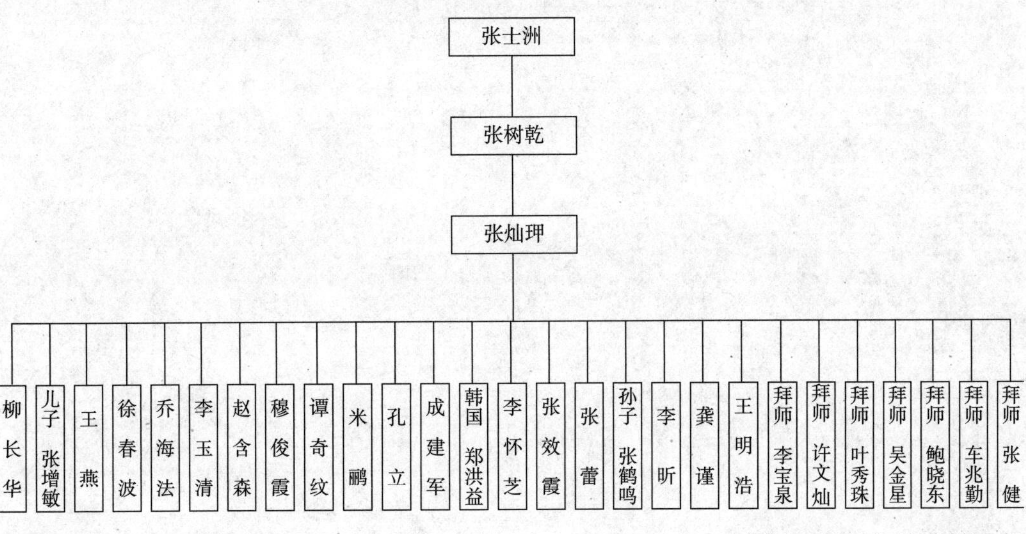

（李玉清、张鹤鸣整理）

（王爽编辑）

张学文

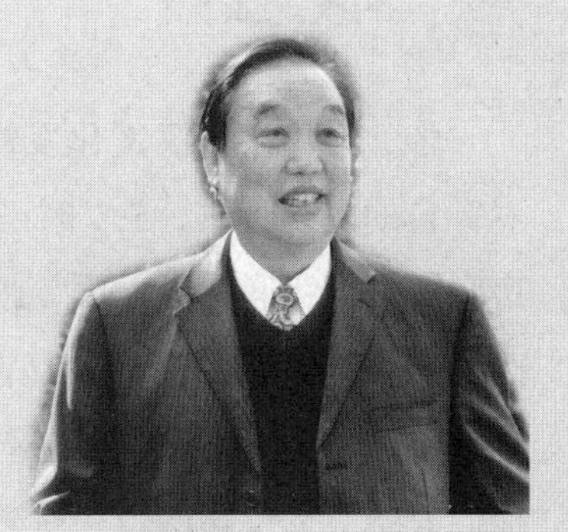

张学文（1935—　），陕西汉中人，陕西中医药大学硕士研究生导师，中国中医科学院博士研究生导师、博士后指导老师。历任陕西中医学院内科教研室主任、医疗系主任、院长。现任陕西中医药大学名誉校长、终身教授、校学术委员会名誉主任委员、校专家咨询委员会主任委员，国家中医药管理局中医药重点学科建设专家委员会副主任委员，国家中医药管理局重大中医药科技成果评审委员会委员，卫生部“健康中国2020”战略规划研究专家，国家中医药管理局“治未病”专家，中国中医科学院首届学术委员会委员，中国中医科学院学部委员，广东省中医药科学院学术委员会委员，陕西省科技进步奖评审委员，陕西省中医药研究院首席研究员。享受国务院政府特殊津贴。2009年被授予首届“国医大师”称号。

张学文教授从医70余年，在中医急症、中医脑病、温病学等诸多领域均有所研究，对“毒瘀交夹”“水瘀交夹”“痰瘀交夹”“气瘀交夹”“颅脑水瘀”等病机理论的认识颇多创新，自成体系。先后在省级以上学术刊物发表论文70余篇，出版学术专著10余部，获国家、省部、厅局级科技成果奖20余项。

一、学医之路

张学文出生于汉文化发祥之地汉中的一个中医世家。他的祖父张呈元，享年88岁，自幼酷爱读书，5岁时已能背诵《三字经》，幼时常随其舅父王树亨先生出入药房和病家，背诵脉诀方歌。15岁正式拜师学医，20岁悬壶乡里，从医60余年，不仅医术精湛，且医德高尚，是家乡一带远近闻名的乡医。五祖父张呈瑞，自幼即随其兄张呈元临证抄方，切药制药，并得其舅父的真传，深悟理法方药真谛，享誉汉中，他们兄弟二人又传医道于张致东（即张学文的父亲）。张致东继承父亲的医道，并得叔父指点，后拜当地名医刘全善为师。刘全善精通中医内科、骨科、外科、儿科医理，经验独到，学验俱丰，言传身教，精心带徒，名闻乡里。张学文从小就生活在这样一个中医药气味十足的中医世家，接受了中医药的熏陶，在祖父、父亲、名医的严格教育下，在脉诀药性汤头中洗礼，从小就形成了学中医，爱中医，认中药，立志以中医药为业，以中医药为荣的思想。张学文天资聪颖，幼时在祖父和父亲的指导下，背诵《医学三字经》《濒湖脉学》《药性赋》《汤头歌诀》等。这些通俗易懂的读物在他幼小的心灵里留下了深刻的烙印，使他较快地跨进了中医药神秘殿堂之门。15岁起便随父亲学习医术并临证诊病，辨认药材，真正地“鸡鸣而起，星高而息”，孜孜汲汲，不敢懈怠。常常上午随父门诊，下午随父出诊，逐渐培养成了对患者慈悲为怀、乐于勤谨临床的心境。张学文青少年时期精力充沛，好学上进，求知欲望极强，读书若渴，对家藏医书认真阅读，孙思邈《备急千金要方》、钱乙《小儿药证直诀》、李杲《脾胃论》、李时珍《本草纲目》、吴谦《医宗金鉴》、唐容川《血证论》、叶天士《温热论》、吴鞠通《温病条辨》、王清任《医林改错》等都成为他囊中所藏、枕下所垫之物，案头典籍常揉翻卷曲渍汗。临证时，辛、甘、酸、苦、咸、寒、热、温、凉五味四性并收，汗、吐、下、和、清、温、消、补八类治法兼容。

1953年，国家组织中医考试，都说试题难度大，通过考试不容易。但是18岁的张学文却没有被难倒，他到汉中南郑县参加统一考试，至今还记得当时考试的情景。考官问考生，知道“龙虎汤”的请举手。张学文左右看看，整个考场里，自己是唯一举手的，随后给老师背诵道：“热疟火盛，舌卷焦黑，阳毒日深，脉洪而数。龙虎汤中用柴芩，半夏石膏山栀仁，黄连知母并黄柏，粳米生姜重可任。”在50名考生中，他是年龄最小的，个头最矮的，交卷最早的，但成绩是最好的。

他不仅理论基础扎实，以优异成绩取得中医资格，而且由于自幼跟师学习，临床经验丰富，这也为他独立行医奠定了基础。1953 年 5 月，只有 18 岁的张学文，随父进入原南郑县武乡镇“致和堂”诊所应诊，成了一名独当一面、救民疾苦的基层中医。

那时国家制定了帮助民间医生提高业务水平的进修计划，1956 年，张学文考入汉中中医进修班继续深造学习 1 年。1958 年又考入陕西省中医进修学校（陕西中医药大学前身）西北中医师资班学习 1 年，重点攻读了经典著作，更加夯实了理论基础。1959 年 5 月结业后留校从事医教研工作。

他在长辈和老师的点授指导下，研读《黄帝内经》《伤寒杂病论》等典籍，明阴阳之道，通五行之变，精脏腑之理，识六淫转化。他循“观其脉证，知犯何逆，随证治之”的思路，遵“不治已病治未病”“治病必求于本”的教诲，蹈“洞理阴阳，祛邪扶正，以平为期”的法则，据“表里先后，轻重缓急”的规矩，用之临床，证之得失。治病立法则领悟入微，方药用法反复玩味。他如今之所以能成为临床大家，与其对经典熟读深悟、强记硬背、灵活运用是分不开的。

1959 年张学文在南京中医学院参加卫生部举办的全国首届温病师资班学习，师从全国著名中医内科专家孟澍江教授。在此期间，他大开眼界，又经高师指点，学习兴趣高涨，学习信心倍增，金元四大家学派之争引起了他的浓厚兴趣。他先细研各派立足之观点，寻四家之区别，后悟其中之缘由，发现四人看法都有道理，只是立足不同处。于是各取所长，融会贯通，受益匪浅。对于外感热病寒温学说的两派之争，张学文对两派学术观点细细品味，撷取其精华，通过研读《温热论》《温疫论》《温病条辨》《温热经纬》等温病专著，在对温病学说深刻领会后，很快为其新颖透彻、辨证简明、制方精细、屡试屡效而折服。

二、成才之道

（一）重视师承教育

院校教育，是现代中医药人才培养的基础，也是批量化生产中医药人才的主要方式。院校教育可以快速而规范培养中医药人才，因为管理规范，师资配套及时等而成才率高。但也存在着“一流”人才不多，中医特色不明显等弊端。因此，需要配合跟师学习、师徒授受的传统模式来提高人才培养的质量和数量。古代师带徒学习往往跟师时间较久，且师徒共同生活学习，因而跟师者熟悉师父的生活方式并能深入理解师父临证思路和处方用药特点。古代师带徒模式因场地、时间、精力等因素严重限制了中医人才培养的规模和数量。因此，中医药院校教育的毕业生在已基本具备中西医理论知识并经过短暂的临床实习后，最好尽快跟水平高、经验丰富的名医临证实践，可以采取不完全脱产式随诊，既能快速掌握运用中医药诊疗疾病的方法和手段，又能大大缩短跟师学习的时间，将名医的学术思想和临证经验更好地继承和发扬。值得一提的是，挑选高徒首先要强调学生对中医药要有较高的兴趣和信心，才能积极主动去学习；其次，较高的悟性也是学习和提高中医诊疗水平的关键。

（二）重视经典理论学习

学习中医经典医著是系统、全面掌握中医理论的必然要求，是掌握中医理论体系最直接、最有效的方法，是深入理解中医理论精髓的途径。通过学习中医经典可建立起符合中医自身规律和特点的思维方式，进一步坚定学习中医和从事中医的信心。只有将《黄帝内经》《伤寒杂病论》等经典烂熟于心，才能更好地理解名医的学术思想。但目前院校教育普遍课程众多，受课时等因素限制，经典理论课往往所占分量不大，使经典著作学习弱化，古汉语训练缺乏。不少学生读不懂也没有读过《难经》《本草纲目》等，传统理论基本训练不足，中医思想理念、价值观念淡薄，思维认知方式片面，失去了中医学术的真谛和精髓。而跟师学习，也仅能了解名医治疗疾病的特色药物，理解不深刻，很容易遗忘。有人说中医学习，经典是根本，就是这个道理。老一辈中医人，大多是自幼鸡鸣而起，星高而息，在父辈或师长们的严格要求下，不仅要将《医学三字经》《濒湖脉学》《药性赋》《汤头歌诀》背诵得滚瓜烂熟，而且对《黄帝内经》《伤寒杂病论》等经典视为珍宝，熟读于口，强记于心。在校园里经常见到学生们晨起读英语，要是也能出声读读经典，经常看看古代中医文献资料，也是很不错的。这样，以后临证时才能应对自然、流畅，运用中医药理论看病不慌不乱。

（三）重视临床实践

"熟读王叔和，还要临证多。"要想成为中医人才，仅读经典也是不够的。学习经典的最终目的还是要运用经典解决临床实际问题。"纸上得来终觉浅，得知此事要躬行。"将中医经典理论的内容与方法运用到临床诊疗疾病中，使经典与临床密切结合起来，不仅会促进中医临床疗效，日久也可以进一步理解中医理论里诸多"口不能言""言不能喻"的东西，反复临床，不断读经典，理论上知其然，临床实践中知其所以然。这样实践不断深入，理论知识也会不断加深。"读经典，跟名师，做临床"已成为目前公认的中医传承模式。

三、学术之精

张学文教授提倡“脑当为脏论”。

中医对脑的认识，虽肇始于《黄帝内经》，但一直缺乏系统深入认识。张学文教授穷尽经典，结合临床实践，突破传统理论，认为脑在人体中具有非常重要的作用，当另立为脏，因而明确提出“脑当为脏论”，创立中医脑脏理论，先后发表《试论脑脏生理之气血阴阳》《脑病证治概论》《“颅脑水瘀”理论初探》等数十篇论文，为中医脑病学科的建立奠定了基础。后经不断完善，建立了中医脑脏系统理论，总结脑脏生理病理特点，阐明脑与五脏关系，概括脑病证治特点及其治疗原则，完善了中医脑病证治学术体系。

1. 脑为奇恒之腑质疑

中医学传统理论认为，心主神志，将脑列为“奇恒之腑”。但却另有叙述脑有主管人的精神、意识思维和运动感觉的功能。这种相悖理论多年来常使后学者甚感迷惑。从中医学脏腑的定义来看，脏的功能是藏精气，其特点是藏而不泻；奇恒之腑则是形体中空而有别于脏，藏精气而不泻有别于腑。而脑位于头颅之内，乃髓汇集之处，为髓之海，藏髓（精气）而不泻，有别于骨、脉、胆、女子胞，故将脑归为奇恒之腑实为不妥。《灵枢·海论》曰：“脑为髓之海。”《素问·五脏生成》曰：“诸髓者，皆属于脑。”可见脑为贮藏精髓之器，岂能将贮藏之器的“脑”与被藏之物的“髓”同列为“奇恒之腑”？从临床实践的角度来看，建立中医脑脏系统理论以指导临床常见的中风病、癫狂证、痫证、解颅（脑积水）、痴呆证及昏迷、脑外伤综合征等病证的诊治，将更切合临床实际。而继续沿用传统的“心主神明论”来阐释以上病证的病因病机，难免牵强附会。

2. 脑当为脏的依据

《素问·五脏别论》曰：“所谓五脏者，藏精气而不泻也，故满而不能实。六腑者，传化物而不藏，故实而不能满也。”脑具有藏精气而不泻、满而不能实的生理特性，显然理应为脏。《灵枢·经脉》曰：“人始生，先成精，精成而脑髓生。”《素问·五脏生成》云：“诸髓者皆属于脑……诸血者皆属于心，诸气者皆属于肺。”言及脑贮藏精气，功同心、肺等脏。且“十二经脉，三百六十五络，其血气皆上于面而走空窍”（《灵枢·邪气脏腑病形》）。这说明不论是从先天还是后天来看，脑皆具有藏精气而不泻的特性。

3. 脑脏的生理功能

脑位于颅内，为元神之官，生命之主宰。脑为元阳元阴太极之脏，人体阴阳之统领，痦寐交变之总枢，五脏六腑之总帅。脑藏髓，主神志，智能出焉。脑协调于五脏六腑，统辖四肢百骸。脑开窍于五官，灵机现于瞳子，应于语言，脑之经脉为任、督二脉而统帅诸阴诸阳。

4. 脑与五脏的关系

张学文教授倡导脑当为脏论，并非将脑与五脏割裂开来孤立地看待，而是强调脑作为人体一个重要的器官，强调它在主导全身功能方面的重要性。

脑要进行意识思维并协调全身各脏腑的活动，全赖五脏六腑精血阳气之灌注濡养，以使脑髓充盈、脑神充沛、神机展运，方能协调五脏六腑及统辖四肢百骸的功能。

张学文教授认为，脑为元阳元阴太极之脏，脑神调燮五脏应五行的生克制化。喜、怒、忧、思、悲、恐、惊七情变化皆为脑神对外界事物刺激的生理或病理反应，七情过极过激首先侵扰脑神，脑神常态失衡导致五脏气机逆乱，故在病理情况下出现喜则气缓，过喜伤心；怒则气上，过怒伤肝；忧思伤脾，思则气结；悲则气消，过悲伤肺；惊恐伤肾，惊则气乱、恐则气下。这些情志病变皆由脑神病态波及五脏气机而引发。

5. 脑的病理特性

脑脏病理变化除了常有寒、热、虚、实、气、血、津液、阴阳病变外，每因伤及神智、神机而致病情变化多端，危象环生。且易在病变过程中出现痰、瘀、毒互结为患，致使病程缠绵，常常酿成久病顽疾。脑的病理具有以下证情特点。

（1）“清灵之窍”窍易闭：脑窍贵在清灵通利，一旦闭阻，则脑神失养，神机不运而变证丛生。脑窍的闭阻常由痰、瘀、水、湿、火热之邪交结为患，如因痰瘀热邪闭阻清窍或痰湿蒙蔽清窍，元神被扰者，可见健忘、昏迷、癫证、痫证、狂证、厥证等；如因卒冒秽浊之气，浊邪害清，清窍闭塞，元神闷乱者，则易卒发闭证；若因气滞血瘀，痰瘀交阻，脑脉瘀痹，清窍不利，则易卒发中风之脑络痹阻证；若因络破血溢，致瘀血内停，水津外渗，水瘀互结，脑窍闭塞，则易形成中风之颅脑水瘀证。

（2）“元神之府”神易伤：脑为元神之府，脑神的损伤，常表现为神志异常和神机失用两方面。

神志异常：因痰火上扰者，可见头痛、失眠、癫证、痫证、狂证等；痰湿上蒙者，可见郁证、嗜睡、癫证、痫证；因七情过极者，可出现郁证、厥证、脱证、癫证、不寐、梅核气、痴呆、脏躁等；因颅脑外伤、脑络受损或络破血溢，侵扰脑神者，可出现头痛、眩晕、中风、痫证、昏迷等证。

神机失用：多为神机运行受阻，进而出现所主司的四肢百骸、五官九窍的功能障碍，常易发痉证、麻木、颤证、痿证、痹证、面风、风痱、口僻、急惊风、慢惊风，甚或出现中风之偏瘫、失语舌强、饮水呛咳、口角流涎、鼻多流涕、目光呆滞、视物昏花或视歧、耳鸣耳聋等症。

（3）“诸阳之会”阳易亢：手足三阳经及督脉皆入于脑，而成诸阳会聚之处。阳者炎热，火性炎上，阳气易亢，故脑病以阳亢、火热证较多。诸如阳明腑实，热结肠腑引起的躁扰不宁、谵语、昏迷等；少阳火郁，胆热痰扰所致的头晕目眩、耳聋耳鸣、不寐多梦等；肝火上炎、风阳妄动以及肝阳上亢侵扰脑神所致的昏迷、厥证、闭证、痉证、颤证、麻木、眩晕、头痛、耳鸣、耳聋、癫狂等；阴虚火旺所致脑之阴阳失衡出现的不寐、健忘、耳鸣、眩晕等；六淫之邪侵扰清空所致的头痛、眩晕、痉证、颅脑痈、暑病、急惊风等。

（4）“诸髓之海”髓易虚：《灵枢·海论》曰：“脑为髓之海。”髓为先天精气所化生，赖后天气血精液以濡养。髓海不足之源有如下四因：或因先天禀赋不足，肾亏精气化源不足，加之后天脾胃失调，精血难以为继，故而髓海空虚不满，多见于幼儿“五迟”“五软”等症；或因年老精亏，肝肾虚损，精气化源日竭，髓海渐空，出现眩晕、耳鸣耳聋、健忘、癫证、痴呆、嗜睡等症；或因五脏气血阴阳耗脱亡散，波及脑髓，致髓海虚极而发为脱证；此外还有瘀血痰浊、癥积压迫如脑癌等，致精髓升降出入之道壅塞失畅，阴阳气血精津难于上奉于头，日久必致髓海空虚，表现出“大实有羸状”之情形。

（5）“诸脉之聚”脉易损：《灵枢·邪气脏腑病形》曰：“十二经脉，三百六十五络，其血气皆上于面而走空窍。”可见脑为诸脉所聚之处，脑脉的损伤常表现为络破血溢和脑脉瘀阻两个方面。各种原因导致阴阳失调，气血逆乱，脏腑功能受损，气血津液运化障碍，进而皆可损伤脑脉脑络。若肝阳暴亢、心火炽盛，气血上冲于脑可致络破血溢；或血凝为瘀，津滞为痰，痰瘀互结，痹阻脑脉脑络，皆可导致中风病的发生。病理过程中出现痰饮、瘀血、痰瘀交阻，水瘀互结的格局，临床常见于中风病的络破血溢证、脑脉瘀阻证、颅脑水瘀证。

6. 脑病证候特点

（1）神明失主：痰瘀交结于脑，可损神伤志，使神明失主，主要表现为神气不足与神志异常。神气不足者可见精神萎靡，反应迟钝，目光晦滞，视昏耳聋，善忘嗜睡，甚至痴呆迷蒙，寻衣摸床，撮空理线。神志异常者可见烦躁不安，谵妄神昏，或发为狂证，或发为癫证而出现神情痴呆，喃喃自语，哭笑无常，语无伦次等症；或发痫证，突然仆倒，昏不知人，两目上视，口吐涎沫，四肢抽搐，移时苏醒；或气血并走于上，发为中风病。

（2）神机失用：痰瘀交结于脑，经脉壅滞不通，神机难以展运，则清阳之气不能出上窍而实四肢，致四肢脉络失养，肢体失用，感觉失敏。临证可见肢体麻木，重滞无力，肿胀酸困，筋惕肉瞤，手足震颤，或偏瘫失用等症。

（3）九窍失司：脑司诸窍，气血津液皆上于面而走空窍，痰瘀互结于脑，则清阳不布，“头为之倾，九窍为之不利”（《本草纲目·紫玉兰》）。临证可见头痛如劈，头晕目眩，口眼歪斜，口角流涎，耳聋失聪，昏视失明，舌蹇失语，鼻渊失嗅，二便失司而自遗。小儿可见头颅膨大畸形，囟张不合，头面青筋暴露等症。

（4）七情失常：七情过极过激可致气机逆乱而致痰瘀，痰瘀一旦形成又反致气机更加逆乱，脑神主司调节七情的功能失其常度，临床表现可见病程日久，嬉笑不止，或悲忧难耐，或暴怒难抑，或惊恐不安诸症。

（5）舌象、脉象、甲象：久病顽疾类脑病常因痰瘀互结为患，故舌苔常见白腻、黄腻或灰（黑）腻苔，或见舌体胖大，边有齿痕，舌质紫暗，或淡紫，舌下脉络粗曲，散布瘀斑瘀点瘀丝。脉象可见弦滑、弦硬或沉细而涩。指甲青紫，或自发瘀斑，甲面粗糙凹凸不平，甚或甲板凹陷呈翻甲状。

张学文教授倡导脑当为脏论，并非将脑与五脏割裂开来孤立地看待，而是强调脑作为人体一个十分重要的器官，应该给它以相应的地位，强调它在主导全身功能方面的重要性，并深入探讨脑的生理病理关系及其与其他脏腑的联系，从而为脑病证治开拓一个新的领域。

脑要进行意识思维并协调全身各脏腑的活动，全赖五脏精华之灌注，六腑清阳之气以濡养。脑中气血阴阳津液精等物质充足，方能髓海充盈，神机敏锐，协调五脏六腑及统辖四肢百骸的功能健旺。

四、专病之治

兹介绍张学文教授中风病防治诊疗经验。

中风病从古至今都是威胁人类生命和健康的首要疑难病。与西医学比较而言，中医学在治疗中风方面有很大优势，中医药治疗中风疗效确切，且能减轻患者的痛苦，减少其并发症等。张学文教授以四期六证来论治中风病。

1. 防治中风先兆证减少发病率

中风病的防护调养关键在于早期，中风先兆证为中风之轻症，是中风病的基础和前提，其实质是在各种因素的共同作用下，人体气机失调、血行不畅，甚则血瘀为患。因此，对易发人群尤其是有中风先兆症者应当重视心理调节、讲究生活规律、节制饮食、劳逸适度，积极消除引起中风病的各种不良因素，避免发生中风。

张学文教授自 1983 年开始进行中风病预防研究，其团队提出“中风先兆证”的概念，对其含义、证候学特征、诊断标准及疗效评定标准进行规范化研究。研制了防治中风先兆证的新药——小中风片（清脑通络片）。通过中风先兆证患者临床观察，证明中药可明显降低中风发病率，提高中风先兆证治愈率。

中风先兆证为中风病之量变阶段，故在中风先兆阶段，积极地进行干预性防治与调养，能够减少发病率，对医者来说，事半功倍，对患者而言，受益匪浅。

张教授经过数十年临床研究，认为中风病的中医药防治是可行的，也是有必要的；中医预防中风病，历代有许多宝贵经验，必须挖掘并提高；在进行中医药防治中风病的研究中，在突出中医特色的同时，也可借鉴现代科学，包括西医学的先进方法和手段。

2. 中风病因的主流是内因致病

历代对中风病的病因众说纷纭。20 世纪末，全国中风病科研协作组曾提出如下观点：中风病是在气血内虚的基础上，因遇劳倦内伤、忧思恼怒、嗜食厚味烟酒等诱因，进而脏腑阴阳失调，气血逆乱，上冲犯脑，形成脑脉痹阻，脑窍不通或血溢脑脉之外的基本病机。关于因风致病学说还应深入研究，不可轻易否定和抛弃。

近代关于“热毒内郁”导致中风学说屡有报道和研究，中医理论认为“毒邪”致病者不在少数，内伤杂病中不少，外感热病中尤多。很多病都兼有“毒邪”，或以“毒”为主要致病因素。从毒邪的来路讲，又有外毒、内毒之分。外毒即外受毒气或毒邪，内毒系机体在有害因子作用下所化生的对人体有害的物质，如“血毒”“痰毒”“火毒”“热毒”“便毒”等。很多毒邪所致疾病属疑难病证，如“阴阳毒”“水毒”“痉厥”等。由于毒可致热，又可伤阴耗气，动血腐肉，损伤脏腑，故对某些因素所致病证中，正确应用解毒疗法，的确可以提高疗效，解决疑难。如用清开灵治疗中风急症，黄连解毒汤等清热解毒方药加减治疗中风病，在临床上均取得疗效。许多脑病也由于六淫邪毒过盛而引起高烧头痛、项强抽搐、神昏谵语等属于肝阳上亢、肝风内动、热毒内炽、痰热腑实等，可选用安宫牛黄丸、至宝丹、紫雪丹、清开灵、脉络宁及黄连、黄芩、牛黄、大黄、生石膏、栀子、板蓝根、夏枯草等。有人认为解毒法主要针对温热病而言，此说固然不错，但在内伤杂病中，亦有不少毒邪所致之疾病，所谓“物之能害人者皆曰毒”“万病成毒”等说明了毒邪致病的广泛性。

3. 中风病机关键是瘀阻脑络

中风病之发病机制有虚、火、痰、风、气、血等论。张教授根据临床实践认为“瘀血阻滞脑络”为中风病的病理关键环节。分虚实而论，以虚而言，精虚则精血不充、血少而行迟为瘀，气虚则行血无力而为瘀；以实而言，嗜食肥甘，恣好烟酒，脾失健运，痰湿内生，痰滞脉络而致痰瘀交夹；或痰生热，热生风，风助火热，燔灼津血而为瘀；或肝肾阴虚、肝阳上亢、生风生火而致瘀。瘀血内阻脑窍是贯穿中风病始终的基本病机。

总之，中风病的发生发展过程，实质上是瘀血这一主要矛盾由量变到质变的发展过程，无论是肥胖、高血压、脑血栓形成、脑栓塞，还是脑出血等，其病理改变都符合中医瘀血的范畴。

4. 辨证论治血瘀贯穿始终

张教授总结了中风整个病变过程的发生发展规律，将其概括为四期六证。四期，即中风先兆期、急性发作期、病中恢复期、疾病后遗期。六证，即肝热血瘀证、气虚血瘀证、痰瘀阻窍证、瘀热腑实证、颅脑水瘀证、肾虚血瘀证。

（1）肝热血瘀证：中风先兆期是中风早期证候，多属于肝热血瘀证，临床症见头痛眩晕或目胀面赤，心烦躁急，肢体麻木，或短暂性语言謇涩或一过性肢瘫无力，大便秘结，或排便不爽，舌质红暗，或舌下散布瘀丝、瘀点，脉象弦滑或细涩或弦硬。病机属于肝经郁热，或肝肾阴虚，水不涵木，肝阳上亢，化热灼津伤血为瘀；或肾精亏乏，肝血不足而致血瘀。治疗采用清肝化瘀通络，自拟清脑通络汤，用菊花、葛根、决明子、川芎、地龙、水蛭、赤芍、天麻、山楂、磁石、丹参、川牛膝等，大便干结可加大黄。

（2）气虚血瘀证：此证多见于中风病初期、缺血性中风发作期及中风恢复期和后遗症期，症见半身不遂，或肢体麻木，神疲乏力，语言不利，面色㿠白，舌淡暗、苔白或白腻，脉细涩。病机属于气虚血瘀，治疗采用益气活血法，以补阳还五汤加上通络之品，对中风病的恢复期、后遗症期及诸多其他病凡属于气虚血瘀证者，使用均有良好的效果。

（3）痰瘀阻窍证：此证常见于中风急性期的闭证，临床症见突然昏仆，神志不清，肢体偏瘫，喉中痰鸣，语言不利或失语，脉弦滑或弦硬，舌体胖大或偏歪，舌质暗，或有瘀点、瘀丝。病机为痰瘀阻窍，治法采用涤痰开窍，活血化瘀，张教授自拟蒲金丹（石菖蒲、郁金、丹参等），配合清开灵滴注，收效甚佳。

（4）瘀热腑实证：此证常见于中风急性期。证候表现为神志昏蒙，偏身不遂，舌强语謇，口舌歪斜，面红气粗，痰声辘辘，呕恶便闭，舌质红，苔黄腻或黑，脉弦滑。病机属于痰热腑实，治法采用通腑化痰，活血化瘀，方用三化汤加减，用生大黄、芒硝、丹参、川牛膝、石菖蒲、胆南星、瓜蒌、决明子等。

（5）颅脑水瘀证：证候表现以“三失症”为主，即神明失主症状，肢体失用症状，七窍失司症状。病机属于瘀血与水湿痰浊互阻于脑络，治法采用醒脑通窍，活血利水。方用脑窍通，用丹参、川芎、赤芍、桃仁、红花、益母草、川牛膝、茯苓、血琥珀、麝香（冲服）等。

（6）肾虚血瘀证：中风之病本为肝肾阴虚，精血涩少，加之肝阳上亢而加重病情，或中风病后期，肝之精血更衰，脉络瘀滞不去，使清窍失濡，肢体失用。症见音喑失语，心悸口干，腰膝酸软，半身不遂，舌质红或暗红，脉沉细等。病机为肾精不足，血亏液乏，血脉不利为瘀。治法采用补肾益精，活血化瘀。常用地黄饮子去官桂、附子，加丹参、鹿衔草、桑寄生、川牛膝、肉苁蓉、桃仁、红花等，或佐黄芪以益气活血，水蛭以祛瘀生新。

张教授强调，临床实践中中风病可见单纯瘀血阻络者，但兼夹他症者更多。应根据中医辨证论治基本理论，采用因人、因地、因时制宜的基本法则。只有准确辨证才能合理施治，灵活运用理气祛瘀法（如血府逐瘀汤）、清热解毒化瘀法（如牛角地黄汤）、祛风化瘀法（如当归饮子）、化痰活血法（如苇茎汤合小金丹）、渗湿活血法（如益肾汤方）、攻下化瘀法（如桃仁承气汤）、养阴化瘀法（如桃红四物汤）、补气化瘀法（如补阳还五汤）、开窍活血法（如通窍活血汤）及温阳化瘀法（如急救回阳汤）。

5. 康复治疗必须多法结合

偏瘫是中风病的重要后遗症之一，偏瘫的治疗，尚无理想的方法，生活调养显得更为重要。

（1）心理方面：患有脑中风后遗症的患者，绝大多数都有沉重的精神负担。其一是担心病情继续发展，难以康复；其二是担忧长期治疗会给自己家庭带来经济负担和生活压力；其三是害怕周围的人，甚至是自己的亲人厌烦自己，歧视自己。向患者及家属做好深入细致的心理疏导工作，努力使患者放下心理包袱，积极配合医生的合理治疗，医患密切配合，力争取得良好的疗效。

（2）生活调养：偏瘫患者长期处于卧床状态，所以容易出现厌食及褥疮，而这两种病证反过来直接影响患者的营养补充和自主活动。对于偏瘫患者，除了要经常帮助其进行被动活动之外，还应当尽可能地加强营养物质的摄入，尽量多饮水，多吃蔬菜、菌类植物及高蛋白食品，并应多晒太阳，提高自身抵抗力，促使疾病早日康复。同时，可以应用活血化瘀、通脉舒络、强筋壮骨之中药，煎后泡洗患侧或双手、双足等处，并配合针灸推拿等多种治疗方法。

（3）运动功能康复：偏瘫患者应当也必须尽力加强功能锻炼，这一点在此类患者的康复过程中显得尤其重要。偏瘫患者的日常活动训练可以在有关人员协助下开展以下常用项目，包括练习洗脸动作、更衣动作、洗澡动作、饮食动作和排便动作，如果病情允许，亦可以练习诸如叠被、洗碗、种花、扫地等家务劳动，这对偏瘫康复颇多裨益。训练方案，主要包括坐位平衡与床上动作训练、手部与上肢功能训练、双足与步行训练，并可采取药物外洗来促进局部血液循环等辅助措施，均可获得较为理想的康复效果。

（4）中药内外合治：中风病恢复期和后遗症期主要病机多见于三种情况：一是肝阳未平，阴液未复，症见头晕头痛，半身不遂，脉弦细等，此时仍宜平肝潜阳，育阴生精，药用钩藤、决明子、川牛膝、怀牛膝、龙骨、牡蛎、龟甲、鳖甲之类，稍加通络之品。二是气虚血瘀，此为多见，症见偏瘫，或瘫肢皮肤肿胀、乏力，脉细涩，舌质暗淡，或舌下脉络迂曲，此宜益气活血，用王清任补阳还五汤加减。三是颅脑水瘀，症见神情呆钝，语言不利，半身不遂等，此为瘀血顽痰痹阻经脉，且又正气亏虚，其病势胶结顽痼，恢复能力差，其治疗宜活血利水，兼以益气，宜通窍活血汤合补阳还五汤加减，可加乌梢蛇、僵蚕、全蝎、水蛭等虫类入络剔邪之品。

外治常用艾叶、川芎、花椒、桂枝、川牛膝、威灵仙、红花、伸筋草等煎汤热浴，每日 1 ～ 2 次。另可加肌注丹参注射液，或其他中药静脉滴注剂，其次可配合按摩、针灸、刮痧、香疗等，以“疏其经脉，令其条达”，恢复经脉功能，缩短康复时间，每获良效。

中风病恢复早期的病理关键在于脑络不通，水瘀交结，互阻颅内为基本特征的颅脑水瘀证。谨守病机，无与众谋。把握了本病的病机，其他问题也就容易解决了。总之，在防治中风病的过程中，张教授坚持在辨证论治原则下，早期着重预防，中期注意化瘀，后期重视调护。

6. 典型医案

中风后遗症（急性脑血管病后遗症期），肝热血瘀证。

患者何某，男，48 岁，工人，陕西乾县人。2012 年 11 月 20 日初诊。

主诉：左侧肢体麻木、沉重 7 个月。

现病史：患者于 2012 年 4 月出现左侧肢体不适，行走时左足掉鞋，在外院行头颅 CT 检查提示脑出血（5mL），经治疗后血肿吸收，但觉左侧肢体麻木、沉重感逐渐加重，左侧肢体冰凉感，左胁背、左下肢外侧时感灼热，遂来就医。现症见性格急躁，易怒，时有咳痰，痰白质黏，量不多，左侧肢体麻木、沉重、冰凉感，时有左胁背部、左下肢外侧灼热感，时有泛酸，无口干口苦，纳眠可，淡暗舌，苔薄白，双关脉弦。BP 150/100mmHg。

既往史：有高血压病病史，现服用降压药，血压控制在 140 ～ 150/90mmHg。曾有烟酒史，已戒。

中医诊断：中风后遗症。

西医诊断：急性脑血管病后遗症期。

辨证：肝热血瘀证。

治法：清肝活血。

方药：天麻钩藤饮合脑清通汤加减。天麻 12g，钩藤（后下）12g，磁石（先煎）30g，石决明（先煎）30g，川牛膝 30g，生杜仲 12g，桃仁 6g，红花 6g，郁金 12g，水蛭6g，地龙10g，生龙骨（先煎）30g，生牡蛎（先煎）30g，天竹黄10g，僵蚕10g，黄芩10g。

予30剂。每日1剂，清水400mL，早晚分服。

注意事项：畅情志，防劳累，清淡饮食，如有不适及时就医。

二诊：服药30剂，自觉左侧肢体麻木、沉重、冰凉感较前减轻，左胁背部、左下肢外侧灼热感不明显。最近左耳耳鸣，听觉过敏，怕冷，遇冷则上症皆加重，纳食可，口苦，性格急躁较前好转，多梦，二便调。近来血压基本135/90mmHg。舌暗红苔薄白，双关脉略弦。上方去钩藤、石决明，加蝉蜕10g，桂枝6g，30剂，用法、注意事项同前。

三诊：左侧肢体麻木、沉重、冰凉感皆好转，耳鸣减轻，怕冷症状有所改善。性格仍急躁。纳眠可，舌淡暗，苔薄白，脉沉细。上方去磁石，加山栀12g，30剂。

四诊：诉左侧肢体仍稍有发麻、沉重感，冰凉感较前明显改善，偶有耳鸣，仍觉怕冷，纳眠可。舌暗苔薄白。再加减调整后症状基本消失。

五、方药之长

（一）核心方剂——脑窍通方

【组成】丹参、益母草各15～30g，川芎、赤芍各10～12g，桃仁、红花、川牛膝各10～15g，茯苓15～24g，麝香（冲服）0.1～0.2g，血琥珀6～10g。缺麝香时可用白芷10～12g，冰片（冲服）0.1～0.2g代替。

【功效】醒脑通窍，活血利水，升清降浊。

【主治】中风或其他外伤、热病所致之颅脑水肿，颅内压升高，神志昏迷，人事不省或小儿脑积水者，以及脑肿瘤等属于颅脑水瘀证者。脉见弦硬或滑，舌紫暗或有瘀点、瘀丝，苔白，或舌下脉络变化。

【用法用量】水煎服，每日1剂，早晚分服。

【方解】此方在通窍活血汤基础上，加入丹参、桃仁、川芎、赤芍以增强活血化瘀之功，三七化瘀又可止血，防止出血；加茯苓、益母草以利水活血化浊，加白茅根清热止血，利水护肾，加川牛膝以补益肝肾，活血利水，且引水引血下行。诸药借麝香走窜、菖蒲芳香之力，开通脑窍，苏醒神志，共奏醒脑通窍、活血利水、升清降浊之功。

【临证心悟】对于出血性中风病急性期或伴有脑水肿者，宜将麝香易为石菖蒲10～12g，以防麝香辛香走窜迫血太过，再加三七粉（冲服）3～4g，水蛭6～9g，以行血止血，祛瘀生新；兼阴亏者加白茅根 30 ～ 50g，防止利水伤阴；痰涎涌盛者加竹沥水 20 ～ 40mL，胆南星 10 ～ 12g，天竹黄 10g，以涤痰开窍；血压增高且见躁扰不宁、面色红赤者，加灵磁石 30 ～ 40g，钩藤（后下）、天麻各 10 ～ 15g，或羚羊角（另煎兑取，代）3 ～ 6 g，以平肝潜阳；脑水肿严重者，加大益母草、茯苓、川牛膝用量，增强活血利水功效。对于缺血性中风病，无论是急性期还是康复期均可用本方稍事加减，若脉象滑缓无力者是兼有气血虚弱之象，宜加黄芪 20 ～ 40g，鸡血藤 15 ～ 30g，以益气养血通络。对于中风后遗症伴有脑萎缩、脑积水或老年性痴呆者，因其水瘀互阻脑窍日久，已使脑髓不足，宜酌加益肾填补精髓之品，如鹿角胶（烊化）6 ～ 9g，桑寄生 15 ～ 30g，山茱萸 10 ～ 15g，鹿衔草 30g 等。小儿先天性解颅病（脑积水），因其多系先天禀赋不足，水瘀互阻脑窍发病，原方宜加鹿角胶（烊化）6 ～ 10g，桂枝 6 ～ 10g，石菖蒲 6 ～ 10g，淡黄酒 30 ～ 50mL 为引，以增强化瘀利水、通阳开窍之效。对于颅脑外伤所致的颅内血肿或继发性颅内高压症，以及脑外伤所致的脑积水，原方宜加三七粉（冲服）3 ～ 6g，水蛭粉（冲服）0.5 ～ 1g，苏木 10 ～ 12g，炮山甲（代）6 ～ 10g，以增强活血化瘀之效。对于顽固性头痛、癫痫、脑肿瘤等均可由此方随证加僵蚕、全蝎、蜈蚣等虫类药物以入络剔邪，祛风化痰，散结止痛。

【注意事项】该方药引用葱白、黄酒、生姜、大枣，不可忽视。临证应用时，可根据病情，灵活化裁。

（二）经典用药

1. 丹参、天麻药对

丹参味苦性微寒，以活血祛瘀为主要功效。天麻味甘平，以平肝息风通络见长。二者合用，苦甘配对，相辅相成，共奏活血平肝、息风通络的功效。张教授擅长从肝论治脑病，认为肝的疏泄与藏血功能失调时，会导致肝气郁结、肝火上炎、肝阳上亢、肝风内动，甚而夹杂痰浊、瘀血等病理产物，从而窜扰经络、扰动心神、损伤阴阳、逆乱气血，产生包括脑病在内的各种病证。临床常用丹参与天麻配伍，取丹参活血化瘀，祛瘀生新，行而不破。天麻主入肝经，味甘质润，药性平和，息风止痉，为止眩晕之良药。二者相配，既可治疗肝风内动，肝阳上亢之头晕，头痛，又可治血瘀经络，手足不遂，肢体麻木，风湿痹痛，血行不畅，疼痛，屈伸不利等症。张教授以此药对为核心创立益肾定眩汤（杞菊地黄汤加丹参、磁石、川芎、天麻等），用于治疗肾虚夹瘀之眩晕证。该药对应用于肝阳上亢，瘀阻脑络之头痛、眩晕、急惊风、慢惊风、中风、痫病等。

2. 丹参、川牛膝药对

丹参味苦性微寒，祛瘀血而生新血。川牛膝味苦性平，以活血化瘀见长，又可引血下行，引热下行，引水下行，引药下行。二者合用，属相须配对，共奏活血祛瘀、引血下行的功效。张教授认为瘀血之病因常贯穿诸多脑病发生发展的始终，临床针对瘀血阻滞脑络之头痛、眩晕、中风等病证，常以丹参与川牛膝配伍。取丹参活血通络化瘀，配川牛膝逐瘀通经，引热、引血、引水下行之功，兼补肝肾。二者配伍，有通中兼补、寓通于补之妙，且行不伤正，补不碍邪，通补兼施。临床常用于治疗颅脑血瘀、颅脑水瘀、肝热血瘀之中风、中风先兆及中风后遗症，且疗效可靠，安全可行。

六、读书之法

张学文教授幼时即在祖父、父亲的引导下，背诵《汤头歌诀》《药性赋》等，及至开始行医，则在师长的推荐及教授下，钻研医学古籍，明阴阳之道，识六淫转化。后数十年躬耕于杏林，更是常于临证之余，不断问道于医籍。不仅深读《黄帝内经》《伤寒论》《金匮要略》《神农本草经》《温病条辨》等经典著作，以悟透医理，而且细心研读了《备急千金要方》《景岳全书》《医学正传》《血证论》等医学著作，以拓展思路，撷取精华，疏为己论。如对《医林改错》，张教授认为此书虽非鸿篇巨论，但为王清任验脏腑四十二年呕心沥血之作，因敢于问阙经典、阐发气血，为后世医家所叹仰。张教授反复研读此书，对其脑髓说、血瘀证等思想感悟颇深。

（一）《医林改错》，反复研读

（1）业医诊病，当先明脏腑：脏腑乃人体之根本，病因之于内，必形之于外，王清任对此感慨颇深。他说："业医诊病，当先明脏腑。""著书不明脏腑，岂不是痴人说梦；治病不明脏腑，何异于盲子夜行！"他通过大量的解剖观察和总结，在前人认识的基础上，对脏腑解剖的一些问题进行了有益的纠正和补充。如对于血管，他认识到左右颈总动脉、主动脉、肠系膜上下动脉、左右髂总动脉、左右肾动脉、左右锁骨下动脉、下腔静脉等的位置和形态。观察到肺为两叶，有气管、支气管、小支气管相连，肺下无透窍。纠正了前人关于肺有六叶两耳、二十四孔的错误。古人认为肝脏左三叶右四叶，胆附于肝之短叶。王氏则明确指出，肝有四叶，大面向上，后连于脊，其位在胃之上，胆附于肝右第二叶。其他诸如胰脏、胰管、胆囊管、幽门括约肌、肠系膜等，多与西医解剖学基本符合。此外，王氏对膈膜位置和形状的描述，对脑功能、会厌、视神经以及怀胎说等的认识，虽然较为朴素、简陋，甚至掺杂了一些错误，但较之前人来说仍不失为一大进步。正如知非子作序所言："先生是书，功莫大于图绘脏腑诸形……而使数千载之误，由先生而正之哉！"

（2）阐发气血理论，创立脑髓学说：对气血理论的发挥是王清任学术思想耀眼的闪光点。如他说："治病之要诀，在明白气血，无论外感内伤……所伤者无非气血。""气有虚实……当与半身不遂门四十种气虚之症、小儿抽风门二十种气虚之症互相参考。血有亏瘀，血亏，必有亏血之因……惟血府之血，瘀而不活，最难分别。"他认为"目视、耳听、头转、身摇、掌握、足步"等都是受"气"之所支配。"亏损元气，是其本源"，"气通血活，何患病之不除"？王清任的以上观点，实际上是对《黄帝内经》"血实者宜决之，气虚者宜掣引之"理论的进一步发挥。

王清任所倡立的以"灵机记性不在心在脑"为核心的脑髓说，是对《黄帝内经》"心主神明"理论认识上的一次"扬弃"和补充。他通过长期的观察，不仅总结出耳之听、目之见、鼻之闻通归于脑的观点，而且，从小儿生长发育的过程中认识到脑主意识的功能。如他所言："看小儿初生时，脑未全，囟门软，目不灵动，耳不知听，鼻不知闻，舌不言。至周岁，脑渐生……至三四岁，脑髓渐满，囟门长全，耳能听，目有灵动，鼻知香臭，言语成句。所以小儿无记性者，脑髓未满；高年无记性者，脑髓渐空。"此外，王清任根据中风患者肢体和头面不遂的交叉现象，客观地指出："人左半身经络上头面，从右行，右半身经络上头面，从左行。"他的这一观点，与脑神经生理学的机制不谋而合，有着极强的实用价值，也为现代中医脑病学说的创立奠定了理论基础。

（3）理论联系实践，创立多首名方：通窍活血汤、补阳还五汤及血府、膈下、少腹、身痛逐瘀汤等名方的创立，是王清任长期理论研究和临床不断总结的精华所在。王氏理论尤重气血的观点在他创立的方剂中可见一斑。其中，通窍活血汤现今已广泛用于中医脑病领域，且疗效卓著；血府逐瘀汤在治疗心血管疾病以及神经系统疾病中的疗效确切可靠。补阳还五汤开创了"益气活血"治疗中风的先河，对后世医家有着巨大的影响。此外，王氏创立的多首方剂以及验方，大多有着较好的疗效。有人对《医林改错》所载 33 方 87 味药进行了初步的统计，发现全书列举气虚证 60 多种，用黄芪的处方 11 首，最大用量达 120g；87 味药物中，活血化瘀药占 1/3 之多。可见，王氏不但理论上强调气血关系，临证实践中也是与理论认识密切结合的。

张学文教授既看到了王清任对医学的巨大贡献，同时也发现了王氏的一些错误或者局限性，如将胃总管误认为是气管，从而未能发现其与心脏的密切关系，以至于错误地提出"心无血说"的观点，并未能正确理解脏象与脏腑的关系等。因而强调辨证学习《医林改错》。

（二）灵活学习，不断提高

张学文教授认为，读《医林改错》这本书，不能只读书中的理论观点和治法方药，而是首先应该学习王清任师古不泥、学有创新、从实践中寻求真知的精神。从《医林改错》所直接引用的10余部经典和20余部典籍的观点来分析，王清任对古籍中的一些疑问并不是凭空臆断，刻意标新立异的举措，应该被客观地看成是他在博览群书后认识上的一种升华。是科学的、严谨的为医之道，值得我们现今的医务、科研工作者认真学习。

其次，要学习王清任善于在临证观察中发现问题和解决问题的方法。如他通过对小儿生长发育过程的观察，提出“脑髓说”，并详述痫证发作之始末予以分析和回答。对半身不遂病证的体会上，他说：“唯半身不遂一症，古之著书者，虽有四百余家，于半身不遂立论者，仅止数人，数人中并无一人说明病之本源，病不知源，立方安得无错？……凡遇是症，必细心研究，审气血之枯荣，辨经络之通滞。”“若十分元气，亏二成剩八成，每半身仍有四成，则无病……如左半身二成半，归并于左，则右半身无气……无气则不能动，不能动，名曰半身不遂。”依此观点，王清任创立了“补阳还五汤”这一名方。

再者，认真领悟王清任最为擅长的活血化（逐）瘀的立法和组方思路。如活血化瘀治法与补气药、清热药、解毒药及化痰祛痰等药物的配伍方法。书中明确指出，“药味要紧，分量更要紧”，如桃仁一药，王氏在多首方中应用，但用量多据他对瘀血轻重的判定而选投，轻仅3g，重则达25g。再如通窍活血汤中之黄酒，虽做药引之用，但断不可少。张学文教授在临证中体会到，尽可能选用上好之品，每日用量30g，往往收效较好。

此外，对于王清任实事求是的医德医风也是应该学习的。如他运用膈下逐瘀汤治疗积聚一证时多次指出：“此方可效，全愈难。”“虽不能愈，常服可保病不加重。”

总之，张学文教授认为《医林改错》有着很强的实用性，是中医工作者提高自身认识水平和解决问题能力的一部很好的参考书。

活血化瘀法是古代八法中“消法”的一种，从古至今，临床使用效验，且代有发展。活血化瘀法是针对瘀血内停，脉络瘀阻，血行失常而采用的以改善血液循环，化除体内瘀滞为基点的一种治法。历代医家对此都有不同程度的认识、运用和提高。新中国成立以来，广大医务工作者互相协作，共同努力，在对该法的机理研究和临床应用方面，皆取得了引人瞩目的成绩。从临床角度看，活血化瘀法不仅广泛运用于内、外、妇、儿、皮肤、五官、肿瘤等科的多种病证，而且在防治诸多老年病、疑难杂证和危重急症等，采用该法或兼夹使用活血化瘀法，常可收到满意或意想不到的效果。故在国外，对本法的研究也引起了高度重视。

张教授在学习前贤和借鉴他人成功经验的同时，结合自己临床的点滴经验，对《医林改错》书中几首方药进行了着重探讨。他认为古人根据疾病发展过程中邪正斗争的力量强弱，病情的轻重缓急，主证与兼证的关系，以及病证的寒热虚实之不同，本着辨证论治的原则，恰当地选方用药。根据“方从法立，法随证出，辨证立法，以法统方”的原则，创立了许多辨证明析，立法正确，组方合理，选药精当，方药合拍，取效敏捷的活血化瘀方面的名法、名方，如通窍活血法之通窍活血汤、理气活血法之血府逐瘀汤、益气活血法之补阳还五汤、活血止痛法之膈下逐瘀汤、温经化瘀法之少腹逐瘀汤、通痹化瘀法之身痛逐瘀汤、温阳化瘀法之急救回阳汤等。张教授根据王氏对中风先兆证的论述和自身多年临证所见，创立了临床疗效颇佳的数个经验方。如根据通窍活血汤之义改制的“脑窍通汤”，用以治疗脑外伤、中风、解颅、脑岩等属于颅脑水瘀证者；根据“补阳还五汤”之义改制的“通脉舒络汤”及“通脉舒络液”，用以治疗中风中经络、中风恢复、后遗症期及其他气虚血瘀病机的病证；具有清肝活血作用的“清脑通络汤及脑清通方”等，治疗中风先兆症（小中风）肝热血瘀证，用之临床均取得了良好效果。

在学习《医林改错》诸系列活血化瘀方药后，并参考古今许多先贤的论述和自己的一些实践，在临床上，张教授对于辨证确系有瘀血存在或兼有瘀血的内、儿、妇、外、五官、肿瘤等科的多种病证，试用活血化瘀法，或兼用活血化瘀法给予治疗，皆不同程度收到了较为满意的疗效，如头痛、头冷痛、点头病、面痛、眼痛、肩痛、胸痛、风湿性心脏病、胃脘痛、胃脘痛兼梅核气、积聚、胁痛、脊背痛、皮痹、热痹、着痹、行痹、痛痹、类风湿关节炎、风湿病、腰痛、半身麻痛证、梅核气、脏躁、气厥、气厥震抖证、气厥抽搐证、毒瘀交结抽搐证、烘热证、无名定时高热证、中风病、低烧、眩晕、高血压病、肺痨、肺痿、大咯血、虚痨、怔忡、不寐、心悸、惊悸、狂证、肝郁、膨胀、奔豚气、浮肿、尿血、便血、阳痿、滑精、严重恶寒症、单纯肥胖症、惊叫症、血小板增多症、白细胞增多症、淋巴反应性增生症、毛细胞白血病、瘀毒痰核症、静脉硬结、下肢紫斑、翻甲、夜游证、骨檀风、黧黑斑、粉刺、过敏性皮炎、红丝疔、甲状腺囊肿、痰核、疖肿、有头疽、肠痈、脱疽初发、痛经、经闭、经行呕吐、浮肿、经行舌痛、舌痒、血麻、崩漏、乳癖、乳痈、不孕、滑胎、热入血室、虚损、更年期综合征、解颅、小儿痉证、小儿浮肿、癖积、小儿阳强不倒、赤眼、鼻渊、鼻衄、口疮、齿衄、耳痔、多种中毒等。

另外，张教授认为，活血化瘀法虽然有“疏其气血，令其条达”、改善血液循环、调整脏腑功能的作用，但如无原则地多用、过用必有伤气、耗血、损阴之弊，因此必须要做到辨证论治，有的放矢。

七、大医之情

（一）医德高尚

张学文教授自18岁起开始行医，之后从未间断临床，甚至是过年过节也经常有患者前来寻医问药。他医术高超，享誉四方，深得医界和患者的好评。找张学文教授就诊者多为内科疑难顽症和急危重症，部分患者为治病而辗转于全国各地，诊疗费、交通费等更使他们穷困潦倒，张学文教授每每看到他们拿着厚厚的诊疗材料以及被病痛折磨的面容，总是悉心辨证，精心选药，想方设法为患者寻求最廉价而药效好的组方。往往经过张学文教授的几次诊治，十余味价廉的药物就使得病情缓解，甚至是痊愈，曾有很多重症或难症患者病愈之后，感激万千，称其为再生父母。

张学文教授门诊的患者大多来自农村。前些年，张学文教授时常会遇到大老远背着馒头赶来找他看病的患者，有的连挂号费都掏不起。即使现在经济条件好了，许多农村人还是看不起病，实在扛不住了才来医院，往往一来就是重病大病。对这些患者，他总是尽可能开最经济实惠的药，能用便宜药绝不用贵药，甚至主动帮他们缴纳费用。有个患中风后遗症的老病号，家境十分贫穷。张学文教授从不收他的挂号费，有一次患者体内虚热，张学文教授在药方里加了西洋参，特意告诉患者西洋参太贵，不要买了，他把别人送给自己的一盒西洋参给了患者。

虽说是国医大师，张学文教授的挂号费一直是10元，近年才调至30元，唯恐太贵把患者挡在门外。而在一些地方，他的学生挂号费都已经二三百元了。他时刻铭记“对病人似亲人”的祖训，经常说，“宁可叫医生委屈也不能让患者折腾”。无论业务多么繁忙，任务多重，他始终坚持定期出诊，对患者有求必应。为方便患者，他的电话号码多年来一直印在病历上，只要接触过他的人都知道他的手机号。哪怕有患者三更半夜打电话，他都耐心答复。在学生、同事们眼中，患者面前的张学文教授始终从容温和，问诊把脉耐心细致，遣方用药认真周详。有一年夏天他去汉中出诊，天气十分炎热，身患怪病的患者穿着棉衣棉裤仍然怕冷，要待在生火炉的密闭房间，他二话没说进屋看病，汗水湿透了衣服，他却毫无怨言。偶尔遇个脾气暴躁、蛮不讲理的患者，他也不急不躁，和气的态度往往让患者自个儿红了脸。

在咸阳，张学文教授人称“神脉”。只要他一把脉，患者的性格、病情和病因就能说个八九不离十。其他人乍一听都觉得玄，但跟诊学习的学生们却清楚这一点都不神秘，关键在“用心”。每次把脉时，他总会看似随意地和患者拉几句家常：家里都有什么人，最近工作还顺心吗，等等。亲切自然，让人如沐春风。貌似闲聊的信息再综合望闻问切，患者的情况自然就了然于胸。

从医70余载，张学文教授始终坚持医德是行医之本，带徒弟教学生，总是强调医德先行。现如今医患关系紧张，他觉得多少与医生态度有些关系。

（二）为人师表

张学文教授弟子百余名，他要求学生先做人再做医。在做人方面，注重培养学生练就过硬心理素质，并养成良好医德医风。对个别利欲熏心者，他经常持批评态度；而对踏实认真，诚实守信，爱学习、肯钻研的弟子和学生则赞誉有加，是非褒贬非常明显，在一定程度上反映了他的育人观和人才观。

“治学严谨，精益求精，传授医术不厌其烦。对学生不但有学术要求，为人品行要求更高。同时，他率先垂范，实为楷模。师从导师多年，受益匪浅。”张学文教授的研究生、北京中医药大学东直门医院教授姜良铎这样评价自己的恩师。

1997年，张学文教授听说陕西中医学院不少山区来的特困学生生活困难，常常只吃馍夹辣椒，便主动将自己的国务院政府特殊津贴捐给了两位大学生，一直到他们毕业。近些年，张教授又拿出数十万元作为助学基金，奖励优秀学生。

在临床上，他将自己多年积累的宝贵经验毫无保留地传给学生。往往看病时，他会亲自指导随诊学生诊脉，如告诉学生“五十不止身无病，数内有止皆知定”，意思是说，脉搏跳动的快慢、强弱以及有无间歇，依此可以判断患者病情的轻重。

“开朗、乐观的老师，使我们的中医学习变得轻松而愉快。”广东省中医院针灸科主任符文彬是张学文教授的学术继承人，他说，老师每年两三次来广东讲课，开讲即会全身心投入，往往一气呵成直到下课才想起还没喝口水。老师对脑病、温病研究得很透，临床处方用药很特别。跟师上门诊多次，印象最深的除了患者复诊时病痛大减的喜悦，还有老师对所有患者不分贫富、老幼、强弱而发自内心的关切的笑容。

张学文教授的研究生、原陕西中医药大学校长周永学体会，老师善于和患者沟通，往往拉几句家常就获得了很多信息，不仅是仁心仁术的体现，其实也是运用了心理疗法。一些温和鼓励的话语，对心境不佳的患者影响很大，起到了增强信心的作用。周永学还记得，几十年前老师带他在乾县开门办学时，百姓前来看病，老师开方必有丹参，一时竟造成乾县无丹参。老师对丹参情有独钟，在中医学术界素有“张丹参”雅称。老师不仅耐心地向学生讲授丹参的功效、特点、用药注意事项等，还将自己多年临证的心得体会向前来求教的各地弟子倾囊相授。

“杏林恩师”牌匾悬挂在张学文教授的客厅里，这是学生们在他70岁大寿时送的。四个苍劲有力的大字，表达了学生对老师的感激和敬佩之情。“耿直为人，认真做事，实事求是，是我做人的原则；治病救人，培养学生，是我日常的工作；继承发扬、整理创新祖国医学，是我终生奋斗的目标。”张学文教授的治学格言，道出了他为人从医的远大志向，也彰显了其独特的人格魅力。

在张学文教授的精心栽培下，他的弟子中已经有一大批成为享誉全国、闻名海外的高级中医药专家，成为推动中医药事业发展的生力军。他们在不同的工作岗位上为祖国的中医药事业的发展和人类的健康事业作出了较大贡献。

（三）文化修养

张学文教授热爱传统文化，特别是对书法由衷地喜爱。他在小学阶段时，在师长父辈的严格要求下坚持毛笔字描红练习，为他以后的书法学习打下了坚实基础。从医以后坚持用毛笔书写处方、誊抄经典、书写信件等，久而久之，书法水平有了较大的提高，张学文教授也越来越喜爱上这个一直“陪伴”在身边的“老朋友”。平时除了用毛笔书写处方外，闲暇时间他也会欣赏临摹名家字帖。这让他越发体会到书法的魅力，也发现了书法带给自己的独特感悟。作为一个名医家，被他救治过的患者不可胜数，张学文教授总是能同患者一起喜悦，并平淡地将患者深深的感激化作医者该有的责任感。张学文教授说，这得益于书法给他的启示。书法可以让人摆脱浮躁和干扰，能走进自己的心灵深处，生浩荡之思，念行医之初心。张学文教授直言，书法练习是一个修身养性的过程，它可以让人淡泊名利，获取真知净智，对于需要深悟才能领会精髓的中医人，更需要这样的历练。经过多年不断的揣摩练习，也逐渐形成了可以寄托自己杏林厚望的独特书法风格。

八、养生之智

（一）平衡心态，调节情志

我国著名历史小说《三国演义》中有“三气周瑜”一节，讲述了诸葛亮利用计谋将对手周瑜置于死地的故事。周瑜 3 次被“气”后均大叫一声，由此可看出周瑜性格暴躁、情绪容易激动。诸葛亮正是利用了周瑜的这种性格和心理特点，一次又一次给他强烈刺激，最终促使周瑜心脏病发作而死亡。这说明过度情绪波动会损害健康。那么，如何保持良好的情绪呢？

（1）平衡心态：首先，要保持健康的心态，豁达的心胸。中医讲究“恬惔虚无，精神内守”，应将心胸宽广、不斤斤计较放在养生之首。一个人如果精神愉快，性格开朗，对人生充满乐观情绪，就会阴阳平和，气血通畅，五脏六腑协调，机体自然会处于健康状态。反之，不良的精神状态，可以直接影响人体的脏腑功能，使脏腑功能失调、气血运行阻滞、抗病能力下降、正气虚弱，从而导致各种疾病。其次，对自己不要过分苛求。每个人都有自己的抱负，有些人对自己要求太高，根本力不能及，于是终日郁郁寡欢，认为自己倒霉，自寻烦恼。有些人做事要求十全十美，有时对自己的要求近乎吹毛求疵，往往因一点点瑕疵而自责，结果受害的还是自己。最后，对他人的期望不要过高。很多人把希望寄托在他人身上，假如对方达不到自己的要求，便会大感失望。其实每个人都有自己的思想、优点与缺点，何必要求别人来迎合自己呢?

总之，凡事听其自然，遇事处之泰然，得意之时淡然，失意之时坦然，这是维持心态平衡的四味良药。

张学文教授自己也有高血压、糖尿病，平时也会有点急躁，可是作为医生，面对患者他也会尽量做到心平气和。他常说能为人类做有益的事，就会内心平安。以治病救人为己任，做到“忘我”，并帮助他人重新获得健康，更给自己带来快乐。

（2）调节情志：所谓情志，即指喜、怒、忧、思、悲、惊、恐等人的七种情绪。七情六欲，人皆有之，情志活动属于人类正常生理现象，是对外界刺激和体内刺激的保护性反应，有益于身心健康。人的心理活动，中医学将其统称为情志，它是在接触和认识客观事物时，人体本能的综合反映。合理的心理保健是人体健康的一个重要环节，在人生中有重要价值，自古以来就被人类所重视。

任何事物的变化，都有两重性，既能有利于人，也能有害于人。同样，人的情绪、情感的变化，亦有利有弊。在正常情况下，七情活动对人体生理功能起着协调作用，不会致病；但若七情过极过激超越了人体的自我调控能力，则会导致疾病的发生。中医学认为，喜则气缓，怒则气上，思（忧）则气结，悲则气消，惊则气乱，恐则气下。人体的气机逆乱进一步可损害脏腑：狂喜伤心，暴怒伤肝，忧思伤脾，悲痛伤肺，惊恐伤肾。在日常生活中要着重调控过激过极情绪，以维持心身健康。

常言道：“笑一笑，少一少；恼一恼，老一老。”每天不离欢笑，但不得狂笑，以免耗神伤心；怒最伤人心神，损人寿命，当以忍让戒怒，容则能恕人，忍则能耐事，对事物超然脱俗。

（二）节制饮食，生活规律

“饮食有节，起居有常”是中医的基本养生理念。人应什么都吃，营养才全。张教授特别强调食物多而杂，如粗细搭配，荤素搭配，蔬菜水果搭配；少食肥甘厚味（即大鱼大肉）；并且每顿饭要有节制，不可过饱，以免加重胃肠负担。

养成良好的饮食习惯也是饮食养生的一个重要方面。尽量按时进食，少吃零食；

吃饭时细嚼慢咽，不可狼吞虎咽，以利于消化吸收；吃饭时要专心，不要一边吃饭，一边想其他事情，或看书、看电视，既影响食欲，又影响消化液的分泌，久之可引起胃病；吃饭时要有愉快的情绪，才能促进胃液分泌，有助于食物的消化；如果情绪过于激动，如兴奋、愤怒等，勉强进食，会引起胃部的胀满，甚至疼痛；饭后不要剧烈运动或立即躺卧。

饮食还讲究时令，如“过了九月九，大夫抄了手，萝卜熬米汤，病从何处有”。这句谚语说的就是一个很好的时令调节饮食的方法。另外对于利用现代科技手段种植的非时令蔬菜、水果以及转基因食品，因其不符合自然规律，张教授主张尽量少用。

（三）经常动脑，尽享天伦

养生的关键在于动脑，尤其对于已经退休的老年人来说，更要多找机会动一动脑。而西医学也早已证明，生命在于运动，尤其是脑的运动，因为人的衰老首先是从大脑开始的。有关研究表明，如果能坚持脑部运动，即多用脑，可以延缓大脑的衰老，延长大脑细胞的寿命。除了经常散步之外，适当用脑也是运动的一部分。

脑子要多动，越用越灵，不要退休后就养老，生活过度劳累或过度休闲都是养生的大忌。

经常用脑的人到了六七十岁，思维仍像中年那样灵敏；反之，那些中年就不愿意动脑子的人，大脑会加速老化。手托两个铁球或两个核桃，不停地在手中转动，长期坚持有良好的健脑作用。

（四）适当运动，延年益寿

古代中医养生家们早就认识到，人类的生命活动与运动是息息相关的，正所谓“流水不腐，户枢不蠹，动也。形气亦然，形不动则精不流，精不流则气郁”。因此，中医运动养生主张调意识以养神，以意领气；调呼吸以练气，以气运血；再以气导形，通过形体、筋骨的运动，使周身经脉畅通，营养整个机体。如是，则形神兼备、百脉通畅、脏腑谐调，机体达到“阴平阳秘”的状态，从而增进身心健康，保持旺盛的生命力。

运动要把握好度，关于如何把握运动的“度”，华佗结合自己的医疗实践，明确提出“人体欲得劳动，但不当极耳”的身体锻炼原则，以指导运动养生实践，并以“汗出”的生理现象与“身体轻快”的自我感受来把握、控制自身运动的量与强度。

中医传统的运动养生法在历代养生家不断地总结和完善下，形成了一整套较为系统的理论、原则和方法，达到了非常好的健身、治病、益寿延年的功效。中医运动养生非常注重机体内外的协调统一，和谐适度，在其发展历程中，形成了不同的流派和多种多样的运动养生功法，比较著名的有五禽戏、太极拳、八卦掌、易筋经等。

（五）戒烟限酒，保护健康

烟有百害而无一益，应尽量戒烟，至少不能抽烟成瘾。少量饮酒，温通血脉，有益健康；过量饮酒，危害健康，缩短寿命。

九、传道之术

（一）对打造新一代中医名家的建议

现在是中医药事业全面发展的大好时期，尤其是中国中医药学界正在积极开展以“打造中医中药一流品牌”为核心内容的“中医品牌战略活动”，助力国家“一带一路”倡议，努力推进中医学的顺利发展。张学文教授作为一名铁杆中医，作为中医战线上的一位资深战士和将领，从事中医临床、教学、科研工作七十余载，深感此项活动具有重要的历史意义和现实价值，故对如何打造新一代中医名家之问题提出几点建议如下。

1. 完善知识结构，强化中医基础

中国医药学有着数千年的悠久历史，她是在无数历代先贤们的不断充实和完善下得以发展的，实践证明，中医药学不仅在几千年的历史长河中发挥了保护人民健康和生命的重要作用，而且也越来越被证明是超科学的医学体系。在这支队伍中，世界各地的中医名家们，尤其是青年中医学家们发挥着可贵的生力军作用。

中医院校教育经过几十年的发展，其培养学生的知识结构基本上是合理的。大约涵盖了三大部分内容，其一为中医药基础理论知识，其二为中医临床各科诊疗知识，其三为现代科学及西医学有关知识。20 世纪 80 年代之后，随着研究生培养工作的系统性开展，包括电子计算机在内的现代科技和诸多科学研究方法也逐渐成为大家必须掌握的基础知识，此外，天文、地理、物候、气象等科学知识也成为诸多有志于深入研究中医药学之士涉猎的对象。

尽管如此，张教授认为想要成为一位大家所公认的新一代中医药学者，尤其是著名中医药学家，就应当从医学、哲学、文学和史学四方面入手，进一步完善自己的知识结构，力求更加稳固中医药基础理论。张仲景在《伤寒论·序》中提到“勤求古训，博采众方”，这应当作为中医工作者长期行医的座右铭。上至《黄帝内经》《难经》，下至历代名家医案，都是我们不断学习的重要资源。张教授在临床治疗许多疑难杂症的思路，都是取法于中医理论体系的丰富营养；尤其是对活血化瘀方法的灵活应用，都是得益于在经典原著和名家经验上下苦功夫，比如清代王清任的《医林改错》、唐容川的《血证论》。在理论学习上，也应力求做到能诵、能悟、能用。张教授一直认为，要想在临床取得比较满意的疗效，必须对博大精深的中医理论深入系统学习，唯有广学深思，才能做到触类旁通，举一反三。其次，哲学是各类学科的思辨基础，中医药学具有其丰富的哲学内涵，二者之间有着密不可分的历史渊源。作为新一代中医大家，无论任何时候，无论面对任何中医药学具体问题，都要用辩证的观点去分析问题和解决问题。这就要求我们一定要深入学习哲学理论，切实掌握其中的理论要点，以调整自己的知识结构。再则，文学是各类学科的表述基础，尤其是中医药学，其文化底蕴非常深厚，人文色彩非同寻常，因而自古就有“医文一家”之说。因此，不断强化自己的文字、语言、文学水平，注重用精辟、凝练、优美的文句来表达自己的研究心得、成果、病案等，则成为一位中医名家的必修课。最后，鉴于中医药学具有非常悠久的历史，伴随着中华民族的发展而不断成长和壮大，因此，无论是中医药学历史本身，还是中华民族的历史，都对中医药学的发展有着巨大的影响。作为新一代中医名家，应当尽可能地置身于历史长河之中，不断吸收中华文化的宝贵营养，以丰富自己的学识，促进中医药学的发展。

2. 加强临床实践，注重急危疑难重症研究

中医药学是建立在中医药理论指导下临床实践性很强的一门科学，故重视临床研究必须打好扎实基本功，当然日常所见病证数以千百计，必须掌握基本辨证论治规律，但作为中医名家，在摸清常见病普遍防治规律的基础上应突出抓中医急症和疑难病证。因为加强中医治疗急症研究，促进中医学术发展，是摆在我们面前的当务之急。历史告诉人们，张仲景创立伤寒六经学说，吴又可发挥温疫杂气学说，叶天士、吴鞠通创立温病卫气营血与三焦学说，都是通过临床治急才取得理论上的重大突破。由此可见，中医急症学的研究势必打开中医理论研究之新思路，促其中医学术进展。并且，若真能打破中医擅治慢性病之旧说，确实解决中医治急这一重大学术问题，那么中医的生命力将会更加显示出来，中医基础理论也将会因此出现重大的发展，并将对继承发扬、整理提高祖国医药学遗产，激发医学科研工作者以及有关学科的研究人员对中医学的兴趣，以至于发展和巩固中医队伍等，均产生巨大的影响。中医治疗急症，很有研究价值和发展前途。在西医传入中国以前的几千年历史中，临床上的各种急症，都以中医药来治疗。在长期的治急实践中，人们不仅积累了一套丰富的行之有效的临床治急经验，而且已总结出一套较系统的可用于指导临床治急实践的理论。远在秦汉时期成熟的《黄帝内经》一书中，就对临床一些常见的急症，从病因、病机、证候等方面做了深入的探讨。东汉张仲景著《伤寒论》，创立六经辨证论治纲领，有效地指导了高热、便秘、暴泻、亡阳、气脱等急症的治疗，将中医治疗急症从理论到临床大大推进了一步。唐宋以来，中医治疗急症的经验不断地丰富，特别是明清时代所兴起的温病学派，把中医治疗外感热病急症推进到一个新阶段。所以，人们常常用“起死回生”“妙手回春”等话来称誉高超的医术。以上事实充分说明中医治疗急症的历史是很悠久的，经验是很丰富的。但是，由于社会及历史和一些规章制度及本身等原因，且受近代西医学的冲击，加之某些人认识上的偏见，这些宝贵经验遂埋没而未彰。中医工作者义不容辞的责任之一就是要使中医治疗急症的理论和经验重放异彩，为中华民族争光，为广大群众服务，为世界传统医学作出贡献。

至今许多名家以令人信服的数据证明，中医抢救和治疗“非典”、休克、昏迷、高热、出血、急性肾衰、脑血管意外、急性微循环障碍等急重病症，以及治疗肺炎、尿路感染、流行性出血热、重型肝炎、胆道感染等急性传染性、感染性疾病，不但具有良好的疗效，而且安全、简便；并且运用中药制成许多不同类型的制剂。这些事实说明了中医理论指导中医急症治疗，已经取得和正在取得可喜的成绩；也说明了中医不仅能治急症，而且很有发展前途。这必须引起中医工作者的极大重视，绝不能让中医治疗急症的宝贵经验和理论，在我们这代人手里被淘汰、被埋没，甚至被遗弃。

中医药治疗疑难病，是中医药界引以为自豪的一大优势，这种优势突出地表现在以下几个方面：

第一，有独特的医学理论体系。中医学理论体系受到古代唯物论和辩证法思想——阴阳五行学说的影响，以整体观念为主导思想，以脏腑经络的生理和病理为基础，以辨证论治为诊疗特点。它强调人是一个有机的整体，人与自然界也有极其密切的联系，而这一切都是中医学所具有的特色和优势，是中医学区别于其他医学体系的最大不同点。在此理论体系指导下的中医学，同样具有指导治疗疑难病的优势。

第二，中医治疗疑难病积累了丰富的经验。中医学具有数千年的悠久历史，在这历史的长河中，劳动人民和医学家们积累了丰富的与疾病作斗争的经验，这既有记载于历朝历代的浩瀚医学著作中的理论和经验，也有散在于民间家传口授的秘法、秘方、绝技等。这些战胜疑难病证的宝贵财富，只要我们认真努力地去发掘和探索，在总结前人经验和教训的基础上，就一定会总结发掘出战胜疑难病证的新理论和良方妙法。

第三，中药材资源丰富，具有治疗疑难病的物质基础。我国地大物博，天然药材资源丰富。仅典籍记载，药材品种已达6000余种。如此众多的药材，是运用中医药手段治疗疑难病的重要物质基础。从现代药理研究看来，每一味中药中都含有相当多而复杂的药理成分，如相互配合成方，其成分的相互化合又会产生多少新的成分，这其中蕴藏着极大的潜力，必将成为我们征服疾病的有力武器。

第四，中医人才辈出，具有治疗疑难病的人才优势。我国古代，名医辈出，留给我们大量宝贵的遗产。而现在，中国又有多少中医院校和研究单位，每年培养出一大批品学兼优的中医药人才，可以说全国中医药人才济济，各科都有一大批老中青优秀中医药人才，他们既懂中医理论，又富临床经验，在治疗疑难病方面具有相当深厚的功底。在必要时，还可以发动同行共同研究攻关，相信可逐渐攻克部分疑难病证的难关。

第五，我们国家具有促进中医药学发掘的良好政策和环境。新中国成立 70 多年来，我们党和国家一直非常重视中医药学的成长和发展，现在更制定了许多重要的政策法规，尤其是《中医药法》，使我国的传统医学受到良好的保护，这些为我们研究治疗疑难病提供了良好的外部环境，疑难病证的逐个突破是历史发展的必然趋势。所以，研究总结中医药治疗疑难病证的理论、经验，对于发展中医药学术，提高中医药在医学临床中的地位，推进中医药走向世界等方面有着重要的意义和作用。

3. 全面掌握精华，发掘专病经验

大家知道，中医药学是建立在理论指导和临床实践基础之上的科学，是具有鲜明特色的中国传统医学，具有易行易效的实用性。这一点也是其他学科可望而不可及的，也对从事此项研究工作的人提出了更高要求。在中医药学术界，既不认可没有理论指导的实践者，也不认可没有临床实践经验的空头理论。因此，张教授指出：一个名副其实的新一代中医名家一定要具有扎实的理论知识和丰富的临床经验，尤其是具有治疗某一种或某一类疾病的独特经验，这就要求有志于成为中医大家的人从临床实践的一点一滴做起，日积月累，真正地精通有关疾病的发病关键和诊疗奥妙，从而树立起某方面权威专家的良好形象。

人们常说“术有专攻”，言之有理。对于每一位临床工作者来说，在日常诊疗过程中，都有一个由博返约的问题。随着诊治时间的延长、临床经验的丰富、专项研究的深入，可能会逐渐地在某一领域显露出出众的才华，久而久之，就会成为这一方面的权威人士。这权威的桂冠，可不是那么轻松地就能戴在头上的，这里边包含着学识的高深、经验的丰富和人格的完善，自然也是一位中医临床大家应当具备的基本素质。可喜的是，目前在中医药界已经涌现出了一批这样的专病专家、权威人士，在不久的将来也可能成为人们公认的学科带头人。

4. 强化医教研传，铸造复合人才

俗话说得好，专才易得而全才难求。对中医工作者来说，尤其是对有志于成为新一代中医大家的佼佼者来说，如何使自己尽可能地成为在临床诊疗、中医教学、科学研究和知识传承等方面都有卓越建树的复合型人才，应当是大家认真思考的问题。

大家知道，对于从事中医工作的人，临床实践既是检验自己学习中医知识、研究中医理论水平的试金石，又是提高自己业务能力、实现科研创新的试验地。因此，坚持深入临床第一线，在中医诊疗过程中摸爬滚打，不断积累自己的中医辨证经验和用药心得，则具有特殊的意义。

教学工作理应是一位中医名家必须具备的一项能力，只有具有良好的语言表述能力，才有可能将自己所积累的经验、所研究的成果比较准确地传授给更多的同道和学生，让他们从中真正地体味出自己的心得和体会。教学工作的另一个特点就是强调知识的层次性和系统性，在正式授课之前，教学人员必须对相关的知识内容进行梳理、归纳，否则，在教学之时，则会出现重点不突出、心无定数，甚至“心中了了，口中难明”的被动局面。

科研工作，特别是中医科研工作，确实是一项意义重大而又难度不小的工作。由于中医药学是一门实践性很强的科学，自古以来，历代医家们通过自己的恭身实践逐渐摸索和总结出了许多宝贵的诊治经验。然而，因为他们的经验通常是心领神会而获得的，缺乏横向的对照研究，因而含金量及可重复性有限，这就要求中医工作者，尤其是新一代中医名家们应当、也必须按照中医药本身的特点建构中医药科研体系，不断强化中医科研理论。在此基础上，将中医药学的宏观经验进一步客观化、微观化、指标化和规范化。

在扎实搞好医教研工作的同时，努力汲取古今医家的宝贵经验，结合现代医学教育的丰硕成果，在高档次上切实搞好中医经验传承工作，带教和培养好自己的学术弟子，也是新一代中医名家必须完成好的一项重要工作。这其中不但包括临床经验、学术成果及科研课题，而且也包括教风、师德、医德等内容，真正让自己的门生沿袭着导师的医德和学风，将业务工作搞得更好。

5. 倡导著书立说，引领学科发展

自古以来，大凡在中医发展历史上留下英名的人，无一不是以其不朽的传世著作而彪炳史册的，诸如岐伯、张仲景、王叔和、孙思邈、张景岳、李时珍、叶天士、吴鞠通等，莫不以其著而传其名。当然，一部流芳百世的好书，不但承载着大家们的光辉业绩，而且饱含着他们孜孜以求的奋斗和汗水，一本佳作、一个学说、一个理论的问世，也许就标志着中医发展新时代的到来，由此可以认定：后人无论怎样去褒奖他们都是不过分的，由于他们的杰出贡献，才给世人带来了无尽的恩泽，自然功德无量啊！

作为新一代的中医名家，张教授认为他们在竭力搞好医疗、教学、科研工作的同时，必须不断升华研究成果，及时捕捉学科发展新动向，尽可能抽时间整理医案，撰写文稿，著书立说。只有如此，日积月累，才能进一步提升自己的认识，并将自己的学术特色展现出来，让更多同道了解自己的业务贡献，也只有这样，才能真正地发挥学科带头人的作用，引导自己所从事的学科迅速地向纵深发展。

当然，著书立说绝非是一件轻而易举的事，假如没有强烈的事业心和坚忍不拔的毅力及实事求是的精神，想要著好书、立新说也只能是一句空话。对于知识而言，应当分为三个层次，其一为学习知识，自然最为容易；其二为应用知识，则相对容易；其三为创造知识，是最为不易的事，具有拓荒性质，非下一番苦功夫不可。张教授所提倡的著书立说以引领学科发展之事，理应属于创造知识，属于人们认识科学、发展科学的最高境界，所以应当成为新一代中医名家们与众不同的重要标志。

任何一位著名中医学家的产生都必须经过一个漫长的历练过程，不可能在短时间内一蹴而就，尤其是新世纪的中医名家。要想真正地成为人们公认的学家，除努力做好上述工作外，张学文教授指出一定要树雄心、立大志、勤奋刻苦、持之以恒，否则就难成大器。

（二）人才培养成果

张学文教授自 1959 年起即开始进行校内医学专业本科、专科、函授生授课及临床指导工作，先后培养温病、脑病专业硕士研究生 70 余名、博士及博士后 10 余人，各类师承弟子数百人，遍布海内外。并应邀在国内外进行过上千场学术报告。他始终把高层次中医药人才培养放在首位，培养了一大批国内知名中医专家，如首都国医名师、教育部 211 工程重点学科中医内科学术带头人姜良铎教授，陕西省名中医、全国老中医药专家学术经验继承工作指导老师李军教授，原陕西中医药大学校长、国家级教学名师周永学教授，岐黄学者、陕西省名中医闫咏梅教授，中国中医科学院望京医院急诊重症医学科学术带头人张宏伟教授，以及第三批中医临床优秀人才王亚丽教授、金杰教授等。目前，张学文教授的再传弟子们也已陆续成为研究生导师、学术骨干等。

陕西张氏脑病学术流派传承谱

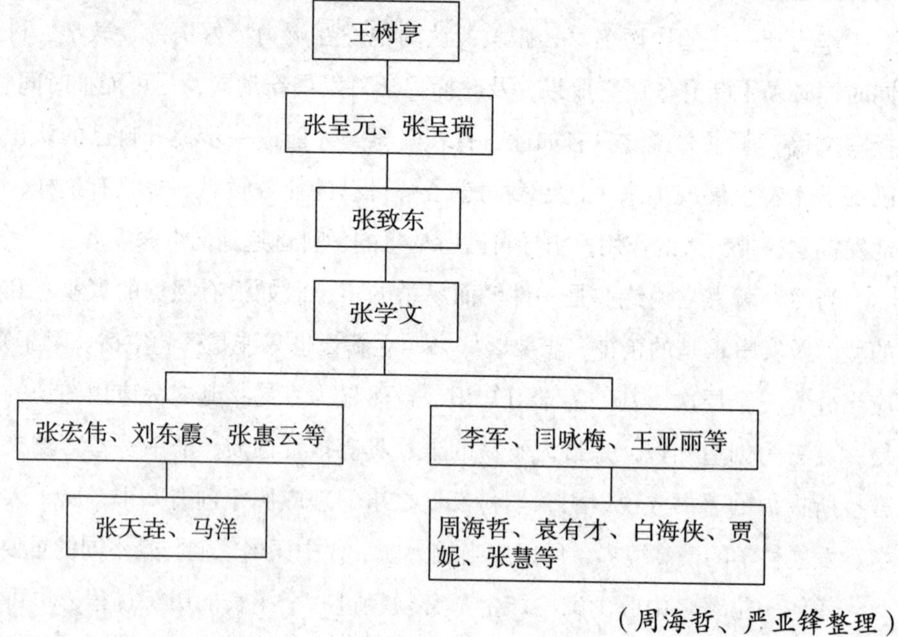

（周海哲、严亚锋整理）

（张建美编辑）

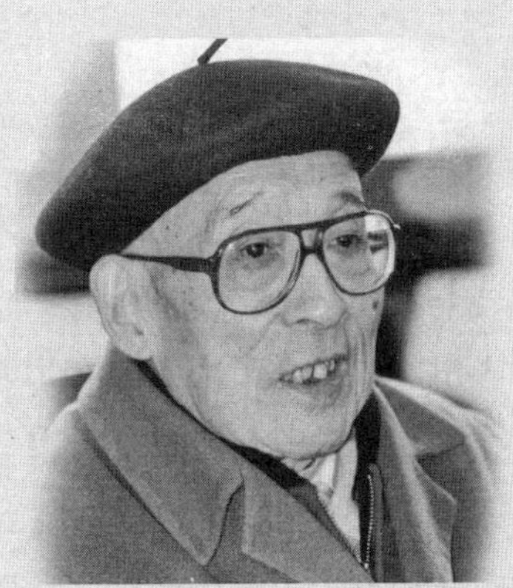

张镜人

张镜人（1923—2009），上海市第一人民医院主任医师、教授，海派中医“张氏内科”第十二代传人。全国名老中医药专家学术经验继承工作指导老师，享受国务院政府特殊津贴。2009年荣获首届“国医大师”称号。

张镜人教授悬壶60余春秋。论治热病，熔伤寒、温病于一炉，以祛邪为要务，注重“表”与“透”，善用豆豉诸药；治疗脾胃病，倡导升降并调、燥湿相适、寒温同用；提出慢性胃炎分阶段论治及慢性胃病治疗十法。首创调气活血法治疗萎缩性胃炎，打破了“胃黏膜腺体萎缩不可逆转”的观点，为中医药防治胃癌开创了新思路，相关成果获国家中医药管理局重大中医药科技成果甲级奖、国家科学技术进步奖三等奖；重视活血化瘀法的应用，提出了活血化瘀法的“五结合”；临床强调将微观所见参于中医辨证之中，可使中医四诊获得延伸和发展；研制脉象仪和相关软件，“中医脉象客观化的研究及分析”获国家中医药管理局中医药科学技术进步奖二等奖。他促成上海第一个中医门诊部的建立，筹备成立并参加了上海市卫生工作者协会，组织筹建了上海中医学院及中医医疗机构，为新中国成立后上海中医事业发展“立下了开创奠基之功”。

一、学医之路

张镜人出身中医世家，为海派中医流派“张氏内科”第十二代传人。张氏家族自14世祖君调公于明朝末年弃仕从医以来，聚族蕃衍，绵延380余年。张氏医学代代相传，家族之中名医辈出，以治疗伤寒热病著称。在《上海县志》《上海县续志》等地方志书中，记载有张氏一门7代11人因医而名的事迹，可谓门楣光耀，名重一方。其高祖玉书，曾伯祖晓云，曾祖竹云，曾叔祖蔚云、骧云，祖衡山，父益君等，均继承家学，医名籍甚，尤以玉书、骧云乔梓，擅治伤寒热病且医德高尚，深受病家爱戴。

张家世医，家族中立有长子必继祖业的规矩。张镜人童年时便被长辈寄予继承家族医学的厚望。

4岁入家族私塾，先后习诵《三字经》《千字文》等入门书籍并开始练习书法。9岁，其父张益君聘请了陈琴溪老师教授其古文学，并在三年内修毕《幼学琼林》及《大学》《中庸》《论语》《孟子》等儒家经典著作。12岁，其父又延请了两位老师徐慕郭（清代贡生）、沈墨仙（中医学家）分别讲授古文学和医学。张镜人上午跟师学文，先后学习了《尚书》《礼记》《春秋》等书籍；下午学医，在老师的指导下先后学习了《医学三字经》《药性赋》《汤头歌诀》《本草便读》《成方便读》《濒湖脉学》《医宗金鉴》等医学著作。

1937～1940年，仍由徐慕郭先生教读，习完《诗经》《易经》《古文观止》，并选学了唐宋八大家文集及诗词歌赋。沈墨仙老师则教完了《内经》《难经》《伤寒论》《金匮要略》《温疫论》《温病条辨》《本草求真》等。张镜人还在老师的指导下浏览了《东垣十书》《丹溪心法》《温热经纬》《景岳全书》等著作。这种从幼儿时期的长期系统学习，为张镜人以后的医学之路奠定了深厚的文学基础和扎实的中医理论基础。

1941年起，张镜人开始随父侍诊抄方，晚上则由父亲督课继续学习。其父反复讲解《四诊抉微》《临证指南医案》，并督促张镜人反复习诵《伤寒论》《金匮要略》等医籍经典，同时认真研读由家传学术汇集而成的临证经验及医案读本。由于扎实的文学和医学理论基础，加上入门后对医学的热爱，张镜人在其父亲的带教下医术日益精进，很快得到了父亲的认可并开始代父应诊。

1945年，其父因病休养在家，张镜人开始独立应诊。

1946 年，张镜人通过了全国中医考试（抗日战争胜利后第一届）从而开始挂牌行医。在之后的漫长岁月里，张镜人教授边临证，边学习，自学不辍，研读了大量医学典籍及现代医学文献，并进行不断地实践，认识，再实践，再认识。

二、成才之道

张镜人医学世家的出身，决定其治学之路与一般人迥然不同。其从小即由家族中人延请名师精心教导，同时跟随长辈临证，走出了一条“文医兼修、博通经籍、重视传承、勤于临床、勇于创新”的中医成才特色之路。

（一）入私塾，承家学，文医兼修，理论与实践互相印证

张镜人 4 岁启蒙，12 岁时开始接触医学，家中延请两位老师分别教授古文学和中医学。上午跟随老师学习古文学，下午则由老师教读医学古籍。

张镜人对古汉语、古文学的广泛涉猎，使其具备了良好的文学功底及素养，并为其学习和领会中医古籍创造了得天独厚的条件。枯燥的学习虽然让张镜人的人生少了不少同年趣事，但系统的医学典籍学习，却为其以后的医学之路打下了扎实的中医基本功。这种“文、史、哲与医学的统一”“博与专的结合”的治学方法，为张镜人成为一代名医国手奠定了坚实的理论基础。

在日后漫长的临证过程中，张镜人依然学习不辍，在工作闲暇时手不释卷，学习之勤，老而弥笃。他常言，对经典医著要经常读、反复读，所谓“书读百遍，其义自现”，用时即可信手拈来。他读书功力之深，在他讲学、应诊、带教时随口即能大段引用原著原文，就可见一斑。

张家对子弟学医的要求十分严格，除了要熟练掌握中医理论外，更重视临证，主张在“临证中积累实践经验，在实践中深化理论认识”。张镜人从少年时起即跟随叔伯等长辈抄方，在抄方的同时还要反复研习由自己家族经验整理而成的学习资料和医案，全面了解、掌握家族的学术特色。18 岁起随父侍诊，每天白天侍诊，晚上由父亲督课，接受父亲对接诊病例的点拨剖析，同时还要继续学习新医籍、温习经典名著，加以印证对照。这种边临床，边读书，理论和实践相互印证的学习方法，使张镜人的成长之路十分坚实。

扎实的文学素养和中医学基础，父亲及长辈的精心培养，再加上自己对中医的全身心投入，使得张镜人的医术进步神速。1945 年张镜人开始接替父亲独立应诊。初出茅庐的他凭借扎实的基本功、渴求自我挑战的强烈愿望，以及精准的认证、果决的治疗投入到自己的工作中。通过一个个不断治愈或改善的病例，二十多岁的张

镜人逐步成为沪上中医界一位声名鹊起的后起之秀！

（二）勤临床，重科研，教学相长，临床与科研互相促进

临床是医生的根基，救死扶伤是医生的天职。作为一名医生，张镜人从单独应诊开始，从来没有脱离过临床一线的工作。尽管身兼数职，事务繁忙，每周固定的门诊、会诊和查房等都“雷打不动”的完成，即使在担任卫生局副局长期间，他也坚持将自己的组织关系放在原单位（上海市第一人民医院），亦从未停止过自己的业务工作。“文革”期间被下放，张镜人依然坚持为周边的群众进行诊疗，有时甚至半夜也要出诊，常常是一面“检查”，一面劳动，一面学习。在自己临证的同时，他还不忘为当地的赤脚医生编写教材，组织学习，提高他们的医疗水平。张镜人长期带教学生，每次带教他都认真准备，从理论到临床一丝不苟，“每一次和学生学习的过程，也是我自己提高的过程”（张镜人）。正因为这样“数十年如一日”潜心于中医临床、教学，教学相长，张镜人的临证能力才能不断提高。

张镜人重视临床，但他更看重科研，十分强调科研对于临床的作用，认为“科研是临床的翅膀，科研做得好，可以更好地促进临床水平的提升，一个好的临床医生不能排斥科研”，这种观点对于一个出身中医世家的中医人来讲尤其难能可贵。张镜人师古却不泥古，主张中医不应当排斥现代科学技术和实验手段，而应当“积极吸收并为我所用”。张镜人能结合临证提出自己的想法，运用现代科研的手段和思路去验证、去探索。他创建了上海市第一人民医院中医气血理论研究室，并先后承担了多项科研项目。凡课题立项与设计、方药拟订与解析、课题实施与观察、资料收集与总结等，张镜人事必躬亲，和大家一起认真完成。在带领大家完成科研工作的同时，张镜人对临床的领悟也获得了提升！辛勤的耕耘换来了累累硕果，其先后获得包括国家科学技术进步奖在内的各级科研奖励10余项，每一项奖项都饱含着他对中医事业的热爱和付出。在一项项科研成果获得的同时，都伴随着张镜人对疾病认识的深入和临证能力的进一步提升。张镜人具有超前的洞察能力，早在20世纪70年代即提出了“科研成果要向临床应用转化”的“转化医学”思想。科研一定要转化为生产力！张镜人先后研制了10余种院内制剂，其中治疗萎缩性胃炎的胃安颗粒成功转让开发。其所研制的经验制剂至今仍应用于临床，惠及数十万计的患者。

三、学术之精

张镜人幼承庭训，立志杏林，恪守“茹古涵今，兼收并蓄，立足临床，重在创新”的治学思想，治热病主张“熔伤寒温病于一炉”，以“祛邪”为先；治杂病尤其

重视脾胃后天；主张气血贵在流通；强调“宏观以辨证，微观以借鉴”。悬壶60余春秋，临床颇多创新。

（一）治热病祛邪为先，注重表与透

热病历来有伤寒和温病之争。张镜人在《上海张氏家族对伤寒热病临诊证治薪传》一文中指出：“伤寒与温病之争是不必要的。叶天士、吴鞠通分别倡导卫气营血辨证和三焦辨证，两家的理论和经验，也完全是《伤寒论》辨证论治具体运用的发展和补充。吴又可定三消饮，叶天士辨卫气营血，苟非深入仲景堂奥，何能有此领悟。毫无疑问，温病学说离不开《伤寒论》的理论指导，《伤寒论》得温病学说的结合，才更丰富和扩大了热病辨证论治的内容。”二者宜合不宜分，关键是如何掌握和应用，绝非争论的问题。故张镜人一贯主张熔伤寒温病于一炉，灵活地运用伤寒方和温病方，可谓深得古人之奥秘，领悟家传之要诀。

张氏诊治热病，辨证分析，用药轻灵，既有继承，又多创新，开阔了热病的证治领域，拯救了众多重症危疾。张镜人继承家学，同时吸收张仲景、吴又可、叶天士等诸家证治热病的理论和经验，提出“师古而不泥古，厚古而不薄今，圆机灵活，变化在我”，主张“解表与透里，祛邪为要务”。

按景岳所言“由表而入里，亦由表而出之”的原则，邪未离表，只应表解，故伤寒邪在三阳，有辛温发散者；温病邪在卫分，有辛平疏散者。正如戴北山《广瘟疫论》曰：“邪热必有着落，方着落在肌表时，非汗则邪无出路。”若邪已入里，还应尽可能抓住透达的机缘，导邪外出。故伤寒邪入三阴，有温经发表者，诚如喻嘉言《尚论篇·卷下》注伤寒麻黄附子细辛汤证曰：“三阴之表法与三阳迥异，三阴必以温经之药为表……故麻黄与附子合用，俾外邪出而真阳不出，才是少阴表法之正也。”又如章虚谷在《医门棒喝》中所言：“阴经在里，故以身热为反，风为阳，寒为阴，阳胜于阴，则发热而浮于表。邪在阴经，故脉沉而不头痛也。以附子温藏，佐细辛、麻黄，从少阴导邪而出太阳，开腠以泻之也。”温病邪入气营血分或伏邪内发，有清透达邪者，诚如柳宝诒在《温热逢源》中言：“凡阳气内动，寒邪化热而发之证，外虽微有形寒，而里热炽盛，不恶风寒，骨节烦疼，渴热少汗，用药宜助阴气，以托邪外达。”

属于伤寒范畴的热病，其发病亦不外乎新感外袭和伏气内发二端。新感虽有寒温之分，但外邪的侵犯，由表入里，治疗只宜表散；伏气因新感引动，由里出表，治疗亦宜透达。除里结阳明的腑证可下夺外，新感与伏气的出路同在肌表，故“表”与“透”实为伤寒临证治疗的中心环节。新感务求“表透”，勿使内入；伏气务求“透表”，促其外达，这是张镜人教授在长期临床实践中摸索到的两条基本经验。

由此可见，伤寒与温病的治疗，离不开“解表”与“透里”两大法门。张镜人教授尝谓：“外感时气的治疗前提在祛邪，新感非表不解，伏气非透不达，救阴尚易，达邪最难，热退则津回，邪去则正安。”可见，在治疗上，围绕表与透的原则，根据热病不同阶段选方用药，有机组合，至关重要。张镜人教授临证用药尤其推崇豆豉一味，其谓：豆豉一味兼擅“表”和“透”的功效，乃治新感与伏气的至当不易之品，可贯穿热病治疗始终。盖豆豉乃经麻黄水浸制而成，治新感引动伏邪而寒邪偏重的疾患，虽不取麻、桂，而实不废麻、桂之意。将葱豉汤、栀豉汤、黑膏汤等方中豆豉不同的配伍组合，运用于热病的各个阶段，使表邪外散、伏邪透达，也是张氏家族数代人临床实践之结晶。如邪在卫分者，以葱豉汤加减，因南方多湿而无北地的寒邪阴凝。故不用麻、桂的辛温反助邪热，不宜银翘的辛凉，恐遏邪湿。此时选用葱白、豆豉微辛微温，发汗不伤阴，恰到好处。若表邪较重，发热、头痛、骨楚等，速拟表散，佐入柴胡、甘葛等品。邪留气分者，从栀豉汤加味。豆豉透达解肌表，山栀轻清泄膈热，合之则有表里双解之意。如表邪犹重，合柴胡、牛蒡子、荆芥。里热较盛，加知母、连翘；邪入营分或血分者，从黑膏方加减，常用生地黄、豆豉同捣，结合凉血散血、息风、清热祛痰之品，妙在育阴而不滞邪，透邪而不伤正。以上三方中均有豆豉，其中葱、豉着重于解表散邪，犹叶氏《温热论》“在卫汗之可也”的原则；栀、豉着重于轻清泄热，表里双解，犹叶氏“到气才可清气”之意；黑膏方着重于育阴达邪，犹叶氏“乍入营分，犹可透热转气，入血……直须凉血散血”的原则。此外，对发热、斑疹、战汗、神昏、下血等证候，以及舌苔、脉象的变化，必须严密观察，用药丝丝入扣，才能收到桴鼓之效。张镜人教授的临床体会：“无汗取豆豉，有汗取豆卷，热甚取生地，津伤取石斛，邪热内炽、劫夺津液并取生地、石斛，随症损益。”此确为临证之结晶，经得起实践的考验。在临床上，张镜人教授运用温病学说的辨证规律和独到经验，诊治变应性亚败血症、巨细胞病毒感染、急性胆道感染、胰腺炎、糖尿病合并感染等均取得满意疗效，体现了中医中药治疗热病的优势。

（二）治疗杂病崇尚脾胃学说

张教授治疗杂病每从脾肾入手，推崇东垣的脾胃学说和景岳的肾阴肾阳学说，尤其重视脾胃理论在杂病中的运用。“人以水谷为本”，人之始生本乎精血之源，人之既生由乎水谷之养。非精血无以立形体之基础，非水谷无以成形体之壮实。而胃主受纳，脾主运化，脾胃为气血生化之源，为“后天之本”。李东垣谓：“元气之充足，皆由脾胃之气无所伤，而后能滋养元气。”“脾胃之气既伤，而元气亦不能充，而诸病之所由生也。”进一步又云：“脾胃为血气阴阳之根蒂也。”在对脾胃生理病理的认识中，张镜人非常推崇吴鞠通的“中焦如衡，非平不安”之说。盖胃属腑而为阳，脾属脏而为阴；脾气宜升，胃气喜降；脾性喜燥，胃性喜润；二者相反相成，才能较好地完成饮食的受纳、消化、吸收功能。所以其升降、润燥、寒温等均须平衡协调，这就如称物之“衡”。平则不病，不平则病。其诊治慢性胃炎，依此确立了升降并调、燥湿相适、寒温同用的治疗原则，获得了比较满意的治疗效果。张镜人在长期的临证实践中体会到重视脾胃的重要性和必要性。“脾胃强则诸脏强，脾胃弱则诸脏弱”，无论养生或治病都应重视脾胃，这在其临证实践中，特别是治疗疑难杂病中多有体现。

张镜人对脾胃理论的重视，不仅体现在对脾胃病本身的治疗上，在对其他系统的一些疾病的诊治上更是充分重视。如对慢性肾炎，一般都比较强调治肾，而张镜人在论治此病时则兼重脾、肾，尤其重视对脾胃的调治。《黄帝内经》指出：“诸湿肿满，皆属于脾。”脾土健旺，协调于肺肾之间，则津液精微当升则升，当降则降，敷布周身，滋养躯体。反之则清不升，浊不降，精微或随小溲排泄，出现蛋白尿、低蛋白血症等变化；饮食反成痰湿水浊，症见高脂血症或氮质潴留。治疗上，其强调健脾以补土，益肾以壮水，二者不可偏废。同样在论治高脂血症、肥胖症等代谢性疾病，亦强调饮食不节与脾运不健两方面互为因果所致。脾胃运化不健，痰湿瘀浊滋生，出现脂质代谢紊乱，导致高脂血症或形体肥胖，治疗时应先立足于健脾化痰，脾运健旺，痰浊自蠲，脂质代谢才能从根本上恢复正常。在诊治肺系疾病时，如哮喘缓解期、慢性支气管炎恢复期、肺结核吸收期、肺炎恢复期等，从“土为万物之母”，“土生金”的五行生克理论出发，重视脾土对肺金的资生作用，强调培土生金法，以党参、白术、茯苓、甘草、山药、扁豆、莲肉之类益气健脾，助生化之源，滋养肺金，从而加速肺部疾病的痊愈，临床每获显效。

张镜人在临床遣方用药过程中，十分强调保护胃气。胃气一败，百药难进，而胃气来复，诸脏才得转机。因此，切忌一味追求中病而大剂、重剂妄投，顾此失彼，非远见之举。对于一些峻利之药，宜取峻药缓投之法，即通过改变给药途径以取其效。如治疗氮质潴留时，采用大黄煎汤保留灌肠之法。在很多疾病处方时又经常配伍香谷芽、甘草之味，和胃安中、醒脾悦胃，并且协调诸药。此外，在治疗一些杂病时，要告诫患者节制饮食，因诸多疾病的成因往往与饮食不节关系密切，同时诸多疾病的康复亦离不开合理的饮食和调养。

（三）重视活血化瘀法在内科领域的应用

人体气血，贵在流通，一受病邪，气血必碍。《素问·调经论》谓：“血气不和，百病乃变化而生。”因此，一方面人体一旦受邪或获病，气血的运行必然失畅。另一方面，气血运行不利，又会变生百病。可见，保持气血运行畅利，病邪才无稽留之害，可以防病于前；保持气血流通，还可以促使疾病向愈。至于血流泣涩，成为“恶血”“蓄血”“干血”等血瘀病变时，莫不壅塞气道，阻滞气机，就更需采用活血化瘀的治法。所以活血化瘀法在内科疾病的治疗中有非常广泛的应用领域。

活血化瘀法的应用决不应是单一的，需根据“必伏其所主，而先其所因”的原则，结合清除形成血瘀的致病因素，这样才可以充分发挥活血化瘀法的治疗作用。否则，活而不行，化而又滞，徒劳无功。

1. 活血化瘀与行气相结合

《诸病源候论·小儿杂病诸候》说：“血之在身，随气而行，常无停积。”故气行受阻，血流不畅，气血滞涩，日久必致血瘀，瘀不去则气更滞，互为因果，病情缠绵。临床多因情志不遂，气机失和所致，所谓“气有一息之不通，则血有一息之不行”，可见胸胁作胀、痛有定处等症状。治需气血并调，而以行气为主，气行则血亦行矣。

譬如胸痛瘀证，在活血的同时，常合颠倒木金散。方出《医宗金鉴·四诊心法要诀》，由木香、郁金二味组成。属气郁痛者，以倍木香君之；属血郁痛者，以倍郁金君之；胁痛，宜合柴胡疏肝散加减。

2. 活血化瘀与补气相结合

《灵枢·刺节真邪》谓：“虚邪偏客于身半，其入深，内居营卫，营卫稍衰，则真气去，邪气独留，发为偏枯。”后世有风从外中、痰火内发之说。王清任则主元气亏损。然中风一证应属本虚标实。“正气自虚”，苟非外风引动内风，夹痰火乘虚入中经络，绝不至发为猝倒偏枯之患。诸家所论，足资相互补充，当风阳已息，痰火渐平，后遗肢体偏废，乃气虚不能运转，经隧积瘀留着，治须补气活血。盖血不自行，赖气以运行，元气复则血流通利，瘀无隐伏之机。

譬如半身不遂，宜宗补阳还五汤。方出《医林改错》，治半身不遂、口眼歪斜、语言謇涩、口角流涎、大便干燥、小便频数、遗尿不禁。若心气不足，少阴之络瘀凝，症见胸闷且痛、脉细涩或结代、舌淡红或紫黯、苔薄白，应益心营以通络瘀，宜合人参养荣汤（《太平惠民和剂局方》）增减。

3. 活血化瘀与散寒相结合

《素问·举痛论》曰：“寒气客于脉中，则血泣脉急。”血泣脉急，疼痛攸生，临床如痛痹、骨节痛楚、妇女经闭、少腹冷痛、遇寒更重等，治需散寒行瘀。

譬如痛痹，骨节痛楚，宜宗乌头汤进退。方出《金匮要略·中风历节病脉证并治》，治病历节不可屈伸、疼痛。若妇女经闭，少腹冷痛，宜宗小调经散（当归、桂心、没药、琥珀、白芍等，《医宗金鉴·妇科心法要诀》）加减。

4. 活血化瘀与清热相结合

《金匮要略·肺痿肺痈咳嗽上气病脉证治》云："热之所过，血为之凝滞。"《医林改错》亦谓："血受热则煎熬成块。"凡热毒内侵，血液受烁，或滞于肌腠经络，发为皮肤斑疹，身痛如被杖，或热聚膀胱，血渗入胞，发为血尿，治需清热凉瘀。

譬如皮损红斑，肢体痛楚，宜宗升麻鳖甲汤之意。方出《金匮要略》，治面赤斑斑如锦纹，面目青，咽喉痛，唾脓血，身体疼痛。若尿血，宜宗小蓟饮子（《丹溪心法》）加减。

5. 活血化瘀与祛痰相结合

《景岳全书》引王节斋曰："津液者血之余，行乎脉外，流通一身，如天之清露。若血浊气浊，则凝聚而为痰，痰乃津液之变，如天之露也，故痰遍身上下，无处不到，盖即津液之在周身者。"由于痰为浊阴之邪，痰盛则滞气之往来，经脉壅遏，血凝而成瘀，临床可见胸痹、石瘿等症，治需祛痰化瘀。

譬如胸痹，宜宗瓜蒌薤白半夏汤。方出《金匮要略·胸痹心痛短气病脉证治》，治胸痹不得卧，心痛彻背。若石瘿，宜宗海藻玉壶汤（《外科正宗》）加减。

凡瘀血留着，即成瘀疾，总以祛瘀为要。然"恶血当泻不泻"，定有所致之因。是知瘀非病之本，而惟病之标耳。若见瘀治瘀，不图其本，无异引指使臂，灌叶救根，欲求愈病难矣。就气血言，气为血帅，血随气行，故气滞与气虚均可引起血流瘀阻。从病邪论，则寒结、热灼、痰凝尽是致瘀之重要因素，临证如能审因施治，自必事半功倍。

（四）宏观结合微观，拓展中医临证新途径

"宏观以辨证，微观以借鉴""借助微观检测手段，为我所用"是张镜人开展临床工作和科研工作的一贯主张。辨证论治从整体出发，四诊合参，力图透过现象去探求疾病的本质，为八纲辨证、脏腑辨证、气血辨证提供一定依据，这种宏观辨证的诊病方法，既具中医传统特色，又有很大的优越性。张镜人在四诊之中尤其重视舌脉，重视舌下脉络的观察。舌下脉络瘀紫、曲张、增粗，均对血瘀证的定性、定位提供了客观依据。张镜人临证遵循"持脉有道，虚静为保"的教导，三部九候，反复推敲，脉证相合，重脉重舌，各有所主。

随着医学科学的迅猛发展，现代的客观化检测手段不断提高，中西医学要相互渗透、互相借鉴。现代微观检测手段可以延伸中医四诊并有效拓展四诊的广度及深度。张镜人教授认为中医更要善于汲取新的信息和知识，借助于此，可以加深对"病"和"证"的认识。在临床上有诸内者，未必尽形诸外，隐匿的、疑似的迹象无法完全依靠宏观辨证洞悉一切，因此对中医学的研究，尤其是临床研究和科研工作，

尚应借鉴微观检测方法，积极运用现代科学技术、仪器设备及理化实验手段。这样做一方面弥补了直观、宏观之不足，同时还可不断充实四诊内涵，有助于提高疾病的诊断，也可为临床及科研提供客观指标，对于研究、继承、发扬中医学开拓更广阔的领域。对慢性胃病、肾病、肝病、风湿性疾病等的诊治，张镜人教授均形成了一套根据微观检测指标变化进行辨证及用药的论治体系，并取得了满意疗效。

四、专病之治

张镜人教授擅长治疗各种内科疾病及疑难杂症，且在长期的临证实践中，逐渐形成了自己的诊疗特色和思辨规律。

（一）外感热病

凡感受六淫之邪甚或疫疠之气而诱发的各种发热性疾病均属外感热病范畴。六淫外邪偏于风寒者，属伤寒；偏于温热者，则属温病。伤寒学派强调风寒，以六经辨证为主线，详于寒而略于热；温病学派强调温热，以卫气营血及三焦辨证为主线，重于热而忽于寒。伤寒、温病两大体系宜合不宜分，关键是如何掌握和应用。临床治疗热病应熔伤寒与温病于一炉，灵活运用伤寒方和温病方，辨证层次分清，因人、因病、因地制宜。

1. 辨证要点

对外感热病的辨证，以卫气营血为纲，结合伤寒六经辨证，同时对受病脏腑要有定位。卫分证（太阳证）以形寒、恶风，或已发热，或未发热等为主症，宗温病“有一分恶寒便有一分表证”之说。气分证是但热不寒，口渴烦热，或见里结阳明的胃肠道症状。热入营血则见身热不解、耗血动血等症。对高热神昏者，参照热病重症辨证，配合清热开窍药物。

（1）定病位：必须结合脏腑辨证，如发热，伴咳嗽、胸痛，或见痰中带血，病位在肺；寒战高热，伴右上腹疼痛，病位往往在胆（肝）；发热，伴腹痛、腹泻，病位在胃肠；发热，伴腰酸、腰痛、小便异常，病位在肾与膀胱。

（2）辨热型：恶风、恶寒伴发热，表证为多；外感病初起，热势嚣张，高热不退，热在气分，阳明经证；寒热往来，属少阳证；身热缠绵，身热不扬，午后低热，湿温证为多见；日晡潮热，腹胀，腹痛，便秘，阳明腑证；身热早轻暮重，伴盗汗，消瘦，疑为痨病。

（3）诊治热病，望诊至关重要：望舌苔，区分病邪性质，推测病情进退。黄苔主热，白苔主寒；黄腻、垢腻，均为热与湿互结；灰腻而厚或苔腻罩灰，均在湿热交阻较重阶段出现。在病程发展过程中，如厚腻苔转薄腻为病退；腻苔逐渐加重，薄腻→厚腻→灰腻为病进病重，预后欠佳。望舌质以辨津液、正气之盛衰。热病最易伤津，用药时需顾其津液。热病患者红舌为多，淡红而润为佳象，红而绛为热甚，舌光红无苔为热甚伤津，舌干而有裂纹乃伤津之重症。

2. 遣方用药

对热病各个阶段的治疗，主张"解表或透里，祛邪为要务"，遵循"表"与"透"为主，刻顾其津液的原则。初则疏风解表发汗，进而清泄里热为主，透热转气；兼湿者必佐以化湿之品，热入营血者清营泄热，进一境，立一法，遣一药，有规有章，但"表"与"透"贯穿始终。

如邪在卫表，以葱豉汤加味，微辛微温，发汗不伤阴。盖南方多湿而无北地的寒邪阴凝，故不用麻、桂的辛温，反助邪热；不宜芩、连的苦寒，恐遏邪湿。伤寒初起，邪在卫分者，用之每一剂知，二剂已。若表邪较重，发热、头痛、骨楚，速拟表散，入柴胡、甘葛、桑叶、杭菊之类。春冬季节的风温证，邪客于肺，常并发咳嗽气逆，两侧或一侧胁肋引痛，俗称"插肋伤寒"。因瘀留于肺肝血络之中，络道深邃，宜通络化瘀泄热之法，葱豉之外，须增入当归须、茜草、旋覆花等行气血，疏经络；或葱管易葱白，借其通阳利气之功。

每当邪热过卫入气阶段，应用栀豉汤加味每多应手。盖豆豉透达解肌表，山栀轻清泄膈热，合之则表里双解。如表邪犹重，合柴胡、牛蒡子、荆芥；里热较盛，则加知母、连翘、芦根等；发现红斑隐隐不显，佐蝉衣、西河柳、樱桃核。此外，若有阳明气分证，大热、大烦、口渴、脉洪大，白虎汤也是中的之剂，可加入表透之品。若遇湿热留恋气分，身热不扬，化湿以助清热，三仁汤加味，或增入银柴胡、香青蒿、清水豆卷之类。

邪入营分、血分，选用黑膏方加减。黑膏方出《肘后备急方》，由生地黄、淡豆豉、猪脂、雄黄、麝香等药物组成，主温毒发斑。临床常用生地黄、淡豆豉同捣，结合凉血散血、息风、清热、祛痰之品，治热邪已入营分或血分，劫烁真阴，神昏谵语，肝风煽动之病症，妙在育阴而不滞邪，透邪而不伤正。正如柳宝诒所说："鲜生地为此证清营泄热必用之药，欲兼疏散之意，重则用豆豉同打，轻则用薄荷叶同打，均可。"这是贯彻透表原则的另一种治法。

以上三方中均有豆豉一味，亦表亦透，贯穿始终，乃至当不易之品。缪希雍曰："豉，诸豆皆可为之，惟黑豆入药。有盐淡二种，惟江右淡者治病。经云：味苦寒无毒，然详其用，气应微温。盖黑豆性本寒，得蒸晒之气必温，非苦温不能发汗开腠理，治伤寒发热及瘴气恶毒也。"葱豉着重于发汗解表，犹叶氏《温热论》"在卫汗之可也"的原则；栀豉着重于轻清泄热，表里双解，犹叶氏"到气才可清气"之意；

黑膏方着重于育阴达邪，犹叶氏“乍入营血，犹可透热转气，入血……直须凉血散血”的原则。由上可见，豆豉以不同的组合，可以贯穿外感热病的始终，用之巧当，其妙无穷。无汗取豆豉，有汗取豆卷，热甚取生地黄，津伤取石斛，邪热内炽，劫夺津液并取生地黄、石斛，随证损益，确为张镜人多年临证之结晶。

3. 临证体会

（1）治疗伤寒过程中去黏腻或焦燥苔的关键：除主用生地黄、淡豆豉外，还应兼投天竹黄、胆南星。南星虽经胆汁制过，犹微带苦温之性。这时大部分有形之邪已化成无形的燥热，大剂育阴清热，固可屏退炎蒸，然剩下无多的邪湿，必假豆豉的透达、胆星的苦温，才能与痰热尽消。没有生地黄的柔润，天竹黄的甘寒，焦燥的舌苔脱不掉。没有淡豆豉的透达、胆南星的苦温，糙腻的舌苔也化不净，这是张氏数十年经验积累所得。

（2）玉雪救苦丹的运用：玉雪救苦丹相传为先生的高祖玉书公制订，后载入《良方集腋合璧》，主伤寒时行瘟疫、寒热头痛、身热神昏、谵语气逆、痰涎壅塞等证，全方共48味药组成。该药无苏合香丸之偏于温，无至宝丹之偏于镇，无牛黄丸、紫雪丹之偏于凉，独具“开、泄、疏、托”的作用，凡伤寒时邪，湿遏热蕴，不能透达，壮热无汗，胸宇烦闷，神昏谵语，舌苔厚腻，非玉雪救苦丹不为功，轻则半粒至一粒，重则二粒，真有“体若燔炭，汗出而散”的灵效。临床应用玉雪救苦丹的指征，首应抓住热势、脉象、舌苔、体质四个基本条件，但关键在于一个“汗”字。合与不合，取决于有汗与无汗；效与不效，也取决于有汗与无汗。至于剂量的权衡，则体壮邪盛者每服一粒，可分二至四次；体弱邪轻者每服半粒，可分二至三次，或先服半粒，不验再服半粒，防药过病所；若二粒而病势仍无转机，或服丸后湿从热化，就当考虑改易治疗方针。

（二）慢性胃炎

慢性胃炎是临床常见病、多发病，一般分为慢性非萎缩性（浅表性）胃炎和萎缩性胃炎两大类。萎缩性胃炎见胃黏膜腺体萎缩，常伴发肠上皮化生或异型增生，除引起常见消化道症状外，还与胃癌的发生有一定的相关性。其病变从非萎缩到萎缩乃至癌前病变，虽然可以见到相同的证候，但不同阶段亦有各自不同的病情特点，在临床上分阶段辨病治疗结合辨证论治似乎更合乎病情。

1. 辨病论治

（1）慢性非萎缩性胃炎——从“气滞热郁”辨治，以“清热和胃”为主治疗：慢性非萎缩性胃炎与“胃热”的关系较为密切。其一，因热而引起胃黏膜炎症居多，如恣食辛辣、喜饮烈酒，或情志不遂，气滞郁久而化热，肝热夹胆火上乘，以致蕴热炽盛，内扰于胃；或感受六淫之邪，化热内传胃腑，热壅脉络，气血升降失调，均可引起胃黏膜的炎症。其二，非萎缩性胃炎的临床表现以热象居多，如胃脘疼痛伴有灼热感、口干、口苦、嗳气、泛酸、嘈杂易饥、舌红、苔黄等，胃镜下可见黏膜充血、糜烂，辨证属热无疑。非萎缩性胃炎往往肝郁气滞和郁热犯胃并见，故辨证侧重“气滞热郁”。

在治疗上，针对病机特点，以“清热和胃”为主，药用柴胡、黄芩、白芍、炙甘草、苏梗、香附、连翘、铁树叶、白花蛇舌草、香谷芽等。胃脘疼痛，加玄胡、九香虫、徐长卿；胃脘胀满，加八月札、枳壳、地枯萝；嗳气、加旋覆花、代赭石、陈香橼皮；泛酸，加煅瓦楞子、象贝母、白螺蛳壳；湿阻，加陈佩梗、制半夏、生熟薏苡仁；阴虚，加川石斛、南沙参；血瘀，加血竭、赤芍、丹参；肠化生，加白英、蛇莓；低酸，加焦山楂、陈木瓜、炙乌梅；便溏，加防风炭、炮姜炭。

（2）慢性萎缩性胃炎——从“气虚血瘀”辨治，以“调气活血”为主治疗：慢性萎缩性胃炎通常由非萎缩性胃炎逐渐发展而成，气滞热郁日久，气血俱累，煦濡不周，胃络失养，逐渐形成胃黏膜萎缩。从临床表现及舌脉变化分析，也以气虚血瘀为多见，如胃脘部隐痛或刺痛、多食则胀、嘈杂易饥、神疲乏力、便溏、舌质暗、边有齿印等。胃镜下常表现为黏膜苍白、血管纹显露等。故慢性胃炎在胃黏膜萎缩阶段，脾胃气虚常与胃络瘀阻同见，其辨证侧重气虚血瘀。萎缩性胃炎合并重度肠腺化生或异型增生者，胃镜下常见黏膜颗粒样增生，当从瘀毒辨治。

治疗萎缩性胃炎以“调气活血”法为主，调气者融益气、理气、降气等法为一体，同时配合活血养血，随证进退。方用孩儿参、白术补益脾胃之气；白芍、甘草甘酸化阴，解痉和胃；香附、柴胡疏利气机；赤芍、丹参、徐长卿、血竭活血通络，化瘀生肌，增快胃黏膜血流，有利于胃黏膜腺体再生；更佐以蛇舌草、白英等清化瘀热。临床实践证实，以上述药物为主加减，对萎缩性胃炎或伴肠化或轻度异型增生等病理改变者，往往可收理想之效。

2. 辨证论治

脾胃中焦，乃人体气机之枢纽，故宗《温病条辨·治病法论》中提出的“中焦如衡，非平不安”的法则，作为治疗慢性胃炎的准绳。张镜人教授主张治胃当责于肝胆及脾，欲调升降，先疏肝胆；欲和脾胃，需适润燥；欲安胃气，宜调气血；欲助运化，寓补于通。中虚当益气，中满当理气，络瘀当活血，阴亏当养阴，热盛当清热，湿阻当化湿。临床症状不一，病机变化多端，治疗当执其要点，善于随机应变，令胃气通顺为度。

根据多年的经验，张镜人教授提出治疗胃病十法，在上述辨病分阶段论治的基础上，或一法独用，或数法合参，辨证识病，圆机法活，屡见功效，可谓慢性胃炎等慢性胃病治疗之要诀。

一曰清热和胃：如黄芩、连翘、铁树叶、芙蓉叶、平地木、白花蛇舌草之属，以清泄阳明，热去则胃安也。

二曰疏肝和胃：如柴胡、白芍、甘草、枳壳、香附等疏调肝胆郁滞之气，木达则土安矣。

三曰益气养胃：如孩儿参、炒白术、怀山药、香扁豆之属，脾运健则胃气自调矣。

四曰养阴益胃：如川石斛、怀山药、白芍、甘草、乌梅、木瓜、焦山楂之属，能奏酸甘化阴之功，具缓急止痛之效；养阴以润燥，益胃以助运，亦有助于胃酸之分泌。

五曰清化瘀热：如丹参、血竭、赤芍、白花蛇舌草、白英之属，瘀化热清则胃自安和；还可改善胃黏膜血流灌注，促进胃黏膜腺体恢复；可阻断肠腺化生、不典型增生。

六曰调气活血：调气者，益气、理气、降气皆是也。如孩儿参、白术、柴胡、香附、丹参、赤芍之属，脾气健，肝木调，气调血行，则腺体萎缩能复。

七曰寒温相配：采用辛香和胃，行气宽中，温而不燥之苏梗与苦寒清热之黄芩、连翘同用，寒温相配，适脾胃之性，则气机疏而脾胃和，胀痛自可缓解。

八曰升降并调：如柴胡与旋覆花、代赭石配合，升清阳之气，降胃气上逆。胆热泄尤需柴胡以畅达厥阴，升少阳清气，兼佐黄芩以苦降而泄胆热，皆升降并调之法也。

九曰化湿和中：湿热重宜用陈佩梗、生熟薏苡仁；寒湿重宜用半夏、陈皮，湿化则胃安矣。

十曰消导悦胃：如六曲、谷芽之属，消食化积，健脾和中，食化积消则脾胃之气平和。

慢性胃炎的治疗要守法坚持，不可朝令夕改。慢性胃炎，特别是萎缩性胃炎的发生是一个长期的过程，因此其治疗也非一日之功。在治疗过程中，病情容易受到各种因素的影响而出现反复，如果因为患者症状反复而经常变更治疗原则和治法，则难以取得比较满意的疗效。在这种情况下，应在守法守方的基础上加减，同时积极寻找导致患者症情反复的诱因加以消除，医患配合，守法继进，最终使病情得以改善。

（三）慢性肾小球肾炎

慢性肾小球肾炎，是由多种原因引起的肾小球病理异常的一组慢性疾病，临床通常简称慢性肾炎。本病的病程长，多呈缓慢进展，部分患者可在一定诱因下发生急性进展。患者早期多有一个无症状的尿检异常期；随着病程进展，可出现不同程度的蛋白尿、镜下血尿，并伴有高血压、水肿及氮质血症；后期患者肾功能呈进行性减退。本病可归属于中医学"肾劳"范畴。

1. 病因病机

慢性肾炎，部分可由急性肾炎演变而来，多数无明显的急性病史，迨发现浮肿、乏力、腰酸、尿液变化，已成慢性。推究其病因病机不外乎两端。

（1）外邪侵袭：《素问·水热穴论》曰："勇而劳甚则肾汗出，肾汗出逢于风……本之于肾，名曰风水。"可见风水的病因是"逢风"。部分患者，虽未诉及风水史，然详询时，亦往往可追溯曾有感染外风与湿热的经历。客风易散，湿热难清，病邪隐匿，戕害脾肾，日久而成。

（2）脏腑虚损：感染风邪湿热，无疑是引发急性肾炎的外因。唯正气是否充沛，脏腑功能是否健全，则是更为重要的内因。倘先天不足，饮食失节，七情内伤，房劳或其他慢性病，削弱了脾肾之气，再罹外邪，乘虚内舍，遂形成肾脏慢性炎症的病理变化。

2. 辨证论治

根据慢性肾炎的病情特点，临床分为三个主要证型。

（1）脾失健运，肾气不固，湿邪夹热

临床症状：面无华色，目睑及下肢浮肿时减时甚，腰酸疲乏，胃纳呆钝，小便少利、色深。舌苔薄腻或薄黄腻，质偏红，脉濡细带数。

实验室检查：尿蛋白一般（+～++）。24小时尿蛋白定量往往＜3.0g，可见少量红细胞及管型。

治法方药：健脾益肾，化湿清热。防己黄芪汤合参苓白术散加减，酌入化湿清热之品。药用生黄芪、木防己、白术、香扁豆、茯苓皮、炒山药、枸杞子、制狗脊、川续断、厚杜仲、泽泻、薏苡根、石韦、大蓟根等。

加减：尿红细胞大于（+），加荠菜花、贯众炭；管型尿，加扦扦活。

脾肾之气既虚，湿热之邪不去，水肿持续存在，每兼见颜面色白、食欲减退、腰酸乏力、溺少色深等脾运失健，肾气不固，湿热相搏的证候。这与《诸病源候论·疸水候》"水病无不由脾肾虚所为，脾肾虚则水妄行，盈溢皮肤而令全身肿满"的论述相符。《景岳全书·肿胀》曾云："水不能化，因气之虚。"气虚得复，水湿乃除，精微可摄，精气能固，愈出自然。故临床治疗，宜宗《金匮要略》防己黄芪汤，配合《太平惠民和剂局方》参苓白术散加减，酌入化湿清热之品。方中生黄芪、白术、香扁豆、山药益气健脾；枸杞子、川续断、狗脊、杜仲补肾固腰；木防己、茯苓皮、泽泻行水消肿；薏苡根、大蓟根、石韦清热利湿。

（2）热伤气阴，脾肾俱虚，水湿逗留

临床症状：颜面及肢体浮肿，头晕且胀，血压正常或偏高。腰部酸楚，精神疲怠，溲溺量少。舌苔薄腻，质微胖、稍红，脉细沉或细滑。

实验室检查：尿蛋白一般（++～+++），24小时尿蛋白定量多＞3.0g，或见红细胞及管型，血浆白蛋白降低，血胆固醇增高。

治法方药：益气养阴，行水利湿。黄芪人参汤合六味地黄丸加减。药用生黄芪、党参、苍白术、生地黄、熟地黄、制首乌、山萸肉、炒山药、赤白芍、炒滁菊、炒丹皮、莲须、芡实、黑大豆、赤猪苓、通草、泽泻等。

加减：腰酸较甚，加川续断；舌苔黄腻，尿蛋白＞（+++），24小时尿蛋白定量＞4.5g，去熟地黄、山萸肉，加薏苡根、大蓟根、石韦；红细胞＞（+），去苍术、白术，加女贞子、墨旱莲；管型尿，加扦扦活。

慢性肾炎，日久病深，无形之邪热与有形之水湿结合，遏阻三焦，中侵伤脾，下注伤肾，湿愈困则脾愈弱，热愈甚则阴愈耗，脾肾气阴俱虚，导致升降、开阖乖常，当升不升，当降不降，当藏不藏，当泄不泄，于是大量蛋白尿丢失，血浆白蛋白降低。湿浊滞留，引起血胆固醇增高。里热烁阴，络脉受灼，虚阳上扰，引起高血压及血尿。肾府失养，故腰部酸楚。临床治疗宜宗《脾胃论》黄芪人参汤合《小儿药证直诀》六味地黄丸加减。方中黄芪、党参、苍术、白术益气健脾；制首乌、山萸肉、生地黄、熟地黄滋阴补肾；莲须、芡实味甘固涩；黑大豆、怀山药性平和养；赤猪苓、通草、泽泻行水利湿；赤白芍、滁菊、丹皮清热凉肝。《证治汇补·水肿》引丹溪云："大法，宜调中健脾，脾气实，自能升降运行，则水湿自除，此治其本也。"坚持调治，庶几缓缓图功。

（3）气阴亏损，血不养肝，湿浊下注

临床症状：面色淡白，两足踝部浮肿，头晕疼痛，血压升高。舌苔薄黄，质淡红，脉细弦。

实验室检查：尿蛋白（+～+++），24小时尿蛋白定量1.5～3.5g，或见管型尿。肾功能轻度损害。

治法方药：补肾调营，和阴潜阳。黑地黄丸合五阴煎加减。药用生地黄、熟地黄、山萸肉、枸杞子、苍术、白术、炒党参、炒当归身、生白芍、炒山药、制首乌、炒杜仲、制狗脊、茯苓皮、晚蚕沙、生石决明、滁菊花等。

加减：舌苔黄腻，尿蛋白（+～++），去熟地黄，加薏苡根、大蓟根、石韦；管型尿，加扦扦活；血压较高，加羚羊角粉冲服；小便不利，加泽泻。

慢性肾炎发展至后期，脾肾气阴亏损，脾之转输与肾之固摄功能日益衰退。水邪湿浊集聚，饮食精微无以升运吸收，下趋外泄，营养匮乏，故面色淡白、小便不利、足胫踝部浮肿、尿蛋白持续不瘥、肾功能轻度损害。阴损及血，血不养肝，故血压增高。临床治疗宜宗《病机气宜保命集》黑地黄丸合《景岳全书》五阴煎加减。方中生地黄、熟地黄、山萸肉、制首乌补肾滋阴；苍术、白术、党参、山药健脾运中；当归、白芍养血柔肝；狗脊、厚杜仲坚脊固腰；茯苓皮、晚蚕沙行水泄湿浊；滁菊花、生石决明清热息风阳。《证治汇补·水肿》谓："脾病则津液不化，不特肾精损削，且湿热下注，足跗浮肿者有之，必土强而后肾水收摄，以归隧道。"《临证指南医案·头痛》邹按曰："如厥阳风木上触，兼内风而为头痛者，用首乌、柏仁、穞豆、甘菊、生芍、杞子辈，息肝风，滋肾液为主。"临床若能体会斯旨，思过半矣。

3. 微观辨证

对于慢性肾炎的治疗，在辨证论治的基础上，结合微观指征辨病并配合用药，往往会收到比较满意的效果。

（1）血尿：多由气阴俱虚，湿热伤络所致。治疗可选用补肾养阴的炒生地黄、墨旱莲，结合清热止血的炒赤芍、炒丹皮、荠菜花、乌蔹莓、小蓟草、白茅根、仙鹤草、炒藕节等。

（2）蛋白尿：多由湿热内扰，脾虚不能摄取精微，肾虚不能固密精气所致。治疗可选用健脾固肾的黄芪、山药、山萸肉、莲须、芡实，结合化湿清热的薏苡根、大蓟根、石韦等。

（3）管型尿：多由脾肾气阴不足，湿热夹瘀所致。治疗可选用祛瘀利水的扦扦活、益母草等。

（4）低血浆蛋白：多由肾脾两亏，生化乏源，气血虚弱所致。治疗可选用黄芪、党参、山药、黄精、黑大豆等。

（5）高血胆固醇：多由脾失健运，清不升而浊不降，痰湿夹脂质沉积所致。治疗可选用健脾化湿，除痰泄浊的苍术、白术、茯苓、制半夏、生薏苡仁、炒陈皮、晚蚕沙、泽泻等。

（四）慢性肾功能不全

慢性肾功能不全是指各种原因引起的肾功能逐渐恶化所出现的严重综合征。本病症情复杂，可归属于中医"虚劳""关格"等病证范畴。慢性肾功能不全的早、中期应该是中医中药治疗最能发挥作用的阶段，即使进入尿毒症晚期，中医药的治疗对减轻患者的临床表现、延缓病情进展、延长患者生命仍有一定的意义。

1. 病因病机

导致慢性肾功能不全的原发病十分复杂，所以其病机亦必然十分复杂。但不同疾病进入肾功能不全阶段时，又有其共同的一面。根据临床体会，此时脏腑亏虚已由脾及肾。肾损则分清泌浊无能而致湿浊潴留，脾损则生化精微乏源，水谷反成湿浊。日久湿浊蕴热化毒，病理产物又成致病因素，导致升降出入紊乱。脏腑衰败与浊邪壅阻互为后果，形成恶性循环。于是脾应升而反降泄，胃应降而反逆上。生化无权，精元愈亏。肝肾阴亏则风阳浮动，心肾阳衰则水湿内停。气机乖乱，血脉瘀滞，痰浊上蒙，心神扰乱，终于形成一个寒热错杂、虚实并见，甚至阴阳离决、五脏俱败的局面。

2. 辨证论治

慢性肾功能不全的病情时时变化发展，正虚邪实兼夹，因此辨证治疗比较复杂。扶正要分清何脏为主，何脏为次，气血阴阳之虚又以哪一方面为侧重。祛邪则要辨明寒热，辨明湿浊痰瘀哪些邪实偏盛，从而灵活论治。根据本病常见的临床表现，常可见到脾肾虚损、气血两虚、阴阳两损、湿浊犯胃、瘀血阻滞、肝风内动、痰浊上蒙、水气凌心等不同证型，临床上上述诸证一般夹杂出现，治疗时扶正祛邪兼而施之。根据疾病发展的不同阶段，张镜人教授将本病分为早中期和后期两个基本阶段，再参照各种变证灵活论治。

（1）早中期——从“湿热蕴阻，耗伤气阴”辨治

临床症状：头晕耳鸣，口干唇燥，咽嗌疼痛，面目浮肿，腰酸脊楚，夜寐欠安，溲少色赤。舌苔薄黄或黄腻，质偏红，脉象濡数或细弦滑。尿检蛋白增多，尚有管型及红细胞，肾功能检查已有轻、中度减退。部分患者可见血压偏高。

治法方药：补脾益肾，化湿清热。方宗保真汤化裁。药用生黄芪、党参、白术、生地黄、丹参、赤白芍、石斛、知母、黄柏、川续断等。

加减：如脾气偏虚，去生地黄、石斛，加生晒参；肾阴偏虚，去黄芪、党参，加南沙参、枸杞子、二至丸；血尿，选加仙鹤草、贯众炭、乌蔹莓、蒲黄炭、赤石脂等；尿蛋白高，选加薏苡根、石韦、大蓟根、蝉蜕；出现管型，选加莲须、芡实、扦扦活；血压波动，可酌加平肝潜阳的羚羊角粉、石决明等，或同时用丹参注射液等活血中药静脉滴注，以扩张局部血管，祛除瘀滞，改善肾脏有效循环血量，减轻肾缺血状态。这不仅有利于促进肾功能的恢复，而且对水肿、蛋白尿、高血压等都有一定疗效。但如见出血倾向，则不宜采取此法。

（2）后期——从“正气亏损，邪毒内盛”辨治

临床症状：面色晦滞，神情萎靡，呕恶厌食，口气臭秽，浮肿，尿少或尿闭，

进而出现头痛嗜睡，甚至昏迷、出血、肢体抽搐等危象。

治法方药：益气养营，化湿清热，和胃泄浊。方宗黄连温胆汤加减。药用生晒参、生白术、赤芍、白芍、川黄连、半夏、陈皮、竹茹、枳壳、晚蚕沙、黑大豆、土茯苓、六月雪等。

此际正气已趋衰惫，而湿浊弥漫中宫，又急待宣化，故选择补而不腻、凉而不润的生晒参另煎代茶，寓扶正于祛邪之中。如湿浊较重，苔腻满布，可少加苍术，助白术、黄连化湿清热。黄连兼能止呕，最为理想。黑大豆利中带补，与晚蚕沙、土茯苓、六月雪都具有降尿素氮的作用。如出现神昏，则仿菖蒲郁金散意，酌加干菖蒲、炙远志、广郁金、胆南星、天竹黄等。

在治疗邪浊内盛，上格下关的尿毒症时，常配合采用中药灌肠。药用生川大黄9g，生牡蛎30g，六月雪30g，徐长卿15～30g，皂荚子9g。浓煎100mL，保留灌肠，导滞泄浊。对少数因肾气开阖无权，水湿泛滥，高度浮肿的患者，亦可暂投五苓散以入肾启阳，温通阳气，一俟肿退尿利，病还其本，仍宜转入健脾益肾，继续耐心守治。

3. 临证体会

分阶段论治之法，更易掌握，但本病终究是一极复杂的病症，临证仍需根据病情变化灵活掌握。尽早治疗对于慢性肾功能衰竭十分关键，适当治疗可使肾功能恶化获得逆转，保护了健肾单位，对延缓肾功能减退起到重要作用。

张镜人教授在对慢性肾功能不全的治疗中，深深体会应慎重使用如下两法：

（1）慎用温法：本病的病机主要是湿热久稽，以致气阴及营血的耗竭。气损虽可及阳，然亦处于从属地位。气阴复则阳虚自复，妄投桂、附等刚燥药物，欲期温补，更伤阴血，误助邪火。临床上可见到部分患者出血症状加重，即使兼见阳虚征象，而需参用补阳之品，自应效“善补阳者，必于阴中求阳，则阳得阴助而生化无穷”的法则，选加淫羊藿、巴戟天、肉苁蓉等温润两顾。

（2）泻法审用：尿毒症期，一般主张投温阳祛浊的温脾汤，冀从肠道排出氮质代谢物。患者虽然湿浊内盛，但中气日益虚陷，阴血已趋衰竭。大黄破气伤正，附子耗阴助邪，愈虚虚，愈实实，非徒无益，抑且有害。唯临床观察，患者进服大黄，必致泻下，开始几天，神清气爽，诸症缓和，每在一周后转入嗜睡状态，旋即昏迷突变。大黄确能导滞解毒，问题是口服峻猛，诛伐过甚，虚体难支。因此，改变给药途径，配入灌肠方内，并兼以生牡蛎收涩敛阴可能更为合适。实践证明，大黄与其他四药相合，保留灌肠，峻药缓用，便行一日至多2～3次，溏而不泻，利而不伤，可获排泄氮质潴留的功效。

五、方药之长

（一）核心方剂

1. 安中汤

【组成】柴胡 6g，炒黄芩 9g，炒白术 9g，香扁豆 9g，炒白芍 9g，炙甘草 3g，苏梗 6g，制香附 9g，炙延胡索 9g，八月札 15g，炒六曲 9g，香谷芽 12g。

【功用】调肝和胃，健脾安中。

【主治】脘部胀满疼痛，口苦，食欲减退，或伴嗳气泛酸，脉弦或濡细，舌苔薄黄腻或薄白腻，舌质偏红。

【方解】胃居中焦，与脾以膜相连。胃属腑而主表，脾属脏而主里。脾气宜升，胃气宜降；脾性喜燥，胃性喜润；二者相反相成，犹如称物之“衡”。平则不病，不病则平，其不平之病机，主要是升降的失调，燥润的不适。然需指出，脾胃升降的生理活动，全赖肝胆的疏泄功能。肝胆之疏泄功能减退，则脾胃升降的秩序乖常。于是木郁化热，土壅酿湿。中焦湿热干扰，则脾胃燥润违和。故表现为脘部胀满疼痛，甚或嗳气泛酸，纳谷不馨。其症在胃，但从病机分析，显系肝失条达，少阳清气不展，郁热犯胃侵脾，气机阻滞所致，治疗当遵吴鞠通“中焦如衡，非平不安”的法则，疏肝胆以调升降，适燥润以和脾胃，纠其偏而达其平。方中柴胡疏利肝胆，升清解郁；黄芩苦沉降，泄热除湿；白术、扁豆健脾助运；白芍、甘草缓急安中；苏梗、制香附理气快膈，温而不燥；延胡索、八月札调肝止痛，散而能润；炒六曲消胀化滞，香谷芽和胃进食。应用于临床，颇获成效。

2. 消痞方

【组成】地骷髅 15g，生白术 9g，苏梗 6g，香附 9g，砂仁 3g，黄芩 9g，广郁金 9g，延胡索 9g。

【功用】健脾益气，疏肝和胃，降逆止呕，消痞散结。

【主治】慢性胃炎、功能性消化不良，以及其他慢性胃病见痞满者。

【方解】本方君药为地骷髅、白术。地骷髅即莱菔老而枯的根，其性甘辛味平，能顺气开郁，消胀除满，化积祛痰，为理气畅中之品。白术，性苦味甘温，能健脾燥湿，和中补阳，暖胃消谷，为健脾燥湿助运之要药。二者相和，补中兼疏，行气而不耗气，补气而不壅滞，恰中病机。臣药为紫苏梗、香附。前者为紫苏的干燥茎，性温味辛，温中行气，解郁止呕。后者性平味苦，能疏肝理气，解郁宽中，畅行三焦之气机。佐药为广郁金、延胡索、黄芩。广郁金性寒味苦，理气解郁，化瘀止痛，辛开苦降，清扬善窜。延胡索性温味苦，活血化瘀，行气止痛，消积散结，能行血中气滞、气中血滞，为血中之气药。黄芩性寒味苦，清热燥湿，泻火解毒。使药为砂仁，性温，化湿醒脾，行气和胃宽中，为开脾胃之要药，和中气之精品，且调和诸药。诸药相配，升降相因，肝脾同治，寒温并用，气血同调，共奏健脾益气、疏肝和胃、降逆止呕、消痞散结之功，而使气机通利，脾胃升降斡旋之职得复，痞满症状得以缓解或消失，疾病痊愈。现代药学研究证明，本方具有促进胃排空，刺激肠蠕动，镇痛，保护胃黏膜，调节胃液、胃酸分泌，提高血浆胃动素等多方面的效用且使用安全。

3. 愈肾方

【组成】白术 9g，山药 9g，薏苡根 30g，石韦 15g，大蓟根 30g，扦扦活 15g，芡实 12g，莲须 3g，炒陈皮 6g。

【功用】健脾益肾，清热利湿。

【主治】慢性肾小球疾病症见神疲乏力、腰酸腿软，或有轻微水肿，尿常规检查可见蛋白尿、血尿，脉细或濡细，苔薄或薄黄腻。

【方解】脾主运化，作用于精微的摄取与水湿的输布；肾主开阖，作用于精气的藏蓄与湿浊的排泄。太阴虚则运化无权，难以摄取精微，又难以输布水液；少阴亏则开阖失常，未能固涩精气，又未能排泄湿浊。于是水湿潴留，肢体浮肿。兼见神疲乏力，腰酸腿软。实验室检查可发现尿检异常，甚则肾功能不全。本病多由外感诱发，风邪虽散，湿热难除，日久损及脾肾乃成本证。故治宜健脾益肾，清热利湿。方中白术、山药、芡实、莲须健脾益肾，补而不温燥，养而不滋腻。薏苡根、石韦、大蓟根清热利湿。扦扦活祛风活血，陈皮理气和胃，标本同治，补泻并用。本方加减变化可应用于多种证型的慢性肾小球疾病。

4. 复方四参饮

【组成】孩儿参 12g，丹参 12g，南沙参 9g，苦参 9g，炙甘草 3g，炒酸枣仁 9g，炙远志 3g，广郁金 9g，莲子心 3g。

【功用】益气养阴，清热活血，安神宁心。

【主治】心悸怔忡，胸闷胸痛，或见气短乏力，烦躁失眠，脉细、细数或结代，舌苔薄黄或薄腻，质红。

【方解】本方常用于病毒性心肌炎后遗症，而其他心脏疾患见是证者亦可选用。病毒性心肌炎多由外感引起，急性期后表邪虽散，湿热未清，内舍于心，犯及心脉，心神受扰则惊悸怔忡乃作，邪热久羁则气阴暗耗，脉道失于宣畅则血流瘀滞，病情经常反复，缠绵日久不解。方中以孩儿参益心气，南沙参养心阴为君；丹参调心血，苦参清心热，甘草缓心脉，郁金通心滞为臣；酸枣仁宁心神，远志定心悸为佐；莲子心除心烦为使而组成。全方益气养阴扶正治本，活血清热祛邪治标。在临床应用中，取得明显疗效。

5. 通脉方

【组成】生黄芪 15g，当归 9g，桂枝 6g，细辛 3g，赤芍 9g，桃仁 9g，川芎 6g，红花 6g，木通 6g。

【功用】益气温阳，活血化瘀，宣通络脉。

【主治】雷诺综合征，肢端青紫症。

【方解】雷诺综合征的表现为双手指（趾）遇寒后出现发白、潮红、发绀，同时伴有长年四肢不温的现象。中医学责之阳气虚弱。四肢为诸阳之本，阳气不足，四末失其温养，故见手足厥寒。正如成无己所云："手足厥寒者，阳气外虚，不温四末；脉细欲绝者，阴血内弱，脉行不利。"本方系《伤寒论》中当归四逆汤合黄芪桂枝五物汤化裁而成，具有益气温阳、活血化瘀、宣通络脉的功效。方中黄芪甘温，补气之功独专，合当归益气而养营阴；桂枝配细辛，味辛气温，温阳气而通络脉，血得温则流畅；桃仁伍红花，赤芍伍川芎，皆有活血化瘀作用；木通性能通降滑利，配以诸药通利血脉关节的疗效更优。

6. 宁脂方

【组成】太子参 9g，白术 9g，制半夏 6g，陈皮 6g，泽泻 9g，丹参 9g，山楂 9g，玄明粉 3g，荷叶 15g。

【功用】健脾化痰，消积导滞，活血化瘀，降脂减肥。

【主治】高脂血症、肥胖病、脂肪肝、痰湿型闭经、脂溢性皮炎等。

【方解】脾胃为仓廪之官，在体为肌，开窍于口。胃主受纳，腐熟水谷；脾主运化，输布精微，升清降浊，为气血生化之源。然平素饮食失节，过食甘肥之品，久则困扰脾胃，必致运化乏力，输布失职，饮食不化精微反成痰湿，脂肪壅阻形成躯体肥胖。宁脂方采用太子参补益太阴，升清降浊；玄明粉泄利阳明，推陈致新；白术合泽泻以行水渗湿；半夏配陈皮除痰理气；丹参活血调营；山楂消积行滞；荷叶出污泥而不染，升清阳而减肥。

7. 清胃方

【组成】徐长卿 15g，平地木 15g，旋覆花 9g（包煎），代赭石 15g（先煎），丹参 15g，赤芍 12g，制香附 12g，延胡索 9g，连翘 9g，炙甘草 5g。

【功用】和胃清热，理气止痛。

【主治】慢性浅表性胃炎。

【方解】肝气失于疏泄，郁热犯胃，症见纳减神疲，中脘胀满，隐隐疼痛，得嗳嗳气稍舒。方中徐长卿、平地木健胃止痛，制香附、延胡索理气行滞，旋覆花、代赭石平逆除噫，丹参、赤芍调营活血，连翘、甘草清热缓急。

8. 益神方

【组成】野生灵芝 15g，制黄精 10g，炙黄芪 10g，炒当归 6g，制首乌 10g。

【功用】益神延年，养颜乌发，润肺固卫，宁心安眠，健脾悦胃，补肾强身。

【主治】肺虚常易感冒，冠心病胸闷心悸，神经衰弱失眠疲乏，胃肠功能障碍食欲不振，白细胞减少，妇女更年期综合征，产后、病后、术后身体虚弱及老年黄褐斑等多种病症。

【方解】灵芝、黄精性味相同，甘平无毒，唯灵芝益神而养精气，黄精补中而安五脏。本方采用野生灵芝与黄精配合，其效更彰。增以黄芪固表卫，实皮毛。当归理营血，和络脉。制首乌滋肝肾，悦颜发。五味共投，可奏保健强身之功。

9. 至精方

【组成】太子参 10g，炒当归 10g，灵芝 10g，制黄精 10g，怀山药 10g，炒杜仲 15g，白花蛇舌草 30g，蜀羊泉 15g。

【功用】健脾补肾，解毒消积。

【主治】消化道肿瘤或肿瘤术后，以及放化疗的辅助用药。

【方解】本方君药为太子参、当归。太子参甘平，功似人参而力薄，清健脾运，鼓舞中气，中焦健运则化生水谷精微。当归和血补血。两味相合，益气养荣，盈灌全身。臣药为灵芝、黄精。二者性味相同，甘平无毒。唯灵芝专长保神，益精气。黄精擅补中焦，安五脏，疗诸虚，填精髓。佐药为怀山药、杜仲，健脾肾强筋骨，益肾中精气。使药为白花蛇舌草、蜀羊泉，清热解毒，化瘀消积。诸药相配，脾运健，中焦得以化生水谷精微；肾精充，又能益助后天之本，充盈气血；瘀热清，则可杜绝根株，免遗后患。冀获正复邪退之功。现代药理学研究证明，本方能增强免疫功能，抵御化疗药物对骨髓造血功能的抑制作用，提高外周血白细胞，起到减毒增效、抗转移、防复发的良好作用，因而能提高胃癌患者的生存质量，延长生存期。

（二）用药歌诀

张镜人教授选择常用而得心应手的药对，编成歌诀，或可提供临床启迪。

1. 肺病门

桑叶杭菊甘苦味，疏散肺卫风热宣。前胡杏仁入太阴，咳嗽初起肺气宣。

桑皮配伍淡黄芩，泻肺泄热功独奇。野荞麦根连翘合，肺系热甚咽喉清。

麻黄宣肺杏仁配，降气化痰喘息平。苡仁杏仁共入方，化湿除痰止咳灵。

痰热贝母瓜蒌皮，寒痰半夏陈皮连。款冬紫菀亦止咳，理肺温润痰嗽痊。

热伤肺阴津液耗，芦根石斛用须鲜。沙参麦冬甘苦寒，清金润肺服之良。

胖大海合净蝉衣，化痰开音疗效强。旋覆花加海浮石，痰鸣气逆哮喘尝。

补骨脂兼紫石英，补肾敛肺上气宁。人参蛤蚧治虚喘，纳气归肾研末珍。

仙鹤草伍白及片，功专止血安肺金。

2. 心脑病门

黄芪宜共人参配，心气虚弱首当宗。孩儿参合丹参投，益气行血心痹祟。
胸膺痞闷或隐痛，香附郁金两相从。当归身兼酸枣仁，营血不足心怔忡。
温补心阳桂与草，止汗除烦药力宏。蜜炙远志淮小麦，安神宁心总堪供。
夜交藤偕合欢皮，通治失眠建奇功。痰火内发心官病，菖蒲郁金宣窍好。
类中胆星天竹黄，豁痰清热不应少。半身不遂亦可治，地龙牛膝用需早。
心下支饮金匮方，白术泽泻疗昏冒。天麻更同白蒺藜，头晕目眩常取效。
景天三七徐长卿，研吞能愈癫痫扰。

3. 脾胃病门

柴胡黄芩升降调，肝胃不和法宜晓。芍药甘草缓急求，苏梗香附疏理好。
八月札共九香虫，通则不痛气滞解。丹参若同血竭配，痛则不通血瘀化。
旋覆代赭治嗳气，降逆宣中仲师旨。呃忒频仍尚有方，柿蒂应偕刀豆子。
知母相与净连翘，胃脘灼热服之愈。扁豆山药补中虚，嘈杂思食毋庸虑。
白螺蛳壳能制酸，更增瓦楞效益显。纳谷忒微劝加餐，木瓜乌梅添酸味。
腹痛泄泻木乘土，白术还需连白芍。全瓜蒌合望江南，便秘何愁取入药。

4. 肝胆病门

柴胡配合制香附，疏肝理气病乃康。厥阴热滞黄芩入，伍以连翘力更强。
川楝延胡治胁痛，气血并调古有方。田基黄皆鸡骨草，清肝泄热效亦彰。
阴亏生地白芍药，血虚归身首乌当。女贞子与墨旱莲，乙癸同源双补良。
鳖甲再加生牡蛎，软坚消癥用勿忘。葫芦麦柴疗鼓胀，煎汤代水法尤臧。
茵陈若获栀子襄，功擅利湿兼退黄。金钱草共海金沙，肝胆结石自能攘。

5. 肾病门

肾虚汗出逢于风，风水黄芪防己使。白术宜将山药添，健脾益肾法可恃。
巴戟仙茅温肾阳，滋肾生地山茱萸。知母更兼川黄柏，下焦湿热自相需。
南芡实加白莲须，固肾涩精功殊显。革薢分清石韦配，小溲混浊称灵验。
菟丝子合覆盆子，溺有余沥用能瘳。贯众炭与荠菜花，血尿投之效亦优。

六、大医之情

（一）为事业，舍诊所，投身中医建设

张镜人教授出身中医世家，其人生跨越了新旧两个社会。旧中国遭受外敌侵略、国力衰弱、民不聊生的凄惨景象，在他年轻的头脑中留下深刻印象。新中国成立后，万象更新、生机蓬勃，国家的变化令张镜人万分激动和自豪。张镜人一边坚持在自己

的诊所临证，一边积极投身到新上海的公共医疗事业建设之中。1950 年，嵩山区（现卢湾区）成立医务工作者协会，张镜人被推选为主任委员。同年 10 月全市开展大规模的天花防治，张镜人任种痘大队长。通过积极发动本区中西医务人员参与，张镜人顺利完成任务。1952 年 6 月，市卫生局为了执行政务院关于国家工作人员实行公费医疗的指示，拟规划成立 1 所公费医院、4 所公费医疗门诊部，并邀请部分中西医代表听取意见。张镜人提出：干部保健是党和国家的一项重要工作，中医医疗义不容辞，应积极争取参与。他的建议得到支持采纳，不久即促成了卫生局直属公费医疗中医门诊部（公费第五门诊部）的成立，这是新中国成立后上海第一所国家创办的中医医疗机构。1952 年 7 月，上海市中医学会成立，并选举产生了首届执行委员会，张镜人任副理事长。同年 9 月，市卫生工作者协会成立，张镜人当选为常务委员。

正是由于对中医医疗卫生事业的执着和贡献，1954 年 7 月 27 日张镜人接上海市人民政府第一任市长陈毅署名的委任状，担任上海市卫生局医疗预防处中医科副科长。于是他毅然关闭了自己繁忙的私人诊所，放弃了高薪收入，辞退保姆、司机，义无反顾地投身到政府领导的中医药事业中，成为沪上中医界加入公共医疗机构第一人，并由此开启行政管理与医疗业务双肩挑的生涯。之后，他又曾先后担任上海市卫生局中医处副处长，上海市卫生局副局长等职务多年，从此将自己的生命与党的中医药事业紧紧地联系在了一起。

1956 年上海市卫生局规划筹建上海中医学院，举办 2 ～ 3 年学制的西医离职学习中医研究班。张镜人等全程筹备并负责，设立了河滨大楼临时校舍。上海中医学院 62 届学生和第一届西医离职学习中医研究班学员，即在河滨大楼开课。由于在中医教育改革工作中的出色成绩，年仅 35 岁的张镜人于 1958 年被推选为上海市中医学会第二届委员会副理事长，继续在行政工作领域及中医教育领域发挥自己的才干。1975 年又当选中华中医药学会第二届委员会常委暨副会长。

张镜人将全部身心都投入新上海的中医药事业中，与医坛硕彦陆渊雷、程门雪、章巨膺、丁济民、张赞臣等，主持筹建了上海市中医学会、上海市卫生工作者协会、上海市公费医疗中医门诊部、上海市第十一人民医院（曙光医院前身）、上海中医学院，在全市综合医院普遍设立了中医科室，开创了上海中医事业的新局面，从此，沪上中医走上普及、发展、提高的正常轨道。张镜人还长期担任上海市中医文献馆顾问，为团结上海市名老中医工作及开展中医文献研究，提供了不少关键性的建议。退休后，他还被上海市政府委任为市卫生局顾问，为上海的中医药事业献计献策，直到逝世。

张镜人的经历其实可以看成上海中医药事业发展的缩影，其参与了新中国成立后上海中医药发展的每个重要历史进程，更为上海市中医药事业的发展贡献了自己毕生的心血。张镜人长期兼任各级行政职务，主抓中医工作，为新中国成立后上海市中医药政策的制定、各级中医机构的建立和建设、中医药人才的培养等方面都作出了巨大的贡献，为新中国成立后上海市中医药事业的发展"立下了开创奠基之功"。

（二）承家学，重医德，全心服务患者

张氏内科历史悠久，源远流长，自明代崇祯末年创世以来，代有传人达380余载，于沪上颇具影响。张氏内科之所以长盛不衰，传承不断，除了其精湛之医术，救治患者无数，特别是屡屡拯伤寒热病重症患者于生死之关，更为重要的是张氏诸医仁慈恻隐之心，口碑深入民间。

张氏医家优良的医德医风，世代相传。根据《上海县志》记载，张氏诸医"不计诊酬"者有之，"贫病转给以药"者有之，不但赠药，并且反赠患者药资者亦有之……"医以救人，非以营业，医无贫富，唯以实心救之"是第九代传人张骧云的至理名言，也是张氏内科诸医的真实写照。体现张氏诸医高尚医德的好人好事举不胜举，正是这些正能量，激励着张氏内科传人，在提高业务水准的同时，一直把优良医德医风世代相传。

张镜人父亲诊所有一个家传的小铁皮箱，就诊的患者自行投入诊费，一般人看病投入两毛钱，没钱可以不投，绝对没有人问你要钱。张镜人继承了家族优良的医德医风，亦是如此效仿！他常讲"医乃仁术"，医生要"先仁，后术"，先会"爱人"才有可能成为一名好医生。他教导学生，望闻问切，探病求源，更要注意悉心辨证，首先须有视亲之想，把患者当亲人，这样才能认真诊治，切中病机。

即使已至耄耋之年，张镜人门诊时也从不中途休息，哪怕上一次厕所！在诊疗时，对待患者耐心细致，从不主动叫患者离座。他对每一张处方、每一味药物、每一个剂量都仔细揣摩。在他书写的病历中，不会见到上方（指上次开的方）加某药物的医嘱格式，每次处方都必定是一张完整的处方。张镜人平等对待每位患者。在他的患者中有很多老干部，按政策需要照顾。为了不给普通患者带来影响，他坚持提前1个小时上班，用自己的休息时间先为老同志诊疗。由于慕名而来的患者实在太多，下午的门诊经常提前至中午12点半开诊，有时甚至工作到晚上八九点钟。病房一位患者希望能得到张镜人的诊治，他便在赴日本讲学的当日凌晨赶到患者床边，诊治完毕之后才匆匆赶往机场。病后在家休息，如果老患者找上家门去，他也从不拒绝……对患者"不论贫富，施药一例"。张镜人平生视为快乐的事是"重病人抢救过来了、患者的病好了"。这种济世救人、与患者休戚与共的仁爱之心，他一刻不忘！

（三）喜收藏、善诗词、精医道——雅好三绝

张镜人不仅是造诣精深的国医大师，更是一位学识渊博、兴趣雅致的文人。朋

友誉其“雅好三绝”，即喜收藏、善诗词、精医道，三者在人文精神、人格品位上相互辉映、相互促进。他从少儿时期开始即秉承家族“医文相通”“医儒相通”的理念，系统接受传统文化教育，传习经史百家。他“禀赋聪颖，尤喜诵读古文及诗词，十余龄粗解吟咏，能仿六朝体作骈四俪六之辞”。他从年轻时期即喜欢结交文人雅士，钱鐘书先生即是其往年之交之一。张镜人写了诗总喜欢向钱先生呈正请益，且深得钱先生的青睐、赏识和厚赐。钱氏不仅为他修诗润色，还馈赠他一部木版印刷的《苏轼诗集》，上有钱氏所写的细字批注。钱氏还多次赠诗张镜人。某次张镜人随口吟诵了钱氏的两首赠诗，其一曰：“觅句八叉手，处方三折肱。神奇芝配勃，圆熟茨磨菱。驱疟诗能效，论声病亦称。寻医吟久罢，酬答愧难胜。”张镜人与糜耕云、程十发、谢稚柳（及其夫人陈佩秋）、陆俨少、刘旦宅等艺术大家俱交情深厚，经常交流甚至家庭小聚。随着与文艺界朋友的不断切磋，其书法、诗词、绘画水平也日趋精进，尤其是古诗词造诣颇深，文化底蕴深厚。

善收藏是指张镜人藏书藏画（书法）及收藏扇子颇丰。尤其是藏扇，据他自己说最多时曾达七八百把，正准备向一千把努力时，一场“文化大革命”令他损失了藏品中的三分之二，其中仅张大千所绘扇面即占了二十多把，但所剩亦已足令人赞叹。张镜人所藏扇面都是历代名家所绘精品，既有正面明文征明图、背面清康熙御笔的“宫中藏物”，也有近代大画家林风眠唯一应其所邀画过的一把扇面。“据说外界对这把扇面喊价颇高”，张镜人颇为“得意”。因为张镜人对书画颇有鉴赏力，因此已有藏扇均属上佳之作。“夏天每日换一把用用，悠哉游哉”，张氏补充道：“当然，用时也是很当心的。”

另一雅好乃是作诗吟诗。1937 年张镜人年方 14 岁，随父母游览杭州时即写下了两首五言绝句和一首五言律诗，诗情画意，跃然纸上。张镜人有一首述怀诗《题广州西樵山无叶井》，乃某次于广东南海县西樵山碧云村口见一口井“晶莹甘冽，汲之不涸……叶落井中即被流水涌去！故名无叶井”，遂有所感而发：“甘冽樵山第一泉，井栏欹侧树参天。难容落叶沾流洁，自守清廉不计年。”他常书此诗以赠朋友，谓这“无叶井”给他颇多启示，“为人、处世、行医都应如斯”。1982 年参观上海植物园药园时，他曾作《醉花阴》一首，以词咏志，下半阙为“中医宝库称丰富，本草饶研究。愿效李时珍，泽惠神州，亿万人增寿”，表述了他毕生追求的志向和情怀。每有朋友相会、重要会议、游历祖国名山大川、中医界的盛事佳话、亲情友情师生情，情动于中，有感而发，思绪如潮，涌向笔端，巨构佳篇，自然天成。

2006 年在友人的帮助下，精选了张镜人教授诗词 100 余首，汇编成《张镜人诗集》出版，书名即由挚友陈佩秋女士所书。诗词体例丰富，有五绝、五律、七绝、七律，有排律长句，有各种词牌的词。这些诗词在创作上难度很高，在平仄、音韵、对仗、用典、起承转合等方面都有严格要求，张镜人用来得心应手、驾轻就熟。早在张镜人教授40岁时，沪上名中医“三老”之一的裘沛然教授，就写了一首题为《庆张镜人医师四秩寿辰》的七律诗为其祝寿，后两联写道：“兰台酒熟高朋满，鸳阁花香细雨清。借问江东吟咏者，风流人物属张生。”张镜人诗词功力及文采风貌可见一斑。

七、传道之术

（一）治学倡导“五勤”

“生也有涯，而知也无涯。”张镜人教授诊病之余，手不释卷，实践之惑必寻根于理论，理论所得必证之于实践。张镜人教授带教学生，反复强调“五勤”！一曰勤学。学无止境，不学则知识无以积累，亦无以更新。“学，然后知不足。”他提倡带着问题学，向书本学、向他人学，相信“三人行必有吾师”。遇到疑难病症，虚心向前辈及同道请教学习，取长补短，不断充实自己的知识库。二曰勤读。勤学是治学的根本要求，而勤读则是重要手段之一。“书读百遍，其义自现”，张镜人教授认为对重点的书籍，需要精读，有的篇章必须反复读，背诵如流，才能有所感悟，从而在临床上受到启迪并有所创新。三曰勤问。解疑除惑最好的办法是发问，要善学善问。20世纪50年代，张镜人教授为程门雪先生整理校订《伤寒论歌诀》时，即利用这一机缘，执弟子礼，就《伤寒论》的有关问题虚心讨教。程老娓娓不倦“疑义相与析”，胜读十年书，裨益匪浅，如坐春风。四曰勤写。勤写，就是把学到的知识、读到的文献资料、问到的经验和教训，以及平时的所感所悟，及时做好笔记、文摘，或写成总结、论文，这样一方面可以扎下坚实的学术根基，锻炼写作能力，另一方面可以再于临床反复验证，得到提高。五曰勤实践。理论与实践相结合，是学和用的关系，学以致用，没有实践和临床，一切都是纸上谈兵！因此勤实践是张镜人教授的一贯主张。

“勤以补拙，谦以代骄，慎以戒言，博以广知”，是张镜人教授的座右铭。“勤”字当头，一直被张镜人教授视为治学者的本分，亦是他对学生的基本要求。只有“勤”，才能进行有效的学习和积累，临证能力才能不断提高。

（二）拓展人才培养途径和方式

张镜人教授是张氏内科十二代传人，以承继家学为主，同时热忱培养传人，授之以术，育之以德。早期作为全国和上海市名老中医药专家学术经验继承工作指导老师，以及各种人才专项计划指导老师亲自带教多名学生。

“一花独放不是春，万紫千红春满园。”时代变迁，受社会大环境等多种因素的影响，原来的家族式传承、单纯的一对一师承等模式显然难以适应社会需求。为了拓展中医育人途径和方法，张镜人教授进行了很多探索。他在进入上海市卫生局期间就较早提出了探索、丰富中医育人途径的想法，并参与了筹建上海中医学院（现上海中医药大学）、西医离职学习中医研究班等工作。在第一批中医带徒工作结束后，张镜人即根据实际情况修订了《上海市中医师带徒暂行管理办法》，在固定师徒关系、临证口授的同时，改变过去“分散带”的方式，提倡“个别带，集体教”，要求各区县设立中医带徒班，由带教老师组成教研组，规定教学计划和课程，按各人所长，分工上课，既发扬了中医带徒的优良传统，又保证了教学质量，开创了中医师承教育改革的先河。

张镜人教授较早开设教学门诊，通过典型病例诊治观摩，理论联系实际，快速提高学生们的理论和临床应用能力。每次教学门诊，从病例选择、辨证论治到处方用药，张镜人教授都认真准备，深入浅出地进行分析讲解。通过观摩教学门诊，学生们可以非常直观、准确地了解带教老师的诊治思路和方法，把理论知识和实践技能完美结合，临证能力提高迅速。从20世纪80年代开始，张镜人教授又探索在科室定期开展“读书会”的活动，温习典籍，畅谈读书心得，释疑解难，既活跃了学习气氛，又在无形中提高了中青年医师的学术水平。

在临床上，张镜人教授反对墨守成规，主张立意创新，另辟蹊径。他常教导学生“读书当厚古而不薄今，要融汇诸说，务明真谛。治病应师法而不拘方，宜变化在我，唯求实效”。教育青年学子必须致力于中医文献的钻研，密切与临床实践相结合，同时不要忽视借助现代科学方法整理研究中医药学的重要性。他的很多成果和获奖都源于临床，都在继承中有所创新和发展！2006年，张镜人教授在双目接近失明的情况下为勉励后辈学子，用手指摸着笔尖在一张A4纸上写下了“茹古涵今，立足临床，兼收并蓄，重在创新”的寄语！

（三）人才培养成果

张镜人教授一生授业解惑，育人无数。他通过师带徒等形式带教出张氏内科第十二代传人、上海市非物质文化遗产代表性项目“张氏内科疗法”代表性传承人张存钧，第十三代传人张亚声，上海张氏内科第十三代传人、上海交通大学中医胃病诊疗中心负责人王松坡，张氏内科第十三代传人、上海市中医医院主任医师朱凌云等一大批学生。此外，还通过院校教育、师承教育、人才专项等多种方式培养了众多门人，遍及上海市各大医院、大学及科研机构，还有一部分人活跃在兄弟省市和世界各地的中医药领域。

张氏内科传承谱

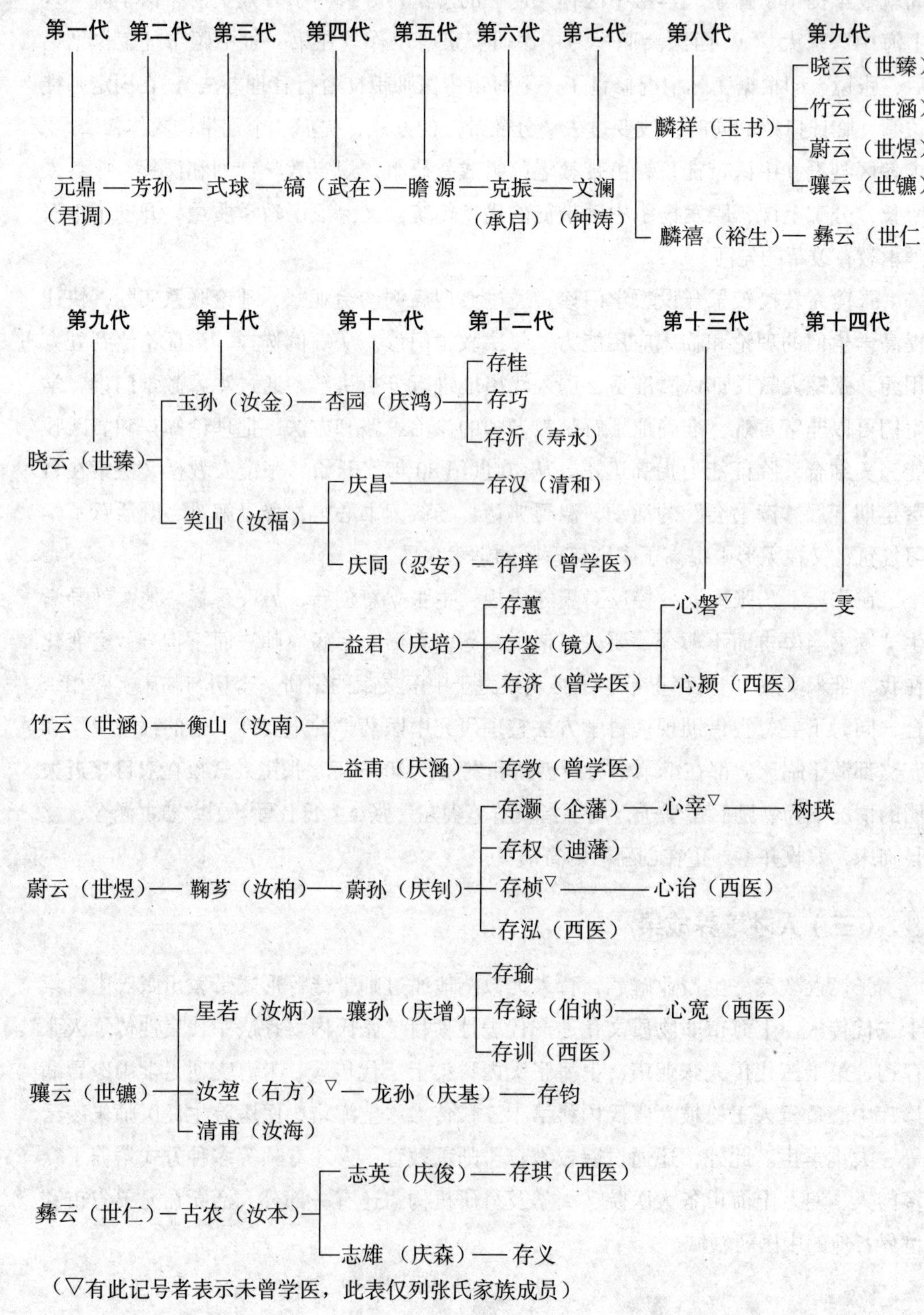

（▽有此记号者表示未曾学医，此表仅列张氏家族成员）

张镜人教授学术传承谱

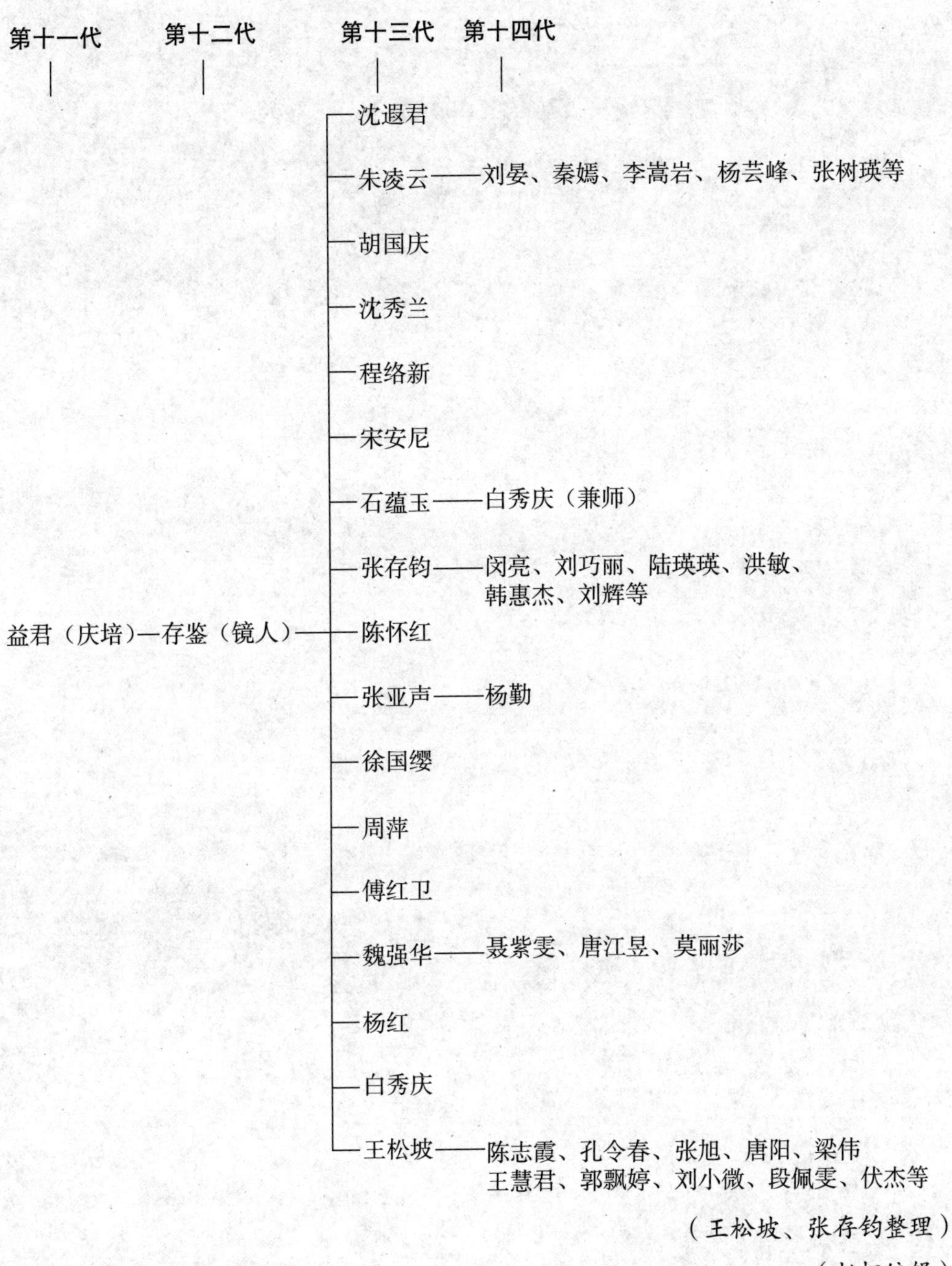

（王松坡、张存钧整理）

（赵桐编辑）

陆广莘

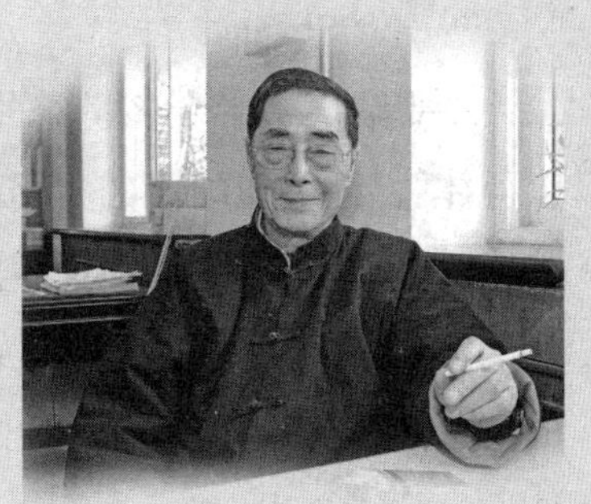

陆广莘（1927—2014），中国中医科学院中医基础理论研究所创始人，中国中医科学院资深研究员、中医药专家学术经验传承博士后合作导师。第八、九届全国政协委员，获中华中医药学会终身成就奖。2009 年被授予首届“国医大师”称号。

陆广莘从医近 70 年，不断进行中医理论和实践的探索，前瞻性倡导健康医学，将中医药学术思想归结为“循生生之道，助生生之气，用生生之具，谋生生之效”，指出中医学为健康医学、生生之学，并就中医学术发展方向和道路提出一系列重要主张，奠定了我国健康医学发展的理论基础。科研方面，提出“中医研究”“研究中医”互补并进；主持“肝血风瘀”和“脾津痰湿”“七五”国家科技攻关计划课题，先后获多项部级成果奖。临床擅长治疗感染性疾病、自身免疫性疾病、心脑血管病及其他疑难杂症。发表论文百余篇，出版著作《中医学之道》。他是现代医学模式改革的倡导者和先行者之一，积极倡导健康医学的理念，对于理解医学模式转化、在大的科学背景下认识中医学自身的特征都具有启迪意义，在“健康中国”战略发展中产生了广泛影响。

一、学医之路

纵观陆广莘半个多世纪的学医生涯，可以三句古语概之：初如王夫之的“由用以得体”，继之似胡瑗的“明体以达用”，晚年则以崔憬所说的“言其妙理之用以扶其体”为指南。中医作为一门生命科学似中国文化，从被开始研究开始的第一天起，就承负了以另一种文明尺度为标准强行“校正”的磨难。在陆广莘中医学术观点形成与完善的过程中，不难看出他对中医学执着的热爱和自信弘扬学说的坚实底蕴。

（一）家庭熏陶，初出茅庐

1927年1月，陆广莘出生于江苏省松江县颛桥镇，现属于上海市闵行地区。陆广莘的祖父在颛桥镇开一杂货店。祖父去世后，陆广莘的母亲主持了陆家门庭，经营店业，侍奉婆母，抚养两个弟弟。母亲经常说：“做人要做长流水。”“朋友多一个好一个，冤家少一个好一个。”陆广莘一直铭记在心。

陆广莘5岁上小学。1939年入上海中学，1942年考入本校高中工科机械专业。当时正是抗日战争时期，1945年初的一天，学生宿舍里发现了炸药，学校被日本宪兵包围，陆广莘被迫辍学回家。他在机械专业足足学了2年半，获得了物理、机械方面的基础知识。陆广莘说：“中医学是人的生生之气的作为主体性开放流通自组演化调节的目标动力系统”，“是主体性开放的功能目标动力学。”还说：“医学是对生命健康的创生性实践。把医生的主观能动性加入进去，产生楔入效应。调动周围的环境因素，产生加和效应。总之，使得实践的终点大于始点，得出溢出效应。医生的实践过程，就是努力使终点大于起点。”谈医学用物理学语言，与他在机械专业的学习有很大关系。

陆广莘离开了“高中工科”，家里希望他学中医，于是托人找到了当地颇有名气的中医马书绅，拜他为师。这位老中医挂牌“咽喉内外科”。每隔10天，请上海来的医生轮流坐诊。陆广莘当时是一个小学徒，夏天天气热，要给老师们扇扇子、拧毛巾擦汗，做许多杂务。

陆广莘之所以学中医，还受一点儿家庭的影响。他的祖父懂一点儿医，在镇上经常做一些施药的好事。比如春天，农民挑来青梅叫卖。祖父就买下一担。把青梅煮烂，去核，放入姜丝、红糖、紫苏。邻里的产妇或其他病人下痢，便常来索取，吃了见效。夏天，家里收一种名叫“花红”的小苹果似的果子，泡在白酒里，有人患痫疾，吃几颗酒泡花红也有效。冬天，下了大雪。陆家的后院有一片空地，铺了厚厚的一层白雪，去掉上面一层，不用下面一层，只取中间一层，放在缸里。村里有人发高热，常来索取储存的雪水饮用。还有一种尿泡石膏，即把石膏泡在尿液里，几天以后取出石膏，研成细粉，调入小膏药内，可敷贴疮疖（李时珍《本草纲目》称“秋石”）。这一切，陆广莘都看在眼里，记在心里。他总是提中医丢了，“礼失而求诸野”。他牢记章太炎先生的教导，“下问铃串，勿贵儒医”，对民间中医寄予厚望。

3 年的学徒生活，陆广莘跟师临证，学习经典，向家乡的老先生学习古文，还进入“陆渊雷医室遥从部”函授学习。为中医的理论和临床打下了良好基础。学徒生活过了 3 年,1948 年 10 月满师。陆广莘悬壶济世，开始了自己的行医生涯。1950 年，他在上海市松江县颛桥镇组建了颛桥联合诊所，已是一个锋芒初露、小有名气的青年中医。1952 年，联合诊所共有员工 28 人，其中中医 26 人，西医 2 人，上级说国家要成立中医研究院，招考中医。陆广莘脱颖而出，被录取了。

（二）学习西医，汇通中西

1952 年，陆广莘进入北京医学院（现为北京大学医学院）医疗系学习。全年级 6 个班，中医出身的学生分在一个班。中学西班共 43 名学生，利用暑期补习数理化。在这个班上，后来毕业了唐由之、陆广莘、施奠邦、费开扬、徐景藩、闫润茗等一批中医大家。

陆广莘在北京大学医学院医疗系学习 5 年，打下了坚实的西医基础。1957 年毕业以后，分配在北京大学人民医院中医科工作。北京大学人民医院首创开设中医病房，共设病床 14 张，陆广莘既是住院医师，又是病房主任。人民医院是北京乃至全国高级西医临床基地和教学医院，名医汇集，医疗质量很高，疑难病会诊很多。当时政府号召西医学习中医，有一次班主任王叔咸教授到中医诊室来抄方，还带来了眼科主任和刚从美国回来的外科主任。当时有一个肝癌病人两肺转移，由中西医合作治疗。陆广莘用中药治疗了 7 个月，病人还活着，后来因为生活困难让他出院了。外科主任问陆广莘，“这个病人一般只有 3 个月的寿命。两肺转移以后，只能存活 1 个月，现在你治了 7 个月没死，是用了什么抗癌药？”陆广莘说：“中药没有直接抗癌。不用抗菌药能抗菌，不用抗癌药能抗癌，这就是中医的长处。”

1958 年秋，人民医院划归北京医学院教学医院，首开北京医学院《中医学概论》课程，医疗系四、五年级和儿科系四年级都到人民医院听课。陆广莘充分利用人民医院中医临床病例，亲自参与编写教材推动了临床各科更广泛的中西医合作。在参加乙脑、急腹症、小儿肺炎、肝炎、肝硬化、糖尿病、高血压、肾炎、喘息性支气管炎、苯中毒等中西医合作治疗观察和论文总结的过程中，先后得到钟惠澜、吴阶平、王志均、刘思职、王叔咸、马万森、傅正恺、黄大有等名家教授的指点和合作，受益良多。在中医理论的指导下制定了阑尾合剂和肺炎合剂等协定处方，供西医外科和儿科直接使用。他在总结乙脑论文中，提出“暑邪直入心包”的概念。他发现清代叶天士、程文圃、张畹香等已提出早期诊断“邪入心包”之证，及时应用紫雪、至宝、安宫等“以截其路”的治疗思想，开近代“截断疗法”之先河。

陆广莘在北京大学人民医院工作了26年，医治过无数病人，见到过许多特殊病例，经常参加中西医联合查房和会诊。学西医5年，在高水平的西医医院坚持中医临床近30年。这个经历，这个功底，为陆广莘所独有。陆广莘在门诊时，诊断上处处以中医为主，西医为助，“心知其意而不为其所囿”。然后开中药治疗，不开西药，并对病人尚在服用的西药提出某些建议。王叔咸老师的岳父俞凤宾，是一个留美归国的高级西医，时任中华医学会副会长。他于1916年在《中华医学杂志》上发表《保存旧医之商榷》一文，指出：“当前所谓欲废中医者，泰半为浅尝之西医师。此辈徒学西医之皮毛，学识与经验两不足取，骤然曰旧医陈腐，辄须取消之。殊不知必将几千年来丰富之实际经验抹杀之。”陆广莘感到，真正的西医大家，是不排斥中医的。他强调的是中西医团结合作。至于中西医结合，他也不反对，认为结合总比排斥好。但他主张，“只有大力发展中医药，才能促进中西医结合”。如果没有好的中医，中医这条腿短，是结合不好的。

（三）中医研究，理论建构

陆广莘不断进行中医理论探索。1976年全国中医研究班上，他主讲高血压病研究中的辨证和辨病问题，1978年后参与《北医中医药研究成果汇编》的编辑工作，发表《论中医的诊疗思想》，1979年在广州自然辩证法研究会上发言，概括中医基础理论是关于人的心身相关自稳调节。1980年全国中医理论研究思路方法讨论会上，提出治病必求于“本”，不是疾病本质的病因病理病位的溯因分析，而是“正虚邪实传变”三要素，是关于自稳调节发动的抗病反应传变时态的动力机制。1981年在南京医学辩证法会上，发表《三驾马车向何处进军》，主旨是调节机制和防卫抗病机制的进一步阐明，对医学的发展产生质的飞跃的影响。至此，他的学术思想日趋精辟，卓立于群，对中医之体的理解更上一层。

1980年他被中国中医研究院（现中国中医科学院）聘为客座，1983年奉调任中国中医研究院中心实验室副主任，发表了《中医研究和中西医结合》《阴阳自和稳态模型》。提出“中医研究和研究中医”的命题，形成“旁开一寸，更上一层”的研究策略。在原来工作基础上，扩展为“肝血风（郁）瘀”和“脾津痰湿”两大课题系列。从肝为将军之官与防卫适应功能，脾为后天之本与稳态屏障功能，创立大小动物模型，开展多学科研究，探索中医基础理论研究和发展中医实验科学道路。先后获卫生部和“七五”国家科技攻关计划课题，成果获部级一、二、三等奖。

1985 年，中国中医研究院成立中医基础理论研究所，陆广莘任副所长，先后组织了“证的研究”全国和国际会议，对“证”区分为诊察对象和判断对象，前者为“视其外应”的证，后者为“以知内藏”的症和正。1990 年发表《证——病症正辨》，提出“证”是天人之际中人的健病之变在整体边界上的出入信息和全息效应。“病”是病因病理病位三要素，“症”为正虚邪实传变三要素，“正”是神气形的统一。辨证求本的诊断和辨证养生及辨证论治，具有前体医学、动员医学和动态医学的优势。养生治病实践追求的健康目标，是“正气存内”的自我稳定和“邪不可干”的生态平衡；因此中医治病之道是“恢复生态学”，中医养生之道是“发展生态学”。

针对世界各国出现的程度不同的医疗危机，1993 年由美国哈斯廷斯中心发起，世界卫生组织（WHO）组织了一个有关《医学的目的再审查》的国际研究计划。陆广莘参加了这一国际研究计划的中国组研究活动。他相继撰写论文《用新的思想观点继承发扬中医学》《从医学的目的看中医学特色》《医学的目的与对象问题》等，明确提出中医学的特色，是没有走上消极疾病观的溯因分析至上的“识病求本”和“辨病论治”直接对抗疗法的发展道路，而是走了一条致力于对人的自我健康能力的努力发掘和加以提高，发展对自我健康能力的认识的“辨症求本”和“辨证论治”的医学道路。因此，与针对疾病的西方医学不同，中医学是一门积极的健康的医学，是一门追求自我稳态的生态医学。

1995 年，在中国中医研究院中医基础理论研究所建所 10 周年之际，他撰写“和而不同，超越包容——记中医基础理论研究所”，明确指出中医基础理论是养生治病实践规定的认识方向和目标对象的功能模型概念，它以丰富的实践经验为基础。中医学是一门以人体正气的自组适应稳态演化调节为目标对象，对之努力发掘和加以提高的动态的动员医学。

1998 年，在北京举办的“第三届全国（国际）传统医学文化与传统生命科学”会议上，陆广莘提交论文《中医生生之道——中和位育的生态智慧学》，并做主题报告，以中国文化中“生生”之概念概括中医学的特色，明确提出作为一门“生生之具”的中医学，实践着一种“生生之道”的中和位育的生态智慧，而这是中医学“生生不息”的生命力所在。此后，他相继发表了《人的生存质量与中医学生生之道》《西医疾病模型与中医学生生之道》，探讨中医学“生生之道”，在《中医学之道——陆广莘论医集》一书中，将中医药学的学术思想归结为“循生生之道，助生生之气，用生生之具，谋生生之效”。

1999年，陆广莘在《21世纪中医学术发展的展望》一文中概括提出医学的现代化发展取向：化学层次的医学要上升为生命层次的医学观、生物医学模式要上升为人类医学模式、疾病医学要上升为健康医学、对抗医学要上升为生态医学。而后，在中国首届生存质量学术会议上提出一个超前、富有远见卓识的医学理念：医学未来发展的“关键是重视人的自组演化调节及其主体抗病反应。生存质量的研究将推动医学向人类医学、健康医学、生态医学和生命医学的高层次进军”。他在论文《21世纪中医学向何处去》中明确指出，中医现代化的出发点，应该从百年来把“证”简单地局限、认同和从属于“病”的误区中猛醒过来，从疾病医学的至上命令和教条束缚中解放出来。中医现代化，应该名副其实地为人的“生生之气”服务，成为对人的生命活动的生存健康发展服务的健康生态智慧学。

陆广莘反复强调中医学应在自知之明的基础上加强主体性发展。他提出16字中医出路箴言：厚德载物，和而不同，自强不息，超越包容。他为《中医存亡论》作序，名为“根本在于自立自强自主创新”；对山东中医药大学祝世讷教授的12篇文章的讨论意见，名为“重建中医主体价值体系”；2003年，他主持香山科学会议，提出中医药理论建构与研究方法；2005年，他参加科技部973计划中医理论研究专项论证会，对中医理论基础研究提出指导思想和研究方法。他尖锐地指出，百年中医困惑在于“废医存药”地扭曲中医诊疗思想，用疾病医学的观念和方法研究中医、改造中医，没有真正理解和阐发中医学的“道”。他“一直在揭露中医界问题”，对中医学术研究方向、中医界的一些弊病进行大胆批评。2005年亚太传统医药论坛暨《亚太传统医药》第一届第一次编委会会议上，他说：“现在医学模式实际上还是回答疾病从哪里来的医学模式，生物因素之外加上心理的、社会的这种‘病从何来’的模式。可是WHO推断21世纪医学，不应该再继续以疾病为主要研究对象，而是应当以人类的健康为主要研究方向……中医学所谓‘上工治未病’，上工医未病之病，下工医已病之病，而我们近代却做成下工和粗工了。百年的教训就是中医自我贬低成为下医和粗工。”在2005年5月给科技部程津培副部长的信中，他明确提到：“现代关于中医的科学研究，脱离不开为了证明和说明中医的科学性问题，对中医的理论和诊疗法则进行现代生物学的实证；现代中医基础研究，基本上是运用‘现代科学方法’的‘研究中医’，而非中医自主传承与创新发展的‘中医研究’。”

2005年，陆广莘受邀参加《读书》杂志举办的“中医药的传统与出路”讨论会并发言。他将中医药的传统归结为3点：第一，中医的传统不是疾病医学；第二，中医不是物质科学；第三，不是认识论上的知识论。同时指出欲求融合现代科学技术的成就，必先求中医学自我的卓然自立。听了此段发言，凤凰卫视邀请他在《世纪大讲堂》做同一题目的讲演。陆广莘以“中医是怎么大难不死的”的问题入手进行演讲，对民众认识中医学产生了很大影响。

2006 年，针对“中医是否科学”的争议，他接受《科技中国》的专访，提出“医学不能拜倒在科学脚下”，惊世骇俗，石破天惊，提出了一个新的学术命题。他说：“科学是重要的，但不能成为中医发展的阻力，不能成为霸权，更不该霸道。现代医学力求纯客观化、科学化。我的观点是，应该使科学医学化，而不是医学科学化。”

2007 年，中国中医科学院启动了第一批著名中医药专家学术经验传承博士后研究工作，成立“陆广莘老中医博士后工作站”，陆广莘被聘为传承博士后导师。2009 年，陆广莘被国家人力资源和社会保障部、卫生部和国家中医药管理局评选为国医大师。陆广莘认真指导工作室的学术建设工作。在“第五届著名中医药学家学术传承高层论坛暨全国先进名医工作室（站）颁奖大会”上，中华中医药学会为“陆广莘健康医学工作室”颁发了证书。2010 年，工作室入选国家中医药管理局全国名老中医药专家传承工作室建设项目，并获得专项经费支持。在陆广莘倡导下，自 2012 年 5 月起中医基础理论研究所举办“中医理论研究与发展论坛”，每次论坛将就中医理论研究与发展中的重点与热点问题，邀请 1 ～ 2 位专家主讲，采用主题演讲和交流研讨相结合的方式进行，开展七次论坛，获得很好反响。

陆广莘提出：“我们要正确地对待中医，对中医学究竟是一门什么样的科学做出科学的回答，也必须先从西欧中心论的精神枷锁下解放出来不可。”有鉴于此，陆广莘健康医学工作室以“以人为本、健康生态的中医科学”为主题，就“以人为本的境界”“厚德载物的胸怀”“生生之道的志气”等有关问题，于 2013 年 6 月举办了“以人为本，健康生态的中医科学”论坛。2013 年 12 月，陆广莘参加“全国中医药传承博士后专题讲习班”，以“对中医药传承问题的学习和思考”为题目讲座，再一次强调“中医要自强不息，厚德载物。现代的研究成果，都要为我所用，而不是用来改造自我”。

“涓流积至沧溟水，拳石崇成泰华岑。”（陆九渊《鹅湖和教授兄韵》）如果把陆广莘的学术经历和中医学的坎坷命运联系起来考察，知人论世，陆广莘医学思想不仅是他个人 60 余年学术生涯培育出来的丰硕之果，而且是近代中西文化交流激荡的历史舞台上令人目不暇接的满山红叶。

陆广莘以他的渊博知识比较中西医的特点，以他高瞻远瞩的眼光呼唤中医的复兴，以他充满激情、勇往直前的话语憧憬中医辉煌的未来。人们与他一同为中医药痛惜、呐喊、加油的同时，也深深为我们当代这位纵观古今、中西合璧、卓尔不群的国医大师的理想和气度而感动。中医学在发扬其学术优势基础上，一定能开辟科技创新的未来！

二、成才之道

（一）尊师重道，心领神会

陆广莘常说，他有三位老师：陆渊雷、章次公、徐衡之，还说："我受陆渊雷影响最深。"

陆广莘认为近代中医的一大误区就是把中医的"证"从属于西医的"病"，不少中医用很多精力做"病证对照"，使中医的证尽量符合或套入西医的病，把"辨证和辨病相结合"当作法则创新，把病名之下分若干证型视为辨证论治的一大创举。陆广莘借用王履的话说，这是"粗工不知求属之道以成之欤！""实际上百年来我们中医的传统面貌是被扭曲了。"他希望大家"从长期把'证从属于病'的学术误区中解放出来"。陆广莘认为，《伤寒论》第16条说："观其脉证，知犯何逆，随证治之。"有的中医教科书讲到"知犯何逆"以后，不讲"随证治之"，马上引到西医的病因、病理、病位上去了，"证"也改成了症状的"症"。扁鹊说："病应见于大表。""病应"之"应"，是"阴阳应象"的"应"，是"观其外应，知其内藏"的"应"，是"针药治其外，神气应乎中"的"应"；是西医所说的反应、适应、应激、应答的"应"。"证"是机体对疾病的应答，是生命主体抗病的应激反应。除了生命，物质世界是没有应答的。

远在1931年，陆渊雷就提出"证"的本质问题，认为"证候之成，约有三途：一为正气抗病现象，二为菌毒直接造成，三为其他证候的结果。药治标准，首重抗病现象"。陆渊雷对药治作用也做了正确评价，认为"用药治病，非药力能敌病，助正气以敌病也。良医察病体而知正气之欲恶，从而助之以药力。"陆广莘正气抗病理论的形成，从这里得到很大启发。

1949年5月，陆广莘在上海拜章次公为师。1955年秋，章次公奉调北京担任卫生部中医顾问。当时陆广莘在北京医学院学习，经常抽时间随章次公临诊。1955年冬，次公先生用独参汤治林伯渠术后呃逆成功。陆广莘从徐衡之那里听到这个病例，对其描绘得有声有色。诸国本据陆广莘的回忆，写过一篇短文《章次公先生治林伯渠术后呃逆》，记述了这件事情（《医林朝暮》第130页）。当时，次公先生看到西医迅速发展、中医艰难前行的局面，面对中西医非"结合"不可的形势，告诫说："欲求融合，必先我之卓然自立。"这句话已经成为一代中医的座右铭。

陆广莘在北京医学院毕业以后到北京大学人民医院中医科工作，正逢徐衡之当中医科主任。徐衡之是章太炎的学生，思想开放，学验俱丰。他提出中医科实行中西医“双重诊断，双重治疗，共同观察”的方针，坚守中医理论，对西医的诊治要求做到“心知其意，不为所囿”，现在也成了中医界的一句箴言。

陆渊雷、章次公、徐衡之都是上海国医学院的创办人。陆广莘与3位老师的缘分，特别是和章次公、徐衡之在北京的会面和共事，成为志同、道合、人和的佳话。

（二）览观杂学，历多达妙

陆广莘是一个“圣之时者”。他处于中西汇通的时代，养成了“览观杂学”的读书习惯，终于达到了“历多达妙”的学术境界。

陆广莘的生生之道和正气医学，首先从哲学上找到依据。黑格尔说：“一切对生命体发生影响的东西，都是由生命体独立地决定、改变和改造过的东西。”陆广莘非常欣赏苏联传染病专家达维道夫斯基的话：“传染病病理学的研究发展，不在于发现更多的病原体，而是对已知的甚至更少的病原体，机体对它的典型性反应。”

1962年，美国科学家卡逊发表《寂静的春天》一书，揭示以农药为代表的直接对抗和以化肥为代表的直接补充，带来对人类及其自下而上环境的化学污染。人们才认识到近百年来，由于大量使用化学合成药的化学疗法，带来与药物有关的化学污染。陆广莘说，抗生素相当于农药，激素相当于化肥。环境激素的泛滥，带来乳腺增生、子宫肌瘤、白细胞减少，精子数下降。他十分同意日本学者由田真的观点，“公害是有机生命体对环境刺激因素所做出的反应和适应过程”。

对于支持人体正气反应的另一种西医理论，也引起陆广莘的注意。在1963年研究命门学说的时候，陆广莘就提到，“迄今认为，在大多数急性感染的转归（死亡或生存，全恢复或转为慢性），是取决于机体的先天性或种属免疫的非特异性抵抗，而后天性或获得性的特异免疫的重要性，只是在于预防再度感染。命门学说的治疗学成就，将为我们提供关于如何提高机体非特异性免疫力的重要线索。”当年陆广莘在北京医学院念书的时候，我国微生物学和免疫学专家谢少文教授曾说过：“中医药作用的反应，基本上是非特异性免疫反应，不完全是特异性免疫反应。而且特异性免疫是建立在完整的非特异免疫的基础之上的。如果非特异性免疫的基础不扎实，特异性免疫的形成也非常困难。”无独有偶，美国学者坎农也说：“非特异性抵抗的存在是特异性抵抗能够形成的根本基础。”这些现代医学家的论点，从免疫学的基础上，把人体内存在的健康因素和愈病能力一语道破，使陆广莘又一次感到中西文化的汇通之妙。

（三）善于海纳，勇于思辨

陆广莘对王履的画才、文才、医才都非常钦佩。他认为“王履的医学著作，主要为论辨性文字"。陆广莘在学术研究中，主张"勤求古训，博采众方"，"厚德载物"，超越包容，抱有宽广的学术气度；同时坚守独立思考，直抒己见，遇事不默，不为人讳，充分舒展了他的文字功力和论辨之才。

陆广莘发表的第一篇论文是关于章太炎反对五行学说的文章（1956年）。章太炎既是著名的国学大师，又是上海国医学院的院长，论辈分是他的师祖。太炎先生否定中医的五行学说，在中医界造成很不好的影响。陆广莘撰文认为"如果它（指五行学说）的确是广大中医藉此解释临床病象及指导临床实践不可或失的有力根据，则不能因为现代医学科学不能解释而粗暴地否定它。"这里明显看出陆广莘卓然自立的学术姿态。

对于《黄帝内经》，陆广莘烂熟于心，奉为圭臬。但他认为，"病机十九条""诸风掉眩，皆属于肝"诸句，过分强调外因的作用，而忽视了人体自身的生命功能。他对有些中医专家研究中药，强调"多组分，多靶点"的观点，也不予苟同。他认为中药是通过人体吸收、应答以后才发挥作用的。他说，北京大学医学院王叔咸教授说过，"中药不是有效成分对作用靶点的抵抗物，而是前体药，是经过生命体自组织、自演化以后产生效应的，是接受生命体的自主调节之后发生作用的。"

陆广莘认为，"科学是重要的，但不能成为中医发展的阻力，不能成为霸权，更不应该霸道。现代医学力求客观化、科学化。我的观点是，应该使科学医学化，而不是医学科学化"。陆广莘认为医学是生命科学，不是物质科学，物理化学可以帮助医学，但不能代替医学。他主张在自然科学和社会科学之间，建设人体生命科学。把现代自然科学和社会科学的成就，包括现代医学的成就，都包容进来，利用起来，超越以往，提高到一个新的层次。

（四）顺应潮流，回归医旨

陆广莘医学思想的发展是与国际的医学前沿相同步的。我们可以从世界医学的变化中，感触到陆广莘医学思想的脉搏。

1970年，德国科学家拜因豪尔指出"对调节机制和防卫反应机制的活动原则，如果一旦有所阐明，这就意味着医学的发展具有质的飞跃"。陆广莘认为，中医就是讲调节机制和防卫反应机制的。

1997年，美国学者恩格尔严厉批判"统治着西方医学的疾病模型"。在中国，陆广莘是疾病医学最激烈的批判者。

1993年，全世界14个国家讨论"医学之目的"。《"医学之目的"国际研究计划》尖锐指出："当代世界性医疗危机，根本上由于近代医学模式只是针对疾病的技术统治医学的长期结果。"

1996年，WHO在《迎接21世纪的挑战》报告中强调，“21世纪的医学不应该继续以疾病为主要研究领域，应当以人群或人类健康作为主要研究方向”。

早在1962年，陆广莘在研究王履的文章的结语中，就认为“医药的手段是帮助恢复人体本身具有的机能间互相制约的调节作用”。

1973年，陆广莘认为“医学应该成为广义的卫生学”。他说：“是致病作用还是治疗作用，不决定于该环境因素的成分是什么，它必须以机体为中心，必须以人体为中心，决定于人的主体性地位的主体性反映。”

1981年，陆广莘说：“医学本质上是一门动员的医学。”

1996年，陆广莘提出“医学与哲学一样都是属于为了人的自我发展的人学，医学则是关于人对自我健康能力的自我认识发展的健康智慧学”。

1999年11月，陆广莘在北京中医药大学学术节的开幕式上提出：生物医学要前进上升为人类医学，疾病医学要前进上升为健康医学，对抗医学要前进上升为生态医学，化学层次物质构成的医学观要前进上升为生命层次自组织调节的医学观。

在这期间，1993年“医学之目的”国际大讨论和应邀去美国以“人的自我痊愈能力”（HEALING FORCE）为题进行讲学，是陆广莘医学思想取得新的升华的重要时刻。在此之前，陆广莘主要为阐明“正气存内，邪不可干”和人体的自选择、自组织、自稳态、自演化、自调节功能而自言自语；而20世纪90年代中期以后，他从世界医学史的宽阔视野出发，大声呐喊，猛烈抨击疾病医学模式，积极提出建设生态医学和健康医学的命题。在中医基础理论方面，树立“重铸中医魂”的宏伟理想，决心重建中医的主体价值体系，攀登中医学高峰。

三、学术之精

陆广莘从医逾六旬，学验俱丰，蜚声杏林。他常念张仲景“勤求古训，博采众方”为学医必由之路，早年聆听陆渊雷“发皇古义，融会新知”的谆谆教诲，其后遵从章次公“欲求融合，必先求我之卓然自立”的殷殷期望，博极医源，精勤不倦，上自《内》《难》诸经，下迄近代各家之著述，勤求博采，融会贯通。他铭记徐衡之告诫：对西方医学诊疗思想应“心知其意，不为所囿”，立足中医学自身特点，广泛吸收现代科学研究进展，不断进行中医学理论探索和实践创新。他常自问：医学为何？中医何为？通过切身体悟，他认为百年中医困惑在于“废医存药”地扭曲中医诊疗思想，用疾病医学的观念和方法研究中医、改造中医。而当代全球性的医疗危机却又根源于近代医学模式主要针对疾病的技术统治医学的长期结果。中医药的本质功能是“方技者皆生生之具”，医生，医的是“生”，医学，学的是“生”，天地之大德曰“生”。人类的文化自觉，实践的价值观是“参赞天地之化育”。中医学是一门以“养生保健治病必求于本”为主要任务的创生性实践生生之道。应当重铸中华医魂，重建中医主体价值体系：对“医药－卫生”资源的努力发掘和加以提高，才能真正实现“中西医并重”，才真正能够“扶持中医药和民族医药事业”。

（一）中医学是生生医学

陆广莘针对“中医学是什么”的问题，深刻剖析中医学百年沉浮原因，深入进行中、西医学比较，结合《汉书·艺文志》“方技者，皆生生之具”论述，创新性提出“中医学是生生医学”，将中医学术概括为“循生生之道，助生生之气，用生生之具，谋生生之效”。作为生生医学，中医学是一门健康医学。提出健康医学、疾病医学的概念与区别。健康医学是以发现和发展人的自我健康能力为主旨、为人类生命活动的健康发展服务的；疾病医学是专志于发现和确诊疾病，以及征服和消灭疾病的。

从中医学的哲学基础、中医学的目的、中医学的方法、中医学的对象对“中医学是生生医学”进行了系统论证。

1. 系统论证“中医学是生生医学”

（1）基于中医学的哲学基础论证：“天地之大德曰生”，中国哲学是“生”的哲学，因而基于中国哲学产生的中医学成为“生生之学”。中华民族注重“生”，体现在两个方面：第一，在世界的来源方面，认为宇宙万物从无到有的过程是有机生成的、宇宙万物是整体的，代表性的是老子所论“道生一，一生二，二生三，三生万物。万物负阴而抱阳，冲气以为和”。关于宇宙世界生成的内在机制，与“气化”有关。第二，在价值观方面，强调“生”，尊生贵命，既重视生命，更强调化生、创生本身。“生”的哲学使中医学术在目的、对象、方法方面，形成了“生生之学”的特性，以人为本强调实践优位，研究着重整体性和自发性，建立了解释功能关系的理论模型。

（2）基于中医学的目的论证：精辟诠释《汉书·艺文志》“方技者，皆生生之具”，提出此句话说明“中医药本质功能是为着人的生命活动的生存健康发展服务的方法技术工具”，概括了中医学的目的是为生命服务的，是为生命的生存与发展服务的。

阐发中医学的生命观、健康观、疾病观、环境观，论证中医学的目的是为生命服务的。关于生命，提出：中医学有别于现代西医学的微观实体论认识，是以非加和性的整体论方法，捕捉和认识到了有机生命体的主体性开放流通的、自组演化调节的目标动力系统特性。关于健康和疾病，提出：中医学把人放在与其相互作用的环境中认识，健康和疾病互相转化规律，其结论用不同层次的概念、模型表述。其中，“阴阳自和”的稳态模型、“正邪相争”的相互作用模型具有代表性。这两种模型均强调生命的主体性在健康和疾病互相转化中的关键作用。

对外环境，中医学强调人体对该环境因素刺激的适应力对环境刺激因素宽容，不要求彻底清除和消灭；对内环境，中医学强调尊重生命的主体性，因此不会使用对抗疗法，而是扶其正祛邪之势，发展人的生命的主体性，即自选择、自清除、自组织、自演化、自适应、自调节、自稳定的能力，自我抗病和自我痊愈能力，人的生生之气。

（3）基于中医学的方法论证：辨证论治的诊疗方法是中医学实践中获效的关键。阐明辨证论治的机制，提出辨证论治是整体调节和创生的方法。

《素问·至真要大论》曰：“服寒而反热，服热而反寒，其故何也？”是由于“治其旺气，是以反也”。“旺气”，实际上是“正祛邪”的抗病反应。把主体性反应机能亢进的“旺气”当作了拮抗对象，因此“未能十全”。那么，怎么办？回答是，要“审察病机，无失气宜”，要进一步“求其属”。《黄帝内经》提出了“求其属”纲要，即“病机十九条”。后世医家刘完素说：“治病不求其本，无以去深藏之大患；故掉眩收引，闷郁肿胀，诸痛痒疮，皆根于内。”正因为这些临床表现“皆根于内”，所以要进一步“求其属”。“求其属者，求其本也”；“属也者，其枢要之所存”。“求其属”，求人体调节机制枢纽之所在；“本”，健康和疾病转变过程中的关键点——人体调节机制。古人认识到人体的自身调节机能在维护健康中的根本性，有意识地将辨病的诊断转向辨证的诊断，积累了相应的治疗经验和理论，最终形成辨证论治的方法论。辨证的目的是求属、求本、求健康和疾病转变过程中的关键点，因此，辨证求本是对人体调节机制枢纽（生生之气）的理论模型建构。

辨证论治仅仅抓住了“五脏阴阳网络调节”这个根本原因，将临床表现看作抗病反应的积极因素，在治疗上对抗病反应因势利导，对调节机能低下采取加以提高的方针，即扶“正祛邪”。这样的诊疗方式，是通过对生命自组演化、稳态适应调节功能的整体调节实现目的的，体现出对生命的重视和尊重。

提出诊察对象的“证”，是中医辨证论治的核心概念和逻辑起点，是发生在人体界面的、人和生存环境相互作用的、健康和疾病转化过程中的出入信息，是动态的，是不以医生主观意志为转移的客观存在。天人之际相互作用中人的主体性，体现为“证”的主体性。因为环境非我利害药毒等“对生命体发生影响的东西，都是由生命体独立地决定、改变和改造着的东西”。

提出中医学的辨证诊断，是从“以邪为本”的病因病理决定论，上升为主体性反应决定刺激性质的判断，由果断因，从反应看刺激包括“视其外应”、识别“标本顺逆”“因发知受”“知丑，知善”“知病，知不病”“以知内脏”。辨证论治的治疗原则是扶“正祛邪”。

（4）基于中医学的对象论证：中医学的研究对象、治疗对象等决定了中医学是一门“生生之学”。中医学强调“本”，提出“养生莫若知本”“治病必求于本”，“本”是关于对象本质（研究对象 + 实践目的）的观点或理论模型。

对于中医学的“治病必求于本”，目前多混同于认病求本，这是用辨病论治的观点看待辨证论治的结果。“治病必求于本”，是在辨证论治下的求本，是“辨证求本”。“辨证求本”是对人的生生之气的理论模型建构，包括人体正气的“正”，是人的自我健康能力的理论模型；病人正气的“症”，是人的自我痊愈能力的理论模型。

提出从不同层面认识中医学的对象。中医学的研究对象是人与其生存环境相互作用中健康与疾病相互转化的过程。它注重研究健康的维持和由疾病向健康转化的动力，而不仅限于疾病这个对象。由此，决定了中医学实践目的是人的健康，不只是治病。对健康者如何保持健康，是中医学养生之道；对疾病者如何帮助其实现向健康的转化，是中医学治病之道。诊断不只是识病，是为了能趋利避害以实现养生保健，化毒为药以帮助治病愈病。

中医学的诊察对象：人体作为一个开放系统，与环境之间客观的存在着相互作用，存在着物质、能量、信息流不断从环境输入和向环境输出。作为主体，医生诊察和观测具体环境中的人（患者），他所诊察和观测到的现象，是健康和疾病转化过程中的出入信息，也就是与环境相互作用过的、人体（患者）的出入信息。因而信息是“证”的本体。“证”发生在人体界面，是动态的。作为信息，它包含了“人”与“生存环境”相互作用双方的信息，即人的主体性反应的状态变量、与其相应的环境变量。这些变量共同组成“证”的内容，从而决定了辨证的认识方法，是唯象的模型方法。

中医学的判断对象：医生经过诊察后，要通过推理、归纳、综合等思维，对人体状态进行综合判断，并依据此判断决定其治疗方法。“随证治之”的“证”，即是医生通过“观其脉证”之后，经过临床思维过程，从具体到抽象，从感性到理性，从理论上把握（知）的对象特征（犯何逆）。

中医学的目标对象：人的健康是中医学追求的目标对象。人的健康是“阴阳自和”的稳态。中医基础理论是中医理论体系的核心，是中医目标对象的理论模型，是中医养生知本和治病求本的认识成果。

中医学的依靠对象：养生治病求本的诊断，以发现主体性反应的反应动力学的目的性特征，发现“人体正气”的流通自组演化调节和“病人正气”的主体抗病反应之势，作为医药手段的依靠对象，而不去发现病因病理病位等医药直接对抗和补充的对象。中医生生之道的核心问题，就是以发现和发展人的自我健康能力和自我痊愈能力为主旨，找到医药手段的依靠对象和发展对象。

人的自组演化、自稳调节适应能力及其表现的防卫抗病机制是中医学的依靠对象。中医学理论中的一些概念，如“正气”“神”“五脏阴阳网络调节”，根据情况有时是上述涵义，“生生之气”的涵义则与上述涵义完全相同。

人的生生之气，是人作为一个主体性开放系统、流通自组演化的目标指向过程及其稳态适应性调节的能力，也就是人的自我健康能力和自我痊愈能力。这既是中医学养生治病必求于本的目标对象，也是具体识别环境利害、药毒的取舍标准，以及对之转化利用为生生之具的聚合规则的主体价值标准。

诊疗的中介对象：生命体作为开放系统，不断与环境进行物质、能量、信息的交换，以进行自我更新、自我复制、自我调控、维持其生存。中医学的藏象学说作为人体的自稳态模型，气、血、津液则是人体内物质、能量、信息的基本载体。气、血、津液升降出入的相对平衡靠阴阳五脏来调节，人体的自稳态及防卫反应主要通过气、血、津液流通的变化来实现。健康是其流通的常，疾病则是其流通的异常，气、血、津液流通的变化可以反映到人体外部，因而是中医藉以认识健康和疾病的依据。

中医学的利用对象：大量实践表明，环境因素的“四时之化、万物之变、莫不为利、莫不为害”，世上没有绝对的利害、药毒，没有什么毒不可以正确利用而转化为治病的药。医师的责任就在于“聚毒药以供医事”，转化利用来作为“生生之具”，为人的生命的生存健康发展服务。

中医学的作用对象：天人之际相互作用界面上，基于体表内藏相关的整体性调节在长期历史进化中形成的整体边界全息效应是中医学的作用对象。

2. 运用多学科理论，阐发“生生”医学理论

（1）基于“生生”理念，概括中医学术体系：从医学观、环境观、人体观、健康观、医药观、诊断观、养生观、病因观、病机观、治疗观，概括实践生生之道的中医学术体系。

医学观：中医学是研究人与环境相互作用中健康和疾病互相转化过程的动力和条件的科学，它不局限于疾病这个对象，不只是回答病从何来，主要是追求人的健康和发展内在的动力。

人体观：是一个“升降出入”的主体性开放系统，在其整体边界与环境相互作用以实现物质能量信息流的输入和输出；形成以“五脏阴阳”自和的精神安乎形的整体和谐自稳态，“气血津液”自组适应的“生化之宇”，“生长壮老已”时间不可逆的生命演化过程。

医药观：是以“病为本，工为标，标本不得，邪气不服；标本已得，邪气乃服”。

诊断观：是养生莫若知本和治病必求于本。正为本，邪为标，养生以“正”为本；病为本，正为本，治病以“症”为本，以病人正气为本。

养生观：“察阴阳之宜，辨万物之利，以便生，故精神安乎形而年寿得长。”

病因观：不仅包括输入刺激的大、久、逆和失节，也包括输出的劳和耗散，即出入反常。

病机观：是关于抗病愈病机制。邪实的旺气“皆根于内”，是五脏阴阳通过气血津液变动的原有功能亢进。亢则为邪，郁则为邪；失衡为虚，不足为虚。有郁即有不足，有亢就有失衡；邪实乃正虚所发动，正虚为邪实的基础，故正为本而邪为标，是升降的失常。

治疗观：“治病之道，气内为宝”，以达“正气存内，邪不可干”的自稳态为目的，并不要求邪的彻底消灭。“治病之道，顺而已矣”，顺有因势利导和以通为顺之意。“疏其血气，令其调达，而致和平”，通过物质能量信息流以改善自稳调节和自组适应。

（2）提出有机生命体是主体开放流通、自组织演化调节的功能目标动力系统：运用系统论、控制论、信息论、自组织论、稳态调节论等精辟注释中医生命论。“形者，生之舍也”，依靠整体边界的“形”区分人的自我和环境非我，区分着形而内的“生化之宇”和形而外的利害药毒，区分着人的生命和环境物质。依靠“形”这个整体边界屏障功能，控制出入的开放度而实现主体性的开放。抵挡住环境非我的压力，保证人的整体完整性，“器散则分之，生化息矣”，边界的丧失导致生命的消亡。“气者，生之充也”，气化流行生生不息在于流通基础上实现自组织演化，“气止则化绝”。“神者，生之制也”“制则生化，外列盛衰”；主体性开放流通自组织演化需要按程序并有次序地进行，需要有“阴阳”稳态适应性的目标调节。“神去则机息”是生命自组演化的程序和次序紊乱。

（3）提出“阴阳自和的稳态演化模型”：提出“阴阳自和”既是中国哲学世界模型，也是中医学的稳态理论模型。这个模型强调“和为贵”，蕴含着中国传统学术对世界的整体性和自发性的认识。阴阳自和，反映组织起来的相互作用的最一般规律，代表世界发展的本性。

提出：对于生命与环境的相互关系而言，“阴阳自和”的稳态模型，揭示的是生命体在周围环境的变化中保持自身的整体性和主体性的功能。人的生命体，能够从周围环境不断获得物质能量信息以进行自身的生生化化，从而成为“生化之宇”；能够处在周围环境的变动中保持住自身完整的整体性和主体性，即“正气存内，邪不可干”，这是来源于内部阴阳的自组织、自适应、自调节的“神机”。

对于生命功能而言，“阴阳自和”稳态模型，揭示的是生命对立的双因素调节功能。阳主动、阴主静，阳主调动、阴主节制，阳主升、阴主降，“降”意味着把高层次复杂的东西，降解为低层次简单的东西，以便于改造过来按照自身需要加以组合；“升”就意味着把低层次的东西，经过综合上升成为自身高层次复杂的东西。阳主出，阴主入，“入”意味着对环境物质能量信息主体性地有节制地输入并加以降解，变成基本的简单的东西；“出”包括输出自己代谢后不需要的东西，更主要的表现为经过自身组合上升和放大增益作用，对外体现自身个性的功能、行为、反应和贡献度。生命体通过升降，构成事物内部之间的相互关系，根据自身整体功能的需要和价值标准，把输入的物质能量信息改造过来，实现自身有序结构的自组织和不断更新，从而使这个“器”成为有增益效能的“生化之宇”。

由于自稳态的调节能力总是相对的，由于维持整体稳态的需要，生命与环境间的“升降出入，四者之有，而贵常守”。内外环境的超常变动，升降出入流通的反常变化，“反常则灾害至矣”，将从而使自振荡节律偏离中线，导致稳态的破坏。所以说：“亢则害，害则败乱，生化大病”，器作为“生化之宇”的基本职能受到伤害，系统自组织的生生化化不能正常地进行，这是“亢”之主要为害所在。由此，生命的常态，主要表现为升降出入流的“常守”；生命的病态，主要表现为升降出入流的“反常”，而生命的终止也主要地表现为升降出入的停止。

（4）*提出“正邪相争的相互作用模型”*：提出健康和疾病，都是人与其生存环境相互作用的结果，是人体对环境变化刺激的主体性的反应的现象，中医学用“正邪相争”的相互作用模型加以解释。

中医学中健康和疾病都是“正邪相争”的过程，是正邪对立的统一。健康并不是因为没有内、外环境因素的刺激，而是因为生命的自组演化、自稳调节能力基础上的抗病愈病能力，使内、外环境刺激因素不能干扰破坏生命整体和谐自稳态，从而体现为人与其生存环境的和谐适应。疾病是因生命的自组演化、自稳调节能力基础上的抗病愈病能力，没能抵抗住内、外环境因素的刺激，从而体现为人与其生存环境的不适应。因此，疾病向健康转化的治愈，中医学并不要求必须消除内、外环境因素的刺激。人作为主体性开放系统，无时无刻不与环境相互作用，环境的涨落变动时刻发生，干扰人体稳态的因素永远不可能消灭。

3. 从“生生医学”认识临床

“天下莫贵于生”“天地之大德曰生”。陆广莘崇尚生命，尊重、重视每一个生命体的自我独立性，认为中医学是一门在养生、保健、治病过程中发挥发展人体自我独立性的健康生态医学，是一门“参赞天地之化育”创生性实践智慧学。

（1）*辨证求本，求其属*：临证中，陆广莘认为“求其属者，求其本也”，他推崇刘完素之论，“治病不求其本，无以去深藏之大患；故掉眩收引，闷郁肿胀，诸痛痒疮，皆根于内”，认为风寒热湿燥火痰水郁瘀等临床表现，是机体输出端的机体反应，不是输入端的病因刺激，遵照“诸风掉眩，皆属于肝”“诸寒收引，皆属于肾”“诸气闷郁，皆属于肺”“诸湿肿满，皆属于脾”“诸热瞀瘛，皆属于心（原为火）”，进行“求属”诊断。他在临证中关注气、血、津液的变化，结合中西医学理论判断气、血、津液的生成和分布情况。他认为气、血、津液是人体内物质能量信息流的主要体现者和携带者，是人体内自稳调节的调节对象。生命体对内的自组织和对外的自适应，通过对气、血、津液的重新分布来实现。五脏阴阳通过对气血津液的生成流通和分布的调节，以实现体内的自我更新和自组织，自我调节和自适应的有序稳态。中医学邪气盛则实的风、寒、热、燥、湿、痰、郁、瘀、水、火等，是气血津液的郁滞的结果。与气有关的是郁、寒、热、火等；与血有关的是风、瘀等；与津液有关的是燥、湿、痰、水等。精气夺则虚的五脏阴阳之虚，是气血津液不足（生成或输布的不足）的结果。

以癫痫的治疗为例，陆广莘认为癫痫之强直抽搐称为“风引肌体”，失神昏迷称为“痰蒙清神”，与“风”相伴的有郁和火，与“痰”相连的有湿和食滞。风、郁、火是“气”的化生，痰湿、食滞是“津液”的化生。风痰相搏还影响到血瘀，由血瘀又导致血虚。故癫痫问题的风瘀痰，是气血津液所派生的原有功能亢进的“旺气”，是积极的“正袪邪”的抗病反应。其所以有机能亢进的发动，是基于其抗病反应还没有成功，于是有体内放大系统的正反馈的发动。这个发动的背景是五脏阴阳的网络稳态调节，具体到癫痫的风火郁，来自“气”的发动，痰湿食滞，来自“津液”运化能力的不足；前者来源于“肝”，后者来源于“脾”；血瘀来自肝，血虚来自脾。在五脏阴阳网络调节方面，又连接肾而表现为肝肾阴虚→阴虚阳亢→气郁风火；以及脾肾阳虚→津液化迟→痰湿食滞，这两方面又互相推动。

由于癫痫发作短时大多能缓解，关键是防止发作或减少其频度和程度，重在改善五脏阴阳网络调节和脑神功能。中医观点是“邪为标，正为本”，邪气实是正气虚的外部表现，正气虚是邪气实的内部基础。防治原则是“急则治其标，缓则治其本”。急则治标的息风化痰定痫的药物全蝎和蜈蚣、僵蚕和蝉蜕、蜂房和地龙、天麻和钩藤、白矾和郁金等可分别选用。属肝郁化火生风的，可选用龙胆泻肝丸、丹栀逍遥散、紫金锭以解郁清肝息风。属血瘀阻络生风的，可选用血府逐瘀汤、云南白药等以通络活血息风。属脾虚运迟生痰的，可选用半夏天麻白术汤、补中益气丸、人参健脾丸等以健脾益气化痰。属肝肾阴虚生风者，可选用六味地黄丸为基础的，如七味都气丸、杞菊地黄丸。属脾肾阳虚生痰者，可选用河车大造丸、龟龄集等以温肾补脾化痰。

（2）扶“正祛邪”，疏通气血津液：陆广莘认为辨证论治即是扶“正祛邪”，而非扶正和祛邪。陆广莘强调，“正祛邪”是机体的一种自我能力，中医学辨证论治的本质是帮助、扶持病人提高这种能力，所以称为扶“正祛邪”。扶“正祛邪”是中医学辨证论治取得疗效的根本原因，区别在于医者是否自知自觉地运用。

一个男青年，高热数日不退，用了多种抗生素、退烧药均罔效，用激素地塞米松以后体温短时间下降，之后又反跳升高。陆广莘被请去会诊时病人体温达40℃，血中白细胞升高，咽部还可见脓点。陆广莘查看病人症状、舌脉后认为，病人白细胞升高、体温上升、咽部有脓点是机体对抗疾病的反应，这说明机体的正气在奋力抗敌。古人云：用药如用兵，用兵需分清敌我。一味地降体温、降白细胞，把抗病反应当作敌人来打，这是不对的，应该给正气助一把力，给邪气一个出路，帮助机体赶走外侵之敌。于是，陆广莘开了一剂柴葛解肌汤（柴胡、甘葛、甘草、黄芩、羌活、白芷、芍药、桔梗）合升降散（白僵蚕、全蝉蜕、姜黄、川大黄）去大黄，病人服药后体温很快恢复正常。

再以肾病综合征为例来看他的学术思想和经验。肾病综合征是肾小球疾病中表现的一组证候群。西医治疗主要用糖皮质激素、免疫抑制剂，疗效不理想，且副作用大。陆广莘认为，该病“其本在肾，其末在肺”，水液代谢失常，故患者头面部、四肢水肿明显，还有肾阳虚衰之畏寒怕冷、四肢不温等症。患者全身气化功能障碍，脏腑机能低下，故应采取多种手段综合调治，以扶助患者的正气，增强其“正祛邪”的能力，使患者的内环境达到新的较低水平的平衡，使气化功能慢慢恢复正常。辨证治疗时，他常用瓜石汤、玉屏风散、四逆散、排脓散、过敏煎、甘麦大枣汤、四妙散等。药物常用生北芪、苍术、防风、山楂、柴胡、淫羊藿、桂枝、枳壳、赤芍、瓜蒌皮、石斛、牛膝、车前子、生地黄、薏苡仁、路路通、乌梅、五味子、浮小麦、大枣、炙甘草等。他认为，对此病要少用大攻大补的药物，以免加重内环境的紊乱，不利于患者阴阳平衡的恢复。经过一段时间治疗后，病人病情较平稳后，可视具体情况服用乌鸡白凤丸、六味地黄丸、防风通圣散等。并嘱患者注意气候变化，防感冒，适当多饮水。

陆广莘认为人体的气血津液是抗病反应的基础，因而有“血气不和，百病乃变化而生”之论，中医学治疗原则也就规定为“疏其血气，令其调达，而致和平”。治疗手段之所以能获效，就在于能使气血津液流通分布的“反常”向“常守”实现转化。对于邪实，汗吐下消法着眼于“通”，使通之而血气方调；温法和清法，旨在全面改善血气供求关系：温之而血气方和，清之而血气方治。对于正虚，或补之而血气方行，或调其失衡，或补其不足；涩法旨在减少气血津液过度地耗散。由此，药治八法都着眼于气血津液，特别是它们的流通，因为只有流通才能完成输布物质能量信息的功能。

（3）强调“莫不为利，莫不为害”：陆广莘推崇《吕氏春秋》中“天下万物，莫不为利，莫不为害”论，认为人的生存、繁衍、进化有极大的自主能动性，一切客观的事物对人体而言，莫不为利，莫不为害，通过人体自身的反应才能确定这一因素有利或不利。即使是治病的因素，如果被过分地强调而忽视机体本身的因素，都可能转化为致病的因素。他说：“抗生素作为‘攻邪’的手段，犹如‘农药’；皮质激素作为‘扶正’的东西，犹如‘化肥’。当他们被过分地强调，无视有机体自身的能力，实行包办代替性的替代疗法，它们的利由此转化为害，造成医药源性疾病，正是医生过于相信手中的武器。‘唯药物论’导致了药物病。”由于治病的目的在于帮助机体自稳调节的正常化，而非替代机体的功能。因此，陆广莘在临床上在审查病机的基础上，力求少用药或不用药，达到“四两拨千斤”之效。

善于应用中成药，是他临床用药的一大特点。陆广莘认为，对于一些慢性病患者，一种是病情不稳而易变者，以汤剂为宜，可以随机应变，因变定方，辨证施治；另一种是病情比较稳定，或病势轻微，应守方较长时间者，以丸剂为宜，且丸剂有利于患者长期坚持服用，持之以恒，以达目的。他在临床中辨证使用中成药，尤其善用加味逍遥丸、补中益气丸、防风通圣丸和六味地黄丸，或单用，或联合使用，取得了良好效果。

陆广莘认为中医学是从调节的层面上来理解和处理生命、疾病、健康等问题的，这一点不同于西医学的直接对抗。中医用药之目的，不是直接消灭疾病，而是帮助机体战胜疾病。所以要“循生生之道，助生生之气，用生生之具，谋生生之效”。他进而指出，人的生存、繁衍、进化有极大的自主能动性，一切客观的事物，对人体而言，莫不为利，莫不为害，用得好就是利，用得不利就成害。人体遇到某种因素的刺激，得了疾病，表现出症状体征不是坏事，是指引人们自救的信号和根据。对于这些信号和根据，不能一味地去遏制它，消灭它，而应助其自行康复。

（4）以病者之身为宗师：陆广莘说：“中医学之道，道不远人，以病者之身为宗师。治病有效，最大的功劳在病者自身的生生之气。医学只能认识它，依靠它，帮助它，发展它，却不能包办代替生命的自组演化调节的生生之气，一旦病者自身丧失生生之气，那就是泡在药汤里也无济于事。中医药的疗效只是：生其自生，助其自组、助其自制、扶其‘正祛邪’之势，因势而利导而已。”

2003 年“非典”肆虐，陆广莘以其始终强调的人“生生之气”来认识这个前所未有的病毒性疾病，用提高上呼吸道黏膜屏障功能的方法抗邪于外。当时有记者请他开个预防“非典”的药方。陆广莘建议用一把芫荽，两个白萝卜，三只陈皮，四片生姜，五根生葱，熬水一家人喝，每周 2 ～ 3 次。他说：“疾病和症状，是矛盾激化斗争激烈的表现。只看到疾病和症状的坏处，不看到与疾病斗争后的好处，不看到在疾病症状中包含的机体抵抗，一味压制，片面地宣传疾病的毁灭性和症状的破坏性，不发动体内的调节能力和抵抗能力，反而削弱人体抵抗力而损坏健康。只强调药物的直接对抗补充的作用，不是去因势利导，不去帮助机体的防御机制，不去提高机体的调节能力，只靠药物单干怎么能行？”

“努力发掘，加以提高”，是陆广莘对扶“正祛邪”的另一种说法，更多体现在对患者的精神、心理疏导方面。其具体应用非常灵活，宗旨是让患者认识到自身存在的抗病愈病能力，提高患者养生保健意识。陆广莘认为，就医者而言，敏锐地审查到患者机体的稳态调节抗病愈病的能力后，以各种手段和方法，帮助这种能力得以恢复是责任和义务。他常说“气可鼓不可泄”，他认真、仔细地帮助患者分析病情，并给予积极鼓励。在与病人的接触中，陆广莘经常夸奖病人，尤其对癌症等危重病人机体顽强的生命活力发出赞叹，鼓励病人与病魔抗争：“你的病有好转，不是我的功劳，是你自己有旺盛的生命力，要坚持！我的药只是帮助你调整一下。”

“以病者之身为宗师”，以患者为“本”，是陆广莘临床诊疗中的写照。余云岫曾贬中医疗效只是“精神慰藉和贪天之功”。对此，他认为，余云岫只知西医学发现的是医药对抗的对象，不知道中医学实践论发现的是医学的依靠对象。粗守形而上守神，“一切邪犯者，皆是神失守位故也”，而“精神内守，病安从来”。贪天之功根本上是贪人之功，学习和依靠人的“生机－神机－气机－病机”和屏障功能的稳态调节抗病愈病机制，以此来选择环境利害药毒，并通过组合效应和因势利导，实现化害为利，化毒为药，化阻力为助力，化腐朽为神奇的“贪天之功”。治好病是病人自愈机制的功，医生只是没有犯错误而已，医学的错误却在于“目无全人”和“目中无人”。

陆广莘不爱细谈他治愈过的一个个病例，不爱细谈某个病人的治疗方案。他说每个病人都不同，有些个案很难重复，关键是诊疗的思维方式。

（二）健康医学为医学发展方向

1. 阐明未来医学的发展趋势

基于医学发展现状，结合环境学、农学、微生态学、医学哲学等理论，凝练出医学的未来发展取向。

化学层次的医学观上升为生命层次的医学观。几十年来，由于大量使用化学合成药的化学疗法，带来了与药物有关的化学污染，加重环境污染，人体不断受到化学物质的冲击，由此产生长期不良后果。化学学术界意识到问题的严重性和根本性，就在于仅仅从化学物质层次看待医学，不可避免危害生命的自组织性和自我调节能力。由此，提出了绿色化学的概念，环境友好化学的概念，要发展关于组合化学的技术，以适应于对人类及其生存环境有利的生态要求。

生物医学模式上升为人类医学模式。早在1977年，恩格尔指出疾病医学模式的弊端，批判了生物医学模型的排他性，提出应该由生物学模型向生物－心理－社会医学模型实行转变。而心理社会因素只是人类才具有的，因此应该说是从生物医学要前进上升到真正是人类的医学。

疾病医学上升为健康医学。医学应发挥其具有建设性的进取性功能，以帮助和保证人的自主性创生的自我健康能力充分地发挥和实现。“医学的目的”国际研究计划（1993年）提出“当代的世界性医疗危机，根本上是由于主要针对疾病的技术统治医学的长期结果”。因此WHO在《迎接21世纪的挑战》报告中明确指出：“21世纪的医学不应该继续以疾病为主要研究领域，应该以人类和人群的健康为主要研究方向。”医学的本质功能要从专志于发现和确诊疾病及征服和消灭疾病的疾病医学，上升到以发现和发展人的自主性创生的自我健康能力为主旨的、为人类生命活动的健康发展服务的健康医学。

对抗医学上升为生态医学。消极疾病观的医学观，以努力去发现疾病的本质原因的病因病理病位为己任，以努力发展消除病因、纠正病理、清除病灶的直接对抗补充的替代性物质手段为目标。然而这种直接对抗补充的替代性方法，确是经不住实践的检验和时间的考验，出现了反目的性效果。德国科学家拜因豪尔等（1970年）指出：“同调节机制和防卫反应机制有关的问题，今天在生物学研究中起着最重要的作用。只要弄清了调节机制和防卫反应机制的活动原则，就意味着在医学发展中有质的飞跃。”因为，生理学的主题就是有机体的整体性稳态和主体性适应是如何实现的，而这正是人的自我健康能力所在。所谓医学发展的质的飞跃，说明调节防卫机制的活动原则，将是医学科学现代化的主要标志。西方医学正面临其在诊疗思想上的重大变革，意味着从近代西方医学消极的病因病理观，将向着积极的调节抗病的现代医学实行转变。

2. 提出中医学未来发展方向

当代中医学的理论体系建构，深受疾病医学模型的影响，不能彰显中医学的优势和特点，严重影响中医学的传承。未来医学的发展趋势是健康医学，而中医学恰恰一直是健康医学。但受疾病医学模式的桎梏，中医在向疾病医学的学习中忘记了自我。中医学的出路，首先是要改变当前对中医学基于疾病医学模式下的认识。中医学不是疾病医学，不是物质科学，不是认识论上的知识论。中医学采用的方法是：辨证论治的发现和发展人的生生之气的自我痊愈能力和自我健康能力。其手段是：“聚毒药以供医事”的化害为利和化毒为药，转化利用为“生生之具”。其目标是：谋求实现“标本相得，邪气乃服”“阴阳自和，病必自愈”“正气存内，邪不可干”“精神内守，病安从来”的天人合德，生态共演的“生生之效”，以实现“万物并育而不相害”“与万物沉浮于生长之门”。作为健康医学，这是中医药学作为原创科学为人类卫生学作出基础性贡献之领域。

（三）中医研究、研究中医当齐头并进

陆广莘提出“中医研究与研究中医”的命题，主张中医研究、研究中医当齐头并进。中医研究是指运用（已有的认识成果的）中医学理论，指导（适应对象和目的的）中医学方法，研究中医学对象和实践中医学目的，用中医学的疗效观检验评价实际效果，反馈过来修正补充发展中医理论和方法。因此，中医研究就是中医学术体系自身根本的运动形式，是学、术、本三者之间升降出入的“生化之宇”，成为推动中医学术发展的内在根本动力。研究中医指用现代科学的理论和方法研究中医，包括西医研究中医或多学科研究中医，都是以中医学术体系作为自己的研究对象。中医研究和研究中医，区别在于运用不同的理论和方法；不能互相代替，只能互补互渗。如果都能遵循：有的放矢、实事求是的科学态度；努力避免：“无的放矢”，“移的就矢”，或者“失事求似”的不科学态度。那么，高水平的中医研究成果，可以为“研究中医”提供更清晰的对象，更丰富的内容，有助于“研究中医”更好地贯彻“有的放矢”。而高水平的研究中医的成果，又能对中医研究在吸收利用现代科技方面，提供借鉴和创造有利的条件。这样互补互渗的中医研究和研究中医，将会相得益彰。

四、读书之法

（一）精研《黄帝内经》、仲景之学

陆广莘对于《内经》的领会和应用可以说得心应手，灵活自如。他特别注意《黄帝内经》正邪相争和阴阳平衡的论述。认为，“正气存内，邪不可干”“精神内守，病安从来”“阴阳自和，病必自愈”“标本相得，邪气乃服”是医学之本，“一切邪犯者，皆神失守位故也”。所谓“扶正祛邪”，扶正和祛邪并不是并行的。正确的理解应该是扶“正祛邪”，医生的功能只是一种助力，扶助人体自身的正气去祛邪。这个提法受到岳美中先生的赞许。

陆广莘认为，中医的问题固然有许多客观原因，但关键还是在自身，是中医人自已缺乏自信和自强，盲目地跟着西医跑，总希望别人承认我是科学的。中医研究缺乏自主，缺乏真正的“中医研究”，而任凭他人去“研究中医”。陆广莘说：“近代

中医的学术思想危机，中医特色优势的淡化，除了疾病医学及其物质科学化的外在冲击的因素，根本内在的是中医学术队伍的‘不知比类，足以自乱，不足以自明’的结果，于是造成了‘舍其田而芸人之田，其所以求于人者重，而所以己任者轻’。”凭着深厚的理论功底和卓然自立的胆气，他提出“医学四本论”，即“以人为本，以病人为本，以正气为本，以神为本”。他说：神就是调节。正如《黄帝内经》所说的“神转不回，回则不转”。《黄帝内经》讲“道生”，其纲领是“提挈天地，把握阴阳，呼吸精气，独立守神，肌肉若一，故能寿敝天地”。他说，对“守神”的内涵，值得我们很好地领会。

陆广莘对仲景之学精研有加，体会尤深。他说：金匮桂枝茯苓丸是妇科专方，对妇科咖啡样下血胎动不安有特效。还说：“《伤寒论》第29条是中医诊断和治疗休克的经典条文。甘草干姜汤、芍药甘草汤、调胃承气汤、四逆汤，都是治疗休克的名方。”可惜大多中医已退出急诊舞台，《伤寒论》29条已很少应用。

（二）钻研王履学术思想

陆广莘对元末明初的医学家王履情有独钟。《中医学之道》旧版收《论王履的医学思想及其对明清医学的影响》一文，是陆广莘医学思想的一篇重要文章。王履（1332—1390），字安道，医学家兼画家。他曾学医于义乌朱震亨，明洪武年间任秦府良医正。他的医学著作及诗画作品甚多，但留传下来的主要是《医经溯洄集》一书。《论王履》一文写于1962年，为纪念母校北京医学院建院50周年而作。据陆广莘回忆，20世纪60年代初生活十分困难，人民卫生出版社将一些古籍让他点校。1962年春节，他到上海把母亲接来北京，住在一间十平方米的房间里。大人小孩入睡以后，他就在边上摊开书本点校。中华书局的版本目录专家陈乃乾告诉他，清华大学有《哈佛引得》可查到古籍并提供指引。他立即利用星期天前往查阅，读了王履的《医经溯洄集》，还见到一些介绍王履的零星资料，考据了它的版本，整整花了一年的功夫才把文章写成。陆广莘的论文介绍了王履的生平和著作、王履医学思想的时代背景、《医经溯洄集》的基本内容和王履医学思想对明清医学的影响，重点放在分析《医经溯洄集》一书，全面阐发王履的医学思想。行文优美流畅，内容丰沛精彩，无论从医经的角度，还是从医学史的角度，都是一篇难得的好文章。其中，关于“亢则害，承乃制，制则生化”的理论，关于温病热病“法当治里热为主，而解表兼之”的理论，关于“郁则为邪”的理论，关于治疗“重在心肾”的理论，以及王履善于思考，长于思辨的学风文风，都给陆广莘深刻印象。王履在“积热沉寒论”中指出对抗疗法之弊的“治其旺气，是以反也”，在于“不知求属之道”。重读病机十九条，他发现其主旨在于批判以邪为本的消极疾病观和以工为本的对抗疗法。他体会到王履的“端本澄源，中含至理；执其枢要，众妙俱呈”。

五、大医之情

（一）崇尚生命，医德高尚

陆广莘医德高尚，不少人重病请他出诊，他不避深夜前往；病人不分贵贱，不论亲疏，均一视同仁，尽己之力去关心每一位病人；主张以小剂量的药物激发人体的抗病能力，用药以验、便、廉为主。他崇尚生命，坚持“道不远人，以病者之身为宗师”，每每从社会、人文学等角度对病人的工作、生活环境进行全面分析，鼓励安慰病人，使其身心愉快，充分发挥机体的自愈能力。他认为，病人机体的恢复，实际上是由于其体内旺盛的生命力、抗病的能力发挥了作用，而非医生的功劳，医生没什么可值得骄傲的，因此他很少谈某个病人的治疗过程。他引用病例，都是为强调机体抗病能力在机体恢复中的作用。

（二）恬淡从容，温润如玉

在当代中医界中，陆广莘因为敢于提出尖锐问题、善于逻辑思辨和观点独具创见，而被誉为“中医界的哲学家”。他“思辨能力独上高楼”“行文别具风格”。陆老的论述旁征博引，发人所未发，文采斐然，有独到的看法。这与他自小的古文功底有关。每逢假期，他师从老学究学习古文，而对《东莱博议》等论辩文字尤感兴趣。宋人吕祖谦所作《东莱博议》是作者读《左传》时，对人物或事件所发表的议论。后世多以此书为传习策论之范本应对科举，有立竿见影之功效。每谈及此书，陆老都非常兴致勃勃。

其一，他循循善诱，诲人不倦。不论是对于初学者粗浅的提问，还是好辩者咄咄逼人的质疑，他始终抱着宽容理解的心态，从容不迫，耐心地加以说明和解释。1987年，他作为首批中医治疗艾滋病专家派赴坦桑尼亚。面对对方首席近乎刁难性的质问，中国有艾滋病吗？你们见过艾滋病吗？你们做过中药抗艾滋病病毒的实验吗？他从容应答：中国只发生1例外籍病例，很快死亡，我们小组没见过艾滋病。但中医不单纯是经验医学，而且是一门理论医学。作为理论医学，它可以应付新出现的病。例如过去没有放射病，没有微波病，中医运用其理论指导可以治疗这些病。其二，艾滋病，无疑的是病毒感染。但病毒性疾病是否只有抗病毒治疗是唯一的，或者是最佳方案，不见得。我们现在和过去治疗乙脑、乙肝、天花、麻疹等并不必须依靠抗病毒治疗。其三，中医治疗病毒性疾病和自身免疫病有经验，在治疗艾滋病上可以借鉴。中医治疗重在提高免疫和屏障功能，犹如天花的消灭，并不是消灭病毒的结果，而是依靠人体完全的免疫反应及群体人工免疫的结果。

在生活中，无论何时他都总有一种恬淡和从容，与他相处总会令人想起“淡泊以明志，宁静而致远”。在邻居眼中，他是和蔼慈祥的老者；在学生眼中，他是循循善诱、充满鼓励的老师；在患者眼中，他是亲切随和、不厌其烦的医生。

六、养生之智

陆广莘70大寿时，他的弟子这样描述他“陆师望七之年，发黑而眉寿，仰之蔼蔼然谆谆然，古有道君子也。行健如少壮，安步以当车，一如履践工夫；饮啖多咀嚼，饭蔬食饮水，亦如含英咀华。”其实，这不仅是70岁时陆广莘的神情神韵和日常习惯，过耄耋之年的陆广莘仍然是一头浓黑的头发，皮肤润泽，耳聪目明，思维敏捷，话语铿锵。他一直保持着略瘦的体型，身板硬朗。当别人向陆广莘讨教养生之道时，他总是这么回答：“生活中别搞那么多清规戒律，潇洒一点，洒脱一点。”总结陆广莘养生智慧，体现在以下几个方面。

（一）襟怀坦荡，心怡乃康

陆广莘说自己“没心没肺，能吃能睡”，“傻小子，做梦娶媳妇，总想好事”，强调心怡乃康。他本人确实不计较个人得失，而是胸怀整个中医药行业的发展。一是保持平常心，事事随遇而安。陆广莘常说：“事在人为，莫道万般皆是命；境由心造，退后一步自然宽。”精神情绪的调节平衡，首先要保持平常心，应自得其乐，助人为乐，知足常乐，乐而忘忧，有所为有不为，不要强求，自寻烦恼。二是“我尽我心，量力而行”。生病起于过用。陆广莘常引用列宁的名言说：为了更好地逾越而后退，因此要“减压、分流”。他认为“稳者生存”，关键是量力而行，量力而行的前提是有自知之明。一个人不可能包打天下，要知道自己能干什么，适合干什么，有进有退。对幸福影响最大的因素是健康，占50%以上，因此要铭记保持自我身心健康才是人生中最重要的。三是要有高尚的道德，多关心别人、帮助别人，自己会更充实。

（二）勤于学术，适度用脑

陆广莘说，人的头在最上面，最需要克服地心引力。“脑为元神之府”，大脑供血、供氧情况直接标志着人的健康和衰老状况。现代的富有不完全是物质富有，在信息社会是信息的富有，所以要对新事物持续地保持兴趣。中国很多文化老人，基本上寿命都在90岁左右，如季羡林、饶宗颐、侯仁之、文怀沙、任继愈、王元化等。之所以有知识的人长寿，因为他们爱动脑筋。凡事有一个清晰的思路，多多思考，是健康不可或缺的。陆广莘好学不厌，目不停览，手不停批。他善于并勤于记笔记。他常说“好记性不如烂笔头”，要“勤笔免思”，把思考的内容记录下来，这样可以避免多思，保护大脑。他记了很多笔记，有时同时携带多个笔记本，随时记录。

（三）饮食有度，细嚼慢咽

陆广莘在饮食上强调“怎么吃比吃什么重要”，提出饮食六字诀：少、干、慢、暖、酸、欢。

“少”，即少吃。“饮食自倍，肠胃乃伤。”饮食以少为妙。陆广莘三餐食谱如下：早饭喝一大碗稠粥，五谷杂粮、核桃花生都入粥，再吃两个茶叶蛋。午饭一个馒头或一小碗米饭，配点荤素搭配的菜。晚饭基本不吃主食，就是一盅啤酒，一块鱼，还有花生米、西红柿、黄瓜，有时晚饭只吃水果餐。

“干”，就是吃干饭。陆广莘的早餐是五谷杂粮粥，都是大有“嚼头”的。他认为老年人不能喝太稀的粥，即使牙齿不太好，也要多吃米饭、馒头等“干货”，多咀嚼。人上了年纪，胃分泌胃酸和黏蛋白的能力都会降低，通过多咀嚼，可以大大减轻胃的负担。还可以预防高血压、高血糖，同时还可以美容，延缓面部衰老，促进大脑的血液循环。

“慢”，即慢吃。陆广莘常说：“催工不催饭。”饭贵不在多、丰盛，贵在品饭，要品饭就要学会用心咀嚼，细嚼慢咽。他认为吃饭是一种享受，只有慢慢品才能品出其中的滋味，不然美食也就失去了意义。三餐要尽可能地慢吃，心平气和地吃。他说吃饭慢慢吃，饭后再活动活动，就不容易造成脂肪积存，大脑也不易退化。一个馒头细细咀嚼方知麦香，一罐酒喝上一个钟头方知酒香。

“暖”，即多吃暖的，少吃凉的。

“酸”，即多吃酸的食物，有助胆汁的排泄。酸味食品可以作为零食。酸梅糖对脂肪肝有好处，陆广莘有 26 年的肝硬化病史，通过平时生活中养生，从减少肝脏负荷做起，少吃药，拒绝过度营养，因为这些都会加重肝脏负担。结合其他养生办法，肝病自愈。

“欢”，即开开心心吃饭，做到生气不吃饭，吃饭不生气。

（四）适量运动，持之以恒

陆广莘认为，运动一定要适量，根据年龄、体力来调整，青年人可以活动多一点，中老年人则适宜进行轻度的慢运动，比如散步、打太极拳等。“动则活”，运动了，经络通了，气血增加了，血流、心跳、呼吸加快，新陈代谢加速，免疫功能也会随之提高。陆广莘每天活动四肢，早晨醒来时，双手搓热，在面部耳后擦擦，晚上活动10分钟，等到身体微微发汗。“人老腿先老”，所以腿脚的运动很重要。陆广莘自己有个简单的“关节活动操”：先是双手扶住桌子，身体前倾，踮起脚跟，然后回到地面，这样反复踮脚，让身体上下活动，很容易做的。脚是离我们大脑最远的地方，老年人特别是女性，下肢的血液循环不好，通过踮脚可以让腿部的血液流动更通畅。所以这个操特别适用于老年人。

（五）简便之术，调和气血

面长按摩，发常梳篦。陆广莘每天早晨醒来时，双手搓热，在面部耳后擦擦。他家里到处都有梳子，平时出门也带着梳子，有空就梳梳头。他还常做头部按摩：用10根手指肚敲击整个头部，从前发际到后发际。反复敲击两分钟，然后用10根手指肚梳头2分钟，也是从前发际到后发际（一定不能用指甲）。头部有很多经络穴位，经常用手指肚敲击按摩，可起到养生保健之功效。另外，常用手指肚按摩头部，可起到提神醒脑、解乏益智、乌发等功效。

干巾搓背，温水泡脚。陆广莘干巾搓背、温水泡脚，坚持了几十年。他常嘱咐一些患者每日洗澡时用热毛巾搓背和胸骨（任脉、督脉之处），以汗出、局部和全身发热为度，可以调节人体免疫力。温水泡脚，一般取50克花椒放在布包里，加适量水煮开，待水温降至或用凉水兑至适当温度后，每天睡前泡脚20分钟左右。花椒包可继续使用，一般用一个星期都没有问题。陆广莘也常建议患者常用热水或花椒水泡脚，不但可促进血液循环，促进皮肤排泄，还可加速邪毒的清除。花椒泡脚可以对老寒腿、风湿引起的关节痛、肚子痛等起到一定的作用。一般情况下，花椒水泡脚适用于冬季、阴凉的环境下，适合于不是很胖、长得比较瘦弱、体质偏寒的人。足部被现代医学称为第二心脏，在人的足部存在着与人体各脏腑器官相对应的反射区，手足三阴、三阳经脉在足趾交接。所以，平时要多注意足部的保暖，除了穿温暖的鞋袜以外，花椒水泡脚是一个简单易行的养生方法。

七、传道之术

（一）宣讲学术，建言献策

对中医药事业的孜孜以求，对中医药事业有强烈的使命感，使陆广莘自觉地承担起发扬光大中医的任务。他在各种场合宣讲中医，反复论说和疾呼中医学术，回应“百年医理之问”，阐明“中医如何影响世界”。

1961年全国首届药理学会，交流筛选中药的结果，大部分是阴性，即无效，少数阳性结果其疗效也大大不如同类西药。这期间，北京有几例中医治疗阑尾炎发生穿孔。于是，在中华医学会的会议上，人们开始对中医的治疗效果发难，进而涉及中医理论的正确性，中医学陷入举步维艰的窘迫困难。陆广莘以其对中医理论的理解，针对这一倾向提出：对于阑尾炎治疗上的失误，其实只是协定处方之故，它没有从根本上依照辨证论治的准则。治疗有失误，反而提示作为中医特色的辨证论治是何等重要！

1983 年，陆广莘被调到中国中医研究院，在中心实验室的基础上筹建了中医基础理论研究所。“中医基础理论研究所”的名称是他策划，并在多次讨论会上坚持的结果。他提出“中医研究”“研究中医”是两个不同的概念，两者不能互相代替，只能互补互渗，主张自主的“中医研究”。这一认识至今已经成为中医继承与发展中的一个判定标准和一句名言。

面对“中医不科学”的论断，他发出“医学不能拜倒在科学的脚下”的呐喊，惊世骇俗，石破天惊，为我们提出了一个新的学术命题。他敏锐地指出，百年中医困惑在于“废医存药”地扭曲中医诊疗思想，用疾病医学的观念和方法研究中医、改造中医。而当代全球性的医疗危机却根源于近代医学模式的主要针对疾病的技术统治医学的长期结果。针对疾病的技术，造成了与治疗目标相反的反目的性效果，使人体内、外生态环境受到破坏，对人类产生了长期的不良后果。他不断呼吁，应该认识到这些问题的严重性，有必要对直接对抗和直接补充的治疗方式进行深刻的反思。

陆广莘声名远扬，许多高校、医院邀他去讲课。2013 年 12 月，已 87 岁高龄的陆广莘仍不辞辛苦，在“全国中医药传承博士后专题讲习班”上，面对一百余名来自全国的高层次、高学历的年轻中医药学子们，以《对中医药传承问题的学习和思考》为题目进行讲座，再一次强调“中医要自强不息，厚德载物。现代的研究成果，都要为我所用，而不是用来改造自我”。其语金熔玉琢，节短音长，言近旨远，对中医后来人、对中医药学术的发展期盼之情由此可见一斑。

作为第八、九届全国政协委员，他利用一切机会为中医药发展建言献策。2003 年，他主持香山科学会议，提出中医药理论建构与研究方法。2005 年，他参加科技部 973 计划中医理论基础研究专项论证会，对中医理论基础研究提出指导思想和研究方法，并致信科技部、卫生部主要领导直陈对中医的认识和理解，反映中医药事业发展中的问题等。陆广莘倡导中医的健康医学思想，大胆提出“中医学的发展，要从疾病医学教条统治中解放出来”。他认为近代史上，中医在努力向疾病医学学习过程中，过于忘我，导致中医学主体价值体系的离散，是为“邯郸学步，反失其故”。他提出 16 字中医出路箴言：厚德载物，和而不同，自强不息，超越包容。即以博大的胸怀和雄心，以超越的胆量和自信，做到文化自觉，主体发展，兼收并蓄，永不松懈，引领中国科技走向世界。

近百年来，对于中医这门学科的怀疑、无端指责、迷惘从未停止过。陆广莘本着中医当卓然自立的民族精神及发展中医的强烈的责任感和使命感，于高一层次上对中医学的俯瞰性明视，使后学者顿生自信，也使中医人在茫然无助中寻到了精神依靠。

（二）人才培养成果

2001年，在邓铁涛等名中医的建议下，广东省中医院尝试将名师带徒与院校教育相结合，建立了现代新型师承教育体系。鉴于陆广莘在北京大学人民医院参加中西医结合治疗急腹症、肝炎、肝硬化等的经历，他被邀请带徒两名外科医生谭志健、黄学阳。两名徒弟跟随陆广莘学习，并结合自身的中医外科实践，先后发表了《脱疽中血栓闭塞性脉管炎与糖尿病足的证治异同》《从中医学探讨肝与腹部外科围手术期机体应激状态的关系》《从中医学探讨肝与动脉缺血性疾病的关系》等论文。

2007年，中国中医科学院启动了第一批著名中医药专家学术经验传承博士后研究工作，成立了陆广莘老中医博士后工作站、陆广莘健康医学工作室，陆广莘被聘为传承博士后导师。中医基础理论研究所的李海玉成为首位陆广莘学术经验传承博士后。此后，刘理想、张卫先后入站。陆广莘不辞辛苦，诲人不倦，不以后生之愚而见弃，每逢弟子叩问则如丹溪翁“以道相告”。指导传承博士后李海玉完成《养生保健治病必求于本——创生性实践的健康医学研究》、刘理想完成《以人为本的健康医学研究》研究报告。

2010年，国家中医药管理局建设国医大师陆广莘传承工作室。陆广莘带着对中医药传承的责任感和使命感，积极认真传授学术思想和临证经验。传承工作室成员及同事有潘桂娟、徐世杰、魏雅川、金香兰、罗卫芳、陈曦、郑齐、卢红蓉、汤尔群、张立平、黄玉燕等。工作室举办“陆广莘健康医学思想”相关国家级继续教育项目6次。陆广莘申请成立中国民间中医医药研究开发协会生命健康专业委员会，开展以健康医学为指导的中医生命健康学术相关研究。生命健康专委会举办三届“国医大师陆广莘生命健康学术思想高峰论坛”，培养学员1000余人。2010年收徒陈晓楠、杨永刚。

陆广莘学术传承谱

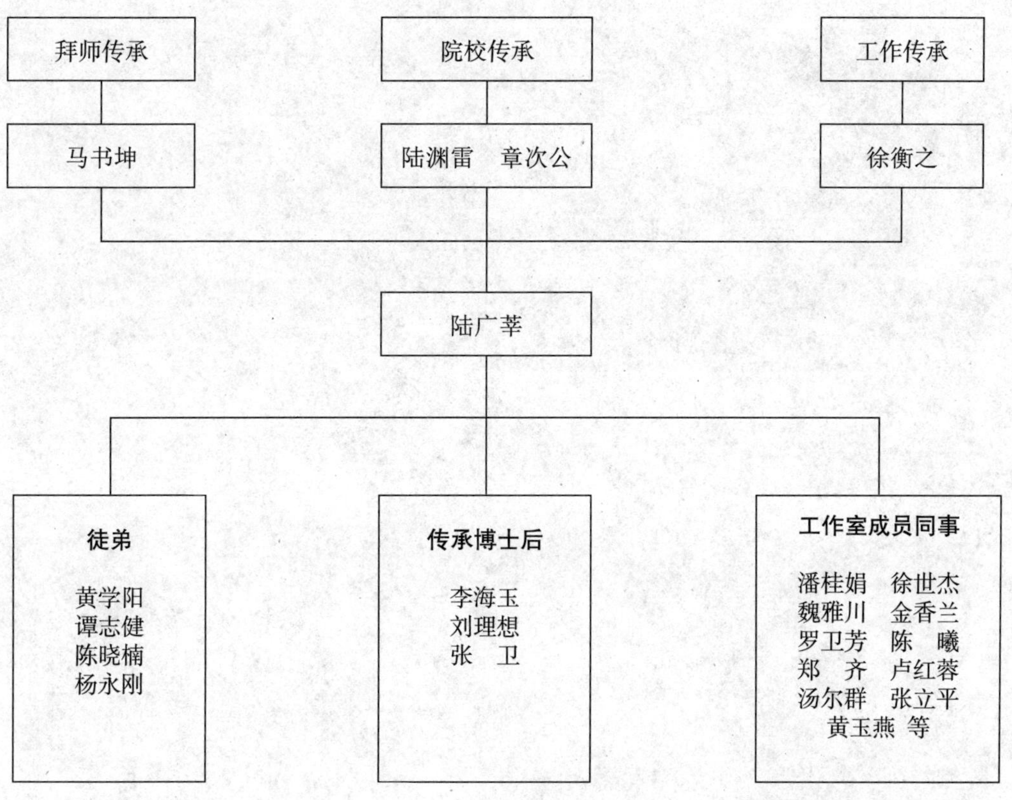

（诸国本、李海玉整理）

（张晨编辑）

周仲瑛

周仲瑛（1928—　），江苏省如东县人。现为南京中医药大学终身教授、主任中医师、博士生导师，中国中医科学院学部委员。国家级非物质文化遗产项目“中医诊法”代表性传承人。获得全国中医药杰出贡献奖、全国高等学校先进科技工作者、全国老中医药专家学术经验继承工作指导老师、全国优秀中医临床人才研修项目优秀指导老师、全国首届中医药传承特别贡献奖等。享受国务院政府特殊津贴。2009 年被授予首届“国医大师”称号。

周仲瑛 1948 年悬壶行医，年逾九旬仍坚守在临床一线。其擅长辨治外感热病急重症，以及心脑血管疾病、风湿免疫疾病、肿瘤等多种重大疑难疾病。坚持理论为先导，发展中医急难病证新理论，开展中医病机理论创新研究，系统构建了中医病机辨证体系。作为中医药高等教育事业的奠基人之一，开创与发展了中医现代教育新模式，先后主编《中医学概论》《中医内科学》等教材、教参 13 种。科研成果丰硕，带领团队承担“七五”“八五”“九五”国家科技攻关计划，“十五”“十一五”国家科技支撑计划，973 计划等课题 42 项，获各类科技进步奖、科学技术奖 48 项，授权发明专利 21 项，发表论文 300 余篇，主编教材、学术专著 42 部。

一、学医之路

周仲瑛家世业医，至今已逾六世。童年时期，周仲瑛随父周筱斋奉侍临证，耳濡目染、潜移默化。当看到父亲平日诊务繁忙，活人无数，逐渐认识到中医药能够为人们解除疾苦，能够得到乡邻、同道的尊敬，对中医的兴趣爱好也自然形成了。

1941 年，13 岁的周仲瑛便开始跟随父亲周筱斋研习中医。按照父亲“业医必先精文”的认识，起初受到的教育是四书、唐诗宋词等文化学习，1942 年始正式涉猎中医专著，学习方法是“从源到流”。周筱斋根据自己的经验，精心挑选《伤寒论》《濒湖脉学》《医学心悟》等逾百本中医书籍，这些医书由浅及深，由医理到临证，讲解清楚，纲领明白，实用性强。从此，周仲瑛白天随父亲临证出诊，晚上听其传授医理、医道。对于书本内容，周父既要求他背诵，亦在临证时结合实际反复给予讲解，这使得周仲瑛打下了扎实的中医基础。同时，在临床中，进一步阅读《古今医统》《景岳全书》以及专病专科丛书如《风劳臌膈四大证治》等，最终达到由博至约，构成了一套自己所特有的知识结构。

1947 年，适逢上海新中国医学院（中医师进修班）招生，为精研医道，周仲瑛在父亲的鼓励下，顺利考入该校学习研修。在此期间，他得到了许多在此任教的著名老中医的指点，如章次公、朱鹤皋、蒋文芳、钱今扬、黄文东、盛心如等，进一步夯实了其中医经典与临床功底，并熟悉了不同医派的特长。

1948 年，周仲瑛回乡开业行医，悬壶桑梓，先后开设“瑛民诊所”“马塘镇联合诊所”，医术闻名于如东及周边地区。1954 年，他参加了南通市开办的中医学习西医进修班，初步掌握了西医基本知识。

1955 年，江苏省人民政府设立江苏省中医进修学校，周仲瑛第一批通过考试入校学习。在这里他广览博取，钩沉发微，向名师问业，医术精进。因成绩和业务能力出众，半年后就进入新筹建的附属医院——江苏省中医院开始临床工作并参与教学工作。在邹云翔、曹鸣皋、张泽生等多位名师指点下，博采众长，医术渐进，从此在南京这块中医人才聚集之地，开启了人生事业新的篇章。

二、成才之道

周仲瑛提出，要成长为一位出色的中医，首先要解决对中医的思想认识问题，明确立场观点，自信自强，针对中医药的学术特点，采取切合实际的治学方法。为此，他从自身经历出发总结了以下 4 条成才经验。

（一）学忌门派，应博采众长

中医学术源远流长，既有伤寒、温病不同学派，又有经方、时方之争，也有金元四大家等流派的众多学术观点，其中既有互为源流的发展关系，也有独具一格的理论贡献。历代各家学说与流派，都是前人的宝贵经验，如滋阴、补土、攻下、泻火、补肾、祛瘀诸法，理应兼收并蓄，扩大自己的知识，提高自己的能力，绝不能迷信一家之言。周仲瑛常谓“无偏不成派”，认为做医生应该胸无成见，不能执方索病，应“有斯症用斯药”，做到圆机活法，切忌以偏概全。

面对当前中医学、西医学两种不同医学体系并存碰撞的局面，周仲瑛提出要“源于中医，衷中参西，继承发展，回归中医”，既要看到中医自身特色和优势，如整体恒动观、辨证论治精髓，又要引进西医微观辨病诊断知识及某些实用技能，将其为我所用。

（二）学要专攻，重视主干课程的学习

当前中医人才的培养，主要依靠的是中医药院校的高等教育。从总体上说，扩大学生知识面，应用多学科知识研究发展中医是必要的。周仲瑛强调，学好中医专业主干课程是人才培养的首要重点，要狠抓中医基本理论、基本知识、基本技能等相关课程的学习，培养能够应用中医技能切实解决患者病痛的人才。同时，也应掌握必要的西医实用性知识和技能。

（三）学以致用，争取早临证、多临证

中医学理论源于临床，所以在很大程度上它是一门实践医学，中医教育实际是适应患者需求的职业性教育。为此，周仲瑛建议在学习过程中，必须狠抓临床基本功的训练，培养动手能力，早临床，多临床。在进入临床实习阶段，必须认真跟随老师实践，增长自身的实践知识，为今后的独立临床医疗增强信心和能力。“实践是检验真理的唯一标准”，实践可以令人相信中医理论的实用价值，实践可以使从医者知常达变，触类旁通，灵活自如，达到化境，把基本理论、基本知识与临床辨证论治磨合为一体。

（四）学无止境，在实践中不断发展与创新

回想自己的学习历程，周仲瑛说“学中医就像咀嚼橄榄，由苦转为甘”，中医这

门学问就是一个“学习—临证实践—再学习—再实践”不断循环往复的过程。他在多年的实践中，开辟了中医内科急难病症这一新的研究方向。通过权衡中西医学的长短，短中求长，化短为长，以急性病毒感染性疾病流行性出血热为突破口，继而对休克、血证、急性肾衰、重症肝炎等进行了系列性的研究，取得多项科研成果，进一步开设了中医内科急症学课程，创建了中医内科急症学，并在南京中医药大学组建了中医急难症研究室。“为什么搞急重症与疑难病研究呢？一是中医临床实践确实有效；二是临床实际需要；三是疑难病与急性病本身也密切联系。”周仲瑛解释，急症病和疑难病是相互联系的，许多急症病多是疑难病，不少疑难病的某个阶段可以转化为急症病。只有通过不断的学习、感悟、实践，医术才能不断提高、进步。

三、学术之精

（一）率先提出病机十三条，构建中医病机辨证论治体系

周仲瑛在70余年的医、教、研生涯中，逐步认识到最具中医特色的辨证论治——理法方药诊疗体系，其本应是机圆法活的一种思辨技能，而今却难以与辨证标准化、规范化、量化等要求合拍。虽然已经制定了多种病证的诊疗标准、指导原则、指南与临床路径，却不能求得共识，较难在临床中执行实施。为此，周仲瑛从《素问·至真要大论》“病机十九条”中悟出，“审察病机”是辨证论治的前提，“谨守病机”是辨证论治必须遵守的原则。不同辨证方法的共性在于把握病机，临床辨证应首重病机分析。

在对长期临床实践经验与学术新说进行深入总结、提炼与升华的基础上，周仲瑛首先提出“病机十三条”，然后据此构建了“中医病机辨证体系”，形成了“审证求机、活化辨证”为主要诊疗特色的独特学术流派，其主编的《中医病机辨证学》于2013年、2015年和2022年分别出版第一版、第二版和第三版，得到行业内外同仁的广泛关注与临床应用。“中医病机辨证新体系的传承研究”获得2016年度江苏省中医药学会科学技术奖一等奖。

1. 总体思路

以病理因素为纲领，脏腑理论为基础，病机证素为条目，症状体征为依据，病性病位为核心，真正体现辨证论治的灵魂。

2. 抓纲带目，倡建病机十三条

根据病理因素的不同特性和临床表现，概述其要领如下：风病善变、寒多阴伏、火热急速（温暑同类）、湿性缠绵、燥胜伤津、郁病多杂（气病多郁）、瘀有多

歧（血病多瘀）、痰病多怪、水饮同源、虚多久病、毒多难痼、疫为疠气、多因杂合（风火相煽、湿热郁蒸、瘀热相搏、痰瘀互结、燥湿相兼、虚实相因、寒热错杂等）。并据此组合成病机要素因果链，以显示其因果交叉、复合关系，使病机辨证从源头上得到活化，体现“证”是病机单元交叉组合的客观现象，病机单元是证的基本要素。

3. 辨病理因素是病机辨证的主导

病理因素是疾病续发的第二病因，是病证表现于外的病理现象，因而随着病势的演变转化，可与相关病邪杂合或从化，这也就提示了病机证素是可变动转化的。证是病机动态演变的客观表现，求理定性，从性定位，表明病机辨证当以辨病理因素为主导。

4. 病机要素的因果传变链体现疾病的发生、发展、传变规律

病机要素之间互相转化，称为病机要素因果链，因风为百病之长，六淫之首，善行数变，常夹他邪伤人。土为万物之母，湿无定体，随五气而从化。风木之病属肝，湿土之病属脾。风能长养万物，土为生化之源，故以风、湿为切入点。

病机要素因果链的具体内容为：肝失疏泄—肝气郁结—肝郁化火—火动风生—风助火势—火借风威—风火交煽—风动痰升—痰因火动—毒因邪盛—寒从火化—燥为次寒—燥湿相兼—痰湿酿热—痰瘀互结—风痰入络—久病多虚—气阴耗伤—多因杂合。

5. 病机证素是辨证的内核

证是病的外在表象，机是病的内在本质，“证”本质的研究并不代表其是辨证的源头，只有“审证求机”才能把握病的实质，做到从外知内，从证测机，进而从机测证，据此可以认为病理因素是主要的病机证素。所谓病机证素，是指辨识证候的病机要素，能概括、体现疾病某一证候的病理特点，使病机与证候做到有机的统一，通过对症状、体征的辨析取舍，提取可供辨证的证候群，由相关病理因素组合成证，并可随病势病情而演变转化。体现了以辨机为目的，意在活化辨证，适应临床应用，不同于证素的计量辨证，重在以证为依据，使之规范化。

6. 中医病机辨证体系的基本思路

（1）*以病机证素为核心*：病机证素的主要内容是病理因素，病理因素是病变的实质，审证求机的核心是推求病理因素，它反映了病机的转化和演变。单一病机证素由单一病理因素演化而来，如风、寒、湿、燥、火、瘀等。兼夹病机证素是单一病理因素的主次相兼为病。复合病机证素往往由两个或两个以上病理因素复合，产生质变，从而构成证候诊断的依据、论治的基础。

（2）*以脏腑为内涵*：人体气血阴阳的生成根源于脏腑，脏腑的机能正常与否影响着气血阴阳的变化，人体各种疾病出现的气血阴阳盛衰，均由脏腑病变所致。每一脏腑的体和用，也就是各自的阴和阳，有其不同的特性，故病损的性质和相关脏腑亦各有侧重。而阴阳的虚实盛衰，气机的升降出入失常，又会进一步影响脏腑的功能。因此审证求机首先要明辨病变的脏腑，推求脏腑阴阳的盛衰、虚实，气机的升降、出入。

（3）以证带病，病证结合：不同的病有可能在某个阶段出现近似的证，但由于疾病的性质和传变规律的差异，即便是相同的“证”可因疾病的不同而有各自的特点，因而只有以证带病，结合具体疾病审证求机，才能把握疾病的病机演变规律，使辨证准确，治疗具有针对性。临床上应首先把握各系统疾病的病机证素，其次根据各系统疾病的特征把握具体疾病病机证素，为最终根据具体疾病的病机演变特点确定各阶段证候的病机证素奠定基础。

7. 中医病机辨证体系的基本思路步骤

（1）辨识病机证素：辨识病机证素是根据特异症、可见症和相关舌脉，识别病理因素及病位、病性。特异症是指人体内在病理变化表现在外的特征性症状、体征，是辨识病机证素的主要依据，即《伤寒论》所云“但见一症便是，不必悉具”之意。可见症是指人体内在病理变化可能表现的症状、体征，可因病而异。相关舌脉是辨识病机证素与脉症是否对应的参考依据。

以痹证为例，如风的特异症为关节疼痛游走不定、关节怕风；寒的特异症为关节冷痛、遇寒痛增、得热痛减、关节怕冷；湿的特异症为关节痛着而不移、关节痛阴雨天加重、肢体酸楚沉重。风的可见症为肢体肌肉疼痛酸楚、恶风、发热；寒的可见症为四肢清冷、关节拘痛；湿的可见症为关节漫肿、食欲不振、大便溏。风的舌脉表现为苔薄白、脉浮；寒的舌脉表现为舌质淡或淡红、舌苔薄白、脉紧或迟；湿的舌脉表现为舌苔腻、脉濡缓或细缓。临床上既可表现为与病机一致的脉象，也可表现为与病机不相一致的脉象，故又需根据具体情况舍脉从症或舍症从脉。

在明晰病理因素的基础上，确定病位、病性。痹证的病变在肢体关节，故脏腑病位主要在肝、肾、脾（肝主筋，肾主骨，脾主四肢肌肉，关节为骨之交接处，由筋膜束合而成）。若病初以关节、肌肉疼痛为主，则病在肌表经络；病久以关节变形、僵痛为主，则病深入筋骨，病及肝肾；兼有肌肉瘦削，则病及于脾。依据中医基础理论，综合特异症、可见症和相关舌脉即可判断病性的阴阳虚实、标本缓急。

（2）根据病机证素的组合确定证名：病机证素是辨证诊断的基本单元，多为脏腑病机、病理因素之间的兼夹、复合，交叉组合成为证候名称，如肾虚肝郁、肝郁脾虚、瘀热相搏、湿热郁蒸、寒湿痹阻、痰热内蕴、痰湿中阻、风火相煽等皆为临床常见的兼夹、复合病机。

疾病总是处于不断的变化之中，临证必须注意病机的动态演变，围绕病机之间的兼夹、复合和转化、演变规律进行分析、归纳，根据各种疾病的不同，明晰病机证素的分类、组合特点，能直接指导临床的辨证论治，提高临床疗效。如“瘀热”病机学说，是周仲瑛在长期临床科学研究基础上提出的创新理论，认为“瘀热”是多种外感、内伤疾病的病变过程中所产生的一种复合病理因素，由血热、血瘀两种病理因素互相搏结、相合为患而形成，临床表现为“瘀热相搏证”，由于疾病的不同又可表现为不同的子证，如中风的瘀热阻窍证、重症肝炎的瘀热发黄证、急性肾衰的瘀热水结证、各种出血性疾病的瘀热血溢证。再如痹证初起多表现为风湿、风寒湿、风湿热痹阻（风寒湿痹证、风湿热痹证等），三者之间又可转化、杂合，表现为风寒湿热痹（寒热错杂证），病久还可表现为痰瘀痹阻、肝肾气血亏虚（痰瘀互结证、肝肾亏虚证、气血亏虚证）。

（3）确立治则治法：临证必须注意病机的动态变化，在明晰病机证素的基础上，根据病机的兼夹、复合情况，确立相应的治则治法，做到辨证准确，法随证转。如针对“瘀热”病机（瘀热相搏证）的治疗原则是凉血化瘀，由于疾病的不同，“瘀热”病机可有不同的兼夹、复合，宜针对性地采用具体的治法，如中风的瘀热阻窍证治宜凉血化瘀、通腑泄热，重型病毒性肝炎的瘀热发黄证治宜凉血化瘀、解毒退黄，糖尿病并发症的络热血瘀证治宜清络化瘀，系统性红斑狼疮的瘀热痹阻证治宜凉血化瘀蠲痹。

（4）选方用药：临证应依据确立的治则治法选方用药，并随症状的不同加减。如中风的瘀热阻窍证方选犀角地黄汤、桃核承气汤，常用药有大黄、水牛角、生地、桃仁、冰片等。脑出血患者，多有阴伤之证，需加元参、麦冬、石斛、知母。脑神失用昏迷者，可配伍开窍醒神之品，如菖蒲、郁金等。重型病毒性肝炎的瘀热发黄证方选犀角地黄汤、茵陈蒿汤，常用药有水牛角、茵陈、大黄、生地、赤芍、山栀、丹皮、紫草等。湿热蕴结中焦，胸闷脘痞、舌苔黄腻者，加茯苓、猪苓、车前子、虎杖等。腑实壅结，腹满胀痛、大便干结者，应通腑泄下，重用生大黄，加入芒硝冲服。

总之，围绕病机之间的兼夹、复合和转化、演变规律进行探索研究，根据各种疾病的不同，明晰中医病机证素的分类、组合特点，揭示病机证素发生、演化、交叉、组合的规律，从而提炼出中医病机新理论，构建病机辨证论治新体系，可提高应对难治性疾病的临床能力，达到活化辨证的目的，以促进中医学术的发展。

（二）针对多种外感内伤急难病证，系统创建“瘀热”病机新理论

周仲瑛在长期临床实践中，观察到在急性外感热病及多种慢性内伤杂病发展到

一定阶段时，患者常同时表现为血热与血瘀并见，单纯运用清热凉血法或活血化瘀法治疗，疗效欠佳。因此周老提出“瘀热相搏”这一临床常见证候，指出“瘀热”是急性外感热病或内伤杂病病变发展的一定阶段，火热毒邪或兼夹痰湿壅于血分，搏血为瘀，致血热、血瘀两种病理因素相互搏结、相合为患而形成的一种特殊的证候类别。其率先提出“瘀热是多种外感内伤急难症发展过程中的共性病理环节”，并围绕“瘀热相搏”五大子证——瘀热阻窍证、瘀热发黄证、瘀热水结证、瘀热血溢证、络热血瘀证进行系列研究，形成了系统的瘀热病机新理论。

1. 瘀热的主要病理变化

瘀热为患往往见于外感热病或内伤杂病病程中的严重阶段。此时，无形之热毒以有形之瘀血为依附，并相互搏结，使邪热稽留不退，瘀血久踞不散，两者互为因果，可致血液稠浊，血涩不畅，加重血瘀，血瘀又可蕴积化热，而致血热炽盛，促使病势不断演变恶化。瘀热相搏于血分，引起的主要病理变化有以下几点，概言之：①瘀热相搏，阻于脉络，络伤血溢，可致出血、发斑。②瘀热相搏，可致脏腑功能障碍，形质损害，病势多变。脏腑功能失调，是形成瘀热相搏的病理基础，而瘀热形成后，又会阻滞于脏腑经络，进一步加重脏腑的形质损害、功能失调，而易生他变，甚则引起全身多脏器损害。

2. 基本病理要点

（1）外感瘀热相搏：一是攻窜散漫，随火炎灼，随血流行，无处不到，往往多症杂陈。二是聚结壅塞，热毒燔灼气血，经络凝塞不通，易于损伤脏腑功能，出现相应病变。三是热毒腐败破坏，气血凝滞，络脉损伤，导致脏腑的实质性损害。

（2）内伤瘀热相搏：一是多属素体阳旺阴虚，津亏血涩，热郁血瘀，标实与本虚往往互见。二是久病入络，络热血瘀，瘀热胶结，病多迁延难愈。三是病涉多脏，脏腑体用皆有损害，甚至出现不可逆的局面。

3. 病证特点

（1）瘀热具有热邪的病理特征：表现为病位泛发，多症杂陈，病种多端，且易出现伤阴、动血、窍闭、厥脱之变。

（2）瘀热具有瘀血的病理特征：瘀血凝滞，阻滞经脉，多有相对固定的病位。

（3）火热与瘀血和合为患：瘀热既可随火热之变动周行全身，也可因瘀热之胶固瘀着脏腑脉络，导致多脏腑、多经脉的广泛损伤。

（4）瘀热可致血溢和血滞两种病理结局：瘀血阻滞，热滞气血，均可使气血运行不畅，脉络瘀阻，血不能循经，或热迫营血，溢于脉外，或热伤脉络，络破血溢，均可导致出血病变。

（5）瘀热为病涉及多个脏腑：外感邪热，深蕴营血，充斥三焦，内伤久病，瘀热郁结，多脏互为传变，均对脏腑经络的损伤具有广泛性。

（6）*瘀热多伤窍络肌腠*：瘀热由瘀血和火热两种病理因素相互搏结而成，如煮沸之油酪，既具有瘀血胶结凝滞之性，又具有火性阳热动越之征。

4. 基本治法

瘀热相搏是许多不同疾病过程中共同存在的病机特征，针对这一基本病机特点，根据异病同证同治的原则，可采用凉血散瘀法治疗。此即叶天士所说“入血就恐耗血动血，直须凉血散血”。临床上以甘寒微苦、清解凉泄之药和辛苦微寒、散血消瘀之品同用，以凉解血分热毒，清热消瘀散血。此法实际上是凉血与化瘀两法的联用。

5. 基本方药

凉血化瘀方剂的选择，古代医家所提出可供参考者，如瘀重于热，用《伤寒论》的抵当汤；热瘀并重，用《温疫论》的桃仁承气汤；热重于瘀者，用《备急千金要方》的犀角地黄汤等。基本常用主药有水牛角片、制大黄、生地、丹皮、赤芍、山栀、泽兰等。临床可在治疗大法的指导下，灵活选用清热凉血和活血散瘀两类药物，进行配伍。

6. 创建瘀热病机理论的临床意义及取得成果

瘀热广泛存在于多种疾病的病变过程中，具有普遍的临床指导意义。周仲瑛将“瘀热相搏证”及凉血化瘀治法的应用，从临床引入科研，以“瘀热相搏”主证为基础，根据病证、病位、病理特点，分为瘀热水结、瘀热发黄、瘀热血溢、瘀热阻窍、络热血瘀、瘀热痹阻等子证分别深化研究，历时近30年，形成了系统的瘀热病机理论。

围绕“瘀热”研究，周仲瑛团队承担建设的“中医瘀热病机重点研究室”被国家中医药管理局列为首批重点研究室，完成了包含973计划中医理论基础研究专题项目“瘀热病因在内科难治病发病中的机制及其分子基础研究”等科研课题30余项，发表了《瘀热相搏证中医辨治指南》，出版了《瘀热论·瘀热相搏证的系列研究》《凉血化瘀方治疗急难症医案选——国医大师周仲瑛瘀热新论实践经验录》《从瘀热论治内科难治病》等系列论著。2008年“从瘀热论治内科难治病的系列研究”获江苏省人民政府科技进步三等奖，2011年《从瘀热论治内科难治病》获国家新闻出版总署第三届“三个一百”原创图书出版工程奖。

（三）针对恶性肿瘤的中医辨治，率先提出“癌毒”病机学说

早在20世纪90年代，周仲瑛根据多年临床经验，发现癌病为患，必有毒伤人，率先在恶性肿瘤辨治中提出“癌毒”学说。癌病病理过程虽异常复杂，但总由癌毒

留驻某处为先。癌毒一旦留结，阻碍经络气机运行，津液不能正常输布则留结为痰，血气不能正常运行则停留为瘀，癌毒与痰瘀搏结，则形成肿块，或软，或硬，或坚硬如岩，附着某处，推之不移。瘤体一旦形成，则狂夺精微以自养，致使机体迅速衰弱或失调，诸症迭起，正气亏虚，更无力制约癌毒，而癌毒愈强，又愈益耗伤正气，如此反复，则癌毒与日俱增，机体愈益虚弱，终致毒猖正损。针对癌症之治疗，周仲瑛提出以抗癌解毒为基本大法。

1.“癌毒”是导致癌病的一类特异性致病因子

癌毒是在脏腑功能失调，气血郁滞的基础上，受内外多种因素诱导而生成，与相关非特异性病理因素杂合而为病，毒必附邪，邪盛生毒，毒因邪而异性，邪因毒而鸱张，以痰瘀为依附而成形，耗精血自养而增生，随体质病邪病位而从化，表现证类多端，终至邪毒损正，因病致虚，癌毒与痰瘀互相搏结而凝聚，在至虚之处留着而滋生，与相关脏腑亲和而增长、复发、转移，从而为应用解毒、攻毒等法治癌提供了理论依据。

2. 病始于无形之气，继成为有形之质

从肿瘤的发生发展过程来看，多是在脏腑气机逆乱，郁而不伸的基础上，气不布津而痰凝，气结血阻而成瘀，与多种病理因素杂合而异性，与癌毒互为郁酿搏结而为病。从功能失调进而病及形质，从无形之毒结为有形之物，伤及脏腑，甚则互为传变，耗损气血阴津，因实致虚，难以逆转。据此，若能治以理气解郁为基础，“发于机先”，似可起到超早期治疗的作用，消灭于萌芽状态，起到治其未生未成的目的。

3. 创建癌毒病机理论的临床意义及取得成果

周仲瑛带领弟子团队经过多年的研究和发展，使得癌毒学说逐步形成了完善的中医癌毒病机理论体系。这对于丰富完善中医肿瘤理论体系，进一步提高中医药防治肿瘤的临床疗效具有重要意义。在癌毒病机理论指导下，创制了抗肿瘤中药复方——消癌解毒方，并且开展了一系列临床与机制研究。先后发表相关论文 200 余篇，出版《癌毒：中医病机创新理论研究与应用》学术论著，开展包含国家自然科学基金重点项目“基于肿瘤微环境的晚期大肠癌湿热瘀毒证及消癌解毒方抑制转移的生物学基础研究”在内的科研课题 30 余项。2015 年“中医肿瘤癌毒病机理论体系创建与应用”获中华中医药学会科学技术奖一等奖，2018 年“中医癌毒病机理论体系的创建及临床应用”获教育部科技进步一等奖，2022 年《癌毒：中医病机创新理论研究与应用》获中华中医药学会科学技术（学术著作）奖一等奖。

四、专病之治

（一）流行性出血热

1. 辨治思路

流行性出血热属国家乙类传染病，属于中医学瘟疫、疫疹、疫斑范畴，曾在 20 世纪 80 年代出现较大规模的流行。周仲瑛根据该病的发病特点，将其命名为“疫斑热”，在深入的临证实践中，总结出了该病的病因病机，并提出了相应的理法方药。

周仲瑛通过对 1127 例流行性出血热患者的深入观察，提出流行性出血热的病因是感受温邪疫毒，进而酿生热毒、瘀毒、水毒，“三毒”几乎贯穿病变的整个过程。发热、低血压休克期以热毒、瘀毒为主，少尿期以瘀毒、水毒为主，多尿、恢复期则为正气亏虚，余毒未尽。因此，治疗当以清瘟解毒为基本原则。

特别是针对出血热死亡率最高的少尿期急性肾衰的患者，周仲瑛认为其主要病理变化为瘀热壅阻下焦，肾和膀胱蓄血，气化不利，“血不利则为水”，瘀热与水毒互结，以致血结水阻，出现少尿，甚至尿闭。或因热在下焦，水热互结，由蓄水而导致或加重蓄血。周仲瑛由此总结出，出血热少尿期的核心病机是“瘀热水结”，因热毒里结，阳明腑实，热入下焦，瘀热在里，下焦蓄血，进而血结水阻。可见发热、神志改变和尿少、尿闭等症，表现为太阳蓄水、蓄血之候。同时，瘀热必然耗伤阴津。因此，周仲瑛提出出血热少尿期的病机特点为“三实一虚”。“三实”指“瘀毒、热毒、水毒”三毒互结并存，“一虚”指阴津耗伤。治应采取泻下与通瘀并用，兼以滋阴利水，使邪热从腑下泄。下焦壅结的瘀热得以疏通，则肾的气化功能也可相应地得以改善，兼以滋阴又可“增水行舟”，助肾化水，标本兼顾。

缘此，周仲瑛根据《温疫论》桃仁承气汤、《温病条辨》增液承气汤、导赤承气汤及《伤寒论》猪苓汤等，针对“三毒”研制成具有泻下通瘀、滋阴利水功效的“泻下通瘀合剂”用于该病的治疗。该方由大黄 15 ～ 30g，枳实 10g，芒硝 10 ～ 20g（冲服），生地 30g，麦冬 30g，白茅根 30g，桃仁 10g，猪苓 15g，怀牛膝 10 ～ 15g 组成。方中大黄泻下瘀结，荡涤腑实，推陈致新；枳实破气散结，苦降下行；芒硝咸寒软坚，入血破结。三药相伍则攻泻之力倍增，辅以桃仁化瘀逐血，兼能通便，加强泻下通瘀之功，以治“蓄血”，涤荡“瘀毒”“热毒”。白茅根味甘性寒，凉血利水，导热下行；猪苓性味甘淡，渗水利湿。二药相伍，清热利尿，给邪出路，以治“蓄水”，疏浚“水毒”之患。生地气清质润，泻火而凉血生津；麦冬味甘气凉，质柔多汁，长于滋燥泽枯，养阴生津，又能清热润燥滑肠。二药相伍，养阴生津，“增水行舟”，兼防泻下伤阴之弊。牛膝活血利水，引药下行，瘀化水行，兼有引经药之妙。综观其方，乃为荡涤腑实，泻下瘀浊，蓄血、蓄水同治，“三毒”并清，攻补兼施之佳剂。

在 1982 年至 1988 年期间，周仲瑛带领团队应用该方治疗出血热急性肾衰竭患者 202 例，同时观察了西医对照组 77 例，结果提示治疗组显效率为 88.69%，总有效率为 96.56%；对照组分别为 42.9%、78%，两组比较有显著性差异（$P<0.01$），泻下通瘀合剂具有明确的临床疗效。2021 年《周仲瑛辨治流行性出血热实录》一书出版。

2. 典型医案

陈某，男，52 岁，1982 年 12 月 23 日初诊。

患者 5 天前形寒发热，全身酸痛，继之身热加剧，高达 40℃，头身疼痛，恶心呕吐。在地方医院拟诊为“流行性出血热”，采用西药补液、纠酸、抗感染、激素等治疗。一天来热退神萎，腰痛明显，尿少，日行 400mL 左右，小便短赤，口干口苦，渴而多饮，大便 5 日未行，舌苔焦黄，舌质红绛，脉细滑。因病情加重，而转至本院治疗。查体：体温 36.9℃，心率 80 次 / 分，呼吸 22 次 / 分，血压 134/96mmHg，呈急性病容，神萎倦怠，颜面潮红，双睑轻度浮肿，球结膜下出血，胸、背、两侧腋下有散在出血点，两肺未闻及干湿啰音，心律齐，心率 80 次 / 分，心音稍低钝，无病理性杂音，腹满无压痛，肝脾（-），两肾区有叩击痛（+），神经系统（-）。查血：红细胞 5.8×10^{12}/L，中性粒细胞 49%，淋巴细胞 14%，异型淋巴细胞 36%，血小板 210×10^{9}/L，血红蛋白 135g/L，尿素氮 23.2mmol/L。尿检：色黄，蛋白（+++），脓细胞少，红细胞少。

西医诊断：流行性出血热。

中医诊断：疫斑热。

辨证：热毒壅盛，弥漫三焦，血瘀水停。

治法：泻下通瘀。

处方：生大黄 30g（后下），芒硝 24g（分冲），桃仁 12g，怀牛膝 12g，鲜生地 60g，麦冬 20g，猪苓 30g，泽泻 12g，白茅根 30g。配合西药支持疗法。

二诊：1982 年 12 月 25 日。药后大便日行六七次，小便随之增多，呃逆亦除，舌苔焦黄，舌红绛，脉细滑。

处方：生大黄 30g（后下），桃仁 12g，怀牛膝 12g，鲜生地 60g，麦冬 20g，猪苓 30g，泽泻 12g，白茅根 30g，车前子 15g。

三诊：1982 年 12 月 29 日。上方服用 4 天，小便日行 5600mL，渴喜冷饮，寐差多言，烦扰不宁，舌红少苔，脉细数。血压 150/110mmHg，查血常规：红细

胞 1.69×10^{12}/L，中性粒细胞 92%，淋巴细胞 80%，血小板 66×10^{9}/L，尿素氮 33.9mmol/L。热毒伤阴，心肾两伤，治予滋肾清心、养阴清热。

处方：北沙参 15g，石斛 15g，生地 30g，玉竹 12g，怀山药 12g，山萸肉 12g，丹皮 10g，知母 10g，龙骨 30g，覆盆子 15g，莲子 3g，白茅根 30g。

服上药 4 天后烦渴解，神静，尿量递减至每日 2206mL，尿检（-）。查血常规：红细胞 6.2×10^{12}/L，中性粒细胞 60%，淋巴细胞 40%，尿素氮 9.9mmol/L。转予滋阴固肾善后。

（二）肝硬化

1. 辨治思路

肝硬化指由多种原因所致的慢性肝病过程中，出现以肝脏弥漫性纤维化、假小叶形成、肝内外血管增生为主要特征的病理阶段，属重大难治病范围。20 世纪 80 年代初期，周仲瑛根据多年临床经验，指出慢性肝病的主要病理因素（即“邪实”）为“湿热瘀毒”，提出“以瘀热为核心，湿热瘀毒复合病机随着慢性肝炎、肝硬化病情加重或病程延长而越发成为病机关键”。

周仲瑛带领团队通过大量临床实践，率先提出湿热瘀结贯穿于慢性肝炎至肝硬化始终的学术观点。其后进一步研究发现慢性肝炎湿热疫毒不仅在气分，且大多深入血分，邪阻气郁，热结血滞，邪瘀搏结，常表现为肝经湿热瘀毒蕴结，血分热毒偏盛，病势缠绵，并与肝硬化关系密切，称为湿热瘀毒证。而在肝硬化进程中，湿、热、毒、气滞、气虚、阴虚等皆可致瘀，如湿热致瘀或血瘀化热，瘀热相搏，促进病情进展。其中，瘀热发黄或瘀热阻窍常出现在慢性肝炎、重症肝炎或肝硬化活动期；若邪毒久羁，瘀热伤阴耗气，则易致积聚、鼓胀，甚或酿生癌毒。这也表明在肝炎—肝硬化进程中存在湿热致瘀、瘀血化热、瘀热相搏、等病机错杂状态。

此外，周仲瑛进一步提出，瘀热是肝硬化湿热瘀毒郁结复合病机中的关键环节。湿热瘀毒郁结复合病机内含湿热、瘀热、郁热、瘀湿、瘀毒等不同病机要素，其中，湿热病机多是患者免疫炎症活动期的主要特征，而瘀热病机则是病情不断进展的核心关键。由于湿热致瘀或血瘀郁热，皆可致瘀热相搏，此时常表现为患者肝脏细胞的坏死与疤痕修复，肝组织纤维化进一步加重，促使病情进展。甚者会出现瘀热发黄、瘀热动血、瘀热水结、瘀热阻窍等证型，临床常见于急重症肝坏死或肝硬化活动期。

周仲瑛带领弟子团队开展了 2 项临床研究，进一步佐证了瘀热病机在肝炎—肝硬化演化进程中具有重要的作用。而针对肝炎 - 肝纤维化 - 肝硬化湿热瘀毒复合病机，周仲瑛认为，清化湿热瘀毒为其基本治法，内含清热、化湿、凉血、化瘀、解毒等法，以凉血化瘀法为其核心治法，同时依据肝、脾、肾功能的失调情况，配伍健脾、滋肾等法。在不同个体及不同病程阶段，病机侧重点不同，复法组方，随证加减。凉血化瘀并不同于清热解毒与活血化瘀的合用，而是要选择既能清热又能凉血散血的药物，使热毒失去血瘀的依附，血分火热得以清解而不致成瘀，瘀热相搏从而得解。常以犀角地黄汤、桃核承气汤、下瘀血汤、鳖甲煎丸等方为基础，药用水牛角片、炙鳖甲、丹皮、赤芍、生地、紫草、丹参、山栀、桃仁、泽兰、徐长卿、虎杖等加减。

临证之时，可与清热利湿解毒药配伍。针对湿热毒邪为患，常选用茵陈蒿汤加减，可用茵陈、熟大黄、黑山栀等清热利湿药，酌加垂盆草、老鹳草、酢浆草等利湿；若黄疸较重者，酌加鸡骨草、田基黄、金钱草等利湿退黄；以上药物性多苦寒，应多注意顾护脾胃，临床上常佐以炙鸡内金、砂仁、焦山楂、神曲、炒白术、茯苓、山药、太子参等药健脾益气。亦可与疏肝健脾药配伍，针对肝脾两伤者，包括肝郁脾虚、肝胃不和、肝脾气虚等证，常常出现疲劳乏力、纳差、厌食油腻、胁肋脘腹痞满或胀、口干、口苦等症状。临床多以柴胡疏肝散、参苓白术散、逍遥散等组方，常选用醋柴胡、香附、青皮、陈皮、广郁金、茯苓、法半夏、太子参、苍术、白术、鸡内金、焦山楂、焦神曲等药。还可与滋养肝肾药配伍，针对肝肾阴虚者，患者常表现出肝区隐痛、目涩、视力模糊、腰膝酸软、手足心热、失眠、多梦、盗汗、苔少质红隐紫等症状。用药当滋养肝肾为主，且当慎用温燥之品，以防暗耗肝阴。多以一贯煎、二至丸、六味地黄丸等加减，常选用北沙参、麦冬、石斛、熟地、楮实子、桑寄生、枸杞子、女贞子、旱莲草等滋养肝肾。最后，可根据实际情况与活血利水药配伍。针对气血水互结，肝脾肾俱虚者，临床上治以利水活血，又因利水药每多伤阴，周仲瑛常选用养血活血兼以滋阴利水的药物，如益母草、丹参、泽兰、泽泻、徐长卿、楮实子、水红花子、马鞭草、泽漆、老鹳草等。

综上，周仲瑛在治疗肝硬化时处方用药虽然繁多，但总体着眼于肝硬化湿热瘀毒郁结复合病机及疾病病程的动态演变规律，并紧扣整体观，遵循复合病机立方遣药。整个过程用药精当，配伍严密，思路巧妙，疗效确切。

2. 典型医案

许某，男，44岁，1994年7月28日初诊。

患者于1992年曾患急性肝炎，今年6月底患急性肠炎，腹泻1周。目前服用保肝药，腹部膨满，手触腹水征（+），尿量少，色黄，食纳无味，口苦，面色晦滞，舌苔黄薄腻，脉细。腹部B超示：腹水，脾大，胆囊炎症。

西医诊断：肝炎。

中医诊断：鼓胀。

辨证：肝脾两伤，健运失司，气虚血瘀，水湿内停。

处方：醋柴胡5g，制香附10g，炒苍术10g，炒白术10g，厚朴10g，猪苓15g，茯苓15g，泽泻15g，泽兰15g，蚕沙10g，带皮槟榔15g，马鞭草15g，青皮6g，陈皮6g，炙桂枝6g，砂仁3g（后下），玉米须10g。21剂。

二诊：1994年8月25日。服药后目前腹水消退，精神改善，食纳知味，舌质红，苔少，脉细。证属肝热脾虚，气滞血瘀水停。

处方：醋柴胡5g，赤芍10g，白芍10g，炙鳖甲15g（先煎），生黄芪15g，枸杞子10g，楮实子10g，太子参12g，炒白术10g，茯苓12g，炙鸡内金10g，砂仁3g（后下），玉米须10g，泽泻10g，泽兰10g。28剂。

三诊：1994年10月13日。病情稳定，食纳均有改善，二便正常。守法治疗。

（三）癌症

1.“痰瘀郁毒”是肿瘤的基础病机病证

基于“癌毒”为病，多起于气机郁滞，以致津凝为痰，血结为瘀，郁毒与痰瘀互相搏结形成的病理观，结合临床感悟，周仲瑛认为“痰瘀郁毒”是肿瘤病的主要核心病机病证，具有辨证的普遍意义，而化痰消瘀是治疗肿瘤的重要大法。一般而言，肿瘤既成之后，最易伤阴耗气，故多以气阴、气血之虚为主，治疗以益气养阴为多。

2. 辨证与辨病理当互补

中医辨病，古来即已有之，如乳岩、肠覃、石瘕、癥积、石瘿等，都是针对不同病位及病理性质所提出的病名，是与西医病名对应结合的基础，应予挖掘整理，以供临床双重诊断及科学研究之用。辨证则是中医的理论特色、临床优势，个体化治疗的基础，应用现代辨病诊断知识，可以测知病情的演变发展转归，但不能指导中医的辨证论治，为此必须辨病辨证双轨并行，特别是对辨病诊断疑似难定，原发病灶遍查难明，不能冒然采用化疗放疗者，更需有赖于辨证治疗。

3. 把握邪正的消长变化

肿瘤的发生、发展、预后，始终决定于邪正的消长盛衰、动态变化，这是基于整体观点，通过司外揣内所获得的综合印象，如与微观辨证相结合，更有临床实用价值，可制定分期治疗规则，提供具有中医特色的思路和依据，并落实到临床应用。概言之，初期邪不盛，正未虚，当予攻消；中期邪渐盛，正日虚，当消补兼施；末期正虚明显，邪积已深，则当补中寓消，养正除积。

4. 瘤体是整体病变的局部征象

临证可见，有的患者查见某项肿瘤标记物明显增高，且持续异常，或已经出现转移性癌，而寻找原发病灶仍然不明。据此可以认为瘤体的形成，当是整体病变的结果，是整体病变的局部表现。临证应从整体状况来看局部病变，做到有机的统一，注意审察患者的个体特异性，衡量治人、治瘤、治证的主次轻重，先后缓急。避免只看瘤体，不顾整体的片面性，这样才能发挥整体观念、辨证论治的优势，凸显中医治瘤的特色理念，走自主探索之路。

5. 解毒与攻毒要因证因人而异

当前中医临床应用祛毒类药治癌已为大众所共识，客观反证了癌毒学说的实用性，但对解毒与攻毒的认识和应用倾向上还各有侧重。如能因证施治，有主有次，联合互补，将更有利于个体化的治疗。具体言之，解毒当求因，辨清毒的病理性质，分别采用不同的治法，如清热解毒、化痰解毒、化瘀解毒等。

6. 从肿瘤所在病位，求病理因素的特性

由于脏腑病证表现各有不同，病理因素的主要特性随之而异，为此必须审证定位求机，才能指引临床治疗。如颈以上的头面部病变多以风火上攻，热毒壅结所致；颅脑肿瘤常以风火痰瘀，上蒙清阳为主；肺部肿瘤则多以痰瘀郁热为先；食道、胃部肿瘤多以痰气瘀阻为始；甲状腺病变多属火郁痰瘀；肝胆病变主在湿热瘀毒为患；肠道病变主要为湿浊瘀滞；肾、膀胱病变主在湿热浊瘀等。依据不同病期的脉症，识其兼夹，从整体辨其气血阴阳的亏虚，进行立法组方。还要根据药物的归经理念，同中求异，加强对主病脏腑治疗的针对性，达到进一步的优化。

7. 复法大方多环节增效，是治疗肿瘤的基本对策

目前在中医内科领域，因疑难杂病而就诊者与日俱增，呈现“礼失而求诸野”的趋势。其中尤以肿瘤为难治病之典型病种，表现为病因的特异性，多种病理因素的复合性，多脏同病，多证交错，虚实夹杂，因果互动，病势复杂多变，因而必须采用复法大方，才能应对这种复杂的病情，多环节、多途径增效，达到综合治疗的最佳目的。

常用的肿瘤辨治十法包括理气解郁法、化痰祛瘀法、搜风剔毒法、清火败毒法、攻毒消癥法、化湿泄浊法、润燥软坚法、助阳消阴法、益气养阴（血）法、健脾和胃法。以上十法，不外祛邪、扶正两端。诸法相合，可针对多种病理因素的因果演变转化而组方，随其所在脏腑病机特性而配药。邪盛正虚者可视脏腑阴阳气血之虚损而扶正补虚，消中有补，补中有消，主次轻重因人而施，灵活组合化裁。

8. 肿瘤的用药要点

整体观念，辨证辨病相结合，是优选肿瘤用药的理论基础。辨证求机用药能适应个体的病情，把握其病机特性；辨病用药是采用抗癌通用性药物，并与辨证用药融为一体。辨证用药有助于缓解主要痛苦，病位归经用药可以加强其针对性与脏腑的亲和度，经验用药可以彰显不同学派的特长。其中尤应以辨证求机为主导，针对癌毒不同类别的病理特性选药。常用药如下：

风毒：白附子、露蜂房、地龙、全蝎、蜈蚣、蛇蜕、马钱子等。

寒毒：制川乌、制草乌、肉桂、细辛等。

火（热）毒：蛇舌草、半枝莲、蜀羊泉、藤梨根、龙葵、青黛、漏芦、山豆根等。

痰毒：山慈菇、南星、夏枯草、僵蚕、白芥子、葶苈子、猫爪草、泽漆、半夏、旋覆花、昆布、牡蛎等。

瘀毒：莪术、山甲、片姜黄、王不留行、凌霄花、水蛭、桃仁、鬼馒头、鳖甲等。

湿（浊）毒：苦参、茯苓、猪苓、薏米、土茯苓、墓头回、菝葜、椿根白皮等。

燥毒：天冬、天花粉、知母、石斛等。

郁毒：八月札、枸橘李、乌药、合欢皮。

临床施治应结合病位、主症选药，区别邪正主次，针对阴阳气血之虚，益气养阴补血温阳，扶正以抗癌。对专方专药的选用，应从有毒无毒、毒性大小，中医药理论所主病证，衡量取舍。时刻注意顾护脾胃，运脾健胃，调畅腑气，才能确保气血生化有源。忌过度治疗，损正伤脾败胃。补益扶正应防滋瘤助长，做到攻不损正，补不助邪，以知为度。

9. 标急从权，对症施治，可缓其所苦

肿瘤后期，邪盛正虚，愈益明显，随其病位的不同，变症多端，甚至成为临床突出的痛苦，以致生存质量下降，特别是放化疗后所导致的毒副作用，每多难以忍受，耗伤气血，伤脾败胃，尤为严重。而中医药的对应治疗，有缓其所苦的作用。临证所见，癌性发热、出血、贫血、疼痛、胸水、腹水、泄泻、便秘等，若能在辨证的基础上，针对主要矛盾，有重点的对应施治，可缓其所急，值得总结经验，逐个探索研究。

10. 防复发、转移，贵在养正

“养正积自除”，不仅是治疗肿瘤的重要理念，提示了防止过度治疗伤正的一面，还为预防肿瘤的复发与转移提供了基本对策，重视养正，增强体质。一般而言，正虚多以气阴、气血之虚为主，阳虚者少，后期阴伤及阳者有之，因瘤体耗精血以自养，最易伤阴耗气，妄予温阳补火，反致耗气伤阴，不可不慎。除积当视痰瘀之偏胜，血道转移者当消瘀以流畅气血，气血冲和则血不瘀滞，但忌破血、动血，宜凉血、和血以散瘀，活血以生血，淋巴转移者当化痰、软坚、散结，使津液归于正化，不致复发再生。

11. 典型医案

谭某，男，64 岁，2009 年 6 月 26 日初诊。

患者近期体检发现左上肺占位，已行手术治疗，术后病理示：肺中分化腺癌，未行放化疗，求诊于中医。刻诊：时有憋气，嗳气不畅，呛咳少痰，食纳不馨，矢气便溏，两足怕冷，形体消瘦，舌质暗，少津，苔黄厚腻，脉弦滑。

西医诊断：肺癌。

中医诊断：肺岩。

辨证：痰瘀郁肺，气阴两伤，脾胃不健。

处方：南沙参 12g，北沙参 12g，麦冬 12g，太子参 10g，党参 10g，焦白术 10g，茯苓 10g，炙甘草 3g，法半夏 10g，生薏苡仁 15g，仙鹤草 15g，鸡血藤 15g，猫爪草 20g，山慈菇 12g，泽漆 15g，白花蛇舌草 20g，冬凌草 15g，肿节风 20g，炙桑白皮 12g，砂仁 3g（后下），炒神曲 10g，佩兰 10g，金沸草 10g，苏子 10g，苏梗 10g，厚朴花 6g。常法煎服。

二诊：2009 年 8 月 28 日。近来自觉症状尚平，咳少，痰少，呼吸稍有气粗，食纳尚可，二便正常，体重略增。舌质暗，有裂纹，苔中部薄黄腻。脉小弦滑。复查胸部 CT 提示：左侧肺癌术后，左侧胸腔积液，左肺多发条索影，右下肺少许炎症，双侧胸膜增厚。

处方：6 月 26 日方去金沸草、苏梗、厚朴花，加鱼腥草 20g，半枝莲 20g，冬瓜子、冬瓜皮各 10g，灵芝 5g。常法煎服。

三诊：2010 年 1 月 8 日。左上肺腺癌术后半年，康复情况良好，基本不咳，有痰不多，眠食正常，矢气稍多，手术切口偶有疼痛，舌质暗，苔黄薄腻，脉弦滑。

处方：6 月 26 日方去法半夏、猫爪草、山慈菇、金沸草、苏梗、砂仁、佩兰，加生黄芪 20g，灵芝 5g，片姜黄 10g，老鹳草 15g，羊乳根 15g。常法煎服。

此后长期中药调治，随症加减，随访至 2011 年 11 月，肺癌术后 2 年半，康复良好，咳嗽无，复查血常规、肿瘤标记物、生化检查无明显异常，胸腔积液（–）。

五、方药之长

（一）平喘固本汤

周仲瑛博采众长，擅长应用经方、时方，并时有创新。如经方的已椒苈黄丸、茵陈五苓散、抵当汤、下瘀血汤等，时方的犀角地黄汤、二陈汤类方、白薇煎、升降散等都颇多善用。另外在临床中形成了诸如平喘固本汤、宣肺止嗽汤、清气凉营方、泻下通瘀方、滋胃饮、枫豆二藤汤、温养化痰方（哮喘）、清养化痰方（哮喘）、清化瘀毒方（乙肝）、调养肝脾方（乙肝）、扶正解毒方（乙肝）、消癌解毒方、凉血通瘀方等等一系列有效验方，数十种已转化为院内制剂或转让药厂进行新药研制。兹以其治疗哮喘的验方“平喘固本汤”为例，该方被列入多版《中医内科学》教材。

【组成】党参 15g，五味子 6g，山萸肉 10g，胡桃肉 10g，坎炁 2 条，紫石英 20g，沉香 3g，苏子 10g，紫菀 10g，款冬花 10g，法半夏 10g，橘红 10g，诃子 6g。

【功效】补肺益肾，降气化痰。

【主治】哮喘，证属正虚邪实，肺肾两亏，痰浊壅盛。临床上多为久病年老体弱，反复频繁发作，甚则常有持续性哮喘，发时喉中痰鸣如鼾，声低，气短不足以息，动则气急尤甚，咳而无力，咯痰不爽，精神疲惫，汗出，心慌，口唇爪甲发绀，舌质隐紫，脉虚无力。

【用法】上药先煎紫石英、坎炁 20 分钟，再入其他药于砂罐内，浸泡 20 分钟后再行煎煮。沸后改用小火煎 25 分钟，再入沉香煮 5 分钟，滤取药液温服。每日一剂，煎服两次，上、下午各一次，食前 2 小时服。

【方解】方中党参、山萸肉、坎炁、胡桃肉补益肺肾，固本培元，用为君药。臣以五味子、诃子收敛已耗之肺气，紫石英、沉香降逆纳气平喘，与君药相合，共收固本平喘之功。佐以苏子、紫菀、款冬花、法半夏、橘红化痰降逆，止咳平喘。诸药相伍，肺肾同补，敛降相合，扶正祛邪，标本兼顾，共收补肺益肾，降气化痰之功。

【临证心悟】若以本虚为主，气虚，言语无力，自汗，畏风，配黄芪、炙甘草；肺阴虚，咳呛，气促，痰黏量少，口咽干，舌质红，脉细数，酌加沙参、麦冬、玉竹、川贝母；如肾阴虚，喘息气逆，咳黏沫痰，颧红，烦热，配熟地、当归、冬虫夏草；阳虚，咯痰清稀，气不得续，面色苍白，形寒，肢冷，舌苔淡白，脉沉细，酌加附子、肉桂、补骨脂、钟乳石。若证兼标实，痰浊壅肺，痰多气涌，咳逆不得卧，苔腻者，可配葶苈子、白芥子；阳虚饮作，水邪泛滥，肢体浮肿，尿少，可酌配桂枝、白术、茯苓，或黄芪、木防己、葶苈子、万年青根；心阳不振，心血瘀阻，面、唇、爪甲、舌质青紫者，可配丹参、红花、桃仁；痰饮蒙蔽心神，昏昧嗜睡，烦躁不安，可酌加陈胆星、天竹黄、广郁金、炙远志、石菖蒲。

（二）经典用药

周仲瑛临证用药范围十分广泛，不拘一格，擅从民间单方、验方的草药中探寻其新的功效，拓展其应用范围，如应用鸭跖草、葎草退热，穿山龙治疗关节痛、甲状腺疾病，羊蹄根治疗血小板减少等，都反映出其深厚的家学渊源，扎实的中医药理论功底。“师古而不泥古”是周仲瑛的用药特色之一，既有传统功效的灵活应用，也会吸收现代药理研究结果并加以实践创新。

1. 苍耳草

苍耳的药用部分为菊科一年生草本植物苍耳的果实和茎叶，味辛、苦，性小寒，有小毒，归肺、肝经。本品具有祛风、清热、解毒等作用，早在《本经》中即有记载，谓其“主风头寒痛，风湿周痹，四肢拘挛痛，恶肉死肌”，后世亦有治“一切风毒”(《千金方》)、“一切风气”(《食疗本草》)、“癫痫、头风、湿痹、毒在骨髓”(《唐本草》)、“风瘙痒疹”(《圣惠方》)等记载；现代药理研究证实本品具有抗微生物、降血糖、抗炎、镇痛、免疫抑制、抗凝血酶、抗氧化等作用，对心血管系统、血液系统、呼吸系统、免疫系统的多种疾病有治疗作用。

历代医家多以果实入药（苍耳子），因其有小毒，易耗散气血，故运用较谨慎，用量亦小。周仲瑛在综合古代文献记载和现代医学研究的基础上，通过大量临床实践验证，认为苍耳的茎叶（苍耳草）与其果实作用相似，且毒性较小，药性和缓，无升散过度、伤气耗血之虑，大剂量（15 ～ 20g）运用亦较安全；并对其主治、功用进一步发挥，用于治疗类风湿关节炎、风湿性心脏病、心力衰竭、荨麻疹、过敏性哮喘等疾病，或径直选用，或在辨证的基础上加入本品，往往收效显著。

2. 鬼箭羽

别名卫矛，性寒，味苦、辛，归肝、脾经，具有破血通经、解毒消肿、杀虫之功效。现代中药药理研究证明，鬼箭羽具有调节血脂及降血糖作用。但临床医师较少使用本药，或仅将其用于妇科月经病，诸如经闭、瘀血痛经等症。

周仲瑛认为，鬼箭羽苦辛行散入血，药力较强，不应局限于瘀血阻滞冲任胞脉的病证。因其善破血散结，活血消肿止痛，临床各类疾病若见瘀血或瘀血夹热，特别是有瘀热的病理因素，使用本药均能收获良效。故周仲瑛将鬼箭羽拓展应用于脑萎缩、脑血管病变及精神病等神志意识异常；肾衰、肾炎等肾实质损害；类风湿关节炎、红斑狼疮、干燥综合征等免疫系统疾病；糖尿病等内分泌、代谢系统疾病；肿瘤类等病证中。同时提出本品性猛，有破血动血之虞，用药时当注意药量（5 ～ 10g），谨慎配伍，已有出血或有出血倾向的患者，需慎用。

六、读书之法

（一）学当求径，可从源到流，或从流到源

学无捷径，无取巧之门径。学习中医的门径有两种：一种是从源到流。以四部古典著作奠基，系统学习《内经》《伤寒论》《金匮要略》、本草学及温病学，然后

再旁涉历代医著。这种方法，能打下较好的理论根基，弄清水源木本，有很充足的“后劲”。但在初学阶段，常令人感到枯燥、茫然，难以领悟其中奥义。但可利用青年时期记忆力好的优势，多背一些经典段落，虽不能完全理解，待以后在临床中，联系实际慢慢消化回味，可受用一生。另一种是从流到源，就是把后世浅近实用的读物，如《汤头歌诀》《药性赋》《濒湖脉学》《医学三字经》《时方歌括》等加以背诵记忆，同时阅读《温热经纬》《温病条辨》《医宗金鉴》《医学心悟》《医方集解》等书，进入临床时还要选读 2 ～ 3 家医案。这种学习途径，容易与临床接近，但理论方面要进一步深化，仍然需要在经典著作上加强学习，才能加深功底，否则缺乏后劲。另外，经过一段时间的临床后，对原来学习的经典理论已有一定的感性认识，会进一步加深对此前学习过的（经典理论）知识点的理解。

（二）学精于勤，要做到勤学五诀

勤能补拙，业精于勤。勤学五诀如次：

1. 精读

应以奠定基础、切合实用之书为读本，以少而精为原则，建议选读《内经》《伤寒论》《金匮要略》的实用章节以及后世的《类经》《伤寒来苏集》《金匮心典》。临床实用性强的著作，如《类证治裁》《丹溪心法》《医门法律》《证治汇补》《医宗必读》《金匮翼》《医宗金鉴》等。然后进一步博览，选阅一些代表性著作，如《诸病源候论》《千金要方》《外台秘要》《证治准绳》《古今医统》《景岳全书》《东垣十书》《兰台轨范》《杂病广要》《河间六书》《张氏医通》等，同时涉猎一些参考工具书，如《本草纲目》《古今图书集成》等，以及专病专科书籍，如《血证论》《外科正宗》《济阴纲目》等，最终达到由博至约，构成自己所特有的知识结构。周仲瑛感悟到温经典要带着疑问读，循着中医学理论体系读，有序地抓住主要内容，逐项理解巩固，如阴阳五行、脏腑经络、病机、辨证、治则、方药。

2. 勤记

读书的同时，摘录重要内容；或写读书心得体会；或专题综述多家独特的学术见解，并予评析。

3. 深思

学习过程中，要深思、明辨，敢于提出质疑。

4. 熟背

背诵的目的是应用，不能片面地死记硬背。要在背诵的基础上理解，在理解的基础上背诵。应用性强、属于基本知识类的书籍应当背诵，如《汤头歌》《药性赋》《濒湖脉学》《四言脉诀》《十四经腧穴歌诀》。

5. 多问

学问学问，要不耻下问，问道于师。珍惜现在良好的学习条件，听课受业，自学消化，带着问题请任课老师答疑解惑，还可促进教学相长。

通过对经典文献的感悟和实践，证明中医经典理论不仅能够切实指导临床，有助于提高临床辨证能力和疗效，在应用中得到深化和创新，而且能为科研立题提供切合中医实际的论据。

七、大医之情

（一）知足常乐，行医积善

周仲瑛九十大寿之日，对前来祝寿的弟子们笑言自己总结了十六字健康秘诀，即“平安是福，知足常乐，健康是仙，行医积善”。

古人说“知足者常乐”，周仲瑛深以为然。他始终坚持做人做事豁达大度、胸怀坦荡、宽容别人、乐观处事，即使身处逆境也能泰然处之。遇事常以谅解之心处之，与同事、朋友、学生、患者友好相处，内心始终保持快乐，故乐者寿也。

周仲瑛常道，自己一生最大的乐趣是投身中医药事业中。他出身中医世家，自小矢志岐黄之术，曾言：“那时我很年轻，中医中药能够治病救人，造福乡里，每睹急症之转安，沉疴之复起，便油然产生当为良医的愿望！”虽然旧中国中医在政治上受到歧视和压迫，但周仲瑛从未放弃从医之路，始终保持乐观心态，不断实践和精研自己的医术。中华人民共和国成立后，特别是改革开放以来，党的“中西医并重”政策使中医药事业得到新的发展，中医受到党和人民的尊重和厚爱，这使周仲瑛感到如鱼得水，以更饱满的热情投身到中医药事业当中。

由于热爱而快乐，70余年来周仲瑛从未间断过临床、教学和科研工作。每逢出诊之际，门诊疑难患者一个接着一个，周仲瑛对待每个病例均仔细辨证开方，同时还要结合重点病例，有针对性地给随诊的弟子们进行讲解。由于对事业的执着，常常越讲越有劲，完全沉醉在其中。往往一坐就是四五个小时，甚至六七个小时，完全忘记了疲劳。周仲瑛胸襟宽广，从医经验、学术思想向来都是毫无保留地传授给学生，每当看到指导的研究生和年轻医生在学业、科研与临床上取得进步和突出成就时，看到所诊治的患者从危转安，恢复健康时，自觉内心的喜悦无与伦比，“心里踏实，觉也睡得香”。

（二）仁心仁术，济世救人

早在1948年，周仲瑛学成回乡之后，即悬壶桑梓，初施医技。开诊期间，周仲瑛以敬业为怀，主动接近贫苦大众，凡遇有病情严重而不能来所就诊者，则亲至病家诊视，不避污秽，不嫌烦琐，详询始末，务得其情，分析判断，悉心治疗，每每能够解决患者疾苦，广受当地群众的认可，名气渐扬。

1956年，江苏省中医院刚刚组建，全国尚没有如何创办中医院的模式，周仲瑛跟随建院之初的一批老专家，一起着手组建中医病房，逐步创制完善了病房管理规章制度。从住院医师、讲师做起，周仲瑛在临床、教学、科研第一线，一步一个脚印辛勤耕耘，直至晋升为主任中医师，并走上领导岗位，担任业务副院长。在救治伤寒、乙脑、麻疹等时行疫病期间，无数个日日夜夜，周仲瑛守候在病房、门诊第一线，使众多急难重症患者转危为安。20世纪80年代，为攻克流行性出血热，周仲瑛临危受命，不顾个人安危，带领医疗科研小组，连续数年扎根重疫区一线救治患者，足迹遍及江苏全省。

几十年来，周仲瑛临证，不辞辛苦，不分贫富贵贱，对患者总怀仁义之心，耐心接待每一位患者。他常说："每个患者都不容易，人家信任我们，我们就要好好为他们服务。"临证之时，他望闻问切，细致入微，一丝不苟，若遇疑难病例，细审端倪，在耐心反复揣摩、斟酌之后，方才仔细处方用药。遇到重症患者，亲往会诊，有胆有识，治愈了许多疑难杂症和危重病人。

周仲瑛向后学谈起急症救治体会时总结道："越是急危重症，越能体现中医辨证论治的特色，我们并不排除西医综合疗法的作用，但不能轻视我们自身的优势。"

多年来，周仲瑛以其卓越的临床疗效、慈爱仁心的高尚医德，赢得了广大患者的信赖，每日求诊问药的人络绎不绝。常有患者感叹道："见到周老，我这病都好了一半！"周仲瑛的高尚医德和高超医术，不仅挽救了无数患者的生命，护卫了患者的健康，而且也为弟子们树立了良医的楷模。

（三）生活简朴，修身养性

周仲瑛生活简朴，不追求物质享乐，唯以读书为平生最好。他津津乐道于少时读医书的情景，这正是他走向中国传统文化之路的一个起点。习医之始，父亲认为"业医必先精文"，所以他的学医之路是从《四书》《古文观止》《唐诗宋词》等开始的。周仲瑛曾在采访中，谈到文化修养时真情吐露："我学文最主要的就是《古文观止》，单这一本书我能背得滚瓜烂熟的就有一百多篇，包括《桃花源记》《归去来兮辞》《师说》等。这些文章的背诵确实有好处。中医本身就属于中国传统文化、科技、艺术范畴，如果没有传统文化基础，就不易搞懂中医理论的内在含义。而知晓传统文化，懂得古汉语的词义，对古代医籍的理解和感悟，就比那些没有学过古汉语的更容易入门。”

周仲瑛学识渊博，但他仍感叹中医学博大精深，称其为“尚未开发的宝山”，并将自己的书斋取名为“琢璞斋”，意为犹如美玉需要不断雕琢方能成器。以示不断学习，继续开拓医学领域，攀登医学新高峰。诊疗之余，他对四大经典、各家流派的典籍仍是反复研读，不断温习。

唐诗宋词也是案边常客，周仲瑛欣赏苏轼那首《定风波·莫听穿林打叶声》，经常提笔书写：“莫听穿林打叶声，何妨吟啸且徐行。竹杖芒鞋轻胜马，谁怕？一蓑烟雨任平生。”这位已逾耄耋的老人，九十多年风风雨雨，始终坦然处之，荣辱不惊，笑语“风雨人生一局棋”。

工作之余，他常提笔写下多年的人生感悟。“古为今用，根深则叶茂；西为中用，老干发新芽；知常达变，法外求法臻化境；学以致用，实践创新绽新葩。”这是周仲瑛用以自勉的座右铭。回忆自己走过的人生道路，展望中医美好未来，八十之际，他又欣然挥毫作《述怀铭》一首：“岐黄仁术，博大精深。中华瑰宝，世界先声。泽惠华夏，昌我民生。传统绝学，实效为凭。承前启后，赖我同仁。与时俱进，业贵专精。求同存异，和中悟真。青胜于蓝，春满杏林。老骥追风，宿志永存。”

八、养生之智

周仲瑛年过耄耋，工作繁重，但精神矍铄，思维敏捷，常有患者感叹其鹤发童颜，脸色红润。在传承工作室出版的《国医大师周仲瑛的养生之道——养生从养心开始》一书中，提到核心的养生理念是“养生先养心”。

什么是养心？周仲瑛认为心藏神，养心实指养神，就是要调整心态，保持良好的心理精神状态。中医学认为心的功能主要有两方面：一是主持全身血脉的运行，二是主持整个人的精神思维活动，故有“心为十二官之主”的说法。这表明了养生首先必须养心的重要性。

（一）静则神藏，静心养心

心静神自安。静可以制怒，静可以除烦，静可以使意定神安。要想身体健康，首先要注重调理精神，学会“闹中取静”“静中养生”的方法，搞好自身宁静养心的保健。周仲瑛门诊工作繁重，常于午后稍睡片刻，或繁忙工作中抽空静坐闭目养神，便觉得神清心安。清心静神，就是保持心神清静，合理地用神。清心静神主要指心神不妄动，用而不过，思想专一，排除杂念，从而能专心致志地工作和学习。只有经常保持思想清静，调神养心，才能有效地增强机体的抗病能力，减少疾病的发生，有利于身心健康。

（二）奢欲出于心，寡欲养心

“妄思奢欲出于心”，奢欲不止则会扰乱精气，不利于健康长寿。如果减少私心和欲望，从实际情况出发，节制对私欲和名利的奢望，减少不必要的忧愁，则可减轻不必要的思想负担，使人变得心地坦然，心情舒畅，从而保证身心健康。周仲瑛在90多年的风风雨雨中，经历过磨难和坎坷，也赢得过荣誉和掌声，但他性格豁达、宠辱不惊，从不计较名利和物质得失，始终保持着一种无欲无求的精神境界。心中最重要的信念就是要继续为中医事业作出贡献，当事业上取得成绩时，内心无比喜悦，是最大的安慰。当然，这种境界并不是短期修炼的结果，周仲瑛告诫弟子们，一个人需要在不断修养中克制欲望，才能精力充沛，达到健康长寿的目的。

（三）随缘度生，淡泊养心

淡泊是一个很高的境界，要保持与世无争、乐观豁达的生活态度，对事淡泊、坦然，对人友善、宽容。周仲瑛对弟子说到，遇到再大的事都要“吃得香、睡得着、放得下”，保持良好的心态面对人生中的得失，这是他长寿的重要原因之一。淡泊名利，但同时要有所信仰，没有信仰就会失去生活的方向。周仲瑛认为一个人要在事业上有所追求，在业务上要精益求精，不断深入探索，充实提高技术和学术水平，从而更好地服务奉献于社会大众，在为社会服务的过程中，生命才会变得更有价值。他虽然年事已高，每天仍在思考更好地发展中医药的计策，为振兴中医药作出自己微薄的贡献，这使他充满活力，精神饱满，更有利于保持健康。

九、传道之术

2020年，周仲瑛在给新入门传承弟子的师训中写道：“岐黄大道，薪火相传，余家世医，已逾六代，随父传承，耳听面命，沪宁两度研修，亦医亦教，探求医道，八十余载，深感‘温经典、传师道、重临床、善感悟’乃中医成才之道。”“温经典、传师道、重临床、善感悟”这十二字正是周仲瑛对人才培养的经验之道。

（一）温经典：溯本求源，宗岐黄理

中医经典中所蕴含的医道、医理与医术，经过数千年的临床实践检验，证明了其具有实用价值和科学价值，但仍要与时俱进，在传承中创新，在创新中发展。善言古者，必有合于今。事实上，古今名医无不是在娴熟掌握中医经典的基础上，在临床实践中不断探索和感悟，既能深刻领悟经典，指导临床灵活应用，又能在应用中创立新说，推动了中医学术的发展。

因此，周仲瑛强调，在初入杏林或中医高等教育的本科阶段，往往是“读经典”作为基础，至开始临床之后，更应重视“温经典”，即临床结合经典理论的学习和应用，可以取得跨越式的继承和创新。

（二）传师道：传承中不断深化与发展

由于时代背景、地区差异、社会环境等因素，古今不同医家面对的临床问题各有不同，从而促进了中医学术流派的形成。各种学术流派看似学术观点各异，实则都是中医理论体系中的重要构成内容。《素问·示从容论》提出学习中医要“受术诵书，览观杂学，及于比类，通合道理”，因此需要对古今各家学术流派进行有效传承。

同时，随着现代科学技术的进步，西医学对疾病的诊断取得了长足的进步，加之临床疾病谱的变化，中医学术发展迎来了新的挑战。各种学术流派对这些问题都积累了丰富的理论基础与临床经验，中医人要有足够的理论自信迎接这些挑战，仍然需要传承与创新并重。

因此，周仲瑛强调既要摈弃学派之别，兼收并蓄、开放融合，亦要吸取现代医学最新成果为我所用，要师承教育与学院教育并重。

（三）重临床：源于临床，高于临床，回归临床

中医理论的创新与发展历来都是以临床问题为导向，中医学术发展史上的每一次突破，都是针对新的临床重大科学问题，深入对《黄帝内经》等中医经典理论细化、深化和升华的基础上进行的创新与发展。没有理论指导的临床是盲目的临床，在面对复杂性、难治性疾病的过程中必将无所适从；没有中医理论指导的科学研究，也必将和中医理论发展与中医学术创新无缘。因此周仲瑛强调中医理论创新要以“源于临床，高于临床，回归临床”为宗旨，最终目标是要提高应对临床重大复杂性疾病的能力。

（四）善感悟：坚持中医特色的科学思维

中医理论创新必须来源于临床实践，但仅仅有临床实践还是不够的，还要通过反复温习经典，在实践中不断思考与感悟，用科学的理论思维，确立临床现象与经验事实（如病—证—方、理—法—方—药）之间相互关联，或显性的，或潜在的规律，才能获得新的理论发现。

周仲瑛提出，坚持中医特色的科学思维进行中医科学研究。中医现代化研究不等同于实验研究，要把理论研究与实验研究明确区分开来。唯有理论研究才能带动实验研究，只有依据新的思想，才有可能设计出新的实验，或者对实验做出新的解释。而当理论思维停滞不前的时候，实验研究常常也就只能在原地徘徊了。开展中医药理论研究尤其要重视临床试验研究，在临床观察中发现新规律，据此为中医理论研究提供素材与证据，运用各种科学思维创造新的中医理论。

（五）人才培养成果

周仲瑛自 1979 年开始担任硕士研究生导师，1985 年担任博士研究生导师。在多年的教学实践中不断求索，形成了较为完善的培养研究生的教育思想和带教方法。他对学生要求十分严格，培养中医硕士、博士研究生的指导思想是“由博返约，知常达变，学以致用”。1991 年获“全国优秀研究生导师”称号。他先后培养博士生 22 名、硕士生 11 名、博士后 2 名。这些弟子遍及全国各地，大多数成为中医学科、中医院校的领军人物，其中包括中国科学院院士、岐黄学者仝小林，江苏省政协副主席、江苏省名中医周珉，南京中医药大学原校长、全国名中医、岐黄学者吴勉华，岐黄学者、全国优秀中医临床人才沈洪，江苏省名中医朱佳，江苏省名中医顾宁，南京中医药大学中医内科学科带头人薛博瑜，江苏省高校优秀创新团队带头人周学平等。

周仲瑛是国家中医药管理局第一、三、四、五批全国老中医药专家学术经验继承工作指导老师，全国优秀中医临床人才研修项目指导老师，亦是多个省、市特聘的学术传承师带徒和优秀中医临床人才研修项目指导老师，先后指导带教学术继承人 24 名、优才项目弟子 22 名。这些弟子都已经出师，并成为中医领域的佼佼者。其中包括全国名中医唐蜀华，全国“五一劳动奖章”、巾帼抗非典先进个人林琳，全国抗击新冠肺炎疫情先进个人史锁芳，国家“万人计划”科技创新领军人才、岐黄学者程海波，江苏省名中医霍介格等。2007 年周仲瑛获全国老中医药专家学术经验继承工作“优秀指导老师”、全国优秀中医临床人才研修项目“优秀指导老师”称号。

2010年国家中医药管理局下文建设国医大师周仲瑛传承工作室，2013年批准建设中医瘀热病机重点研究室和名医验方评价与转化重点研究室，近年来又陆续在广东省中医院、南京市中医院、昆山市中医院、如东县中医院等地建立传承工作室分工作站。这些平台皆围绕周仲瑛学术思想与临证经验开展相关传承创新研究。周仲瑛本人作为指导专家，亲自指导、带教师承弟子计百余名，培养了一大批中医事业的栋梁之材，可谓桃李满天下，芬芳飘杏林。

周仲瑛学术传承谱

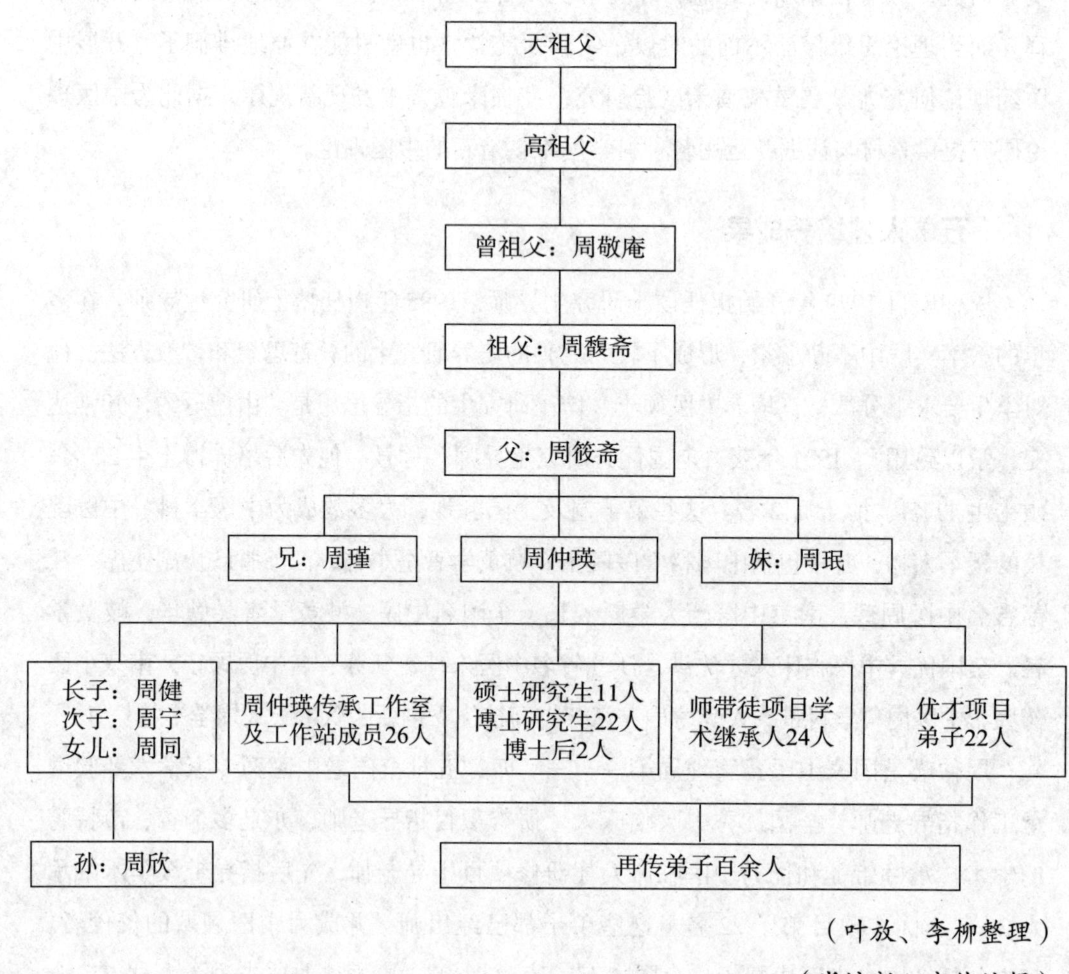

（叶放、李柳整理）

（肖培新、宋佳编辑）

贺普仁

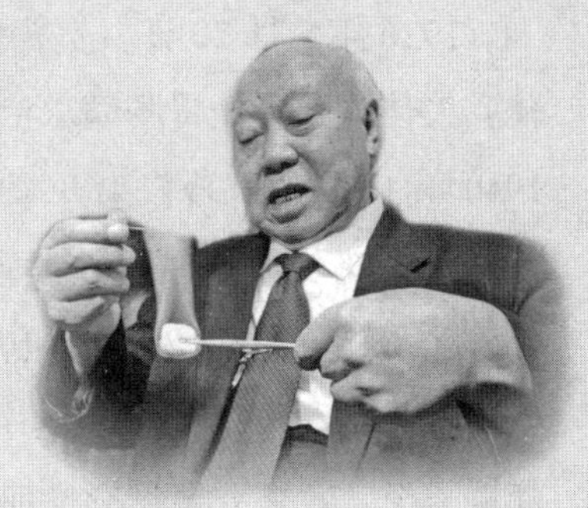

贺普仁（1926—　），字师牛，号空水，河北涞水县石圭村人，主任医师，著名针灸学家，国家级非物质文化遗产项目（针灸）代表性传承人。曾任中国科协全国委员会委员、北京针灸学会名誉会长等职。全国老中医药专家学术经验继承工作指导老师。2009年被授予首届“国医大师”称号。

贺普仁将针灸诸多疗法概括为以毫针针刺为主的微通法，以火针、艾灸疗法为主的温通法和以三棱针放血为主的强通法，三种方法有机结合，创立了“贺氏针灸三通法”理论体系，享有“天下第一针”的美誉；精心研制贺氏火针，加入高科技材料及制作工艺，大大促进了火针在临床的应用。贺普仁十分重视“三通法”理论的总结和推广，著有《针灸治痛》《针具针法》《针灸歌赋临床应用》《毫针疗法图解》《火针疗法图解》《三棱针疗法图解》等书。“三通法”大大拓宽了针灸治疗范围，在我国针灸临床医疗学术体系中具有代表性和原创性，可以说是针灸界的一面旗帜。

一、学医之路

1926年5月20日，贺普仁出生于河北省涞水县石圭村，父母务农。贺普仁幼年体质欠佳，因慢性胃肠病求治于著名中医牛泽华，牛老精湛的医术为他解除了病痛，1940年14岁的贺普仁离开家乡，向京城针灸名家牛泽华拜师，8年的学习生活艰苦而紧张，花了很多时间熟读背诵中医经典内容，如《难经》《针灸大成》《伤寒论》《灵枢》《针灸甲乙经》《金匮要略》等经典古籍。研读经典与实践学习同时进行，为以后临床实践打下了坚实的中医基础。牛老以针灸为主，常采用委中或曲泽放血治疗胃肠炎，效果立竿见影，使贺普仁感受到了针灸的神奇。当时瘰疬（淋巴结结核）很常见，牛老用火针治疗，效果很好。此外牛老还善用水罐法，拔罐之后可以走罐。这些奇异的疗法使年轻的贺普仁大开眼界，迅捷的疗效更使他叹为观止。学徒8年，贺普仁全面继承了牛老的临床经验，为成为一代针灸大师打下了坚实的基础。在以后70余载的针灸临床生涯中，贺普仁大胆创新，勇于探索，灵活运用多种针灸技术，如放血疗法、火针，最后创立了著名的“贺氏针灸三通法”，为针灸事业的发展作出了贡献。牛泽华先生经常告诫弟子在学针灸的同时，一定要练功习武。1943年，18岁的贺普仁经张晋臣介绍，拜八卦掌第三代名家曹钟声老师学八卦掌。曹师的八卦掌得之于尹福先生，称为尹派八卦掌。尹派八卦掌，得气快，可以训练应变能力、提高反应速度，健身同时又可防身。贺普仁练此拳法数十年，身体日渐壮实。并注意结合针灸专业的需要，发挥八卦掌以掌代拳、以掌代钩，掌拳兼施的捶击之功。把八卦掌与针灸有机地结合，改造传统针灸技法。贺普仁穷究医理，精研武道，把精妙的医术和深奥的八卦掌拳法内功有机结合起来，使针灸技术炉火纯青。在跟随牛泽华先生学习针灸8年之后，年仅21岁的贺普仁开始在北京悬壶应诊，在天桥附近的永安路上开设了自己的针灸诊所——普仁诊所。1956年，为响应党和国家的号召，30岁的贺普仁来到北京中医医院针灸科当了一名普通医生。医院刚刚成立，百业待兴，贺普仁年富力强，技术精良，1958年被任命为北京中医医院针灸科第一任主任，并坚守了21年，为针灸科的成长建设作出了不可磨灭的贡献。建院初期，针灸科里只有十几位医护人员，只设有针灸门诊，20世纪70年代建立了拥有40张床位的北京第一家针灸科病房。贺普仁十分重视名家学术经验的继承工作及对年轻人的培养，为针灸名家配备徒弟及学生，将年轻医师培养为科室骨干。他积极扩大针灸治病范围，继承并发扬各种针术，如金针、火针、三棱针等，重视科研工作，贺普仁教授带领针灸科多次获得科研成果奖、科技进步奖。

二、成才之道

贺普仁教授认为，要成为一代名医，务必做到以下几点。

（一）内气充足，针之有效

贺普仁认为，功法与内气亦是针灸的关键，医生经常练功，内气就会充足，在行针灸治疗时，内气就会随针体直达病所，即所谓“刺之要，气至而有效”。贺普仁曾举过这样的例子：“一个患阑尾炎的病人，疼痛难忍，学生给这位患者在阑尾穴上扎了一针，穴位不错，手法也对，深浅也适宜，但就是止不住痛。我过去稍加捻动，那位患者就舒展了眉头，不一会就睡着了。这可能就是内气的作用。”

贺普仁教授认为针灸大夫不练功，是一大缺陷。练功是“健身养生，是积极地防病于未然”。练功对健康有极大的帮助，练完通体舒畅。自从练功以后，他的针灸技术更为纯熟，进针时特别轻巧。在他年逾古稀时还能每天为上百名患者针灸治疗，这归功于几十年来坚持不懈地习武练功。

贺普仁教授练功同时，也注重指力的训练，认为练针先练气，使气到达手指，手法及功力决定针刺疗效，功力又主要体现在拇指、食指和腕力上。贺普仁教授通过二指禅、顶指法、夹木锥、捻线法等练习，形成了独特的针刺手法。练习指力对操作火针也大有裨益，针刺时可更为敏捷和快速，所以贺普仁教授认为练功对于针灸医生必不可少。

（二）博览古籍，总结归纳

贺普仁教授一生酷爱古籍，倾注了大量精力财力，遍寻医书，收藏了数百部针灸文献资料，其中不乏善本、孤本，被誉为国内“针灸藏书第一家”。他一直致力于将所收集的针灸古籍整理再版，编著了《中华针灸宝库》，促进了针灸事业的发展。

2005年《中华针灸宝库》一书编写工程正式启动。贺普仁教授不顾体弱多病，坚持参加编委会议，把握本书的方向，对书稿逐字逐句修改。经过9年的艰辛工作，这部倾注了贺普仁教授以及百名编者心血与智慧的巨著终于问世了。

《中华针灸宝库》是我国首部官修针灸全书，分明、清两卷，30分册，规模宏大。首次全面系统地收集了明清时期的针灸古籍，收录了多部孤本、善本，保护了历史文化遗产，为系统研究针灸古籍文献提供了宝贵的参考资料，具有很高的学术价值。本书首次从临床实用角度，对针灸古籍进行全面分析，突出了对现代针灸临床的指导意义。《中华针灸宝库》促进了针灸文献学及临床学术的发展，2016年荣获中华中医药学会学术著作奖一等奖，这是对贺普仁教授一生执着于针灸事业的崇高敬意。

（三）学习交流，发展针灸

贺普仁教授十分重视学术交流工作，多次接受国家的出国医疗任务，先后赴十几个国家和地区交流、讲学，精湛的医术使国内外医学界同仁惊叹不已，被誉为针灸泰斗，为针灸的传播和发展作出了杰出的贡献。

1971 年针刺麻醉走出国门，贺普仁教授曾参与过相关研究，与协和医院专家一起做胃切除手术，针刺麻醉引起了世界对针灸的重视。

1973 年，作为中国医学卫生代表团唯一的针灸医师，贺普仁教授出访北欧五国。1976 年，贺普仁教授奉命去上沃尔特（1984 年改名为“布基纳法索”），其精湛的医术受到外国朋友的欢迎，被传为佳话。贺普仁教授曾为拉米扎纳总统的儿子治病，在精心治疗下，孩子渐渐可以和小朋友玩耍嬉戏，甚至到学校读书。拉米扎纳总统曾授予贺普仁教授一枚金质骑士勋章，嘉奖他高尚的医德和高超的医术。

几十年来，贺普仁教授或出国讲学，或在国内为国际学子讲授“贺氏三通法”，扩大了针灸在世界上的影响，为针灸走向世界作出了巨大的贡献。

三、学术之精

基于丰富的临床经验，结合中医基础理论，贺普仁教授提出“病多气滞，法用三通”的中医针灸病机学说，完善了针灸治疗体系——“贺氏针灸三通法”，促进了现代针灸学的发展。

（一）贺氏针灸三通法的创立

贺普仁教授于 1948 年悬壶应诊，一生救治患者无数。早年间他治病主要以毫针为主，在临床之余，细细研读中医古籍，仔细体会毫针的微妙，深得其精华，曾发表了《针灸治疗口眼歪斜 160 例分析》（1965 年）、《针灸治疗 85 例遗尿的临床观察》（1968 年）、《针灸治疗输尿管结石》（1973 年）3 篇以毫针治病的代表性论文。此后逐渐将毫针疗法发展为三通法之一——微通法，微通法应用范围广泛，成为针灸临床的主要方法。

临证中，贺普仁教授渐渐发现单一毫针治疗并不能满足临床需求，如何提高疗效，扩大适应证是迫在眉睫的问题。20 世纪 60 年代初贺普仁教授在临床实践中逐渐引入了放血疗法，多用于治疗血瘀络阻之证，这一方法操作简捷，效如桴鼓。这一期间发表放血疗法的代表性论文有 4 篇：《放血疗法》（1964 年）、《放血退热的临床观察》(1968年)、《放血对高血压的影响》(1969年)、《中草药配合放血疗法治疗银屑病12例小结》(1970年)。放血疗法这一古老的治疗方法后来演变为三通法之一——强通法。

20世纪60年代初，贺普仁教授同时开始了对火针疗法的研究和探讨，这一疗法虽自古有之，历代医家特别重视，发展至当时却很少有人应用，濒于失传。实践中贺普仁教授发现火针疗法恰能弥补毫针和放血之不足，如获至宝，遂潜心研究，总结发挥，治愈了大量的病例，消除了患者对火针的偏见。贺普仁教授临床非常重视火针，将其提升到与毫针同等高度，不但扩大了火针的适应证，而且使操作技术大有改进。继《黄帝内经》《备急千金要方》《针灸聚英》等著作之后，他又一次系统总结了火针疗法。这一期间发表火针疗法的代表性论文3篇:《火针治疗漏肩风》(1965年)、《火针治疗面肌痉挛的临床观察》(1971年)、《火针治疗30例坐骨神经痛的临床观察》(1972年)。火针为主的疗法后来演变为三通法之一——温通法。

贺普仁教授将毫针、火针、放血三法联用，有机结合，或三法结合应用，或独取一法、二法、随证选取，得心应手。对一些疑难杂症、陈疾旧疴，他主张毫针、火针、三棱针配合使用，力求改变以前单针法治病的思路，使针灸临床的适用范围及疗效有了大幅度的提高。经过多年实践积累及总结，至20世纪80年代初贺普仁教授正式提出“贺氏针灸三通法”概念。

(二)“病多气滞”病机学说

人体是一个有机的整体，各脏腑组织之间关系密切，这些联系是通过经络来完成的，故而经络有运行全身气血、联系脏腑肢节、沟通上下内外的作用。气血在经络中的运行是维持生命活动的基本条件之一，如若气血不能正常运行，人体就会产生各种疾病。故而气血在经络中运行的“通”与“不通”是疾病防治的重要转机点，经络通顺、气血旺盛是人体健康的标志，经络不通、气血凝滞引起人体阴阳失衡是患病的主要原因。

不同疾病的病因有内伤、外感、七情、六淫、还有饮食劳倦、跌打损伤等。但在任何疾病的发生过程中，气滞是非常重要的病机之一。当人体正虚或邪实之时，致病因素干扰了人体脏腑和经络的正常功能，出现了经络不调，气血郁滞。经络是病邪由外入内的通道。如外邪侵袭，邪入经络，则使经络中的气血运行不畅，病邪通过经络由表入里，则出现脏腑病变，又因气血是脏腑功能活动的基础，气血不和则出现脏腑病变，脏腑病变也可反映在相应的经络上，表现为经络中的气血运行不利。所以说疾病的产生，皆由于气血不通。《素问·调经论》曰:“五脏之道，皆出于经隧，以行血气，血气不和，百病乃变化而生，是故守经隧焉。”《灵枢·经脉》曰:

"经脉者，所以能决死生，处百病，调虚实，不可不通。"七情出于五脏，七情过激则能直伤内脏，导致脏腑气机失常而发病，气病及血，气血瘀滞，经络不调。饮食不节、劳倦太过也可使经络空虚或邪气内停，使经络中气血不畅而致病。故疾病之传变均通过经络进行，均表现为经络不调，气血郁滞，故针灸治疗各种疾病的作用在于调气血，通经络。因此在任何疾病的发展过程中，气滞是不可逾越的病机，气滞则病，气通则调，调则病愈，故称"病多气滞"。

（三）贺氏针灸三通法的特点

贺普仁教授认为气滞则病，气通则调，调则病愈。针灸治病就是调理气机，使之通畅，从而治愈疾病。

从狭义角度理解，"贺氏针灸三通法"即以毫针刺法为主的"微通法"，以火针、艾灸疗法为主的"温通法"，以三棱针刺络放血疗法为主的"强通法"。三法有机结合，灵活掌握，对症使用，或三法合用，或独用一法、二法。

三通法虽以三种方法命名，但并非仅指三种疗法，还蕴含了贺普仁教授对中医药学、对针灸学深刻的理解和认识。因此，从广义角度理解，"三通法"包含以下4个特点。

特点之一在于以"通"体现针灸治病的根本原理。针灸理论以经络学说为基础，经脉以通为畅，经脉通则血气和，则无病；若经脉不通，则百病生。针灸治疗的关键也在于通经络、行血气。如《灵枢·本脏》说："经脉者，所以行血气而营阴阳，濡筋骨，利关节者也。"经络在人体运行气血，联络脏腑，贯通上下，沟通内外表里，无处不到、无处不有，同时手足表里之经又按照一定的次序交接，使气血流注往复，循环不已，这就是经络"通"的作用，是人体生命活动的基本生理特征。疾病的状态恰恰相反，正常的生理状态变成了病理状态，出现了或表或里，或脏或腑，经脉气血的不通、营运不畅，如《素问·调经论》所说："血气不和，百病乃变化而生。"孙思邈在《备急千金要方》中也指出："诸病皆因血气壅滞，不得宣通。"在针灸补泻方面，可以温通以补虚，也可强通以通经络、行血气，使上下通达，因此不论虚实，治疗时应在"通"上作文章，方能奏效。微通法重在调和，温通法取其温之，强通法在于决血调气，根本宗旨都是通。正如虞抟《医学正传》所说："通之之法，各有不同，调气以和血，调血以和气，通也；下逆者使之上行，中结者使之旁达，亦通也；虚者助之使通，寒者温之使通，无非通之之法也。"因此选择适当的针灸方法，通过不同的渠道，疏通经络、调理气血，以通为用，则是针灸治病的根本原理。

特点之二在于重视多种疗法有机结合。针灸治疗方法众多，《黄帝内经》就提到针具有九针，治疗方法有针、灸、刺络放血等不同，当代针灸的治疗方法更是层出不穷，贺普仁教授将众多针灸疗法概括总结为三通法。“三”也可理解为约数，意即多，强调对不同疗法的重视，而非独用毫针，体现了针灸治疗方式的灵活性，贺普仁教授一直强调“必须掌握丰富多样的干预手段才能应对变化多端的疑难杂症”，因此临床工作者要善于灵活运用不同的治疗方法，并针对不同的疾病和病变的不同阶段将三法有机组合应用，才能提高疗效，扩大针灸治疗适应证。古代医家在治疗疾病的实践中，也提到单用针法或灸法虽可取得一定疗效，但每种治疗方法各有侧重，废一不可。如高武在《针灸聚英》中指出“针灸药因病而施者，医之良也”，吴崑在《针方六集》中指出“不针不神，不灸不良，良有一也”。

特点之三在于概括现代常用的针具。“贺氏针灸三通法”所选的以毫针、火针、三棱针为主的针具也是对现代常用针具的高度概括，是针灸诸法的代表，吸收了其他各法的精髓。如果掌握了三法，也就从根本上掌握了其他诸法使用的核心技术和理论精要。《黄帝内经》以九针概括了古代针具，三通法以临床常用的三种针具和治疗方式对现代常用针具做了概括。各种针具，据情选用，方可祛病，如《灵枢·官针》曰：“九针之宜，各有所为；长短大小，各有所施也，不得其用，病弗能移。”说明了不同的针具各有不同的适应证和不同的效应，贺普仁教授就是利用不同的针具和刺法，来达到“通”的治疗目的。

特点之四在针术之精妙。针灸是一门技术性很强的实践医学，进针、补泻手法等。贺普仁教授将数十种针灸疗法的精髓凝炼为“三法”，并制定详细操作规范，降低了学习难度，也为深入掌握“三通法”奠定了基础。“贺氏针灸三通法”中微通法主要用毫针操作，除了取古代毫针为“微针”“小针”，以及《灵枢·九针十二原》“欲以微针通其经脉，调其血气”之意外，更是在于强调毫针操作的精微、微妙。用一个“微”字，道出了毫针操作中从持针、进针、行针、补泻，直到留针、出针各个环节都要用心领悟，“守神”“守机”，达到“易用而难忘”的境界和水平。为达此境界，贺普仁教授总结了一整套修炼针术之法，对于“温通”“强通”也有相应的修炼之法。要掌握和使用“贺氏针灸三通法”以取得好的效果，一定要重视练习基本功，要与具体疾病相结合去体验“三通法”操作的技巧，使法－术－人紧密结合，才能真正体会出三法神妙之处。

（四）贺氏针灸三通法的治疗法则

法用三通：“三通法”的关键在于“通”和“调”，“通”是方法，“调”是目的。“通”和“调”表达了“三通法”的理论基础，反映了针刺治疗疾病的基本原理为通经络，调气血。“气血不通”是各种疾病的共同病机，选择适当的针灸方法，通过不同的渠道疏通经络、调节气血，三种方法有机结合，对证使用，称为“法用三通”。疾病不论虚实，皆可用三通法，多种不同的治疗方法结合应用是针灸治疗疾病的重要途径。例如，对于实证，可借助毫针的泻法，火针的温热、主升主动、行气发散之性，放血的活血调气之功，达到调气血、激发经气、泻除实邪的目的。虚证是人体阴阳脏腑气血不足而导致的疾病，气血是脏腑经络活动的基础，虚证的本质是气虚血亏，气血运行不畅，可借助毫针的补法，火针的温热助阳益气，放血的决血调气，激发气血来复，达到扶助正气，使气盛血充的目的。故无论疾病发展的何种阶段，无论外感、内伤、寒、热、虚、实，仔细把握病机的演变，将三种方法有机结合使用，运用更加丰富完备的针刺治疗技术，以获得更好的疗效。

1. 微通法

（1）治病机制：疾病的产生，皆由于气血不通。《素问·调经论》曰：“五脏之道，皆出于经隧，以行血气。血气不和，百病乃变化而生，是故守经隧焉。”《灵枢·经脉》曰：“经脉者，所以能决生死，处百病，调虚实，不可不通。”针灸之法，系行气之法。《灵枢·九针十二原》曰：“欲以微针通其经脉，调其气血。”由此可见，通、调二字是针灸治病中的主要法则，针灸的通调作用是治疗气血不通的有效大法。贺普仁教授深得其精髓，在行医数十年中他深刻认识到，尽管致病因素有七情、六淫、饮食劳倦以及跌打损伤等，所致疾病种类繁多，但其病机主要是气血运行不畅。或因实，如气滞于表，邪不得宣，而恶寒发热；气血滞于内则瘀积疼痛，气滞于肝则肝气不舒；或因虚，气血虚弱，心失所养则心神不定、夜寐不安，肾气不足则腰痛耳鸣等。外邪侵袭，邪入经络，则使经络中的气血运行不畅，病邪通过经络由表入里，则出现脏腑病变，又因气血是脏腑功能活动的基础，气血不和则出现脏腑病变，脏腑病变也可反映在相应的经络上，表现为经络中的气血运行不利。故用毫针、微针通调气血、补虚泻实，从而治疗疾病。

微通法的实质就是探讨在针刺过程中刺激形式、刺激量和刺激效应及这三者之间的相互关系，即针灸实践中最关键的问题——刺法。刺法是指针刺时，用医者的手指操纵针体在穴位上做不同空间和形式的刺激，使患者产生不同的感觉和传导，从而达到最佳治疗效果，这包括刺激形式、刺激量及刺激效应三个问题。

①刺激形式：是指进针到出针过程中医者的具体操作及补泻规律。我们已知补法形式以轻、柔、徐为主；刺激量以小、渐、久为主；对机体产生的反应以酸、柔、热为好；对机体的影响以舒适、轻快、精神振奋为目的。具体操作：徐徐渐进而轻巧地把针尖纳入地部，要求得气过程由小渐大，以小角度的捻转法或微弱的雀啄法，要求感传面慢慢扩大，感传线细而缓。泻法形式以重、刚、疾为主；刺激量以大、迅、短为主；对机体产生的作用以触电样快传导的清凉感为好；对机体的影响以明

显的触电性的麻酥感为佳，从而达到祛邪的目的。具体操作：进针后迅速将针尖插入地部，要求得气要快、大，行气时较频繁捻针柄或快而大角度地提插针体，要求感传面大并且迅速，感传线粗而疾。

②刺激量：是指术者操作时，患者自我感觉的反应。刺激量在针刺疗法中所起的作用是促进机体调整气血，通经活络。它是促进机体状态转化的外因条件，是解决矛盾的重要方法。补法的刺激量是在全部针刺过程中缓缓地给予，呈持续状上升或在先升后降中输入；而泻法的刺激量则是短暂时间内迅速而集中地给予，爆发式地折返升降中输入。合适的刺激量应根据患者的具体情况确定，主要包括临床症状、年龄、工作性质、性别、胖瘦、季节及气候、水土习惯及针刺部位等方面。

③刺激效应：是指针刺全过程对患者整个机体的治疗作用。医生根据阴阳表里、寒热虚实的辨证，根据治疗原则"虚则实之，满则泻之，菀陈则除之，邪盛则虚之"，选择相应的腧穴处方，施术于患者，以求阴阳调和，祛除疾病，保持健康。

刺激形式、刺激量及刺激效应这三者之间相互作用、相互影响，共同产生治疗作用，这是毫针治疗的关键。

（2）功效：通经络、调气血。

（3）适应证：微通法被广泛用于临床多种疾病，涉及呼吸、消化、循环、免疫、神经等多个系统的常见病、多发病，以及疑难病证。目前认为针灸可治疗300多种疾病，不仅适用于治疗慢性疾病如腰腿痛、颈椎病、半身不遂、哮喘、眩晕、麻木、皮肤病、月经不调、子宫肌瘤等，也可以治疗一些急症、重症，如晕厥、中风、脑震荡、外伤性截瘫等。它是一切针法的基础之法。

2. 温通法

温通法是以火针或艾灸施于穴位或一定部位，借火力和温热刺激，激发经气，疏通气血，以治疗疾病的一种治疗方法。温通法包括火针和艾灸两种方法。

（1）治病机制：火针疗法是利用一种特殊材料制成的针具，将针在火上烧红后，迅速刺入人体的一定穴位或部位的治疗方法，古代又称为燔针、焠刺、白针、烧针和武针。火针疗法具有针和灸的双重作用，既有针的刺激，又有温热刺激。火针针刺穴位，对人体有调整作用，此同微通法；温热属阳，阳为用，人体如果阳气充盛，则阴寒之气可以祛除，即火针有祛寒助阳的作用，此同艾灸法。人身之气血喜温而恶寒，如《素问·调经论》曰："血气者，喜温而恶寒，寒则泣不能流，温则消而去之。""寒独留则血凝泣，凝则脉不通。"血气遇寒则凝聚不通，借助火热，得温则流通。火针主要适用于疑难病、顽固性病证、寒证等。

艾灸疗法是利用菊科植物艾叶做原料，制成艾绒，在一定的穴位上，用各种不同的方法燃烧，直接或间接地施以适当的温热刺激，通过经络的传导作用而达到治病保健目的的一种方法。《神灸经纶》记载："夫灸取于火，以火性热而至速，体柔而用刚，能消阴翳，走而不守，善入脏腑。取艾之辛香作炷，能通十二经，入三阴，理气血，以治百病，效如反掌。"针和灸都是在经络穴位上施行的，有共同之处，两者可结合使用，也可单独使用。因各具特色，故不能互相取代。

贺普仁教授经过数十年的临床实践，体会到尽管致病因素有七情、六淫，以及饮食劳倦、跌打损伤等不同，但疾病发生的机制是相同的，即由于气血不通。中医学认为，人身之气血喜温而恶寒，寒则凝聚不通，温则流畅通达。天地杀厉之气，寒邪最甚，由表入里，侵袭肌肤、经络，阳气先损，阳气受损则造成人体的生理功能失调，气血运行不利，从而出现各种病。使用温通法，即火针和艾灸施术于患者的一定穴位或部位，通过温热作用，振奋人体的阳气，使阴寒之气可祛除，寒去凝散，血脉经络畅达，气血调和，诸疾自愈。虽然温通法是针对寒证的，但它的应用并不限于温里的一方面。《伤寒论》中提到用火针还可以发汗。红炉点雪曰："凡虚实寒热，轻重远近，无往不宜。盖寒病得火而散者，犹烈日消冰，有寒随温解之义也。热病得火而解者，犹暑极反凉，犹火郁发之之义也。虚病得火而壮者，犹火迫水而气升，有温补热益之义也。实证得火而解者，犹火能消物，有实则泻之之义也。痰病得火而解者，以热则气行津液流通故也……若年深痼疾，非药力所能除，必借火力以攻拔之。"所以说温通法是借助火力，达到无邪则温补，有邪则胜寒的目的。

（2）功效

①火针疗法

a. 壮阳补肾，升阳举陷：用火针点刺肾俞、命门等穴，可起到益肾壮阳的作用，使肾经气血畅通，气化功能加强，元阴元阳资源纵生，腰痛、阳痿、遗精症状缓解。如用火针点刺足三里、内关、脾俞、中脘等穴，可使脾胃经脉气血畅行，温运中焦，振奋阳气，祛除寒邪，使脾胃运化之功得以恢复，消化、吸收、升降功能趋于正常，使胃脘痛、胃下垂得以治愈。火针刺激心俞、内关、心前区等部位，可壮心阳、益心气，使胸痛、心悸症状缓解。如点刺气海、关元穴，可补益中气，升阳举陷，治疗阴挺。

b. 疏通经气，宣肺定喘：咳喘多由于风寒外来，邪气闭肺，肺失宣降，肺气上逆而成。火针可通过温热作用刺激大杼、风门、肺俞、定喘等穴，温化肺之寒邪，疏通肺之经气，经气宣通则可祛除邪气，邪气出则肺气得以宣发、肃降，而喘息止。

c. 助阳化气，消癥散结：癥结即肿物或包块在体内或体表的积留。如气滞血瘀，痰湿凝积，荣卫之道涩而行迟，积久则成癥结。一方面火针有温热助阳，激发经气的作用，故可疏通经络，行气活血，消除癥结；另一方面火针又能助阳化气，使气机疏利，津液运行，凝滞之痰邪湿邪因而化解。如病灶在体内的，针刺宜深，使癥结消于体内，如在体表的，针刺则宜浅，使病邪排于体外。

d. 攻散痰结，消除瘰疬：瘰疬多发生于颈侧的皮里膜外之处，大者属瘰，小者如疬。此病的发生多与痰有关。颈侧为少阳所主，少阳为气多血少之经，若为情志不舒，则造成肝郁脾虚，酿湿成痰，气血受阻，聚而不散即成瘰疬结核。如虚火内动，灼津为痰，痰火互结也可形成此病。而火针可温通阳气，攻散痰结，疏通气血，消积化瘀，故可治疗瘰疬。再配合体针，调节脏腑，疏肝解郁则疗效更好。在治疗时一般用中粗火针，用点刺法。

e. 祛寒除湿，通经止痛：疼痛的发生多由于邪阻经络，使气血发生郁滞、瘀结，不通则痛，则致局部或全身疼痛。而邪气之所以侵入人体，多由于体虚阳气不足，腠理空虚，卫外不固，则邪气乘虚而入。引起疼痛的邪气主要为寒邪。火针可以温其经脉，鼓动人体的阳热之气，因而可以祛散寒邪，使脉络调和，疼痛自止。另外，风邪、湿邪、热邪等也可引起疼痛，如为风邪所引起的，也可以运用火针治疗，因火针能温通经络、行气活血，故可促进体表的气血流动，营养加强，驱动风邪无处存留，使疼痛缓解。如因湿邪引起，则可利用火针的通经络、行气血的功能攻散湿邪，或利用它助阳化气的功能，使气机疏利，津液运行，从而除祛湿邪，达到治疗疼痛的目的。

f. 生肌敛疮，去腐排脓：临床上治疗脓肿已成而未破溃的，可用火针点刺，一针或多针，使脓排出，脓肿消除。治疗上选用火针，主要是由于它能促进气血运行，鼓舞正气，正气充盛，则能排出脓毒。对于脓肿破溃，疮口久不收口，或因其他疾病引起皮肤表面出现慢性溃疡，经久不愈的也可用火针治疗。因为火针能温通经络，行气活血，加速气血流通，使疮口周围瘀积的气血得以消散，从而增加病灶周围的营养，促进组织再生，使疮口自然愈合。治疗时多选用中粗火针，用围刺法，如疮口大、有腐肉可在中心点刺。

g. 助阳益气，解除麻木：麻木属感觉异常的一种病变，麻与木临床上常同时出现。常见的类型有气虚者，遍身麻木；中风先兆多半身麻木；肝郁脾虚筋失所养者，常手足麻木；外伤经脉引起的麻木，多发生在局部等。尽管麻木之症复杂多样，但其发病机制是相同的，即都因脉络阻滞，阳气不能帅营血濡养经脉肌肤所致。而火针能温通助阳，引阳达络，使气至血通，麻木自除。操作时采用散刺法，选择细火针。

h. 温通经络，祛风止痒：痒症多与风邪有关。风邪分为内风和外风。火针疗法具有温通经络、行气活血之功，可促进体表气血流动，营养加强，从而驱动风邪无处存留，或血足风散则痒止。具体治疗时可用粗火针点刺病变局部，或用细火针，针刺曲池、血海、风市等穴。

i. 运行气血，解痉止挛：痉挛为肌肉不自主的抽动，分为颜面、四肢两种。火针适用于颜面的抽动。颜面抽搐，多与情志因素有关，女性多于男性，病因多由于肝血不足、肝风内动或风痰阻络。肝血不足、风痰阻络则可引起筋脉失养，风扰经络则出现肌肉的抽动。火针治疗多选用细火针，点刺局部。火针疗法可促进气血运行，增加局部的血液供给，祛除风邪，营养筋脉，则拘急、抽搐自止。再配合体针，平肝息风、补气祛痰则疗效更好。

j. 引热外达，清热解毒：火针疗法属温法，一般认为只适用于祛寒，不可用于热证。但经过临床证明，火针可治疗一些热证。如热毒内蕴，拒寒凉之药不受，清热泻火之法没有发挥作用之机，而火针疗法有引气和发散之功，因而可使火热毒邪外散，达到清热解毒的作用。

k. 健脾利湿，温中止泻：中阳素虚，或寒湿直中，脾阳运化失司，清阳不升，浊阴不降，津液糟粕并趋大肠而为泻。火针具有增强人体阳气，调节脏腑的功能，故用火针点刺中脘、天枢、长强等穴，可补益阳气，收摄止泻。临床多用中粗火针，快速点刺法，治慢性肠炎等。

l. 补脾益气，通利筋脉：火针治疗多选用中脘、气海、天枢及阳明经的下肢穴，同时再加上督脉的阿是穴。因火针能助阳气行气血，使脾胃气盛，则气血生化充足，筋脉得以润养，肌力增强，肌肉丰满。治疗可选中粗火针，点刺法。临床上火针可以用治痿证。

m. 通经活络，散瘀消肿：不慎扭伤后，局部组织可出现肿痛，活动不利。这时也可用火针治疗。因火针能温通经络，行气活血，故可祛瘀消肿止痛。治疗多选健侧对应穴，用点刺法。

②艾灸疗法：灸，《说文解字》曰："灼也，从火，灸乃治病之法，以艾燃火，按而灼也。"灸法就是借助火的温热，刺激一定的穴位，通过经络的传导作用而达到治病和保健目的的一种方法。《灵枢·官能》曰："针所不为，灸之所宜。"《医学入门·针灸》记载："药之不及，针之不到，必须灸之。"《神灸经纶》说："夫灸取于火，以火性热而至速，体柔而用刚，能消阴翳，走而不守，善入脏腑，取艾之辛香作炷，能通十二经、入三阴、理气血，以治百病，效如反掌。"说明灸法有其独特的治疗价值。

施灸的材料很多，但以艾绒为最常用，因其气味芳香，容易燃烧，火力温和之故。将干燥的艾叶捣研后除去杂质即成艾绒。灸治温通法的功效有以下几个方面。

a. 温经散寒，行气通络：《灵枢·调经论》云："血气者，喜温而恶寒，寒则泣而不能流，温则消而去之。"经脉喜温而恶寒，血气在经脉中，寒者泣涩，温者通利。若人体阳气不足，内生阴寒，不能正常地温煦经脉，则经脉不利、气血凝滞不畅。

风寒湿邪乘隙袭人，寒主收引，寒邪痹阻经脉，初则关节疼痛，活动不利，久而出现经脉挛急，关节拘挛难以屈伸；湿邪盛则关节、肌肉肿胀疼痛。而艾灸依其火热之性可温经通络、行气活血、祛湿散寒，临床可用以治疗风、寒、湿邪引起的一切病证。这种温通作用是灸法的基本属性。

b. 温阳益气，回阳固脱：在古代，灸法常被用来回阳救逆，治疗危重病证。如《伤寒论》指出："少阴病吐利，手足不逆冷……脉不至者，灸少阴七壮。""下利，手足厥冷，无脉者灸之。"《扁鹊心书》强调："夫人之真元乃一身之主宰，真气壮则人强，真气虚则人病，真气脱则人死。保命之法，灼艾第一。"大凡危疾重症，阳气衰微，阴阳欲离，用大艾炷重灸关元、神阙等穴，能祛除阴寒，回阳救脱。

c. 补脾益肾，升阳举陷：由于阳气虚弱不固等原因可致气虚下陷，出现脱肛、阴挺、久泄久痢、崩漏、滑胎、遗精等症。《灵枢·经脉》云："陷下则灸之。"艾灸具有温补脾肾、益气固脱的作用，故气虚下陷，脏器下垂之症多用灸疗。对命门火衰而致的遗精、阳痿、早泄等也有较好的治疗作用。

d. 降逆下气，引火归原：由于火性炎上，无论实火，还是虚火，均可升腾向上，出现上焦、头面部的一些症状，而艾灸可以引火下行，促使阴阳平衡。如灸涌泉可以治疗鼻出血、失眠，灸关元可以治疗虚阳上亢引起的头痛、眩晕等症。《金匮钩玄》也载："脚气冲心……再宜涌泉穴用附子津拌贴，以艾灸泄引其热。"

e. 拔毒消肿，散结止痛：艾灸有拔毒消肿、散结止痛的作用，用于乳痈初起、瘰疬、疖肿疮疡、毒虫咬伤及疮肿未化脓者。对于疮疡溃久不愈者，艾灸可以促进愈合、生肌长肉。

f. 防病保健，延年益寿：灸法不仅能治病，而且能防病。如唐代孙思邈在《备急千金要方》中说："凡入吴蜀地游官，体上常须三两处灸之……则瘴疠、瘟疟毒气不能着人。"《扁鹊心书》指出："人至晚年阳气衰，故手足不暖，下元虚惫，动作艰难。盖人有一息气在则不死，气者阳所生也，故阳气尽必死。人于无病时，常灸关元、气海、命门、中脘，更服保元丹、保命延寿丹，虽未得长生，亦可保百余年寿矣。"故常灸大椎、气海、关元、肾俞、足三里、三阴交等穴，可以鼓舞人体正气，增强抗病能力，起到预防保健、延年益寿的作用。

（3）适应证

a. 内科：头痛、眩晕、面痛、高热、面肌痉挛、面瘫、哮喘、中风、高血压、郁病、痛风、痞证、咳嗽等。

b. 外科、骨伤科：扭伤、腰腿痛、静脉曲张、胎记、痔疮、腱鞘囊肿、皮下肿瘤、关节炎、筋膜炎、颈椎病、腰椎病、网球肘、代偿性骨质增生等。

c. 妇科：乳腺炎、乳腺增生、痛经、子宫肌瘤、卵巢囊肿、阴痒、阴挺等。

d. 皮肤科：湿疹、皮炎、蛇串疮、黄褐斑、痤疮、疔疮、银屑病、荨麻疹、神经性皮炎、白癜风、痄腮等。

e. 五官科：麦粒肿、牙痛、鼻息肉、咽喉肿痛、过敏等。

由此可见，火针的适应证范围已大大超过古人的范围。随着针灸学的发展，火针疗法的不断推广，它的应用范围还会不断扩大。

3. 强通法

强通法主要指放血疗法，即用三棱针或其他针具刺破人体一定的穴位或某些浅表部位的血管，根据不同病情，放出适量血液，通过决血调气，通经活络以治疗疾病的方法。

强通法主要指放血疗法，还包括拔罐、推拿等疗法。《灵枢·小针解》："宛陈则除之者，去血脉也。"即指以放血疗法祛除恶血，以达祛瘀滞、通经络的作用。此法犹如河道阻塞，水流受阻，令疏浚其道，强令复通，故曰强通。

贺普仁教授对强通法的具体阐释如下：其一，放血疗法是用三棱针或其他针具刺破人体一定部位的浅表血管，根据不同的病情，放出适量的血液，以达祛瘀滞、通经络的作用。"强"既有硬要、迫使的意思，又有强大、有力的意思，此法犹如河道阻塞、水流受阻，令疏浚其道，强令复通，故曰强通。其二，强通法使用比毫针更强劲有力的三棱针为主的特种针具进行刺络放血。三棱针在《灵枢·九针十二原》等所记载的九针中属"锋针"，专为刺络出血用，刺络放血法也是针灸疗法中独具特色的一种传统针法。该法利用三棱针等在人体一定的穴位或某些浅表部位，刺破血络，强迫出血，放出少量血液，以达治疗疾病目的的方法。其三，刺络放血法颇受历代医家的重视。在《黄帝内经》中刺血疗法已有详尽的论述，其文 162 篇中有 40 篇或多或少地论及刺络放血的内容，文中系统论述了刺血工具、作用功能、部位选择、主治病症、应用禁忌等内容。后代医家多有记载，不仅反映在针灸专著中，也反映在其他内、外各科著名医家的著作中，如《外科精要》《儒门事亲》《脾胃论》及《卫生宝鉴》等。刺络放血法在我国少数民族的蒙医、藏医中也多有运用。其四，放血疗法之所以取效，关键是它能气血双调。通过灵巧的手法，快速强刺，迫血外泄、祛瘀通闭，使邪随血出，同时它又能激发经气，使经络通畅，营血顺达，从而达到清热解毒、祛腐生新、活血祛瘀、醒神开窍、安神定志等多方面的功效。强通法可应用于临床各科疾病的治疗，尤其在一些危急重症的急救中，常有立竿见影的效果。其五，拔罐疗法中的血罐疗法，兼有"温通""强通"两种性质的作用。血罐疗法为针刺后加拔火罐放血的一种治疗方法，多用于躯干及四肢近端。操作时，先局部用酒精棉球消毒，再用三棱针或皮肤针针刺局部见出血，然后再行拔罐，一般留罐 10 分钟，待罐内吸出一定量的血液后起之。本法适用于病灶范围较大的疾病，如神经性皮炎、丹毒、乳痈、白癜风、痤疮等。长期的临床观察表明：刺血疗法具有适应证广、奏效快、副作用少和操作简便的特点。在操作上不需要特殊设备，简便易学，确实是一种值得进一步推广的疗法。

（1）治病机理：放血疗法的治病机理可以从经络学说和气血学说两方面分析。《灵枢·经脉》曰："经脉者，所以能决死生，处百病，调虚实，不可不通。"经络具有由里及表，通达内外，联络肢节的作用，经络联系了人体各脏腑组织器官，并将气血运达全身，以保证人体正常生理活动。如经络不通可致脏腑失和，阴阳失衡，从而引发各种病证。如外邪侵袭，由表入里，通过经络内传脏腑，也可引发病证。《素问·缪刺论》曰："夫邪之客于形也，必先舍于皮毛，留而不去……入舍于经脉，内连五脏，散于肠胃。"

络脉是经脉分出的斜行支脉，大多分布于体表，从络脉分出的细小络脉为"孙络"，分布于皮肤表面的络脉为"浮络"。别络、孙络、浮络，从大到小网罗全身，具有加强十二经表里两经之间的联系和由体内向体表灌渗气血以濡养全身的作用。《素问·皮部论》曰："百病之始生也，必先客于皮毛……邪客于皮则腠理开，开则邪入客于络脉，络脉满则注于经脉，经脉满则入舍于脏腑也。"可见络脉同样也是外邪由皮毛内传脏腑、脏腑之间、脏腑与体表组织之间病变相互影响的途径。

气血是人体脏腑、经络等组织器官进行活动的最主要的物质基础。气为血之帅，可以生血、行血、摄血，而血为气母，二者相互依存，相互制约，相互为用。气血的异常是人体发生病症的重要病机之一。当病邪侵袭人体或脏腑功能失调以致气血瘀滞时，络脉本身也会出现相应的瘀血现象，所谓"病在血络"。放血疗法正是以此理论为指导。针对"病在血络"这一致病机制而直接于络脉施用放血疗法，既可使恶血外出，迅速祛除邪气，又可通过直接刺血而调气，气血调和，则经络通畅，脏腑平衡，从而治愈疾病。

（2）功效：刺血疗法具有解表发汗、清热解毒、醒脑开窍、活血化瘀、祛腐生新、消肿止痛、安神定志等多种功能，其中最突出的是清热泻火、活血化瘀的作用。由于刺血疗法具有直接祛除瘀血的功效，因此治疗血瘀证，特别是病位较为表浅的血瘀证，刺血疗法可算是最为简捷有效的方法。《黄帝内经》指出，不论什么疾病，治疗的第一步就是要祛除血脉中的瘀血，即《素问·三部九候论》所说的："必先去其血脉而后调之，无问其病，以平为期。"又《千金翼方》曾云："凡病皆由血气壅滞，不得宣通。"清代名医叶天士曾创"久病入络"的理论，刺血疗法的适应病证是十分广泛的，尤其在一些急危重症的急救中，常有立竿见影的效果，对某些顽固性疾病也有意想不到的疗效。

①退热：中医学认为，发热主要有两种情况：一为阳盛发热，一为阴虚发热。

此外，还有气虚发热。强通法退热主要适用于阳盛发热，因为阳盛则导致血盛。阳盛发热多由外邪引起，放血疗法对外感风热、热毒壅盛、热入营血均有良好的退热作用。

放血可减消血盛，以减轻体内的热邪，从而起到退热作用。人身之气以血为本，同时又随血出入，迫血外出能泄出过盛的阳气，从而改善了阳盛的状态，使机体的气血趋于平衡而热自平。至于阴虚、气虚发热，一般不宜使用此法。

②止痛：中医学认为“通则不痛，痛则不通”，意思就是说凡是伴有疼痛症状的疾病，在其经脉中必有闭塞不通的地方。

“强通法”可以直接迫血外出，疏泄瘀血，畅通经脉，故疼痛可止，即“通则不痛”。临床很多急性病症，如咽喉痛、偏头痛等，应用放血疗法都能收到满意的疗效。

③解毒:《备急千金要方》曰:“蜂蛇等众毒虫所螫，以针刺螫上血出。”古人在很久以前就已了解放血疗法的解毒功效。

强通法对机体正气不足、机能障碍时毒邪内窜的病证，如毒火攻心的红丝疔，以及毒邪浸淫而生的疮疡等有很好的疗效。

放血不仅使侵入机体的毒邪随血排出，而更重要的是通过理血调气，使人体机能恢复正常，抑制毒邪的扩展与再生。

④泻火：中医学认为，心属“火”，如果心阳过亢，人体就会出现一系列的“火谵症”，例如心烦不安、口舌生疮，甚至有发热、神昏谵语等症状。心主血脉，放血可以直接减轻心阳过亢的状态，而达到泻火的目的。中医还认为，肝胆内寄相火，肝藏血，因此放血也能治疗肝胆相火妄动的疾病，如暴发火眼、头晕目眩等症。

⑤止痒：痒症多与风邪有关。“治风先治血，血行风自灭”是治疗风邪的重要原则。放血后，血脉通畅则风邪无所存留，风祛则痒止。很多皮肤科疾病常用放血疗法。

⑥消肿:“肿”多由气血滞涩，经络瘀阻而成。“瘀血不去，新血不生”，依据“菀陈则除之”的治疗原则，使用放血疗法直接排除经络中瘀血，以使经络畅通无阻，肿自然可消。

⑦除麻：麻木之症多因气虚乏力，不能帅血达于肌肤所致。麻木以肢端最为常见，毫针针刺井穴或十宣穴，放出少量血液，血行则气通，气机得以鼓动而帅血液达于肢端，濡养肌肤而麻木自止。

⑧镇吐：胃气上逆、外邪犯胃、饮食停滞、肝气犯胃等多种原因可造成呕吐。放血能泄热降逆，疏导气机，调节消化系统功能，从而使胃气平，呕吐止。

⑨止泻：肠胃积滞化热和时疫疠气所造成的泄泻最宜放血治疗。放血能泄热解

毒，调畅气机，升清降浊而止泻。

⑩救急：放血疗法有启闭醒脑、凉血开窍之效。凡卒倒、昏厥、狂痫等急症，放血为简便有效的救急措施。

《乾坤生意》曾记载："凡初中风跌倒，卒暴昏沉，痰涎壅滞，不省人事，牙关紧闭，药水不下，急以三棱针刺手指十井穴，当去恶血。又治一切卒暴死恶候，不知人事者，及搅肠沙人事昏沉者。"可见古人多用放血疗法进行急救治疗。

（3）适应证：由上可知，放血疗法的作用十分广泛，因此适合放血疗法的病证极其宽广，据资料统计，放血疗法的适用病种多达150余种，现据贺普仁教授的经验和临床报道，归纳常用放血疗法治疗的病证如下。

①内科疾病：头痛、眩晕、面瘫、面痛、发热、感冒、中风、呕吐、咳嗽、中暑、泄泻及晕厥、抽搐等急症。

②骨伤、外科疾病：扭伤、筋痹病、肩凝证、项痹病、腰腿痛、筋瘤、痔疾等。

③妇科疾病：乳痈等。

④儿科疾病：疳积、夜啼、急惊风等。

⑤皮科疾病：丹毒、湿疮、蛇串疮、白疕、瘾疹、青蛇毒、黧黑斑、粉刺等。

⑥五官科疾病：针眼、天行赤眼、舌肿、喉痹、鼻衄、口疮、痄腮、牙痛等。

四、专病之治

（一）中风病

中风病又称卒中，是在气血亏虚的基础上，遇有劳倦内伤、忧思恼怒、嗜食厚味烟酒等诱因，进而引起脏腑阴阳失调，气血逆乱，直冲犯脑，脑脉闭阻或血溢脉外所致。临床上以突然昏仆、半身不遂、口舌歪斜、言语謇涩或不语、偏身麻木为主症，并具有起病急、变化快，如风邪善行数变的特点，好发于中老年人。

中风病相当于西医学的脑梗死、脑出血。

1. 病因病机

贺普仁教授认为，多种原因导致脏腑经络功能失调，阴阳逆乱，气血不畅，均可发生中风。如体质肥胖，嗜食肥甘，痰湿内生，郁而化热；脾胃虚弱，生化乏源，气血不足，瘀血阻络；或因房室不节，劳累过度，肾阴不足，肝亢化风，遇忧思、恼怒等发病。

2. 治法

通经活络，调和气血。

3. 取穴

（1）中脏腑

闭证：四神聪放血（三棱针放血仅限于急性期）、曲池、合谷、足三里、阳陵泉、太冲、中脘、天枢、丰隆。

脱证：隔盐灸神阙、气海、关元。

（2）中经络

风火上扰证：百会（三棱针放血仅限于急性期）、四神聪、曲池、合谷、太冲。

风痰阻络证：金津、玉液、曲泽、委中（三棱针放血仅限于急性期）、四神聪、中脘、曲池、天枢、合谷、丰隆、太冲。

痰热腑实证：百会、曲池、合谷、中脘、天枢、丰隆、公孙、太冲。

阴虚风动证：百会、风池、合谷、三阴交、太溪、太冲。

气虚血瘀证：百会、气海、曲池、合谷、阳陵泉、足三里、太冲。

4. 对症配穴

（1）神志

昏蒙嗜睡甚至昏迷：血压正常者针刺人中；血压高者十二井、十宣放血交替使用。

躁扰、失眠、乱语：本神。

失语：通里、照海、哑门。

（2）头面五官

眩晕：急性期四神聪放血，血压高者灸神庭。

头痛：合谷、太冲。

目失灵动、视物成双：臂臑。

饮水反呛、吞咽困难：天突、内关。

牙关紧闭：下关、地仓、颊车。

舌强语謇或伸舌歪斜：金津、玉液放血。

舌体萎缩或卷缩：风府、风池、哑门。

流涎：丝竹空。

（3）肢体

上肢不遂：条口。

下肢不遂：环跳。

足内收：绝骨、丘墟。

强痉：火针点刺局部。

抖颤难自止：少海、条口、合谷、太冲。

麻木：十二井放血。

（4）二便

大便秘结：支沟、丰隆、天枢。

小便癃闭：关元、气海。

大、小便自遗：灸神阙。

5. 操作

急性期：百会、四神聪、金津、玉液、十宣、十二井放血均采用三棱针速刺法；曲泽、委中采用三棱针缓刺法；余穴用毫针刺，取患侧为主，平补平泻。

恢复期、后遗症期：诸穴以细火针点刺，之后毫针留针治疗。穴取患侧为主，平补平泻。

6. 贺普仁经验解析

“贺氏针灸三通法”可应用于中风病的各个阶段。

急性期之实证以气血上逆、痰火内闭、瘀血阻闭等为表现，危、急、重是其病证特点，根据贺氏针灸三通法理论，必须用局部放血疗法以治血调气。此期应用放血疗法目的主要是针对其病机，用强通法以清热泻火、止痛、镇吐、救急危症。同时配合微通法以畅气机、行气血。

清热泻火：心属火，心阳过亢则出现心烦不安，甚至神昏谵语，心主血脉，放血可以直接减轻心阳过盛的病理状态；肝藏血，放血亦可治疗肝火妄动之病证。根据以上思路，针对急性期因颅压增高、高血压等因素出现的神昏、烦躁，甚至昏迷，伴息粗、脉实、舌红、苔厚者，给予三棱针放血。“气有余便是火”，阳气盛必然导致血热，放血可消减血热，减轻脉中的热邪，因而退热。“气为血之帅，血为气之母”，人身之气以血为本，同时又随血出入，放血能泻过盛的阳气，从而改善阳盛的状态，使机体气血趋于平衡，热而自平。如对高血压患者用三棱针速刺四神聪，刺入1～2分，挤出血液数滴。四神聪位于头顶部，《太平圣惠方》云：“理头风目眩，狂乱风痫。”《类经图翼》云：“主治中风，风痫。”该穴具有平肝息风潜阳之用，故对血压高患者有效。

止痛：中医学认为，“通则不痛，痛则不通”。伴有疼痛的病证，其经脉中必有闭塞不通的地方，强通法直接迫血外出，疏泄瘀滞，畅通经脉，故疼痛可止。故针对急性期因颅压增高、高血压等因素导致的头痛给予三棱针放血疗法。

消肿：肿大都由气滞血涩、脉络瘀阻直接造成，放血能直接排出局部经脉中“菀陈”的气血和病邪，促使经脉畅通无阻，以达到消肿的目的。故针对中风所致舌强言謇或伸舌歪斜，脉实、舌红、苔厚者给予三棱针放血疗法。

镇吐：恶心呕吐多属于胃热或肝气横逆犯胃，放血能泄热平肝逆。故针对急性期因颅压增高、高血压等因素导致的呕吐给予三棱针放血疗法。

放血疗法可通过泄热凉血、启闭开窍、醒神清脑的作用，急救卒中昏厥不省人事的患者，是有效的急救手段。恢复期以血瘀、痰凝、气机不畅致经脉失养为主证，主要用微通法以通调经脉，并根据需要配以温通之火针疗法；后遗症期多气虚血瘀、脉络痹阻而肢体废而不举或拘挛不伸，主要用火针疗法温通经脉、行气活血、柔筋止挛。

（二）眩晕

眩晕，通常称为头晕眼花。指头目昏眩，视物旋转或感头重脚轻，或感天旋地转，或如坐舟车之状。严重者不能站立，甚则仆倒。眩晕一症，古代又称为“头眩”“风眩”等，既为中医病名，也是临床症状。既可单独存在，亦可与他症共同出现。

眩晕多见于西医学的脑血管病、高血压、贫血、耳源性眩晕、颈椎病等疾病中。

1. 病因病机

眩晕多与心肝脾肾有关，其证或虚或实或虚实夹杂，以虚证为多。心藏神，脾统血，若劳心太过耗伤气血，以及大病过后气血失充，血脉不荣头目而致头目眩晕；肾藏精生髓，若房劳过度，肾精亏耗或年老肾气不足则肾阴不营清窍而致头晕；若因恼怒不解，气郁化火，损伤肝阳而致风动于上；或久病伤阴，水不涵木而致肝阳上亢；饮食不节，嗜食肥甘，脾失健运，水谷精微运化失常，湿聚于内生痰，痰浊中阻，清阳不升、浊阴不降而致头晕。

2. 治疗

（1）治则：依据辨证、辨病之不同，酌情采用补益气血，益肾添精，平肝潜阳，健脾化痰及活血通络等治法。

（2）取穴

主穴：百会、四神聪、神庭、足三里、三阴交。

配穴：气血两虚加气海；肝肾阴亏加肝俞、肾俞、太溪；风阳上扰加阳陵泉、太冲；痰浊上蒙加内关、丰隆。

（3）操作：依据辨证、辨病之不同，实证百会、四神聪、神庭采用放血疗法，余穴毫针泻法；虚证神庭可用悬灸法，余穴毫针用补法。

3. 贺普仁经验解析

贺普仁教授认为，眩晕一证，在临床上既不能单独用脏腑气血理论去认识，也不能单纯地用经络腧穴理论去理解，而是要用完整的中医理论进行全面的认识。将脏腑理论、气血理论、经络腧穴理论整体地有机地联系起来，进行细致的辨病诊断和辨证论治，才能提高疗效。

百会、四神聪可充养脑髓，清理头目；神庭是贺普仁教授治疗眩晕的经验用穴；足三里健脾理气，调理中焦，既可补气养血，又可祛痰化浊；三阴交是足三阴经之交会穴，可平肝息风、健脾化痰、滋补肝肾。本组穴体现了脏腑经络气血理论的综合应用，既治疗眩晕病证，又消除致病原因。

五、针法之长

（一）微通针法

微通法的操作包括持针、进针、候气、补泻、留针、出针六个步骤。

1. 持针

持针是指术者以拇指在内，食指、中指在外，固定针体，并调神定息。

2. 进针

根据贺普仁教授的体会和临床习惯，采用的是用努劲单手进针。方法是用拇指食指捏紧针体，微露针尖 2 ～ 3 分置于穴位上，以同手中指按压穴位的旁边，把屈曲的拇指食指突然坚实而有力地伸直努劲，使针尖迅速透过表皮及真皮。除了一些特殊穴位大多用这种努劲单手进针法。

3. 候气

候气是指针刺后，应用手法使机体对针的刺激产生“反应”，患者常常有针下的异常感觉，术者指下常常有沉紧、吸着等感觉。也叫作催气、气至、导气等。主要候气法有以下四种。

（1）弹指法：手离针柄，以指弹动针柄，使针体振动。食指向外弹为泻法，拇指向内弹为补法，是候气的方法之一。

（2）刮针法：以食指按压针柄，拇指指甲缓缓刮划针柄。实证向上刮，虚证向下刮，也是一种候气法。

（3）飞针法：以拇指、食指捻转针柄，旋即放手，再捻再放。

（4）捣针法：用右手腕部抖动，使针穴在原部位上下做小幅度频繁提插。适用于局部有麻木、顽疾、瘀血的疾病。

4. 补泻

（1）补法：针刺形式以轻、柔、徐为主；刺激量以小、渐、久为主；对机体产生作用的性质以酸、柔、热为好；对机体的影响以舒适、轻快、精神振奋为目的。

具体操作：进针后，采用“探索式”刺入地部，所谓“探索式”，就是徐徐渐进而轻巧地把针尖纳入地部，要求得气过程由小渐大，行气时如履薄冰，如待贵人，以小角度的捻转法或微弱的雀啄法，要求感传面慢慢扩大，感传线细而缓，在这个基础上，以柔和的单向持续捻转，角度一般 180 度为宜，同时再送针深入 1 ～ 2 分，然后留针。在留针过程中，针感缓缓增加至起针时仍存在。要求留针过程中，针感继续存在，甚至较前略加明显，然后慢慢减弱消失。一般重补时用此手法。如需要轻补时，操作手法为进针得气时不再继续操作。此时患者穴位处无明显感觉，但留针过程中患者常感到局部酸麻胀或沿经线向某一方向感传，产生欣快感、舒适感等，而且这种感觉逐渐加大。

（2）泻法：针刺形式以重、刚、疾为主；刺激量以大、迅、短为主；对机体的影响以明显的、触电性的麻酥感为佳，从而达到祛邪的目的。

具体操作：进针后，迅速将针尖插入地部，要求得气要快、大，行气时较频捻针柄或快而大为度的提插针体，要求感传面大并且迅速，感传线粗而疾，在这个基础上，以快速的左右角度相等的捻转，同时辅以快的提插动作，使针感显而著，达到最大的感传面和最远的感传距离。如此反复操作 3 ～ 5 次后，把针提起 1 ～ 2 分，然后留针 10 分钟左右。一般重泻法采用此术。

5. 留针

留针是指针刺施用补泻法后，将针置于穴位上的停留阶段。目前，大多留针 20 ～ 30 分钟。

6. 出针

出针必须聚精会神，如思想不集中，就容易漏取落针，或漫不经心一抽而出，引起出血或造成血肿。

出针时，左手拿棉球按住穴位，右手拇食二指握住针柄往外提拔，然后左手轻轻按揉针孔，以免出血。

有的穴位局部血管多，组织疏松，如头部的太阳穴、听宫、睛明、翳风、下关等穴处，出针时如不立即按压，很容易引起血肿，这些穴位应当特别注意。

在运用补泻手法时，主张补法起针宜缓，不应在出针时再施以刺激，特别在留针短，针下仍有沉、紧的感觉时，应把针体“顺”至松动后，再徐徐出针，按压针孔；泻法起针宜速，轻轻覆盖针孔即可，不必按压。

（二）艾灸疗法

贺普仁教授强调：虚、寒之证必灸，养生治未病善灸，推荐使用太乙神针。

1. 隔姜灸

贺普仁教授善用，倡导在立春、立秋节气采用隔姜灸以防病保健。方法：立春前后 5 天施灸气海穴，立秋前后 5 天施灸关元穴，每天约灸 10 壮。灸法的频度可参考

《扁鹊心书》的记述："人至三十，可三年一灸脐下三百壮；五十，可二年一灸脐下三百壮；六十，可一年一灸脐下三百壮，令人长生不老。"灸后若出现水疱，应抽去泡内液体，然后用无菌纱布覆盖局部，灸后半小时或一小时内不饮不食，静养休息。此法除防病保健外，对慢性病如腰腿痛、阳痿早泄、妇科诸病、哮喘劳嗽、胃肠虚弱等属虚寒证者均有明显的助益。立春、立秋亦可采用直接灸法，但灸炷宜小，约绿豆大。

2. 温和灸

温和灸既是临床常用的灸法，也是家庭保健常用的灸法。贺普仁教授善用艾条悬灸神庭穴治疗各类眩晕，特别是虚性眩晕取得了满意的疗效。轻证单灸神庭即可，重证患者，要在微通法辨证施治的基础上，加灸神庭 30 分钟。

3. 太乙神针

太乙神针又称为太乙针，实非针法，而是灸法。1717 年韩贻丰所撰《太乙神针心法》是最早的太乙神针专著，但韩氏并未把太乙神针的组方药味及制针方法公诸于世，因而该书流传不广。在雍正、乾隆年间，由周雍和等编撰的《太乙神针》一书流传最广，在 121 年里，竟有 27 个版本，可见太乙神针在清代的广泛运用。

太乙神针和雷火针为一源二歧，太乙神针可能起源于雷火针。它们都是用药末与艾绒混合制成的熏荚艾卷，只是方剂配伍、操作方法和适应证有一些区别。清代邱时敏认为：雷火针"多用蜈蚣、乌头、巴豆等物，率皆猛烈劫制，倘遇孱弱羸怯之躯，贻害不免"，而太乙神针药皆纯正，不伤肌肤，可用来广泛施治各种病证。太乙神针的药条处方有多种，常用的有两种：一是以《太乙神针》书中所载处方加减变化而成的"通用方"，即艾绒 90g，硫黄 6g，乳香、没药、白芷、松香、麝香、雄黄、穿山甲、桂枝、杜仲、枳壳、皂角、细辛、川芎、独活、全蝎各 3g；二是以《本草拾遗》方为代表，即人参 200g，参三七 400g，山羊血 100g，千年健、钻地风、肉桂、川椒、乳香、没药、苍术、小茴香各 500g，穿山甲 400g，甘草 1000g，防风 2000g，麝香少许。此两方可用于虚实并有之证，按此比例制成药末。然后取棉皮纸一张，长约 30cm，置药末 21～24g，卷如爆竹状，越紧越好，外用桑皮纸厚糊 6～7 层，阴干勿令泄气。

常用的施灸方法：将太乙神针一端点燃，在施灸部位上铺垫 7 层左右绵纸或棉布，或以 7 层棉布包裹住艾火，将艾火直接点按在施灸部位上，若火熄，再点再按，每次每穴点按 5～7 次。操作时，为了使药力随热力不断渗入肌肤，可点燃数根药艾条，交替使用。

太乙神针的适应证主要是风寒湿痹证、痿证、痛证和各种虚寒性病证。贺普仁教授曾用此法治疗红斑狼疮，取得了较好的疗效。贺普仁教授认为太乙神针值得进一步研究。

（三）强通法

1. 针具

临床应用放血疗法时依据不同的需要和条件选择不同的针具。如三棱针，尖端呈三棱形，针尖锋利，针体较粗，古称“锋针”。一般用不锈钢制成，分大、中、小三号，是临床放血的主要针具之一，一般在需要放血量较多时使用。毫针，放血时一般用1寸针，在需要出血量较少时使用。小儿及虚性患者较为适宜。梅花针，即皮肤针、七星针，由5～7枚不锈钢针集成一束，或如莲蓬形固定在针柄的一端而成，适用于浅刺皮肤出血，具有刺激面广、刺激量均匀、使用方便等优点。火针、拔罐、橡皮止血带、注射针头、小手术刀片等也可作为放血用具。

2. 辨证和取穴

（1）辨证

①整体辨证：首先要仔细观察患者的神色形态、体质状态、神气盛衰以确定治疗方案，放血的部位、深浅、出血量的多少因具体情况而异。其次，当详辨虚实寒热。辨证为实证、热证者，放血疗法最宜。最后，应知疾病的标本缓急。“急则治其标”，如昏迷、惊厥、高热等危急之症，先放血以醒脑开窍、泄热启闭，然后再根据不同病因具体治疗。不仅如此，放血疗法还可以防止病邪入里，阻断疾病的发展。

②局部辨证：放血疗法直接作用于血络，血络不仅是治疗部位，也可作为诊断依据之一。通过观察脉络的形态以及血色，可辨明疾病的寒热属性以及病邪的深浅进退。一般说来，放血即出，色鲜红，质正常，表示病邪轻浅；血出较缓，色暗红，质黏稠，则邪盛；若放血则迅速涌出，色黑紫，质黏稠，当属血热毒盛或瘀血阻络；若出血慢，血量少，质稀薄，多属正气不足。察血络只能是协助手段之一，辨证仍需从四诊入手，整体出发，全面分析。

（2）取穴

①取穴原则：放血疗法的穴位选择也符合常规针灸处方的组成规律，即近部取穴、远部取穴和随证取穴。近部取穴，每一个腧穴都能治疗所在部位局部和邻近部位的病症。远部取穴，在病痛较远的部位取穴，既可取所病脏腑本经腧穴，也可取表里经或相关经脉中的腧穴。随证取穴，亦即辨证取穴。如外感发热，可取大椎、合谷、曲池放血退热；昏迷可取人中、十宣等放血醒神。以上取穴三法，既可单独使用，也可配合使用。

②取穴特点 放血疗法除以上取穴原则外，还具有以下特点。

按腧穴取穴：首先，放血疗法选用特定穴较多，因井、荥、输、经、合、原、络、俞、募及八脉交会穴等特定穴具有特殊的治疗作用，故常作为首选。其次，放血疗法选用奇穴也较多，如耳尖、太阳放血治疗红眼病，四神聪放血治疗高血压等。最后，放血疗法还经常选用经验穴。如耳背放血治疗头痛、头晕；身柱、大椎放血治疗疟疾。

按部位取穴：某些疾病的发生发展过程中，在经络循行的通路上或在某些穴位上，会有压痛，或类似丘疹样改变，这些就是反应点，有些反应点不明显，但经摩擦后可显示。丘疹样点可呈褐色、粉红色、灰白色、棕褐色，也可表现为结节或突起，或出现斑痕，这是体内脏腑之气在皮部的反应。因为十二皮部是十二经脉之气表现于体表的部位，也是络脉之气散布的所在。故在反应点放血可以调节经脉之气，治疗脏腑病变。

取血管显露处：如头面、舌下、腘窝都为静脉显露之处，或穴位周围静脉比较明显处。发生病变时，静脉的形态、颜色均可能发生变化，在该处放血易于出血，奏效快捷。

取病灶局部：《疮疡全书》中记载了治疗丹毒的方法“三棱针刺毒上二三十针”，即直接在病灶处放血。疮疡、急性扭挫伤及多种皮肤病都适合用此法治疗。

3. 消毒

放血时因针具直接刺入血管，故治疗前必须严格消毒。

4. 刺法

（1）速刺法：即点刺法。先在针刺部位揉捏推按，使其充血；然后右手持针迅速刺入皮下 0.5 ～ 1 分，立即出针，挤压针孔周围，使血液流出数滴即可；最后以消毒干棉球按压针孔。此法用于井穴、十宣穴及耳尖等末梢部位。面部穴位放血也多用速刺法，如印堂等皮肉浅薄部位可提捏进针，即左手拇食指将针刺部位的皮肤捏起，右手持针，从捏起的上端刺入，点刺即可。

（2）缓刺法：适用于浅表静脉放血，如尺泽、委中等所在的肘窝、腘窝部位。操作时用橡皮止血带系在所刺部位的上端或下端，施术者右手拇食中三指持三棱针或其他针具，对准穴位或静脉鼓起处，徐徐刺入 0.5 ～ 1 分，然后将针缓缓退出，血即随针流出，停止放血时，将橡皮止血带解开，用消毒干棉球按压针孔，血即可自止。

（3）挑刺法：适用于胸部、腹部、背部、头面部穴位及肌肉浅薄的部位，如很多疾病发生时会在身体的不同部位显示出类似丘疹的反应点，挑刺这些反应点，即可治疗疾病。施术者左手按压施术部位的两侧，或捏起皮肤，使皮肤固定，右手持三棱针或其他针具，将表皮挑破，使血或黏液流出，最后进行无菌消毒。

（4）散刺法：用三棱针在病灶周围上下左右点刺数针或几十针，然后用手轻轻挤压局部，使之出血。此法多用于痈肿、痹证及皮肤病等。

（5）叩刺法：此法常用于梅花针。将针具和皮肤消毒后，针尖对准叩刺部位，使用手腕之力，使针尖垂直叩打在皮肤上，并立即提起，反复进行。根据不同情况分别选用弱、中、强三种刺激强度，可使局部微量出血。神经性皮炎、顽癣等皮肤病，神经性疼痛及皮肤麻木等症均宜用此法。

（6）针罐法：多用于躯干及四肢近端等肌肉丰厚处，是一种针刺后加拔火罐的治疗方法。消毒后，先用三棱针或皮肤针针刺局部，然后在局部拔罐，5～10分钟后，待罐内吸出一定的血液时起之。丹毒、扭伤、乳痈、白癜风、痤疮等疾病可采用此法。

（7）火针法：是一种火针和放血结合的疗法，具有双重功效。将火针烧热后刺入一定的部位，使血液流出。此法多用于治疗下肢静脉炎、下肢静脉曲张、血管瘤、疔毒等病症。

5. 出血量

临床上必须根据十二经气血的多少及其运行的情况来决定是否刺血及刺血量的多少。太阳、阳明、厥阴等多血之经，宜刺血，出血量可大一些；相反，少血之经的病变，如少阳、少阴等经脉，则不宜刺血或只可少量出血。

穴位点刺出血时，出血3～5滴即可，若在静脉处放血，血色由深变浅或由黑变红即可停止放血。

六、读书之法

（一）启蒙书

贺普仁8岁在家乡开始读私塾，学习《三字经》《论语》《孟子》等国学经典。过去学徒入门大致是读这些书。说它是启蒙读物，并不浅白，只是指通俗易懂。读时朗朗上口，易读易记。

（二）经典古籍

贺普仁教授在其学术生涯和学术传承过程中可以明确看到针灸古籍对其学术思想形成的影响，并且贺普仁教授也在传播其学术思想过程中多次提到研读古籍的重要性，这些对针灸学意义重大的古籍以成书年代划分，唐代以前的首推《黄帝内经》《针灸甲乙经》，此为针灸学理论的基石；唐代无针灸专著，但《备急千金要方》《外台秘要》中针灸学部分不可不读，为这一阶段针灸学内容发展的补充；宋代《针灸资生经》《铜人腧穴针灸图经》《琼瑶神书》《铜人针灸经》四部书为针灸学的系统化、标准化发展起到突出作用；明代时针灸达到鼎盛时期，针灸专著中首推《针灸聚英》，其他还有《神应经》《针灸大成》《针灸大全》，不仅对前代针灸文献进行整理和研究，而且流派云集、学术争鸣，学术思想活跃。清代由于清政府对于针灸采取排斥态度，对针灸的发展影响很大。但清代针灸在两方面取得了较大的发展，一是刺疗疖法，即用针灸消炎止痛；二是针灸治疗痧证，证明针灸治疗某些急性病和传染病是有效的。对上述古籍的研读构成了贺普仁教授学术思想——贺氏针灸三通法的主要源泉。

七、大医之情

（一）普天同心，仁心济世

《素问·灵兰秘典论》将崇高的医道称为“精光之道，大圣之业”。这正是贺普仁自入医门以来将自己的一生奉献给患者以期成就大圣之业的崇高目标。自 1940 年从师牛泽华医生后，看到无数患者经牛泽华医生治疗后恢复了健康，在牛泽华医生的“生命至重，唯人至尊”谆谆教导和临床实践的影响下，年轻的贺普仁立志成为一名救人于病痛的良医。立志将医之“精光之道”承前启后，发扬光大成就大圣之业。在从师的 8 年间，作为学徒的贺普仁晨起练功，服侍老师，白日随师应诊，从通读儒家经典四书五经熟知内难，到精读甲乙博览历代针灸各家书籍，精勤不倦勤奋耕耘，奠定了深厚的传统文化和中医针灸功底。正是如此，使贺老在承前启后，发扬光大中医针灸文化和针灸理论基础上，创立了贺氏针灸三通法。贺老认为传统中医针灸的形成基于传统的中国文化，是中医针灸之本，研究发掘中医针灸的理论和临床不能脱离其本，否则，成为无本之木，无源之水。

人的生命和健康之重，应唯人是尊。“不为良相，愿为良医”是中国传统人文理念之一，孙思邈的大医精诚、仁心至爱的人文关爱理念是贺老经常给弟子们的谆谆告诫，要做医生先要做人，必须要有仁爱之心才是行医之基础，才能取得患者的信任。做到“凡大医治病，必当安神定志，无欲无求，先发大慈恻隐之心，誓愿普救含灵之苦。若有疾厄来求救者，不得问其贵贱贫富，长幼妍蚩，怨亲善友，华夷愚智，普同一等，皆如至亲之想……如此可为苍生大医”。正是“医贵乎精，仁术济世”的精神和实践能力，使广大患者对贺老有十分的信任和依靠，更使弟子们崇敬无比。

作为中医药文化重要组成部分的传统医德，贺老身体力行并认为中医文化和传统医德不是可有可无，也不是与现行临床医疗无关，恰恰相反，高尚的医德行为能够极大地提高实践水平和医疗疗效。这是和针灸的特殊治疗手段有明确的关系。正是基于这种理念，只要患者需要，不分贫富长幼，贺老均予精心的治疗。尤其对经济条件拮据的患者，贺老还经常给以接济。在临床过程中也是如此，无论患者何种身份，患有何种疾病，贺老都予认真细致的治疗。例如，75mm针具针刺长强穴，这是贺老经常应用的方法，一般医生不愿意操作，不好操作而且不方便。但贺老从不顾及这些，每每操作均认真仔细到位，即便患者极不卫生，贺老也认真对待，亲自动手。甚至在“非典”流行期间，年近八旬的贺老不惧被染危险，亲临指导应用针灸方法治疗“非典”。类似事情不胜枚举，令广大患者和学生高山仰止。一些看似小事，实质是大师风范的具体体现。正是这点点滴滴的具体事件堆积起名扬四海的一代宗师。

贺老认为，孙思邈的“凡大医治病，必当安神定志”是针灸医生必备的精神心理修养，鼓励患者使其树立信心需“以眼观其心，以心度其腹，以形治其神”的精神理念与气功武术的原理一致。医者临床心志安宁，周身气血贯通，利于聚精会神，利于手法的操作，利于患者正气的产生。因此，贺老提出高尚医德不仅是医患之间的和谐，而更应该从深层次的实质意义加以认识。这是每一个针灸医生的必修科目。贺老对传统行医方式的内涵精髓的充分理解和实践，构成成就一代宗师的厚重底蕴。

贺普仁刚出道时曾为自己定下规矩，在诊费上不能太认真，有钱、没钱都得看。

1956年，贺普仁虽是“公家”的大夫了，但还丢不下那批享受他免费治疗的穷病友:“晚上到家来吧，下班以后我给您瞧病!”

贺普仁不仅医术精湛，而且善良仁慈。他常对学生们说:“患者本身就受病痛折磨，来一次也不容易，不仅要尽力治疗，还要多加安慰，让患者身心都减少痛苦。”

早在年轻刚出道的时候，他就为自己定下三条规矩：一是要从技术上下功夫；二是病人不论白天晚上，何时来都要应诊；三是在诊费上不能太认真，有钱、没钱都得看。学生们曾为他算了一笔账，当时，从端午节到中秋节，一个月他大约有600元没有收，100天算下来，有1700元诊费被他免了。这个数字在当时可是个天文数字了。也就是凭着疗效突出，服务态度好，以及诊费上的“不认真”，使他的名气越传越广。

1948年初，春寒料峭时节，诊所门前有位衣衫褴褛的老人在徘徊。老人看得出，里面的医生很年轻，从他对病人同情与怜爱的眼神中，他敢肯定这是一个善良忠厚的人。室外久久徘徊的老人，惊动了贺普仁，他体谅老人的困境，决定免费为他治疗。当时，天桥地区是穷苦人的聚集地，贺普仁就常常为穷苦患者免费治疗。翻翻当年贺普仁诊所的账本，欠账百元者有，欠账千元以上者也有，这从不收讨的陈年流水账，显出了他为人的分量。

从1956年至今，贺普仁晚间义务门诊50个春秋。真所谓针灸寓深情，拳拳爱人心。多年来，贺普仁还为针灸走向世界、为世界接受针灸多次出国讲学，并传道解惑，乐育英才，为针灸的发展繁荣作出了巨大贡献。

普天同心，仁义为怀，神针妙法，武医丹修，一指回春，这就是国医大师、针灸大家贺普仁。

（二）著书立说，惠及后人

贺普仁爱看书，尤其是中医、针灸方面的书。不仅如此，他还有藏书的爱好。各个朝代各个时期，只要与针灸有关，他都想尽办法搜集到，其中不乏一些孤本、珍本。如何充分利用这些书，如何使多年的针灸积累物尽其用、惠及后人，有“针灸藏书第一家”之称的贺普仁决定把自己的这些藏书贡献出来，结合国内其他馆藏针灸典籍，来一次大整理。

在他的带领下，一部30分册、共1000多万字的《中华针灸宝库·贺普仁临床点评本（明清卷）》终于由北京科学技术出版社出版发行。明、清两代既是中医针灸最为鼎盛的时期，也是相关著述、典籍最为丰富的时期。贺普仁整理编纂的这部丛书收录了明清时期的针灸古籍97种，其中48种为首次整理。丛书不但最大限度地维持古籍原貌，而且还从临床应用角度对每种古籍进行了点评。中国工程院院士、针灸大师程莘农评价贺普仁“以多年临床经验相参悟，辅以考据之学，其中颇多珠玑之言，必能使后学者读之而获益甚多”。

除了著书立说，贺普仁还始终关心着中医针灸事业的发展，以及与针灸相关的各项政策、措施。当得知中医针灸入选“世界非物质文化遗产”时，老人兴奋不已；当看到中医针灸技价背离、发展受阻时，老人焦急呼吁。他说，晚年最大的愿望就是想看到一座国家级的针灸专科医院的建立、一套世界性针灸标准的确立、一项立足长远的针灸事业发展规划的制定。

1990年，贺普仁从医50周年时，时任全国政协主席的李先念专门为其题词“银针寓深情，拳拳爱人心”。现在看来，这正是贺普仁医者生涯的生动写照。

（三）心悟之道，道法融通

医，《黄帝内经》称为医道，作为一代国医大师，贺普仁教授认为所谓“道”，是中国传统文化对事物运动内涵实质认识的最高境界。对于针灸而言也是如此，既要言传更需神会。言传与神会是相互依存，互相为用的两个不同层面，都是理解和学习中医针灸的必须要件。中医针灸与中国文化同根相衍，中国文化之中“道”的观念必然影响中医针灸的理论和实践，从《黄帝内经》到历史名家的临床实践已经说明“道”在中医针灸的重要意义。

贺老认为成为较有造诣的针灸大夫不能仅仅将针灸作为“术”来理解，掌握针灸的“术”是必须的，是重要的，但不是最高水平。应该从更高层次，从“道”的观念去理解和学习应用。针灸医生只掌握脏腑辨证经络腧穴等，只是掌握针灸临床基础内容，并不能达到理想临床效果和境界。贺老因此提出有造诣的针灸大夫必须学习传统的儒道文化，专业方面在“通读内难，熟知甲乙”基础上，必须遍览群书，且需做到3点，即“要有悟性、大量实践、学点武术气功”，提纲挈领地指出成为针灸大夫的必需条件。其中“要有悟性”是贺老经常谈到的首要条件。《灵枢·九针十二原》曰：“小针之要，易陈而难入。”这是贺老经常提出的思考，经过数十年的研究和实践，贺老认为“入”即入门，入深，入透。目的是要有好的疗效。疗效的相关因素的构成是比较复杂的。辨经、辨证、选经、认识腧穴、选穴、配穴方法、手法等诸多环节的完美恰当组合才能构成最佳临床疗效。用“心”悟道，用“心”炼“术”是贺老针灸基础思想。贺老主张认识疾病，治疗疾病应该包括躯体、心理等方面的内容，此间互相影响。若其中某一环节缺失，则认证不准，治疗不切。

八、养生之智

贺普仁教授练八卦掌数十年，身体日渐壮实。并注意结合针灸专业的需要，发挥了八卦掌代拳、以掌代钩，掌拳兼施的捶击之功。把八卦掌与针灸有机地结合，改造传统针灸技法。他不仅练八卦掌，还练静功，每天都要打坐站桩，苦练修行。继而又学练了十八节刀、八卦连环剑等器械。十几年苦练功法使他的指力、腕力很强，为快速无痛进针打下了基础。贺普仁教授认为针灸大夫不练功，是一大缺陷。练功是“健身养生，是积极地防病于未然”。练完通体舒畅。练功以后，他的针灸技术更为纯熟，进针时特别轻巧。在他年逾古稀时还能每天为上百名患者针灸治疗，这归功于几十年来坚持不懈地习武练功。

九、传道之术

贺普仁教授言传身教，注重学术传承工作，培养了众多优秀的针灸医家。1991年，贺普仁教授成为国家级名老中医，由政府选定学生、徒弟。几十年来，他以“针灸三通法”理论培养了大批优秀弟子及针灸学研究生，所传带硕士研究生及弟子达400余众，可谓桃李满天下，遍布国内外。

1956年，贺普仁教授调入北京中医医院，任针灸科主任达26年之久。其学术思想以北京中医医院针灸科为平台而广为传播。1990年贺普仁教授被卫生部、人事部和国家中医药管理局授予“全国名老中医”，1991年被国家中医药管理局、市卫生局指定为国家500名老中医之一，先后带教国家级学术继承人6名（徐春阳、王京喜、程海英、张晓霞、谢新才、王桂玲），北京市级学术继承人2名（盛丽、崔芮），研究生3名（王德凤、谢新才、王可），1996年以后又以临床指导形式带教北京中医医院针灸科多名医生，逐渐形成了一支稳定的传承队伍，目前这支队伍中有博士生导师5人，硕士生导师13人，高级职称38人，全国师承指导老师3人，市级师承指导老师6人，确定了稳定的传承思路与研究方向，为贺普仁教授学术思想得到全面继承和发扬打下了坚实基础，对工作室人才培养起到了积极的推动作用。目前北京中医医院针灸科不仅全面继承了“贺氏针灸三通法”这一学术结晶，而且在临床、科研、教学方面得到了全面发展，对北京地区乃至全国针灸学术的发展起到了带头作用。

在其影响及悉心指导下，其子女贺书元、贺林、贺信、贺喜、贺畅、贺明、贺伟及孙子贺小靖、贺伯阳、贺伯超、贺伯翰等继承贺老学术思想，也都在从事针灸相关工作。贺老还带教了大量国内外慕名前来学习针灸的医务人员，为三通法的发扬光大作出了一定的贡献。

为加强国际交流，贺普仁教授曾先后赴美国、日本、韩国、新加坡、澳大利亚、北欧五国等地进行访问、工作和学术交流，其“针灸三通法”学术思想及精湛医术使国外医学界同仁惊叹不已，被誉为针灸泰斗。继1991年成立北京针灸三通法研究会后，日本同仁在1992年成立日本针灸三通法研究会。

贺普仁教授在繁忙的临床工作之余不断总结经验，著书立说，出版著作38部，其学术思想得以系统总结和整理。为了让其学术精华更广泛地服务于大众，北京中医医院针灸科多次举办“贺氏针灸三通法”学习班，学员分布于全国各地。

2019年成立中国针灸学会火针专业委员会，北京中医医院针灸科李彬主任担任主任委员，孙敬青副主任担任副主任委员兼秘书长。同年举办国家级继续教育项目“火针疗法及其临床应用学习班”，之后每年举办，万人以上参加学习。贺氏火针及贺氏针灸三通法的影响力与日俱增，享誉海内外。

贺普仁学术传承谱

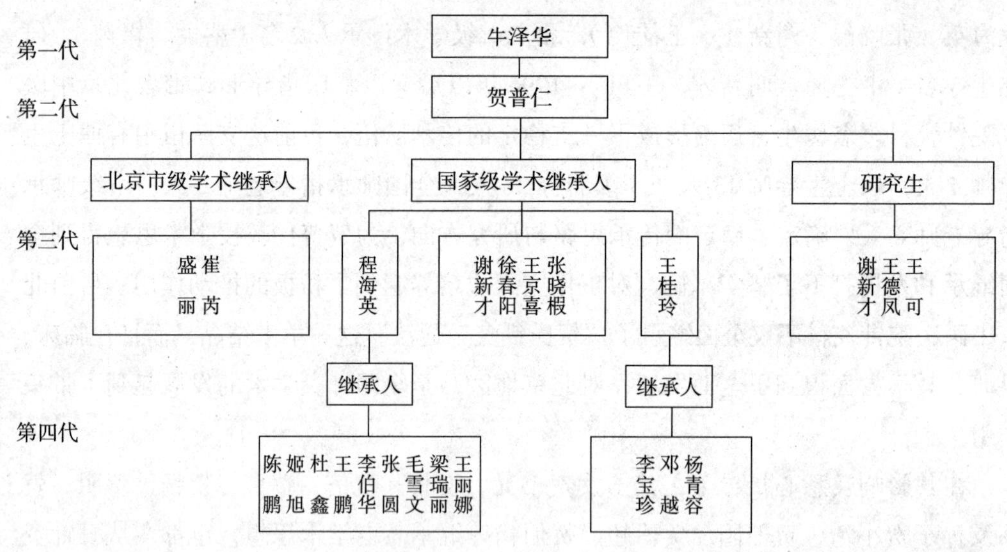

（李彬、孙敬青整理）

（伊丽萦编辑）

班秀文

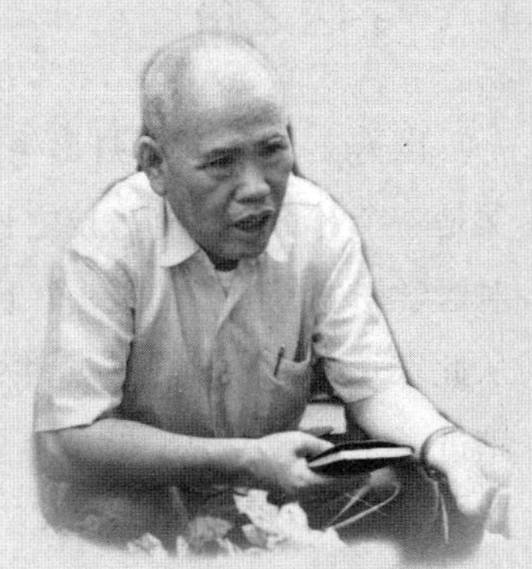

班秀文（1920—2014），字壮，壮族，广西中医学院（现广西中医药大学）教授。全国老中医药专家学术经验继承工作指导老师。享受国务院政府特殊津贴。2009 年被评为首届“国医大师”。

班秀文一直在医疗、教学和科研一线辛勤耕耘，其擅长内、外、妇、儿、针灸科疾病的诊治，对妇科造诣尤深，形成了自己独特的学术观点。1989 年被授予广西壮族自治区和全国优秀教师光荣称号。他先后在国内外学术刊物上发表 60 余篇论文。论著《班秀文妇科医论医案选》《妇科奇难病论治》《班秀文临床经验辑要》是其数十年理论与实践相结合的心血结晶，班秀文还是现代壮医药理论的奠基者，1984 年他在广西中医学院创建壮族医药研究室，兼任研究室主任；1985 年 9 月他招收第一批攻读壮族医药史的硕士研究生，同时还撰写了《壮族医药学的防治特点》《壮族医药》等壮医药研究论著。经过一代又一代壮医药工作者的不懈努力，目前壮医药在理论研究、诊疗方法、壮药开发及应用推广方面都取得了丰硕的成果。

一、学医之路

班秀文1920年1月出生于广西隆安县雁江乡长安村那料屯的一个农民家庭。祖父是一个对骨伤科有一技之长、亦医亦农的乡间医生。班秀文从小在祖父的熏陶下，对医学萌发了浓厚的兴趣。班秀文7岁时，因家乡瘟疫流行，祖父和父亲相继离世，从此家境贫寒，他沦为放牛娃，然仍勤学好问，在穷乡亲的接济下，于12岁那年踏进了果德县（现平果县）县立第一小学的大门，从此开始了他艰难曲折的求学之路。1937年秋，广西省立南宁医药研究所在平果县招两名本科生，他以同等学力第一名的优异成绩被录取，从此步入医林。他通读精读中医经典著作，口诵心记，由浅到深，从博返约，日积月累。除日夜不懈地忘我苦读外，他还随时随地虚心向老师、同学请教，深得该校教师刘惠宁、刘六桥的喜爱，两位老师常带他到自己的诊所见习，将自己所学传授给他。1940年秋，班秀文毕业，被分配到桂西山区凌云县平私医务所当所长兼医师。班秀文同情劳动人民的疾苦，经常外出给各地群众看病，坚持采用针灸和草药给群众防病治病。他不仅治疗一般的常见病、慢性病，也治疗急性传染病，如疟疾、痢疾、回归热等。在草药方面，他更是内服外用兼施，收到较好的疗效。他治疗乳腺炎常用芭蕉根捣烂外敷，1～2小时即可见效；食滞泄泻，用番桃叶嫩苗治之，其效神速。当年在山区行医时，有感于当地壮族妇女忍辱负重、劳作辛苦、饱受经带之疾折磨，班秀文开始注重对于妇科疾病的研究和诊治，当时救人无数。由于当时国民党当局腐败无能，不重视中医和山区的医疗卫生工作，最后班秀文愤然辞职返乡。回到果德县后，他先后在县中学医务室、县卫生院供职，但由于当时社会动荡，他的抱负难以施展，遂于1946年辞去公职，在县城悬壶开业，不久就成为当地有名望的医生，25岁时，他被选为果德县中医师公会理事长。新中国成立后，他积极响应中医要学习西医号召。1951年3月，他被保送到广西壮族自治区第六医士学校及中南抗疟人员训练班学习，在那里他认真学习了许多西医的基础理论和临床知识，为他将来中西医汇通打下了良好的基础。1952年9月，他被分配到广西民族卫生工作队当医生，深入广西的壮乡苗寨，为少数民族群众防病治病。由于当时工作流动性大，只能携带部分常用中草药，遇到复杂的疾病，在交通闭塞、药品奇缺的山乡，他的针灸和草药特长又一次得到发挥。1953年春，隆林县德峨乡流行回归热，他随所在的广西民族卫生队火速前往，用针灸和草药挽救了几十户濒临死亡的山民。1955年，他被调到百色地区人民医院当医师，负责筹办中医科及诊疗工作。因工作出色，1957 年他奉命调到广西中医药大学前身——广西壮族自治区南宁中医学校从事中医医疗、教学和科研工作，先后担任妇儿科、中国医学史、各家学说、金匮要略等教研室主任和壮医研究室主任。几十年来，班秀文在教学和医疗一线辛勤耕耘，桃李满天下。他热心中医教育事业，先后讲授过中医诊断学、中医内科学、伤寒论、金匮要略、温病学、中医妇科学、中医基础理论、内经、中医各家学说等十多门课程。

二、成才之道

（一）勤奋是成功的必由之路

班秀文认为，要学到真正的本事和知识，除勤奋和虚心外，没有别的途径可走。靠这种勤奋笃实的治学精神，他通读精读许多中医经典著作，口诵心记，由浅到深，从博返约，日积月累。除日夜不懈地忘我攻读外，还随时随地虚心向老师、同学请教。班秀文教授从临证中深深体会到中医之学贵在实践，除熟读经典外，还须躬身实践，在实践中验证理论，方能深刻领会经典原著的精神实质，以精术济人。

（二）读经典、做临床是提升诊疗水平的重要方法

在临床实践中，他还把经典著作之精髓与各科临床实践紧密结合，灵活运用，在继承的基础上有所发展，有所创新。1982 年，他的学术论文《六经辨证在妇科病的应用》首次在全国妇科学术大会宣读，被日本东洋学术出版社摘要发表，日本有人慕名前来南宁找班秀文教授诊治疾病。他创造性地把六经辨证应用于妇科领域，引起了国内外学者的关注，也把《伤寒论》在妇科领域的应用向前推进了一步。

三、学术之精

（一）辨证求本，三因制宜

班秀文教授认为，疾病的发生虽然是错综复杂、变化多端的，治病之方也是多种多样的，但只要辨证准确，抓住疾病发生发展规律，然后用药立方，就能精一不乱，药能对证，则药到病除；反之，辨证不明，或攻或补，或清或泻，都达不到“补虚祛实”的目的。除灵活运用四诊、八纲、六经、脏腑等辨证方法外，班秀文教授临证还从整体出发，注意辨别整体与局部的关系，从整体和局部的症状去全面分

析、综合、审证求因。如妇科病变以肝、脾、肾三脏功能失调为主，病机复杂，可因虚致实，也可因实致虚，最终导致气血紊乱或气阴两虚、阴阳两虚。但不论病因起于何脏，由于肾为气血之根，内寓真阴真阳，冲任隶属于肾，胞宫系于肾，“五脏之伤，穷必及肾”，故肾在发病中始终占主导地位，而局部症状以下焦及胞宫症状为主。临证有时整体辨证为虚，而局部辨证为实，此乃虚中夹实，或实中有虚，治则就有补气化瘀、补血化瘀之分。要处理好妇科病局部与整体的关系，不可片面地注意局部而忽略了整体。

临床辨证要与辨病相结合，以提高临床疗效。随着科学技术发展的日新月异，人们对疾病的认识也愈加细致而深刻。由于疾病的发生错综复杂，仅靠四诊的收集，八纲、六经、脏腑等辨证是远远不够的，必须辨证与辨病相结合，有的放矢，才能提高临床疗效。如无子宫的闭经、不孕症的患者，往往六脉平和，神色、形态一如常人，纵然四诊周详，结果仍然无法探知其病变所在，也不知其病性的症结，故解决的方法是在辨证为主的基础上，辨证与辨病相结合。在辨病中，班秀文教授主张既要辨西医的病，也要辨中医的病，因为中西医是两种不同的理论体系，各有所长和所短。西医通过现代的检查方法，对疾病的病因、病位认识相对来说较具体，但对疾病的性质及其邪正增长盛衰的认识却有所缺陷。例如输卵管阻塞引起的不孕症，虽然经通液造影等检查能证实其病位所在，但对其致病因素是瘀血，还是痰湿或气滞，以及其病性的寒、热、虚、实，往往认识不全。而中医通过四诊资料的搜集，着眼于整体，审证求因，能综合而较全面地认识疾病，不仅能定病名，也能判断病性。又如脾虚可引起月经不调、带下量多、胎漏等不同的病变，在这里月经病、带下病、胎漏病是不同的病名，而脾虚却是共同的病性，因而在治疗上便有同病异治、异病同治之说。月经病则调经理血，多用健脾、益气、生血之法，带下病在健脾的同时还要佐以化湿之品，胎漏病则不仅要健脾，还要补肾安胎，以固封藏之本，这就是中医辨证与辨病相结合的优越性。但中医对病因、病候的具体认识是不够的，如带下量多，色黄白相兼，质稠秽而阴痒者，虽可辨属下焦湿热之患，但是否有真菌或滴虫感染是无法证实的。中西医若能取长补短，则对于疾病的诊断、立法、处方、预后判断自能左右逢源，取得良效。

此外，辨证除从临床症状着眼外，还包括因人、因时、因地制宜，既要辨别其体质之强弱，病情的寒热虚实，还要考虑到地理环境的高卑润燥，气候的寒热温凉，综合考虑，其中又以“因人制宜”为要。不同体质者用药有别，如木火型人阴虚多火，易化燥伤阴，用药以甘润为宜，慎用辛燥苦寒之品；湿土型人则用药温燥，以温补燥湿，健脾祛湿。根据病者形质之殊，用药治疗要有所侧重。

（二）妇科疾病五脏并重，肝脾肾为宗

妇女以血为本，以血为用，其月经、带下、妊娠、产乳等生理功能或病理变化均与血分息息相关。班秀文教授认为，治血之法，即为治疗妇科病之法，而血的生成与五脏有关，以其生化于脾，总统于心，藏受于肝，施泄于肾，“肺朝百脉”。五脏功能正常，则血液生化有源，所以班秀文教授在治疗中重视调整五脏的功能。

五脏中，肝为刚木之脏，内寄相火，体阴而用阳，具有疏泄气机、储藏调节血液的作用，为冲任之脉所系。肝气条达，则脏腑安和，气血津液生生不息；肝血充足，气机冲和，则冲任脉通盛，月事以时下，已婚育龄妇女易孕而胎壮，分娩顺利，产乳充足。若肝失疏泄，肝郁则诸脏皆郁，气机郁结，则诸病丛生。如经行前后不定，量多少不一，甚则崩漏，或经闭不行，已孕则多有胎萎不长、堕胎、小产之变，故叶天士强调女子以肝为先天。

心为火热之脏，为五脏六腑之主，主血脉而司神明。“主明则下安”，心的功能正常，能协调各个脏腑的功能活动，气血流通，神志爽朗，思维敏捷，人体健康。反之“主不明则十二官危”，不仅发生神志和血脉的各种病变，还可导致各个脏腑的功能失调，即所谓“心动则五脏六腑皆摇”。妇女以血为主，胞络属心而络于胞中，心主血脉，神明的功能如何，将直接影响妇女的生理活动和病理变化。心神畅达，心阳之气下降，心血下交于胞中，则月经按时来潮，胎孕有期。若忧愁思虑太过，以致心阴暗耗，营血不足，神志郁结，胞脉不通，气血不能下达于胞宫，血海空虚，则月经不调，甚或闭而不行，胎孕艰难。

脾居中焦，性属湿土，为后天之本，主运化而升清，输送水谷精微到心肺，化为津液气血，为气血生化之源泉。脾气健运，则气血生化源源不息，使气血循经脉而行，上输心肺，下达肝肾，外灌四旁，保证各脏器和四肢百骸得到充足的营养，从而维持人体和生命活动。若脾气虚弱，运化失常，运摄无能，则经行前后不定，量多少不一，甚或有崩漏、闭经之变；脾阳不振，不能运化水湿，湿浊下注，则带下绵绵；湿邪泛溢于肌肤，在孕妇则为子肿；脾气下陷，血不养胎，多有堕胎、小产之虞。

肺为乾金，主持一身之气而朝百脉，有宣发肃降的作用。肺气宣发，才能输送气血津液于全身，以营养各个脏器。肺气肃降，才能通调水道，下输膀胱，保持人体水液的输布排泄；肺主气而朝百脉，气为血帅，气行则血行，周流全身，循环不息。若肺虚气弱，宣发肃降功能失常，不能朝通百脉，则血脉不畅，常有胸胁苦满，甚则闷痛。子病及母，可致脾失健运，湿浊下注，带下绵绵；脾不统血，则月经前后不定，量多少不一，甚则闭而不行；肺主气，气之根在肾，肺气虚弱，可导致肾

气封藏无能，便有月经过多、崩漏，在孕妇则有堕胎、小产之变。

肾为先天，乃水火之脏，为元阴元阳之所出，有藏精、主骨及生髓的作用。肾的功能正常，则能主宰人体的生长发育及生殖的活动。所谓“肾气盛……天癸至，任脉通，太冲脉盛，月事以时下，故有子”。若肾气不足，精血衰少，肾不主蛰，封藏无能，则往往经行量多，崩漏，带下质稀如水；“胞脉系于肾”，在孕妇则有小产、滑胎之患。所以肾气的强弱是决定经、带、胎、产的关键。肾气充沛，作强、封藏功能正常，则康健无恙，肾气虚弱，则百病丛生。

总之，心主血，肝藏血，脾统血，肺主气而朝百脉，肾藏精，精血同源。妇女以血为主，其经、带、胎、产、乳等与血有密切关系，而血来源水谷之精微，尤其是血的生成和运行循环，更要有脾的运化、心气的推动、肝的藏泻、肺的宣发、肾的施泄协同作用才能完成。但五脏之中，班秀文教授尤注重肾、肝、脾三脏。盖血之始赖肾阳之蒸腾气化，血之源靠脾之健运升清，血之和不离肝之升发调摄。在三脏中，又以肾的功能为主要。故治疗妇科病，以肾为主，从肾治经，从肾治带，从肾治孕，脾肾并重、肝肾并调是其治疗宗旨。与此同时，班秀文教授还注意到脏腑之间的关系和特征。如肝与肾，除精血同源的关系外，由于肝的疏泄，肾的封藏，存在着开与合的关系。而脾以升为健，胃以降为和，脾之升赖肝之生发，胃之降从乎胆之下泄；反之脾胃虚弱，中焦湿盛，也可导致肝木不升，脾气不降的格局。可见脏腑之间有着密切的关系，它们在生理上相互牵涉，病理上相互影响，五行上相互生克制约，治疗上相互牵涉，形成不可分割的整体，临床上要全面分析，以本为主，标本兼治。

（三）治妇必治血，治血不忘瘀

妇科病尽管虚实夹杂，但主要是经、带、胎、产之变，其致病因素有外感六淫、内伤七情、多产房劳之分，其病情亦有寒热虚实的不同。但妇女以血为主，以血为用，其生理活动与血的盛衰、盈亏、寒热、通闭息息相关。如血热则迫血妄行，可出现月经先期、量多，甚至暴崩漏下；血寒则冲任凝涩，气血不通，可致痛经、闭经、不孕、胎痿不长。故治疗妇科病，班秀文教授强调不论温、清、补、消均要考虑到妇女以血为本、阴血难成而易亏、血分易虚易瘀的特点，选用既止血化瘀又不伤血之品，如三七、藕节、茜根、大小蓟、蒲黄炭、炒山楂等，尤善用鸡血藤，以其能入血分，以补为主，补中有化，久服亦无伤血耗阴之弊。如为出血的病证，班秀文教授常在止血的同时不忘化瘀血，崇尚唐宗海“凡血证，总以祛瘀为要”之说。

妇女瘀血的病因，在临床上常见的有气滞、气虚、寒凝、热郁、湿困、创伤及出血处理不当等。根据瘀血的不同病因，采取不同的治则，常用的有理气化瘀、益气化瘀、温经化瘀、凉血化瘀、养阴化瘀、补血化瘀、燥湿化瘀等法。根据妇女“有余于气，不足于血”的生理特点，在治血的同时，班秀文教授着眼于疏肝理气。由于气为血之帅，血为气之母，血随气而行，气赖血以载，气行则血行，血到则气到，气滞则血凝。气分的寒热升降均与血分密切相关。故在治疗妇科血分病证时，除养血外，还要注意处理好气与血的关系。由于肝藏血而主疏泄，主升发，喜条达而恶抑郁，体阴而用阳，为冲任二脉所系，肝气是否舒畅条达，与妇科疾病的发生发展密切相关。班秀文教授在理血的同时，常配用合欢花、素馨花、柴胡、香附、郁金等疏肝开郁之药，以为顺气、理气、调血之用，使气顺则血顺，气行则血行，以防止瘀血之形成。

（四）治带先治湿，治湿不忘瘀

带下病为妇科常见病，其病因复杂，虽有六淫之侵、七情之扰、房劳多产、饮食劳逸等因，但均与湿有关。湿的轻重多少，关系到病情的深浅程度。班秀文教授主张治带要先治湿，只有祛除湿邪，带脉才能约束。治湿之法有温化与清化之分。盖湿为阴邪，其性重浊黏滞。只有通过温化，才能使脾得健运，肾得温煦，激活先天之生机，使水谷精微清者输布全身，浊者从膀胱排出体外，升清降浊，带脉得以维系。又湿邪为阴邪，最易阻遏阳气，且湿邪蕴久易化热，只有通过清化之法，才能使湿热分离，湿热去带自止。温化之法代表方如《伤寒论》之附子汤和《傅青主女科》之完带汤；清化之法常用班氏自拟方清宫解毒饮。治带固然先治湿，但带脉失约，除六淫、七情致病外，还与胎前产后、人流术后、房事损伤等诸多因素有关。通过数十年的探隐索微，班秀文教授发现带下与瘀血关系密切。因湿为阴邪，最易阻遏阳气，不仅使带脉失约，更能使脏腑气机升降失常，气滞则血瘀；房劳产伤或久病入络，瘀血阻塞脉络经隧，气机不畅，水不化气则生湿，湿能致瘀，瘀能致湿，湿瘀胶结，病情缠绵难愈。在治疗中，班秀文教授提出治湿不离化瘀的观点。这里有两层含义，即根据湿可致瘀、瘀可致湿的特点，首先，在治疗上要预防带下病的湿与瘀合，防患于未然；其次，在收涩止带之时要注意选用既能收涩又能化瘀之品，如泽兰、马鞭草、救必应等。经者血也，带者湿也，经带同为胞宫阴户所出，经带关系密切。因为湿热熏蒸，壅滞胞宫，既可导致水精不化、湿浊下注的绵绵带下，又可损伤冲、任、带诸脉，致经行失常。在治疗时，班秀文教授强调既要治经，又要治带；经带并病者，要经带并治，在湿浊带下严重之时，通过治带可达治经的目的。一般而言，实证以治带为主，从带治经，虚证以治经为主，从经治带，班秀文教授在国内率先提出了经带并病、经带并治之说。

（五）药贵中和，善用花类

古人曰："用药如用兵""药不在多而在精"。由于临证病情复杂多变，常虚实夹杂，寒热相兼，且病者体质不同，居住环境不一，难以偏执一方以治之。班秀文教授临床常言"有证无方"。即在辨证精确的前提下，以方证相合为目的，选药遣方，不论经方、时方，都要兼收并蓄，择善而从。选方处方，既要有证有方，又要有证无方，权宜多变。此即指病情在病机、脉症上与某证某方相合时则守其证、用其方，若病情与某证某方在病机上相合，脉症不一时，则守其法而易其方，以证为凭，灵活变通。只有方证娴熟在胸，临床才能得心应手，而无胶柱鼓瑟之忧。治疗外感病，班秀文教授善用辛凉或辛而微温之品；治内伤病，他善用甘平或甘温之方，盖"甘能生血，甘能养营，但使脾胃气强，则阳生阴长，而血自归经"（《景岳全书》）。根据妇女有余于气、不足于血的生理特点，班秀文教授主张用药以冲和为贵，寒温相宜。如偏于补阳则易动火而耗血伤阴，若偏于养阴则滋腻碍脾，故药宜取甘润冲和，掌握补而不腻、利而不伐、温而不燥、凉而不寒、补阳配阴、补阴配阳、补中有化、化中有补的用药原则。在病情需要用偏寒偏热之品时，则讲究配伍法度，注意柔中有刚，刚中有柔，刚柔相济。对于寒热虚实夹杂病证，临床上又有攻补兼施、寒热并用、补中寓清、化中有补之分。

药物除寒热温凉之性外，尚有升降浮沉之势，而"花"者华也，集天地之灵气，凝本草之精华，性味平和，质轻芳香，有升发阳气、醒脾悦肝之力，可调达气血，尤适合体质娇嫩、不堪药性偏颇之妇女使用。用之得当，可使肝之怫郁得解，脾之运化能行，气血调达，经带如常。班秀文教授常用的花类药：偏于上焦者有金银花、菊花、玉兰花、合欢花、密蒙花等；用于中焦者有黄饭花、佛手花、素馨花；用于下焦的有凌霄花、鸡冠花；兼有化瘀行血作用的有田七花、玫瑰花等。班秀文教授在辨证的基础上，尤在大队的补益剂中酌加一二味花类药，能使之补而不滞，健运脾胃，而达事半功倍之效。

四、专病之长

（一）不孕症辨治思路

1. 种子之要，调经为先

《女科要旨》云："妇人无子，皆由经水不调，经水所以不调者，皆由内有七情之伤，外有六淫之感，或气血偏盛，阴阳相乘所致。种子之法，即在于调经之中。"月经是女性特有的生理特征，早在《内经》就阐明了月经与肾气的关系。《素问·上古天真论》曰："女子七岁，肾气盛……二七而天癸至，任脉通，太冲脉盛，月事以时下，故有子。"肾在月经产生过程中占有主导地位。肾又主生殖，故月经不调者，鲜有受孕的。月经不调在临床表现有月经先期、月经后期、月经先后不定期、月经量或多或少、闭经、痛经等。班秀文教授在临证中根据患者的不同情况采取相应的治法。他认为，经为血化，妇人以血为本，以血为用，而经、产、孕、乳数伤于血，故常出现"有余于气，不足于血"的生理状况，故调经治血之法除根据血分的寒、热、虚、实而采取温、清、补、攻等法外，还要根据月经与脏腑的关系，重视肝、脾、肾在月经和孕育方面的联系。他常用左归饮、右归饮、五子衍宗丸等方药补益肾气以固气血；又因血为气之母，气为血之帅，气行则血行，气滞则血滞，喜用柴胡、郁金、香附、合欢花、素馨花等疏肝顺气之品疏理气血；用补中益气汤、归脾汤、人参养荣汤等健脾和胃、益气养血以助气血之化生，使血足精生，从后天补先天，精血充盛，则能孕育生子。月经病和带下病都是妇科常见病，南方气候温暖多湿，酷暑下迫，地湿上蒸，人在气交之中，易感暑湿之邪。湿性重浊黏腻，若与胞宫胞脉瘀血相合，则易形成湿瘀为患。湿瘀阻滞下焦胞宫胞脉，既能使脏腑气机升降失常，气血失调，又能造成胞宫胞脉阻滞，使冲任不能相资成孕。故在治疗不孕之时，班秀文教授注重月经病与带下病的关系和它们之间的相互影响，经病为主者，以治经病为主，兼治带下病；带下病为主者，则经带并治；若经带均正常者，则根据身体寒热虚实加以调治。

2. 注重温补肝肾

班秀文教授在治不孕症时，注重调补肝肾。他认为，妇科疾病多因气血亏损、脏腑功能失调所致，属于内伤病范畴，不孕症尤其如此。不孕不育患者病程较长，精神负担较重，更易造成肝肾精血亏损、气滞血瘀的局面，病情虚实夹杂。经云："肾者，主蛰，封藏之本，精之处也""肾者，作强之官，伎巧出焉""肝者，罢极之本……以生血气"。肾藏精而主生殖，为阴阳气血之根源，肾气的强弱，直接与月经的通行藏泻及孕育有着密切的关系；肝藏血而主疏泄，体阴而用阳，肝气疏泄有度，则精血藏泻有期，经调而有子嗣。肝郁气滞，则血行不畅，可致月经不调或经闭不行，为孕育造成障碍。况且由于肝肾同源，阴阳互根，肝肾与脏腑之间有着密切的关系，它们在生理上相互依赖，病理上相互影响，治疗上也相互牵涉，形成不可分割的整体。班秀文教授还强调在补肝肾时要注意其特性。《尚书·洪范》有"水曰润下""火曰炎上""木曰曲直"之说。在治疗上，《内经》提出："肝苦急，急食甘以缓之……肝欲散，急食辛以散之，用辛补之，酸泻之""肝恶风""肾苦燥，急食辛以润之，开腠理，致津液，通气也""肾欲坚，急食苦以坚之，用苦补之，咸泻之”“肾恶燥”。在临床运用中，班秀文教授在应用疏肝的同时注意养肝，由于肝阴易亏，肝阳易亢，用疏肝之法，常选辛平芳香之品，如素馨花、合欢花、玫瑰花等，做到“疏中有养”“养中有疏”，即不但要疏肝、调肝，还要补肝。如柴胡疏肝散以疏为主，要酌加当归、黄精以助肝木之敷和；一贯煎为养中有疏之方，也要酌加香附、合欢花、田七花之类辛散之，从而达“疏其血气，令其调达，而致和平”的目的。肾虚则本“培其不足，不可伐其有余”的原则，即所谓“壮水之主，以制阳光，益火之源，以消阴翳”。阴虚者用甘润壮水之剂，如左归丸、六味地黄汤等，忌用辛燥或苦寒之品。阳虚者则用甘温益气之品，如右归丸、毓麟珠等，忌用凉润或辛散。由于肾为水火之脏，阴阳相生相济，故不论是滋补或温补，均要注意补阴配阳，补阳配阴，如果阴阳俱虚，则精气两亏，就宜阴阳并补。班秀文教授在临证治病时，除正确辨证外，还强调要注意脏腑的特征。肝与肾同居下焦，除了精血同源的关系，由于肝主疏泄，肾主封藏，还存在着开与合的关系。脾以升为健，胃以降为和，脾之升要赖肝的升发，胃之降从乎胆的下泄。同样，脾胃虚弱，中焦湿盛，也可导致肝木不升、胆气不降的局面。临床上要根据脏腑的特征，全面分析，有的放矢，才能收到较好的疗效。

3. 辨病辨证，衷中参西

辨证论治是中医的精华所在，由于不孕症发病原因多种多样，虚实夹杂，且病程较长，仅仅依靠四诊搜集资料，运用八纲、六经、脏腑等辨证方法，有时对不孕的认识还不够全面，甚至无法认识疾病。大多数不孕症的患者八脉平和，神色形态一如常人，纵然四诊合参，仍不能查出其病变所在。因此，班秀文教授提倡治不孕症应在辨证的基础上，辨证与辨病相结合。如输卵管阻塞而引起的不孕症，西医用通液或造影的方法能证实其病位之所在，阻塞的部位、程度能清楚判断，但对疾病的性质及邪正消长盛衰是无法用现代医学的检测方法检测到的。而中医通过四诊搜集资料，着眼于整体观，审证求因，对引起输卵管阻塞的致病因素如瘀血、痰湿或气滞，其病性的寒、热、虚、实均能判断和认识，既能定出病名，也能判断病性，针对不同的病因病机，采取个性化的治疗措施。班秀文教授治疗既辨证又辨病，辨证与辨病相结合，病同证异之时，能把握病机，灵活化裁。在治疗输卵管堵塞引起的不孕症时，在活血化瘀通络、软坚散结的基本原则下运用温阳通行之品，如桂枝、路路通、威灵仙、王不留行、急性子、穿破石、透骨草等。临床还根据不同的证型，灵活加减。如气血虚弱者，以十全大补汤加路路通、小茴香、田七花治之；湿热下注者，以四妙散加土茯苓、马鞭草、丹参、皂角刺、穿破石、炮山甲（现用代用品）治之；肝郁气滞者，以柴胡疏肝散加刘寄奴、郁金、当归、丹参、急性子、地龙、土鳖虫治之。对排卵障碍性不孕，班秀文教授认为，多与肝不生发、肾不作强有关，常从调补肝肾着眼，根据患者的具体情况而辨证施治，针对不同的证情，或温肝肾之阳，或滋肝肾之阴，使肝肾阴平阳秘，精血充足，其卵自排，根据患者阴阳消长情况而采用相应的治法，根据月经不同的阶段，灵活施法，不固定于某法。班秀文教授常言：有是证用是药，不可胶柱鼓瑟。如西医检查属不孕并子宫肌瘤或卵巢囊肿者，班秀文教授常在辨证的基础上加入活血化瘀之品，如莪术、苏木、泽兰、刘寄奴，或软坚散结之药，如生牡蛎、浙贝母、海藻、昆布、鳖甲等。在长期的临床实践中，班秀文教授治疗不孕症积累了丰富的经验。借助西医的检查方法，对判断不孕症的病势及预后有较大的帮助，弥补了中医望诊和触诊的不足。如原发性不孕，班秀文教授认为其属肝肾亏虚、冲任损伤之变。凡原发性不孕或西医检查因器质性病变引起的不孕，多较难治，而继发性不孕或功能性病变引起的不孕则治疗较易。

4. 药食结合，事半功倍

班秀文教授善于从整体观念出发，运用多种方法来治疗不孕症，如内服、外敷或针灸等，内外结合，针药兼用，用药讲究简、便、廉、效。同时还守《内经》“谷肉果菜，食养尽之”之旨，主张治养结合，寓药疗于食疗之中，相辅相成，常常事半功倍。班秀文教授认为，药食同源，合理适当的膳食对不同人体的体质及不同原因的不孕有一定帮助。动物类药为血肉有情之品，在不孕症的治疗中占有很重要的地位。他对于脾气虚弱、气血生化之源不足而导致不孕者，除用归脾汤养心健脾、益气补血，补中益气汤调养脾胃、升阳益气，人参养荣汤五脏互养互益、补气和血之类出入外，常配适量的山羊肉与黑大豆作饮食疗法。山羊肉性味甘温，能暖脾温中，益气生血；黑大豆性味温涩，能生精化血，有补肾壮腰之功。对于肾气不足、冲任亏损、精血衰少的不孕者，首先辨别其是阴虚或阳虚而采取滋补或温补之法。如偏于阴虚的不孕症患者，以左归丸（饮）之类滋养的同时，常配老母鸭或海参炖服，以加强其滋养生血之功；对偏于阳虚的不孕症患者，以右归丸（饮）温养为主，配用麻雀卵适量，用水酒同煮温服，则温肾暖宫、助阳生精之效尤捷。对肝气郁结的不孕症患者，在用疏肝解郁的逍遥散、越鞠丸之类药物治疗的同时，再投以诸肝（如鸡肝、鸭肝、猪肝、牛肝等）作为饮食疗法，则生血养肝，可收事半功倍之效。对于痰湿为患引起的不孕症，本着“病痰饮者，当以温药和之”，以苓桂术甘汤或肾气丸出入治疗的同时，再以乌贼或蛤蚧行饮食疗法，则既能温肾健脾，祛湿化痰，又能益气生血，温养子宫，促进排卵摄精。对于瘀积引起的不孕症，常用桂枝茯苓丸、桃红四物汤、下瘀血汤之类，同时配用黄鳝、穿山甲（代）作为饮食治疗，既能补又能通，则疗效尤捷。对阳虚寒凝体质的不孕症患者，嘱其在辨证施治的基础上，常食用狗肉、羊肉等，或用熟附子、川杜仲炖狗肉，红糖水煲生姜、黑豆等，以温经散寒，化瘀通络。对输卵管堵塞的不孕症患者，嘱其常用猪蹄甲煲黄豆、赤小豆、黑豆、花生等，既能取代价格昂贵的炮山甲（代）疏通胞脉，又能增加营养，增强体质。阴虚便秘者，嘱其用甘薯煮水服或食猪油炒薯叶以收甘润散结通便之功。交合撞红者，用鲜嫩益母草、黑豆、公猪尾巴加适量油、盐煮食，既能补肾壮腰，又能化瘀止血，以防胞宫留瘀为患。脾胃虚弱，气血不足者，除用健脾益气养血之剂如十全大补汤、毓麟珠加减治疗外，嘱患者常用红枣、桂圆、怀山药、黄豆、黑豆等煲食，以补益气血。如此药物调理与食物调补相结合，则能相得益彰，既缩短了疗程，又提高了疗效。

（二）不孕症用药经验

1. 肾虚不孕

肾主生殖，班秀文教授认为，凡不孕症属虚证者，多与肾有直接或间接的联系。《素问·上古天真论》云："女子七岁，肾气盛……二七而天癸至，任脉通，太冲脉盛，月事以时下，故有子。"《圣济总录》云："女子所以无子者，冲任不足，肾气虚寒也。"《妇科玉尺·求嗣》引万全语曰："男子以精为主，女子以血为主，阳精溢泻而不竭，阴血时下……精血合凝，胚胎结而生育滋矣。"因此可见，生殖的根本是以肾气、天癸、男精女血为物质基础的。"胞络系于肾""肾者，主蛰，封藏之本，精之处也""肾主冲任，冲为血海，任主胞胎"，故肾虚是不孕症的主要原因。由于肾藏真阴而寓元阳，为水火之脏，一般而言，肾无表证、无实证，其病变多属阳虚或阴虚之证，根据"虚则补之"的原则，阴虚宜甘润壮水以滋养，阳虚宜甘温益气以温养，通过调理阴阳的偏颇，才能达到培源固本的目的。由于脏腑之间的生克制化，脏腑之间相互联系、相互影响，寒、湿、痰、热、瘀之间相互影响及转化，多种因素导致肾与冲任的病变，使其不能摄精成孕。临证班秀文教授根据其阳虚或阴虚的不同表现，常用五子衍宗丸、归芎地黄汤、左归丸、右归丸加减出入治之。根据其兼证不同酌加调理气血、化痰祛瘀、通络之品。

2. 肝郁不孕

女子以血为本，肝主藏血而司疏泄，为罢极之本，以血为体，以气为用。肝脉络阴器，肝主筋，前阴为宗筋所会，冲任隶属于肝，肝司血海，为调节气血的枢纽。肝的功能活动直接影响到奇经八脉，因为奇经八脉均汇集于小腹下焦，为足厥阴肝经和足少阴肾经所属地带。冲主血海，任主胞胎生育，冲任的功能，除取决于肾气的盛衰外，还与肝的生发血气分不开。正如《温病条辨·解产难》所指出："盖八脉丽于肝肾，如树木之有本也；阴阳交媾，胎前产后，生生化化，全赖乎此。"肝肾的功能既然能直接影响到奇经八脉，自然也影响到妇女的经、带、孕、育。又因肝为将军之官，体阴而用阳，喜条达而恶抑郁，若心情紧张，盼子心切，思虑过度，情绪忧郁，则可致肝气不疏，疏泄失调，月经不能以时而下，则难以摄精成孕。本型每见月经先后不定期，经量多少不一，或经行不畅，经色暗，夹小血块，或经前乳房及少腹、小腹胀痛，烦躁易怒，或抑郁寡言，精神不宁，或悲伤欲哭，脉弦细。班秀文教授认为，治肝要在治肝用、治肝体的原则下，针对气滞血瘀、肝血不足、阴虚阳亢、阳虚不振等方面，采用调气、化瘀、补血、滋阴、理肝等法。肝气郁结者，班秀文教授常用疏肝解郁之法，方选逍遥散治之。《傅青主女科》云："逍遥散最能解肝之郁与逆。"若肝郁乘脾，出现经带并病者，则运用《金匮要略》之当归芍药散养血疏肝，健脾渗湿。若肝郁脾虚，湿热下注者，轻者用丹栀逍遥散加鱼腥草、土茯苓、车前草以调肝解郁，清热化湿；重者用龙胆泻肝汤以泻肝邪。由于肝藏血，肾藏精，肝与肾为母子关系，又为精血同源关系，若肝肾阴虚、冲任亏损者，班秀文教授则用定经汤或归芍地黄汤加二至丸、桑椹子治之，阴虚内热者，则用两地汤加味治之。若肾阳虚衰，肝阳不振，阳虚宫寒，卵子发育不良，治宜温肾暖肝，温养肝肾，运用张景岳之右归丸加茺蔚子、蛇床子、淫羊藿治之，以促进肾的作强、肝的生发功能，肾阳振作，肝木得温，生发之气蓬勃，子脏温暖，经行正常，卵子生长成熟，则受孕有期。

3. 气滞血瘀不孕

本型以输卵管阻塞性不孕为多见。输卵管阻塞，在中医学文献中虽无专门的记载，但根据其临床表现，在月经不调、带下、痛经、断绪、癥瘕等病中，都有散在的论述，是引起不孕症的主要因素之一。输卵管阻塞的原因，现代医学认为多为急性或慢性输卵管炎、慢性盆腔炎、输卵管肿瘤、盆腔手术后附件粘连或子宫内膜异位等病所致输卵管腔粘连、僵硬，或受周围瘢痕组织的牵拉扭曲或闭塞，使输卵管丧失其输送精子、卵子、孕卵的生理功能，导致不孕。班秀文教授认为，根据经络学说和审证求因的理论，输卵管位于少腹，属胞脉的范畴，其所以阻塞不能通行，与以下几种因素有关。①气滞血瘀：输卵管之所在，为厥阴肝经所属，如七情过极，肝气郁结，则疏泄失常，气滞血瘀，而致不通。②气血虚弱：《难经》有"气主煦之，血主濡之"之说。气虚则不能温行，血虚则不能润通，载运乏力，虚而不通。③外感寒湿：寒与湿均为阴邪，寒性收引凝滞，湿性重浊黏腻。寒湿之邪为患，凝滞阻闭胞脉，则气机不利，瘀滞而不通。④湿热下注：湿邪重浊，热邪蒸散，湿热交蒸，阻滞胞宫，既能阻塞胞脉，又能灼伤络脉。湿热互结于胞脉，气机不畅而梗阻。⑤痰湿郁滞：素体肥胖，阳虚不振，或恣食肥甘厚味，痰湿内生，导致气机不畅，胞脉不通。以上诸因，虽有不同的特点，但都可形成瘀阻冲任、胞脉、胞宫，不能摄精成孕。本病的治疗，以活血通络、软坚散结为主，但证多虚实夹杂，而血气喜温恶寒，故又以温养通行为重点。常用药物有鸡血藤、当归、川芎、丹参、刘寄奴、路路通、夏枯草、猫爪草、香附、穿破石等通行之品。班秀文教授认为，本病临床表现各有不同，在治疗之时，仍要辨病与辨证相结合，灵活选方用药，才能做到有的放矢。如少腹、小腹胀痛并作，胸胁苦满，经行前后不定，量多少不一，色暗红而夹紫块，脉弦细，苔薄白，舌质有瘀点者，此属气滞血瘀，胞脉不通之变，治宜理气疏肝、行血通络之法，常用柴胡疏肝散加鸡血藤、当归、刘寄奴、郁金、青皮、夏枯草治之。经行错后，量少，色淡，经期少腹、小腹隐痛，得温得按则舒，倦息乏力，舌苔薄白，舌质淡者，此属气血不足、温运乏力之变，宜用补养气血，佐以通行之法，以圣愈汤加鸡血藤、肉苁蓉、路路通、桂枝、小茴香治之。经行错后，色暗夹块，量少，小腹掣痛，恶寒喜热，脉沉紧或细缓，苔薄白，舌边尖有瘀点者，此属外感寒湿之邪、凝滞胞脉之变，宜用温散通行之法，以少腹逐瘀汤加桂枝、穿山甲（代）、路路通、香附治之。经行超前，色泽暗红，夹紫块，平时带下量多，色黄白相兼而臭秽，阴道瘙痒，脉滑数，舌苔黄白，舌边尖红者，此属湿热下注，蕴结胞宫之变，宜用清热利湿、活血通络之法，以四妙散加土茯苓、马鞭草、鸡血藤、丹参、赤芍、猫爪草治之。经行错后而量多色暗，带下质稠黏，平时心烦胸闷，泛恶欲呕，苔白厚腻，舌质暗红，脉弦缓者，此属痰湿郁滞胞脉之变，宜用理气化痰、活血通络之法，用苍附导痰丸加皂角刺、浙贝母、鸡血藤、刘寄奴、路路通、穿破石治之。临床所见，输卵管阻塞大多是正虚邪实，故选方用药以温养通行为特点。如为子宫肌瘤或子宫内膜异位症引起不孕者，每兼夹有血瘀，应在辨证的基础上加入化瘀软坚之品，如莪术、苏木、泽兰、鸡血藤、牡丹皮、赤芍、刘寄奴、生牡蛎、猫爪草等。此外，由于本病病程较长，瘀久难化，需要耐心治疗，辨证准确后即守方施治，不可急于求成，使用大量峻猛攻伐之品，以防损伤正气。

4. 血虚不孕

《校注妇人良方》曰："今妇人无子者，血少不足以摄精也。血之少也，固非一端，然欲得子者，必须补其精血，使无亏欠，乃可以成胎孕。"班秀文教授赞同"种子先调经之说"。他认为肾主生殖，主藏先天之精，肾气盛，天癸至，任通冲盛，月事以时下，阴阳合，方能有子。精能生血，血能生精，先天之精要靠后天之血来充养，精充血足，方能生生不息。故养血调经为治疗不孕症的常用方法。而精者，血也，血为五脏精气所化，其"生化于脾，总统于心，藏受于肝，宣布于肺，施泄于肾"（《景岳全书·妇人规》），治血的本质即治五脏偏盛。不孕症者病因较多，治法各异，但多与气血不足有关。不孕者多为精亏血少所致，班秀文教授治之常用傅青主之养精种玉汤。此方乃四物汤去川芎加山萸肉组成。川芎辛温，性善走窜，易耗伤精血，故去之而用山萸肉，山萸肉养肝肾精血，与当归、熟地黄、白芍相配，相得益彰，滋养精血之力更强，精充血足，肝肾得养，冲任调和，则摄精成孕指日可待。如为阴虚多火者，可在上方中加入丹皮、地骨皮、龟甲胶、枸杞子之类，则滋水制火之力更强，增加受孕之机。如临证见婚久不孕，经行错后，量多少不一，色暗红夹块，经行之时少腹、小腹疼痛剧烈，按之不减，汗出肢冷，唇面发青，苔白，脉沉紧者，此为寒凝血瘀所致，治宜用四物汤加制附子、小茴香、吴茱萸、艾叶、莪术、益母草治之，以养精血，温阳气，肝、脾、肾之脏兼顾，使冲脉得养，阴寒尽除，血气自行。

5. 湿瘀不孕

湿为一种病理产物。湿的产生，可因脾虚生湿，或肝脾不和，土壅木郁而生，或恣食肥甘厚味，也可因淋雨涉水、久居湿地、感受湿邪所致。湿郁久化热，则可形成湿热之邪，其流注下焦或直接犯及胞宫、胞脉，使任带失约，冲任不足而致不孕。瘀的形成多因情志内伤，肝郁气滞，血随气结，或经期产后，余血未净，因外感或内伤致使蓄血停止，凝结成瘀，或寒凝瘀阻，或热邪血凝，或气虚血瘀，最终使血瘀气滞，阻碍气血，经水失调，精卵不能相合成孕。但临床上不能单纯治湿或治瘀。班秀文教授从实践中体会到，湿为阴邪，其性重浊黏腻，最易阻遏气机，导致冲任功能失常，血行不畅，而形成湿瘀混杂为患的病变。故在治疗上，要在辨证论治的基础上，治湿不忘瘀，湿瘀并治。如脾虚气血不足之不孕者，临床表现为婚久不孕，面白舌淡，纳呆便溏，带下量多、色白者，常用完带汤加鸡血藤、桃仁、红花，或选用当归芍药散。前者虽有“寓补于散之中，寄消于升之内”的功效，但血分之药缺如，故加辛甘温之鸡血藤以收补血行血之功。当归芍药散本是治疗“诸疼痛”的名方，有健脾除湿、调理气血的作用，凡湿瘀为患导致的经、带、胎、产疾患都可以用。脾肾阳虚者，临证常见经行错后，甚或经闭不行，带下量多，质稀如水，治之可用温肾健脾之方如附子汤合缩泉丸，宜酌加当归、川芎、月季花、泽兰之类，以收温肾壮阳、化瘀利湿之功。

6. 痰湿不孕

《丹溪心法》指出：“若是肥盛妇人，禀受甚厚，恣于酒食之人，经水不调，不能成胎，谓之躯脂满溢，闭塞子宫，宜行湿燥痰。”本型患者多形体肥胖，面色苍白。现代医学检查多为多囊卵巢综合征。痰湿成因，关乎脾肾两脏。肾主水，脾主湿，脾肾阳虚则运化失调，水精不能四布，反聚为湿为痰。痰湿性黏滞，最易阻滞气机，损伤阳气。痰湿阻滞，气机不畅，冲任不通，生化机能不足，月事不调，故致不孕。又有素体肥胖，恣食膏粱厚味，痰湿内生，气机不畅，胞脉受阻，不能摄精成孕；或痰阻气机，气滞血瘀，痰瘀互结，不能启动氤氲生育之气而致不孕。症见经行不畅，或月经量少，甚或闭经，或伴带下量多、胸闷呕恶、纳呆便溏、舌淡嫩质胖、苔白腻、脉沉细等。治以温燥化湿，疏通胞脉，调理冲任，方用苍附导痰丸、启宫丸之类加减，常加入四物汤或温肾健脾之品。班秀文教授认为，痰湿之邪重浊黏腻，阻滞下焦胞宫，阻遏气机，以致冲脉不能主血海，任脉不能主妊养，故经行错后、量少、色淡，平素带下质稠，虽婚而不能孕。由于其病因是由痰湿之邪郁滞不化所致，故治孕先治经，治经先治带，治带先治湿，本《金匮要略》“病痰饮者，当以温药和之”的原则，临床上他常用当归芍药散合二陈汤健脾燥湿，养血调经。若为肾气虚弱，下元寒冷者，症见婚久不孕，带下量多，质清稀如水，伴腰酸如折，少腹、小腹疼痛，小便频数清长，舌淡苔白，脉迟者，治宜温肾扶阳，温化水湿，方选《伤寒论》附子汤加巴戟天、益智仁、北芪、川椒、鹿角霜、肉苁蓉等温肾暖宫，固摄冲任。

（三）典型医案

案一 陈某，女，30岁，工人，已婚。1983年11月29日初诊。

已婚3年不孕。双方共同生活，一向性感冷淡，月经周期正常，量一般，色暗红，持续3天干净。近两月来，带下量多，色白质稀。经医院妇科检查，子宫稍小，后位。其爱人检查精液，精子总数、活动力偏低，其余尚可。脉虚迟，苔薄白，舌质淡嫩。

诊断：不孕。

辨证：肾虚宫寒，阳虚不摄精。

治法：温肾扶阳，补血暖宫。

处方：鹿角霜20g，菟丝子20g，当归身9g，熟地黄15g，仙茅9g，白术9g，党参15g，蛇床子3g，艾叶5g，小茴香2g，川椒2g。每日1剂，水煎服，连服3剂。

二诊：12月7日。小腹隐隐作痛，按之则舒，大便溏薄。脉细，苔薄白，舌质淡嫩。守上方去熟地黄、白术，加何首乌15g，佛手9g。每日1剂，水煎服，连服3剂。

三诊：12月14日。除腰胀外，余无不适。脉细，苔薄白，舌质淡嫩。仍以温肾暖宫之法。

处方：菟丝子20g，蛇床子3g，鸡血藤15g，骨碎补15g，淫羊藿15g，覆盆子9g，枸杞子9g，当归身9g，茺蔚子9g，狗脊9g，荆芥2g。每日1剂，水煎服，连服3剂。

四诊：12月21日。今日少腹、小腹胀痛，按之则舒，舌苔如上。拟养血调气。

处方：当归身9g，川芎5g，白芍9g，熟地黄15g，益母草9g，郁金9g，佛手9g，小茴香2g，炙甘草5g。每日1剂，水煎服，连服3剂。

五诊：1984年1月2日。上方服1剂之后，经水即行，经色暗红，夹紫块，持续3天干净，现腰坠胀痛。脉弦细，苔薄白，舌质淡。仍遵温肾暖宫之法。

处方：菟丝子20g，何首乌15g，白芍9g，鸡血藤15g，丹参15g，川续断9g，桑寄生15g，川杜仲15g，狗脊9g，独活5g，北细辛2g（后下）。每日1剂，水煎服，连服3剂。

六诊：1月24日。无特殊症状，脉弦滑，苔薄白，舌边尖红。以温肾为治。

处方：菟丝子20g，茺蔚子9g，覆盆子9g，枸杞子9g，太子参15g，五味子3g，桑寄生15g，川杜仲15g，川续断9g。每日1剂，水煎服，连服3剂。

七诊：2月7日。经期已逾20天，无不适。脉沉细滑，苔薄白，舌淡嫩。是已孕之兆。拟用补气养血之法。

处方：党参20g，菟丝子20g，白术12g，炙北芪15g，何首乌15g，覆盆子9g，枸杞子9g，怀山药15g，红枣9g。每日1剂，水煎服，连服3剂。

八诊：2月23日。半月来疲惫乏力，呕吐，不能食，腰胀，大便正常，小便多。脉细滑，舌质如平。检查后证明已受孕。用补气壮腰、顺气止呕之法。

处方：党参20g，菟丝子20g，白术9g，怀山药15g，炙北芪15g。川杜仲15g，川续断9g，陈皮3g，砂仁3g，苏叶2g（后下）。

按：肾藏精而为元阳之根，胞络系于肾，肾阳虚则生发无能，胞宫寒冷，故有性冷淡、脉象虚迟、舌质淡嫩等一派阳气不足之征。阳虚不温煦，生机不振，故虽婚3年而不孕。以温肾暖宫、补养气血之法治之，则气血旺盛，阳生而阴能长，受孕生育有期。

案二 苏某，女，30岁，教师，已婚。1977年4月22日初诊。

1974年春节结婚，婚后每年有2～3个月共同生活，性生活一般，迄今未孕。经行周期基本正常，但量少，色暗红，持续3天干净，经将行时乳头有痒感，平时少量带下，色白质稀，夜寐欠佳，寐则多梦，甚或梦交，胃纳一般，大便正常，小便淡黄。脉细弦，苔薄白，舌质红，舌中有裂纹。妇科检查：外阴（-），阴道（-），宫颈光滑，子宫前位，桃核大，活动，两侧附件（-）。

诊断：不孕。

辨证：肝肾两虚，精血不足。

治法：温养肝肾，补血生精。

处方：菟丝子18g，当归身9g，白芍9g，覆盆子12g，党参15g，白术9g，茺蔚子9g，枸杞子9g，蛇床子3g，淫羊藿15g，合欢皮9g，甘草3g。每日1剂，水煎服，连服9剂。

同时以羊肉适量作饮食疗法，每周3次。

二诊：5月11日。药已，精神好，尤以吃羊肉之后，睡眠甚佳，脉舌如平。柳州市某医院子宫、输卵管碘油造影结果：子宫右倾，并稍向右旋转，右侧输卵管显影，但扭曲及粗细不等，左侧角部未见造影剂充盈，24小时后，右侧伞部见造影剂堆积，盆腔内无散在造影剂。印象：右侧输卵管部分梗阻及左侧输卵管梗阻（1977年5月9日报告）。根据脉症及造影结果，拟采取温补通络法。守初诊第一方加苏木9g，路路通9g，泽兰9g，莪术3g。每日1剂，水煎服。继续用羊肉适量作饮食调养，每周2～3次。

三诊：1978年1月2日。隔日水煎服上方1剂，从不间断，现精神良好，经行周期正常，脉舌如平。仍守温补通行之法。

处方：当归15g，川芎10g，赤芍10g，五灵脂5g，蒲黄5g，没药5g，干姜3g，玉桂丝2g（后下），小茴香2g，延胡索9g，益母草15g，路路通10g。隔日1剂，水煎服。

四诊：8月23日。上方连续服一百多剂，诸症消失。8月17日在南宁市某医院行输卵管通水术，见两侧输卵管通畅。8月23日在某医学院附院行子宫、输卵管碘油造影，结果报告如下：所见子宫外形正常，壁整齐光滑，两侧输卵管通畅，24小时后腹部已有大量之碘油散开，较均匀分布，但阴道较浓。印象：双侧输卵管通畅。根据以上检查结果，患者神色、形态及脉搏、舌苔正常，停用化瘀通行之品，改用补肾养血为主，促进气血的恢复而易于摄精。

处方：菟丝子15g，枸杞子15g，北黄芪15g，当归身9g，白芍9g，益母草9g，荆芥3g，炙甘草5g。每日1剂，水煎服，连服5剂。

自此之后，即停止服药，以血肉之品调养之，当年11月即怀孕。

按：肝藏血，肾藏精，肝肾亏虚，则精血不足，冲任失养，胞脉不通，故虽婚而不孕。治以温养肝肾、补血生精之法以培其本，尤其以血肉有情之羊肉作为饮食调养，既可温养，又能补血。在补养的基础上，又用姜、桂、失笑散等温化通行，标本俱治，血足气旺，胞脉通畅，疗效遂愿。

案三 潘某，女，30岁，教师，已婚。1979年7月4日初诊。

12岁月经初潮，一向基本正常。结婚3年，双方共同生活，迄今未孕。月经周期基本正常，量一般，色红夹紫块。经将行则心烦易躁，夜寐不佳，经行则舒，其余无不适。脉虚细，苔薄白，舌质淡嫩。广西某医院妇科检查：外阴（-），阴道（-），宫颈少许潮红，子宫后位，稍小，双侧附件（-）。输卵管通液试验：双侧输卵管不通。

诊断：不孕。

辨证：冲任不足，气虚血滞。

治法：温肾养血，佐以通络。

处方：菟丝子15g，覆盆子15g，当归身9g，川芎6g，白芍9g，何首乌15g，炙北芪15g，云苓9g，刘寄奴9g，益母草15g，小茴香2g。每日1剂，水煎服，连服6剂。

二诊：7月24日。16日月经来潮，周期正常，色量一般。现畏寒，鼻塞，纳差，脉虚细，苔薄白，舌质淡嫩。证属虚实夹杂，仍宜温化通络为主。

处方：生北芪20g，当归9g，川芎6g，小茴香2g，炮姜2g，延胡索5g，赤芍6g，没药6g，生蒲黄6g，五灵脂6g，官桂3g（后下）。每日1剂，水煎服，连服6剂。

三诊：8月31日。上方服后，精神良好，即停药调养。现经行逾期44天，腰胀，头晕，呕恶不能食。尿妊娠试验阳性。脉细滑，苔薄白，舌质淡。证属恶阻。拟益气和胃、降逆止呕之法。

处方：太子参15g，云苓9g，竹茹5g，陈皮2g，砂仁2g，桑寄生15g，川杜仲9g，枳壳2g，苏叶5g（后下）。每日1剂，水煎服，连服3剂。

按：冲脉主血海，任脉主胞胎，冲任气虚，则胞脉不畅，故双侧输卵管不通，子宫稍小而后位，虽婚3年而不孕。以温养肝肾、补益冲任之法以治本，血以通行为贵，而血气非温不行，故佐以官桂、小茴香、失笑散等温化通络，调达气血，冲任通盛，则易于摄精而能孕。

案四　袁某，女，25岁，工人，已婚。1975年3月27日初诊。

1972年春节结婚，婚后双方共同生活，迄今未孕。经行前后不定，量一般，色暗红，夹紫块。经将行及月经刚净时，少腹、小腹绵绵而痛，按之不舒。现经行刚净，少腹、小腹疼痛，按之加重。平时交合之时，感觉不舒，事后阴道有灼热之感。平时带下量多，色黄白，质稠秽。胃纳、大小便正常。脉滑大，苔白润，舌质正常。

诊断：不孕。

辨证：湿热蕴遏下焦，冲任功能失常。

治法：清热利湿，治带调经。

处方：猪苓9g，茯苓12g，泽泻9g，滑石18g，黄柏6g，车前子15g，益母草9g，怀山药15g，甘草3g。每日1剂，水煎服，连服3剂。

二诊：4月1日。除带下稍减外，余症徘徊，脉舌如上，仍守方加土茯苓15g，连翘9g，以增加清热利湿之功。每日1剂，水煎服，连服3剂。

三诊：4月6日。药已，疗效不显，仍带下，色黄白，少腹、小腹胀痛，口苦，大便溏薄，溺黄，脉滑而略数（80次/分），苔白微黄。显系一、二诊利湿有余，清热之力不足。拟改用清热导滞之剂。

处方：黄柏 9g，苍术 5g，牛膝 6g，川楝子 12g，延胡索 9g，金银花 9g，鱼腥草 15g（后下），香附 9g，甘草 3g。每日 1 剂，水煎服，连服 3 剂。

四诊：4 月 12 日。上方服后，带下正常，少腹、小腹胀痛基本消失，但仍阴道有灼热感，大便溏薄，每日 1 次，脉弦细，舌苔正常。仍守上方加车前子 9g，白茅根 15g，以清余邪。

五诊：4 月 26 日。上方服 3 剂，诸症消失，转用补肾健脾、疏调肝气之法，以善其后。

处方：桑寄生 15g，川续断 12g，菟丝子 9g，怀山药 12g，莲肉 12g，白芍 12g，香附 5g，砂仁 2g，小茴香 2g，炙甘草 5g。

本方连服 6 剂，每天 1 剂，疗效巩固，次月受孕，1976 年春足月顺产一婴孩。

按：不孕之症有多种原因，本例乃由于湿邪蕴遏下焦，导致冲脉、任脉功能失常，故经行前后不定，平时带下量多而色淡黄，虽婚后同居 3 年而无子嗣。据其脉症，一、二诊着眼于利湿，药偏于寒凉滑利。然湿为阴邪，其性黏腻重浊，非气机之转动，不足以解之。湿不解则可化热，故一、二诊疗效欠佳。三诊时细辨其脉症，既用三妙、金银花、鱼腥草清热燥湿以治其本，复用金铃子散、香附以疏肝调气，肝气畅则诸郁皆除，气行则湿化，因而疗效显著。五诊时虽用补肾健脾以固本，但气以调和为贵，而气之调在乎肝，补养之中，仍不忘疏调肝气，加白芍以养肝之阴，加香附、砂仁、小茴香气以温调肝气。肝主生发而脉络阴器，肾精充沛，脾气旺盛，肝木荣和，受孕可期。

五、方药之长

（一）特色方剂

1. 养血调经汤

【组成】鸡血藤 20g，丹参 15g，当归 10g，川芎 6g，白芍 10g，熟地黄 15g，川续断 10g，益母草 10g，炙甘草 6g。

【功效】理血类方剂。补肝肾，养血调经。

【主治】用于肝肾不足、血虚所致的月经病证。

【用法】水煎服，每日 1 剂。

【加减】以肾虚为主者，上方加川杜仲、桑寄生，加强补肾之力；阴虚内热者，上方去川芎之辛温香燥，熟地黄改为生地黄，加地骨皮、知母；阴道出血量多者，上方去川芎之辛香行散，加用仙鹤草、血余炭等收敛止血。

【方解】本方由《医学心悟》之益母胜金丹化裁而来。益母胜金丹为肝、脾、肾并治之方，但偏于补益肝脾。基于肾藏精，经源于肾，肝藏血，精血互化，肝肾同源的理论，并受唐宗海“血证之补法……当补脾者十之三四，当补肾者十之五六”思想的启迪，用鸡血藤补血活血，“一味丹参，功同四物”，活血化瘀之力较为平稳，为治虚而瘀者之良药；当归、川芎、白芍、熟地黄补益肝肾，养血调经；续断补肝肾，行血脉；益母草能化瘀、能止血；炙甘草补脾益气，调和诸药。诸药合用，有补肝肾、益阴血、调月经之功效。

【医案】张某，女，28岁。1993年8月18日初诊。

1年来月经延后十余天左右，甚或3个月一行，经量偏少，色淡无块，5天干净。平素带下一般，偶有腰酸、失眠，纳、便一般。舌淡红，苔薄白，脉细。证属肝肾不足，冲任失养，治拟补肝肾养血调经，方用养血调经汤加味。

处方：鸡血藤20g，丹参15g，归身10g，川芎6g，熟地黄15g，川续断10g，茺蔚子10g，夜交藤20g，炙甘草6g。每日1剂，水煎服。

守方加减服用十余剂后，经行规则，随访半年，月事正常。

2. 活血通脉汤

【组成】鸡血藤20g，桃仁10g，红花6g，赤芍10g，当归10g，川芎6g，丹参15g，皂角刺10g，路路通10g，香附6g，穿破石20g，甘草6g。

【功效】养血活络，通脉破瘀。

【主治】冲任损伤，瘀血内停所致月经不调、痛经、闭经、血积癥瘕。

【加减】输卵管不通、盆腔炎、附件炎而带下量多，色黄稠者，加马鞭草15g，土茯苓15g；盆腔炎、附件炎致小腹疼痛者，加蒲黄6g，五灵脂6g；盆腔炎重而下腹有包块者，加忍冬藤15g，莪术10g；经前性急易怒，情绪波动较大者，加柴胡6g，白芍10g；肾虚腰痛者，加菟丝子10g，川续断10g；胃脘不适者，去皂刺，加白术10g。

【方解】本方由桃红四物汤加减而成。冲为血海，任主胞胎。冲任损伤，瘀血内作，可出现经水不调、闭经、痛经、盆腔炎、附件炎等，甚或输卵管不通而致不孕症。方中鸡血藤苦甘温，归肝、肾经，入血分而走经络，历代认为其通中有补，以通为主，甘温补益，苦温通泄，虽能补能散，但以补为主，补中有通，养血通脉，为治疗冲任损伤之常用药；当归补血活血，补中有活，修复冲任；川芎直入冲脉，行血中之气，能上能下；赤芍、丹参能补能行，散血中之积滞；桃仁、红花逐瘀行血，通行经脉，使瘀血得行，经脉得通；路路通通行十二经脉而疏泄积滞；香附疏肝理气，使气调血畅；皂刺、穿破石清瘀除热，破除陈积；甘草调和诸药。诸药合用，气得行，血得通，经得养，脉得复，共奏养血活络、通脉破瘀之功。

【医案】陈某，女，32岁，已婚。1989年5月20日初诊。

13岁月经来潮。1984年结婚，婚后3个月不慎流产。4年来有生育要求，夫妻双方共同生活，迄今未孕。月经周期基本正常，量一般，色暗，夹血块。经将行时略有腹胀，性急易怒，经行则舒。脉细，舌红，苔薄白。广西某医院输卵管通液试验显示双侧输卵管不通。

诊断：继发性不孕症（输卵管不通）。

辨证：冲任损伤，气滞血阻。

治法：养血活络，通脉破瘀。

处方：鸡血藤15g，路路通10g，桃仁10g，红花6g，赤芍10g，当归10g，川芎6g，熟地黄15g，炮山甲（代）10g，香附6g，穿破石20g，甘草6g。每日1剂，水煎服，连服4剂。

二诊：5月25日。服上方后第3天，经水来潮。现值经期，经前腹部已不胀，经水色较鲜红，血块减少。上方去穿破石，加白术10g，水煎服，每日1剂，连服7剂。

三诊：9月24日。服上方后自觉精神较好，又服前方30余剂。现停经已52天，尿妊娠试验阳性。

（二）妇科病经典配伍

1. 理血化瘀药对——鸡血藤与丹参

鸡血藤与丹参，两者功能有类似之处，但鸡血藤偏于温补，丹参则偏于凉散，两者配伍使用，一温一凉，一补一散，相反相成，其功效相得益彰。其在妇科的临床应用，现简要介绍如下：

（1）月经疾病："经"者血也，月经的病变，即是血液的病变，治经必治血。如阴虚血热而引起的月经先期，常用两地汤加鸡血藤、丹参治之。盖两地汤有滋阴制火之功，阴液充足，则虚火自平，经水调和，但阴药多柔腻，容易留瘀，加入鸡血藤和丹参，有补有行，则可免后遗之患。又如血热崩漏，出血量多，常用芩连四物汤清热泻火，凉血止崩。但当归、川芎辛温走窜，容易动火，对于血热崩漏，不甚相宜，常常改用鸡血藤与丹参，则既可避免走窜动火之弊，又能清热止崩而不留瘀。

（2）带下疾病：带下有白带、黄带、赤白带、青带、黑带、五色带等之分，但终归不外寒与热、湿与瘀而已，故治疗带下疾病，当首辨其寒湿或湿热。而湿为阴邪，其性重浊黏滞，易与血相结而为瘀。如赤白带下，便是湿瘀互结的病变，若属湿热则用止带方清利解毒，寒湿则用附子汤温化止带，但见红必治血，不论是湿热或寒湿，均加用鸡血藤和丹参，则湿去瘀化，带下自愈。

（3）妊娠疾病：妊娠疾病的治疗，同样要辨证论治。但总的原则是治病与安胎并举，以补肾健脾为主，因为肾主蛰而系胎元，脾为气血生化之源，是后天之本，脾肾健旺则胎元自安。如肾虚胎动不安，常用寿胎丸加鸡血藤补肾安胎，养血防漏；多次滑胎者，则用泰山磐石散去当归、川芎之辛窜，改用鸡血藤与丹参，可收补气补血之功而不动火。

（4）产后疾病：新产之妇，一方面气血耗损，另一方面由于产创，又有离经之血，因而是多虚多瘀之体。其治疗原则，必须照顾到虚瘀混杂的特点，选方用药，寒证不过温，热证不过凉，用补不滞腻，消导要扶脾。如产后发热，有血虚、血瘀、外感之分。血虚发热，当以补益气血为主，用圣愈汤去熟地黄，加鸡血藤、益母草，则补而不留瘀。血瘀发热，以生血化瘀并重，用生化汤加鸡血藤、丹参治之，祛瘀而不伤正，营卫调和，气血畅通，其热则退。

总之，鸡血藤是一味较好的血药，不仅能用于妇科的疾病，也能用于其他各科涉及血分的病变。它既具有当归补血活血之功，又无当归走窜动火之弊，性味平稳，疗效可靠。

2. 善用花类药物

班秀文教授认为药物除寒热温凉之性外，尚有升降浮沉之势，而“花”者华也，集天地精灵之气而生，质轻气香能升发阳气，醒脾悦肝之力最优，用之得当，可成逆流挽舟之势，使湿化瘀散，带脉得束。肝属木而主风，滋生于水，滋养于土，体阴用阳乃藏血之脏，性喜升散条达，且与奇经八脉关系最为密切，冲任皆系于肝。脾为土脏，主湿、主运化，为后天之本，气血生化之源，肝与脾有乘侮之制约关系。肝脏与性情关系最大，如有怫郁，由气机不舒直接影响于脾之运化与冲任之功能，故每见带下及种种妇科病。正如叶天士指出：“奇经八脉，固属扼要。其次最重调肝，因女子以肝为先天，阴性凝结，易于怫郁，郁则气滞血亦滞。”刘河间及王肯堂均有“天癸既行，病候当究厥阴”之说。使用花类药物，重在取其芳香馨甘之性、悦肝醒脾之力，使肝之怫郁得解，脾之运化得行，虽不化瘀瘀去，虽不利湿带除。

（1）素馨花：素馨花又名玉芙蓉，味甘，性平无毒。因其甘平，无阴阳寒热之偏颇，且悦肝醒脾之功显著，又是岭南常见之品，故常用于治疗肝郁所致的妇科疾病。史书记载：素馨花原产西部，又名耶悉名花，汉时传入南方，如今已是南方本地之药。妇人肝郁临床最为常见，经病夹郁，可加重病情。故治肝必治脾，只有健脾疏肝，气血运化有常，生机盎然，血旺气和，才能经带正常。然疏肝之药，多用常有劫伤肝阴之弊，故用药须慎之又慎。而素馨花性味甘平，疏肝之余，尚有润养肝阴之力，故为治疗肝郁的常用药，临床常用于经行乳房胀痛，性急易怒，面部痤疮反复发作，面部黄斑，形体瘦弱，带下绵绵，肝郁日久之体。

（2）凌霄花：凌霄花为紫葳科植物紫葳的花，又名茇华（《吴普本草》）、堕胎花（《植物名实图考》）、藤萝花（《天宝本草》）。入肝经，味酸，性寒，有凉血祛瘀之功效。临床常用于治疗瘀热并重的经带病。本药性平和，为凉开散瘀之品，用之得当，能使肝郁得解，瘀血得行，郁去则生机有望，瘀除脉络得通，纵有宿疾缠身，也能康复。其常用于治疗瘀热内结之经带病，且伴有赤带淋漓、腹痛癥瘕、盆腔炎症、乳腺小叶增生诸疾者。因该药属花类，虽能祛瘀，但性本平和，故可长期使用，并无峻猛伤身之虞。

（3）玫瑰花：玫瑰花属庭院种植观赏之花，除有很高的观赏价值外，尚有良好的药用性能。该花性温和，味甘甜，既有温养血脉之力，又有舒发生机之功。药入五脏，血气兼治，温而不燥，疏不伤阴，扶正祛邪，适于妇人气机郁滞、血脉不通之体，且食之芳香甘美，爽人肝脾，是治疗体虚兼郁、月经失调、带下日久不愈之疏肝运脾良药。其常用于治疗肝郁日久，脾湿不去，经带淋漓，伴神疲健忘，心悸不安，困倦乏力，面色无华，心脾虚弱，肝郁胆怯之人，用之得当，能使血足神充，郁去神爽，气机通畅，百脉平和。

（4）佛手花：佛手花又名佛柑花，是芸香科植物佛手的花朵和花蕾，体轻气香，味微苦，最善理气化痰，醒悦肝脾之气，故善治妇人带下、痰湿较重兼有心腹疼痛之疾者。根据多年的临床使用经验，佛手花清香淡雅，气味不浊，与理气止痛之佛手相比，疏肝醒脾之功强于佛手，但化痰止痛不及佛手，故治疗肝胃气痛以佛手为宜，而治疗带下肝胃不和者，因妇人阴柔之体，病多日积月累而成，当有长期治疗的思想准备，故可选用佛手花。妇人素有胃疾，又兼带下，上下不安，精神负担较重，用峻猛之药常不能速解，反而变生他病，故以调和柔养为贵，佛手花最为相宜。临证常用于治疗带下绵绵，清冷不绝，色白质稀，伴见纳呆食少，胃脘隐痛，气喘频频，困倦乏力者。

（5）合欢花：合欢花是豆科植物合欢的花或花蕾，性味甘平，具有解郁安神、疏肝和络之功，主治心肝血虚、失眠健忘、郁闷不乐、情志抑郁等证。《本草便读》称其“能养血”；《四川中药志》称其“能合心志，开胃理气，清风明目，解郁”；《分类草药性》称其“能清心明目”。合欢花甘平微苦，集清养于一身，苦能清心，甘能养脾，是治疗心脾两病，隐曲难解，伴有失眠、健忘等症状的各种妇科病之良药。该药甘苦而微香，香能疏理肝气，故又有升发阳气之功，是治疗心、肝、脾俱病之经病、带病的良好辅助药物。合欢花常用于治疗月经不调，带下绵绵，伴有口苦心躁，健忘失眠，性情郁闷，思想负担较重之人，也用于因心肝脾俱病而见带下淋漓，月经量少，性欲淡漠，青春早逝之人。

六、读书之法

（一）学习《伤寒论》贵在融会贯通

医圣张仲景的《伤寒论》是理法方药俱备的经典著作，是中医学的宝贵遗产之一，不但我们要研究它、整理它、应用它，许多外国学者在“中医热”的高潮中，也正在研究整理，并应用于临床，取得了可喜的成绩。

如何学好《伤寒论》，前哲时贤积累了不少经验，但班秀文教授认为贵在“灵活”二字，也就是说一要正确评价《伤寒论》，二要学以致用，把《伤寒论》的辨证论治和各科很好地结合起来。他很赞同《伤寒来苏集》提要中“六经本为百病立法，不专系伤寒”的提法。固然，《伤寒论》是一部论述外感热性病，以六经辨证为核心的书，但它的思路、辨证、立法、遣方，不仅能用于外感伤寒，而且也适用于各科杂病。班秀文教授在临床中曾遇到这样的病例：一妇人年 32 岁，孕后两个月余，脘腹胀闷，呕恶不能食，食入则吐，脉缓滑无力，苔薄白，舌质淡等。按胃气虚弱论治，投香砂六君子汤，以期健胃和中，降逆止呕。药已，症虽有所减轻，但疗效不显著。旋后根据桂枝汤证“鼻鸣、干呕”的启示，投以桂枝汤，药进 3 剂，呕止能食。又一女，年 15 岁，平时带下量多，色白，质稀，经将行则少腹、小腹胀痛剧烈，按之更甚，疼痛剧烈时汗出肢冷，唇面发青，经行错后，色泽暗红，夹紫块，脉沉紧，苔白。此属寒凝经痛之病变，以附子汤加肉桂、吴茱萸、当归治之。取附子之辛热，能走十二经脉，以温经散寒；肉桂之甘温，与附子同用，缓急相济，能走能守，既能引火归原，又能逐湿止痛，是阳虚阴盛之妙剂；吴茱萸、当归入肝，以散厥阴之寒邪而温养肝血，从而温肝暖宫。一方之剂而肝、脾、肾并治，故药到病除。

桂枝汤本为太阳表虚证而设，有解肌发汗、调和营卫的作用；附子汤是少阴病寒化证的主方，有温经逐水、散寒镇痛之功。前者取其燮理阴阳之功而能治妊娠恶阻，后者以其温化之力而治愈寒凝经痛。可见《伤寒论》是法中有法，方中有方，只要能学以致用，善于结合实践，融会贯通，则其效益彰。

（二）论《金匮要略》妇人三篇

《金匮要略》是汉代张仲景在“感往昔之沦丧，伤横夭之莫救，乃勤求苦训，博采众方”的基础上，根据长期临床实践而著的《伤寒杂病论》中的杂病部分。书中既有理，又有法，选方圆活，用药广泛而多变，一直到今天，对临床的辨证论治，仍然有极其重要的指导意义。对其中的妇人三篇，班秀文教授有如下体会。

1. 内容扼要，简而精谨

所谓妇人三篇，即是《妇人妊娠病脉证并治》《妇人产后病脉证治》《妇人杂病脉证并治》。这三篇原文，一共只四十三节，不仅论述了妇女经、带、胎、产的常见疾病，而且还涉及与妇女情志有关的疾病，如脏躁、梅核气等。孕妇的病变，既影响母体的健康，又妨碍胎元的正常发育，甚或堕胎夭折，所以仲师在《妇人妊娠病脉证并治》中，除了论述妊娠的诊断、怀孕与癥病的鉴别之外，还对妊娠呕吐、妊娠腹痛、妊娠下血、妊娠小便难、水气等疾病，从病因、病机及辨证、方药等方面加以论述。其中特别着重于妊娠腹痛和妊娠下血的阐发，因为腹痛和下血既可以互相影响，又多是同时互见，最能直接影响胎元的发育，甚或导致堕胎之变。对于妊娠腹痛的病机，原文中归纳有阳虚阴盛、冲任虚寒、肝脾不和等，因而治之便有附子汤温经散寒、胶艾汤温养冲任、当归芍药散调养肝脾等之别。妇人下血，原因多端，而在孕妇则有“半产”“胞阻”“癥痼害”等，治之针对病情。凡瘀血停滞胞脉，以致漏下不止，证属实属瘀者，当用桂枝茯苓丸之类以活血化瘀，瘀血消除则新血自然归经而漏下自止；凡属阳虚宫寒，冲任亏虚不能摄血者，以胶艾汤温养冲任，固肾止漏。尤其值得提出的是，本篇同样贯彻“治未病”的思想，注意养胎、安胎之法。凡是孕妇素体血虚而湿热内蕴者，治以健脾养血、清热化湿之法，药用当归芍药散；脾气虚弱，运化失常，寒湿停留不化者，治用白术散，从而达到温中健脾、除湿安胎的目的。若孕妇素体本虚，或过去曾有堕胎、小产者，根据禀赋的盛衰盈亏，预先适当采取养胎、安胎之法，亦是上策。总而言之，“妊娠百病，以安胎为主”。治病可安胎，安胎亦可治病，二者是相互影响的。新产之妇，一方面是气血耗损，元气虚弱；另一方面是离经之血，停止于胞脉。由于气血的亏损，抗病力弱，最易为外邪贼风乘虚侵袭，所以《妇人产后病脉证治》针对新产妇虚瘀并见、寒热错杂的特殊情况，除首先提出新产有“病痉、病郁冒、大便难”等津血亏虚三大病外，继而叙述虚瘀夹杂之产后腹痛，以及产后抗病力弱，易为外邪所感的中风、下利、烦乱呕逆等产后的兼证。在本篇中，充分体现了辨证论治的指导思想。例如产后腹痛一症，就有虚实的不同。凡是血虚内寒，筋脉失于温养而引起的腹痛，则用当归生姜羊肉汤养血散寒，扶正祛邪；气血郁滞，经脉不利的腹痛，则用枳实芍药散调理气机，宣通血脉；瘀血内停，疼痛剧烈者，则用下瘀血汤以活血化瘀，通经活络；“少腹坚痛，此恶露不尽，不大便，烦躁发热”的瘀血内阻而兼有阳明腑实的病变，虽是产后，仍然用苦寒泻下的大承气汤治之。总之，本篇抓住产后又虚又瘀的特点，本着“勿拘产后，勿忘产后”的原则，有是病当用是药，虽“产后下利虚极”，仍然以白头翁汤之苦寒以清热燥湿，但又考虑到产后阴血亏损，故加甘草以缓中补虚，阿胶以养血补血，全方扶正祛邪，标本并治，其效可期。

《妇人杂病脉证并治》是三篇中论述最广泛的一篇。所谓“妇人杂病”，是指除了上面讲到的妊娠病、产后病以外的妇人疾病而言。本篇论述了经水不利、带下、漏下、腹痛、热入血室、梅核气、脏躁和前阴疾患等十多种疾病。经行腹痛有虚实之分。凡瘀血内阻而夹风邪者，治以红蓝花酒活血止痛，夹风而不治风，实取血行风自灭之义；血行不畅而兼水湿者，既要调理气血，又要祛除水湿，宜当归芍药散治之；中气虚寒，温养失常，则宜小建中汤治之，以温养中脏，补虚和里。瘀血内阻，可以引起月经不调，甚或经闭不行，前者宜土瓜根散活血化瘀，后者则宜抵当汤逐瘀通经。水血互结于血室而导致月经不行、小便不利者，宜大黄甘遂汤破结逐水；冲任虚寒而兼瘀血内阻，以致血不归经而漏下不止者，宜用温经汤以温经散寒，补虚化瘀；漏下色黑而属虚寒者，宜以胶姜汤温养止血。带下为病，有湿热和寒湿之分，前者宜矾石丸，后者宜蛇床子散。带下虽有寒热的不同，实则均以治湿着眼，盖湿除则带自止，至于脏躁、阴吹、梅核气等病变，多与情志化火、耗伤阴血等有关，治之当用滋养润燥或理气化痰之法。总而言之，本篇虽然是指胎、产以外的疾病而言，实际上有些疾病也是由胎产而引起的，如转胞、漏下。同样，杂病久治不愈，亦可引起胎产的病变，所以妇人三篇的内容虽然各有所侧重，但仍然是有密切联系的。从以上看来，可见《金匮要略》妇人三篇对妇女经、带、胎、产病变的辨证论治进行了扼要而恰当的论述，系统地阐明了理、法、方、药，既有重点，又有一般，所以说其扼要精谨，虽简而不略。

2. 抓住关键，辨明疑似

《金匮要略》妇人三篇的原文也同其他篇一样，往往上下关联，此详彼略或彼详此略，同中有异，异中有同。例如《妇人妊娠病脉证并治》曰：“妇人宿有癥病，经断未及三月，而得漏下不止，胎动在脐上者，为癥痼害。妊娠六月动者，前三月经水利时，胎也。下血者，后断三月，衃也。所以血不止者，其癥不去故也，当下其癥，桂枝茯苓丸主之。”对于这段原文中的“胎动在脐上者，为癥痼害”，历来注家有不同的看法。一种认为原有癥病而又受孕，是癥胎互见之证；另一种则认为主要是癥与胎的鉴别，而不是癥胎互见。诚然，妇女妊娠胎漏或杂病致使胞宫瘀血停滞，血不归经，均可导致漏下出血之变。但细读原文，以第二种说法为适，因为原文在点出“经断未及三月，而得漏下不止，胎动在脐上，为癥痼害”的同时，接着又指出“妊娠六月动者，前三月经水利时，胎也”。这里两者都有可能漏下不止，是相似的，但“经断未及三月”，而“胎动在脐上”和“妊娠六月动者”，便是辨别的关键。验之临床，纵然癥胎互见，受孕未及3个月，不会有胎动的感觉，更不会动在脐上，而受孕至6个月，胎动是正常的生理现象。又如产后腹痛，有血虚、寒凝、气滞、血瘀、瘀血兼阳明腑实的不同，其辨别的关键分别为当归生姜羊肉汤证在“腹中疞痛”；枳实芍药散证在“烦满不得卧”；下瘀血汤证在用枳实芍药散之后，“假令不愈者，此为腹中有干血着脐下”；大承气汤证在“少腹坚痛，此恶露不尽，不大便”。在《妇人杂病脉证并治》论述经水不利的有三段，均是由于瘀血而引起，但在治疗上则有活血消瘀、逐瘀行水、逐瘀下血之分。其关键在于土瓜根散证是“经一月再见者”，经虽行而不利，不利则必有所留，留则成瘀，故着眼在消瘀，而不是在通行，瘀积消失，则经行自调；大黄甘遂汤证在“生后者，此为水与血俱结在血室也”，为水瘀互结之证，故不但要逐瘀，而且要行水；抵当汤证着眼于“经水不利下”，故以逐瘀通结之法治之。以上三方，均有活血消瘀之功，其所不同者，土瓜根散是又和又通，为三方中较为平和之剂；大黄甘遂汤既破瘀逐水，又能滋阴补血，为攻补并施之剂；抵当汤则功专攻逐，为峻破之剂。学习《金匮要略》不仅要掌握辨明疑似之关键，还要注意“从药测证”，才能区别各证的异同点。例如，矾石丸和蛇床子散，都是治疗带下病的外用药，有关其主治的原文都很简单，从中很难理解带下属寒属热，但可从药物的功用加以分析。矾石酸寒，能燥湿杀虫解毒，可见适用于湿热带下；而蛇床子辛苦温，能燥湿杀虫，适用于寒湿带下。

3. 立法选方，不忘血本

《金匮要略》妇人三篇的治法很广泛，既有药物，又有针灸，在内治的剂型则有汤、丸、散、酒之分，在外治则有熏、坐、洗、敷之别，可以说八法之中，除了吐法之外，其余均兼而有之。虽说疾病有寒、热、虚、实的不同，但治疗妇女疾病应始终本着妇女以血为主，以血为用，气有余而血不足的特殊情况，在遣方用药上不忘以血为宗。血虚不足者，固然以温养之法治之；而血实者，在活血化瘀之中仍然要时刻照顾气血的盈亏。例如，产后腹痛，有虚、实、寒三种不同的类型。血虚而寒者，以当归生姜羊肉汤温经散寒，养血止痛；若气血郁滞或瘀血停滞者，前者以枳实芍药散调理气机，宣通气血，后者则以下瘀血汤润燥活血，化瘀破结。但攻伐之品，常有损伤正气之虞，故枳实芍药散以麦粥送服，以和其胃气；下瘀血汤以蜜炼为丸，酒煎送服，实取丸以缓之、酒以引药入血之意，防其攻伐太过。又如产后热利，既用白头翁汤以清热燥湿，又用阿胶、甘草滋阴养血，甘缓和中，以期达到祛邪不伤正的目的。妊娠小便难而用当归贝母苦参丸以解郁养血，清热利水；漏下出血者用温经汤温经散寒，补虚化瘀。二者均是本着既要祛邪治病，又要扶助正气的精神。总而言之，妇人三篇同其他的篇章一样，同样是辨证论治的，有是病则用是药，但为了照顾妇女的生理和病理特点，不论在遣方用药或在煎服法上，均时刻不忘血本，采取扶正不滞邪、祛邪不伤正的原则，促进病邪消除，元气恢复。

4. 药用慎忌，贵在对证

在治疗妊娠疾病中，有后世认为孕妇禁用的药物，如桃仁、牡丹皮、桂枝、附子、干姜、半夏、蜀椒、葵子等，有的行血破血（桃仁、牡丹皮），有的辛热有毒、温燥伤阴（附子、干姜、蜀椒），有的滑利通降（半夏、葵子），如果用之不当，即使不至于堕胎、小产，亦对胎元的发育有一定影响。所以对于这类药物的应用，必须掌握两个原则：一是辨证明确，二是配伍切当。只要能分清疾病的寒、热、虚、实，在配伍上又能照顾胎元，虽温热也不致伤胎。如干姜人参半夏丸，用之不仅不犯胎，还能达到温中化饮、降逆止呕的目的，因为方中姜、夏之温燥，能化饮祛寒，人参之甘润，能和中补虚，一燥一润，刚柔相济，凡是证属胃气虚寒，痰饮上逆而致的恶阻病变，用之甚合。有是症而用是药，即《内经》"有故无殒"之意。当然不可否认，辛热有毒和破血逐瘀之品终归对胎元有不利的一面，必须在辨证周详的基础上，审慎用药，药一定要对证，并且要适可而止。尤其是曾经多次滑胎之妇，更要特别注意，务必做到既能治病，又能顾护胎元，保证母健胎安。

总而言之，《金匮要略》的妇人三篇，概括了妇女经、带、胎、产及杂病等的理、法、方、药，为妇科疾病的辨证论治作出了严谨的示范。但这也并不等于说"妇人三篇"就是白璧无瑕，例如"怀身七月，太阴当养不养，此心气实，当刺泻劳宫和关元"一条，妇人怀孕 7 个月，行刺泻劳营和关元，殊属不当。这可能由于《金匮要略》是从破旧残简中整理出来的，在文字上有以讹传讹之误，这是应该注意的。

（三）读书与临床

读书是理论，临床是实践。读书是窥微索隐的门径，是探讨理论的主要方法之一；临床实践是验证医学理论的标准，是提高理论的进程。所以过去把学有根底、经验丰富、学识造诣高深的中医称为"儒医"，即指既有深邃理论，又有丰富临床经验而言。

读书要根据各专业的不同而采取不同的途径。中医书籍之多浩如烟海，如何选其要而读以收到事半功倍之效？ 班秀文教授认为首先要解决是从源到流还是从流到源的问题。

所谓从源到流，先从难从深而后浅出，从经典著作开始，如《黄帝内经》《难经》《伤寒论》《金匮要略》《神农本草经》等。对经典著作有了比较全面的了解，然后再读秦汉以后历代诸家之说，则能明辨是非，全面继承前哲的理论，在临床上当有左右逢源之妙。近来有个别人认为经典著作文简意深，甚或认为理论陈旧，已不适应时代的要求，对经典著作的重要性抱着怀疑甚或否定的态度，班秀文教授不同意这样的观点。经典著作是人类智慧的结晶，是前人长期医疗实践的经验总结，精华是主要的，今天仍有重要的指导意义。例如活血化瘀法治疗冠心病和消除慢性肾炎蛋白尿的疗效，已为当前中西医家所注目，其理论早在《黄帝内经》和《金匮要略》中已有精要的论述。《素问·至真要大论》说："疏其血气，令其调达，而致和平。"《金匮要略·妇人杂病脉证并治》说："水与血俱结在血室也，大黄甘遂汤主之。"文词虽异，但均是活血化瘀之意。

所谓从流到源，即是由浅到深，一般是先读《笔花医镜》《医学心悟》《温病条辨》《温热经纬》《陈修园医书七十二种》等比较通俗的书，对中医学有了概要的认识，然后再读有关经典著作。应用这种循序渐进的办法，纵然经典著作理奥意博，也能领悟其真诠。理论虽然是临床的准绳，对临床有指导作用，但只有理论而无临床实践，仍然是空洞无物。所谓"熟读王叔和，不如临证多"，虽是谚语之词，仍有至理在。李时珍之所以能写出《本草纲目》，除了他博览群书，有精湛的医学理论之外，和他勇于实践，历经30年跋涉山川，大量实地调查也是分不开的。所以学习中医不仅要在书本上多下功夫，还要多临床，不断总结经验，才能对书本上的知识有全面的理解和提高。如《医林改错》认为少腹逐瘀汤是"安胎种子第一方"。其实此方的组成配伍全是温行之品，只能对宫寒血滞不孕有效，若是湿热、痰湿、气滞等引起的不孕或气血两虚的胎动不安，不仅罔效，而且有不良的后果。又如五子衍宗丸，《证治准绳·女科》谓其"男服此药，添精补髓，疏利肾气，不问下焦虚实寒热，服之自能平秘"。历来医家均认为此方乃治男子无嗣之方，其实本方为阴阳并补之平剂，不仅男子精亏不育能用之，妇女肾虚引起的病变亦可加减应用，如室女经漏以本方加减治疗，常常收到满意的效果。可见理论能指导临床，而临床又能验证理论，提高人们对理论的认识。

书是前人留下的知识宝库，是理论的结晶。书不仅要读，而且要勤读、精读，才能用来指导临床。但书本上的知识是否正确，是否能适应时代要求，只有通过实践印证，才能去伪存真，进而充实提高理论，所以读书与临床两者的关系是非常密切的。

七、大医之情

班秀文教授强调，医者为病家性命所系。为医者既要有割股之心，又须医道精良，方能拯难救厄。他常常自问"假如我是患者怎么办"，一切从患者出发，处处为患者着想，待患者和蔼亲切，热情周到，悉心治疗。遇情绪忧郁者，既疏之以方，又开导其人，多方疏导，使其破涕为笑，由忧转喜。他承担繁重的教学任务，利用晚上为慕名前来上门求诊的患者义务看病。他的斗室既是卧室、书房又兼诊室，先来的患者坐在小板凳上，后来的患者则坐在他的床铺上，有时屋里屋外都是候诊的人群。对来诊的患者，不论地位高低，贫贱富贵，他都一视同仁，热情随和，宽厚善良，经他治愈的患者难以计数。他急人所急，忧人所忧，百忙之中抽出时间阅读全国各地求医问疾来信，对证处方，迅即回信。就是出差到外地，许多患者也慕名而至。

八、养生之智

班秀文教授一生无烟酒嗜好，不饮茶，不食辛辣，饮食多以青菜、水果为主，不服用保健品；日常事务小心谨慎，不躁不妄，安然自得；锻炼身体以动为主，以静为辅，反对做剧烈运动，主张散步消闲，喜打太极拳、练八段锦和气功。班秀文教授认为，任何养生保健方法取效之秘都在于持之以恒，老年朋友尤当如此。

（一）注重劳逸结合

班秀文教授生前每天早晨6点起床，在公园里散步，呼吸大自然的新鲜空气。班秀文教授说，如果整天沉溺于棋牌之中，可能会导致“久坐伤肉”“久视伤血”，对健康不利。适当的体育锻炼是增强体质、防病治病的有效方法。太极拳、八段锦、老人保健操、慢跑、气功都是很好的锻炼方法，只要持之以恒，一定会收到良好的效果。

（二）饮食多样化，食物宜素

班秀文教授说，人老了要吃好一些，改善生活，补充营养，这是应该的，但要根据自己的身体健康状况而行，同时注意食物多样化，粗细结合，以素为主。老年人应以少食或不食肉类、糖类为佳，因为这些食物容易使人肥胖，对心脑血管都有影响。多样化是因为精细的食物容易消化吸收，粗糙的食物则能加强肠道蠕动，促进肠中残渣和有害物质排出。班秀文教授平素不吸烟、不饮酒，无饮茶嗜好，蒜、姜、葱、辣椒等刺激性食物都很少吃，所以很少生肠胃病。

（三）控制情感

班秀文教授说，人非草木，也非处身世外桃源，难免有七情六欲，要做到恬淡虚无实非易事。在日常生活中常常碰到这样那样的问题，往往会引起“七情过极”而损害健康。古时有“笑死程咬金”“气死周瑜”之例。所以如何对待外界刺激是控制情感、保证健康的重要问题。“祸兮福之所倚”，在困难失败之中，要看到光明，要有克服困难的决心。

（四）不服补品

班秀文教授平时从不服保健品，不迷信“补药”宣传。他说，各种渠道的“补药”宣传多数言过其实。补品用得恰当，对身体有益，相反，补而不当，人参、燕窝也能伤人。对于老年体弱者的补养，应偏重于通过食物营养来调节，避免药物的偏颇。前人所说“药补不如食补”确是经验之谈。健脑养神贵在按时作息，不妄作劳，不想入非非。班秀文教授的养生格言是：顺其自然，以动为纲，以素为主，适可而止。

九、传道之术

班秀文教授自1957年开始担任现广西中医药大学前身——广西壮族自治区南宁中医学校教师，执教50余载，曾先后担任学校妇儿科、中国医学史、各家学说、金匮要略等教研室主任和壮医研究室主任。几十年来，班秀文教授在教学和医疗一线辛勤耕耘，桃李满天下。他热心中医教育事业，先后讲授过中医诊断学、中医内科学、伤寒论、金匮要略、温病学、中医妇科学、中医基础理论、内经、中医各家学说等十多门课程。每讲授一门课程，他都认真备课，注意教学方法，深入浅出，理论和临床案例相结合，深得学生的好评。从1985年广西中医学院招收第一批硕士研究生起，班秀文教授共培养了18名硕士研究生。1990年，班秀文教授被人事部、卫生部、国家中医药管理局确认为我国第一批名老中医药专家学术经验继承工作指导老师。1991年又被确定为广西壮族自治区第一批名老中医药专家学术经验继承工作指导老师。班秀文教授十分重视对学生的医德教育，经常教导弟子：做医生要有割股之心，细心体察民疾，不图名利；对待患者不论贵贱贫富，应当一视同仁，以患者的痛苦当自己的痛苦；不论病情轻重，都认真负责，细心辨证。同时他也告诫学生，医学的核心是临床，要多读书，多临床实践。

班秀文教授躬耕临床、教学50余年，桃李满天下。先后培养硕士研究生18名，学术继承人3人。如继承人李莉教授为广西中医药大学附属瑞康医院主任医师，整理出版了专著《国医大师班秀文学术经验集成》《中国百年百名中医临床家丛书——班秀文》。继承人卢慧玲为广州妇婴医院中医妇科主任医师。继承人钟以林研究员已移居美国，继续从事中医药工作。20世纪60年代毕业的学生陈慧侬为全国名中医。班秀文工作室2009年成立以来，在班秀文教授及其第一代学术传承人李莉教授的带领下，现已形成了一支以硕士、博士为主要组成，老-中-青完整的学术传承团队。如第一梯队罗志娟教授为广西名中医，第二梯队的秦明春博士为广西中医临床优秀人才。

工作室总结班秀文教授临床诊疗经验，建立了“医院＋基地＋平台”三位一体的推广模式，通过学术会议、专题讲座、培训进修医师、到基层医院学术指导等形式进行推广。经过多年建设，有20余家建设单位都将班秀文教授的学术思想和经验运用于临床实践，提高了基层医院的诊疗水平，实现了推广国医大师班秀文学术经验的目标。不孕不育临床研究基地在班秀文教授“经带双向调节”理论指导下提出了“养血调经法”“养血通脉法”“调经促孕法”。研发班氏促卵助孕汤、班氏养血调经汤、班氏化瘀通脉汤、班氏外阴洗剂、班氏抗炎1号等5个院内协定处方制剂，以及调经胶囊、盆炎清胶囊、妇阴净洗剂、妇科外敷散、功能康复舒盆汤在临床运用，对不孕症、月经不调、盆腔炎、带下病有较好的治疗作用。传承工作室获得国家级、省部级等各类课题10余项，获得专利5项，发表论文50余篇，培养硕士研究生50余人。班秀文传承工作室还很注重学术传承、推广和科研创新，继承人李莉教授主持科研项目“桂派中医妇科湿瘀并治、经带双向调节特色治法的理论创新与应用”获2012年广西科学技术进步奖三等奖、2012年广西医药卫生适宜技术推广二等奖。

班氏妇科传承谱

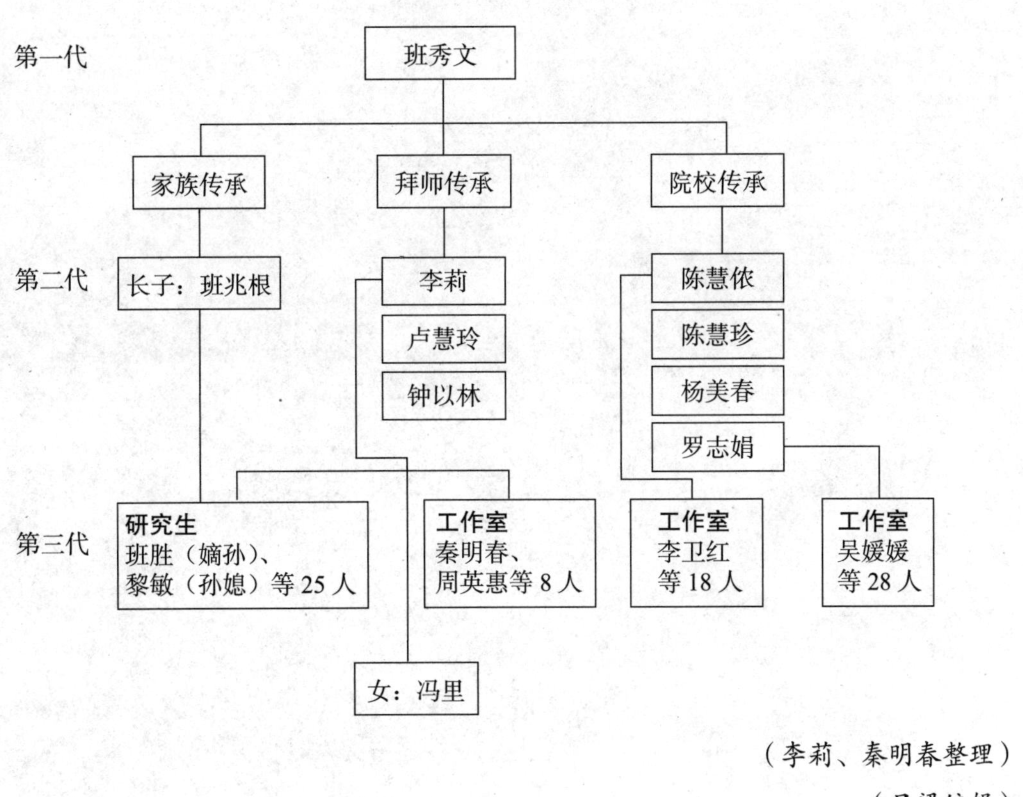

（李莉、秦明春整理）

（吕梁编辑）

徐景藩

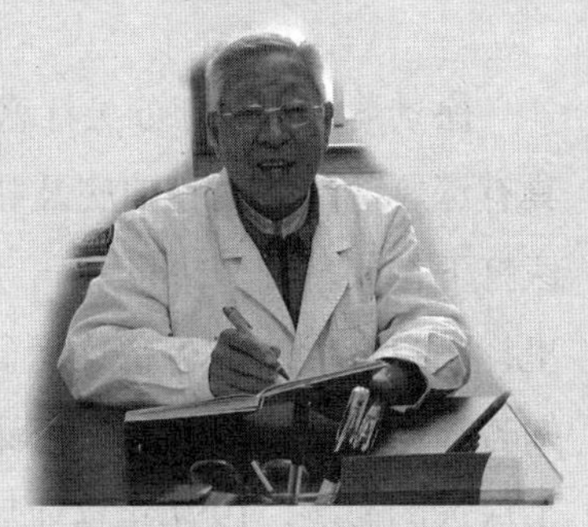

徐景藩（1927—2015），江苏吴江（今苏州市吴江区）人。江苏省中医院主任中医师，南京中医药大学终身教授。历任江苏省中医院院长、内科脾胃病学组副组长、专业委员会顾问，江苏省中医药学会理事、副名誉会长，江苏省委“333”工程选培专家组委员会成员，江苏省药品审评委员兼中医药组组长，江苏省卫技高级职称审评委员会委员、主任委员，南京中医药学会副会长，《中医杂志》特约编审，《江苏中医药杂志》常务编委，《南京中医药大学学报》编委等职。全国老中医药专家学术经验继承工作指导老师，全国卫生系统先进工作者，全国白求恩奖章获得者。2009 年被授予首届“国医大师”称号。

徐景藩擅长脾胃病的诊疗，对食管病主张调升降、宣通、润养，创藕粉糊剂卧位服药法，治胃病主张从三型论治，参用护膜法。治疗以便泻为主症的慢性结肠炎，创连脂清肠汤内服和菖榆煎保留灌肠法，创残胃饮治疗残胃炎症。脾胃病重视参用疏肝理气，用药注意刚柔相配、升降相须等法。4 项科研成果分别获国家中医药管理局、江苏省中医药管理局、江苏省卫生厅科技进步奖一、二等奖和甲级奖。著有《徐景藩脾胃病治验辑要》《徐景藩脾胃病临证经验集粹》（第一、二版）等专著，参与编写《中医内科学》《现代中医内科学》等多版教材。

一、学医之路

徐景藩出生在江苏吴江盛泽镇的中医世家，他自幼受祖父及父亲的影响和熏陶，具有深厚的传统文化功底及扎实的中医学理论知识。1941 年起随父学医，为日后行医打下良好基础。1944 年再拜师于江浙名医朱春庐门下，续学三载，1947 年行医乡里，1952 年报考卫生部中医研究人员班录取后学习 5 年。他求学期间勤奋刻苦，求知若渴，能够勤于思考从而深度发掘中医的特色和优势，对于日后的执业生涯产生了深远的影响。1957 年毕业后到江苏省中医院工作，翌年承担南京中医学院（现南京中医药大学）临床教学任务，自此一直从事教学、临床、科研工作。

二、成才之道

徐景藩认为，要成为一代名医，务必做到以下几点。

（一）忠诚职守，淡泊明志

徐景藩时常教导医务人员和学生们“医者，仁术也”，医德与医术都关系到医疗质量与效果，以德统才，方为良医。几十年来，徐景藩在行医生涯中，始终坚持自己去最偏僻、最艰苦的地方支援。在医院成立初期，徐景藩不分昼夜、不知疲倦地坚持在一线工作，全身心投入中医事业建设中去。江苏中医脾胃病学科发展到今天，凝聚了以徐景藩为代表的几代人的努力，反映了他们对中医事业尽忠职守的不懈努力，在平凡的岗位上为人民健康孜孜不倦、默默耕耘的事迹，体现真正的白求恩无私奉献的深厚底蕴。

（二）固本强基，师古不泥

徐景藩时常教导后辈，作为一名中医临床医生，应潜心于中医基础知识的研究，学用一致，勤于实践，不断探索，熟读理解中医经典如《备急千金要方》《诸病源候论》《脾胃论》《丹溪心法》《景岳全书》及各家医案、医论及医话。基于扎实的中医理论知识，徐景藩师古不泥，重视类药在脾胃病临证的选用，提出功用相似的中药更应认真反复比较，择其所长，避其所短，提高疗效，丰富和完善了中医脾胃病学的内容和体系，结合其独特的体会和深入的思考，互相参合，融会贯通。

（三）博采众家，躬身言传

江苏省中医院建立之时广招贤才，有孟河医派马培之的曾孙马泽人，无锡中医肾病名家邹云翔，吴门医派曹氏世代传人曹鸣高，江苏丹阳名医张泽生等。徐景藩年轻时在求学期间广拜良师，进入江苏省中医院工作后除在日常工作中跟随上级查房、病例讨论及参与讲座学习之外，还利用工作之余登门商借各位名家或同事的门诊方笺存根认真阅读及摘录，思考总结各家学术经验，提高临床辨证施治水平。在徐景藩成为研究生导师后，治学更加严谨，时常教导学生“实践出真知，多劳才有多能”，学生们久随其侧，不仅学到了高超的医疗技术，更为可贵的是学到了做人做学问的方法和态度，一生受用。

（四）勤学博采，发皇古义

徐景藩探求医理，孜孜不倦，诊务之余，勤于自学，利用一切空隙时间读书、撰文，数十年如一日。他常说，中医经典著作要反复认真阅读，“眼到，心到，手到”，还要经常复习，做到温故知新。对历代经典及有关各家脾胃病的医籍论著，徐景藩所做读书笔记有十余万字，文摘卡片千余张；并对各种学说反复探讨，取其所长，为己所用。对叶天士、喻嘉言等的学术思想，均进行深入的研究，融合诸家之精华为其所用。李东垣详于治脾，药以甘温居多，叶天士重视养胃，补前人之不足，各有所长。徐景藩认为片面地以“脾喜刚燥，胃喜柔润”为常法，对胃家之疾一概投以滋阴柔养，势必矫枉过正，同样会犯偏执之弊。叶天士《未刻本叶氏医案》全书，徐景藩对其潜心摘录，加以分析研究，归纳其论点：①治胃着眼宣通，治脾重在运化；②肝木犯中，疏抑调畅；③温肾摄脾，药治灵活；④湿热蕴中，苦辛开泄。并结合临床众多病例，实事求是，分析归纳，从中找出脾胃病的辨治规律。

（五）衷中参西，融会新知

衷中参西、融会新知是徐景藩治学的另一特点。他在医疗实践中不拘前人之陈说，着重在医疗实践中总结经验，如对喻嘉言之“上脘多气，下脘多血，中脘多气多血”之论述，能参考西医学进行分析，认为上脘部包括胃底部位，气体自多，从上腹部切诊叩之成鼓音，X线钡透检查为胃泡气体之影可证实；下脘拟指胃角以下，胃窦与幽门等处，存留胃液食糜，液质常存，犹如“浊阴”，将此论点运用于临床，提高了胃病的治疗效果。对于一些常用于治疗脾胃病的中药，他都进行深入的研究验证，如对薏苡仁，常用于胃病夹有湿浊者，胃炎兼有息肉，或疣状胃炎而舌苔浊腻者，每用薏苡仁 20 ～ 30g 煎服，或以薏苡仁与米等量煮粥食之，常获良效，治愈者甚多。对于浅表性胃炎胃窦部病变部位广而脘痛久发不愈，见苔白腻，湿浊甚明显者，常配用薏苡仁与陈皮泡水代茶，亦可取效。

徐景藩在北京医学院（现北京大学医学部）的学习经历与收获使他认识到中医、西医各有所长，应该运用和借鉴西医学的知识与技能，更好地为中医服务。在临床工作中，应勤于思考，衷中参西，融会新知。徐景藩在结合古今中医文献的基础上，联系西医学对于胃生理功能的认识，提出"胃磨谷论"，对中医胃之生理功能进行补充，具有重要的临证治疗意义。

（六）疗效为本，专注发展

徐景藩长于总结经验，亦重视科研求发展，强调中医科技应以临床为基础，并为临床服务，坚持实事求是的态度。早在20世纪80年代，徐景藩带领研究生对脾胃病的病因病机和辨证客观化，开展了一系列科研工作，勤求学术发展，提高临床疗效，多项研究成果获得科技进步奖项。重视开拓中医诊疗研究工作，开展现代药理研究，旨在提高中医科研水平和中医临床疗效。

三、学术之精

徐景藩在学术上倡导李东垣的脾胃学说与叶天士的养胃阴理论，精研《脾胃论》《临证指南医案》等，兼收江南孟河学派的学术思想，对丁甘仁、费伯雄、马培之、曹崇山四家医集深有研究，特别对费伯雄的《医醇賸义》倍加推崇，其他如张聿青、柳选四家、陈莲舫等人的学术经验也兼收并蓄，形成了自己以脾胃为主的学术思想体系。

（一）脾胃生理病理论

脾胃为后天之本，有关生理病理，历代医家论述甚详，徐景藩在学习继承的基础上，结合多年的临床实践体会，对脾胃的生理病理又有新的认识和发展。

关于脾的生理功能，徐景藩认为脾既能消化食物，又具有运化功能。"运化"的内容包括精微与水湿。前者为主，后者为相应之辅。精微源于水谷——外界营养物质，输布以滋养脏腑、躯体、经脉、百骸。水湿包括过剩的水液和水谷不归正化的湿浊（病理因素）。精微为生理所需，水湿常为致病的物质基础。由此而论，"脾虚生湿"的"生"似可理解为病理过程，"湿"乃是病理产物。湿的形成，亦必然与脾的功能失调有关。湿留于中，则为胀满；湿从下泄，则生濡泻或小溲不清；布散于外，则为浮肿。

在脾与血液的功能方面，徐景藩认为应包括裹藏与统摄两个方面。按《难经》谓脾“主裹血”,《灵枢·本神》谓“脾藏营”。“裹血”与“藏营”可以理解为藏与统的动态平衡机制。统指统摄、统调。藏血本系肝之主司，但是脾也属裹藏血液的脏器。脾既裹藏血液，又能统摄血液，就其功能而论，又为气血生化之源。气能统血、帅血，若统血无权，可导致血离其经，血溢于外。如裹藏过多，不能正常地调配运行，则脾脏之内裹血虽多，仍可见血虚或出血之证。裹藏之血如瘀滞日久，留于络中，成为“老血”，则同样不能行其正常运行、滋养等功能。

在抗病方面，凡脾虚之人，若不慎寒温，常易感受外邪。经补脾治疗后，病情好转，脾气健旺，抗御外邪的功能亦相应提高，他曾观察血液体液免疫功能指标如IgG、IgA、IgM、C_3等数值的增加，也获得客观的证实。从而提示我们在外感疾病的预防措施中，应重视维护和提高脾胃功能。在复杂或重症外感疾患的病程中，亦应注意勿使脾胃气阴受损并及时予以调治，俾正气充盛，邪气自祛。在热病恢复期的善后调治中，如能重视脾胃功能，有助于早趋康复，避免复发或再感外邪。

关于脾与涎和意的关系，徐景藩从数十年临床实践中体会到三者确甚密切。大脑是精神活动的物质基础。大脑的功能不但能影响人的情感、思维、意识、智力（能）等精神活动，同时也控制和调节内脏的功能活动。脑为髓之海，需气血的濡养。脾为气血生化之源，故脾胃功能不足达到一定程度时，也自然会影响“意”与“智”等精神活动。

关于胃，胃主纳能磨谷，能使食物腐熟、消化而下入小肠，成为精微、津液而由脾“行”之。人之所以能食能化者，全赖胃中之津液，故“胃之为腑，体阳用阴”的论述，在吴瑭《温病条辨》一再提到。虽然体阳用阴似属六腑之生理共性，但这一生理特性对胃的病机证治显得更为突出，吴氏一再强调胃腑体阳用阴之语，亦是见其对临床实践的体会。叶天士提出“阳明阳土，得阴自安”的论述，也是重视胃阴的理论概括。

人体各脏腑皆禀气于胃，胃不仅是“水谷之海”，也是“气血之海”。全赖胃之气血充足，才能完成其重要功能。在生理上胃腑多气多血，故在病理状态下，气病多而血病亦多。徐景藩认为，胃部容量较大，形态“迂曲屈伸”，应该分部位，深入了解其解剖、生理特点，有助于临床诊断治疗。上脘是胃底为主的部位，下脘应在胃角水平线以下，上、下脘之间属于中脘。胃中气体轻而在上，故与“多气”之说相吻。水谷及胃中津液贮于下脘，即使胃中食物已排空，该部尚有胃津，从一定意义上说，称之为“浊阴”。故曰：上清下浊，主降宜和。

（二）胃腑体用失常论

胃居中焦，体阳用阴。体用正常则水谷易腐熟，消化充分，借肝之疏泄、脾之运化而使津血得以敷布，充养全身。若胃腑体用失常，不仅可直接导致胃腑本经的疾患，还会影响肝、脾，甚至影响整体生理功能而发生病变。

胃之体阳是指胃的组织结构和生理功能具有温热、运动的特性。水谷之所以能腐熟，必需胃体充足的阳气。清代程郊倩云“胃无消磨则不化”，“消磨”的过程，即是胃体之阳所体现的功能。胃之用阴是指胃需腐熟水谷的重要物质，具有液状而濡润的特性，亦即胃中之津。如吴瑭曾论述胃津的重要性，认为“十二经皆禀气于胃，胃阴复而气降得食，则十二经之阴皆可复矣”。

徐景藩认为，临床所见的胃的体用失常主要分为以下几种。

1. 胃体不足，胃用有余

即胃阳不振，胃中阴盛。由于胃阳不振，水谷消磨迟缓，水可成湿，谷易成滞，胃中津液与湿相合，潴留而成痰成饮。临床表现如胃脘痞胀，口中黏腻，不欲饮水、食少，胃中畏寒喜暖，甚则泛吐痰涎、清水。或胃中辘辘有声，头目昏眩，舌质淡或淡红，舌苔白腻或薄白而润，脉细或濡或微弦。治法宜温胃化湿（或化饮）。常用方如苓桂术甘汤、平胃散、理中汤等。如系素体阳虚，肾火不足者，可参用附子、肉桂等温肾通阳之品。有食滞征象者，酌加消食导滞之药。

2. 胃体阳虚，胃用不足

即胃阳不振，胃阴亦虚。常由于胃气久虚不复，气虚及阳，阳虚及阴所致。主要症状如胃痛久病，胃脘痞胀、隐痛，嘈杂似饥，得食稍缓，但移时症状又作。食少、口干，大便或干或溏，形瘦乏力，舌红或淡红少苔，脉细。治法当补益胃气与滋养胃阴两者兼顾，并酌配理气和胃之剂。常用药如炒白术、太子参、怀山药、白茯苓、炒白芍、炙甘草、麦冬、百合、大枣、佛手片、炒陈皮等。偏于阳气虚者，加黄芪、桂枝、党参，去太子参。

3. 胃阳有余，胃用不足

即胃中有郁热内盛，热耗胃津，胃阴亏虚。常由于平素酒辛过度，饮食不当，食滞易停，气机不畅，经久而致胃热内生，郁热久则胃津暗耗。主症如胃脘痞胀，嘈热，灼痛，口干欲凉饮，易饥欲食而食量并无增加，食后又觉嘈热不适，口臭，舌红苔黄或净，脉象细数或弦。治法宜清胃生津，可仿玉女煎意加减。常用药如生地黄、知母、麦冬、石斛、白芍、生甘草、黄芩、蒲公英、石见穿、炙鸡内金等。胃中热盛而便秘者，可据证选加大黄、瓜蒌仁、麻子仁等品。

4. 胃体阳亢，胃用有余

由于胃中气滞经久，和降失司，气郁久而化热。或因肝胆郁热，疏泄失常，热扰于胃，胆液反流入胃（或再入食管），胃中津液未耗，为热所迫。此胃用"有余"并非真正胃津过多，而是病理性液体（包括反流入胃之胆汁）有余。主要症状如胃中灼热兼隐痛，痞胀，嘈杂，胸部窒闷，口苦、泛苦或兼酸味，或泛吐酸苦液汁，舌苔薄黄，脉象稍弦。治宜清泄肝胃郁热，和中降逆。常用药如黄芩（或黄连）、制半夏、牡丹皮、山栀、青皮、陈皮、象贝母、白芍、泽泻、柿蒂、竹茹、枳壳、瓜蒌皮、煅瓦楞等，属化肝煎及小陷胸汤意加减。

肝脏体阴用阳。若因肝体（阴）不足，病及于胃，胃用（阴）亏虚，肝胃之阴俱虚，当以一贯煎为主方，参以益胃汤加减，并可配加白芍、乌梅，酸柔肝木，亦助胃用。

（三）脾阴虚与胃阴虚论

脾阴虚的基础病机是脾气虚。当脾脏一虚，每以气虚为先，气虚为主。若治疗及时，饮食起居调摄得宜，脾气虚弱得以逐渐恢复，疾病趋向治愈。如若脾气虚而经久不复，则脾阴可以随之亏虚，或由脾气虚导致脾阳虚，由阳虚而发展到阴虚。所以，一旦出现脾阴虚证时，往往同时存在脾气亏虚。且脾与胃相合，在生理病理上密切联系，不可分割。另外，脾阴虚证也可继发于肺阴虚、肝阴虚或肾阴虚证。反之，脾胃之阴先虚，气血生化之源不足，日久也可导致肺、肝和肾的虚证。在用药方面，《慎柔五书》的慎柔养真汤为较合适的滋养脾阴方。

胃阴虚，胃阴不足，胃中失于濡养，纳谷必然减少，饮食不易消化，中脘痞胀，甚至嘈痛、灼痛，口干欲饮，大便干结，形体逐渐消瘦，舌红少苔，甚则光剥。治疗胃阴不足的法则，一般都以甘凉为主。甘能入脾胃二经，凉能制其郁热，甘凉相合能滋养脾胃。方剂如益胃汤、沙参麦冬汤。方中加用酸味的乌梅、白芍、木瓜、五味子等，具有酸甘化阴的效应。还可根据病情加入太子参、怀山药、白术、莲肉等品，增其甘药以酸甘化阴。临床上运用得当，常可获得良效。

四、专病之治

（一）从脾胃论治各脏腑病十法

1. 疏肝和胃法

适用于肝胃不和证。症见胃脘胀痛、痛及两胁，常因情志不畅而诱发、加重，常伴嗳气，舌淡苔薄白，脉弦。治宜疏和为法。疏者通也，疏泄通畅乃治肝之主要治则；和者顺也、谐也。常用方如柴胡疏肝散。临床应用时，徐景藩反复指出必须随症加减、方药变通。疏肝常用药如炙柴胡、苏梗、香附、橘叶等。凡有脘腹痛证者加白芍，解郁则加郁金、合欢花（或皮)，久郁心神失养者加百合、炙甘草、淮小麦等。通络加橘络、丝瓜络、炒川芎、当归须、路路通等，胸胁疼痛者亦可酌加旋覆花等。凡肝胆失疏，胆热逆于胃腑或湿热内蕴者，治宜疏肝利胆，药如柴胡、枳壳、黄芩、青蒿、海金沙、金钱草等。胆液反流至胃者，酌加刀豆壳、柿蒂、代赭石、制大黄等。胃气不和而上逆者，酌加半夏（姜半夏或法半夏)、生姜、陈皮、茯苓。胃中有热则选加黄连、黄芩、蒲公英。肝热犯胃者加牡丹皮、山栀。腑行不畅则配大黄、瓜蒌。胃气不和，内有湿浊者，苍术、厚朴、佩兰、藿香、薏苡仁、草豆蔻、石菖蒲等随症选用。胃气久滞及血，或因出血后瘀血内留者，治当和胃行瘀，药如当归、丹参、赤芍等。痛者宜加延胡索、五灵脂，兼寒者配加降香、九香虫。胃与食管相连，胃与食管同病者甚多，治宜和胃利咽。属痰气交阻者，用半夏厚朴汤加减，法半夏、厚朴或厚朴花、茯苓、苏梗。有热者酌配挂金灯、射干、重楼、黄连等。每常佐以石斛、麦冬、玉竹等疏润结合。咽管不利者，常加桔梗、枳壳，一升一降，畅达气机。木蝴蝶利咽疏肝常作为佐使，随症加减。

【医案】疏肝和胃法治胃脘痛肝胃气滞案

患者孙某，女，46岁。1989年6月6日初诊。

患者病起2年，胃脘隐痛及于右胁下，痞胀不适。3个月来加重，嗳气频多，得嗳则舒，稍多食则症状尤著，性情易躁，起病与情志不畅有关。1988年2月及1989年5月两次纤维内镜检查，诊断均为慢性浅表性萎缩性胃炎，肠上皮化生，经多种中、西药物治疗，效果不著，症状持续存在。诊查见舌苔薄白，舌质正常，脉弦。上腹部按之不适，但无固定压痛，肝脾无肿大。

辨证：女子以肝为先天，肝主疏泄，性喜条达。患者情绪易躁，肝失疏泄，气机不畅，横逆犯胃，终成肝胃气滞之证。

治法：疏肝和胃。

处方：徐景藩经验方疏肝和胃汤加减。苏梗10g，制香附10g，炒枳壳10g，炒白芍15g，炒陈皮10g，佛手片10g，绿梅花10g，白蒺藜10g，生麦芽30g。每日1剂，2次煎服。

上方服7剂后，诸症均有改善，续服14剂，胃脘痞胀隐痛及嗳气等症状显著减轻。以后隔日服1剂，在盛夏高温时期，汗出、口干，加麦冬15g，蒲公英15g，原方略事加减，调治历半年，症状均消失。于1990年1月20日复查胃镜，诊断为慢性浅表性胃炎（轻度）。随访1年，症未复发。

按：本例属胃脘痛，痛及右胁下，得嗳则舒，性躁、脉弦，证属肝胃气滞。此例比较单纯，由于肝气失疏，胃气不和，治当疏肝理气和胃，徐景藩认为，胃病治用疏肝，苏梗优于柴胡，且苏梗色白而其味不辛，药性甚平和，不必因其“温”而虑其耗阴，白蒺藜与麦芽也均有疏肝功用，与制香附、苏梗相伍，并有绿梅花（绿萼梅）、白芍等，疏肝而不耗气。治病贵在辨证，很多浅表性萎缩性胃炎表现为肝胃气滞证候，适用疏肝和胃方药，每可取效。

2. 健脾和胃法

饮食不节、劳倦过度均为脾胃病常见而主要的病因，脾胃气虚亦是常见证候。表现为胃脘痞胀、隐痛、食欲不振、大便易溏、乏力神倦、舌质偏淡、舌苔薄白、脉细或濡等。治宜健脾和胃。常用方如六君子汤、香砂六君子汤等。常用药如炒党参、炒白术、茯苓、炙甘草、炒陈皮、法半夏、砂仁（或砂壳）、煨木香、炙鸡内金、神曲、谷芽、麦芽等。凡有胃脘隐痛者，必加白芍，白术、白芍同用以甘柔缓急止痛。太子参清养胃气，尤对久病者、妇女，可替代党参。夏季汗出口干，津气易损，一般亦用太子参。脾胃气虚较著者，添加黄芪、怀山药；兼中气下陷者，加炙升麻、荷叶等以升阳举陷；胃纳减少，食后脘痞较著，消化不良，可加重炙鸡内金、谷芽、炒麦芽等。脾虚者易生内湿，有湿浊者常表现为苔腻。白而薄腻者湿轻，白而黏腻或白厚腻者湿重，应根据湿浊程度而选用苦温、辛温的化湿药。脾虚久则可及于肾，脾肾之阳气不足，一般表现如舌质淡白较著，晨起面浮、腹胀、便溏或泻、畏寒乏力或兼腰酸。应兼投温肾之品，如益智仁健脾温肾摄涎，颇为简捷有效。兼有晨泄者，参用煨肉蔻、补骨脂等，并加炮姜或炭。

【医案】健脾和胃，温补甘缓法治胃脘痛案

患者张某，女，63岁。1990年9月12日初诊。

患病5年，经检查确诊有慢性胆囊炎、慢性胃炎、颈椎病等。曾用多种中西药物，然晚间胸闷、短气，汗出诸症未能改善，恐惧不安。近因胆囊炎发作，上腹胀痛不已，右胁下及上腹按之痛。投以大柴胡汤加减，上述症状渐安，经调治10余日，胆囊炎已获控制。晚间10时多又觉胸闷、短气、汗出，急查心电图无异常发现，体温、血压、血糖、血脂等诸项检查亦均在正常范围。1990年9月12日邀徐景藩诊治。询知其饮食不多，胃脘痞胀隐痛，空腹尤甚，得食可缓。晚间前述症状出现时胃脘亦觉隐痛，继而兼有胸闷、短气、汗出。诊查见舌质偏淡，舌苔薄净，诊其两脉均细。

辨证：考虑本例无咳嗽咳痰、心痛等症，而食少、脘痛，病在中焦脾胃为主。白昼症情尚平，夜晚症状出现，胃中空虚，中气不足。阅前服之方，补中益气汤、生脉饮等加减，尚无不合，然而症状不见好转。服西药消心痛，头昏目眩，恶心，汗出更多。徐景藩分析此证似属虚劳病。

治法：不足者补之以温，夜间症状急者当缓之以甘，补气而不致升阳过度，甘缓而勿过于滞气。

处方：黄芪15g，白芍20g，炙甘草3g，麦冬10g，延胡索10g，合欢皮10g，生姜2g，大枣5枚。

每晚9时浓煎1剂，约150mL，顿服。上方晚服1剂，当晚症状即见改善，连服3剂，显著好转，且得安睡，续服至7剂，症状消失。越旬日在子夜又觉得脘腹隐痛、胸闷、短气、汗出。翌日又按原方配就，晚9时煎服，并啖米粥少量，症状不见发作。续服5剂兼啖米粥，均得安卧无恙。以后停药而只饮米粥，胃中和，症未再发。

按：本例症状发于夜间，前医迭进补气和胃、宣痹通阳、敛汗滋阴诸法，效皆不著。患者罹有多种疾病，复因胆囊炎发作之后，湿热病邪已去，食少体虚，晚餐数量甚少，至夜胃中空虚，胃气馁弱，阴阳平衡更现失调。《金匮要略·血痹虚劳病脉证并治》曾载："虚劳里急，诸不足，黄芪建中汤主之。"此言"里急，诸不足"是指内脏所表现的症状较急迫、明显而病机属虚之证。尤在泾认为"充虚塞空则黄芪尤有专长"。故处方宗黄芪建中汤加减，取黄芪甘温补气，重用白芍和阴，伍甘草补虚缓急，延胡索行血中之气，麦冬滋阴养胃。合欢皮（又名夜合皮）甘平，解郁和血，安定心神而敛汗，以之与佐。复加姜、枣和营益卫，平调阴阳。全方甘缓补虚为主，气阴并顾，药品不多，药味不苦。因其常在夜间发病，乃嘱其在发病1小时前服药，并啖米粥少量以养胃气。脾气得旺，升降有常，气机调畅，故症状即获改善。

3. 养胃理气法

素体阴虚之胃病患者，胃阴易虚。久嗜酒者，常食烫、麻、辛辣、油炸食物者，胃阴易损，脾胃气虚经久，饮食少，气虚可及于阴。经手术创伤出血，或禁食多日者，亦易导致脾胃阴虚。癌症经放、化疗者，胃阴亦必不足。形瘦，舌红，脉细或兼小数，食欲不振，常欲进半流食，口干，胃脘痞胀或兼隐痛等症，为临床常见胃病阴虚而兼气滞之证。治宜濡养胃阴，兼和胃气。药如北沙参、麦冬、石斛、白芍、佛手、绿梅花、炙鸡内金、谷芽、麦芽、炙甘草、橘皮等。阴虚显著，可酌加玉竹、百合、生地黄、乌梅等。山药与太子参兼益脾胃之气阴，亦常可参用。阴虚若有郁热之证，可加入黄芩、蒲公英、石见穿等，大便干结者，酌加麻子仁、瓜蒌。胃阴虚而气滞血瘀，胃脘疼痛较著，重用白芍、甘草，可选加青木香、香附、五灵脂、陈香橼、八月札、当归等药。

【医案】养胃清热，理气散结法治萎缩性胃炎案患者胡某，女，57岁。1989年5月16日初诊。

患者1年多来胃脘痞胀隐痛，食后尤甚，得嗳则舒，初起未加重视。因症状逐渐加重，乃求医服药治疗，经多种中、西药物内服，疗效不著，于1989年4月12日行纤维胃镜检查，活检病理诊断为中－重度慢性萎缩性胃炎，伴肠上皮化生，症状显著，乃来诊治。胃窦大弯上皮轻度异型增生。心情甚为焦虑。刻诊见胃脘隐痛且胀，痛时有灼热感，口干欲饮，饮食减少，神倦乏力，大便溏，日行1次。诊查见形瘦疲乏，舌质红苔薄净，脉细。上腹中脘穴周围部位轻度压痛，肝、脾无肿大，胆囊区无压痛。

辨证：参合四诊，病属“胃痛”范畴。《经》云“人年四十而阴气自半”，患者工作劳倦，日久耗伤胃阴，胃阴不足，胃失濡润，气机阻滞，不通则痛，故胃脘痞胀隐痛；阴虚则生内热，故胃脘灼痛；口干然不欲饮水，食少神倦，大便易溏，脾之气阴亦虚，健运失职所致；舌红，脉细，属气阴不足之象。

治法：养胃清热，理气散结。

处方：麦冬15g，北沙参10g，川石斛10g，炙鸡内金15g，白芍15g，乌梅10g，炙甘草5g，石见穿15g，木蝴蝶6g，丹参10g，炒枳壳10g，白残花15g，佛手片10g，白花蛇舌草15g，生薏苡仁30g。每日1剂，2次煎服。

二诊：1989年5月23日。自诉服上方7剂后，胃脘痞胀隐痛已减轻，大便已不干结。唯口干，胃中灼热感未见改善。舌苔脉象如前，治从原法。原方加白杏仁10g，白花蛇舌草15g。继服7剂。

服二诊方后，胃中灼热已有减轻，口干饮水不多，胃纳正常，已无明显胀痛等症。乃又续服上方，共调治3个月，诸症均不著，精神亦如健壮时。为巩固疗效，又坚持用生薏苡仁30g代茶饮3个月。1989年12月3日，仍请原来检查的医师复查胃镜，病理诊断为慢性浅表性胃炎伴肠上皮化生，胃窦大弯未见异型增生。随访至1991年9月，病情未见复发。

按：慢性萎缩性胃炎伴肠上皮化生及异型增生，特别是异型增生已被世界卫生组织列为胃癌前病变之一而备受重视。早在《灵枢·胀论》就记载：“胃胀者，腹满，胃脘痛。”说明胃痛与胀的症状常可伴随出现。患者证属胃阴不足，郁热气滞，脾之气阴亦虚。在治疗上，徐景藩采用酸敛与甘缓化阴法，使养阴而不滋腻，生津而不碍胃。药用沙参、麦冬、石斛等甘凉养阴生津清热，并与芍药、乌梅、甘草等甘酸相合，养阴敛气，气阴兼顾，且柔肝制木，缓急定痛；枳壳、佛手理气而不伤阴；木蝴蝶理气护膜；白残花理气泄热；丹参行血，微苦微寒，助行气活血；鸡内金健胃消积，对胃腑之疾常可配用，增强其腐熟水谷之功能；石见穿系唇形科植物紫参的全草，苦辛、平，清热而无苦寒之弊，且能醒胃助食，理气通降。二诊时重用白杏仁，健脾胃而扶正气，白花蛇舌草清热解毒，现代药理研究证实其有抗肿瘤之功，寓有辨病治疗之意；薏苡仁散结消癥，对胃炎异型增生、胃息肉等症具有良效。

4. 化湿清热法

脾胃运化功能失常，往往引起湿浊内生，湿郁可以化热，形成湿热互蕴。肝胆与脾胃密切相关，胆附于肝，内藏精汁，湿热蕴于肝胆，以致疏泄失常，湿热凝聚结为砂石，阻于肝络或胆道，湿热瘀郁，胆液不循常道，可以发为黄疸。湿热在肠腑，传化失常，可致泻痢，甚或泻痢与便秘交作。湿困脾运则身重、头昏如蒙。胃湿与痰饮相伍，中焦阳气不振，胃气或滞或逆，可致痞满、呕逆、眩晕、胃中辘辘有声。故诊治脾胃病应重视湿热证，重视化湿、清热的治法方药。

（1）化湿：此法针对湿浊，亦即祛湿法。湿属阴，属寒。祛湿、化湿药性需温，或辛温，或辛苦温，根据湿蕴程度，选择不同程度的温性药。陈皮（或橘皮）、制半夏为脾胃病常见的化湿药。消胀满、化湿浊，必用制川厚朴，配用炒苍术，二味苦辛温化湿，对舌苔白腻、口黏、食少、脘腹痞胀者，均属常用之品。用此若效不著，舌白滑腻或垢腻不化者，可配用草豆蔻。苍术与草豆蔻燥湿祛浊，湿去十之六七，即可撤去，不可久用。藿香辟秽除湿，鼓舞脾胃，常可据症配用，尤以夏秋之际，更为适宜。佩兰除脾湿，祛“脾瘅”，开胃助食。藿香、佩兰二药相合，尤增其效。

（2）清热：阳盛之体，胃热易生，脾胃运化失常，湿自内生，湿遏可以化热。肝胆郁热，与湿相合，亦常酿为瘀热。夏秋之际，湿热外邪入侵，经口鼻而入，阳明为必经之路。肠腑湿热，导致气血失调，以致下利似痢。诸如上述，热证必须清热，有湿自当化湿，湿热交阻者，化湿清热并用，视其孰轻孰重，侧重而又兼顾。黄连苦寒，入心、肝、胃、大肠、脾经，清热又燥湿，实为脾胃疾病热证的常用良药。食管炎症或溃疡，胸骨后有灼热感，隐痛，舌苔薄黄，口干，黄连配麦冬、杏仁、枇杷叶、木蝴蝶；舌苔薄白或薄黄，咽中不适，有痰不易咳出，寒热兼夹，痰气交阻者，黄连配苏梗、法半夏、厚朴花；吞咽欠利者，通草、王不留行、急性子、石见穿、鹅管石等随症选用。治疗脾胃病热证的清热药，除黄连外，清胃热如黄芩、蒲公英（简方“芩蒲饮”）、知母、芦根等。清肝胆之热如牡丹皮、山栀、青蒿、黄芩、茵陈、夏枯草、垂盆草、龙胆草、白薇等。清肠腑之热如大黄、败酱草、秦皮、白头翁、马齿苋、苦参、紫草、仙鹤草等。如咽管有热可选用重楼、射干、马勃、金果榄、挂金灯。肝胆热盛者，尚可选加水牛角、鲜生地黄、青黛等。对于肺肝阴虚，肝横侮中，表现为胁胀、胁痛、腹胀、舌红、脉弦、性躁、口干，甚则咳逆、泛恶、胸痹等症，治宜参以清肺药物，如黄芩、南沙参、枇杷叶、桑白皮等。

【医案】清化湿热，健脾行瘀法治溃疡性结肠炎久痢案

患者李某，男，26 岁。1992 年 4 月 16 日初诊。

患者3年前夏季发病，腹痛、腹泻，继而出现脓血便，经服用诺氟沙星、小檗碱等曾一度好转，但经常在无明显诱因下，反复发生腹痛、腹泻、里急后重，治疗后均可缓解，却不能根除，于1991年11月在南京市鼓楼医院查肠体示溃疡性结肠炎（左半结肠为主，慢性复发型）。1个月前又见反复，并出现脓血便，日趋加重，日行3～5次，转请徐景藩诊治。诊查见形体不丰，面色萎黄，舌质暗红，苔薄黄腻，脉细弦。腹软，肝脾无肿大，左侧腹部轻度压痛，无反跳痛，肠鸣音不亢进。

辨证：徐景藩认为本病为“久痢”“休息痢”，病机为肠腑湿热，气滞血瘀，脾胃受戕。

治法：清化湿热，健脾行瘀。

处方：黄连3g，黄芩10g，苍术、白术各10g，炒薏苡仁30g，党参15g，茯苓10g，炙甘草3g，炒当归10g，白芍1g，仙鹤草30g，三棱10g，丹参10g，建曲12g，补骨脂10g。另以石菖蒲15g，地榆30g，白及20g，山药20g，败酱草30g，黄连5g，保留灌肠。

二诊：患者服药1周后，症状明显缓解，大便日行2次，腹痛腹泻及脓血便改善，苔腻渐化，方药对症，守法继进。上方去黄芩、苍术，加炒山药15g、炒芡实15g，增健脾止泻之功。

上方服用20天，大便日行1次，无腹痛腹泻，脓血便消失。徐景藩在原方基础上加减调治3个月，症情平稳。

按：此例患者为溃疡性结肠炎，利下脓血便，里急后重，中医归于“久痢”“休息痢”范畴。本案主要症状有腹痛腹泻反复，大便带脓血，肛门有里急后重感，下利每日3～5次，病已三载，反复迁延难愈。徐景藩认为本病多本虚标实，虚实夹杂，发作时宜先标后本，清化肠道湿热，调气和血。病久脾胃受戕，阴络内伤，故应配用健脾行瘀。本方用黄连、黄芩苦寒，苦以燥湿，寒能制热，清肠腑湿热。用白芍、甘草、当归取洁古芍药汤意，调气缓急和血。补骨脂温肾而助命火，从本图之。苍术、白术、薏苡仁、党参、茯苓、建曲、甘草健脾化湿。仙鹤草具有止血作用，兼能治泻止痢。三棱、丹参活血化瘀消积，对久治不愈的患者可参用本法。

5. 养血活血化瘀法

脾胃为人体升降之枢纽。脾胃有病，运行失常，气机不畅，气滞久则常致血瘀。如饮食减少，水谷精微不足，久则营血亏虚，若有出血，亦致血虚。气虚血虚则尤易致血瘀。尚有因病禁食，手术切割，常导致气血不足而兼血瘀。李杲《脾胃论·脾胃胜衰论》中早有“脾胃虚弱，乃血所生病……脾胃不足，皆为血病”之说，临床上屡见血虚之人，脾胃易病，脾胃久病，气血不足，可见治脾胃病用血药的重要性。养血化瘀，常用如桃红四物汤，据症加用其他活血化瘀药如参三七、莪术、三棱等。“久病入络”需要行瘀而兼理气定痛者，加五灵脂、九香虫、延胡索、乳香、降香、广郁金等。出血而兼血瘀者，治当止血行瘀，加三七、地榆、茅根、藕节、制大黄、山栀、赤芍、牡丹皮，配白及粉宁络止血。石见穿为唇形科紫参的全草，辛苦而平，此药具有清热、祛风、行瘀的功用，治疗胃病虽常作佐药，凡肝胃气滞，气郁化热，或胃阴不足而郁热内生，瘀热内结，以致胃脘灼痛刺痛，胸骨后嘈痛，痛位较固定者，用之甚佳。养血之品，除地黄、当归外，尚有枸杞子、女贞子、何首乌养肝血，阿胶养血补血而又护膜宁络（入煎剂亦可用阿胶珠）。

【医案】补血养血，补肾生髓法治缺铁性贫血案

患者周某，男，58岁。1992年3月4日初诊。

患者于近2个月来自觉精神不振，食欲差，但食量尚可，手部略有抖动。检查血红蛋白47g/L，红细胞 1.54×10^{12}/L，血沉35mm/h，网织红细胞1.9%。1992年2月25日查骨髓，诊断为缺铁性贫血。经服用中西药物多种，贫血血象未见好转，体力渐弱，经常卧床。原有高血压病、高脂血症、慢性胆囊炎、胆石症、混合痔等疾患，CT示“轻度脑萎缩”。前段时间胆囊炎发作，右上腹疼痛，服胆通、甲硝唑、清利肝胆汤剂等药，上述症状已控制。

诊查见面色萎黄，呈慢性贫血病容。舌苔薄净，舌质微紫，诊脉左细、右微弦。心率88次/分，心尖2级收缩期杂音。

辨证：患者年近六旬，多病缠身。前因右上腹痛发作，服药治疗，肝胆湿热渐去，脾胃不无影响。据症属血虚气弱，不能荣于四肢，故神倦乏力，经脉失濡而手部微抖。舌苔薄净，显无实邪。舌质微暗乃血气运行欠畅。肾主精气，主骨生髓化血。脾肾俱虚，肝血不足，故血虚经久不复。

治法：健脾养肝与补肾相合。

处方：炙黄芪20g，炒山药20g，全当归10g，大生地黄15g，炒白芍15g，阿胶珠15g，紫丹参10g，制黄精15g，补骨脂10g，骨碎补10g，灵磁石15g（先煎），莪术10g，炙甘草3g。每日1剂，2次煎服。

此方服7剂，症状改善。续服7剂，查血红蛋白63g/L，红细胞 2.08×10^{12}/L。继服达1个月，症状明显改善，精神渐振，复查血红蛋白104g/L，红细胞 3.41×10^{12}/L。随访4个月，血虚征象基本复常，起居生活一如健时。

按：本例缺铁性贫血患者，曾服铁剂（葡萄糖酸亚铁）及十全大补口服液，但经治血象未见改善，加服汤剂，效果加快。方中补骨脂、骨碎补等补肾生髓。灵磁石入肾，以之为使，故用量不重。丹参、莪术与诸药相配，旨在行瘀以利气旺血充，对血虚治疗不无裨益，诚如前人所云，瘀血不去则新血不生。此方特点，恐应归于补肾与行瘀二端。

6. 消导解酲法

饮食不当、酒食不节，常是导致脾胃（消化系统）疾患的重要病因。饮食不当，包括暴饮、暴食、饥饱失常、肥腻过多、嗜辛嗜烟所伤等。除饮食质量异常外，尚有饮食温度过烫过冷或进食过快，未能细嚼，均可影响消化功能，使胃气窒滞、蠕动失常。胃津不足或有余，尤以酒酲过多，伤胃伤肝，损胃膜，损肝络。气滞津凝，酿湿生热，轻者胃痞、胃痛、胁痛，重者噎证、反胃、黄疸，久则瘀热内留，甚至结成积或酿成膈证。消化食滞的药物，常用如神曲、山楂、麦芽、莱菔子等。若因食品过冷，寒滞食伤，舌苔白腻者，加炒苍术、草豆蔻。瓜果所伤者，可用丁香、益智仁、肉桂等。豆制品所伤，宜用莱菔汁（或莱菔子），虚人可用莱菔缨。如因食滞而导致脘腹胀痛拒按，腑行不畅，舌苔黄或腻者，可配用大黄、枳实、芒硝等导滞通腑。饮酒过度，损伤脾胃肝胆，历来医家均有告诫，并积有丰富的诊疗经验，如饮酒致成噎膈者，有“酒膈”之称，饮酒致黄者，称为“酒疸”。黄酒、烧酒，过量或久饮，均为致病之因，尤以高浓度白酒，辛热而燥烈，常可灼伤食管和胃膜，致成食管、胃的炎症、溃疡，损及肝脏而成酒精性脂肪肝、肝炎等病损。李杲《脾胃论》早有“葛花解酲汤”治伤酒之证。葛花、枳椇子为主要的解酲之药，一般均可据症参用。

【医案】解酲清热，养肝行气法治酒精性肝硬化胁痛案

患者杨某，男，54岁。1990年8月20日初诊。

患者平素工作较忙，3年来应酬频繁，常饮白酒，并常酣醉，渐致右胁隐痛，神倦乏力，食欲欠振，口干欲饮，夜寐多梦。多次查肝功能示白、球蛋白比例为1∶1，蛋白电泳示 γ 球蛋白30%左右，乙型肝炎抗原抗体均阴性，B型超声检查提示肝硬化征象。诊查见面部微红，略有红缕。舌质红，苔薄净，诊脉细弦。

辨证：患者病属胁痛，析其病机，良由劳倦、饮酒过量，郁热伤肝，气滞失疏，肝阴不足所致。

治法：解酲清热，滋养肝阴，佐以行气。

处方：葛花10g，枳椇子10g，水牛角15g，白茅根30g，生甘草5g，炒当归10g，杭白芍15g，枸杞子10g，川石斛10g，延胡索10g，砂仁1.5g（后下），炙鸡内金10g。

二诊：服药7剂后，右胁痛减轻，食欲改善，唯仍觉口干欲饮水。乃于原方去砂仁，改川石斛15g，加玉竹15g，再服14剂。

三诊：药后右胁疼痛渐除，口干减而未消，舌质红，苔薄净，脉细弦。徐景藩认为酲毒渐去，肝阴未复，拟予一贯煎加减。

处方：大生地黄15g，枸杞子15g，麦冬15g，白芍15g，川石斛15g，怀山药

15g，玉竹15g，黄精15g，水牛角15g，白茅根30g，川楝子6g，炙鸡内金6g。

服10剂，症状均消失，面部潮红不著，舌红之色转淡，口干亦减轻。复查肝功能均正常，白蛋白41g/L，球蛋白29g/L，白、球蛋白比例正常，蛋白电泳γ球蛋白18.4%。续予原方加减调治，至1990年11月19日再复查肝功能，白蛋白45g/L，球蛋白28g/L，蛋白电泳γ球蛋白20%。随访至1991年4月，症状不著，正常工作，已戒酒不饮。

按：本例患者病因与饮酒有关，酒毒伤肝，郁热伤阴，故先参以解酲，取葛花与枳椇子二味，配以清热养肝，理气和胃。清热取水牛角善清血热。肝为藏血之脏，酒性辛热而善入血分，故徐景藩常从清营凉血考虑而选用水牛角。一贯煎为养肝滋阴之常用方，阅前医所投方药，亦以此方此法为主，但单用此法，不仅症状未改善，复查肝功能、白蛋白、球蛋白及γ球蛋白也无变化，而加入解酲一法，临床症状及肝功能均显著改善，可见解酲之品可能起到祛除病因之作用，足证中医解酲一法之可贵。

7. 温中祛寒法

胃之主要功能为“腐熟水谷”，腐熟必须温暖，一旦因外寒尤在冬春寒潮降临之际，气温骤降，容易诱发或加重胃痛、腹痛。此时患者畏寒喜暖，得温则舒，常伴舌白、大便易溏等症。治宜温中祛寒。若有表寒者，适当予以疏表散寒，药如苏叶或苏梗、桂枝、防风之类，并加生姜为引。脾胃受损，中阳不振，每常表现内寒之证。脘痛之际，喜热饮，喜热物熨腹，治法应据症参用温中方药，常用如良附丸（良姜、香附）、吴茱萸、桂枝（或肉桂）、檀香等，均可选用。苏梗宽胸利膈，亦为常用之品。其他如甘松、荜茇、沉香，对脘痛寒甚者，亦可短时酌配用之。据徐景藩经验，胃病纯属寒证者极少。中虚气滞与肝胃不和证均可兼寒，在调中理气、疏肝和胃方药中，不少药物属辛味、温性，据症参用上述之一二味即可。胃阴不足证，舌红口干、脘痛或有灼热感，患者可能亦诉胃部喜暖怕冷，当从整体考虑，不可擅用辛温燥热之品。待胃阴渐复，胃气得振，症状亦常相应缓解。否则，误以为胃寒，投以桂枝、荜茇等辛温药，可能因动血、损膜而导致络伤出血。

【医案】温中化饮，和胃降逆法治萎缩性胃炎脘冷痞胀案

王某，男，48岁。1991年11月13日初诊。

源于劳累饮食不当，脾胃不健，出现胃脘觉冷，痞胀妨食，泛吐酸水，脘腹辘辘有声，背脊冷痛，此症出现，则余症踵至。逐渐加重，病已三载，时时发作。近2个月来发作尤著，头昏乏力，大便干。已服多种中西药物，效均平平。自诉服痢特灵、庆大霉素，以及中药用黄连、蒲公英等药后，背中冷感尤著，余症亦随之加重。诊查见精神不振，舌质偏淡，舌苔薄白。诊其脉，细中带弦。曾行X线钡餐检查，

为慢性胃炎、轻度胃下垂。胃镜检查为浅表萎缩性胃炎。

辨证：此为较典型之痰饮病。饮停胃中，阳气不振，阴有余而胃气不和，上逆而为吐涎反酸，此酸并非由热而生。饮阻于中，纳谷自少，清阳不升。当以温药和之，温其中阳，和降胃气。

处方：苓桂术甘汤加味。云茯苓30g，川桂枝5g，生白术15g，炙甘草3g，制附子5g（先煎），姜半夏15g，炒陈皮6g，益智仁10g，泽泻20g，生姜3片。每日1剂，2次煎服，服后平卧1小时。

上方服7剂，中冷即有明显好转。续服7剂，余症均次第改善，饮食渐增，泛吐酸水涎沫均控制。考虑其中阳之虚由来已久，遂加入黄芪15g，前后服药35剂，诸恙均瘥，体力亦复健壮，历严冬而症未发作。随访半年，症状缺如，亦不愿再复查钡餐及胃镜。

按：《金匮要略》言："病痰饮者，当以温药和之。"这一重要治则迄今仍有实践指导意义。痰饮之病有胃、肺、体腔等不同，其中胃府形成痰饮而致病者，极为常见。胃阳不振，痰饮内停，可以表现为胃脘觉冷，甚则厚衣不温。泛吐清涎、酸水，其味亦觉冷。脘胀而食少，腹中辘辘有声。尤其是还有一症，即背中冷。一般位于脊柱胸椎7～12周围，大逾掌心，据徐景藩个人经验，此症颇有特征意义，对诊断甚有帮助。临床所见，胃下垂、胃十二指肠溃疡及炎症等患者有一部分具有痰饮证候，当详为诊查，辨证施方遣药。

8. 散结消坚法

消化道在生理上要求上下畅通、黏膜濡润、管道滑利无阻，反之则诸病丛生。食管下端为贲门，该部如失去弛缓的正常功能，心下痞胀如塞，常伴食物反流，或见呕恶吐涎等症，甚则心痛及背。胃气失于和降，治宜和胃降逆，知其贲门确有痉挛者，可加入通噎之法，药如鹅管石、王不留行、急性子、威灵仙、通草等，常配用白芍、甘草缓急舒挛，参三七、莪术消瘀散结。若伴有食管炎症或溃疡者，可用药液调藕粉，待文火煮开后，调入参三七粉，胸咽部疼痛显著，必要时加少量云南白药（一般用0.5g），卧位服下糊剂，服后躺睡，俾药达病所，常可提高疗效。肝、胆系结石病，如肝内胆管结石或胆总管结石（尤在胆囊摘除术后），主症为右胁上腹疼痛，常及于背，若已确知有结石内留，可据症在清利肝胆湿热的同时，参用散结消石，药如皂角刺、芒硝、急性子、路路通、三棱，配以枳壳（或枳实）、大黄、柴胡、芍药等药。服药后取右侧卧位，1小时后轻捶后右背，行走或上下楼梯，以助结石下行。结肠息肉而非恶性者，临床上以中老年人为常见，多枚或蒂基广者，诊疗时应参合四诊，在辨证的基础上，配用薏苡仁、王不留行、鸡内金等散结消坚，并参用黄芪、丹参、三棱、地榆、仙鹤草等益气、化瘀之品。

【医案】理气散结，利胆和胃法治胆胃同病案

患者陈某，男，34 岁。2004 年 5 月 21 日初诊。

起病半年，今年春节以后，患者工作压力较大，情绪不畅，复加工作之缘，应酬甚多，饮酒频繁，以致胃脘隐痛，及于右胁，嗳气频多，嘈杂反酸，纳呆食少，饮食不当及情绪不畅时加重，自服中西药物，症状时轻时重，影响生活。于 2004 年 3 月在本院查胃镜示慢性浅表性胃炎，幽门螺杆菌（++），B 超提示慢性胆囊炎，胆囊息肉，如米粒大小。刻诊见胃脘隐痛，及于右胁，嘈杂反酸，时有嗳气，食后加重，伴有痞胀，以致不敢多食，夜眠欠安，大便偏溏。诊查见形体偏瘦，面色萎黄，舌苔薄白腻，脉细弦。腹软，胆囊区及中脘均有压痛，无反跳痛，肝脾不肿大。

辨证：患者情绪不畅，肝胆失疏，气机郁结，复加酒食不节，戕伤脾胃，肝气横逆犯胃，肝胃不和，气机阻滞，不通则痛，故胃脘隐痛，及于右胁；脾胃乃气机升降之枢纽，升降失司，脾失健运，湿邪内生，胃失受纳，故见嗳气，食后痞胀，大便偏溏；胆胃气逆，则嘈杂反酸；舌苔薄白腻，脉细弦，乃中虚夹湿之象。治以理气散结，利胆和胃兼以化湿为法。

处方：苏梗 10g，制香附 10g，枳壳 10g，白芍 15g，佛手 10g，鸡内金 10g，广木香 6g，益智仁 10g，太子参 10g，茯苓 15g，金钱草 30g。每日 1 剂，2 次煎服。另以陈皮 6g，生薏苡仁 30g 代茶，每日饮之。

二诊：连服 14 剂后，脘胁胀痛减轻，嘈杂不著，偶有反酸，予前方去益智仁，加煅瓦楞 30g，法半夏 10g 和胃制酸，生薏苡仁代茶继用。

三诊：再服 1 个月后，诸症均缓解消失，嘱其生薏苡仁坚持服用，生活调节，畅情志，戒酒，饮食清淡。其间病情稳定，2004 年 11 月复查 B 超：胆壁光滑，未见息肉。随访 1 年未再出现右上腹不适。

按：本例胆胃同病，胃炎兼胆囊息肉，证属肝胃不和兼中虚湿蕴。治疗当胆胃兼顾，疏肝利胆，和胃散结，佐以化湿为法。方中以苏梗、制香附、枳壳、白芍、佛手、木香疏肝和胃；金钱草利胆消炎，佐益智仁、太子参、茯苓健脾扶正化湿。薏苡仁则取其健脾渗湿，软坚散结之功。二诊因其嘈杂反酸，故去益智仁，加煅瓦楞、法半夏和胃制酸。坚持治疗 1 个月后，病情痊愈。

9. 涩肠止泻法

大便异常，次多质稀，经久未愈而求治者不少。其中有的属慢性泄泻，有的伴腹痛下利赤白、里急后重、状如久痢，或泻或痢，诊断在泻痢之间。导致上述症状的病位主要在脾，并常及于胃、肝、肾。病因多端，即使是久病者，也每与外感风、寒、暑、湿有关，且常因饮食不当、情志不畅等因素而诱发或加重。当详为诊查，辨证施治。大便溏泄，经久未愈者，必然属于脾虚，脾气虚弱，运化失常。伴

有腹痛而易因情志不畅而诱发加重者，肝脾同病，应同治肝脾。健脾助运的常用药为炒党参、炒白术（或焦白术）、炒山药、云茯苓、炙甘草，气虚下陷者加黄芪、炙升麻、荷叶（或焦荷蒂）。抑肝加炒白芍、炒防风、乌梅炭、合欢花等。大便有白色黏液较多者，考虑由于痰、湿所致，治参化湿祛痰，药如炒陈皮、法半夏、炒薏苡仁、冬瓜子、桔梗等。黏液黄白相兼者，中有湿热，参用厚朴、黄连。大便带血，提示肠中络损，良由郁热所致，治参清络宁血，药如荆芥炭、地榆、槐花炭、仙鹤草、炮姜炭、紫草、牡丹皮、赤芍等随症选加。血色污浊，似脏毒之证，可参用炒当归、赤小豆、龙葵、白花蛇舌草等。赤白杂见者，上述化湿、清络两法据症参用。并可酌加鸡冠花炭、白头翁、秦皮、马齿苋、败酱草、凤尾草、地锦草、红藤、苦参、木槿花等。病损在结肠、直肠，汤剂内服以外，尚可配用保留灌肠法，据症酌选上述药物，大致取 3 ～ 6 味药，用量为内服量的 3 ～ 5 倍，药液浓煎成 100mL 左右。也可调入药粉，如三七粉、锡类散等。见效后，在赤白黏液基本消失时，可加白及入煎。保留时间持续 6 小时以上效佳。

【医案】涩肠止泻，化湿健脾结合灌肠法治久泻（慢性结肠炎）案

患者邵某，男，45 岁。1991 年 1 月 16 日初诊。

病起于 1989 年春，受凉又兼饮食不当，以致便泄，每日 3 ～ 4 次，下腹两侧隐痛，便后腹痛得缓，畏寒喜暖。2 个月来食欲不振，脘痞腹胀且痛，大便溏泄不已，口黏且苦，神倦乏力。曾服多种抗生素及中药，效果不著。素嗜烟酒。性情较急躁。两脉细，关部弦。

诊查见其面色萎黄，舌苔甚腻，边白中黄。两下腹均有压痛，无癥积。曾行各种检查，大便有黏液及脓球，培养 3 次阴性。胃镜检查为慢性浅表性胃炎，纤维肠镜查见回盲部充血、水肿，有脓性分泌物，黏膜脆，易出血，诊为慢性结肠炎。

辨证：病属久泻，脾气已虚，湿郁兼化热而以湿盛为主，肠腑脂膜内损。治以涩肠止泻，化湿健脾为主。

处方：炒白术 10g，炒山药 20g，云茯苓 20g，炙甘草 3g，炒苍术 10g，制川朴 10g，炮姜 5g，炒陈皮 6g，黄连 3g，仙鹤草 30g，炒白芍 20g，焦山楂 15g，焦神曲 15g。每日 1 剂，2 次煎服。另用地榆 30g，石菖蒲 15g，白及 10g，每日 1 剂，浓煎成 150mL，每晚保留灌肠。灌 5 日，停 2 日，再灌 5 日。

二诊：1991 年 1 月 30 日。自投上方以来，脘痞腹胀减轻，食欲改善，口黏且苦已不著。大便 1 日 2 ～ 3 次，溏而量多，自觉腹部抖动，下腹部冷痛连及腰际，自汗，乏力。舌苔黄白之腻已化，舌质偏淡，脉仍细弦。大便常规未见黏液及脓球。据症分析，湿热已得清化，久泻脾气甚虚，由脾及肾，肾阳不振，土虚木乘，治宜健脾温阳抑肝，涩肠止泻。

处方：附子理中汤合痛泻要方加减。制附子 5g（先煎），炒党参 10g，焦白术 15g，炮姜 6g，云茯苓 20g，炙甘草 5g，炒防风 10g，炒白芍 30g，益智仁 10g，补骨脂 10g，炒陈皮 5g，焦山楂 15g，焦神曲 15g，黄连 2g。每日 1 剂，2 次煎服。保留灌肠方同前，每周灌肠 5 日。

三诊：1991 年 3 月 13 日。经服上方 35 剂，灌肠 15 剂，腹痛显著减轻，亦无冷痛连及腰际之感，自汗已愈，大便成形，每日 1 次。舌上又见薄白而腻之苔，二脉均细弦。肾阳得振，脾气久虚，不易全复，故脾虚运化不力，易生内湿，腹痛轻而未除，肝气未得全平。拟方再从健脾化湿与抑肝相合。

处方：炒白术 10g，炒山药 15g，云茯苓 20g，炙甘草 5g，藿香 6g，制川朴 10g，炒陈皮 6g，炒白芍 25g，炒防风 10g，谷芽、麦芽各 15g，白及 10g，焦山楂 15g，焦神曲 15g。每日 1 剂，2 次煎服。停用灌肠法。

上方服 15 剂，诸症显著好转，饮食渐增，腹痛不甚，大便日行 1 次。舌苔落白不腻。大便多次检查正常。纤维肠镜复查回盲部正常，唯见乙状结肠黏膜轻度充血、水肿。久泻基本向愈，慢性结肠炎显著好转。

按：本案在初诊时症状较重，腹痛而泻，舌苔腻，黄白相兼，湿热较重。故在健脾抑肝法中佐以平胃散苦温化湿，黄连、仙鹤草清其里热，以化湿为主，清热为辅。药后湿热渐去，时值严寒，肾阳不振，方以附子理中汤加益智仁、补骨脂健脾温肾固涩，久泻渐见好转。三诊时又见薄白腻苔，足见脾虚未复，内湿不易清。脾虚当健，有湿必化，此治法用药特点之一。

10. 清肝养肝法

（1）清肝：清肝和胃，适用于肝经郁热犯胃，主症如脘痞灼痛、口苦、食欲不振、嗳逆、泛酸、性躁易怒、脉有弦象，常用药如黄芩（或黄连）、白芍、煅瓦楞、青皮、陈皮、白蒺藜等。清肝解毒，适用于肝经热毒内蕴，传染性肝炎急性或慢性活动期，乏力、食欲不振、右胁肝区不适或隐痛、舌苔薄黄、脉弦，肝功能检查异常，病毒指标检测为阳性，常用药如柴胡、黄芩、茵陈、山栀、夏枯草、垂盆草、鸡骨草、过路黄、败酱草等，肝经郁热者酌配牡丹皮、水牛角、茅根、紫草、地榆、赤芍、生地黄、石斛等药。病久不愈或病重及血，肝经气血瘀滞者，治当清肝行瘀，佐以当归、三棱、莪术、炙鳖甲、丹参、泽兰等药，但需处处时时顾护脾胃。

（2）养肝：肝为刚脏，全赖水涵血濡，故治慢性肝病当重视养肝。如当归、芍药、女贞子、楮实子、生地黄、首乌、枸杞子、山茱萸、穞豆衣、黑大豆、玉竹、石斛、百合等药均有养肝之功用，当据症选用。慢性肝病（包括慢性肝炎，肝硬化代偿期），邪毒势衰不盛，脾气虚而肝阴亦渐不足者，常用养肝健脾之剂，归芍六君子汤不失为常用良方，可在此方基础上，据症加减运用。

【医案】清金制木，养阴祛水法治乙肝后肝硬化失代偿期鼓胀阴虚水停案

患者金某，女，58岁。1991年1月30日初诊。

患者于1990年12月中旬发病，大便色黑，经诊查为上消化道出血，用常规止血治法，出血渐止。旋觉腹胀，日益加重。诊为乙肝后肝硬化失代偿期，腹水。自1991年1月12日起，中西医结合治疗，中药如健脾养肝，行气利水之剂，每日1剂。配用氨苯蝶啶或安替舒通口服，静脉输入血制品（白蛋白）等，效果不著。腹部鼓胀日甚，饮食少，食欲不振，略有咳、无痰，大便干结，小溲甚少，下肢轻度浮肿。诊查见面色萎黄，目不黄，形瘦腹大，腹部按之有波动感，腹围81cm，体重54kg。舌质红而干，舌苔薄白呈花剥状，脉象细弦微数。肝功能白蛋白30g/L，球蛋白29g/L，胸透示右侧少量胸水。B超示肝硬化、脾肿大、腹水。胃镜查为食管静脉曲张，慢性浅表性胃炎。妇科检查未见明显异常。腹腔抽液查腹水系漏出液。

辨证：患者出现症状虽仅月余，然而鼓胀之成，积渐乃生。良由肝脾两虚，肝因邪毒所伤，肝病传脾，脾气渐虚，摄血无权，以致阴络内损，骤然便血色黑。出血虽止，正气受伐，鼓胀症状始渐显露。肝阴亏耗，真水日虚而邪水日盛，脾虚运化不力，肺虚不能制木。前经投药，健脾养肝而未曾清其金气，故肝木横逆未驭。治当仿丹溪法，清金以制肝木，养其真阴，祛其邪水。

处方：北沙参12g，麦冬15g，川百合15g，川石斛10g，桑白皮10g，白茅根30g，楮实子10g，穞豆衣15g，鸡内金10g，路路通10g，泽兰15g，泽泻15g，玉米须30g，每日1剂，2次煎服。

上方服3剂，自觉腹胀减轻，饮食稍增，咳嗽不著，大便通畅，小溲渐增。续服10剂，精神渐增，胀势已松，下肢不肿，每日尿量由原来1200mL增至1800mL。继用原法，加黄芪15g。服药至1991年2月20日，症状不著，腹胀全消。腹围从81cm减为64cm，腹部无移动性浊音。复查肝功能，白蛋白34g/L，球蛋白28g/L，余亦正常。1991年4月2日复查X线，胸水已全吸收，肋膈角清晰。随访半年，病情稳定。

按：此例患者形瘦，舌红而干，腹部膨大，病属鼓胀中最棘手之阴虚证。一方面是阴津不足，另一方面是水湿潴于腹腔。若误以为只需健脾分利而过用甘温补气，则阴虚愈甚而水无从下，故仿丹溪清金制木一法，养肺之阴，清肃金气，投以沙参、麦冬、百合、桑白皮。楮实子养肝肾之阴而不滋腻，穞豆衣养阴而行于皮里膜外，借路路通以宣通隧道，鸡内金消胀助运，泽兰行水通络。再加白茅根、玉米须甘淡渗利，利水而不伤阴。全方养真水而祛邪水，甘凉而不碍脾气，分利而不致伤阴。类似验案甚多，姑举此例，以示梗概。

以上十法，仅择其要而述。法可相伍，如2法合用或3法参治。选药应恰当，

不可过杂过多，按《素问·至真要大论》所言“君一臣三佐九，大之制也”，古以十三味药为大方仍有指导意义。

（二）胃病证治

1. 主要证型

（1）中虚（脾胃气虚）气滞证

主要症状：胃脘部隐痛、胀痛，空腹尤甚，得食则缓，痛时喜按，饮食减少，无力，大便易溏，脉细等。

治疗方法：健脾益气，佐以理气。

常用药物：炒党参 10～15g，炒白术 10g，黄芪 10～20g，炒山药 10～20g，云茯苓 15～20g，炙甘草 3～5g，炒陈皮 5～10g，煨木香 10g，红枣 5 枚。如兼有畏寒怕冷、舌淡白、脉沉细等阳虚证，酌加干姜、桂枝（或肉桂）、豆蔻等温阳暖胃。兼腹部坠胀，小溲频而色清，便后脱肛等脾气下陷者，配用炙升麻、柴胡、荷叶等升提举陷。

（2）肝胃不和证

主要症状：胃脘部隐痛、胀痛，痛及胁下（一侧或两侧），嗳气较多，得嗳则舒，嗳气不遂，则胃脘胀痛尤甚，胸闷不畅，舌苔薄白，脉象带弦。症状的发作或加重，与情志因素关系较为显著。平时常表现为性躁、善郁。

治疗方法：疏肝和胃。

常用药物：炙柴胡 5～10g，苏梗 10g，炒白芍 10～20g，炒枳壳 10g，佛手片 10g，广郁金 10g，炙鸡内金 5～10g，甘草 3～5g。如胃气上逆，嗳逆泛恶，酌加法半夏、公丁香、柿蒂、煅赭石、刀豆壳等和胃降逆。若兼咽中不适，胸膺隐痛，可配加木蝴蝶、八月札。情志不畅显著，加合欢花、香附。脘痛、胁痛较著，加延胡索、川楝子。气滞久而化热，胃脘有灼热感、嘈热、口干、泛酸、舌质微红者，可酌加牡丹皮、山栀、黄芩、蒲公英、左金丸等清泄肝胃郁热。

（3）胃阴不足证

主要症状：胃脘部隐痛、灼痛，病史久而经常发作，食少，消瘦，舌质干红，或多裂纹，或光红无苔，脉细带数或细弦。

治疗方法：滋养胃阴。

常用药物：麦冬 10～30g，北沙参 10～15g，石斛（金石斛、川石斛或枫石斛）10g，白芍 15～30g，炒生地黄 12～15g，乌梅 10g，炒山药 10～15g，甘草 3～5g，川楝子 6～10g。脘痛较著者，酌加绿萼梅、佛手片、青木香等。阴虚郁热较著者，酌加蒲公英、石见穿、黄芩、知母、山栀等。大便干结者，酌加瓜蒌、麻子仁等。

2. 兼杂证型

（1）湿阻证（湿浊中阻证）

主要症状：胃脘痞胀，甚则隐痛，食欲不振，口黏或甜，不欲饮食，身体困倦。舌苔白腻，脉细、濡。

治疗方法：芳香化湿。

常用药物：藿香 5 ～ 10g，佩兰 10g，炒陈皮 5 ～ 10g，配入处方中。如白苔厚腻，胸闷，腹胀，加苦温化湿如炒苍术 10g，厚朴 10g 等。胸痹脘痞不畅，加砂仁 2 ～ 3g，蔻仁 2 ～ 3g，炒薤白 5 ～ 10g。口渗清涎，可加益智仁。脘胀便溏，配加炒白术、茯苓、炒薏苡仁、焦建曲等。舌苔白腻经久不化，可酌加干姜、草豆蔻等。

（2）血瘀证

主要症状：胃脘痛经久时发，隐痛、刺痛，痛位固定，舌质紫色（点状或成片），舌下膜络明显紫色，或有黑便史。

治疗方法：化瘀通络。

常用药物：当归 10g，赤芍 10g，五灵脂 10g，延胡索 10g，另吞服参三七粉 1 ～ 2g。可据症配莪术、蒲黄、九香虫等，并酌加香附、枳壳等行气药物。凡中虚气滞证而兼血瘀证者，参用健脾益气方药。若原属胃阴不足证，兼见血瘀证者，为防其里热损络，可加牡丹皮、制大黄、地榆等。

（3）胃寒证

主要症状：多见于中虚气滞证的病程中，胃中冷痛，痛势较重，喜热喜暖明显，舌苔薄白。

治疗方法：温中暖胃。

常用药物：高良姜 5 ～ 10g，香附 10g，檀香 5 ～ 10g，桂枝 3 ～ 6g（或肉桂 2 ～ 3g，后下），吴茱萸 1 ～ 3g。如值气候骤冷，头痛、畏寒，兼外寒者，可酌加紫苏叶或苏梗、生姜、白芷、防风等。如兼胸痹气窒，或泛涎水，酌加姜半夏、蔻仁、炒薤白等。脘痛甚者酌加甘松、荜茇、沉香等。

（4）食滞证

主要症状：可见于中虚气滞、肝胃不和及胃阴不足证的病程中。因饮食不当，使胃痛、痞胀等症发作或加重，食欲不振，甚则不欲食，舌有腻苔或薄腻苔。胃中食滞兼寒者舌苔白腻，食滞兼热者舌苔黄腻，大便不畅或秘结。

治疗方法：消食和胃。

常用药物：神曲、山楂、麦芽、鸡内金、陈皮等。脘腹胀痛明显者，加莱菔子、枳实等。大便不通，酌加芒硝、生大黄。食滞夹湿者，加制川朴、法半夏等。兼胃热者加黄连、黄芩等。瓜果所伤，加肉桂、丁香或七香饼（《临证指南医案》方，组成：丁香、香附、甘松、砂仁、广皮、莪术、益智仁）等。伤于酒者，酌加葛花、枳椇子、砂仁、蔻仁等。因食油脂食品或乳制品过多者，重用山楂。甜味食品所伤，加佩兰、干姜、茯苓等。心下痞胀疼痛，按之不适，还可用皮硝（或芒硝）30g，布包敷腹（脐或脘痛处）。

（三）食管病证治

（1）气郁证

主要症状：表现为嗳气频多，食后嗳气而致食物反流，胸闷，舌苔薄白，脉象细弦或正常，情志不畅或烦劳紧张后症状尤著。

治疗方法：理气解郁，和胃降逆。

常用方剂：木香调气散（《丹溪心法》方。组成：木香、丁香、蔻仁、砂仁等），新制橘皮竹茹汤（《温病条辨》方，组成：橘皮、竹茹、柿蒂、姜汁）。因心肝气郁，心神失养者，还可佐以甘草、小麦、大枣，以甘缓养心。嗳气多者，还可配用刀豆壳、代赭石、旋覆花等。

（2）肝胃郁热证

主要症状：嗳气多，食物反流，呕吐，口干或兼口苦，舌质微红，脉象稍弦或细数等。

治疗方法：清泄肝胃之热而兼理气和胃降逆。

常用方药：如左金丸（川黄连、吴茱萸），济生橘皮竹茹汤（《济生方》。组成：橘皮、竹茹、麦冬、枇杷叶、半夏、茯苓、甘草、人参）等加减。胃热偏盛，大便干结者，配加大黄。

（3）痰气交阻证

主要症状：咽中不适，如有物阻，胸闷，或自诉胸骨后不适，舌苔薄白，脉象稍弦，症状的发作与加重常和情绪不佳有一定的关系。

治疗方法：理气解郁，化痰散结。

常用方药：半夏厚朴汤（《金匮要略》方。组成：半夏、厚朴、茯苓、紫苏、生姜）加减。厚朴也可用花。并加桔梗、枳壳、青皮或陈皮以升降气机。有咽干而痛，咽弓充血者，去厚朴、紫苏，配加射干、挂金灯、金果榄等清热利咽。

（4）气滞血瘀证

主要症状：在气郁证的基础上，兼有舌质紫暗，胸骨后隐痛、部位固定等，病史较久。

治疗方法：行气化瘀。

常用方药：血府逐瘀汤（《医林改错》方。组成：柴胡、芍药、枳壳、甘草、当归、生地黄、川芎、桃仁、红花、牛膝、桔梗），或解郁合欢汤加减。

五、方药之长

（一）脾胃病用药体会

1. 疏养和中麦谷芽

麦芽甘平，入脾胃经。为消食和中的常用药，能助胃气上升，行阳道而资健运，《医学衷中参西录》云："虽为脾胃之药，而实善舒肝气。"胃与肝密切相关，故胃病运用本品适应证尤广。除用于消食开胃外，还常用于肝胃气滞证及女性患者兼有血滞者。如肝胃气滞证，症见胃脘痞胀，隐痛及于胸胁，症状发作与情志因素有关，在疏肝理气和胃方中配加麦芽，因其具有升发之性，能达肝而制化脾土，与合欢花、合欢皮、香橼、佛手、郁金等配伍，可增强疗效。又"女子以肝为先天"，最易受情绪影响，若妇女患胃病，月经不调，常于来潮时胃脘痞胀加重，伴有乳房发胀，可随症加用麦芽，在月经来潮前服，既可改善症状，又有调经作用。胃炎（浅表性或萎缩性）、溃疡病属于脾胃气虚证或胃阴不足证，当用补益脾胃或滋阴养胃之剂，常可配加麦芽，补中寓消，补而防滞，能助消化，防食滞，也符合"通补"的原则。此时往往与谷芽同用，以增其功，且谷芽甘温，健脾开胃，和中消食，《本草经疏》云："具生化之性，故为消食健脾、开胃和中之要药也。"两药均有生发之气，配伍应用，升发脾胃之气，开胃健脾，相得益彰。临床对食积不消，脘腹胀满，纳谷不馨等效佳。而麦芽、谷芽虽为同类之品，功效相似，实有区别。麦芽消食力强，谷芽则和养功胜，能生津液，益元气；麦芽力猛，元气中虚者，多用则消肾；谷芽性平力缓，而能补中，不似麦芽之克削也。麦芽消面积，谷芽消米食。一般情况下宜两药合用，若患者进食面后胃脘痞胀加重明显，则宜多用麦芽，进米食加重者，宜多配谷芽；临证之时，详察病情，分而使用。麦芽、谷芽炒用专入脾胃，消食开胃为主，疏理肝胃麦芽应生用。更年期妇人胃病，常伴有失眠、焦虑等症状，此时可用麦芽代替小麦，配合甘草、大枣，取甘麦大枣汤之意，有调节自主神经功能的作用。

2. 养血柔肝用白芍

肝为藏血之脏，性喜条达，主疏泄，体阴而用阳，宜柔宜养；胃为阳土，性喜润降，得阴始安，体阳而用阴。胃为多气多血之腑，又为气血生化之源。胃病患者，情志不遂所致者甚多，或暴躁易怒，日久则肝胃阴血暗耗，肝之阴血不足，则肝气偏旺，肝失条达，疏泄失职，横逆犯胃，胃气郁滞，和降失常则胃脘胀痛，或连两胁，此即叶天士所说"肝为起病之源，胃为传病之所"。而胃之阴血不足，则胃失濡润，通降失司，也可致胃脘疼痛。因此，对于肝胃阴血亏虚者，常以当归、白芍同用，盖当归味甘，辛温而润，补血和血，润燥止痛，为血中气药，长于动而活血，辛香性开，走而不守，《本草正》云：“当归，其味甘而重，故专能补血，其气轻而辛，故又能行血，补中有动，动中有补，诚血中之气药。”甚合肝之特性；白芍苦酸微寒，养血柔肝，缓中止痛，敛肝之气，为血中阴药，善于静而敛阴，酸收性合，守而不走，《本草求真》云：“气之盛者，必赖酸为之收，故白芍为敛肝之液，收肝之气，而令气不妄行……肝气既收，则木不克土。”二药合用，辛而不过散，酸而不过收，一开一阖，动静相宜，能养血柔肝，滋润胃腑，收敛肝气，通行气滞而土木皆安，胃痛自止。对肝胃阴虚，气机不畅的患者，常有较好疗效。在选用理气药时，应注意避免辛香燥烈之品，时时牢记叶天士“忌刚用柔”之训，可选用佛手、佛手花、绿梅花、合欢花、玫瑰花等。女子以肝为先天，更易见肝血、肝阴不足，故用此配伍最宜，若兼有月经不调，当归尚有养血调经功能，再据症配用香附、小胡麻、月季花，则有疏养调经之功，对妇人胃病效佳。若伴有便秘者，又可据症配伍，偏阳虚者，则可伍以肉苁蓉，阴虚者，再加枸杞子。此外，归、芍配伍常可用于治疗慢性肝炎、肝硬化等肝病患者，慢性肝病常表现有肝阴亏虚的症状，如胁肋隐痛，头晕耳鸣，目涩口干，夜寐多梦，舌红少苔，脉细数等，肝阴宜养，法当柔润，“柔肝”一法最为适宜，并可加用枸杞子、女贞子、石斛、山萸肉等以助养肝柔肝，对有阴虚阳亢之候者，尚有“滋水涵木”之功。《金匮要略》云：“见肝之病，知肝传脾，当先实脾。”治疗肝病时尚应据症配用太子参、白术、茯苓、甘草等健脾益气之品。若肝经郁热者，又可配桑叶、牡丹皮、山栀等。

3. 胃脘胀痛用贝母

景岳化肝煎善清肝热，与左金丸配用，可治肝胃郁热之胃脘胀痛。方中浙贝母一般多用以治疗肺疾痰嗽，《本草正义》列述其多种功用，认为“无非清热泄降四字，足以赅之”。转引《别录》：“疗腹中结实，心下满，苦泄散结，皆能主之。”近代以其能制酸，与乌贼骨配伍，研成粉剂，治疗胃、十二指肠溃疡病。浙贝母既能制酸，而治疗慢性萎缩性胃炎有郁热而胃酸少者，贝母亦能增酸，似有双向作用，关键在于用药配伍。肝胃郁热证，浙贝母可与黄芩、牡丹皮、白芍、黄连、蒲公英等配伍。中虚（脾胃气虚）胃寒而多酸者，可在党参、黄芪、茯苓、炙甘草、桂枝、白檀香（或沉香）、煅乌贼骨或瓦楞子等组成的方中加入浙贝母。胃阴不足而兼气滞者，北沙参、麦冬、川石斛、泽泻、佛手片（或花）、橘皮等药与浙贝母同用。寒热兼夹者，亦可据症加入此药。不少患者症状较著，改善迟缓，一经加用浙贝母而治效明显。

4. 消胀除满莱菔子

莱菔子，善入肺脾胃经，功在下气消食化痰，如《医学衷中参西录》说：“莱菔子，无论或生或炒。皆能顺气开郁，消胀除满，此乃化气之品，非破气之品。”胃炎、十二指肠炎等患者，表现为胃脘（不论上、中、下脘）或整个上腹部胀满不适，食后尤甚，食欲不振，经服一般理气药物效果不著者，可加莱菔子。因饮食过饱，酒食不节，胃中食滞，诱发胃病，痛且胀者，当消食行滞，一般均可配鸡内金，并根据饮食所伤之品，加入其他相应的消食药物。食管炎症，胸骨后不适，甚则隐痛，痞闷难受，或贲门部炎症，心下及胸骨下症状明显，气机不畅，窒滞不通，可配莱菔子，生熟各半，行滞气而调升降。习惯性便秘，可在辨证基础上酌加莱菔子，常有良好的通便作用。配伍决明子，苦甘微寒，利水通便。而《本草正义》云：“决明子明目，乃滋益肝肾，以镇潜补阴为义，是培本之正治。”说明本品尚有补益肝肾之功，乙癸同源，肾司二便，故能利水通便。气机调畅，大肠传导正常，大便按期而下，腹胀自消，对老年患者更为适宜。配伍补益脾胃之品，则下气通便无伤正之虞，补气培本无壅滞之嫌。与补气药相配，补而不滞。传统认为莱菔子制人参（包括党参），然慢性胃病多反复迁延，日久脾胃虚弱，脾失健运，胃失和降，可兼气滞。此时治疗既要健脾益气，又须理气和胃，有些顽固病例表现为中脘痞胀，屡治罔效，可于方中加入莱菔子，与党参或太子参配用，使补而不滞，消食降气而不耗散，往往能收到意外之效。如《本草新编》所述：“人参得萝卜子，其功更补……实制人参以平其气，非制人参以伤其气也。”

5. 消癥散结话苡仁

苡仁，全名薏苡仁，又名苡米、六谷米。始载于《神农本草经》，列为药中之上品。其性凉，味甘淡，归脾、胃、肺、肾经。功能健脾渗湿，舒利筋脉，清热排脓。历代医家用其主治湿痹拘挛、屈伸不利、便溏泄泻、肠痈肺痈、水肿脚气、淋浊带下等病证。代表方如《温病条辨》薏苡竹叶散，《金匮要略》之薏苡附子散、薏苡附子败酱散，《备急千金要方》之苇茎汤、石斛酒，《成方切用》之薏苡仁汤等，文献多有记载。苡仁不仅能健脾、渗湿、舒筋、排脓，更能软坚散结消癥，在辨证论治的基础上，配用苡仁治疗胃息肉、胆囊息肉、慢性胃炎异型增生等疾病，大多获得良好治效。胃息肉、胆囊息肉、慢性胃炎异型增生等病变，均为临床常见病、多发病，息肉可呈结节状，大小不一，有形可征，多属良性，若经久不愈，亦可迁延转为恶性。增生及息肉的形成是炎症长期刺激的结果，也与患者素体脾胃虚弱，湿瘀内结，气机阻滞密切相关，若不能及时化湿散结，调达气机，日久必致湿瘀热毒互结，病深而转为癥积虚劳。薏苡仁健脾培本，化湿散结，软坚消癥，俾气机调达，气血流畅，从而使结节消散。一般而言，健脾益气宜炒用，清热散结宜生用。薏苡仁不仅是良药，也是食品，其药性平和，对慢性久病，虚羸劳损之人，常用薏苡仁与大米、红枣等煮粥食之，亦利于病体康复。

6. 顾护脾胃用姜枣

生姜与大枣，是两味极平凡的常用中药，在方剂中常居“佐使”地位。由于姜、枣配用出现于桂枝汤中，临床大多认为它们具有调和营卫作用，主要用于营卫不和的表证。然而枣的作用不仅在此，徐景藩常以姜枣配用调治脾胃病。生姜性味辛温，功能散寒解表。大枣性味甘平，功能补益脾胃。相互配用，则外和营卫，内调脾胃。罗东逸《名医方论》曰：“姜枣和脾养胃，所以安定中州者至矣。”对于内伤杂病、脾胃失和之证，巧用姜枣相配，则具有调和脾胃，扶助中焦正气之功效，常用生姜 3 ～ 5 片，大枣 5 ～ 7 枚加入方剂。乃因“脾胃为后天之本”，脾胃调和则既可加强补虚药的吸收，又可避免补益之剂的塞滞，从而补而不滞；化痰方剂中配用之，乃因“脾为生痰之源”，脾胃调和则痰自不生，乃治本之法；活血方剂中配用之，乃因“脾为气血生化之源”，脾胃调和则气血充沛，既能助其活血，又可防其伤正；化湿之剂中配用之，乃因“土喜燥而恶湿”，脾胃调和则运化自健，所以姜枣又是调和脾胃功能不可缺少的药物。

（二）黄连配伍体会

1. 黄连配伍苏叶（或苏梗）

苦寒与辛温相配，善于通降，宣通胸膈及肝胃之气郁、寒郁、热郁。苏叶外达腠理，尚可疏散风寒，苏梗“气味辛、平”（《本草崇原》），理气舒郁，开胸膈，醒脾胃，“能使郁滞上下宣行，凡顺气诸品为此纯良”（《药品化义》）。胸脘痞闷，心下如堵塞感，不思饮食，嗳气不绝，或兼泛恶，舌白，畏寒者，黄连配苏叶，口苦舌黄或白者，黄连配苏梗，“梗主中”，凡食管病、胃病或胃食管反流性疾患，肝胆病兼具上述症状者，均可酌用二药。因啖虾、蟹、海鲜鱼腥而病发或加重者，黄连配苏叶，并加生姜。苏叶常用量 5 ～ 10g，胃、食管病兼风寒表邪者，邪去即减量、停用。无表邪者常用苏梗，常用量 10g，症状重者 15g。

2. 黄连配娑罗子

娑罗子为七叶树植物七叶树或天师栗的果实或种子，首载于《本草纲目》，甘温、无毒，功擅宽中理气。《百草镜》用此一味治胃痛，《杨春涯经验方》用治“九种心痛”。黄连配娑罗子，一寒一温，适用于寒热兼夹，心胸隐痛，尤其是胸骨后隐隐作痛，胸脘痞闷不畅，食管有炎症，胃食管反流性疾病，幽门螺杆菌阳性患者。或中老年人疑似兼有心绞痛者，可酌用黄连、娑罗子。娑罗子常用量为 6 ～ 10g。娑罗子呈圆珠形，直径 3 ～ 5cm，必须在用时捣碎。早捣碎而久置者常少效。

3. 黄连配石菖蒲

石菖蒲系天南星科植物，石菖蒲的根茎辛，微温，入心、肝、脾经。功用开窍、豁痰、理气、活血、祛湿。胃肠病食欲不振，不思饮食，虽经多方调治而胃口不开，胃呆不醒。黄连、菖蒲苦辛相合，醒脾胃，开“胃窍”(《灵枢·胀论》谓胃有“五窍”)。据症配用二药，常有意外之效，良由胃中湿浊郁热所阻，消化分泌功能失常所致，石菖蒲用量一般一日3～5g。下利虽久，似痢似泄，不时发作，肠鸣或伴腹痛，查见结肠炎症或溃疡，徐景藩曾用黄连与他药相配而效欠著，可配用石菖蒲。煎剂内服，亦可同时用煎浓液保留灌肠。内服每日量5～10g，灌肠可用20g。《本草汇言》曰:“治噤口恶痢，粒米不入者，石菖蒲、黄连、甘草、五谷虫为末，蜜汤调送少许。”有极少数患者，主诉咽中如梗，咽物不适，似肿似痛，或有恶心，咯黏液，按《金匮要略》“妇人咽中如有炙脔，半夏厚朴汤主之”，此方未见效，有热、有痰，气阳失宜，梗塞不通，配用黄连与石菖蒲、挂金灯，煎汤漱咽后咽下，代茶频饮，用后甚效，此类似属食管功能障碍而兼咽炎，以更年期妇人较多。

4. 黄连配草豆蔻

草豆蔻为姜科植物草豆蔻的种子团，辛温无毒，入脾、胃经。功擅温中祛寒、行气、燥湿。慢性胃炎气滞湿热证甚为常见，有些气滞不畅，和降失调，胃脘痞胀，不知饥，不欲食，不欲饮水，舌上腻苔，白多黄少，或厚或垢，经久不化，投苍术、厚朴、陈皮等药而苔腻不化，此胃中湿郁内甚，或尚兼有些许郁热，可用黄连燥其湿，清其热，并加入草豆蔻祛陈寒湿浊，颇有良效。下利属湿甚于热者不少，腹中畏寒，肠鸣便泄带黏液，舌苔厚腻，白多黄少，不论是慢性炎性肠病或肠易激综合征，均可酌用黄连与草豆蔻，用量如前，5～10剂，常可使苔腻渐化，症状改善。关于药量，应视苔色及腻的程度而灵活掌握，舌苔白厚腻者，黄连1.5g配草豆蔻10g，苔腻黄白相兼，黄连3g，草豆蔻6g。草豆蔻去壳取仁，用时捣碎，捣如粉状末，煎服其效尤佳。

5. 黄连配香附

香附辛微甘苦，性平，入肝、三焦经。功擅理气解郁，止痛，调经。《本草纲目》谓香附“气平而不寒，香而能窜，辛能散，微苦能降，微甘能和，为气病之总司”。胃脘痛属肝气犯胃，气郁不宣，久则气郁化火，症见脘中灼痛，脘痛及于上胸、胁部，痛而且胀，每遇情志不畅易发作或加重，舌苔薄黄或薄白，脉象弦或细弦，黄连配用香附，理气清热而解郁，宣畅气机。妇女胃病，症状如前而兼月经不调，经量或多或少，经期提前或愆期，均可配用。食管炎症或功能障碍，胸闷不畅，胸骨后不适，微有灼痛、烧心，舌象脉象如前者，每可用黄连、香附。一般均用制香附。肝气肆虐者单用醋制。

6. 黄连配乌药

乌药辛、温，入肝、脾经，下通膀胱经与肾。功能顺气，开郁，散寒，止痛。

《药品化义》谓乌药“快气宣通，疏散化津，甚于香附”，消化系统疾病中，如脘腹俱痛，气结不解，寒热兼杂之证，可用黄连配乌药。腹痛且胀，时有瘕聚，大便或干或溏或泻，气聚则胀痛甚著，如肠易激综合征、腹腔术后肠粘连、结肠炎症等属于气滞郁热、寒热兼杂证，用黄连配乌药，散气泄热祛寒，颇有良效。

7. 黄连配升麻

升麻，甘辛微苦，性凉，入脾、胃、肺经。功用为升阳，发表，解毒。前人用补脾胃之气药，以升麻为引，升胃中清气，引甘温之药上行，胃虚伤冷，中焦气郁者，用升麻、葛根升散之法。黄连苦寒，配以升麻之宣散升发，使脾胃之郁火得以宣散。临床如复发性口腔溃疡或其他口唇糜烂疼痛等疾患，属于脾胃郁热证者，症见口干，舌痛或肿，舌苔黄，脉数者，黄连配升麻，可口服，可含漱，可涂抹黏膜。牙龈肿痛等口齿之疾，亦可用之。下利赤白，腹痛，里急后重，经治疗虽见好转，然不思饮食，稍食即下利发作，肠胃热毒浊未净，胃升降失常，可用黄连配升麻，清肠胃之热，解脾胃之浊邪，升发胃中清阳，煎成浓液少量呷服，可获意外之功。

8. 黄连配补骨脂

补骨脂，又名破故纸，辛温，入肾经。功用补肾助阳，治肾虚冷泻，遗尿滑精。久泻脾虚，脾虚及肾，犹如灶中无火，不能暖土，症见飧泻，晨泻，完谷不化者，治宜健脾温肾，涩肠止泻。然临床所见，常有久泻，晨泻而伴腹痛，便后痛减，舌上有微黄之苔。脾肾阳虚之间，肠腑尚可兼湿热气滞，故宜用黄连与补骨脂寒以清热，苦以燥湿，辛以助火，温其肾阳，使泻止而不致恋邪，坚阴而不致过温。黄连与补骨脂用量之比约为 1∶5，亦寓有反佐之意。

9. 黄连配藿香

藿香气味芳香，辛散而不燥烈，微温而不燥热。功善化湿解暑，和中止呕。历代医家论述颇多，皆为经验之谈，如《本草正义》对其论述尤详：“芳香能助中州清气，藿香气味和平，不嫌辛燥，故助脾胃而无流弊。”《本草图经》则谓：“治脾胃吐逆，为最要之药。”黄连苦寒，清热燥湿，两药相配，一寒一温，共奏清热化湿，和中止呕止利之功。临床常用于湿热中阻之胃痛、痞胀、恶心、泄泻等症，尤其是夏季，暑湿当令，可在辨证的基础上加用黄连、藿香以祛时邪。《药品化义》云：“藿香，其气芳香，善行胃气，若脾胃不和，用之助胃而进饮食，有醒脾开胃之功。”两药合用尚有鼓舞脾胃，增进食欲的功能，对纳谷不香者也常加用。少量黄连确有健胃开胃之效，黄连一般用量为 1～3g，藿香 10～15g。

六、读书之法

（一）选书原则

1. 熟读经典

徐景藩认为所谓“经典”，“经”者“纵”也，“典”者可查考也。经典著作是中医学术之源泉，熟读经典乃中医学习之门径，不读经典，就成了无本之木，无源之水。徐景藩认为必读的经典著作有《内经》《伤寒论》《金匮要略》《温病条辨》《温热论》《神农本草经》等，泛读与精读相结合，选择性地背诵一些重要的条文，做到读熟、读透，并在自己的临床工作中不断体悟，加深理解。

2. 涉猎各家

徐景藩认为很多初学医者，自以为读书不少，有“初学三年，可行天下”之感，而时间日久及至遇到复杂证候，则往往穷于应付，始知自己的疏陋贫乏，正所谓“再学三年，寸步难行”。许多医家集一生之心血，把毕生的经验都融入自己的著作中，并有创新发展，除经典外，尚须涉猎各家，博采众长，去芜存精，为我所用，不断拓宽自己的临证思路。但由于中医书籍众多，而人的时间、精力有限，因此读书也应有选择的阅读，分必读和选读，必读的如有《医宗必读》《临证指南医案》《脾胃论》《丹溪心法》《类证治裁》等。

3. 兼读文史

中医是根植于中国传统文化的一门特殊的医学，博大精深，若没有深厚的文化底蕴，很难在中医学方面有所成就，历代名医无不通晓天文、地理、哲学、历史等，有的甚则还精通诗书琴画，他们不仅是医家，也是文学家、史学家、哲学家。徐景藩认为所有中国传统的东西实乃同出一源，有其相通的地方，可谓一通百通。因此中医界才会有弃文从医、弃官从医的现象，并能成为一代宗师。这都因为他们有着深厚的中国传统文化功底。徐景藩从自己的学医经历中也深深地体会到这一点，从上小学开始就学习《百家姓》《千字文》《千家诗》等，早晚写字、读书，坚持不懈，使文化基础特别是古汉语文言文有了坚实的基础。小学时又有机会学习了音乐知识，并读了四书、五经，如《论语》《孟子》《老子》《大学》《中庸》等，课余时间读了《三国志》《列国志》《东汉演义》《水浒》等，并自学《古文观止》等，这些对今后的学医有非常大的帮助。

（二）读书步骤

1. 循序渐进

徐景藩强调学习中医理论，必须循序渐进，书要一本一本地读，不可急于求成，先读《药性赋》，参考《本草从新》《本草纲目》《中医临证药物学》等。《药性赋》字少，易读易记，两个月读完背熟后再读《汤头歌诀》，随后读《内经知要》，参考《素问》《灵枢经》《难经集注》等，读《伤寒论》《金匮要略》时也阅读相应诸家的参考书籍。

2. 坚持临床

临证实践既是学医的重要步骤，也是学习中医的主要特点。徐景藩从学医的第一天起，天天实践，年年临证，贯彻始终。在随父临证学习期间，除春节过年三、五天患者较少外，一年 365 天，越是大冷天、大热天，越是忙碌，总是在看病、抄方，重点患者另做记录，在诊病时重点提示、讲解，传道、授业、解惑。徐景藩高龄时仍坚持工作在门诊、病房的第一线，临床遇到许多复杂、疑难问题，及时翻阅、查阅相关书籍，找到答案，读后理解并有所创新和突破。读书只有与临床相结合，才能不断提高自己的理论和实践水平。没有临床，一心只读“圣贤”书，则如空中楼阁，空有理论，是解决不了临床实际问题的。

（三）读书方法

1. 边抄边读

徐景藩读书是沿用前辈的方法，把练毛笔字和朗读原文、条文结合起来。读第一本书时边抄边读，并抄写第二本书的原文、条文。读第二本书时，抄写第三本书。这样，读的书都是手抄书，自己写的字，亲切、易读、易记。抄在一张一张单页毛边纸，工笔蝇头小楷，抄写毕后，装订成册。读时用鹅毛管蘸红印泥点断，作为标点。这些抄写本，至今尚保存完好，常常温习、诵读，温故而知新。从中也可以看出不同时期，先后写字的进步，还可以作为教具鼓励年轻后学者树立“恒心”，写好字，读熟必读的医书，打好中医理论基础。

2. 老师指导

学习中医基础理论时，徐景藩父亲就是老师，其教学方法，一是盯进度，按每本书需读的时间做出规定。二是讲解并联系临证实际加以指导、分析。三是背诵和提问，按时考核。四是指导参考书籍。这种教学方法虽然是“家传”的，却是比较科学、正规的启发式、渐进式教学法，也是中医师承教育比较切实有效的方法，以按时读好书，参阅他书，加深理解，自学为主。在思想上贯穿一个“恒”字，加上勤奋刻苦的精神，在中医理论方面打下坚实的基础。

3. 医教相长

1959年秋，徐景藩参加并筹建了医院的内科教研组，当时《中医内科学》教材分为四段，每人讲一段，在临床工作的基础上，进行备课、试讲、评议讨论。并要求从临床实际出发，广找参考资料，充实教材内容。课堂教学都是分班在小教室上课，为保证教学质量，避免理论与实际脱节，采取的是“一贯制”教学模式，通过医疗、教学工作的实践，工作与读书、教学相结合。凡是有点滴经验、体会或教训之处，徐景藩都会及时用专门的笔记加以记录。如此反复，理论和实践均可不断地有所提高，使自己的思路逐渐得到拓宽，引证的依据逐渐充实。徐景藩通过讲课、编写教材，搜集了大量文献和临床资料，对中医的许多病证进行了系统研究、探讨，通过医教相长使得中医理论与实践方面均有较大提高。

4. 勤于笔记

“不动笔墨不读书”，数十年来徐景藩养成了多动笔、勤于记的习惯，他总是对学生说“好记性不如烂笔头”。做笔记的好处有很多，它不仅是资料收集，也是提高分析能力的好方法。因为做笔记的过程，必定要对材料进行思考，所以它可以促使自己学得透、记得牢、想得深。做笔记又是发现问题、解决问题的过程，可以说它是实践、学习的总结与提高。谈及怎样才能做好笔记，徐景藩认为有以下几点。

（1）要持之以恒，坚持到底。虎头蛇尾，一曝十寒是做不出成绩的。只要勤于做笔记，哪怕点点滴滴，天长日久也会集腋成裘、聚沙成塔。

（2）要精益求精，一丝不苟。有人虽然也写了很多笔记，但多是漫不经心，东鳞西爪，事后连自己都懒得翻阅，这种笔记用处不大。

（3）要分类编排，便于随时翻检。资料多了就有一个检索的问题，最好能做到按图索骥，一查即得。可以分类摘抄，也可以先抄入流水簿里，然后再分类整理，及时加以编排，还可以把每一条拟出小标题，再按标题上的文字排列。此外，为了便于核对、引用，增加材料的可靠性，还应较详细注明材料的来源（作者、书名、版本、卷页等）。

（4）做卡片。小的卡片，可随身携带，分门别类，徐景藩自己做的卡片有数千张，放在口袋里，随时查阅，非常方便。

5. 虚心求教

徐景藩至江苏省中医院工作时，当时内科上级医师都是从沪宁各地，特别是苏、锡、常一带聘来的知名中医，如孟河马培之的传人马泽人，无锡的肾病学家邹云翔，吴门曹氏传人曹鸣高，丹阳名医张泽生、颜亦鲁等，他们均乃江苏两大中医流派的传人，有着扎实的中医理论基础和丰富的临床经验。除了在日常工作中，如查房、讨论病例、讲座等活动中虚心向他们学习以外，徐景藩还一一登门商借各位老师的“门诊方笺存根”，回来认真阅读、摘录，再对照《临证指南医案》《丁甘仁医案》《医醇賸义》等名著，找出各家的学术经验特长。向各位老师借阅方笺学习，真是非常宝贵的活教材，是中医临床工作中学习提高的好方法。

6. 熟读精思

徐景藩体会学习中医除了要多读书，还要多背书、熟读书，该背的要背，特别是对经典著作要扎扎实实地下功夫，熟读、嚼透、消化。“书读百遍，其义自见”，比如对《内经》《金匮要略》《伤寒论》《温病条辨》等，如果能做到不假思索，张口就来，在临床应用时，就成了有源头的活水。不但能触机即发、左右逢源，还可熟能生巧、别有会心。“熟读唐诗三百首，不会作诗也会吟”，其理则一。此外，读书还要精于思考，不可一味地相信书本，要通过自己的独立思考去判断，所谓“学而不思则罔，思而不学则殆”，强调“尽信书不如无书”，所以读书要有选择地去读，读好书，读有用的书。

7. 温故知新

徐景藩认为“温故”不是简单地复习已经学过的东西，而是要在反复阅读的基础上，不断思考琢磨，一步步由浅入深，从知其然到知其所以然，从感性到理性，最终达到融会贯通，并通过临床实践来验证，而且要能在“温故”的过程中“知新”，发现新问题，树立新观点，解决新问题。当然“知新”还要有树立终身学习的观念，养成追求新知识的良好习惯，不断完善认知结构；要关注医学科学的发展变化，要让自己的知识常新，跟上时代的步伐，即使年过八旬，徐景藩每年都会利用休息时间反复阅读经典及其他相关著作，每读一遍都有“如遇故人”之感，并有新的体会。

8. 坚持自学

医生需要终身学习，徐景藩从小就养成了自学的好习惯，在行医的头 3 年中患者不多，但能坚持“坐冷板凳”，坐得住。诊余之时订立计划，紧张地阅读了很多中医古籍，继续学习《古文观止》“四书”等古籍，还补习了英语、数学。后来又参加华东人民广播电台“俄语广播学校”，连续不断地收听、读写，一个人自学，既有恒心，又有兴趣。徐景藩虽然没上过中学，但他以顽强的毅力靠自学学完了中学的全部课程，也正是有了这样的基础，当有机会来临之时，他于 1952 年参加了卫生部中医研究班的招考，以优异成绩被录取。在临床工作中仍坚持自学，不断汲取前人学术精华和西医学的最新进展，丰富知识及提高临证水平。

七、大医之情

徐景藩治学严谨，言传身教，为人师表，立座右铭四条，即“读书从博到精，撷采众长，分析思考，须有自己见解”“诊病务必细心，审因辨证，选方宜慎，则药须熟知性能”“改进给药方法，针对病情，达于病所，庶能提高治效”“积累临床资料，撰文求实，常年不懈，集腋始能成裘”。徐景藩非常注重医德，认为医德与医术都关系到治疗的质量和效果，以德统才方为良医，每遇危重疾病，他常引“一心赴救，无做工夫形迹之心，如此可为苍生大医”告诫和勉励自己。在江苏省中医院建院初期，徐景藩为了突出中医治疗内科疑难杂病的特色和疗效，不分昼夜，24 小时在病房观察处理抢救患者，使得许多重症患者转危为安，使得更多患者解除痛苦。日月如梭，徐景藩对中医事业的执着追求仍然丝毫没有懈怠，疑难病例会诊从不推辞，专家门诊和病区查房也始终坚持，这种对医疗工作负责的态度，对人民群众热忱的精神，赢得了广大患者的崇敬和爱戴。

八、养生之智

徐景藩年逾八旬仍能坚持日常医疗、教学、科研和学术性工作，得益于其养生有道，持之以恒，日复一日地自律坚持“饮食有节、防怒戒满、愉悦为贵、劳逸适度、丝竹琴声、体育强身”的养生之道。在饮食方面，徐景藩提出要保持清淡、五味适度，切勿过食甜食，切勿饮酒过量，少则有裨益，既可调剂生活又利于消除疲劳。在情志方面尽量保持自我克制，不断完善个性的涵养，保持谦虚、谨慎的处事态度，精神恬淡内守，则有受益。平素保持劳逸结合，因时因龄进行文娱体育活动以舒经活络、流通气血，焕发活力姿彩。徐景藩提出老年人养生锻炼可遵循三点：一是活动必须对称，例如左右对称，上下肢对称，前后对称，蹲起和弹跳对称等。二是宜练“呼吸”气功，站稳后双手合抱，两目远望，凝神静气地呼气。当呼气结束时，再收腹、提肛。略俯上身，再行呼气，然后慢慢挺胸，两鼻自然地吸气。吸气毕，稍停几秒钟，接着再呼、再呼，如此周而复始。三是晨练必须事先进食以预防出现头晕黑矇、心悸汗出等紧急状况。

自幼喜爱音乐的徐景藩一生中没有离开过乐器，业余时间经常练习。到了老年改学电子琴，学习、工作之余，自娱自乐，有益身心。活到老，学到老，服务到老，是一生的不懈追求；保持本色，提倡和谐，乐在自然，也是所领悟的岐黄之道。“流水不腐，户枢不蠹”，徐景藩通过养生锻炼，仍以健康的身体和心态，继续为人民健康、为中医事业竭尽绵力，不辜负祖国和人民对他的培养，不负此生，使人生旅程平安、宁静，善始善终。

九、传道之术

徐景藩通过长期临床实践，积累了许多宝贵的经验，虽年逾花甲仍然勤于笔耕，一方一药之效，无不认真记录，善于总结，著书立说。除编写教材外，还撰写了脾胃病学术论文，发表在国内外医刊者130余篇，其中获奖8篇，著作有《脾胃病治验辑要》等。这些不仅是经验的积累，而且有理论创新，所写的论文，能深思熟虑，不落前人窠臼，思路敏捷宽广，文笔流畅严谨。

徐景藩教授极为重视和关怀青年一代中医人才的成长，亲临教学第一线，将自己的治学方法和宝贵经验，毫无保留地传授给学生。作为第一、二、三批全国老中医药专家学术经验继承工作指导老师，先后培养学术继承人6人次。作为国家中医药管理局第一、二批优秀中医临床人才指导老师，先后指导6人次。作为江苏省中医院第一、二、三批指导老师，先后培养4人次。在师承带教过程中，徐景藩在学术上严格要求，系统传授“吴门医派”的学术经验，使他们更好地传承中医学术。另外，徐景藩先后举办国家及省级继续教育项目“国医大师徐景藩脾胃病学术思想与临证经验学习班”推广交流，造福大众。

经过多年的悉心培养，徐景藩教授培养的弟子、学术经验继承人已经成为中医事业发展的骨干力量。此外，徐景藩带领团队申报并获批国家中医药管理局“国医大师徐景藩学术传承研究工作室”，工作室自获批建设以来开展了大量卓有成效的工作，出版国医大师徐景藩学术经验相关著作17部，如《徐景藩脾胃病临证经验集萃》《中华中医昆仑——徐景藩》《国医大师徐景藩经验良方赏析》《徐景藩临证百案按》。在建设期间系统梳理徐景藩的学术观点，优势病种的治疗特色及辨治规律，围绕国医大师徐景藩学术思想研究内容，在全国占有重要的学术地位。其女徐丹华主任中医师，继承父亲国医大师徐景藩学术经验，现任国医大师徐景藩学术经验传承研究室副主任。参与“十五”国家科技攻关计划“名老中医徐景藩学术思想、经验传承研究”课题研究，参与国家中医药管理局及江苏省科技厅社会发展课题研究，主持江苏省中医管理局科研课题研究。擅长诊治胃食管疾病、肝胆疾病、消化道肿瘤术后及放化疗后治疗等。

徐景藩学术传承谱

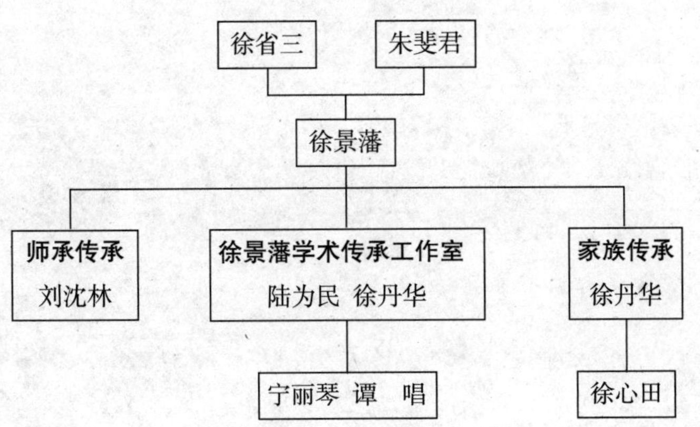

（徐丹华、谭唱整理）

（邬宁茜编辑）

郭子光

郭子光（1932—2015），重庆市荣昌县人。成都中医药大学教授。曾任国务院学位委员会学科评议组秘书，国家自然科学基金委员会生物部医学学科专家评审组成员，中华中医药学会仲景学说分会顾问，四川省康复医学会副会长，兼任四川省中医学会常务理事、四川省卫生厅科技成果评审委员等职。全国老中医药专家学术经验继承工作指导老师，享受国务院政府特殊津贴。2009 年被授予首届“国医大师”称号。

郭子光提出“病理反应层次”学说，解释伤寒六经方证；提出“现代中医康复医学”基本框架的设想，率先开拓中医康复学科领域；提倡“人 - 症 - 病 - 证”结合的辨证论治体系，分析指出“病证结合”论治的四种形式（分证论治、分期论治、方证相对论治和基本方加减论治）的特点、优点和适用范围，同时总结出治疗慢性疾病的辨治步骤，利于临床措施的规范运用。

一、学医之路

（一）学医启蒙

郭子光1932年12月25日生于重庆市荣昌县郭氏中医世家，幼承庭训，15岁中学肄业后又读私塾1年以提高古文基础，后师从舅父廖济安习医，19岁出师后悬壶乡里。

郭子光的父亲郭治安为当地名医，在郭子光幼年时已声名远播，方圆百里之内来诊者甚众。在郭子光的印象中，自家医馆里，柴胡、银花等药每日要用上一大箩，不少危重病人在父亲的调治下常应手而愈。当时白喉病肆虐，父亲用家传密制“吹口丹”吹之即愈，中医治病之捷效，病愈患者之感激，都深刻地印在了郭子光年幼的心中。郭子光在幼年启蒙之余，父亲即开始教以诵读家传之《伤寒歌括》《温病百言》《药性六字经》《验方歌诀》，以及陈修园《医学三字经》等书，这些中医启蒙书郭老至老年仍可大段背诵，一直影响着他。这样耳濡目染，又从小开始中医启蒙教育，郭子光心灵中早已立下矢志岐黄之愿。

郭治安先生精习内外方脉，因诊务太忙，积劳而早逝，幸其妻弟廖济安尽得其传。济安先生擅经方，治“暴证”尤过其师，名噪乡里，门庭若市。他既精于临床，又品德高尚，凡求诊者不论贵贱，一视同仁，遇赤贫者则送诊施药，是一位把医术与仁术紧密结合的典范，使郭子光受益良多。郭子光中学肄业后，由于对学医兴趣浓厚，婉拒了当时中学老师举荐赴重庆求学，师从廖济安先生专攻医学。济安先生为报师授业之恩，精心培养其甥，谓之当先专门攻读私塾，学习《论语》《中庸》《诗经》等一年有余，方开始教之以学医。

（二）能力提升

在跟从名医廖济安临床学习中医的3年中，济安先生紧密结合临床所见典型病例，引经据典地讲解其理法方药要点，对疑难病例更指明疑难之处，再遇同类病例则要弟子先辨证开方，指出其是与不是，说明为什么；另一方面，一有闲暇就解读《医学三字经》《金匮要略》《伤寒来苏集》等前贤所著。郭老当时认为，仲景《伤寒论》用六经来概括疾病简直绝了，百病不离乎六经，没有更好的概括方法了。若说郭子光幼年时就对中医之理有了一些朦胧感悟，产生了莫大兴趣，而临床跟师习医3

年后则体悟更深了，为郭子光未来的医学成就奠定了较为坚实的中医临床基础，亦养成其数十年从医生涯中一贯重实践、讲疗效的风格。此时探索医学知识对他已不是简单的兴趣，而成为其信念和追求，鼓励了他的一生。郭老每谈及中医成才之途径时，常说中医的学习要从培养兴趣开始，甚至从小孩开始就应该普及一些中医文化，这样，青年一代才能对中医抱有兴趣和信心，也是中医事业能继续发展的基础。

1953 年，他考入西南军政委员会中医进修学校专修班进修 1 年，虽学习内容全是西医，却大大拓宽了其知识领域，使他认识到对人体生命活动、疾病诊治等，还存在另一套学理甚精的理论体系。这次学习使他萌生了探讨中西医学之间的联系、差异与实质的思想。同时也使他明白了医学之理非常渊博，只有不停歇地努力，才能做得更好。

（三）勤奋求知

结业后，郭子光仍回乡行医，医事日益精进，后调入县城关医院任内科医生兼医院主任。白天看病，晚上看书。他深感学海无涯，西医尚属初识，而中医典籍概念深邃，哲理性强，结论多，论证少，要探讨中西医的异同与实质，必须要有更大的追求，非尽量掌握现代自然科学与方法论的认识手段和思维方法不可。郭子光认为“学术上广博而不精深者有之；精深而不广博者，未之闻也”，于是他继续谋求深造，1956 年考入成都中医学院（现成都中医药大学）医学系本科，受到四川中医界众多名老前辈如吴棹仙、李斯炽、邓绍先等的教诲，因成绩优异而提前于 1960 年毕业留校任教，一边工作，一边修完本科六年制全部课程，成为该校首届毕业生。

他把中学老师的赠言“为学如逆水行舟，不可一篙放缓”作为一生的信条。在此后的年代里，他的求知欲和探索精神与日俱增。他白天应诊，晚上翻阅中西书籍，弄清当日所见疑难，对典型或有体会的病案必做翔实地资料搜集与整理工作。如此日积月累，从中有所发现时就动笔著述。他治学严谨，不图虚名，论文、著述从不假手于人，文字朴实，富有新意与启迪，常获读者好评。他精医善文，思维活跃，具有敏锐的洞察能力和综合概括能力，常能捕捉到事物之萌芽，领悟言外之旨意，观察到医学发展之趋势，及时著文探讨，使人为之注目，故而立之年就已闻名遐迩。这样在数十年间，凭借严谨的治学态度、精深的学术造诣、丰富的临证经验、不息的探索精神，在国内外刊物上发表了学术论文 120 余篇，主编或编著出版医学专著 20 余部，享有巴蜀中医界“多产作家”之称誉。

1972 年，由于他研究慢性支气管炎有成，和其他专家一起受到周恩来总理在北京人民大会堂的接见。周总理说：“关于慢性气管炎的原因，西医有‘病毒说’，病毒是怎么产生的？说不清楚！中医一切都归脾胃也太笼统，都要发展。”这段话对他的影响很大，作为一个有为的中医专家，知识面决不能窄，坚定了他在学术研究上要广博精深，中医学术必须在继承的基础上着重发展的思路。在学术上，郭老的著作如《伤寒论汤证新编》《日本汉方医学精华》《中医奇证新编》《中医各家学说》等，很多都是在广泛阅读和精深思维后，编著而成。他的学术成就是多方面的，他对中医理论的探索富有创意。他在《肺结核病》一书中提出“三因鼎立”学说，形成发病公式：原因 + 诱因 + 素因→疾病，被认为是对中医病因发病学的创新。他殚精竭虑从事伤寒研究，在《伤寒论汤证新编》一书中，提出“病理反应层次”学说，以之解释伤寒六经方证，是现代研究伤寒颇有影响的新说。

二、成才之道

（一）重实践、讲疗效

郭子光出身中医世家，幼时师承其父亲治安先生，其父精研内外方脉、《内经》《难经》、仲景之书，每起沉疴于危急之际，名噪一方。后随舅父济安先生（郭老父亲治安先生高徒）侍诊临证，济安先生同样精医理，擅临床，济安先生坚信基深建高墙、临证知真谛的治学之道，教以《内》《难》、仲景及后世诸家医学之理；同时，紧密结合临证所见的典型病例，引经据典地讲解其理法方药的要点，对疑难病例则指明其疑难之处，再遇同类病例则要弟子先辨证开方，指出其是与不是，说明为什么。如此“手把手”的教习，养成郭老数十年从医生涯中一贯重实践、讲疗效的风格。他天资聪颖，颇有悟性，侍诊 2 年有余，对济安先生的许多独到见解与经验继承无遗。如其用大剂柴胡白虎汤治高热证，认为多系三阳合病，重在少阳阳明，也有高热证属寒温合邪所致者，当寒温并治，柴胡白虎与银翘合用；用半夏泻心汤加味治吐泻证，认为吐泻多寒热夹杂；用大剂生脉散加茵陈治夏日暴厥虚脱脉微之证，认为此类证候在蜀地多夹湿郁，加茵陈通利更利于气机升降和大气回转；用养阴清肺汤和自配吹口丹治愈流行一时的白喉病，指出白喉本质为阴虚，切忌辛温发散，若误用之则生变证。如此等等，郭子光承袭而沿用于临床，历历不爽。尝得济安先生“郭氏医术后继有人”之赞。

（二）注重时间观念

郭老治学严谨还体现在时间观念上，他认为“遵守时间就是科学”。从医从教几十年，不论临床、学习、开会、上班、讲课、完成各项工作或书稿任务等，从不误时。对时间的分配，郭老有周详的计划，每天 6:30 左右晨起锻炼，7:30 左右早餐，

8:00开始一天的工作，白天应诊、上课、开会等，晚上必翻阅中西书籍，弄清当日所见疑难，对典型的或有体会的病案，必做资料整理。他每读一本书或一本杂志，都要将其中的重要事实、独到见解、名言名喻摘录在册。他常说："不要太相信自己的记忆，只有摘录下来的东西才可靠。"他的一大堆笔记和上万张卡片，就是"读书破万卷"而成。如此日积月累，从中有所发现时才动笔著述。他治学严谨，不图虚名，论文、著述从不假手于人，文字朴实，富有新意与启迪，常给读者以启迪。郭老用自身的自律和对时间的尊重，取得他的学术成就，也激励了后学者明志以自律。

（三）敏锐的洞察力和善思考的悟性

1. 童年擅思考、养悟性

郭老出生于四川省荣昌县一个名"仁义"的小镇，其宗族尊儒家文化，捐资办学。其自小受礼义廉耻、忠孝仁爱、自强不息等教育，以砥砺道德气节，勤奋好学蔚为风尚。他观察力强，善于思考，富有想象力和好奇心，喜欢提问题。例如，读小学自然课的时候，他问老师："天有没有边边？如有边边，边边之外又是什么？"中学学习化学课时，问老师："物质是怎么来的？如物质来源于另一物质，那最原初的物质又是怎么来的？"还经常提出诸如："人为什么会做梦？""人死后灵魂真的还存在吗？"等问题，自小训练的这种思考能力，铸就了郭老的悟性。郭老常教导弟子，学习中医光有耐心和热爱是不够的，必须要有悟性，而悟性不是天生的，是通过日积月累的观察和善于思考，勇于提问的习惯逐渐培养而成的，其童年的磨炼是最好的诠释。

2. 医道重继承、求创新

从小培养的思考能力，促成了郭老从医以后的成长。他精医善文，思维活跃，敏锐的洞察力和综合概括能力常使其能捕捉到事物之萌芽，领悟出言外之旨意，观察到医学发展之趋势，及时著文探讨，时人为之瞩目，故其而立之年，就已闻名遐迩。

他将毕生的精力投入中医事业，密切关注整个中医的前景，深深地感到，在我国的学术环境中，中西医之间存在的激烈竞争是不以人们意志为转移的，而社会选择如同自然选择一样严峻，"优胜劣汰"的规律是不可抗拒的。政策的支持和领导人的讲话只有暂时作用，中医存在的价值关键在于提高疗效。要怎样做才能提高疗效？他认为，要继承与发展并行，继承就是发掘、发挥，而不是"炒冷饭"；发展就是现代化而不是"西医化"。他循着这条思路，为了不断提高疗效，实现中医昔日辉煌，重返主流医学的梦想，在漫长的60多年从医生涯中，执着追求，不断积累。他认为，中医防治疾病的理法方药体系，是直接在人体上反复实践几千年而形成的，理论十分丰富，现在临床上使用的是其中很少的一部分，发掘潜力很大。而几千年在人类进化中不过一瞬间，古代人和现代人的脏腑、气血、体质、代谢等没有多少差别，除极少数疾病古有今无和古无今有外，绝大多数疾病古今都一样，古人用之有效的理法方药，今天用之同样有效。这就是所以要继承、发掘的理由，也是提高疗效的重要途径。还要看到，尽管西方医学突飞猛进，但真正可治愈的疾病并不多，治疗有些疾病的同时又引起另一种疾病发生，一大批难治之症困扰着临床医生，显然，从中医宝库中寻求解决之道是一个重要选项。郭老数十年从医历程，秉承继承创新的理念，强调中西医合理有机结合，总结出病证结合体系，提出临证必须遵循八个辨治步骤；在《伤寒论》研究方面创立新说；开掘中医康复学科；改革旧教材等，均是其开拓而敏捷的多向思维能力的硕果。

三、学术之精

（一）《伤寒论》新说

郭老认为，《伤寒论》体现了中医辨证论治、理法方药的最高水平，是提高疗效的必读之书。他殚精竭虑进行研究，发现《伤寒论》经历了狭义伤寒（宋以前，针对伤寒病）、广义伤寒（宋代，针对包括温病在内的外感热病）、伤寒杂病合论（清代，为百病立法）的发展过程。历代数百注家通过校勘、注释与编次的形式，把自己的经验与认识融入其中，不断提高其确定性，扩大其应用范围。近千种伤寒注本，都是不同的实践产生的不同认识，一般不存在谁是谁非的问题。所以他说，现今《伤寒论》是一部不断丰富和发展的集体智慧的结晶。

郭老深入研究六经方证的结构与联系，揭示出辨证论治的理论框架具有显著的系统论特点。这一框架把疾病视为一个过程，每个证候都是由机体不同层次的病理反应状态确定的，证候加上调治的方药称为方证，都是通过调节其反应状态而达到治疗目的。古代一切好的医学思想，如个性与共性结合、整体与局部结合、内因与外因结合等寓于其中。他据此著《伤寒论汤证新编》，提出“病理反应层次”学说解释六经方证，被认为是现代研究伤寒颇有影响的新说。与此同时，以临床事实为据，对伤寒理法发挥颇多，如提出具体临床指标，解决了阳明病最易误治的两种情况；提出不仅少阴寒化证气阳虚极可致格阳证，少阴热化证气阴虚极亦可致格阳证，若有水停聚者，当用利小便以通阳气的治法。诸如此类，补充了前人之未备。然而，他认为，今日之伤寒六经方证体系，是古人对疾病自然过程诊治的观察、总结，虽至今仍效验彰著，但不可否认今天的社会、学术环境与古代大不一样了，对疾病的自然过程干扰很大，书中描述的某些反应状态及其传变规律，今天已不可见。同时，随着时间的推移和经验的积累，尤其是近现代对伤寒方证的应用，又大大地突破了书中的规范。基于这些事实，他提出应创立“六经辨证新体系”，作为发展伤寒学说的远景目标。

（二）临床“人－症－病－证”体系的应用

郭老承家学而不泥，师古尤重今，始终走在时代的前沿。他发现近几十年来，由于现代科技的飞速发展和社会需要的日益改变，使得中医逐步处于“学术危机状态”，这意味着中医固有的理论不能解释新发现的某些事实，中医方法不能适应日益提高的社会需要。早在20世纪60年代，郭老就撰文提示中医存在“无证可辨”等学术危机。此后，他密切关注这一趋势的发展，锐敏地认定：自然而然出现的“病证结合”诊疗方法，可以克服“无证可辨”，适应日益提高的社会需要的同时，大大提高中医疗效，促使传统中医朝现代方向发展已成必然趋势。他前后发表了19篇探讨中医学术发展战略的文章，论证了中医现代化是历史的必然及其含义，指出其目标有三：一是适应社会和临床需要，二是提高中医临床疗效，三是重建全新的中医学术体系。其途径有二：一是现代科技中医化途径，二是中西结合途径。主要通过两个转变来实现：一是在思维方式上，把传统的整体观念转变为现代系统理论，以克服传统整体观念不完备的缺陷；二是在临床上，把传统辨证论治转变为“病证结合”诊治，以克服“无证可辨”及缺乏对疾病成因和病理损伤本质认识的缺陷，从而提高疗效和疗效的确定性。郭老认为整个中医现代化，必定以中医临床医学的现代化为先导，以“病证结合”的不断完善来实现临床“人－症－病－证”体系的应用。

郭老为总结时代的新经验、新认识，促进中医现代化趋势的发展，约请近百名中日韩各科临床专家，共同编著《现代中医治疗学》巨著。他确定编写方针，设计编写内容与体例，撰写样稿和部分稿件，一个病种一个病种地审定与统稿，亲力亲为。历时5年，稿经四易，此书凝聚着他的睿智与不凡的毅力，1995年问世，后又多次重印和再版，颇获读者好评。王琦教授评此书“新颖实用，与时代同步”，“堪称一部中医各科医生必备的大型临床治疗性工具书”。李廷谦教授等更评价该书具有里程碑意义。

（三）开掘中医康复学科

郭老敏锐地观察到，随着社会物质文明的提高与科学技术的进步，人类对医学的需要已不仅仅是治好病，而是进一步要求消除疾病留下的后果（功能障碍），于是现代康复医学应运而生。这门科学标志着生物医学模式向生物－心理－社会医学模式的转化，是现代医学的高层次发展。

他发现中医学有关康复的内容十分丰富，但尚未形成一门具有特定范围与目标的学科体系加以应用。有关中医康复学的理论、方法与经验，散见于历代典籍与各科著述之中，所以，发展中医康复医学实际上是一种创新。他不惮艰辛，沉潜涵泳，广泛收集古今文献资料，把有关中医康复的零零碎碎经验、认识，提高到学科体系的高度进行系统化、条理化整理、研究，作为第一作者于1986年出版《中医康复学》，在全国率先开掘中医康复学科领域。此后发表多篇论文，并在中国康复医学研讨会上提出创立“现代中医康复学”的框架构想，引起与会学者关注。他指出，养生与康复是两门不同的学科，不能混为一谈。

（四）提高临床疗效

郭老幼儿学，壮而行，医风朴实，临证功底深厚，认为要提高中医临床疗效，还应遵循：①病证结合的临床思维；②“杂合以治”的治疗方法，即综合多种方法进行治疗，如内治与外治结合，针灸与药物结合，二联、三联等；③避免分科过细，以免割裂整体观念，他认为《医宗金鉴》分成内（伤寒、杂病）、妇、儿、外、眼、骨、针灸等科，比较符合中医学术特点。他运用中医理论和方法（从不用西药）广泛诊治外感和内伤杂病，以其灵活机巧的悟性与精深的中医理论素养，把中医固有的理法方药，发挥出具有现实启示价值的新意，解决临床疑难病证的治疗，是其颇具特色的建树。例如他别开门径，发挥“肝主疏泄”学说治疗血液病，疗效满意。又如，他纠正了“肾无实证”之说，发挥肺主治节、肺合皮毛、通调水道理论，以治肺为重点而兼治肾，同时结合“久病入络”学说，适当搜剔络脉等，治疗大量慢性肾炎、慢性肾衰等，显著地提高了疗效。又如他指出现在把肾等同命门、肾阳等同命门之火的弊端，提出命门火衰的四项具体辨证指标，以病案为依据，指出其治疗当以益火之源、温阳填精为大法，只用温阳疗效不佳。命门火衰常见于甲状腺功能减退、慢性肾上腺皮质功能减退、慢性再生障碍性贫血等病，他对命门学说的发挥，无疑提高了中医治疗这些疾病的疗效。此外，他运用“久病入络”学说治疗各种神经痛和顿喘咳，用“攻邪已病”学说辨治癌症，用气虚血瘀学说辨治冠心病心绞痛、心律失常和心力衰竭，以寒温结合辨治外感高热等，都是对固有理法大加发挥而使疗效提高的范例。以古籍文献为据结合临床事实，阐明辨治慢性疲劳综合征的理法方药，则是发掘中医治疗潜力的范例。他通过临床观察提出的发病公式：原因＋诱因＋素因→疾病，是对中医病因发病学的完美概括，其强调病证结合的临证特色，总结出诸多临床效验方。

四、专病之治

（一）心病

1. 从风痰瘀虚论治冠心病心绞痛

（1）病证结合认识冠心病风痰瘀虚络阻病机：郭老通过大量诊治冠心病心绞痛患者，深刻认识到冠心病的形成多伴随年老体虚或久病而产生，生活中的各种因素如膏粱厚味、七情内伤、劳逸失度、外邪侵袭等又对冠脉病变产生影响。郭老主张，对本病的治疗不仅要抓气虚血瘀这一基本病机，同时，还应该看到本病形成有一个缓慢过程，年老体虚、脏腑病变、膏粱厚味、七情内伤、劳逸失度、外邪侵袭等因素逐渐导致风痰瘀虚病机交织。因此，要注意综合治疗。①在益气化瘀基础上须全面照顾风痰瘀虚络阻的病机。②遵守程序化的系统治疗，从而收到满意的康复效果。尤其是随着病情的发展和加重，风痰瘀虚导致久痛入络，治疗必借助虫类通络药以搜剔络脉，否则不能达到良好的止痛和治疗效果。他对冠心病的论治思想与中医“久病多虚”“久病多瘀”“久病多痰”“久病多风”“久病入络”及“久病及肾”等理论是一致的。

（2）冠心病心绞痛康复治疗10项程序：中医药辨证治疗冠心病心绞痛有着自身独特的优势，不过，就目前临床研究来看，对具体治法方药的疗效研究更为侧重，系统中医康复治疗思想却体现不够。郭老在长期临床中，不断探索本病的治疗，选用益气化瘀为基本治法，围绕改善风痰瘀虚络阻的基本病机，重视综合治疗以防止和消除诱发因素，并在治疗中重视对兼证的处理。把治疗冠心病心绞痛的过程系统概括为10项程序。从大量治疗病例看，坚持应用此程序，对稳定性劳力型心绞痛终止疼痛、改善心电图表现，都有肯定疗效，对不稳定性心绞痛也有较好的效果，对中医论治本病有一定的临床实用价值。10项治疗程序如下：

第一，首当迅速终止心绞痛发作。由于本病气虚运血无力，或血瘀、气郁、痰滞等因素，使心脉闭阻，不通则痛，当迅速通闭止痛，终止发作，以免闭阻范围扩大，引起严重后果。常用的临时缓解心绞痛的中成药有苏合香丸、速效救心丸、麝香保心丸、复方丹参滴丸（均有成药出售）等，一般让病人随身携带，一遇胸闷、心痛时立即含服，并静坐休息。这些中成药只可临时缓解疼痛，虽然很有必要，但要终止发作，还得积极运用益气化瘀基本方药加味治疗。

第二，以益气化瘀为基本治法。本病患者始终具有不同程度的下述症状：①心累气短，动则更甚。②心前区或胸骨后疼痛，呈刺痛或闷痛状，其部位较固定。前者是气虚之象，后者乃痰瘀络阻之征。据此，针对本病的基本病机，宜以益气化瘀消痰通络为基本治法。

第三，控制并发症。本病患者多为中老年，具有多病的特点。常见的并发症有高血压、高血脂、高血糖、高血黏等。较重的高血压、糖尿病等患者通常都已服用降压、降糖的西药或中成药，当嘱其按常规继续服用，绝不能贸然停服。对于较轻的血压、血糖升高，以及较轻的高血脂、高黏血症等，在基本方中加入相关药物即可。

第四，注意清除湿热或寒湿。本病有部分患者存在中焦湿热或寒湿郁遏，引起胆胃气逆或肝胃不和等兼证，从而加重气郁血瘀的程度，使心绞痛久久不解，故应注意清除。

第五，保持大便通畅。大便秘结，腑气不行必然加重血流瘀滞，易致心绞痛甚至心肌梗死，故保持大便通畅是治疗本病的重要环节。

第六，戒烟、戒酒、慎风寒。烟酒使人气郁，滋生痰湿；风寒外感，乱人营卫，都是心绞痛的重要诱因，应绝对戒除和避免。

第七，保持情绪稳定。不稳定的情绪，包括沮丧、悲伤、愤怒、激动、惊喜等，都会使人立即气机紊乱或郁滞进而诱发心绞痛，故一切竞争性活动、激动性节目等都要回避。保持情绪愉快、舒畅而平静。

第八，调节饮食质量。心绞痛患者在饮食上宜清淡，远离肥甘厚味辛辣，不过饱过饥。过饱，使胃气壅滞而加重血瘀；过饥，又使心气失养，都是心绞痛的诱发因素。若素体肥胖者，更应严格控制食量，远离肥甘厚味。

第九，节制房事。因相火之动则心火动，火劫真阴，情急气逆，精气外泄，使已虚之气阴更虚，已郁之气更郁，可诱发心绞痛、心律失常等，故应适当节制。

第十，坚持适当体育活动。适量的体育活动能使气血流畅，生机活泼，阳升阴长，对本病非常有益，是任何药物治疗所不能代替的。

上述10项程序当综合运用，直到症状消失，心电图恢复正常或明显改善，才逐步减剂或停止第一和第二项的方药治疗，而其他8项仍需坚持，以持久为目标。

2. 发挥凭脉辨治思想诊治心律失常

由心血管疾病而致的心律失常是指心律起源部位、心搏频率与节律，以及冲动传导等的异常。由于心律失常的脉象变化比较明显，所以郭老认为中医临床对心律失常的诊察主要以脉象为依据。脉象虽不如心电图、超声心动图等对各种心律失常的反映深入细致，但也能诊察出一些常见而重要的心律失常，以之进行辨证论治，常能收到较好效果。

郭老临床主要以脉象为依据，通过对脉象形、势、位、数的分析，并脉证合参，确定其阴阳寒热虚实之性，以辨证施治。所谓“形”，指脉体的形状大小；“势”，指脉搏动的强弱与节律；“位”，指脉的部位浅深；“数”，指脉搏的频率。心律失常时，脉象的形、势、位、数均有变化，常见迟、数、结、代、促、疾、涩、雀啄、虾游、釜沸、屋漏等脉象。他在临床上通常以脉“数”为纲，对心律失常的异常脉象进行分类辨治，取得了较好效果。

3. 发挥少阴病理辨治充血性心衰

充血性心衰即慢性心功能不全，其主要问题在于多种原因作用下心肌收缩力受损，心排出量不够，进而使组织血流量减少、静脉淤血和压力升高，形成心力衰竭下的多脏器损害，水肿、高血压、各脏器淤血和感染常随之产生。郭老指出充血性心力衰竭从中医辨证看所涉及病证范围广，但病本属虚，包括心肾肺脾等脏的虚损；由于气化无力，气机阻滞，则瘀血、痰浊、水饮内生，标实之象常非常突出。考其病机当以少阴心肾为中心，因而主张充血性心力衰竭从少阴病论治。在治疗中当以振奋少阴气阳为本，标本兼顾。气阳不振，气化推动无力即见痰瘀阻滞，水饮泛溢，严重者甚至阴盛格阳。一旦出现格阳之象，治疗中更须引起充分重视，否则治疗难以奏效。因此，他常把本病分为少阴本虚标实证和少阴阴盛格阳证两类论治。

4. 发挥寒温结合学说辨治病毒性心肌炎

郭老认为中医对病毒性心肌炎的治疗优势是肯定的。为有利于中医治疗，临床辨证时需注意如下一些辨证要点：对凡外感后导致的病毒性心肌炎患者要测体温，并注意辨别有无寒热等卫表证；有无心悸、心累、心痛，以及短气咳嗽等邪气毒热袭肺损心病机；有无冷汗淋漓、四肢不温甚至面色青灰等心阳暴脱趋势；有无心气不足而血运不畅、心脉瘀阻而出现的面色暗滞、口唇青紫，以及脉律是否整齐等征象；或有无烦躁失眠、心神不安等阴亏火亢证候；若心气虚衰进而发展为心阳虚衰时，脾失温煦，釜底无薪，脾阳衰微，水湿痰浊内生，则可心悸气促、胸闷腹胀、纳呆便溏、四肢不温，甚至下肢浮肿等症。总之，本病核心病位在心，但由心可涉及肺脾肾多脏腑，故其心之气血虚损和肺脾肾气化减弱紊乱为病之本，热毒、痰湿、瘀血为病之标。

（二）血小板异常疾病

“肝主疏泄”是指肝具有疏通气机和畅达气血运行的功能。但历来对“肝主疏泄”的作用，多言气，少言血；多言气血的运行，少言气血的质量。郭老认为，肝的自身是一整体，故肝的疏泄功能也受肝的其他功能所影响。如肝阳亢、肝气盛，则疏泄太过，升发有余；肝阳虚、肝气弱，则疏泄不及，升发不足，直接影响气机的升降和气血的运行。由于肝藏血，血液的质量亦受肝的疏泄质量所调控。如肝阳、肝气或肝火、肝热亢盛，必然疏泄太过，升发过盛，藏血有余，而使白细胞、红细胞、血小板增多，如肝阳虚，肝气弱，则肝疏泄不及，升发低下，藏血不足，而使白细胞、红细胞、血小板减少。两者都表现为肝藏血功能紊乱，实则为疏泄失调所致。不过，这些血液增多或减少的病症，其急性型往往夹外邪为患，如急性白细胞减少常兼热毒，急性血小板减少常兼营分邪热等。其外邪为标，肝的疏泄失调为本，急则先治其标，标证缓解即当从本论治。至于血液质量“增多”或“减少”的慢性型，则一概从肝论治。大约言之，凡镇肝、平肝、柔肝、敛肝、清肝、凉肝、泄肝、止血等方药，都有不同程度的抑制其疏泄功能的作用；温肝、补肝、养肝、滋肝、疏肝、活血等，有从不同角度促进其疏泄功能的作用。郭老根据此理，治疗大量血小板和白细胞疾病，疗效满意。

五、方药之长

（一）常用方剂

1. 抗早搏方

早搏的脉象，有结代，有促、有屋漏、雀啄等，常无定体，总以气虚不相接续为基本病机。又因个体素质不同，常表现为气虚兼阳虚或阴虚或血虚，或夹气郁血瘀痰滞等，故应在辨证的基础上略事加减。不论房性、室性早搏，均以经验方抗早搏方为基本方治之。

【组成】黄芪 40 ～ 50g，太子参（或红参）30g，五味子 10g，麦冬 20g，生地黄 20g，丹参 20g，葛根 30g，延胡索 20g，苦参 15 ～ 30g，酸枣仁 15g，炙甘草 15 ～ 30g。

【主治】益气养阴，活血通脉。适用于冠心病、高心病、风心病、充血性心力衰竭和心肌炎等所致早搏，证属气阴亏虚，虚阳浮亢者。

【用法】日 1 剂，水煎服。

【临证心悟】方中黄芪，生脉补气敛气，而以炙甘草益气缓急辅之；麦、地滋阴；桂、葛通阳；丹参活血；气虚神不安，故加酸枣仁安之。若气阴虚而脉数急者，去桂枝，加苦参 15 ～ 30g，脉律正常时逐渐减少苦参用量到减去，以免苦寒太过伤脾化燥也。若胸闷、苔白润，为痰气郁滞，去生地、麦冬，加薤白 20g，法半夏 15g，全瓜蒌 15g。若脸唇淡白，舌质淡白，兼血虚者，加当归 15g。若为糖尿病患者，则去炙甘草。

早搏控制后仍需坚持服药，逐步减量，至完全停药，需 1 年左右。如患者素质较佳，早搏控制半年后，可停药，以移山人参每日 6 ～ 10g 泡服或研末分 2 次冲服代之，切不可因早搏控制而贸然停药。

【医案】徐某，女，28 岁，教师。1998 年 3 月 12 日初诊。

半年前患病毒性心肌炎住院治疗 2 月余，一切恢复正常，唯后遗室性早搏出院，出院后每天服用心律平、复方丹参片、地奥心血康等控制早搏，若不服用则早搏频发，胸闷心悸，十分难受，为求根治，慕名而来就诊。

现症：近半月来，早频繁发，晚间尤甚，发时胸闷心悸、心空悬、烦躁，心前区隐痛，有时因情绪紧张或稍大的活动时发作，服用心律平疗效已不如当初，只能减轻程度，近日一直早搏频繁，全身乏力，头昏，口苦，心烦，咽干，失眠，纳差，尿黄，大便干燥。察其形体偏瘦，斯文柔弱，面色淡白，神差体倦，少气声低，舌瘦小而红，苔薄白中微黄少津，脉细数而结代频繁。

辨证：热病之后，气阴亏损，余热未尽，夹瘀滞而为患。

治法：益气滋阴，清热活血。

处方：生脉散加味。太子参、黄芪、麦冬各 30g，丹参、生地黄、酸枣仁、葛根、板蓝根各 20g，五味子、黄连、炙甘草各 10g，谷芽 25g。浓煎，1 日 1 剂。

二诊：4 月 10 日。患者服上方共 15 剂，当服至 6 剂时已逐步停西药，诸症缓解，睡眠改善，精神倍增，自觉体力增强，但每于晚间睡醒时发生胸闷心悸，自扪脉搏不规律，良久始能平静。察其舌正，脉细略数有力而规则。上方中去酸枣仁、板蓝根、黄连，加苦参 25g，继续与服。嘱其日 1 剂，早搏完全控制（晚间睡醒时也不发生）后，2 日 1 剂，服半月以巩固疗效。

7 月 23 日，患者感冒咳嗽前来就诊，叙述已停药 2 个月未见早搏复发，特致谢。

按：病毒性心肌炎后遗室性早搏，临床所见，以气阴虚夹瘀滞或兼湿热者为多见，如病程不长者治疗较易，个别病例由于病程太久，络道干闭，也很难治。在治疗中，如患者早已依靠某种西药控制早搏，要采取逐步戒除法，因为西药一般针对性很强，中药方剂是调节作用，起效较缓，若突然撤除，往往不能适应，而丧失对中药的信心，故欲速则不达，慢则能成。

2. 四逆散

【组成】甘草（炙）、枳实（破，水渍，炙干）、柴胡、芍药各 6g。

【临证心悟】郭老引《医宗金鉴·伤寒论注·少阴全篇》言：“既无可温之寒，又无可下之热，唯宜疏畅其阳，内走厥阴之阴，则肝胆疏泄之性遂，而厥可通也。”认为四逆散证病位在厥阴，殃及少阳，病程较长，虚实互见，寒热错杂，病情易反复。治疗宜透里达表、因势利导，运转厥阴少阳之枢机为最要。四逆散方中柴胡入肝经，既可疏肝解郁，又可升清阳，引阴从阳，顺接阴阳。配枳实“一升一降”，通利少阳三焦气机，助脾散精；配芍药“一气一血”，既补养肝血，又条达肝气；甘草调中，与芍药相配，酸甘养阴，以阴调阳。诸药合之，枢机运转，气机宣畅，阳气通而气血行，阴阳调而水火济，诸证则愈。

【医案】**案一** 当柏四逆散治疗老年睾丸肿痛

患者某，男，90岁，2014年6月12日初诊。

反复睾丸肿痛，痛扯少腹，小便不利，腹满口淡无味2月来诊。舌质淡暗，苔微腻，舌底脉络迂曲，脉弦细。

辨证：本案患者年过九旬，睾丸肿痛，潮湿，痛连少腹为其之痛楚。足厥阴肝经循少腹，络阴器，故病位在肝经；观其舌，质淡暗苔微腻，舌底脉络迂曲，脉弦细，病性夹湿夹瘀，邪阻肝脉，不通则痛；厥阴肝经阳气郁结，阴不出阳，少阳三焦气机受阻。邪困中焦，故口淡无味，纳食不香；邪困下焦，则小便不利，此之谓《难经》：“假令得肝脉……其病四肢满，闭淋，溲便难，转筋。有是者肝也，无是者非也。”现正值6月西蜀盛夏，老人四末不温，阳郁于内，非四逆散之“四逆”莫属。

处方：当柏四逆散加减。当归10g，黄柏20g，柴胡10g，白芍20g，枳实10g，炙甘草5g，牡丹皮15g，白花蛇舌草30g，荔枝核10g。

6剂见功。

按：四逆散调厥阴少阳之开合，阴顺入阳，其气机得畅。当归活血补血，与四逆散合用，疏肝解郁，活血通络。黄柏、白花蛇舌草燥湿，清下焦郁热。牡丹皮，《医学入门》谓其“泻伏火，养真血气，破结蓄”，具有清热、凉血、和血、消瘀之功。荔枝核功能温中、理气、止痛，为寒疝腹痛、睾丸肿痛之要药。诸药合用6剂，直捣阴阳寒热虚实错杂之病机，厥阴少阳枢机得调，湿热渐除。

案二 青乌四逆散治疗无石肾绞痛

患者某，女，42岁，2014年3月15日初诊。

月经后期突发左侧腰痛阵作，痛不可忍牵至少腹，恶心1周，2次B超提示左肾盂轻度积水，未见阳性结石影。四末冰冷，脉弦。

辨证：本案患者女性，查其四末冰冷，脉弦，脉证合参，邪在足厥阴肝经、手少阳胆经。由于月经后期，阴血不足，厥阴空虚易引邪入经，精血同源，肝肾同源，腰为肾之府，不通则痛；厥阴少阳互为表里，阴阳枢机不利，胆经气郁化火，故见烦躁不安、恶心欲呕；厥阴少阳枢机不利，阴不出阳，故四末厥逆。

处方：青乌四逆汤加减。青皮12g，台乌12g，炒柴胡12g，白芍30g，枳实10g，甘草6g，红藤20g，生姜2片。

3剂痛止。

按：四逆散使其厥阴少阳枢机运转，阴顺入阳，诸证自解。青皮，长于疏肝破气，散结化滞。台乌，具有顺气、开郁、散寒、止痛之功。红藤具有活血通络，败毒散瘀之力。生姜有“呕家圣药”之美誉，能和胃止呕。本案中年女性，由于月经后期，营血亏虚，病在肝经，“肝藏血，血舍魂”，故重用芍药养血和营、缓急止痛，芍药更是滋阴补血之上品。诸药合用，调厥阴少阳气血阴阳之枢机，行气活血，养肝柔肝，1 剂痛止，连服 3 剂，阴血得充，厥阴少阳枢机通利，不再反复。

3. 郭氏玉屏风散

【组成】黄芪 50g，炒白术 20g，防风 20g，虎杖 30g，白花蛇舌草 30g，板蓝根 30g。

【方解】郭氏玉屏风散将原玉屏风散由散剂改为汤剂，再加虎杖、白花蛇舌草、板蓝根增强清热解毒之力。所加三味中药得黄芪、炒白术甘温益气健脾为伍，不会寒凉伤脾，同时也避免了甘温燥火之弊，可以久服而无虞，其组合效应与原方相比发生质的改变，已不单纯是一个补法了，更喻攻补兼施、寒温同用之意，切合表虚内毒的病机特点。

【临证心悟】郭子光教授在长期临床中观察到慢性肾炎、慢性肾功能衰竭、慢性肝炎、慢性阻塞性肺病、慢性荨麻疹等慢性疑难病症在其治疗过程中，常因表卫不固，反复外感风寒而加重原发疾病，在证候上既有神疲乏力、自汗懒言、舌质淡、脉或浮或虚等卫表气虚之象，又有疼痛、水肿、衄血、哮鸣喘促、痰涎壅盛、舌苔厚腻、脉或迟紧或洪数等内有痰浊、血瘀、水湿蕴结化毒之状。郭老认为：“肺为五脏之天，脾为百骸之母，肾为性命之根。”临床上抓住清肺、调脾、补肾三个环节，则“治虚之道毕矣”；肺为水之上源，滋肺便可生水；脾为后天之本，培土则先天得以奉养，此乃补肾寓于补肺补脾之中。“治虚二统”实际上包括了对“三本”的治疗，故郭老提出表卫虚弱内有蕴毒是这类慢性疑难病症的基本病机，从肺脾立论可以统领治虚之道。临床以郭氏玉屏风散加减应用。

【医案】治疗 IgA 肾病伴肾功能不全

王某，男，63 岁。2013 年 10 月 23 日初诊。

自诉 2012 年 11 月 26 日，因双下肢、颜面浮肿，就医于省人民医院并住院治疗，确诊为肾病综合征、IgA 肾病、肾性高血压、慢性肾衰竭（CKD4 期）；高血压性心脏病，心功能Ⅱ级；高脂血症；肝硬化代偿期。用强的松、环磷酰胺，以及控制血压、保肾等治疗，血压控制，浮肿消退，症状缓解，肾功能无明显改善，于 12 月 21 日出院，带药回家继续治疗。此后，服中西药治疗，肌酐等有所下降，但降而复升，且很易感冒。2013 年 10 月上旬，因头痛、发热、咳嗽，心累乏力又入住该院，CT 检查示双肺下叶炎性病变，以抗生素等治疗，肺部感染控制而出院，乃转中医治疗。

现症见不任风寒，很易感冒，头晕、疲乏、心累、气短，腰脊软弱，性功能几无，眠食尚可。察其身形偏瘦，精神欠佳，面白少华，下肢轻度浮肿，按之凹陷，唇淡红略紫，舌淡苔薄黄干，脉细弦数。

辨治：肺卫不固，肾虚肝旺，湿浊瘀滞。

治法：固护肺卫，使金能生水，治节有权，通调水道；壮水之主，使水能涵木，以制肝阳之亢旺，兼通络泻浊，畅通州都。

处方：用玉屏风散、肾气丸、抵当汤化裁。北黄芪 60g，炒白术 20g，防风 20g，板蓝根 20g，生地黄 15g，山药 20g，牡丹皮 15g，山茱萸 15g，土茯苓 50g，车前仁 15g，石韦 30g，淫羊藿 30g，酒大黄（另包）5g，水蛭 5g，丹参 20g，桃仁 15g。日 1 剂，水煎 2 次（冷水浸泡 30 分钟，煎沸 30 ～ 40 分钟 / 次），分 3 次服。

二诊：2013 年 11 月 21 日。上方服后，解软便日 4 次，无腹痛反应，服完 10 剂，自觉各种症状均有缓解，唯下肢尚有浮肿，于 11 月 6 日，以原方加益母草 20g，党参 30g，炒稻芽 20g，日 1 剂，服至昨日去省医院检查，肾功能已有改善，守法守方，继续服用。

三诊。2013 年 12 月 29 日。上方服用至今，其间于 12 月 17 日去省医院检查，肾功能明显好转。察患者面有血色，浮肿尽消，畏寒肢冷，舌淡红，苔白润，脉沉细。阴虚纠正，阳虚突出。加强甘温益气，辛温助阳，达到阴平阳秘。

处方：北黄芪 100g，炒白术 20g，防风 20g，制附片 20g（先煎 1 小时），山药 30g，山茱萸 15g，土茯苓 50g，车前仁 15g，桃仁 10g，红花 10g，水蛭 5g，酒大黄 5g，党参 30g，炒稻芽 20g。共 24 剂，继续遵嘱服用。

其后以郭氏玉屏风合肾气丸加减治疗至次年 4 月，查肾功能各项指标已恢复正常，后续以玉屏风散和六味地黄丸断续服用半年，随访无异常。

按：本案为本虚标实，虚实夹杂之患。肺主气，外合皮毛，肺主治节，通调水道。肺气虚则卫外不固，易招风邪外感，故易感冒，常有泡沫尿。肺气虚，治节无权，上虚不能制下，故水谷之精微从尿中悄然漏失而有蛋白尿、尿潜血等，不能通调水道，则浊湿瘀滞，浊水泛溢而有浮肿诸症；且肾上连肺，肺气虚则化源枯竭，金不生水，使已虚之肾更虚，肾虚则水不涵木而肝阳上亢，便有高血压诸症；肾虚不能精以化血，故有贫血诸症；肾主水，肾虚则水湿不化，郁滞成瘀，也是阴血、浮肿之形成因素。故本病恒以肺肾虚损为基本病机。而本案之治疗也始终以大剂玉屏风散补肺气固表实卫，司治节之权；用肾气丸壮水之主，以制阳光，行气化之功；抵当汤化行下焦之瘀浊，并注重阴阳消长情况。首诊肾阴虚突出，故伍用六味丸壮水之主，以车前仁代泽泻以免过利耗气，而土茯苓代茯苓意在加强利浊湿之力。临床对慢性肾炎、肾功能不全等的诊疗主要有脾肾同治、肺肾同治、肺脾肾同治几种思路，郭老倡以肺肾同治为主，稍佐炒稻芽顾护脾胃，方以玉屏风合地黄丸之类加减而成。

（二）角药应用

郭子光教授在清代医家叶天士"久病入络"说及通络治法的基础上，结合自身临床实践，认为"久病入络"证候应具备病久顽固不愈，有固定疼痛部位或包块，或较为固定的发作性症状，常规活血化瘀或缓解症状的药物无效或效果不明显的特点，入络之邪亦不应局限于瘀血，尚可见于风、寒、湿、痰等，从实证论治，以通为用，创立了以"全蝎、地龙、僵蚕"为组成的通络固定方，运用该方加味治疗顽固性疼痛、顽固性哮喘、类风湿性关节炎等疾病能够取得满意的疗效。

六、大医之情

郭老待人谦诚，乐于助人，热心公益事业、品德高尚，无不受人敬重爱戴。他治学严谨，不图虚名，论文、著述从不假手于人，文字朴实，富有新意与启迪，常获读者好评。其治学严谨还表现在时间观念上，认为"遵守时间就是科学"，几十年来，不论学习、开会、上班、讲课、完成各项工作或书稿任务等，从不误时。他精医善文，思维活跃，具有敏锐的洞察能力和综合概括能力，常能捕捉事物之萌芽，领悟言外之旨意，观察医学发展之趋势，及时著文探讨，时人为之注目，故其而立之年，就已闻名遐迩。

郭老在数十年间凭借严谨的治学态度、精深的学术造诣、丰富的临证经验、不息的探索精神，在国内外刊物上发表了学术论文 130 余篇，主编或编著出版医学专著 11 部，参与编写著作 22 种，享有蜀中医界"多产作家"之称誉。年逾古稀，仍然奋进不息，自比犁铧，宁愿在耕耘中磨损，也不愿在无为中锈蚀。除为研究生讲课、带教，继续临床工作外，仍然积极撰写论文书稿，参与国内外的有关学术活动。他的一生都在实践着自己的人生格言："人生的目的是对人类事业的开拓进取无私奉献；人生的品格是诚实宽容，作风正派；人生的价值是在人们心目中有为有位。"

七、传道之术

（一）改革旧教材

郭老坚持在教学第一线长达 40 余年，讲授中医内科、伤寒论、中医各家学说和中医养生康复等课程，教学内容充实，富有启发性，列举的事实新颖，论证充分，概括性和逻辑性强，语言丰富，妙喻横生，无不受到学生欢迎。他认为，提高教学质量的关键在于教材改革，教材编写不能一劳永逸，要一版一版地不断修改，目的就是不断地反映时代的新经验、新认识。他指出作为中医本科后期提高性课程的《中医各家学说》统编教材，对著名医家的选择止于我国清代，要求只叙述各个医家的学术思想与成就，拒绝后世中外医家的发挥与发展，是狭隘的继承与封闭式教材的典型。1986 年，在兰州召开的西南西北片区高等中医院校教育工作会上，他提出《中医各家学说》教材应遵循“全面、系统、独特、实用”的编写原则，获得与会者一致赞同，被推选为片区教材主编。新编教材内容全面，包括古今中外著名医家的学说经验，以及后世的发挥和现代研究。在内容上除必要联系外，主要编写各个医家独特的学术经验，其他学科教材所没有包括进去者，有多少写多少，以避免重复；并力求学术观点与临证应用紧密结合，有论有案有方，学以致用。如此改革，使教材由封闭式变为开放式，以发展的观点代替狭隘的继承，因而具有相当的深度和广度，面目为之一新，真正起到一门“后期提高性课程”的作用，使用高校无不好评。

（二）促国际国内交流

郭老还是一位促进中医学术国际化友好交流的使者。他长期在物欲横流的社会里安之若素，埋头笔耕，坚持临床，带过数以百计的日本、韩国、美国、德国、法国、新加坡、比利时等国的留学生、进修生临床实习。他主持和参加了多次国际学术交流会议，曾先后四次应日本汉方医界邀请东渡讲学、交流；韩国韩医界也曾邀请他去首尔、釜山等地交流、访问。在这些交流中充分展现中国中医学的理论与临床优势，获得好评。同时，他注意到以中医学为母体的日本汉方医学和韩国韩医学的形成与特点，认为以“方证相对”为特点的日本汉方医学和以“四象医学”为基础的韩医学是以辨证论治为特点的中医主流派所派生的两大分支学派。1989 年，他主编《日本汉方医学精华》出版，是新中国成立以来系统介绍日本汉方医学特点的唯一专著，提醒同仁“科学无国界，能容则大”。日本汉方医学家矢数道明博士发表专文高度评价此书。为达到中日传统医学长期交流与合作的目的，他促成多方联系，如与日本广岛、东京建立起每年一度的交流机会，为一批批中年中医提供了走出国门的机会。又如，促成日本广岛济生病院与乐山市中医院互结姊妹医院，交流技术与设备。他还约请日本汉方学家小川新、十河孝博，韩国韩医学元老裴元植教授等，参与编著《现代中医治疗学》，共同推进中医学的发展。同时与美国、德国、加拿大、新加坡等地中医也交往较多，为促成中医学的国际化竭尽全力。

郭老年过古稀仍热心于提携后学，每年都受大学生科协、《中医学与辩证法》编辑部之邀主讲临床专题或中医发展战略专题，场场爆满，学生反映“听郭老演讲是一种享受”。自 1978 年以来，四川省历届西医学习中医班、中医进修班、全省中医院技术骨干培训班、各种全国性师资提高班等不同层次的学习班，都要请其作专题讲座。中国中医科学院研究生部、北京中医药大学、广州中医药大学、南京中医药大学、广西中医药大学、甘肃中医药大学等，以及广西中医学会、辽宁中医学会和四川省内成都、达县、温江、内江、江津、简阳、泸州、乐山等地中医学会，还有如深圳中医院、清远中医院等各级中医医院，都曾邀请郭老进行伤寒论专题或中医发展战略专题的讲座。郭老对中医事业的执着追求和积极的学术活动，赢得业内人士的尊敬。

（三）培养传人

2002年郭老被评为第三批全国老中医药专家学术经验继承工作指导老师，四川省政府首批学术技术带头人，是国内外公认的中医内科临床专家。在几十年的教学、临床与科研过程中，积累了丰富的教学和培育中医人才的经验，形成了认真备课、提高讲课艺术、讨论开启多向思维、理论结合实际的临床带习方案，依托研究生培养＋学术继承人培养＋传承人培养模式，重在培养学生的“三能”，所培养的学生和研究生遍布国内各省市地区，数不胜数，目前在国内外已普遍成为中医学术研究和临床的骨干。

国家中医药管理局国医大师传承工作室的主要任务是整理与挖掘郭子光教授的临证经验及学术思想，培养团队人才。在建设期内，公开发表论文6篇，出版论著7部；总结郭子光教授治疗慢性肾功能衰竭、慢性心血管疾病的诊疗经验，初步形成了较系统的诊疗方案；完成了感甦、心甦两种院内制剂的初步研究。郭老受聘担任四川大学华西医院客座教授，广东省中医院特聘主任导师，广东省清远市中医院特聘顾问专家，以及受聘为中国中医科学院博士后导师，培养博士后1名。其间举办国家级中医药继续教育项目1次，国家级学术交流会1次，省级中医药继续教育项目1次，参加国内、国际学术会议20多次，接受31名来自世界各地的副高职称及以上中医人才进修、研修，在国内外形成了良好的影响。

在人才培养过程中，郭老一直很注意建立合理的人才梯队，所培养的本科生、研究生、博士后和高徒在成都中医药大学伤寒论和中医各家学说的教学、临床和科研中都形成了合理的老中青人才队伍。目前，他们已全面进入研究生导师的行列。其相关经验与学术整理研究对中医学术和经验的传承和推广必将起到更好的作用。

郭子光学术传承谱

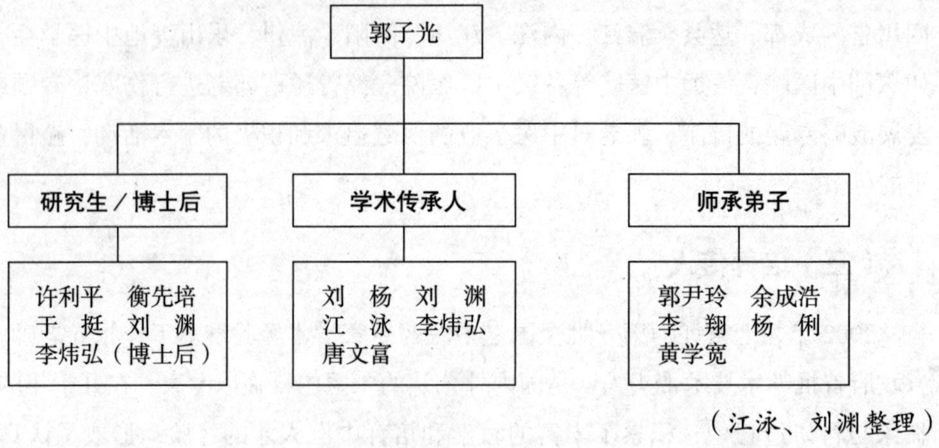

（江泳、刘渊整理）

（王爽编辑）

唐由之

唐由之（1926—2022），浙江杭州人，中共党员，主任医师，研究员，博士研究生导师，中国中医科学院名誉院长。全国中西医结合研究会常务副理事长，卫生部第一届新药审评委员会副主任委员，第二、三、四届中药组主任委员，中国中西医结合眼科学会主任委员，中华医学会眼科学会常务委员，中华中医药学会眼科专业委员会主任委员，中国中西医结合学会副会长。全国老中医药专家学术经验继承工作指导老师。《中国中医眼科杂志》创刊人、名誉主编。获得爱因斯坦世界科学奖、何梁何利基金会科学与技术进步奖，朝鲜国家一级友谊勋章。享受国务政府院特殊津贴。2009 年被授予首届“国医大师”称号。

唐由之提出眼底病辨证以气血理论为依据，辨证与辨病相结合的中西医结合诊治模式；提出“血中伏火”理论，辨治眼底疾病；在《目经大成》所载金针拨障术基础上，首先提出以睫状体平坦部作为内眼手术切口部位，比国外开展此类手术先行了 16 年，获得了 1978 年全国科技大会个人奖。在金针拨障术基础上，改进了白内障针拨术，并在此基础上发明了白内障针拨套出术，获国家科技进步奖二等奖。同时发明具有中医特色的手术方法——睫状体平坦部滤过术，用于治疗难治性青光眼。作为负责人承担国家自然科学基金项目，发表论文数十篇，出版学术著作 10 余部。

一、学医之路

唐由之，原名唐锟铻，1926 年 7 月 1 日出生于浙江省杭州市上珠宝巷 28 号院，家族世代经营一家久昌参行，其父唐景潮自幼受到良好的教育，爱好文学，能诗善书，尤以颜体令人称道。唐锟铻上有两个哥哥、两个姐姐，3 岁时家人就教他学习《百家姓》《千字文》《三字经》及一些唐诗名句和名人名言，6 岁时他入学杭州盐务小学学习语文、算数与常识，课余时随大哥唐云学习书法及绘画。11 岁时为书写方便，唐锟铻将自己的名字改为唐昆吾。1937 年，抗日战争开始，唐昆吾随着家人开始了背井离乡的逃难生活。1941 年，经大哥唐云的朋友介绍，唐昆吾至无锡国学专修馆上海分校学习古典文学，经历过背井离乡的逃难生活，他更加珍惜自己的学习时间，认真刻苦，也正是在国学专修馆积累了大量古代汉语知识，为唐昆吾以后攻读岐黄之术，学习中医眼科奠定了基础。

1942 年，学习了 1 年多古典文学的唐昆吾，经哥哥唐云友人石瓢僧人介绍，拜当时眼科名家陆南山为师，开始了学医之路。陆南山是用现代科学方法研究中医的先驱，中医眼科界革新的倡导者，他率先使用眼底镜、裂隙灯、显微镜等现代科学仪器进行检查、诊断，思想开放，善于吸收先进科技手段，为己所用。16 岁的唐昆吾随陆南山先生学医，他是 5 个徒弟中最小的一个，开始他不会抄方也不会背诵，师兄们抄方，他就站在老师身后，用心观看，耳听心记，时间一长，不用师傅讲自己也能判断个大概。由于他聪颖过人、谦虚好学，深得陆南山器重，常使之陪伴左右，指点要诀。在陆南山眼科诊所学习了三四年后，陆先生把他介绍到上海中医名家秦伯未的中医诊所学习中医基础知识。1946 年，唐昆吾遵师命在苏州开设诊所独立应诊。1947 年春，唐昆吾回到杭州并在自家老店开设了“唐昆吾眼科诊所”。1951 年响应国家号召，首批加入联合诊所工作。他深感要弘扬中医事业，必须要有坚实的理论基础，既要业专，又要学博，因此，他白天忙于诊务，晚间在杭州文化夜校补习初高中的英语和数学等课程，为进一步深造打下了良好的基础。1952 年唐昆吾通过了全国首届中医药专门研究人员班考试。在报名之初，唐昆吾非常犹豫，他想起在无锡国学专馆上海分校学习时“大小由之，何使而不可”的语句，遂把自己的名字改为“由之”报名参加考试。

1952 年 7 月，唐由之乘坐数十小时火车由杭州前往北京求学，由卫生部分配到北京大学医学院学习基础课，包括生理、病理、生化、解剖、微生物、组织学等。

1956年进入北京同仁医院实习，在此期间，同张淑芳教授学习了白内障及青光眼的诊治，同罗宗贤教授学习了多种眼底病的诊治。1957年毕业后，唐由之被分配到卫生部直属中国中医研究院附属医院，从事眼病的研究及临床工作，1963年调入中国中医研究院广安门医院，1994年中国中医研究院眼科医院正式成立，唐由之任名誉院长。

二、成才之路

纵观唐由之的成才之路，始终践行以下几点：

（一）先做人，后做事

唐由之拜陆南山先生为师时，陆先生曾对他说“我的徒弟能记住我两句话就行了：一是，我们当医生的要学会先做人后做事，要做到‘老吾老，以及人之老；幼吾幼，以及人之幼’；二是‘病人者，养生之父母也’。”陆先生这句话唐由之铭记于心，受益匪浅，在以后数十年医疗实践及教学活动中，唐教授一直践行并多次对学生说：“病人不仅是衣食父母，更是我们的老师，是医生尊敬、善待的对象，因为我们可以从病人身上学到很多知识。”

（二）学思结合，用心感悟

唐由之初到陆南山眼科诊所学习时，每天站在老师身后，仔细观看老师的问诊与操作，耳听心记，默记处方，晚上研读中医经典、眼科古籍专著，时间一长，不用老师讲自己也能判断个大概。唐老常说：“中医叫识病辨证，站在老师后边看，就是最好的实践经历。”当时陆南山一日接诊200余人，先生识病、辨证开方后，冲洗、点药、扎针由学生来操作。碾药、制药都交由学徒们业余完成。唐由之往往一心几用，手抄处方、耳听老师、心记要领。他将跟师秘诀总结为十三字：“耳听六路，眼观八方，乱中寻规律。”耳听六路，眼观八方，不断思考，用心感悟，寻找规律，总结经验。高强度的训练，也练就了他工作的灵活性和机动性。

（三）大小由之，何使而不可

在报名“全国首届中医药专门研究人员班”考试之前，唐由之非常犹豫，因为少年时背井离乡的逃难生活，导致他只完成了小学学业，但招生简章要求“相当高中文化水平”，虽然他自己补习了初、高中文化，但对于全国性考试来说，唐由之心中还是没有把握，在考虑是否参加考试的过程中，他突然想到在无锡国学专馆上海分校学习时“大小由之，何使而不可”的句子，于是把自己的名字由唐昆吾改为唐由之报名参加了考试，他当时想“考上了就去读大学，考不上还做眼科医生”。从此之后，他一直以“大小由之，何使而不可”的心态面对自己经历的一切，无论是为四个国家的元首及政要治病，还是“文革”期间烧锅炉，他都能泰然自若。也正是这种心态，使他拥有一颗平常心，不为名誉所累。

（四）内方外圆，积极进取

唐由之认为做学问与做人一样，要做到内方外圆，所谓内方，即指严守原则，坐端行正；所谓外圆即指遇事要讲策略，不钻牛角尖。在做好缜密周详准备的基础上敢作敢为，积极进取。柬埔寨宾努亲王双眼患老年性白内障，需要进行手术治疗，但因年高体弱，头部不能固定，时时不停地左右颤动，一般频率每分钟 60 次，精神紧张时高达 120 多次，曾前往国外求医手术，但未能如愿而返。周总理指示，让唐由之诊治宾努亲王，唐由之在看完宾努亲王的病历后，对其进行了诊查，根据自己多年实施白内障拨针术的临床经验，确定了手术方案，即用双手的小鱼际夹住患者的面颊部，随着患者的头动，自己的双手也跟着动，在共同摇动中求得相对稳定从而进行手术操作，之后，他经过无数次的模拟实验，将手术方案上报并得到批准，成功实施了这次手术。这次手术的成功实施，是在做好缜密周详准备的基础上的勇敢探索，这次周密部署，敢作敢为的手术为患者带来了光明。

（五）脚踏实地，开拓创新

唐由之认为，医学是一门不断发展的科学，医学从业者要善于思考，有敢于创新的精神，不可迷信权威，拘泥于定论。他常说:“苟日新，又日新，日日新，希望青年中医勇于创新，超越我们。”在唐由之教授几十年临床与科研生涯中，他始终将“勤于读书、忠于传承、善于创新”作为自己的行为准则。在北京医学院学习期间，唐由之与同学组成眼科研究小组，探讨金针拨障术之奥秘。到中医研究院工作后，条件比较优越，1958 年开始用兔子做金针拨障术的动物实验。年底正式进行金针拨障术的临床和基础研究，做白内障针拨术 20 余例，手术全部成功。但是他并没有满足于现有成就而停滞不前，在白内障拨针术的基础上，针对晶状体留在玻璃状体腔发生溶解引起继发眼病这一问题，经过多年研究，唐由之创造和设计了白内障针拨套出术的手术器械和手术方法，几经改进，研制成功白内障套出器和粉碎器，创造了白内障针拨套出术的手术方法。白内障针拨套出术的形成，是在研读经典及熟练掌握现代解剖学理论基础上，经过动物实验、临床试验一步步严谨的科研过程设计创造出来的。体现了唐由之谨守原则，脚踏实地，不断创新，力争进步的学术态度。

三、学术之精

（一）对眼科望诊的发展

眼科诊法包括运用望、闻、问、切等诊察手段搜集资料，然后进行综合分析，对目病做出病名诊断和证候诊断。望诊是中医眼科诊法中首要而独特的环节。望诊法在中医眼科领域的不断进步，可以推动中医眼科的学术发展。

唐由之教授认为科技进步丰富了中医眼科望诊的内容。随着医疗仪器的发明与创新，如 OCT、UBM、FFA、ICG、mERG、HRT、HRF 等检查使眼底病变所见，变局部为整体，平面为立体，静态为动态，大体的像成为微观的显示，促进“望诊”更精微、更直观，在此基础上能更精确的识病辨证，从而使立法处方更贴切。他提出了“宏观辨证和微观辨证”相融合的论点，使中医眼科识病辨证推进到一个新的高度，使诊断和疗效评定更客观化、数字化、科学化，提高了可重复性，促进了中医眼科现代化进程。

他在临证科研实践中，注重创制和应用现代仪器设备，提高了对眼病的诊断及疗效判定的科学性。他主持研究的旋转式晶状体断层图像分析系统解决了白内障客观定量诊断的问题，现已应用于国内外眼科临床和科研领域。应用该系统，可以证实中药制剂障明滴眼液对白内障的预防与治疗作用。

经过多年的临床探索，唐由之教授认为属于内障范畴的视神经、视网膜、视网膜血管、黄斑、脉络膜等眼底组织不独为肾所主，而与五脏六腑均有直接或间接的联系。眼底变化是脏腑功能失调的反映，逐步形成了辨眼底常见症状的辨证方法。临床上运用 FFA、OCT、VEP、HRT 等现代检查手段观察眼底的出血、水肿、渗出、血管阻塞、新生血管、变性、机化等常见病理改变进行辨证施治，对老年性黄斑变性、中心性渗出性脉络膜视网膜病变、糖尿病性视网膜病变等眼科难治病取得了较好的疗效。

（二）眼部局部辨证与整体观念相结合

唐由之教授认为眼集脏腑之精气，眼内各组织皆与内脏相应，因而眼部的生理功能与病理变化能直接或间接地反映出内脏的情况。对于眼病，必须视为整体性的局部病变，不可单认为是眼本身的变化，眼病形成皆因阴阳失调，脏腑偏胜。如果能正确掌握治病求本原则，掌握整体观念，进行辨证论治，以纠正偏胜，调和阴阳，沉疴亦能挽回。眼科五轮学说是提示眼与整体之联系，在很多情况下，能解释眼的生理病理现象，对治疗亦具一定指导作用。但古人用于临床，多偏重局部体征，过分强调五脏主病，对因脏腑偏胜同时引起的其他证候考虑较少，更缺乏整体认识，从而产生一病一方的片面治疗观点，这与整体观念相违背的。因此，唐由之教授强调治疗眼病必须全面看问题，要把眼病症状与整体表现结合起来，看其相互关系，从中分别主次，找寻阴阳偏胜与五行生克规律，然后议定方药，才真正符合辨证论治法则。

唐由之教授在强调整体观念的前提下，非常重视探求病因病机。病因可从眼局部与整体征象探求，但有时全身症状不明显，则需要详细分析病史，找寻旁证，对自然界的骤然变化、人事变迁，以及突然发生的体征，更须加以注意。然后应用阴阳五行、脏象、经络与五轮学说等作深入细致分析，达到治病求本的目的。

唐由之教授还强调治病贵在应变，原则必须掌握，但亦有一定灵活性，需要随机应变，辨证论治。因为眼病病因复杂，症状可随阶段有所不同，特别当情志波动、饮食失节、起居违和、天时变化、妇女胎产经带，以及用药不当时，皆可对眼部病变有所影响。所以，治疗用药必须注意病证转变，从变化中看阴阳进退，邪正消长。

（三）治外障祛邪不忘固本

《灵枢·大惑论》云："瞳子黑眼法于阴，白眼赤脉法于阳。"唐由之教授认为，眼外障早期多见目赤，多因火所致。其他如急性或慢性结膜炎、麦粒肿及巩膜炎等外眼疾病，都属目赤范畴。此类疾病为火邪所袭，治疗固然不离寒凉清热，但清法有多种，参照《伤寒论》及温病学说仔细分析病情的进退兼夹，订立周密的治疗方案，方能真正达到对症下药的效果。唐由之教授认为，一般火邪侵袭眼睛多兼夹风邪；病之后期，由于邪热消烁阴液，还可出现阴分不足之象，也有损气害血者，可有气虚及血络热滞等情况。治疗时，早期除了清热外，尚须祛风，并注意护阴，宜采取散火疏风佐以养阴生津之法；后期者则应注意调和气血。常用治疗方法有养阴清热、凉血和络、升阳益气清热等。临床应用时，可数法合参。

根据五轮学说，眼睑属脾，白睛属肺，黑睛属肝，两眦属心，各轮病症归属脏腑有差别，处方用药应兼顾药物归经属性。胞睑病，可配枳壳、升麻、蔓荆子、荆芥、防风、葛根、羌活等药。白睛病，可配桑枝、桑白皮、薄荷、菊花、桔梗、炒牛蒡子、杏仁、旋覆花等药。两眦属心，则配黄芩、黄连、黑山栀、竹叶心、莲子心等药。黑睛病，可配谷精草、木贼草、白蒺藜、密蒙花、青葙子、蝉衣、钩藤等药。但临床应用须灵活掌握，如结膜炎病，常可同时引起胞睑红肿、球结膜充血甚至角膜炎症，肉轮、气轮、血轮、风轮四轮同病，处方时则按照何轮病重，侧重该轮治疗，兼顾其他轮。

（四）眼底疑难杂病从气血论治

在治疗眼底疑难病方面，唐由之教授重视气血辨证，认为气血理论与眼底病变密切相关，气血失调是贯穿眼底病整个病程的基本矛盾，总结了眼底疑难杂症从气血论治的宝贵经验。唐由之教授设立的从气论治、从血论治、气血双治、痰瘀同治等治法，对眼底疑难病的治疗具有重要意义。他提出眼底病辨证以气血理论为依据，辨证与辨病相结合的中西医结合诊治模式。

气血是构成人体的基本物质，“气血不和，百病乃变化而生”。眼作为全身重要的组织器官，因“五脏六腑之精气，皆上注于目而为之睛”，必然与气血关系紧密。当气血失和，可以直接造成眼底组织病理改变，影响到视功能。退行性眼底病变，多由气虚生瘀，络阻窍闭，经用益气治血、开窍通闭之剂，常可收到良效。

眼内真气、真血皆由脾胃所化，所以调理脾胃成为主要治疗方法，健脾、温中、运脾、升阳、理气、清胃、和胃、攻下等为临床常用。唐由之教授常用的理脾法有健脾益气、健脾渗湿、健脾化痰、健脾生津、健脾养血、健脾养心、健脾抑肝、健脾补肾、健脾散火。健脾，常用苍术、白术、茯苓。若患者确有脾气虚弱者，可加参芪，黄芪多用生黄芪，补气而不生火，且常于柴胡、升麻、蔓荆子、葛根诸药中选加一二味，加强疏理气机之功效，又常常佐入当归、川芎少许，以助气运血行。对于存在局部组织水肿的患者，除加入泽泻、猪苓、楮实子等利水渗湿药物外，常佐以陈皮、桂枝等药促进水湿运化。视网膜有渗出物者，可加少许化痰药物，如半夏、贝母等。

唐由之教授指出，对于眼科血证虽然原则上采用清热止血法治疗，但要掌握好分寸。清热不可过寒，止血不可郁气。寒凉过度、气机壅塞，均易造成瘀血留滞不化。唐由之治血证，喜用茜草、蒲黄、藕节、大蓟、小蓟等既止血又活血的药物止血；清热则用生地、茅草根、丹皮、小剂量黄芩等。常酌情加入赤芍、丹参、制大黄、姜黄等活血化瘀之品。手术后出血或外伤出血常加入少许三七、苏木等药。应用这些方法，止血而消瘀，能较好地克服瘀血停滞之弊。

（五）创新白内障诊疗研究

白内障的诊断规范化问题，一直是现代眼科的重要课题。以往的白内障诊断标准采用直接观察和照片比照法，分级比较粗略，而且受到较多主观因素的干扰，不同医生选择同一标准进行临床诊断时往往有较大差异。为此，唐由之教授主持了旋转式晶状体断层图像分析系统的研究。该研究利用窄裂隙光源照射晶体，形成光学切面，通过数码摄像将动态切面图像传给计算机，选择图像进行光散射强弱分析，即计算机灰度分析，对晶体的混浊程度进行定量分析。该项目以基础实验和临床研究为依据，完成了旋转式晶状体断层图像分析系统的研制，首次提出了大鼠半乳糖实验性白内障定量分级诊断标准；初步测定了老年性白内障各期的混浊面积及灰度值。该研究为白内障临床提供了客观、定量、可重复检查诊断方法，对白内障的早期诊断、病情变化监控、药物疗效评价提供了可信可靠的检测仪器，通过旋转式晶状体断层图像分析系统的图像传输功能可以异地实施白内障的普查、药物疗效观察及手术筛选，对防盲治盲工作有着重要意义。

四、专病之治

唐由之教授擅长治疗单纯疱疹性角膜炎、中心性渗出性脉络膜视网膜病变、老年性黄斑变性、视网膜色素变性、青光眼、白内障等疾病，临床疗效确切，现介绍如下。

（一）单纯疱疹性角膜炎

单纯疱疹性角膜炎是由单纯性疱疹病毒引起的严重角膜感染性疾病，简称单疱角膜炎。此病为最常见的角膜病，是角膜盲的首要致病原因。它具有病程长、易反复发作、对抗病毒药易耐受的特点。若未采取及时有效的治疗，患者角膜混浊程度持续加重，会导致失明。单纯疱疹性角膜炎属中医“聚星障”范畴，属黑睛疾病。

唐由之教授认为，本病总的病因归为风、热、毒邪外感，或体内素有伏火，邪火相搏，上泛于目，侵袭黑睛；或正气不足，不能抗邪外出，邪毒内陷而病情加重，诱发本病。《审视瑶函》曰：“夫目之有轮，各应乎脏，脏有所病，必现于轮，势必然也。”肝开窍于目，黑睛疾病多与肝有关。本病早期病机多以实热为主，如肝经风热，肝胆实热，湿热蕴蒸等，若病情迁延不愈，则多因正气不足，不能抗邪外出而致邪毒留恋，病情反复。

根据本病的病因病机，唐由之教授治疗本病，以祛风固表、清热解毒、凉血止痛为基本治疗原则，组成专病专治方：金银花、连翘、蝉蜕、蛇蜕、木贼、薄荷、秦艽、秦皮、炒栀子、牡丹皮、赤芍、防风、生黄芪。

该方由四方面组成：①清热解毒药：炒栀子、金银花、连翘、薄荷、秦艽、秦皮；②祛风固表药：防风、生黄芪；③凉血活血药：牡丹皮、赤芍；④明目退翳药：蝉蜕、蛇蜕、木贼。其中炒栀子入心肺二经，清热泻火，凉血解毒。金银花、连翘重在清热解毒；生黄芪、防风，为玉屏风散加减，旨在益气固表，扶助正气，助邪外出。薄荷入肝经，既能疏散头目风热，又具有引经助药以达病所之意。秦艽性味苦辛平，秦皮味苦、气寒、性涩，同入肝、胆、大肠经，可上清肝胆之阳亢，下消大肠膀胱之湿热。牡丹皮、赤芍清热凉血，活血行瘀止痛。蝉蜕、蛇蜕、木贼有祛风止痛，退翳明目之功效。诸药合用，既能祛风固表、清热解毒，又能凉血止痛，防止翳障生成。

唐由之教授根据临床经验，认为本病发病初期如有较为明确的外感病史，应多从风热上袭论治，即使感受的是风寒之邪，也容易很快入里化热。早期治疗角膜病变还不很严重者，选用银翘散加青葙子、蔓荆子、蝉蜕、谷精草等，配合外用抗病毒滴眼液治疗，一般效果很好。如出现眼睑红肿，结膜充血、畏光流泪症状较为明显者，可以应用新制柴连汤加减。角膜在五轮学说中为黑睛，属肝，肝火上炎且没有明显湿热症状患者，多用新制柴连汤。此方实际上主要由两部分组成：①清肝之郁火：黄芩、黄连、栀子、赤芍、木通、龙胆、柴胡；②肝气郁久不仅化热，且易生风，故加祛肝风药物蔓荆子、荆芥、防风。一般角膜出现树枝状改变时可考虑使用。如伴有湿热，可用龙胆泻肝汤加减，但注意本方过于苦寒，随着病情变化注意用量和调方。以上方子常用于所谓“红肿热痛”者，有些患者可以辨出明显的阴虚津伤体征，滋阴散邪法亦较为常用，尤其是在本病后期，眼部表现已无明显“红肿热痛”，即使阴虚体征不甚明显，但考虑火热伤阴，加上部分滋阴药物效果更好。有些反复发作的患者，或者经常“感冒”且体温不高者，多考虑肺脾同虚，身体上也会有相应的脾肺气虚的体征表现。在治疗期间或病情稳定期间，可以酌加党参、黄芪、大枣、白术等药物以提高疗效，减少复发，但注意本病发病初期有“火热”者慎用。本病后期迁延不愈者，如属于肝肾不足者，要认真辨别属于阴虚还是阳虚。角膜属肝，肾水生肝木，后期角膜，尤其是角膜上皮的生长愈合和肾密切相关。如阴虚，可予归芍地黄丸、明目地黄丸滋阴清热，阳虚可用金匮肾气丸温阳益气。临床上结膜充血不明显，角膜总有些点状浸润者，结合全身之体征，应用金匮肾气丸补肾气以养肝者并不少见，并不是后期就一定是阴虚。如难以明确判断阴阳者，为稳妥也可以先少量用药，小方试药观察用药后身体及眼部病情变化来判断调整。

（二）中心性渗出性脉络膜视网膜病变

中心性渗出性脉络膜视网膜病变又称特发性脉络膜新生血管，是发生于黄斑部的孤立的渗出性脉络膜视网膜病变。临床以伴有视网膜下新生血管和出血，最终导致瘢痕形成为特征。唐由之教授治疗本病的经验如下：

1. 辨病为先，明确诊断

中心性渗出性脉络膜视网膜病变多见于青年人，从本病视物变形、变色等临床表现将其归为中医学“视瞻有色”“视直如曲”等范畴。古代中医眼科因无法窥及眼底，诊断不明确，故对于眼科病多采用“患者自觉症状来定名”，对疾病的发生发展认识较为模糊，难免出现偏差。现代治疗，首先要明确诊断，准确辨病。对于本病而言，患者常有视力下降、视物变形的自觉症状；检眼镜下可见黄斑部视网膜下圆形灰白色膜状物，周围有出血，有时可见星芒状渗出，病变部视网膜水肿，或有少量视网膜下液；荧光素眼底血管造影可见视网膜下新生血管荧光渗漏；光学相干断层扫描可见黄斑部视网膜下新生血管膜伴随神经上皮层浆液性水肿、脱离等。诊断明确才能把握该病的发生发展规律，寻找可能的病因，中西互参，提高疗效。

2. 寻找病因，详查病机

唐教授认为，从现代解剖来看中心性渗出性脉络膜视网膜病变发病部位在脉络膜，眼底视网膜及脉络膜主要是由血管组织组成，为多血多气的器官。《灵枢·邪气脏腑病形》曰：“十二经脉，三百六十五络，其血气皆上于面而走空窍，其精阳气上走于目而为睛。”因此，气血耗伤、精血的相对不足均可导致眼部病变的发生。从临床上看，该病的发生和患者的体质，以及青中年人所处的工作、学习环境及不良的生活方式有关。工作压力过大、思虑过度，或长期面对电脑，过用目力，或长期熬夜，或性事频繁等都能引起本病。以上这些因素，一方面可导致气血不足、阴精暗耗、虚火内生、火灼脉络，另一方面可导致气机不畅，瘀阻脉络，血液不循常道或气虚统摄无力，最终血溢脉外，眼底出血，新生血管形成。故主要病机在于气血不足，阴虚血热，是气、血、痰、火、瘀互相作用，阻于脉络所致。

3. 辨证分期，治血为要

从临床表现上看，中心性渗出性脉络膜视网膜病变主要是黄斑部特发性脉络膜新生血管导致眼底出血、渗出、水肿等，引起视力下降、视物变形等，因此属于中医眼科血证范畴。由于患者多见于年轻人，全身症状多不明显，为辨证论治带来了一定的局限性，故在辨证方面唐教授以眼底表现为依据进行局部辨证为主，全身辨证为补充，在治疗上则以治血为要，根据该病不同发展阶段所表现的不同证候分期进行治疗。唐教授将该病分为初发期、瘀血期、瘢痕期三期。

（1）*初发期*：患者发病时间较短，眼底黄斑部出血色鲜红，应当急则治其标，以止血为要。出血者，多由于血热，《血证论·阴阳水火气血论》曰：“火为血之魂，火升故血升，火降即血降。”通过治火而治血，泻火而达到止血的目的，故在此期采用清热凉血止血法进行治疗。清热药物分虚实，对于实证者可以酌加焦栀子、连翘、槐花；对于虚火者则选用知母、黄柏、生地黄、墨旱莲；凉血止血药则选用侧柏叶、生地黄、牡丹皮、白茅根、蒲黄炭等。

（2）瘀血期：该期多在病情稳定的2～4周后，眼底出血色泽暗红，常伴有黄白色的渗出、水肿，出血即止，溢出之血不能复还经脉，从而成为瘀血，“旧血不去，而新血不生”，“经髓之中，既有瘀血踞住，则新血不能安行无恙”，故唯有活血化瘀，方可促使祛瘀生新，行血归经。选用桃仁、红花、赤芍、丹参、当归、川芎等，在活血祛瘀的过程中应当防止活血太过，预防再次出血。该期由于常伴随黄斑部出血旁的渗出、水肿，故可以选用祛湿化痰或软坚散结之品，如昆布、海藻、浙贝母、车前子、地肤子等。

（3）瘢痕期：该期多在疾病的晚期，出血渗出基本吸收，黄斑部瘢痕形成。久病多虚，酌情选用补气养血或滋补肝肾明目的中药。如枸杞子、女贞子、菟丝子、楮实子、茺蔚子等大量补益肝肾明目的子类药物进行治疗。

在治疗的整个过程中“宁血法”要贯穿始终。宁血的关键是详查病因，结合患者全身症状随症加减。如伴有夜寐不安、多梦者加炒酸枣仁、夜交藤、合欢皮；性情急躁或抑郁，导致肝气不舒者加柴胡、枳壳、白芍、薄荷、郁金；女性月经不调者可加当归、香附、益母草；有纳呆、食欲不振，加用砂仁、焦三仙；有气急、易怒、口苦等肝火亢盛者，加用夏枯草、郁金等；大便干者加瓜蒌、肉苁蓉；口干、口渴、夜尿等肾虚者，加用金樱子、菟丝子等。

4. 中西互参，取长补短

唐由之教授认为，从临床上看，中医药联合激光疗法、玻璃体腔注射抗血管内皮生长因子等均是治疗本病的有效方法。玻璃体腔注射抗血管内皮生长因子或曲安奈德等药物起效较快，但容易复发，而运用中医药坚持服用3个月后，有不少患者也取得了较好的效果，能够改善症状，促进眼底出血、渗出吸收，因此中医药治疗该病有很大的优势。中西医结合的切入点在疾病的早中期，除了眼底检查外，眼底血管造影及光学相干断层扫描也是重要的参考依据。若眼底脉络膜新生血管处于活动期，眼底出血、渗出、水肿等并现，可以配合进行激光治疗或玻璃体内注射液抗血管内皮生长因子类药物等，以促进视力快速改善；若疾病发展到瘢痕期则西医无能为力，可采用中医药补肝肾明目或补气养血的方法以挽救受损的视功能。

5. 起居有常，慎用目力

由于中心性渗出性脉络膜视网膜病变多见于年轻人，而该类患者工作压力大，熬夜、用电脑等相对较多，在治疗的过程中要注意叮嘱患者按时作息，注意调护，慎用目力，调畅情志等，以保持气血畅通，预防病情加重及复发。

（三）视网膜色素变性

视网膜色素变性是以进行性感光细胞及色素上皮功能丧失为共同表现的遗传性、营养不良性、退行性疾病。临床以夜盲、进行性视力下降、视野缩窄，眼底色素沉着、视网膜电流图显著异常等为主要表现，唐由之教授治疗视网膜色素变性诊疗经验总结如下。

1. 谨守病机，博采众长

视网膜色素变性属中医“高风雀目”“高风内障”范畴，《秘传眼科龙木论》中称之为“高风雀目内障”，认为本病“初患之时，肝有积热冲，肾脏虚劳，兼患后风冲，肝气不足”，表现为“惟见顶上之物”。《目经大成》称本病为“阴风障”，并有“大道行不去，可知世界窄，未晚草堂昏，几疑天地黑”的描述。认为该病“至晚不见，晓则复明，盖元阳不足致病”，认为“阳不胜阴，则气必下陷，阳气下陷，则阴气升腾，纵有不光月色，终不能睹”是本病的基本病机。《审视瑶函》称本病为“高风内障”认为本病病机为“元阳不足致病”。《眼科金镜》也称本病为“高风内障”，认为本病病机为“阳光不足，肾阴虚损所致，乃阳微阴盛”。

唐教授认为，要较为全面地把握该病的基本病机，只有博采众长，才能开阔视野，打开诊疗思路，从而寻找出该病“元阳不足，阳不胜阴”的基本病机。治疗上，则谨守病机选用“补肾阳，益气血”的方法，多能收到较好的疗效。

2. 辨证论治，先别阴阳

唐教授在临床中发现，视网膜色素变性的患者除有眼部疾患外，很少有全身症状。在全身症状缺如的情况下，唐教授以阴阳理论为纲，从阴阳的属性入手进行辨证，收到了事半功倍的效果。古人将运动的、外向的、上升的、温热的、无形的、明亮的、兴奋的归属于阳，将相对静止的、内守的、下降的、寒冷的、有形的、晦暗的、抑制的归属于阴，并将其引入医学领域，用阴阳学说概括分析错综复杂的各种证候。就视网膜色素变性而言，古人由于条件所限看不到眼底，只能根据“两目至天晚不明，天晓则明”的症状进行推测，寻找可能的病因病机，认为“天晚阴长，天时之阴助人身之阴，能视顶上之物，不能下视诸物”“至天晓阳长，天时之阳助人身之阳，而眼复明矣”。随着现代科技的发展，借助医疗器械我们可以清楚地看到眼底，不论从该病的眼底表现上，还是发病机理上都有了比较清楚的认识。从眼底上看，患者视网膜颜色晦暗，视乳头颜色蜡黄，视网膜血管一致性变细，视网膜色素沉着；从视野看，早期可以见到环形暗点，晚期视野进行性缩小，最终成管状；从眼电生理上看，EOG 峰谷比明显降低或熄灭，甚至 ERGb 波消失。所有症状均和阴的特性相应，具有阴的属性。因此，从阴阳的基本属性和表现形式入手，分析该病患者的自觉症状、眼底表现等，均能找到“阳不胜阴”之证据，和古人的论述基本一致，为阴阳理论的应用打下基础。

3. 阴中求阳，活血通络

根据“阳不制阴”的病机，在治疗上唐教授常用“益火之源，以消阴翳”“阴病治阳”的方法，培补肾阳，药用附子、肉桂、桂枝、肉苁蓉、巴戟天、补骨脂等，补先天阳气之不足。张介宾在《景岳全书·新方八阵》中提出“善补阳者，必于阴中求阳，则阳得阴助而生化无穷”，从而达到增强疗效，限制纯补阳药物偏性的效果，根据阴阳互根理论，在以上用药的基础上，唐教授选用制首乌、黄精、熟地黄、山萸肉等滋阴之品以阴中求阳。

现代临床研究表明，视网膜色素变性的发生常合并视网膜血管进行性闭塞、脉络膜血管变细。这些都说明该病的发生和脉络运行不畅，目失所养有一定的关系。《目经大成·血气体用说》云：“太极之道，动而生阳，静而生阴，是气血人身之两仪也。血为荣，气为卫，荣行脉中，卫行脉外，是气血阴阳之体用也……是故血虽静，欲使其行，不行则凝，凝则经络不通；气虽动，欲使其聚，不聚则散，散则经络不收。不通不收，邪则乘间而入，为阴病从本生也。”从眼底的解剖上来看，视网膜、脉络膜富含丰富的血管，如果气血运行不畅，则眼底变症丛生，色素上皮细胞功能减退，发生色素沉着、夜盲等症。因此，行气活血之药物在调理阴阳方面的作用不能忽视，酌情选用川芎、赤芍、当归、丹参等药以增强眼局部血液循环，并选用黄芪补脾益气，充养后天之本以增强疗效，最终达到“阴平阳秘”的效果。

（四）青光眼

青光眼是一组以特征性视神经萎缩和视野缺损为共同特征的疾病，是主要致盲眼病之一，有一定的遗传倾向。青光眼属中医学“绿风内障”“青风内障”“黄风内障”及“乌风内障”范畴，唐由之教授治疗青光眼诊疗经验总结如下。

1. 抓病机，以通为用

唐教授基于多年临床经验，体会到该病多见于情志不畅、肝气不疏之人，忧郁忿怒日久则肝郁化火、动风，引起肝经脉络壅塞或玄府闭塞不通。从解剖上看，青光眼的发生主要是房水引流不畅引起，或受阻于瞳孔，或受阻于小梁，以及睫状体环等，从而导致眼内压的升高。《外台秘要》中记载：“此疾之源皆从内，肝管缺，眼孔不通所致也。”基于以上认识，唐教授认为，青光眼的中医病机在于眼孔不通，房水壅塞，不能排出眼外，不通则痛。至于情志不舒，肝脉郁滞，引动肝风痰火等则是诱因。在治疗上，则要谨守病机，以通为用，一方面要疏通水道，使房水能顺利排出眼外；另一方面要疏肝平肝，使肝脉通畅，消除诱因。如在青光眼发作期，在采用活血利水、平肝疏肝中药治疗的同时还需要选用毛果芸香碱滴眼液外用以缩小瞳孔，噻吗心安滴眼液外用配合醋氮酰胺口服以减少房水生成，外用地匹福林、拉坦前列素等促进房水的排出或减少房水的生成；或根据病情采用虹膜根部切除或激光虹膜打孔术或小梁切除术等方法进行治疗。对于难治性青光眼，如新生血管性青光眼、无晶状体性青光眼、人工晶体性青光眼，经过多次小梁滤过术，术后眼压仍不能控制，如果再按照常规的小梁切除术等很难起到治疗效果；采用前房内植入硅胶管引流则手术复杂，费用较高；采用睫状体冷凝光凝等破坏性手术，虽有可能控制眼压，但患者视力很难维持。唐老师根据中医“针拨白内障手术”的经验，选用中医传统的手术部位——睫状体平坦部作为切口，另建“眼孔”，疏导房水，以达到“肝管无滞”，恢复正常眼压的目的，将房水从后房引流，经葡萄膜脉络膜通道，引流到眼外。

2. 控眼压，中西合参

在青光眼的治疗上，控制眼压是关键。从青光眼的病理、生理角度来看，房水由睫状体冠部产生。经过后房、瞳孔，流到前房，经过前房角、小梁网、Schlemm管，以及葡萄膜巩膜通道等排出眼外。房水的产生与排出的相对平衡是眼内压稳定的基础。当房水排出通道受阻或者房水生成相对增多，均引起眼内压的增高，对视乳头、视网膜神经纤维等造成极大的损害。因此，在治疗上要抓住主要矛盾，灵活运用各种治疗方法，将控制眼压放在首位。古人在描述该病的过程中，尚没有眼压这一概念，常采用中药汤剂或配合针灸进行治疗。唐教授在临床中观察到，在降低眼压方面，单纯采用中药或针灸的方法比较单一，降眼压效果不太明显，特别是在眼压较高的情况下，很难收到较好的效果，需要结合现代检查手段，查房角，针对不同的类型和发病机理，采用不同的中西医结合方法进行。如对于急性闭角型青光眼来说，由于眼压的急剧升高常导致眼胀痛、头痛、恶心、呕吐，视力急剧下降，在治疗的时候就应当急则治其标，快速静脉滴注 20% 甘露醇，必要时还需要前房穿刺放出部分房水，以快速降低眼内压，挽救视力。当眼压稳定后，再配合中药以缓解全身症状，同时也为了更好的保护受损的视神经，促进视功能的恢复。中西医结合，灵活运用，往往能收到较好的效果。

3. 分阶段，清肝火，补肝肾

唐教授认为，青光眼的发病有缓急，在中医治疗上也应当分阶段，根据疾病所处的不同阶段，有侧重的进行治疗。若患者眼压偏高（高于 30mmHg）或发病之初，他常采用清肝火、利水明目法配合西医降眼压药物或手术进行治疗，选用石决明、珍珠母、猪苓、茯苓、泽泻、车前子、丹参等；若患者眼压能控制到基本正常，或发病较久，病势较缓，眼底视盘颜色较淡，杯盘比（C/D）较大者，常采用培补肝肾、养血活血的方法，以促进受损的视功能得到一定程度的恢复。这一阶段也是中医眼科的防治重点，优势所在。根据五轮学说，青光眼属瞳神水轮疾病，在脏属肾；另一方面，肝开窍于目，因此，对于眼压稳定者只有采用滋补肝肾明目的方法，方能精充目明，促进视神经功能的恢复；在药物的选择上，他常选用具有滋补肾阴的制何首乌、黄精及具有补肝肾明目的枸杞子等，在此基础上他根据中医气血理论，考虑到久病伤气、伤血，而“肝受血而能视”，长期的高眼压状态必然导致眼局部微循环障碍，引起眼部血液供应不足，灵活选用具有养血补血作用的熟地黄、当归，活血行血的丹参、川芎等药物，促进眼局部及全身功能的恢复，常收到意想不到的效果。为更好地控制眼压，唐教授在治疗青光眼的各个阶段均酌情选用具有利水明目作用的药物，如车前子等以协助降低眼内压。对于全身症状明显的患者，唐教授总的诊疗思路是，谨守病机，以局部辨证为主，参照全身，随症加减的方法进行治疗。如患者情绪较为急躁则加疏肝明目之品蔓荆子、柴胡；若患者大便秘结则加瓜蒌以润肠通便；若纳差便溏则加（炒）白术等。

五、手法之长

唐由之教授根据古代文献，特别是《目经大成》关于拨障术切口的记载，结合现代解剖学深入研究，首先提出以睫状体平坦部作为内眼手术的切口部位，解决了在睫状体平坦部作手术切口和白内障针拨术的近期并发症青光眼两大问题，并在金针拨障术基础上成功研究出白内障“针拨套出术”，避免了由于脱落的晶状体存积于眼内可能引起的后患。

（一）金针拨障术

金针拨障术是一种古老的治疗白内障的方法，过去中医眼科医家开展该手术时，由于受历史条件的限制，缺乏解剖、消毒知识，手术过程不规范，造成并发症较多，成功率不高，因此金针拨障术很早就已经失传了。唐由之还在学校学习时，就在思考如何重新对它加以发掘提高。

1958 年，唐由之教授根据古代文献，特别是《目经大成》关于拨障术切口的记载，结合现代解剖学研究，首先提出以睫状体平坦部作为内眼手术的切口部位，改变了长期以来称为“危险区”的传统看法。比国外开展睫状体平坦部切口施行玻璃体切割术早了 16 年。该切口目前已为国内外眼科界广泛应用。与此切口相关的白内障针拨术研究，解决了术后并发症的难题，使古老的针拨术获得了新的生命力。由于这一方法具有手术快、恢复快、痛苦少的优点，在 20 世纪 50 年代至 80 年代初被广泛应用。

在大量临床研究的基础上，于1966年4月，由卫生部傅连暲副部长主持聘请了国内著名中西医眼科专家，召开了“白内障针拨术科研成果鉴定会”，会上得到好评，一致通过了鉴定，并且制定了推广培训方案。此项成果为我国中医药经过中西医专家进行科学审定的第一项科研成果。1978年3月，唐由之教授出席了我国第一次全国科学技术代表大会，白内障针拨术获奖，唐由之教授本人也因为在科学研究中取得的成就得到了个人奖。

中西医结合白内障针拨术后的主要缺点是晶状体留在玻璃状体腔下方。有极少数患者在术后十几年发生晶状体溶解而引起一些较严重的继发眼病，为了克服白内障针拔术使白内障留在眼内的缺点，使手术的适应证广泛一些，唐由之教授经过几年的酝酿和实验研究，又设计了白内障套出器和粉碎器，发明了白内障针拨套出术。其方法是将针拨术的切口稍加扩大，由原来的2mm扩大至6～7mm，用套出器将白内障套住，然后用粉碎器伸进套内，将白内障核粉碎取出，巩膜切口只缝一针即可。

1985年1月，由中国中医研究院主持召开了“白内障针拨套出术研究成果鉴定会”，该项成果得到中西医眼科专家们的好评，一致同意通过鉴定，并推荐上报卫生部评奖。《健康报》1985年1月13日除做详细报道外，还专门发表了“继承传统，贵在创新”的短评。“白内障针拨套出术的研究”获得国家科学技术进步奖二等奖，为中医在临床医学领域首次荣获国家科技“三大奖”之一。鉴于唐由之在医学方面为人类作出的突出贡献，世界文化理事会于1988年11月授予他阿尔伯特·爱因斯坦世界科学奖。

（二）睫状体平坦部滤过术

难治性青光眼是指经过常规滤过性手术、或联合应用抗代谢药物甚至睫状体冷冻术及睫状体光凝术辅以最大耐受量的抗青光眼药物治疗，依然不能将眼压控制在正常范围的青光眼，如新生血管性青光眼、无晶体性青光眼、人工晶体性青光眼、多次经滤过术后眼压仍失控的开角性青光眼或闭角性青光眼等，是现代眼科临床治疗的难题之一。晚期患者常因失控的眼压和进行性的视功能丢失而造成失明和无法缓解的剧烈疼痛，部分患者因疼痛不能忍受而摘除眼球。目前难治性青光眼治疗方案有联合抗代谢药物的小梁切除术、睫状体冷冻术、睫状体光凝术及青光眼引流装置植入术。联合抗代谢药物的小梁切除术，有时仍难形成功能性滤过泡，而不具备滤过手术条件又有一定视功能的眼，行睫状体冷冻术、睫状体光凝术，有发生低眼压或眼球萎缩的危险，而引流装置植入术又常因为引流管移位或堵塞、后部筋膜囊包裹等导致手术失败。上述手术成功率低于50%，尤其是新生血管性青光眼，手术预后差，成功率仅为 11% ～ 33%。在美国，每年有 12% ～ 15% 的眼球摘除病例是由于虹膜新生血管引起的失明和疼痛所致。前面几种方法手术较复杂，手术费用高，疗效亦不理想。因此，迫切需要寻找新的安全、有效的方法，降低患眼的眼压，保存其尚存的视功能，缓解患者的痛苦，提高其生活质量，减少其经济损失。

为探讨此类青光眼的手术治疗新途径，唐由之教授在白内障针拨术有关临床研究、病理研究的基础上，提出了中医抗青光眼手术的思路与方法。他在《目经大成》所载金针拨障术“针锋就金位，去风轮于锐眦相半正中插入，毫发无偏”基础上，采用睫状体平坦部为切口，做白内障手术数千例。至 1966 年针拨术鉴定之前，在遇到白内障针拨术继发青光眼时采用其自行设计的巩膜环钻在睫状体平坦部做巩膜、睫状体环形切除，有效地解决这类青光眼，其后的临床三面镜检查及病理研究证实，睫状体平部切口不再愈合，为选择此处作青光眼滤过术提供了依据，1974 年国外学者开始选择睫状体平坦部作为后节手术常规切口，实践中唐由之发现其切口部位仍在后房的范围，因此想到在该处做青光眼滤过术的可能性。经过 2 年重温过去的研究资料，特别是回顾白内障针拨术研究过程中曾发生继发性青光眼，和当时解决这种青光眼的思路和手术方法，重新反复思考加以研究，改进了当时抗继发性青光眼的手术方法，设计了在睫状体平坦部做滤过手术的方案，定名为“睫状体平坦部滤过术”。该手术改变了传统抗青光眼手术的部位和方法。用中医传统的手术切口另建“眼孔”，疏导房水，以达到“肝管无滞”，恢复正常眼压的目的。与以往角膜缘切口相比，具有安全性好，手术操作相对简便，手术切口易定位，操作范围较大等优点。实践证明“睫状体平坦部滤过术”对难治性青光眼治疗有效。

睫状体平坦部滤过术，是一种具有中医特色的创新的抗青光眼手术方法。该手术将青光眼手术切口部位从传统的角膜缘后部向后移位到睫状体扁平部，可用于所有采用其他方法治疗失败的青光眼患者。这是眼科手术史上的一次思想变革和理论创新，使许多受到青光眼致盲威胁，尤其是经其他方法治疗无效的患者多了一种手术机会，多了一线留住光明的希望。

六、读书之法

唐由之教授师承陆南山先生，在学医之初，唐由之经常耳听心记，默记处方，晚上研读中医经典、眼科古籍专著，唐由之一生读书涉猎甚广，尤为重视《黄帝内经》,《黄帝内经》作为中医经典著作，对眼的生理病理及眼与全身的关系论述颇详，且载有目盲、目黄、目赤、目眯、目瞑、目下肿、目赤痛等近 20 种眼病，眼科五轮学说就是从《黄帝内经》引申发展而来的，五轮学说源于《灵枢·大惑论》:“五脏六腑之精气，皆上注于目而为之精。精之窠为眼，骨之精为瞳子，筋之精为黑眼，血之精为络，其窠气之精为白眼，肌肉之精为约束，裹撷筋骨血气之精，而与脉并为系。上属于脑，后出于项中。”后世医家不断发展，将眼局部分为5部分，由外向内依次为眼睑、两眦、白睛、黑睛及瞳神，命名为肉轮、血轮、气轮、风轮、水轮，分属于五脏，以此阐述眼与脏腑的关系。陆南山先生认为“五轮学说可称为眼部的藏象学说”，唐由之教授认为五轮学说提示眼与整体之联系，但临床应用很多是过分偏重局部体征，缺乏整体认识从而产生一病一方的片面治疗观点，唐由之强调，要把眼病各个症状及整体所出现的表现结合起来看其相互关系，从中分别主次，找寻阴阳偏胜与五行生克规律，然后议定方药，这才符合五轮学说的辨证应用法则。

关于眼科专著，唐由之教授尤其推崇《审视瑶函》，认为该书“收集明代以前医科各方面之成就，结合自己的临床经验，形成比较完善的辨证论治体系，具有篇幅长、内容多、论述精的特点……是从事中医眼科临床工作者必备的参考书之一”，《审视瑶函》一书对中医眼科临床具有较高的指导意义。唐由之教授基于《审视瑶函》的学术思想，提出治疗眼底病以扶正固本为总则、以气血理论为核心、以阴阳辨证为指导、以开通郁闭为辅助的治疗方法。唐由之教授认为《审视瑶函》作为中医眼科专著的代表之一，系统阐述眼科疾病的病因病机，重视五轮辨证与整体辨证相结合的内障眼病辨证体系，书中内治八法归纳了眼科方剂的配伍特点，值得中医眼科医生深入学习。

七、大医之情

“小大由之，何使而不为。”中医眼科专家唐由之以名言志：大事小事都可为，期望自己在中医眼科临床研究和理论研究、实验研究都能有所作为。60年来，唐老秉承这一行医准则，精研岐黄，悬壶济世。无论是平民百姓，还是“总统病人”，他均一视同仁，妙手仁心。无数眼疾患者受其福泽，拨云见日，重见光明。

在中西医领域里游刃有余的唐由之，对中西医的碰撞和争议自有一番见解：“中医不是百分之百精华，西医不是百分之百现代化。二者都有局限性，应当取长补短。”唐老强调，中医应大胆借用自然科学的成果，在用现代仪器检查、量化治疗效果时，不应在脑子里想这是西医专用，而应该想这是自然科学成果为人类共享。

“病人是我们学习的对象。”这是唐老一贯坚持的行医准则。他认为，医学的生命力在于临床实践，书本上没有的，要从临床上学，因此，医生应向病人学习。唐老还将临床上发现的新知识加以提炼和创新，并集纳成医案精粹。

唐由之教授常常教导学生们要用心读书，勤思考，细观察，“有心人读无字之书也练达，无心人读有字之书亦茫然。”这是唐老用以自勉的座右铭，也是对大家的谆谆教诲。他提倡学思结合，用心感悟，师法自然社会，是谓“读无字之书”，留心处处皆学问，因此要做有心之人。要虚心学习前人已有成果，但尽信书不如无书，不可因循守旧，而要以发展的眼光看问题，通过独立思考提出自己的见解。

他认为做学问与做人一样，要做到内方外圆，所谓内方，即指严守原则，坐端行正；所谓外圆即指遇事要讲策略，不钻牛角尖。在做好缜密周详准备的基础上敢作敢为，积极进取。为毛泽东主席做白内障针拨手术的过程就集中体现了他的这种治学精神。

唐由之教授学贯中西，德高望重。对事业，他兢兢业业，探索不止。在继承发扬传统医学的同时，将现代科学成就跟中医发展有机结合，为中医眼科学术发展作出了开拓性的贡献。

八、养生之智

“保持平常心，规律生活”是唐由之教授的养生智慧。唐由之教授认为养生要先养心，他常说：“经历过旧社会的动荡和生活的窘迫，我是一个非常容易满足的人。虽然曾给许多领导看过病，但时刻把自己当成一名普通医生。无论遇到什么情况，都会心平气和地去应对。”除此之外，保持规律的睡眠，也是唐由之教授的养生秘诀，他把睡眠当作精力的“加油站”，每天保证 7 个小时以上的睡眠。有时半夜有病人就诊，之后抽空把觉补上。上了年纪后，唐由之教授每天会午休半小时或 1 小时。同时，唐由之教授坚持适当运动，他以前给患者做手术，一站就是几个小时，他把手术当作锻炼身体的好机会，常做扩胸运动，转动颈部等放松身体的动作保健。合理饮食也是唐由之教授长寿的秘诀，他不挑食，也不贪食，荤素均可，但搭配合理。晚年开始控制饮食，吃素食偏多。他对三餐的要求是：早餐吃饱，午餐吃好，晚餐吃少。为了保持清醒的头脑，唐由之教授坚持勤学习多动脑，他认为大脑需要不时转动，停运时间过长就容易“死机”。即使退休之后，他仍然坚持每周出门诊 2 次。关于护眼诀窍，唐由之教授说，每次读书看报最长 45 分钟，之后目视远方，缓解眼睛疲劳，而不是一味闭目休息。

（巢国俊、王雪瑶整理）

（王爽编辑）

程莘农

程莘农（1921—2015），江苏淮安人，中国中医科学院首席研究员、主任医师、博士研究生导师，中国工程院院士，中央文史研究馆馆员，联合国教科文组织人类非物质文化遗产代表作名录“中医针灸”代表性传承人。兼任中国针灸学会、世界针灸学会联合会、国家科学技术委员会等多个医药学会和学术委员会职务。第六、七、八届全国政协委员，全国老中医药专家学术经验继承工作指导老师。国家“八五”科技攀登计划首席科学家。享受国务院政府特殊津贴。2009年被授予首届“国医大师”称号。

程莘农在70余年的工作生涯中，提出了针灸理、法、方、穴、术辨治理念，六阴经有原论，八脉交会统一论等；创立一窍开百窍法、通调四关法、八穴镇痛法及程氏三才针法等；重视中医基础理论对针灸临床的指导作用，依据经脉循行，将病候归经辨证，据证立补、泻、温、清、升、降六法，依法定君臣佐使、大小缓急奇偶复，确立了“缘理辨证、据证立法、依法定方、明性配穴、循章施术”的针灸临床辨证论治体系。程莘农拓荒针灸教育，创编教材，是新中国针灸教育事业的重要奠基人；开展针灸国际培训，传扬针灸，是中医针灸国际传播的开拓者。他领衔主编的《中国针灸学》，凝集了毕生的学术思想和临床智慧，多次修订再版并翻译为多种语言。

一、学医之路

程莘农1921年出生于江苏淮阴，即现在的淮安市，程氏家族，书香门第，仅在清代就出了27名秀才和1名举人。程莘农幼承家学，从小随父习文写字，诵读四书五经，在10岁时，父亲程序生教他诵读《医学三字经》《汤头歌诀》等，开启了医学发蒙教育，15岁时，他拜苏北名医陆慕韩为师，学习内科和妇科。1939年，年仅18岁的程莘农独立挂牌应诊，因疗效良好，患者赠送“陆慕韩亲授医道”的牌匾以示认可。1946年进入淮阴仁慈医院工作，也就是现在的淮安市中医院。在1947年获得中华民国政府颁发的医师资格证书。他在淮阴市中西医进修班学习西医学知识，1953年结业。其间被吸收加入中医师公会，并担任医师会秘书股长等职，这是程莘农担任社会工作之始。

1955年程莘农考入江苏省中医进修学校第一期中医班学习，即现在的南京中医药大学，承淡安任校长。第二学期，学校将优秀学员进行专科培养，程莘农被分配到针灸组，并担任了组长，这成为他“用药”到“用穴”的转折点。据程莘农本人说，他当时内心对“扎针匠”是抵触的，后通过与孙晏如校长谈话，使他下定决心转攻针灸。在攻读十四经腧穴时，由于他当时已经30多岁，记忆力有所下降，便将经穴歌变为京剧唱腔，这在当时留下了一段学习的佳话。

1956年，程莘农毕业并留校任教，任针灸学科教研组组长。在当时教材资源匮乏情况下，他积极组织编写针灸教材，研制针灸挂图等教学用品，开展《内经》《难经》等中医古籍语译工作，对针灸教育事业开拓起到示范和推动作用。

1957年，为响应国家号召，支持北京中医药事业发展，程莘农与董建华、王绵之等40余人奉命调入北京中医学院（现北京中医药大学）工作，任针灸教研组组长，兼任北京中医学院附属东直门医院针灸科组长，主持针灸病房工作。其间，他在262医院的协作下，完成“经脉体表循行81例研究”，证明了经络是客观存在的，是我国早期经络研究的佳作之一。他还承担了全国中医药院校针灸教材编写工作。

1976年程莘农调入中国中医研究院针灸研究所（现中国中医科学院针灸研究所），全面开展针灸临床、教学、科研工作，着重负责针灸国际培训班。“八五”期间，程莘农担任国家攀登计划“经络的研究”首席科学家，从人群普查、各种生物学指标研究，以及现代物理学（如声、光、电、热、磁、核等）方面进一步证明了经络的客观存在。研究成果获国家中医药管理局科技进步奖一等奖，并与杨甲三合著了《十四经点穴法》，获卫生部科技进步奖乙等奖。

1994年程莘农被评为中国工程院院士，1998年被聘为中央文史馆馆员，2009年获评首届国医大师，2010年成为人类非物质文化遗产“中医针灸”项目代表性传承人，堪称我国近现代中医针灸史上杰出的科学家、医学家、教育家。

二、成才之道

程莘农从儒医到院士，经历曲折，其成才之关键除自己热爱及不懈追求之外，还有以下几点：通晓人文，构筑学医通途；精读经典，进入医学殿堂；名师引渡，成长与提高的捷径；随师临证，临证与读书交叉，及早获得扎实的独立应诊能力；编写、使用规范教材，以适应院校教育的需要等。为今后的中医针灸人才培养提供了借鉴。

程氏家族，世代业儒，是书香门第的旺族。家庭的熏陶和孩童时期的传统文化教育对程莘农的成才影响颇深。四书五经的儒学底子为其医学学习奠定了良好的基础。三年半跟师临证学习，将记诵的中医经典理论得以应用，将理论与实践结合在一起，融会贯通；后进入江苏省中医进修学校跟多名老师学习，开阔了思维，系统学习针灸，为后来成为针灸大家奠定基础。程莘农的成才之路，正是师承与院校教育的完美结合。

除从书本学习外，程莘农还向有经验的医生学习，博采众长，提高临床技能。他平时所用的经验针灸处方，多数学自其他老中医。他曾先后学得焦励斋大夫用后溪、申脉穴治疗周身关节病，学得杨永璇先生用肩峰阿是穴治疗肩周炎，学得单玉堂先生用郄门穴治疗疔疮等。凡此种种，只要有一技之长，程莘农定为求教，一针一师，一穴一师，一德一师，不断汲取他人长处，以更好地为患者服务。

三、学术之精

（一）依经据典，发古解难，发微经络腧穴理论

程莘农在针灸理论、临床治疗、教学科研等多方面的贡献，同他一生治学严谨和勤奋是分不开的。认真务实精神是程莘农治学的体现，他指出：“无论做人、做学问，都必须认真务实。”20世纪60年代后，程莘农将研究重点放在了经络研究上，主持完成的“经络体表循行81例研究”是我国早期经络研究的代表。20世纪70年代起，程莘农开始循经感传研究，他证明了循经感传的体表循行路线与古典医籍记载基本一

致，为“经络”存在首次提供了结果明确的客观证明。“八五”期间，程莘农被聘为国家攀登计划“经络的研究”项目首席科学家，从人群普查、各种生物学指标及现代物理学（如声、光、电、热、磁、核等）研究等方面进一步证明了经络的客观存在。

程莘农主张现代经络实质研究要客观务实，应用历史和科学的眼光看待经络学说，区别对待“经络”现象与经络学说，客观认识经络与现代解剖生理结构的相关性，同时还应与临床结合，重视腧穴、病症在经络实质研究中的地位。

此外，程莘农对《内经》《难经》等中医典籍研究颇深，认为先有《灵枢》，后有《素问》，并从先秦诸子书中追溯了《内经》理论的渊源，概括《内经》十二经病候证治规律，总结考证五输穴和八会穴的特点，撰写出《难经语译》《难经概述》《骨会、髓会穴名考》等文章，阐述了六阴经有原论，八脉交会穴与心、脑、督脉辨证关系论。他主持和参与的研究项目获多项奖，其中“十四经穴点穴法”获卫生部科技进步奖乙等奖，“循经感传和可见经络现象的研究”获国家中医药管理局科技进步奖一等奖，“经络的研究”获北京市科学技术奖二等奖。

（二）创立理、法、方、穴、术的针灸辨证施治体系

程莘农特别强调：“要精通针灸，必须重视中医基础理论的研究，要在中医经典著作上下功夫，博览群书，不断提高中医学术水平。”在临床上则强调针灸与汤剂并重，提出“针药一理、穴药同效”，类比气海、关元效如黄芪、党参，百会功似升麻；系统地将中医理、法、方、药理论应用到针灸学科，创立理、法、方、穴、术的针灸辨证施治体系——“缘理辨证、据证立法、依法定方、明性配穴、循章施术”。理：依病候部位，考经脉循行，归经辨证；法：依病症立法，善用补、泻、温、清、升、降六法；方：依治法定方，君臣佐使，大小缓急奇偶复；穴：依处方选穴，主穴配穴，随证加减；术：依穴定术，三才针法，因人而异。如此，不仅创立理、法、方、穴、术的针灸辨证施治体系，而且丰富和完善了中医理论对针灸学科的指导和应用。

（三）改良三才针法，强调得气至上以提高针灸临床疗效

程莘农在70余年临床实践中，形成了自己独特的针刺方法——程氏三才针法。包括三才选穴、动手探穴、指实腕虚持针法、三才进针法、震颤补泻法和飞旋行气法，三才一体，得气为先。程莘农指出针刺时要辨证确定三才针刺深浅，灵活掌握针刺方向，通过提插、捻转和振颤3种得气手法配合，实现补泻，气至病所，对针灸提插、捻转补泻的强度进行量化，对针刺深浅、方向、提插、捻转和振颤等操作要点进行客观表述，形成了“程氏三才针法”。

重视临床疗效，得气为上、以用为本是程莘农治病之道。他指出，针刺欲取得

效果，首先必须得气，气至才能生效。得气之时病人有针感，医生手下也应该有得气感。针感以直接刺激的感觉为主，所以有时有针感不一定是得气，此时可停针待气，若为了单纯追求针感而反复提插，结果虽然有某种“针感”，但却可能打乱气机正常运行，疗效往往不佳。另外，医生若不细心体察针下情况，而以追问病人的感觉为主，这样，就会心中无底，疗效很难保证。

（四）完善病候部位和经脉循行相结合的归经辨证取穴原则

程莘农对内科、妇科疾病诊治独具特色，创新了中医针灸对许多疑难病的诊治思路，总结了据症取穴、压痛选穴、病证结合选穴、原络配穴、俞募配穴和奇经八脉证治经验，并创立了在临床上所特有的“一窍开百窍法”“通调四关法”“八穴镇痛法”及“程氏三才针法”等，在学术上独树一帜。其中据症取穴，即审症选穴，强调症穴相宜，如“一窍开，百窍开，窍闭不开取百会”；压痛选穴法，即取压痛点作为针灸治疗点的方法，主要包括穴位与非穴位压痛选穴两种；病证结合选穴即中医辨证，西医辨病，病证相参配穴；原络配穴法，根据脏腑、经络的表里关系进行配穴；俞募配穴强调背俞穴在背部，募穴在胸腹部，主张前后配合。程莘农认为在临床实践中要做到：一要根据辨证，主穴不移，配穴灵活加减；二要按照体位变化，重视骨度取穴；三要学习他人用穴，注重实际效果。

（五）领衔主编《中国针灸学》，开拓针灸国际教育

为推动针灸走向国际，扩大针灸在国际上的影响，自1975年开始程莘农便全心倾注于国际针灸教学工作，是针灸国际培训的倡议者、开拓者和践行者。在国际针灸教学中，教材问题需首先解决。程莘农十分重视针灸教育的建设，带头编写针灸教材。他亲自撰写和主编了《中国针灸学》《针灸精义》《中国针灸学概要》《针灸学讲义》《针灸疗法》等国内外各种版本的初、中、高级针灸教科书。《中国针灸学》一经问世便风靡海内外，成为包括美国在内的许多国家针灸水平考试或针灸资格考试的指定教材。在长达20余年的时间内，由程莘农主编的《中国针灸学》再版了几十次，被译为英、法、西等多种语言，一直是欧美各国中医学子们认识和学习针灸的入门向导，这使得程莘农和北京国际针灸培训中心声名遐迩。

针灸“传扬”是程莘农最大的心愿，几十年来，程莘农始终坚持自己花钱购买笔墨纸砚，为培训中心每一届结业的外国学员们赠送他亲手书写的书法作品——“针灸传扬”。现在程莘农的字已经挂在100多个国家和地区近万名学员的诊室里，程莘农期冀“针灸传扬”这四个大字，能把医者的责任与精神传及后学，也鞭策他们继续将针灸事业发扬光大。数十年辛勤耕耘，使其桃李满园尽芬芳，学生遍及国内外各地。

四、专病之治

（一）中风

程莘农治疗中风病，比较推崇《针灸大成·中风瘫痪针灸秘诀》引《乾坤生意》的观点："中风风邪入脏，以致气塞涎壅，不语昏危，百会、大椎、风池、肩井、曲池、足三里、间使。""中风风邪入腑，以致手足不遂，百会、耳前发际、肩髃、曲池、风市、足三里、绝骨。""中风口眼㖞斜，听会、颊车、地仓。"他亦推崇《针灸大成·治症总要》的原则："中风不省人事，人中、中冲、合谷。问曰：……针之不效奈何？答曰：针力不到，补泻不明，气血错乱，或去针速，故不效也，前穴未效，复刺后穴，哑门、大敦。""半身不遂，中风绝骨、昆仑、合谷、肩髃、曲池、手三里、足三里。问曰：此症针后再发，何也？答曰：针不知分寸，补泻不明，不分虚实，其症再发，再针前穴，复刺后穴，肩井、上廉、委中。"

1. 诊治经验

（1）中风在脑，必用百会：程莘农主张，"一窍开百窍开""窍闭不开选百会"。百会，又名三阳五会，是"手足三阳和督脉之会"，升清举陷，醒脑开窍，为临床治疗督脉为病、神志病等的常用穴位，刺法宜轻浅，即所谓"一窍开百窍法"。中风病的病位在脑，更应重视百会穴的应用，《灵枢·海论》曰："脑为髓之海，其输上在于其盖，下在风府。"脑为髓液聚集之处，称为髓海，气血出入的重要穴位，上在百会穴，下在风府穴，不论何种原因导致气血阻滞而逆乱出现的头脑疾患都可取本穴治疗。

（2）倡用四关，调理气血：程莘农认为，中风病机是气血逆乱于脑，调理气血最为重要。《灵枢·九针十二原》曰："五脏有六腑，六腑有十二原，十二原出于四关，四关主治五脏。"据此，程莘农提出了中风病"通调四关法"。四关本意是肘、膝关节，即两合谷、两太冲穴。合谷为手阳明大肠经原穴，可调理全身之气。合谷为四总穴，治疗头面部要穴，善治头痛、眩晕、口眼㖞斜、牙关紧闭、半身不遂、发热、恶寒、隐疹、齿痛、鼻渊等症。太冲为足厥阴肝经原穴，肝藏血，可调理全身血量，有平肝降逆之效，故可治疗上实下虚之为病。二穴合用可调理全身气血。

（3）善用对穴，调整阴阳：中风半身不遂常见足内翻、足外翻、上肢拘急或弛缓。总为经气不通，阴阳失衡。程莘农喜用对穴：上肢用内关、外关，曲池、少海，中府、肩贞；下肢用梁丘、血海，阳陵泉、阴陵泉，阳交、三阴交，申脉、照海。正如李时珍《奇经八脉考》曰："阴跷为病，阳缓而阴急，阳跷为病，阴缓而阳急。"《针灸大成·标幽赋》说："二陵、二跷、二交，似续而交五大。"

（4）辨证取穴，风火痰瘀虚，重风痰阻络：程莘农认为，由于人们生活及饮食习惯的改变，目前临床中风病患者风痰阻络型明显增多，而且多发于40岁以上的中老年人。配穴组方强调化痰通络，重视百会、神庭、风池、丰隆、公孙、内关、中脘、列缺的通络化痰作用。

2. 常用处方

初起多取阳经穴，阳主动，意在恢复肢体功能。后期治疗配阴经腧穴，协调阴阳，多以百会、神庭、风池、丰隆、公孙、内关、中脘、列缺为主穴。

如中风（脑血管意外）急证昏迷不醒，常取人中、内关、极泉、足三里、三阴交，益阴扶阳，醒脑开窍。人中刺法须令患者泪出，极泉刺法至肢体活动效佳。中风后遗半身不遂，初起治疗取阳经八穴，上肢为肩髃、曲池、外关、合谷，下肢为环跳、阳陵泉、悬钟、昆仑；面瘫用颊车、地仓；失语用通里；癃闭用中极；口眼㖞斜（面神经炎）取睛明、四白、地仓、颊车。睛明刺法沿眼眶边缘直入0.8～1.5寸，忌捻转提插，地仓刺法透向颊车；心开窍于舌，舌强失语，取廉泉、哑门及心经络穴通里。

3. 辨证加减

根据病因病机，加减变化。肝风取风池、风府、风市、翳风、风门；痰证取丰隆；瘀证取膈俞、血海、三阴交；火取行间、侠溪；虚取足三里、关元、太溪、肾俞。

另外，根据主要症状随证加减。如中风后遗症弛缓性软瘫属虚证者，先取大椎、大杼、肩髃、曲池、合谷以振奋阳气，疏通经络；伴有上肢下垂，瘛疭无力，不能上举，加天宗、肩髎、臑俞；下肢软弱无力，手足无力，加后溪、申脉；有足内翻或足外翻者，加照海、申脉，但足内翻者常泻照海、补申脉，足外翻者泻申脉、补照海。

4. 典型医案

马某，男，72岁。患者右侧半身不遂9年，病初曾于北京某医院经CT检查诊断为脑血栓，多方医治罔效。现患肢屈伸不利，指趾麻木，手握力差，步履艰难，沉重如坠，面赤眩晕，两目昏花，少寐，恶心纳减，舌质红，少苔中有裂纹，脉象沉细弦尺弱。

诊断：中风后遗症，肝肾阴虚，风阳上扰。

治法：滋补肝肾，平肝息风。

取穴：百会、风池、太阳、四白、肩髃、曲池、外关、合谷、内关、环跳、足三里、阳陵泉、三阴交、悬钟、太溪、太冲。

针刺方法：补法。

治疗6次（1个疗程），右侧肢体沉重感大减，活动较前灵活，眩晕恶心亦见好转，效不易方，随证加减连续治疗4个疗程，患侧肢体已活动自如，诸症尽消而病痊愈。

按：患者年逾七旬，肝肾阴血已虚，水不涵木，风自内生遂成上述诸证。百会、风池，开窍息风；足三里、三阴交、悬钟、太溪、太冲，滋补肝肾，培益气血，平肝息风；肩髃、曲池、外关、合谷、环跳、阳陵泉，疏通经络；太阳、四白、内关，系兼证选穴。程莘农治疗中风后遗症日久不愈者，采用通调周身经脉，阴经阳经腧穴并取的方法，旨在畅达经络血气，协调阴阳。

（二）痛痹

1. 诊治经验

（1）强调寒邪致病，多选阳经穴位：程莘农认为，历代对痹证外因的认识，多趋于风寒湿热四邪，但从临床看则以寒气胜者居多（60%以上）。寒者热之，湿者燥之，热者清之，虚者补之，血实宜决之，去宛陈莝。“痹者，闭也”，故主张“散寒”“温之”“通之”。由于痹证患者受邪兼夹不同，体质虚实之异，又须配他法应用。寒热错杂，则散寒清热并举，令寒散热清；夹瘀，则宜散邪祛瘀；阳虚则宜温阳散邪；气血不足，补益气血，散寒行滞。因寒邪偏重，感受寒邪，邪阻经络，经气凝滞，不通则痛，而阳经经气更易受寒邪侵袭，故选取穴的作用多是疏通经络止痛，多选阳经穴位。

（2）以痛取穴，重视阿是穴的运用：痹证以局部疼痛为主要症状，气血运行闭阻为主要病机，针灸治疗痛痹的总原则为祛邪止痛，通调血气。程莘农指出，对于疼痛，“诊病之处即是治病之处”，阿是穴对于缓解疼痛症状，往往有奇效。因此，常常采用压痛选穴法，以压痛点作为针刺的治疗点，分穴位压痛选穴和非穴位压痛选穴。全身疼痛取后溪、申脉；颈部疼痛取大椎、风池、后溪、合谷；肩部疼痛取肩髃、肩髎、肩内陵；腰脊痛取腰俞、秩边、次髎等穴；上肢疼痛取肩髃、外关、合谷等穴；下肢疼痛取环跳、阳陵泉、承山、昆仑、悬钟等穴。

2. 基本处方

基本处方：百会、风池、大椎、三阴交。

方义：百会为督脉经穴，又为厥阴经通颠之会。取之，和调阴阳，疏通血气；大椎是手足三阳经与督脉交会之所，为宣通阳气、祛散寒邪之要穴；胆经腧穴风池善于祛风，引邪外出，为治风之要穴；三阴交为足太阴脾经腧穴，又乃足三阴经交会之处。肾主水，助膀胱气化，脾主运化水湿，取之可以利水化湿，故《针灸甲乙经》有“湿痹不能行，三阴交主之”之说。四穴合用，共奏散寒、祛风、除湿、疏通气血之功，而成针灸治疗痛痹的基本处方。

3. 辨证加减

（1）按部位

①颈肩部

处方：合谷、外关、曲池、风池、肩髃、阿是穴。

方义：此方多用于上肢疼痛，有疏经通络止痛之功。风池穴一般有压痛，为阳性反应点，取之既可祛风邪，亦有“以痛为俞”之理。肩髃、曲池为多气多血之阳明经穴，外关为手少阳三焦经络穴，通督脉，相配以疏通上肢经气。

②腰部

处方：肾俞、腰阳关、环跳、秩边、风市、阳陵泉、委中、悬钟、昆仑。

方义：肾俞补肾气，强腰脊；腰阳关强腰膝，壮下元；“腰背委中求”，委中为膀胱经合穴，下合穴，可强健腰膝，通经活络；昆仑、阿是穴为主治所在，疏通经络。

③下肢部

处方：肾俞、腰阳关、环跳、风市、秩边、血海、足三里、阳陵泉、委中、昆仑、悬钟、阿是穴。

方义：肾俞、腰阳关强健腰膝，祛风散寒；秩边、环跳、风市、阳陵泉、足三里、悬钟、昆仑“循脉之分”“各随其过”，取用病痛肢节部的经穴以蠲邪定痛；阳陵泉，筋之会以舒筋活络；足三里理脾胃，调中气，化湿，强健体质；昆仑为足太阳膀胱经经穴，悬钟为足三阳之大络，髓之会穴，经会穴常相配治疗下肢疼痛。

（2）按病因

由于痛痹患者症状表现不一。按照前述痛痹辨证要点，其证则有寒热错杂、夹瘀、气血阴阳亏虚之不同，故治疗时在总原则的基础上，还有必要配合下述诸法。

①祛邪清热，疏经开结

处方：百会、风池、大椎、三阴交，加曲池、腰阳关。

方义：大椎乃诸阳之会，配手阳明大肠经合穴曲池能清热，合腰阳关又能祛寒，故取大椎穴有用一穴而奏两功之妙。诸穴相配，能令寒除热清，适用于痹证痛有定处，局部无红肿、喜热敷温熨，寒象明显，而又有舌红苔黄，小便黄、大便干、脉象有力等内热之象，证属寒热错杂之痛痹。

②祛邪散凝，行气活血

处方：百会、风池、大椎、三阴交，加血海或膈俞。

方义：血海或膈俞（血会），皆善活血化瘀，配百会通调气血，合方适用于血瘀痛痹。

③祛散邪气，壮阳通经

处方：百会、风池、大椎、三阴交，加关元或腰阳关。

方义:《难经》中提到:"诸十二经脉者,皆系于生气之原,所谓生气之原者,谓十二经之根本也,谓肾间动气也。此五脏六腑之本,十二经脉之根,呼吸之门。"肾间,外当乎关元之分,为冲脉所出之地,取关元,补肾阳而益命火,又乃小肠之募,"小肠者,受盛之官,化物出焉",分清别浊,吸收水谷精华而生阴血,故取之又有"阳得阴助而化源不竭"之功。腰阳关,强阳通经,合方用于阳虚痛痹。若顽痹阳衰,可配隔姜或附片灸神阙,破阴回阳,临床根据阳虚所在脏腑,分别选加肾俞、脾俞或心俞等。

④益气祛邪,疏经止痛

处方:百会、风池、大椎、三阴交,加中脘、足三里。

方义:三阴交,配足三里,补益后天,令谷气内充,营卫强盛,循于常道,"不与风寒湿气合,故不为痹",中脘为手太阳、手少阳、足阳明、任脉之会,又是胃之募穴,取之补益中气,运化水谷精微,生津液而润宗筋、利关节。合方用于气虚痛痹。脾气虚加公孙、阴陵泉;心气虚加神门、内关,用补法。

⑤竣补真阴,祛散邪气

处方:百会、风池、大椎、三阴交,加足三里、太溪。

方义:太溪为肾经原穴,用补法以益肾阴;脾胃为后天之本,"饮入于胃,游溢精气,上输于脾,脾气散精,上归于肺,通调水道,下输膀胱,水精四布,五经并行"。而脾胃又居中焦,"中焦受气取汁,变化而赤,是谓血",故取脾胃经穴足三里、三阴交,以资阴血生化之源,助太溪补阴液。合方适用于阴虚痛痹。如肾阴虚加肾俞、阴谷、大钟;肝阴虚加肝俞、太冲、曲泉;心阴虚加心俞、神门、阴郄等。

4. 典型医案

赵某,男,23岁。患者于汗后淋浴,即感左小腿酸胀不适,半月前天转冷,出现左下肢后侧疼痛,昼轻夜重,得热稍舒,动则痛增,经服中药及消炎痛,疗效不佳,饮食尚可,伴下肢拘急,舌质淡紫苔发白,脉弦紧。

诊断:痛痹,寒痹。

治法:祛邪通经,活血止痛。

取穴:双侧取百会、风池、大椎、腰阳关、肾俞、三阴交;左侧取环跳、次髎、委中、承山、昆仑。

手法:泻风池、大椎、委中、昆仑,补腰阳关,余穴平补平泻,每日1次。

经上法治疗6次后,其下肢疼痛明显减轻,活动基本已不受限制,停用止痛药后,夜间尚有轻微疼痛,下肢拘急症状消失。查脉弦,舌质淡红。

守法治疗12次后,症状全部消除,嘱注意保养,半年内忌过于负重和避寒湿,2个月后随访未见复发。

按：此患者汗后，腠理疏松，衣里冷湿，更兼贪凉淋浴，风寒湿之邪乘机侵入，杂合为痹，寒气为胜而成痛痹之证，所以用风池、大椎、三阴交急祛其邪，配合局部取穴，疏通经络，患者年轻，治疗及时，针灸两周则邪祛痛除而愈。治疗后，嘱其避过劳重负，充分体现了中医注意医养并重的丰富经验。

（三）耳聋

1. 诊治经验

（1）首分虚实，强调镇静安神：程莘农认为，耳聋的发生多因肾虚，肾虚是本，风火痰瘀是标，根本病机虽在肾，但与肝胆有密切关系。耳聋分虚实两类，实证主要为肝胆火旺，闭阻清窍。虚证为肝肾阴虚，精不上承，髓海不足，窍失其养，窍闭不开。实证宜镇静安神，启闭开窍，清肝泻火，活血通络，多取听宫、翳风、液门、侠溪、太冲、外关、行间、足临泣，利胆疏肝，开闭通窍，刺宜泻法。虚证多责之于肾，宜镇静安神，启闭开窍，滋补肝肾，养脑益髓，取肾经腧穴为主，并随证加减，益肾复聪，刺宜补法。

程莘农指出，情志失调是导致耳聋的重要原因之一。同时，情志活动对耳聋发展转归及预后有明显影响。西医学证明，精神情志失调，则导致肾上腺素分泌增加，使血黏稠度增加，易致聋。故治疗耳聋要镇静安神，多取具有镇静安神作用的穴位，当首推百会和神庭。

《针灸资生经》记载："百会治无心力，妄前失后。""凡思虑过多，心下怔忡或自悲感慨，必灸百会。"《针灸资生经》记载，神庭"居处为庭，考脑为元神之府，穴当天顶之上，为神所居处，针之，具有镇静安神之意义，故名神庭。""凡治有关神识之证，皆可取此。"《备急千金要方》记载，神庭穴可治"目闭耳聋，或烦闷恍惚，喜怒无常"，《太平圣惠方》《西方子明堂灸经》《普济方》《针灸聚英》《医学入门》《针灸逢源》均记载神庭穴可治"惊悸，不得安寝"，提示神庭穴亦有镇静安神之功效。

（2）一窍开百窍开，重在启闭开窍：耳为九窍之一，耳聋发病机制中重要一点为窍闭不开。根据程莘农提出的"一窍开百窍开""窍闭不开取百会"理论，治疗五官疾病时，重视百会穴的应用，窍闭不开选百会。百会穴又称三阳五会、巅上等，《针灸甲乙经》认为百会为督脉、足太阳之会，具有平肝息风、升阳固脱、醒脑开窍之效。程莘农认为，神经性耳聋，特别是老年性神经性耳聋与椎动脉供血不足相关，百会有改善椎动脉供血状况，并有助于损坏神经元恢复。

百会依据其补泻手法不同，具有不同的作用。实证用泻法，即向后斜刺百会，配以捻转泻法，可启闭开窍，清肝泻火，活血通络；虚证用补法，即向前斜刺百会，配以捻转补法，可启闭开窍，滋补肝肾，益髓养脑。神庭穴亦为督脉之要穴，为神所出入之处，亦有醒神开窍之功能。西医学研究亦表明，二穴能改善脑部血液微循环。百会、神庭二穴本身也可治聋，所以在治疗耳聋中要强调百会、神庭的作用，以提高治疗耳聋的临床疗效。

2. 常用处方

主穴：百会、神庭、听宫、翳风。

实证：外关、行间、足临泣。

虚证：太溪、太冲。

方义：如上所述，百会、神庭共用，可起到镇静安神，启闭开窍，通经活络之功效，在治疗耳聋中起到重要作用。听宫为手太阳小肠经穴，翳风为手少阳三焦经穴，小肠经及三焦经的循行皆通过耳的前后，取此二穴，有疏通耳部经气的作用，属局部取穴。《针灸聚英》《百症赋》《十四经要穴主治歌》《玉龙歌》中均言此二穴可以治聋。故不论虚证、实证，取听宫、翳风，均能宣通耳部经气。手法上，平补平泻，不宜捻转，不宜提插，以免耳部出血。

3. 辨证加减

对于实证，可加外关、足临泣、行间。外关为手少阳三焦经的腧穴、络穴，通阳维脉；足临泣为足少阳胆经所注为“输”的腧穴，通于带脉。二穴均是八脉交会穴之一。针泻此二穴，属上下循经取穴，可通畅少阳经气，清宣少阳经的热邪，以达通利耳窍之功。行间为足厥阴之脉所溜为荥的荥火穴，是肝经的子穴。实则泻其子。“病在阴之阴者，刺阴之荥输”“荥主身热”，取泻本穴，可清泻肝胆之火，取“病在上，取之下”和“盛则泻之”之意。诸穴共用，可起到镇静安神，启闭开窍，清泻肝胆之火，宣通耳部之经气，活血通络的作用，则耳聋复聪，耳鸣自止，诸证悉平。

对于虚证，可加太溪、太冲，针用补法。太溪，为足少阴肾经之原穴。太冲为足厥阴肝经之原穴。“五脏六腑之有病者，皆取其原也。”补此二穴，可起到滋补肝肾之功。与百会、神庭、听宫、翳风穴共用，可起到镇静安神，启闭开窍，养脑益髓，滋补肝肾，通耳部之经气的作用。

4. 典型医案

刘某，男，65岁。患者于1周前因生气致左侧耳鸣，声音尖细，按之不减，时轻时重，缠绵不绝，伴口干烦躁，经西医诊断为神经性耳鸣，服药暂无明显效果。平素脾气急躁易怒，血压偏高，服药控制较为平稳，但睡眠浅易醒。舌瘦暗红，中后部有细小裂纹，脉弦细略数。

诊断：耳鸣，肝肾阴虚，肝胆火旺。

治法：以清肝泻火为主，辅以滋阴降火。

取穴：百会、神庭、翳风、听宫、行间、太溪、耳尖。

刺法：百会，实证，向后斜刺，配以捻转泻法，即捻转角度大，用力重，频率快，操作时间长。神庭、听宫、翳风均用平补平泻。外关、行间、足临泣用泻法。太溪、太冲用补法。听宫、翳风为患侧取穴。四肢部穴位为双侧取穴。

治疗3次，耳鸣程度减轻，仍时断时续，但血压正常，寐安。治疗8次，耳鸣完全消失，唯余左耳轻微鼓胀感，患者未再坚持治疗。

按：患者体虚在先，暴怒在后，故肝胆火旺、上扰耳窍为标，肝肾阴虚、耳窍失养为本，应为虚实夹杂之证。急以治标，以清肝泻火为主，以滋阴降火为辅。

五、手法之长

（一）程氏三才针法

程莘农指出，针刺手法是针灸临床所必须掌握的基本技能，是针刺临床获效的关键因素，包括持针、进针、运针手法等。程氏三才针法包括动手探穴、指实腕虚持针法、三才进针法、震颤补泻法和飞旋行气法，几个动作连贯操作，一气呵成，快速有效。

1. 动手探穴

程莘农指出，腧穴定位既是针刺操作的重要环节，又是提高针灸临床疗效的基本保证。古代虽给出了骨度折量、指寸定位、简便取穴等腧穴定位方法，然而这些方法只是一种粗略的经验定位，并不能完全定准穴位。正如《备急千金要方》所云："人有老少，身有长短，肤有肥瘦，皆须精思商量，准而折之，又以肌肉纹理、节解、缝会、宛陷中，乃以手按之，病者快然，如此仔细安详，用心者乃能得而。"此外，腧穴体表定位会因体位改变而改变。例如取足三里，虽均定位为膝下三寸，胫骨外缘，然下肢伸直和屈膝取之时不能合一。其他诸多穴位也会如此。

现代研究也发现，各种腧穴定位方法之间存在较大差异，如自身对照各部位的骨度分寸与各种手指同身寸，符合率仅在0～12.5%，各种手指同身寸如拇指同身寸、中指同身寸、一夫法各组之间的符合率在0～11.75%。

因此，程莘农强调腧穴的定位不是一个简单的过程，必须经过"经验取穴"和"动手探穴"两个步骤，即先据常规取穴法定出穴位的大概所在，然后施以循、摸、按、压等手法以精确定位。现代穴位解剖学特征研究发现，穴位多在骨、肌或筋膜围成的孔隙或隧道，探摸时手下感觉会有相应变化，如程莘农针刺百会穴时，虽然标准定位为两耳尖连线中点处，临床中通过手下探摸，多定位为中点偏后的孔隙处。如《灵枢·离合真邪论》曰：“用针者，必先察其经络之实虚，切而循之，按而弹之，视其应动者，乃后取而下之。”《灵枢·背腧》亦曰：“按其处，应在中而痛解，乃其俞也。”

程莘农之所以重视探找穴位，因为他认为“诊病之处即是治病之处”，穴位为身体的报警器，如果经络、脏腑出现了问题，身体特定的部位就会变得特别敏感。正如《针灸资生经》中所云“须按其穴疼痛处灸之方效，按其穴之酸疼处即是受病处”。因此临证中程莘农尤其重视压痛选穴法，即取压痛点作为针灸治疗点的方法，以《内经》中“以痛为腧”和“在分肉间痛而刺之”等刺法演变而来的。主要包括穴位与非穴位压痛选穴两种。穴位压痛选穴既可用以诊断，也可用于治疗，如阑尾炎常在天枢和阑尾穴处有压痛，胆囊炎或胆结石在胆囊穴上有压痛等。所有这些压痛点，又是有效的治疗点。非穴位压痛选穴，又称阿是压痛选穴，如扭伤、痹证、落枕等，常用压痛选穴法，可取得满意的疗效。

2. 指实腕虚持针法

程莘农强调，持针、进针、运针的指力是针刺手法基本功，贯穿于整个针刺过程中，包括持针方法、进针时的用力方向、针刺角度、行针力度和频率等，与疗效直接相关。正如《灵枢·九针十二原》所曰：“持针之道，坚者为宝。”持针之手要指力实而腕力虚，以右手拇、食二指持针，中指指端靠近穴位，单手进针，为三才针法的动作基础。进针时指力和腕力必须配合好，悬指、悬腕、悬肘，切循经络，针随手入。运针时要具有《黄帝内经》所说的“手如握虎”之力，运神于指，针刺病所，方能“伏如横弩，起如发机”，收到良好的治疗效果。

之所以有时同样的处方用穴，别人未能治愈的疾病，在程莘农手下能够取得疗效，可能与指力有很大关系。他指出，指力是在理、法、方、穴、术基础上影响疗效的一个重要因素，只有持针、进针、运针的指力练好，才能力贯针尖，丝丝入扣，恰中病机；能否顺利进针并不取决于手指力量大小，而是取决于手指力量是否作用在针尖上，用力方向是否与进针方向一致，即是否能够做到力贯针尖，如果不能，力度越大，反而越容易弯针。现代研究也发现指力强弱与针感有密切的关系，进而影响疗效。

3. 三才进针法

程莘农指出，临床要以病人为本，不仅要重视疾病，更要关心病人。在患者体位、针具选择、进针方法、针刺深浅等方面，既要确保疗效，又要注意患者能否接受，尤其是初次接受针灸治疗的人，进针的快慢、是否疼痛等因素，直接影响针灸的疗效。他在长期的医疗教学实践中，在借鉴传统三才刺法的基础上，总结出了一种易学、易教、病人痛苦小的进针法，取名为“三才进针法”。三才，取意天、人、地三才，即进针分浅、中、深三个层次操作，先针1～2分深，通过皮肤的浅部，为天才，再刺5～6分深，到达肌肉，为人才，三刺2～4分深，进入筋肉之间，为地才。

“三才法”，首见于《针灸大全·金针赋》谓：“初针，刺至皮内，乃曰天才；少停进针，刺入肉内，是曰人才；又停进针，刺至筋骨之间，名曰地才。”可以看出把人体穴位分为天、人、地三部，以皮内为“天”，肉内为“人”，筋肉之间为“地”，即浅、中、深三层，分层针刺。

这种按穴位分层进行针刺的方法，是在《灵枢》“三刺法”基础上提出的。《灵枢·官针》载：“所谓三刺则谷气出者，先浅刺绝皮，以出阳邪；再刺则阴邪出者。少益深，绝皮致肌肉，未入分肉间也；已入分肉之间，则谷气出。故《刺法》曰：始刺浅之，以逐邪气，而来血气；后刺深之，以致阴气之邪，最后刺极深之，以下谷气，此之谓也。”《灵枢·终始》载：“凡刺之属，三刺至谷气……故一刺则阳邪出，再刺则阴邪出，三刺则谷气至，谷气至而止。所谓谷气至者，已补而实，已泻而虚，故以知谷气至也。”说明在针刺过程中应分三部操作，“一刺”通过皮肤，为腧穴浅层；“再刺”到达肌肉，为腧穴中层；“三刺”进针至分肉之间，分肉即肌肉间隙的深层组织，为腧穴深层。如此分层操作，则可祛除邪气，扶助正气，调和阴阳营卫，使针刺取得应有的感应，即“谷气至”。

程莘农指出，三才进针法之“快”主要体现在第一阶段，即快速刺透皮肤，因皮肤层神经末梢十分丰富，进针太慢容易造成较长时间的疼痛，患者不易接受，所以进针透过皮肤时要用较快的动作。之后轻徐而入，进入肌层，体会针感，稍有阻碍，为针至血管或肌腱，提针至皮下，改变针尖方向或角度进针至有针感。这样病人就少有痛苦及血肿形成，唯酸、胀、麻、困之得气的舒适感。三才进针法轻巧、迅速、简捷，由浅入深，逐层深入，得气迅速，一则可减少患者的疼痛，二则可以调引气机之升降，为实施其他各种补泻手法打好基础，同时使初学者便于掌握应用，深受患者和学生好评，吸引了不少国内外学者前来学习。

4. 震颤补泻法及飞旋行气法

程莘农认为，针刺得气后，依据病性及患者体质，施以适当的补泻手法，亦是针刺取效的重中之重，针刺补泻的效果是客观存在的，手法作为实现方式也是客观存在的。从《黄帝内经》到《针灸大成》，各种补泻手法层出不穷，如烧山火、透天凉、青龙摆尾、白虎摇头、苍龟探穴、赤凤迎源、凤凰展翅、饿马摇铃、龙虎交战、阳中隐阴、阴中隐阳等。这些补泻手法虽丰富了针灸学，但因理论晦涩，在一定程度上给针刺手法理论造成疑惑，且不易操作和体验，使后学在临床操作中难以把握，实不利针灸之传扬。

程莘农指出，手法作为实现目的的方法是多样的，而其指导原则只有一个“师古而不泥古”，师其原则而不拘泥于具体方法。他在古代传统补泻手法操作要点的基础上，形成了一种将高频率提插与捻转相结合的手法——震颤催气法，即手持针，做小幅度快速地提插捻转略加振颤，使一次得气率达到 80% 以上。得气后还加用飞旋行气法，即用拇、食两指边提插、边捻转，每捻 1 次，手指离针柄 1 次，结合一捻一放两指展开，状如飞鸟展翅，反复数次，以促进针感扩散走动。他结合西医学知识，从神经反射理论将针刺手法简化为重刺激和轻刺激两类。捻转一圆周为强刺激（泻法），捻转半圆周即为中刺激（平补平泻），捻转不到半圆周即为弱刺激（补法）；提插 1cm 者为强刺激（泻法），0.5cm 者即为中刺激（平补平泻法），0.2cm 者即为弱刺激（补法）。捻转、提插法可以单用，亦可联合使用。

5. 对三才针法使用要点的思考

程莘农指出，针刺是一种从外入内的刺激疗法，其取得疗效的关键是“得气”，即“得效之要，在于得气”。三才针法虽看上去操作简单，但临床应用需要注意很多，才能做到针下得气。得气的获得，除与针刺的部位、针具的选择、进针的方法，以及患者的病情、体质状况有关外，更取决于提插、捻转和振颤 3 种手法配合，通过速度快慢、幅度大小和时间长短来体现补泻手法以及获得“针感”。做捻转手法时，要做到捻转的角度大小可以随意掌握，来去的角度力求一致，速度快慢均匀，在捻转中也可配合提插；做提插手法时，要做到提插幅度上下一致，频率快慢一致，同时也可以配合捻转，这样才能得心应手，运用自如。

（1）辨证确定三才针刺深浅：程莘农认为针刺浅深问题，是毫针刺法的重要技术指标之一，直接决定疗效。应用三才进针手法时，针刺的深浅应根据腧穴所在部位的不同组织来分层，三才进针只是将腧穴深度做相对划分，如 1.5 寸深的腧穴，即以 0.5 寸处为天部（上 1/3），1 寸处（中 1/3）为人部，1.5 寸处（下 1/3）为地部。如在某些部位不适宜深刺时，又如何加以运用？程莘农指出运用时当深则深，当浅则浅，并非对每一穴位的刺针深度必须达到三部。病有表里、寒热、虚实、阴阳之分，刺有浅深之异。在表者浅刺，在里者深刺。正如《医学入门》载：“凡除寒热病宜于天部行气，经络病宜于人部行气，麻痹疼痛宜于地部行气。”

程莘农认为决定针刺浅深的因素是多方面的，病情是决定针刺浅深的关键，腧穴所在部位是决定针刺浅深的基础，患者年龄、体质是决定针刺浅深的重要条件。在掌握针刺浅深时，要因病、因穴、因人制宜。否则，就会产生深则邪气从之入，浅则邪气不泻的后果。如治疗外感表证时刺风池宜浅，进针 0.7 ～ 1.2cm 即可，而治中风语言謇涩之里证则深刺风池，可直刺达 2 ～ 3cm；寒性胃痛刺中脘进针深，而热性胃痛则浅刺之。此外，针刺浅深还应与所取腧穴相对应，随腧穴所在部位不同而异，腹腰、四肢内侧等阴部腧穴刺之宜深，头面、胸背、四肢外侧等阳部腧穴刺之宜浅。

（2）灵活掌握针刺方向，气至病所：历代针灸医家创立了循、摄、弹、摇、搓、捻等手法来候气、导气。程莘农指出，为了寻求较好的感应，除了应用上述手法外，采取适当的针刺方向，是导针下之气运行的一种行之有效的手法。由于腧穴不仅能够主治邻近组织、器官的疾病，即“腧穴所在，主治所在”，还能主治其所属经脉或与其交会的其他经脉的疾病，即“经脉所通，主治所及”。掌握不同针刺方向，不仅是为了适合在不同腧穴部位针刺，也是构成导气、补泻手法的主要组成部分，特别是在针某些腧穴时，只有通过不同的方向来针刺，才能较好地发挥治疗作用。例如合谷穴，其主治范围有本经病候的头痛、鼻衄、齿痛、半身不遂、指挛、臂痛、口眼㖞斜等症，又有表里经肺经病候的发热恶寒、咳嗽、咽喉肿痛等症，如针治指挛、臂痛等本经病候时采用直刺法，向食指方向斜刺；如治咳嗽、咽痛等肺经病候，则应向掌心方向直刺；若针治牙痛、面瘫时，以针尖向上，顺着手阳明大肠经循行方向，进行小幅度旋捻，使针感上行至患侧面部，患侧面部有酸胀感、发热感、蚁行感等为“气至病所”的针感。

程莘农“三才针法”虽源于古人，但又有创新，三才一体，得气为先，手法独特，疗效显著。看来朴实无华，却是千锤百炼，熔各种手法于一炉之作，具有同一穴处的多靶点、多层次治疗特点，通过对皮部、经络、经筋分层刺激，祛除稽留在不同层次组织中的邪气，调节卫气营血和皮络筋肉骨等组织结构的功能，以疏通气血，达到重点刺激、整体治疗、协同增效的目的。强调得气之时病人有针感，医生手下也应该有得气感，重视针刺深浅、补泻、方向对得气的影响。这些理论和经验对针灸学术发展起到了重要的作用。

（二）经典取穴

（1）据症取穴：据症取穴，即审症选穴，是程莘农临床诊治经验的结晶。他指出，只要症穴相宜，治疗常获良效。他在临床上总结了许多据症取穴的经验。如“一窍开，百窍开，窍闭不开取百会”，百会为手足三阳，督脉之会，升清举陷，醒脑开窍，百会刺法宜轻浅。“大凡风证取风池”，风池系手足三阳，阳维之会，既疏散外风，又平息内风，此穴内外兼治。“迎风流泪，目闭不利取睛明”，睛明为手足太阳，足阳明、阴跷、阳跷之会，祛风司目之启闭。“头目昏胀取攒竹”，攒竹能够清利头目，其刺法似蜻蜓点水。“喉痹暴喑取天鼎”，天鼎位于结喉旁。“口苦取阳陵泉；口臭取大陵”“痰中带血取尺泽”“小儿弄舌取手三里”“经络闭阻，不通而痛，上肢疼痛取合谷、外关”。合谷为手阳明大肠经原穴，外关为手少阳三焦经络穴，原络穴相配治疗上肢疼痛。“下肢疼痛取昆仑、悬钟”，昆仑为足太阳膀胱经经穴，悬钟为足三阳之大络，髓之会穴，经会穴相配治疗下肢疼痛。“周身疼痛取曲池、大包”，曲池为手阳明大肠经合穴，大包为脾之大络，阳明、太阴为气血生化之源，营养周身通灌四旁。“镇痛诸穴，刺宜泻法”，并于留针过程中行针 1 ～ 2 次，多有针起痛止之功。“筋脉失其气血濡润则挛急，四肢拘挛取尺泽、曲泉、阳陵泉”，三穴分别为手太阴肺经、足厥阴肝经、足少阳胆经的合穴，肺主气朝百脉，肝主筋而藏血，胆为中正之官，以缓急，三穴相配，如矢中的。“手足震颤取手三里、足三里”，阳明者水谷之海也，滋水涵木，息风止颤。“足背厥冷取厉兑”，胃经井穴，温煦足胫。“足跟疼痛取大钟”，肾经络穴，通经止痛。“皮肤瘙痒取曲池、血海”，清热凉血，祛风止痒。“人之所有者，血与气耳，合谷调气，太冲和血，调和气血取合谷、太冲”。“足三里补气，三阴交益血，补益气血取足三里、三阴交”。“脾约便秘取大横”，大横为足太阴、阴维之会。“阳虚自汗取内关、足三里以益气固表，阴虚盗汗取内关、复溜以敛阴止汗”。“气虚则麻，血虚则木，指趾麻木系中风先兆，上肢麻木取外关、后溪，下肢麻木取中渎、悬钟”。“尿检化验出现红细胞取血海，出现白细胞取大椎、足三里，出现蛋白取阴陵泉、三阴交”。

（2）*压痛选穴*：程莘农临证中重视压痛选穴法，即取压痛点作为针灸治疗点的方法。此法是以《内经》中“以痛为腧”和“在分肉间痛而刺之”等刺法演变而来的。主要包括穴位与非穴位压痛选穴两种。

①穴位压痛选穴：既可用以诊断，也可用于治疗。常用的有募穴、背俞穴，以及四肢的一些穴位。例如，阑尾炎常在天枢和阑尾穴处有压痛，胆囊炎或胆结石在胆囊穴上有压痛等。所有这些压痛点，又是有效的治疗点。

②非穴位压痛选穴，又称阿是压痛选穴：阿是穴之名始于唐代《备急千金要方》，以后历代文献均有记载。程莘农在临床上常常选用压痛点治疗疾病，例如扭伤、痹证、落枕等病，常用压痛选穴法，可取得满意的疗效。

（3）*病症结合选穴*：程莘农主张，中医辨证，西医辨病，临床上应该病症相参。如胸痹取内关、膻中，振奋心阳，宣畅气机。癫狂（精神分裂症）取大陵、神门、内关、百会、四神聪，安心宁神，开窍益智；癫病刺宜平补平泻法，狂证刺宜泻法。胃脘痛（急性胃炎、慢性胃炎、溃疡病、胃神经官能症）取中脘、内关、足三里，宽胸降逆，和胃止痛。单腹胀取气海、公孙、足三里，健脾理气，散痞消胀。消渴（糖尿病）取然谷、肾俞、三阴交，益肾以生津。泄泻（急性腹泻、慢性腹泻、消化不良性腹泻）取天枢、中脘、足三里，振奋脾阳，健运止泻，泄泻治疗宜针、灸并用。疝气取关元、足五里、曲泉、太冲，疏肝理气止痛。痿病（急性脊髓炎、进行性肌萎缩、重症肌无力）取手、足阳明经腧穴为主，配筋会阳陵泉、髓会悬钟，通调经气，补养气血，濡润筋骨，本证疗程较长，同时配合皮肤针辅助治疗；上肢痿病沿手阳明大肠经、手太阴肺经轻打叩刺，下肢痿病沿足阳明胃经、足太阴脾经轻打叩刺。癔病性瘫痪取足跟赤白肉际足心部，刺法透向涌泉，每收立竿见影之效。流感、猩红热、肺结核取大椎，大椎为诸阳之会，杀菌消炎，增强机体免疫功能，为临床常用穴位。

五脏六腑之精气皆上注于目，因此治疗目疾多采取多经取穴的方法，如上睑下垂取阳白、头临泣、阴陵泉、三阴交。青少年近视取风池、睛明、四白、合谷、光明、三阴交、太冲。老年性白内障取四白、养老、曲池、太冲。鼻渊（慢性鼻炎、慢性副鼻窦炎）取迎香、上星、通天、列缺、合谷，宣肺清热通窍。偏头痛取头维、太阳、率谷、足临泣，疏解少阳，活络止痛。耳聋分虚实两类，耳聋实证取听宫、翳风、液门、侠溪、太冲，利胆疏肝，开闭通窍，刺宜泻法；耳聋虚证多责之于肾，取肾经腧穴为主，并随证酌加上穴，益肾复聪，刺宜补法。

（4）原络配穴：原络配穴法又名主客配穴法。这是根据脏腑、经络的表里关系制定出来的一种配穴方法。例如肺经（里）先病，大肠经（表）后病，则肺经为主，取原穴太渊；大肠经为客，取络穴偏历。反之，大肠经先病，肺经后病，则大肠经为主，取原穴合谷，肺经为客，取络穴列缺。

程莘农认为，原络配穴法可以不受原络、主客含义所限，而是里经有病可以取表经的腧穴治疗，表经有病也可以取里经的腧穴治疗。如取肾经然谷与膀胱经肾俞治消渴；取心经阴郄与小肠经后溪治虚劳盗汗；取肺经少商与大肠经合谷治咽喉肿痛。奇经八脉中阴阳相济的配穴方法也常用，如用任脉关元与督脉命门相配以治阳痿；取阳跷申脉与阴跷照海相配以治足内外翻、失眠。经脉的气血运行是阴阳相济，互为影响的。阴经与阳经，形成阴阳相贯，如环无端。在配穴方法中，或脏病治腑，或腑病治脏；或引阴气注阳经，或助阳气以充阴经，往往是通过原络配穴法来实现的。

（5）俞募配穴：程莘农认为，俞募配穴的基本原则是“从阴行阳，以阳行阴”。背俞穴在背部，是经气输转的部位，募穴在胸腹部，是经气聚结的处所。功能失调属阴的脏病，常在属阳的腰背部出现压痛、敏感点或结节等异常现象；功能失调的腑病，常在属阴的胸、腹部出现压痛或结节等现象。凡某一脏腑有病，即可同时取某一脏腑的背俞穴和募穴进行治疗。例如胃病常取背部的胃俞、腹部的中脘，膀胱有病取骶部的膀胱俞和少腹部的中极等。

俞募穴的配合应用，除了能直接治疗脏腑本身的疾病外，还可以间接治疗在病理上与内脏器官相关联的疾患。例如肝开窍于目，治目疾可以取肝俞，肾开窍于耳，治肾虚耳聋可以取肾俞等；取太阳配风池治头风痛；廉泉配哑门治中风失语；璇玑配大椎治哮喘；关元配命门治遗精、阳痿；归来配次髎治痛经等。这些有效的制方经验，都是根据俞募配穴原则衍变而来。

俞募配穴法治疗所需时间较长，为了解决这一矛盾，程莘农常采取背俞穴或募穴施以快针的方法，同样收到良好的治疗效果。

（6）临床辨证取穴慎要

①认证主穴不移，配穴灵活加减：程莘农认为，为了提高疗效，应注重认证准确，在基本功上锻炼，不要追求虚招。治病的方法要“能使人容易理解，容易掌握。如果讲得眼花缭乱，结果谁也弄不清，那就不好了”。临证时，辨证要认真仔细，宁愿多花一点时间把好治疗的第一关。认准了证就要敢于坚持守法，不要一天一改穴，三天一变方，要认识到疾病也有一个从量变到质变的过程。尤其是一些慢性病，更要注意这个问题。如治疗一例心气不足，血络瘀滞（风心病）患者，用内关、膻中、心俞、膈俞、三阴交作为主方，先后经过3个月，连续针灸43次不更方，终于使患者自觉症状基本消失，正常上班工作。

在认准了证后，用穴又要灵活，主证及主穴一般不要轻易变动，但配穴却可以加减，要死方活用。如在治疗中风病后遗症过程中出现过感冒、晕针等情况，则随时配用不同穴位，如感冒配列缺、华盖、丰隆；晕针则提前出针，减少留针时间等。使这些兼杂症状很快被控制，将急性病与慢性病的治疗结合进行，使内科病与妇科病治疗互相促进，从而取得满意的结果。

②按照体位取穴，重视骨度取穴：程莘农认为，在进行辨证取穴时，还得注意病者的体位，选用不同的穴位采用不同的体位。这样既便于用针，又不使病人感到疲倦。如取腹、面部的穴位，取仰卧位；取背、颈部的穴位，则取俯卧位。若有必要背、腹部同时取穴时，则以一面为留针穴，另一面为点刺穴。如诊治背部沿脊椎两侧疼痛、活动受限，则以俯卧位取留针穴，用肝俞、肾俞、膈俞，留针20分钟，然后配用期门、京门、膻中，在背部穴出针后进行点刺，得气即出针；若属慢性病需要长期治疗，可采用一天用仰卧位，一天用俯卧位的穴位交叉进行；如诊治腰骶骨折手术后变形疼痛者，在俯卧位控制疼痛之后便采用一天俯卧位，一天仰卧位的办法取穴，改善全身症状，效果较好。如此选穴，有阴阳平衡之意，以防止阴阳偏激。

程莘农强调，人体体表有许多解剖标志，骨性隆起、凹陷或边缘，不仅相对固定，而且标志明显。中医的骨度不但是一种体表尺寸，而且与内在的经脉长度等有关，因此强调骨度与穴位的关系极为重要。以骨度量取的穴位准确性较大，因为骨度本身就有穴位尺寸的含义。如取列缺穴，即按高骨后陷中下五分，摇患者之手有罅处即是此穴。如足三里穴为循胫骨粗隆前缘向下，摸至最凹处旁开一指即是此穴。如丰隆穴在外踝尖与胫骨粗隆最高处连线的二分之一处即是。这样取穴方便可靠，适宜临床操作。

如对肾经在腹部的循行，常规认为在脐中旁开 0.5 寸，但程莘农认为不对，肾经应该旁开 1 寸，否则与任脉太近不易分清，加之现在人肚脐比较胖大，腹部肥胖者比较多，取穴时就要因人而异。

③注重实际效果：程莘农指出，疗效的好坏，要以客观表现为主，如面瘫者要通量尺寸进行对比，中风偏瘫者除量肢体活动角度外，还要看病人的活动能力是否提高，胃痛病要看疼痛发作次数及程度，还要看饮食、消化情况是否改善等。特别要注意的是，有些病人出于感激心情而说“好一点”，实际上并不一定有效。在记录病历时千万不要把这种“好一点”写上去。假若这也算有效的话那就是“面子”疗效，是不可信的。所以程莘农遇见这种情况，就只在病历上写一个针灸日期。有些疾病治疗有困难，把握性不大，程莘农也如实向病人说清，从来没有自以为是的虚荣心。每天国内外患者慕名而来的络绎不绝，有时为了方便病人，他主动给病人介绍当地较有能力的医生，建议他们到当地治疗，并把自己的看法和用穴情况记录下来，供其他医生参考，很得群众感激。

六、读书之法

（一）熟读人文和医学经典是基础

程莘农年仅 10 岁时，即在父亲指导下诵读了《医学三字经》《汤头歌诀》《脉诀》《内经》《难经》《本草纲目》《本经疏证》等大量中医经典著作，这也是他拜师陆慕韩门下，跟师临证过程中能得心应手，很快便得到老师认可的原因，这可谓是熟读经典的作用。后来在转攻针灸时，仍然从学习经典开始，诵读并摘录了《灵枢》《难经》《针灸甲乙经》《铜人针灸腧穴图经》《针灸大成》等针灸专籍，这些经典的学习为其后针灸临床打下坚实基础。

《名老中医之路》所辑 97 家名老中医明确强调学习与背诵中医四大经典者多达 87 家，占其中 90%。王琦曾对近现代 112 家名中医成才因素做探讨，无不以熟谙经典为本，以奠定学术基础，并在此基础上旁及各家，博及医源。所以加强传统文化和中医经典文献学习，培养传统思维模式，将中医放到传统文化大背景下，才是中医传承的当务之急。

曾有研究对 20 世纪前半叶 96 位老中医的成才之路加以概括，得出他们成才的基本经验是：通晓人文，构筑学医通途；精读经典，从正门进入医学殿堂；名师引渡，是成才的捷径；随师临证，临证与读书交叉，及早获得扎实的独立应诊能力；善思明辨、终身好学，不拘门第、兼收并蓄；重医德修养，追求德艺双馨。程老的成才之路与此十分契合，这说明文化底蕴是中医传承和发展的基石。正如中国中医科学院王永炎院士所强调："读经典、做临床是培养优秀中医临床人才的重要途径。"

程莘农认为："必须彻底改变为经络研究而研究的现象，经络研究要与临床相结合，重视经络研究对针灸临床的指导作用。腧穴是针灸施治的有效部位，是针灸疗法的作用点。经络研究还要重视腧穴临床治疗作用研究，与现代理论相结合，腧穴可能与局部神经、血管、淋巴管乃至组织液等人体多种形态结构和功能有关，验证腧穴的功效和发现新的腧穴，使经脉腧穴理论能够切实指导临床实践。"正如程莘农在给《百症针灸用穴指南》所作的程序说："论经络而不舍腧穴，论腧穴而不离理论，这种经与穴结合论述方法，对于发展针灸科学有其重要的意义。依按经络学说的主要内容，还应包括病候，某经发病，就反映出某经病候，然后就用某经腧穴治疗，经络、腧穴、病候三者是密不可分的，因此研究经络，必然要研究腧穴，研究腧穴也就必然研究病候。"体现了程莘农对腧穴、病症研究在经络研究中的重视。

（二）对《灵枢》与《素问》关系的认识

程莘农勤于学习和思考，善追根溯源，发古解难。他经常教诲我们说："在平时工作学习过程中，如遇到不明白的地方，一定要自己勤于查书，中医经典中一定能找到满意的答案。"这也是他推崇经典的主要原因。"要精通针灸，必须在中医经典著作上下功夫，只有熟读《灵枢》《素问》《难经》《针灸甲乙经》，掌握《金匮要略》《伤寒论》等，才能灵活运用中医基本理论来指导针灸临床，做到得心应手，针到病除"。

程莘农从20世纪50年代便开始中医针灸文献研究工作，他数十年如一日，勤于临证，钻研古籍，主张实践与理论并重，工作或学习中遇到难题，每向经典寻求答案。"继承不泥古，创新不离宗""去伪弘真"是他文献研究的一个基本出发点，从不做玄之又玄的学术，对中医的每一个问题，要加强审核，力求准确，他的每一个观点见解，所引的每一段经文，都能在他临床实践中找到佐证。他对《内经》《难经》等中医典籍研究颇深，撰写出《难经语译》《难经概述》等文章，提出了许多学术思想、观点与方法。

《灵枢》与《素问》的先后问题，历来有不同的看法。因《灵枢》一度失传，王冰注《素问》而未注《灵枢》，导致谈《内经》者多称举《素问》，而不重视《灵枢》。程莘农作为"灵素"学派的一员，对于这个问题有自己的见解，他坚持先有

《灵枢》后有《素问》，并从先秦诸子书中追溯了《内经》理论的渊源。对于《内经》的学术内容，程莘农认为《灵枢》和《素问》两书绝大部分内容是针法，《内经》仅记载了10余张方剂和20余味药物，用药的处方为10多张，而有循经规律的针灸处方达412个，正如徐灵胎所说："《灵》《素》两经为针法研者，十之七八，为方药研者，十之二三。"《内经》在治疗手段上也主要以针刺疗法为主，对药物和方剂的论述不多。

通过回顾程莘农相关的学术资料，结合访谈，从以下三个方面梳理，可以全面理解程莘农关于《灵枢》与《素问》成书时间关系的学术观点。

1.《素问》多处引"《针经》言"

《灵枢》首篇《九针十二原》提出了"先立针经"，名之为《针经》者，即由此而来。在《素问·八正神明论》中也有"法往古者，先知《针经》也"之语。可知《针经》是为《素问》所引用的"往古"经典。《八正神明论》篇中"法于往古，验于来今"这些语句也是从《灵枢·官能》等篇中来。但《素问》虽然引用《灵枢》的文字，并不完全沿袭原来的观点，有的是从另一角度去发挥。如对刺法补泻的徐和疾、方和圆等就是如此，以此显示它所"论"的不同见解。《灵枢》的篇名很少用"论"字，《素问》则大多数用"论"字。"论"就是讨论、论述、发挥对已存在事物的不同看法。

2.《素问》引用文献晚于《灵枢》

《汉书·艺文志》始载"《黄帝内经》十八卷"。据晋代皇甫谧《针灸甲乙经·序》所说："今有《针经》九卷，《素问》九卷，二九十八卷，即《内经》也。"其中《针经》即后来所称的《灵枢》。因其原无书名，或就其卷数称作《九卷》，或据其篇首语称为《针经》，至唐代才出现《灵枢》之名。自皇甫谧编集《针灸甲乙经》之后，杨上善撰注《太素》也包含其内容；王冰次注《素问》时引用《灵枢》文，未另外作注；此后《灵枢》渐趋散佚。宋代高丽进献《针经》及史崧出其家藏本刊行之后，《灵枢》才又得流传，但其影响远不及《素问》之广，甚至有人疑其书为伪托。清代杭世骏的说法最武断，说："其文义浅短，与《素问》岐伯之书不类，又似窃取《素问》之言而铺张之，其为王冰所伪托也未可知。"这些说法给后世医家认识上带来混乱。如丹波元简父子，虽对其"伪托"之说评为"疏妄"，而认为《素问》"雅古""深奥"，决非《灵枢》之所及，以此定为"晚出"。

程莘农认为，现传《素问》引用古代文献的名称有《色》《脉变》《揆度》《奇恒》《九针》《热论》《刺法》《上经》《下经》《本病》《阴阳十二经相使》《金匮要略》《脉经》《太始天元册》《脉法》《大要》《脉要》《阴阳》等，而仅有《刺法》兼见于《灵枢》，也从一个侧面说明《灵枢》成书较早无从引用上述文献，而《素问》成书略晚就可引用上述文献，也说明《灵枢》早于《素问》。

3. 十二脉由十一脉发展而来

马王堆两部古灸经，以及张家山《脉书》出土说明古老的十二脉体系，是由十一脉发展起来。今《灵枢》的《阴阳系明》《根结》《本输》等保留了十一脉的古老痕迹。而《素问》则直言十二经脉，在《素问》中已无法寻找到十一脉向十二脉发展的踪迹，也能说明《灵枢》中的多篇较《素问》成书年代要早。

通过以上几个方面，充分说明《灵枢》与《素问》的顺序问题，对于探源针灸经典理论具有重要的指导意义。

七、大医之情

（一）治学严谨，直面经穴研究

程莘农主持过多项相关重大课题研究，担任国家攀登计划“经络的研究”首席科学家，提出了许多重要的学术思想和观点。他认为，无论做人、做学问都必须务实。本着这种精神，他认真对待经络研究。他多次讲：“我们研究经络，首先要端正主导思想，要客观务实，研究出什么就是什么，不要事先被经络‘虚无’或‘神圣’所左右，要区别对待‘经络’‘经络现象’‘经络学说’的内涵。”

（二）医者仁心，重视临床疗效

清晨六点钟，当我们大多数人还沉浸在梦乡时，程莘农已忙碌在诊室里，等到八点钟正式上班时，已经完成了好几拨病人地诊疗。程莘农带领的研究生都知道，他一踏进诊室就不喝水、不上厕所，不停地诊病，一上午的门诊量高达 80 多人次。他对病人态度和蔼，诊疗细心，一针一灸均亲自操作，全神贯注，常能力起沉疴。程莘农年轻时如此，70 岁以后仍是如此，这样坚持了几十年。很多人劝他注意休息，他说：“我要把在‘文革’中损失的时间补回来。”因为在“文革”中被剥夺了看病的权利，程老的胡须也是从这时开始留起来的，蓄须明志。

程莘农医术精湛，在 70 多年的从医生涯中，他诊治患者数十万人次。最令人感叹的是，他在 1994 年评为院士以后，仍旧坚持和普通大夫收一样的挂号费和治疗费，有时候病人远道前来求医，生活困难，他就分文不取，颇有大医之风。程莘农经常告诫大家：“病人得病已经很痛苦了，减轻些负担总是好的！”一语道出了一位针灸专家的高尚医德。记得程莘农操着苏北口音说道：“作为一名大夫，治病是应该的，治好病人更是应该的，没有什么了不起。这是大夫应该做的，现在有些大夫觉得治好病了不起了，这是不对的。”几句简朴的话语，体现了程莘农患者至上的大医精诚精神。

（三）教书育人，传扬针灸

程莘农认为著书立说、培训教育是中医传承的两大路径。20 世纪 50 年代在南京期间，程莘农就开创性地开展针灸挂图和针灸教材编制工作，以及《内经》《难经》语译工作。到北京后，他担任了针灸学院和研究生院的《难经》教学工作，多次被评为优秀教师。他亲自撰写和主编了《中国针灸学》《针灸精义》《中国针灸学概要》《针灸学讲义》《针灸疗法》等国内外各种版本的初、中、高级针灸教科书。他领衔主编的《中国针灸学》再版了几十次，被译为英、法、西、俄等多种语言，不仅是国内针灸教学的教材，也是国外中医学子们学习针灸的入门向导。30 年来，程莘农始终为北京针灸国际培训中心国际班授课带教，让每一位学员体会到大师风采。为了加深学员对中医文化的理解，他还坚持自己花钱购买笔墨纸砚，为中心每一届结业的外国学员们赠送自己的书法作品——“针灸传扬”。现在程莘农的字已经挂在 100 多个国家和地区近万名学员的诊室里。程莘农希望“针灸传扬”这四个大字，能把医者的责任与精神传及后学，也鞭策他们继续将针灸事业发扬光大。针灸已在世界上 183 个国家和地区广泛使用，这肯定与程莘农主编的《中国针灸学》多版本传播密不可分，这肯定与程莘农 30 多年从事国际针灸培训教育的付出密不可分，这肯定与中国中医科学院针灸研究所北京国际针灸培训中心辛勤工作密不可分。

（四）淡泊名利，不居功自傲

在不少的媒体报道里，程莘农被称为“学术泰斗”，但他却认为，这些名誉不是给予个人而是给整个针灸界的。因此，在各种场合，他都不遗余力为中医事业、为针灸事业鼓与呼，甚至不惜在许多公开场合拍桌子。他具有清雅高洁的品行和广博深邃的文化底蕴，强调对内在精神调养，既要注意意志锻炼，情绪稳定，又要心胸开朗，清心寡欲，方能减少和防止情志刺激，从而达到祛病延年长寿的目的。正是这种精神，才使出身于中医的他意外转行后仍能成为一代针灸大家。

程莘农，一个人生轨迹始于旧时代，又经历见证了中华人民共和国医药事业，特别是针灸事业发展的老人，是中华人民共和国第一批具有学历的针灸学员，也是第一批针灸教师；他是中华人民共和国针灸科研与教学事业的创业者和领导者，也是针灸国际培训事业的开拓者之一，不仅见证了新中国成立后针灸发展史上几乎每一个令人激动的事件，更重要的是，作为主要成员，他参与创造了历史，也分享着其中的荣耀与光辉。

八、养生之智

很多人会这样回忆程莘农:“在中国中医科学院的大院里，经常看到一位白髯飘逸、精神矍铄的老人，步履虽略有蹒跚，目光却从容坚定，更透出几分倔强。”程莘农的养生之道，总结起来非常简单，即豁达生活、认真吃饭。在生活上，也很简单，一床、一桌、一电视，两椅、两窗、两字画，三面书墙、几把针。吃五谷杂粮，营养搭配均衡，一日三餐，不勉强进食，吃饭专心，有好心情饭才香，饮食养生，不仅要吃自己需要的，而且要管住自己的嘴。所以唐代医家孙思邈早有“安身之本，必须于食，不知食疗者，不足以全生”的教诲，程老经常说:“养生之道，百人千法，不可盲从，贵在养成好的生活习惯并持之以恒，不要轻易打乱自己的习惯即可。”

九、传道之术

早年在江苏工作期间，程莘农曾担任针灸学科教研组组长和巡回教学组组长，他积极参加针灸巡回教学，深入基层开展工作，负责南京市100余名针灸师及各县市针灸医师的进修学习，足迹遍及江苏省8个专区20个县，推动了当地针灸学术发展。

为推动针灸走向国际，扩大针灸在国际上的影响，自1975年开始他便全身心倾注于国际针灸教学工作。每天上午带外国学员临床实习，先后为百余个国家的数千名留学生传授针灸学术。他还先后应邀前往日本、印度、加拿大、美国、英国、意大利、巴西等十几个国家的几十个城市进行讲学和考察，并多次参加国际学术会议，努力向国际推广针灸，在国际上获得较高声望。还被聘为加拿大传统针灸学院名誉教授、美国美东中医针灸师联合会名誉理事、南斯拉夫针灸学会名誉主席、挪威针灸学校名誉校长等职。

除了亲躬国际教学数百班次，培养了来自欧美、东南亚及非洲等国家和地区的几千名外国学生，他还为国家培养了20余名针灸专业的硕士、博士研究生和继承生、博士后，主要有杨金生、程红锋、王宏才、胡金生、杨秀娟、李扬、郑其伟等，他们大多已成为针灸学科的骨干，活跃在国内外针灸学术界。程莘农也获评中国中医科学院“优秀研究生指导教师”。

在教学中，程莘农总是耐心教诲，谆谆善诱，手把手、毫不保留地传授自己的才智、技术和本领。他还特别注意在教书中育人，在育人中他把握三条：一是首重培养医德；二是以务实的精神研究，不尚浮夸；三是为病人全心全意服务。数十年辛勤耕耘，使其桃李满园尽芬芳，学生遍及国内外各地。他于1986年获得中国中医研究院颁发的优秀教师证书、卫生部医学科学委员会颁发的荣誉证书，1988 年荣获中西医结合研究会荣誉教师证书。

程莘农教授学术传承与人才培养主要有传承教育、家族传承、院校教育、工作传承、非遗项目传承等形式。在传承教育中，培养老中医药专家学术经验继承人常保荣、中国中医科学院基础理论研究所所长杨金生、中国中医科学院名医名家项目指定学术传承人王莹莹。

受程莘农院士的影响，程家子孙两代均从事针灸专业，程莘农长子，中国中医科学院针灸医院副主任医师程红锋；程莘农次子，江苏省淮安中医医院主治医师程绍祖；程莘农嫡孙，北京中医药大学教授程凯。

程莘农在临床工作中，不仅主张医者要向老师和年长者学习，也要向病人和其他同事学习，随着工作经验的积累，他逐渐成为单位针灸学科的带头人，甚至针灸行业的佼佼者，成为大家学习的楷模，尤其当选院士以后，身边的同事以他为师，在中国中医科学院长达 40 余年中医针灸医疗活动中，他循循善诱，潜移默化中培养了一批针灸后起之秀，如今在针灸临床和教学方面发挥着积极作用。

此外，中国中医科学院针灸研究所程莘农院士名医工作室以及“大诚中医”传承基地联合举办多次培训班和传承学习班，培养了大量基层针灸临床医生。

“程氏针灸”先后被列为海淀区、北京市、国家级非物质文化遗产保护项目。依托非遗项目，代表性传承人杨金生、程红锋等先后师带徒陶冶、谷雪等。

程氏针灸传承谱系

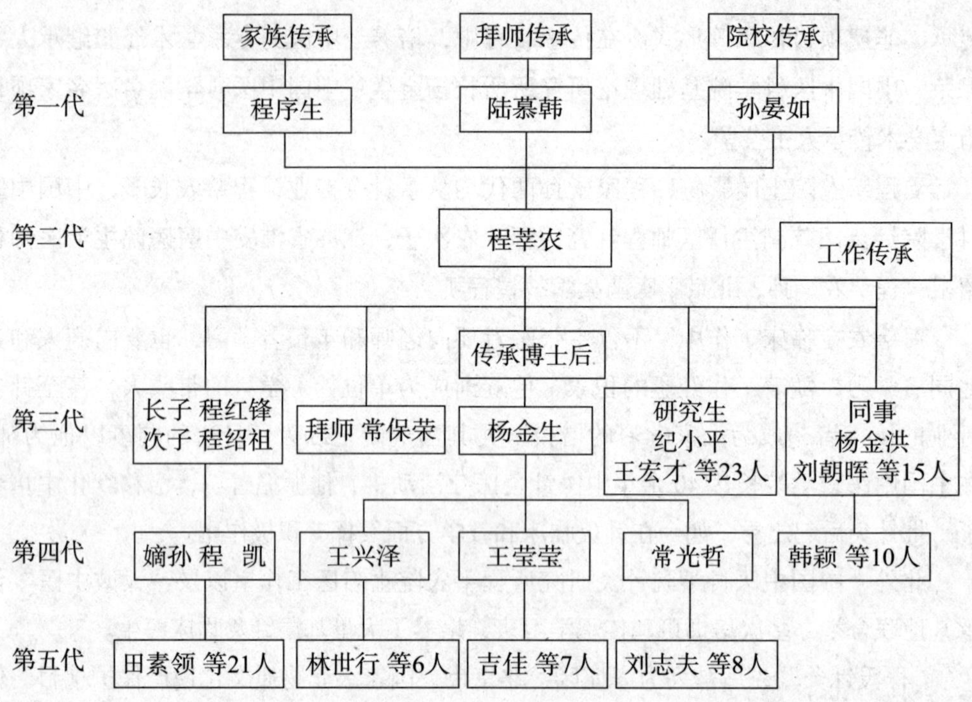

（王莹莹、杨金生整理）

（龙大锋编辑）

强巴赤列

强巴赤列（1928—2011），藏族。西藏藏医药大学硕士研究生导师，藏医主任医师。先后担任拉萨市南城区区长、西藏团委办公室主任、西藏自治区藏医学校校长、西藏自治区藏医院院长、中国科协副主席、西藏自治区科协主席、西藏医学院院长、西藏自治区卫生厅副厅长、中国高级藏医研究班班主任。第六、七届全国人大代表，第八届全国政协委员等职务。全国老中医药专家学术经验继承工作指导老师，享受国务院政府特殊津贴。2009年被授予首届“国医大师”称号。

强巴赤列在60多年医学研究与实践过程中不断总结经验，对藏医药学、藏医史、天文历算学等学科进行了广泛深入的研究，先后编纂著作20多部，主编藏医药学教科书30种，撰写论文100多篇。组织藏区藏医界权威专家编著完成了《中国医学百科全书·藏医分卷》，以及《雪域历代名医略传》《四部医典系列彩色挂图》等书。他缅怀历代藏医药界学者，组织创建了历代名医塑像馆，填补了藏医药史的空白。主编完成了600万字的《西藏天文历算总汇》，曾获西藏自治区科学技术进步一、二、三等奖，及2007年度何梁何利基金科学与技术进步奖。

一、学医之路

6岁的强巴赤列即到当时拉萨有名的吉日（地名）私塾学习，吴坚老师是当时拉萨私塾之中名望较大的“埃”字体书法家，他对学生都非常严格，学生们每天早上集体通诵必学的藏文纲要和相关经文，使学生从幼时就奠定坚实的文化基础。经过5年严格的学生生活，强巴赤列以优异的成绩毕业，奠定了很好的藏语文和相关文化基础。

毕业不久，为了继承祖父多吉坚赞等族系名医的伟业，强巴赤列到拉萨门孜康恳求藏医大师钦绕诺布收为徒弟，大师爽快答应并讲道：“多吉坚赞老师是我的三恩上师（佛教显乘中指授戒传经和讲经的上师，密乘中指灌顶、讲密法和传授秘诀的上师）的活佛。这孩子的父亲与我是师兄弟，关系紧密，友谊真诚，毫无芥蒂。我一定要收贵子为徒。”从此强巴赤列9年苦读医学经典、博览各相关学科知识的学生生活开始了。

强巴赤列先系统学习了藏文和相关天文历算，在此之后，系统地学习藏医理论、临床、药理、医德医风等内容。为了潜心学习和研究天文历算学，强巴赤列先后拜师于著名天文历算学家拉萨尼木县加曲寺的益西群培、山南达杰林的强巴曲扎等多名天文历算学家。系统地学习和实践数据运算、五行占算等，深刻理解，独立运用。

当强巴赤列天文历算的理论和实践水平达到一定高度时，按照钦绕诺布老院长的嘱托，先背诵《四部医典》中的《总则本》《论述本》《后续本》，以及《秘诀本》中“热症的总治法”等十二章节。上述部分有十几万字，背熟后钦绕诺布院长才开始亲自详细地讲授藏医总纲部、续说部、后续部中的脉诊、尿诊等许多藏医药方面的重点理论知识。强巴赤列另得到著名藏医学家边旦坚赞和旺久多吉，药剂老师热杰崔成、曲列等老师的授课，使得其对背诵内容有了深入理解。背诵上述藏医经典的同时，强巴赤列的藏文文法颇有长进，仅2年的时间，强巴赤列在全院统一考试中就荣获藏文文法考试第三名。此后，钦绕诺布院长之侄，著名藏医学家，门孜康副院长土登论珠又为其讲授《诗镜注释·妙音欢歌》《萨迦格言》《词藻学》《声律学·宝生论》等，为强巴赤列打下了扎实的文字功底。学院很重视藏文书法，必须能够书写出色的兰札字（古印度天城体梵文字母，7世纪时土弥·桑布扎据此字体开创了藏文的楷书）和乌尔都文（古印度文之一。有说土弥·桑布扎模仿此种字体创造藏文行书）的书法，而文法与书法在当时仅有少数人掌握并得以考试通过，强巴赤列为其中之一。

门孜康为了将理论和实践紧密结合，藏医理论背诵及授课完成之后，2 个学生轮流在门诊部跟从老师见习，这对学生来说，是特别宝贵的机会。在背诵《草药本草奇异金穗》期间，强巴赤列参加了每年 2 次外出采药实践。经过实践，强巴赤列在 1949 年举行的第二次藏药识别大考试中获得第一名。门孜康规定，学生完成藏医药全面考试，具备较丰富的实践能力的基础上，须补修钦绕诺布院长为进一步补充藏医药和天文历算祷文和藏医经典所著的《藏医总概论》，为了顺利完成《藏医总概论》的学习，强巴赤列利用近 2 年的时间，坚持晚睡早起，全身心投入学习。与此同时，按照传统，在全院师生面前进行第三次全科目答辩。强巴赤列完成了门孜康规定的关于藏医和天文历算方面的全部课程考试，取得了优异的成绩。钦绕诺布院长给予高度称赞，他勉励强巴赤列说："强巴赤列，你的成绩很突出，为此为师很高兴，但你须切记不要骄傲自大，也不能满足于现状，更不能当一天和尚撞一天钟。藏医药学博大精深，继续努力学习，注重与实践相结合。"

钦绕诺布院长为了鼓励学生互相竞争，毕业证书分三个档次：优、良、差，藏医和天文历算双学科。1947 年初，钦绕诺布院长亲自设计了一顶帽子，在长寿金丝缎帽上绣上花纹，所绣莲花上尊永生诃子为医生之标志，莲花智慧剑象征天文历算。师生之中藏医和历算两门学科成绩皆优异者有特殊的标志：帽子前面有诃子，后面绣有智慧剑标志。采药期间必须戴此帽（相当于现在的博士帽）。因此为获得此帽，同学们在学习上展开竞争。在校外，群众看到戴该帽子的学生就知道其为优等学子，当时藏医和天文历算两门皆修的学生较少，强巴赤列回忆说："在我的记忆中，著名藏医学家贡嘎平措副院长、落桑旦巴副院长以及我自己戴过此帽。那年夏天采药期间，戴两科皆修标志之帽子的只有我们三个人，此帽不同于佛教学者所戴的帽子，在藏医历史上产生了这么一个集藏医和天文历算两种学科于一体的徽章是第一次。"这是强巴赤列前半生最自豪的事情。恩师钦绕诺布对他的学习成绩和天资聪颖感到满意，将全部祖传秘方均传授给了强巴赤列。他说："成为一名好医生，必须依靠菩提心，必须实行《论述因果》《菩提道次第》《归趋发心》《修行七事和修行八词》。"与此同时，恩师还先后专门传授了《甘露成药加持法》《像论·多吉对堆的神嘱势力》。

完成基础知识学习后，强巴赤列继续跟钦绕诺布恩师一起巡医，记录医案和编制历书等。他还利用业余时间在各位老师尊前学习藏医理论和实践不可缺少的《藏医病名宝串》《藏医对症下药的经验》《药效综集》《药物配方甘露宝瓶》《后续脉尿诊补遗》等诊治学重要典籍。在钦绕诺布院长的众多徒弟中，强巴赤列额头大、耳垂长，特别英俊。他天性平易近人，性情温和，蕴含无量心，尤善于辨别是非善恶。他的记性和思辨能力强，藏文、天文历算、藏医等十几万字的口诀背诵有如涌泉，学习成绩特别优异。钦绕诺布大师认为强巴赤列是其祖父多吉坚赞活佛的转世灵童。钦绕诺布恩师说："你的寿命如若不受灾祸，定将成为藏医和天文历算的有用人才。"强巴赤列更加抓紧时间，视时间超越金钱，深入学习及研究老师的教诲和传授。比如：天文历算的清零算法，钦绕诺布院长曾使用第十五饶迥土马年将《时轮法胤心要》转代为第十六饶迥火兔年。清零算法此后几十年没有得到有效的传承。钦绕诺布恩师对强巴赤列说："你的祖父多吉坚赞恩师将此算法传授于我，今天我将清零算法的全部诀窍传授于你。"强巴赤列说："钦绕诺布老师在位于药王山山底下的扎拉鲁固自己的寓所内，讲授了清零算法等许多天文历法的诀窍，并将祖父多吉坚赞给恩师的手抄清零算法的大卷纸赠送于我，还认真嘱咐我，以后保管好此大卷纸，这是我们祖师的传家宝。"

强巴赤列又在钦绕诺布恩师和他的心传弟子土登论珠门下，深入学习和实践3年时间，学习以藏医、天文历算为主，还涉及重点药方、技术窍门、秘诀要点等内容。尤其是得到门诊看病、出外巡诊、实践训练的好机会，由此强巴赤列的名气越来越大，人们称赞强巴赤列是当之无愧的子承父业的良医。他更加深入地学习研究藏医和天文历算学科。

在著名药剂师旦增曲扎的帮助，强巴赤列系统学习和实践了藏医药炮制加工技术。

1949年5月，强巴赤列以优异成绩毕业，获藏医和天文历算双学科特等毕业证，20岁出头的强巴赤列已是精通藏医、天文历算理论，能够独立采制药材，背起药箱为患者解忧的良医。

西藏和平解放以后，党和政府非常重视藏医药和天文历算学事业发展，强巴赤列为藏医药学、天文历算学的继承发展作出了巨大的贡献。

二、学术之精

强巴赤列是一位精通藏医药学与天文历算学的杰出专家，他是西藏、青海等五省藏区都公认的藏医药学家，是全国藏医界的领军人物。走过民主改革、社会主义建设和改革开放等各个重要历史时期，特别是改革开放以来，为弘扬和发展藏医药和天文历算学、开展国内外学术交流、创新医院管理等方面作出了不可磨灭的贡献，将藏医学的发展引领到一个全新的阶段。

（一）对临床病证的相关思考

强巴赤列不仅对理论研究、教学造诣极深，在诊治内科、儿科疑难杂症方面亦有丰富经验。临床上除擅治黄疸症及其属病外，还擅长运用升养胃火，通气火运行之通道法治疗萎缩性胃炎；运用降气调血安神法治疗查龙病；运用活血通脉治疗半身不遂症，运用保护腑津，熄灭赤巴火、泻腐清肠法治疗肠痧疫疠，用色妥久吉治疗慢性阑尾炎；用当滚杰巴治疗心动过速，用阿嘎杰巴治疗心动过缓，用红景天抗高山缺氧，用唐庆尼阿、阿嘎尼修、阿嘎索阿、母地尼阿等治疗高原性头痛。强巴赤列的经验还不尽于此，以上这些对提高藏医临床疗效具有重要影响。

（二）深入研究藏医“曼唐”，扩大藏医学研究领域

强巴赤列先生从 20 世纪 80 年代开始，翻阅大量藏医典籍，结合他丰富的经验和渊博知识，对整套“曼唐”进行开拓性探索和研究，编撰了《四部医典 80 幅彩色曼唐释难（大详解）蓝琉璃之光》，把藏医药学的内容全部用图像表达，起到藏医教学辅助作用，使藏医药学内容更系统完整，能够更深入详实地传播。

（三）著书立说，重视和支持科研工作

强巴赤列先生废寝忘食地研究藏医学，编撰了以《内科学》为主的藏医学教科书共 13 本，60 余万字；这套教科书不仅成为藏医学院的主要教科书，而且在青海等藏蒙区也得到广泛的应用。强巴赤列还先后撰写了《藏医对胚胎学的贡献及胚胎学简史》等 100 多篇论文。带领藏医药和天文历算科研人员编纂了《中国藏医学》《西藏天文历算大全》等 20 多部著作，取得了一系列国内外公认的有很高价值的学术研究成果，为藏医药事业的继承和发扬发挥了重要的作用。

（四）撰写藏医历史人物传，保护藏医文物、遗迹

藏医药学具有 2000 多年的历史，其独特的理论体系名扬国内外。不管过去、现在还是未来，历代贤者对开创和发展藏医学做出的功绩及他们的名号应铭记于后人的心里。然而，如今的有些年轻后辈，缺乏历史知识，对藏医历史和源流不甚熟谙，又缺乏阅读相关文献的习惯。强巴赤列先生经过 10 余年的努力，走遍北京、内蒙古、青海、甘肃和四川等省市区及藏区各地，翻阅大量文献资料，撰写了 100 多位在藏医史上具有巨大影响的历史人物传记，汇编成册，成为藏医药历史研究者的重要参考工具书，该书填补了著名藏医无系统总结他们生平事迹、传承脉络、学术思想等内容的遗憾。他还建立了宇妥・宁玛云丹贡布、宇妥・萨玛云丹贡布、钦绕诺布大师等故居纪念馆；保护第斯桑杰嘉措故居遗址；建立了 150 多位历代名医塑像，被评为国家级非物质文化遗产。

（五）引进德才兼备的人才，继承、弘扬藏医药事业

藏医药学有3000多年的历史，理论体系完整，内容丰富，技术独特。为了更好地继承和发展藏医药文化，培养后继人才，强巴赤列调研民间高僧大师，把学识渊博的名师邀请到门孜康，给予更高的待遇，请他们指导医院的临床与教育、开发藏药，为患者提供更好的服务，培养更多藏医后继人才。

三、专病之治

（一）黄疸症

1. 规范黄疸症的病名和归类

黄疸症在藏医学多部著作中有较详细的论述，它作为一种疾病发展变化中的外在表现，藏医学根据其病程变化和其他症状的类别将黄疸症分为目黄症、肤黄症、赤巴窜脉症、赤巴恰亚症四种基本类型。赤巴窜脉症在一些藏医著作中又称黄目大病或三黑桡症，这是根据本症发病来源和发病特点命名的。《四部医典》及《秘诀补遗》中将肤黄症、目黄症放在赤巴病治法章节论述，而赤巴窜脉症放在瘟疫症治法章节中论述，赤巴恰亚症作为黄疸症发展变化的最后最严重的表现形式，在赤巴病、肝胆病、痞症、瘟疫等章节内均有论述。

《四部医典》将黄疸症证型分为以下四类：

（1）目黄症：眼球与指甲皆呈黄色，身体多汗、气力弱、烦热、眼睛疼痛，食欲不振，欲吐而不能干呕，眼前只显青红光。

（2）肤黄症：体力衰弱、失眠、身体沉重，进食乳酪或饮水多发苦味，皮肤呈金黄色，同时眼睛将白色的器物看成金黄色，清晨凉爽时感觉舒适，中午时疼痛难言。

（3）赤巴窜脉症：初期寒栗，行动无力，脉象虚而数，尿色黄浊，头部与关节皆疼痛，昏晕不清。中期病势发展，大便状如菜油，眼、舌下硬颚，全身皮肤皆呈黄色，口苦，纳差，身热少眠，指甲、牙龈及舌唇皆呈白黄色，头部刺痛。舌唇裂纹，牙表结垢，肝胆结块，按之疼痛难忍，病气恶臭，体力与容光皆消失，无暇成型。如赤巴热上逆于头时，脑部刺痛，鼻衄；赤巴热入于肺则上身刺痛，吐痰黄色；赤巴热入于肾则腰部疼痛，小便不利；赤巴热入于胃则口苦，呕吐胆汁；赤巴疫热入于小肠则剧烈腹痛，大量泄泻。

（4）赤巴恰亚症：身体发痒，肤色呈黑青色，头发、眉毛脱落，身体干瘦无力，

指甲呈现黑斑纹。

强巴赤列认为黄疸是赤巴病的最基本特征，《四部医典系列挂图》用形象来描述医学内容时，凡是赤巴特征及赤巴疾病均用黄色点表示。藏医所称赤巴病既是一切热病的总称，又包括肝胆等脏腑疾病及其与之相关的疾病。目黄症作为疾病发展阶段的最初或病势较轻的表现，既可出现于肤黄症，又可出现于赤巴窜脉症或肝胆痞瘤，肤黄症也是如此。因此，强巴赤列认为藏医传统的病症分类时将目黄症、肤黄症、赤巴窜脉症、赤巴恰亚症均作为独立疾病来认识，本质上是相联系的，是病程和病势发展转归某阶段的外在表现。

2. 阐述黄疸症的病因病缘

由于黄疸症属赤巴病，其各症的共同病因如《四部医典》云："饮食不当，偏咸偏酸，饮食不洁，消化不良，恚怒等影响胆腑并延及全身，因而产生了难治的四十七种赤巴病。"病缘为胆汁过量失调，龙和未消化的培根夺位；侵入主消化的赤巴久吉部位，迫使胆汁外溢而致病；胃与肝脏的痞块挤压胆腑，或者胆腑本身生长痞块，迫使胆汁外溢，蔓延致病；通常胆腑主消化的胆汁失调或者消化赤巴导致血热紊乱，或者瘟疫引起胆汁扩散，或者饮食起居不当引起胆汁扩散，顺脉逃逸，肌肉和眼睛出现黄色。另外，赤巴窜脉症属瘟疫之一种，其瘟疫症之病因如《四部医典·瘟疫症时疫治法》中云："疾病之气，弥漫天空，结成云雾，笼罩大地，于是时疫、肠痧、喉蛾疔毒、黑天花等疾病接踵而来。"又云："四时亏盈，劳损、恶臭、忿怒、恐惧、愁苦等折磨，饮食失调变生疫疠。由于这类病缘诱发了赤巴之热，降于汗腺，又诱发了龙与赤巴，通过发病的六处途径依次进入。或者是被气味击中，疫疠传染开来。"

3. 辨证论治

强巴赤列早在20世纪60年代起就对黄疸进行过深入研究，筛选了许多有效药方，他既遵古又创新，对治疗本症积累了丰富的经验。强巴赤列对学术没有偏见，临证时他主张必须辨证辨病相结合，即藏医辨证，西医辨病。

强巴赤列认为目黄症及肤黄症为黄疸症的初级或轻症阶段，包含甲乙型肝炎和其他梗阻性黄疸，临证必须辨别是否兼有旁系病症，黄疸症多数情况下出现身热、口渴、口苦、睡眠轻、大便色黄、脉象紧，小便黄赤、冒气大、沉淀物厚，舌黄燥等赤巴热象，单一的（不含合并症）甲型或乙型黄疸型肝炎因赤巴挤夺培根之部位，培根窜居主消化之赤巴部位，故出现热能和消化力均弱，怕凉喜暖，身体沉重、嗜睡，大便色白，脉象松缓，舌质淡、苔白厚，小便冒气小，搅拌之无"察"声等培根寒象，因培根窜入主消化之赤巴之位，故在《贡追札记》等许多著作中将本症称为寒疸症。

强巴赤列认为赤巴窜脉证包括急性黄疸型肝炎、重症肝炎、淤胆型肝炎和某些器质性梗阻性黄疸。《四部医典·瘟疫症时疫治法》云："赤巴热由肌表进入汗腺，降于肝胆内（当时被认为病从汗腺侵入），不在本位而流窜于所有脉道间；上行至头脑际，挤夺培根之位；下行至肾与骨髓，夺取水液的部位；在肺和心挤夺龙的位置；在胃和大小肠里挤夺赤巴的位置：降于肌肉与皮肤，体力衰弱，容颜失色；最后龙居赤巴的位置，自位的命脉丧失，九死一生。"说明本症的全身性病理变化过程和病势程度及预后。

强巴赤列认为治疗目黄症和肤黄症，如属热象，采取清热解毒、泻胆疏肝法。他主张主消化之赤巴功能无明显减弱（无明显纳差）时，可先用诃子、樟牙菜共煎，待凉内服。或用獐牙菜、波棱瓜子、麻花艽花、西伯利亚紫堇、船形乌头，共煎，待凉内服。如有腹胀，恶心者可加用藏木香或广木香、甘草。并有胃脘疼痛，脉细数按之即空，可交替使用九味渣驯散。如便干则加用大黄，或樟芽菜、生大黄、唐古特青兰、黄连，共煎，待凉内服，日2次亦能取得良效，上述药物中樟芽菜性寒味苦，具有良好的清热解毒、消炎利胆功能，但药性较粗糙而猛烈，如老年龙型人使用过频，则易于生风。诃子味涩，消化后变成管味，药性寒而锐利，具有良好的降腑热、赤巴热的功效。甘草可调理药味，降气火，对呕逆有较好功效。其他诸药对清热解毒，消炎止痛有良好的功效。本症亦可辨证选用八味樟芽菜散、九味牛黄加味散、秘诀寒方散。老年龙型人宜选用赤来朗杰散。对于脉紧，季胁部或胃脘灼热感，背满者可选用十八味沉香散，或选用郎庆类、余甘子轮幻散、七味红花散。对表面抗原阳性、转氨酶较高而黄疸指数较低者选用玉宁尼阿、七味红花散、欧百尼阿散，亦屡屡获效。

属寒象者采取升养胃火、泻胆养肝法，对此强老主张选用药物性味温和，寒热适中的药方。《四部医典》云："主消化之赤巴主譬在胃，部分遍及全身。"寒象者因龙、培根或血挤夺主消化之赤巴部位，强夺赤巴之门户，使胆汁挤入脉道所致主消化之赤巴功能减弱。经常选用石榴、黑冰片、豆蔻、诃子、肉桂、波棱瓜子、荜茇、蔷薇花。本方能升养主消化之赤巴火，助于消食，疏通胆脉。对胃火亏损引起的积食不化、赤巴瘀积有良好的功效。对胃脘疼痛明显，肠鸣泄泻，口苦、纳差者配以色妥阿巴散，便干腹胀者配以色西卡追交替选用；腹痛、便溏而色黄者可配以赤柒顿巴或札寻古巴散，对肝胆区隐痛或不适者选用嘎纳久巴散。对于黄疸程度较重，选用上述药物较难奏效时，可在嘎纳久巴散加用熊胆、牛黄、藏红花，此法泻胆疏肝之功效可靠。

对于赤巴窜脉症的治疗，强老擅用两种方剂：

①牛黄青鹏散。包括红花、婆婆纳、毛边绿绒蒿、渣驯膏、石菖蒲、雪上一枝

蒿、结血蒿膏、麝香、樟芽菜、波棱瓜子、诃子、安息香、黑冰片、广木香、牛黄。本方清热解毒，消炎利胆，对清肝胆热、解赤巴热毒、疏通胆脉、止痛、平衡龙赤巴培根之紊乱，有良好的功效。本方如加用熊胆，其疗效更佳。

②欧百尼阿方。包括绿绒蒿、石灰华、丁香、桂皮、木香、沉香、渣驯膏、朱砂、红花、莲座虎耳草、巴夏嘎、波棱瓜子、荜茇、余甘子、甘草、寒水石（乳剂）、藏红花、唐古特青兰、熊胆、牛黄、麝香。本方对赤巴热毒降于胆腑，以及肝热、肝肿大引起的肝胃区疼痛具有良好的疗效。

辨证佐药：本症初期寒栗，行动无力，脉象虚而数，尿色黄浊，不等热象显现时，可在内服任一上方的同时用结血蒿煎汤加入微量麝香（一般能闻及麝香味为限），待温热后，1日多次内服。或用土木香、宽筋藤、岩白菜、止泻木子煎汤，分多次内服。或熊胆、大叶樟芽菜、船形乌头、红耳鼠兔粪、姜黄，共研细末，温开水送服。中期征象显现时，用结血蒿煎汤加入麝香和石菖蒲粉、麝香拌入酥油，混匀后反复涂擦有效。中期病势难以控制者，可在结血蒿煎汤中加入麝香、牛黄，1日多次内服，往往获得起死回生之功效。肝热或引起鼻衄者可选用秘诀部七味红花散，用麻黄汤送服。如胆热入于胃，选用黑冰片、塞嘎尔炭、黄连炭、秦皮炭，共研细末内服，本方清肝利胆、清胃热均有卓效，亦不败胃。胆热入于小肠，用其他方药无效时，强巴赤列选用下述方药：草乌绒、朱砂、止泻木子、霹雳骨、大叶樟芽菜、麝香、船形乌头、熊胆、黄连，共研细末，开水送服，皆可获效。

强巴赤列认为，治疗黄疸症的方法和方药在历代医学家编著的医学著作中记载繁多，后世对其方药亦有筛选和发挥，但还未形成或未筛选出方法简单，疗效确切，众所公认的方剂。对某方药的疗效往往众说纷纭，医家们习用治疗肝热症、胆热症、黄疸症的药物玉宁尼阿丸，虽对病势发展慢者疗效缓慢而持久，但病势发展快，病情重危者，药性不够猛烈，起效不够迅速，退黄作用较弱，故不适用于赤巴窜脉症等赤巴瘟疫症的治疗。牛黄青鹏散最初为先师钦绕诺布习用方剂，20世纪60年代在拉萨甲肝流行时，强巴赤列专门配制此方，用于防治甲肝，体会到此方药效猛烈，起效迅速，临床症状消失快，退黄作用强，作用广，凡瘟疫症引起的所有临床症状均有效，不败胃，无需更多加减。遂感本方为治疗赤巴窜脉症较理想方药。

20世纪90年代初，西藏自治区藏医院与西藏自治区第一人民医院协作，又进行了藏药防治病毒性肝炎的临床研究工作。广泛而多次筛选了治疗方药，证明许多既往使用的方药只能作为佐药，而不能作为主药或首选药物。当藏医治疗病毒性肝炎疗效不满意，研究工作陷入困境时，强巴赤列根据历代医家云：“赤巴其性热毒应按毒论治”的思路，提出肝胆热症其本质为赤巴热毒，治疗本病应以清肝热，解赤巴之毒邪，又提出治疗赤巴病重在泻胆的治疗原则，按强巴赤列提出的药方，及时调整了药味，注重清热解毒、泻胆疏肝，果然疗效显著提高，不少重度黄疸、重症肝炎屡屡获效。

（二）高原红细胞增多症

高原红细胞增多症（简称高红症）为慢性高原病的一种临床类型，是指人体长期在高原低氧环境下生活，由慢性低氧引起红细胞增生过度。从藏医理论分析，高原红细胞增多症是由血液本身的性质发生改变而形成。血液在各自的黑脉（动、静脉）及其分支运行时，其性质发生改变而不能发挥正常的作用，血液得不到有效地推动，降低了位于胃内消化赤巴等阳气的功能，同时也降低了各种精华的阳气功能；因此，未曾得到正常分解的饮食糟粕行至肝脏，致使变色赤巴因失去了正常的作用而不能生成正常的血液，形成了多血症。

临床表现有红细胞数量、血红蛋白、红细胞容积显著增高。常见症状依次为头晕、头痛、气短、胸闷、乏力、关节痛、厌食、消瘦、记忆力减退、失眠。此外，女性月经不调，男性阳痿、性欲减退等。病理改变为各脏器及组织充血、血流淤滞及缺氧性损害。

1. 藏医特色诊断

（1）望诊：巩膜和肤色均呈红色，颜面部和手掌、指甲、舌、嘴唇及局部皮肤多呈紫红色；可见尿色淡红、气体多而臭味浓，尿液沉淀物厚等。

（2）触诊：根据《四部医典》“血症脉象搏动洪又滑”和《实践明解》中“血症的脉象在发病早期脉管充盈而搏动洪大、力足及数”的记载，患者的脉搏搏动均呈充实、洪大，个别可出现细而沉的现象，但数（快）为其不变的特征。

（3）问诊：问诊以了解患者（所居住的环境和条件及性别、工种、饮食习惯等）的基本情况为主，符合高红症的头疼、头晕、心慌等基本症状和某些特定体征来予以鉴别，特别是在高红症晚期、恶化时可有《四部医典》中所描述的丹毒、核疮（痞瘤）、脾病等并发症的出现。

2. 利瞥（损益）关系诊断

上述病因中的饮食起居产生病情恶化或者转入平原、低海拔地区而病情明显减轻者为高红症患者。

3. 治疗

（1）饮食疗法：高红症患者可食用米粥、新鲜牛肉、牛奶及其奶渣和各种水果等，禁止食用牦牛肉和旧酥油、血块、酒类等高热、高脂、高营养，以及辛辣的食物。

（2）起居疗法：本病患者适宜居住于低海拔地区或温差较平衡的地方；应适当

运动，避免情绪激动，禁止以上病因中描述的诱发因素之起居行为。

（3）*药物疗法*：早期高红症可服用姜汤或婆婆纳汤或余甘子汤，以及二十五味余甘子丸和十八味檀香丸、七味血病丸、谷吉久松、嘎罗、唑姆阿汤、玉妥红汤等，交替进行治疗，合并肝脏病症时服用秘诀清凉丸、七味红花殊胜丸、九味牛黄丸等。此外，根据病情可服用十五味沉香丸、二十味沉香丸，以及果渣、十味乳香丸等敏感、显效的药物，发现并发症时应进行对症治疗。

（4）*外治疗法*：从《四部医典》“血症外治放血优”和《验方百篇》“炎症和血症均以热性所产生，治疗时药治不如放血疗”的记载，临床上首先内服放血疗法所特定的（三果）汤剂来分解血液成分后，在特定的穴位进行放血治疗，最后以控制血容量的增加为重要措施进行治疗。

（5）*护理*：高原红细胞增多症为红细胞与总血容量绝对增多，血液黏稠度增高；患者早期无明显不适，而未引起注意，一旦发现则心理及精神负担加重。护理人员应主动关心、体贴、安慰患者，向其及家属说明此类疾病的特点、早期治疗的好处及应注意的事项；护患密切联系，使护理人员取得患者的信任，使患者熟悉医院环境，安心住院，积极配合诊治，以求早日身心健康。

总之，高红症是一种高原性病症，最适宜的治疗措施是居住到低海拔地区，可避免进行复杂的治疗，短暂离开后返回，病情可复发。

4. 典型医案

患者，男，48 岁，藏族，西藏山南人，在那曲工作 16 年。1991 年 3 月 18 日初诊。

患者自 2 年前开始因高原缺氧和天寒受凉且过量食用高脂、酒肉等饮食出现头晕、头痛、气短、胸闷、乏力等症状，在本地就诊初步诊断为早期高原红细胞增多症，经 3 个月的门诊治疗后，症状有所缓解而继续工作。最近几个月除重新出现以上症状外，并发关节痛、厌食、消瘦、耳鸣、记忆力减退、发绀、失眠等系列症状而今日就诊。

查体：呼吸 23 次 / 分，心率 92 次 / 分，血压 115/85mmHg，发绀，口唇、面颊部、耳郭边缘、指甲床等部位呈青紫色，面部毛细血管扩张呈紫红色条纹，呈“多血面容”，眼结合膜充血，舌质紫色，舌苔厚而干裂，舌咽黏膜呈青紫色。尿色淡红、气体多而味浓，脉搏搏动实、数（快）。

血常规：红细胞数 7.8×10^{12}/L，血红蛋白量 210g/L，红细胞比容 69%。

诊断：高原红细胞增多症。

治疗原则：提醒患者控制油腻饮食，加强呼吸功能锻炼，减小劳动强度，注意休息，但不宜绝对卧床。

具体治疗：

①饮食：可食用米粥、新鲜牛肉、牛奶及其奶渣和各种水果等，禁止食用牦牛肉和旧酥油、血块、酒类等高热、高脂、高营养以及辛辣的食物。

②起居：适当进行运动，避免情绪激动，禁止本病诱发因素之起居行为。

③药物：早上服用二十五味余甘子丸4粒，中午服用十八味檀香丸，晚上服用十五味沉香丸，间隔服用余甘子汤。

15天后复查，发现患者头晕、气短、胸闷、乏力、厌食、耳鸣等症状明显缓解，食欲和睡眠基本正常，血常规检查各项红细胞均有所下降。要求患者继续吃药并对内服药品作了细微调整，早、中午同前，晚上服用二十味沉香丸，间隔服用婆婆纳汤和三果汤。约定在5天后实施放血疗法。

持续治疗35天后复查，患者的症状和体征基本消失，血红细胞数 5.6×10^{12}/L，血红蛋白量180g/L，红细胞比容45%。

1年后随访，本病未曾复发。

四、方药之长

（一）常用方剂

肝益康

【组成】本品由甘青青兰、毛瓣绿绒蒿、红花、婆婆纳、牛黄等十余种藏药材精制而成。

【功能主治】养肝润肝，保肝健胃。主治酒肝、脂肪肝、乙肝。食欲不振、提高肝免疫力、畅通血液循环。

（二）常用药物

1. 胃溃疡、十二指肠糜烂等

常用仁青芒觉、色琼、渣琼。

2. 陈旧性消化不良、风湿性关节炎伴慢性肾炎

石榴建胃散、嘎如丸、十五味驴血丸、坐台丸。

3. 肾寒症

十五味黑药丸、如喜丸、玉琼丸。

4. 培根枷滞

杰阿丸、二十五味大汤丸、色阿丸。

5. 培根蓝耐病、查龙病

嘎久丸、如西丸、阿嘎久阿丸、仁青坐珠达西丸。

五、大医之情

（一）创建藏医学院、藏医研究院、藏医院等

强巴赤烈教授为了发扬他心爱的藏医事业，利用自己的智慧和汗水，努力多方沟通，积极斡旋，吸收和聚集各地市的藏医人才，广泛开展业务。在党和政府的大力支持下，他倡导并负责创建了西藏自治区藏医学院、西藏自治区藏医院研究所、西藏自治区天文历算研究所，扩建了西藏自治区藏医院。他不辞辛劳地为西藏各地区建立藏医机构建言献策，使得西藏各个地区的藏医院得到蓬勃发展。他将藏医传统管理模式与现代管理方式结合，大力倡导爱岗敬业的职业道德，使西藏自治区藏医院的管理工作独具特色，他不仅为西藏藏医药事业的发展起到了极大的促进作用，为国内全藏区藏医药事业的发展乃至全国其他省区民族医药事业的发展产生了极其深远的影响。

（二）抢救藏医药和天文历算珍贵的文献资料

为了抢救藏医药和天文历算珍贵的文献资料，他曾专门组织得力人员，成立了文献资料抢救小组，负责收集、整理、复制、抄写、绘制、雕刻出版等工作，诸多珍贵的文献资料得到收集和流传。他以实际行动诠释了自己许下的“为后人留下更多更好的精神财富”之诺言。

强巴赤列教授双目失明、健康状况不佳的情况下，依然忙碌于自己珍爱的藏医事业当中，他口述让弟子记录，不间断地著书立说，他把自己有限的生命真正投身于无限的事业中。他就像一名旗手，手握藏医药的旗帜，在60余年的时间里，引领藏医院及藏医药人员，将藏医学引领到了一个全新阶段，为藏医事业的发展做了大量有益的工作。

（三）实践四无量

强巴赤列行医生涯中接诊过数以万计来自四面八方的不同患者，其中不乏名声显赫的高官达贵、一掷千金之人，也有贫困交加、身无分文之人。他几十年来如一日，严守医典信条，谨记上师教诲，待人接物从无亲疏爱憎之念，无贫富贵贱之分，也无男女老少之别。特别是遇到年老体弱、智障疯癫者，他更是充满悲悯和恻隐之

心，除了想方设法为他们解除病痛，恢复健康，精神上不断开导和鼓励，还常常在自己并不宽裕的条件下从经济和物质上给予无私援助。他利用业余时间，分文不取地为农牧区来的学生讲授藏医知识，指导藏医实践，培养了众多道地的民间藏医，为发展藏医药事业，培养藏医药人才辛勤操劳，不遗余力。为此，他受到民众无比的拥护和爱戴，无数康复后的患者和接受过他教育及资助过的人，都把他视为活菩萨和再生父母。

强巴赤列一生推崇的职业理念和恪守的职业操守，也是他遴选弟子的先决条件和教育门徒的首要内容。他时刻强调医乃仁术，行医者必须具备仁爱、同情、耐心、细心、谦虚、谨慎、无私、无畏、诚实、正派等美德，实践四无量（即仁慈、悲悯、热爱、中庸），必须要有掌握医典的智慧、辨别病情的智慧、灵活救治的智慧，要具备菩提的慈悲之心，正视世间的痛苦，虔诚地敬信三宝（即身行、誓语、诚意），要有为四无生造福的热情，要有为病人服务的信念，要在身、语、意三方面作出榜样，在行医过程中不论时间、数量、分量都要执行不偏不倚的公平态度，热爱赞美医疗事业。只有成为求真、行善、臻美、博爱、至圣的人，才会诚心诚意地去做关爱生命、关注现实、关心苦难、关怀平民的事，也才能称得上拉杰（神尊）、门巴（益于众生之人）、措杰（人生安泰之师）的美誉。

强巴赤列十分重视医务人员和医学生的思想道德及行为举止方面的修养。他亲自编写有关医德方面的教材，时常在门孜康亲自给医务人员及藏医学院、藏医学校学生授课，结合历代名医典籍收载的哲理，讲医学是以人的生命、人的健康为服务对象，从业者要具备关心人、尊重人、理解人和服务人的思想观念，要将心比心，换位思考。他始终对医患之间的语言、态度、认识等方面提出更高的要求。院内制定了严格的规章，实行奖罚分明的措施，使藏医院良好的医德风貌在社会上赢得了良好的口碑，尤其是和谐的医患关系、优质的医疗服务、合理的医疗费用、高尚的医风、高超的医术和医技深受广大群众的好评。

（四）捐资助医

《四部医典》第三十一章，专门用偈颂体（韵文）写下215行（每行7至9个藏文字）的“治者医生”。诗文就医生与病人、医生之间和医生本人的品行、业务、修养等做了充分阐述，其内容已经涉及现代伦理学各个方面。《医典》还吸取佛家“六度”精华，讲究行医时的布施、持戒、忍让、精进等，可见藏医在行医准则中始终把他人的健康和利益与自身的品德和奉献放在首位。在实践中，强巴赤列一贯倡导医学在本质上不是人与医疗机械、人与药物、人与生物检测数据等的问题，而是人与人的问题。医学不仅要解除病痛，还要给人以良好的生命质量和生活质量。在任何时间、任何阶段，医学科学技术的发展，医学治疗手段的进步，医学效果评价的建立，医学政策制度的形成，都必须要以人的身心健康和生命质量的考量为出发点和最终目的。这正符合当下“生物－心理－社会医学模式”。

多年来，藏医医院本着“治病救人高于一切，一切为了人民健康”的原则，每年拿出相当部分资金作为救助贫困病人的免费医疗资金；每年为拉萨三大寺院的僧侣和近郊的五保户、市区的居委会进行定期或不定期的免费诊疗送药活动；每年为两个定点扶贫乡提供各种医疗器械、药品、办公设施等，从而极大地改善了两乡农牧民群众的就医条件；为了满足国内外患者的需求，设立专门机构开展信诊和邮药服务，这一切收到了良好的社会效益，赢得了“人民信赖的医院”“慈善医院”等社会赞誉。医院先后获得了卫生部授予的“全国卫生文化建设先进单位”“全国绿化造林先进单位”，五次荣获卫生部“全国卫生文明先进单位”，三次荣获自治区人民政府授予的“文明单位”等荣誉称号，强巴赤列院长也于1988年被卫生部评为全国医院优秀院长。

强巴赤列院长接受记者采访时说：“老一辈为发展藏医所做的一切，是不计任何代价的！像《四部医典》里要求的菩提心，与全心全意为人民服务，一切为了人民的健康思想可以说是一致的。我们也应该向老祖宗学习。”

六、传道之术

1964年，强巴赤列兼任门孜康副院长职务后，与院长钦绕诺布大师协同作战，全身心投入到藏医教学、临床和医院管理工作。成为钦绕诺布大师的众多弟子中最优秀、最有影响、最得力的第三代藏医世家的继承人。得到了广大群众和导师钦绕诺布院长的充分肯定和赞扬。他清楚地知道，要想继承和发展藏医药，人才是根本。他在从事临床查房指导和狠抓医院管理之余，特地安排时间，坚持向本院的医务人员和外地、外单位前来的进修、实习人员开课讲授藏医药理论、临床经验、医德医风和藏医历史等。

1975年3月，拉萨市卫生学校设立了两个藏医班，但学校没有教材，也无人能编写教材，学校向市卫生局提出要求编写教材。市卫生局责成拉萨市藏医院聘请专家参与编写藏医教材。这时，上级部门想到了强巴赤列，藏医院专门派强巴赤列到市卫生学校编写教材，但由于当时藏医院馆藏的《四部医典》不能出借，他本人收藏的极少数破旧医书也不敢公开阅读，互相借用也非常困难。上级有关部门指示，不能完全照着《四部医典》的内容编写，必须改正封建主义和宗教迷信的内容，依据毛泽东思想和辩证唯物论思想编写教材。在这种情况下，强巴赤列想尽一切办法找回自己家里的剩余三部医典（总则本、论述本、后续本）和不完整的《注释本蓝琉璃》，还从藏医研究所借了《月王药诊》和《十八支》两本医经，只用这些资料开展了教材编写工作。那时候，强巴赤列凭着惊人的记忆力，投入到教材编写工作之中。为了提高教材的质量和按时完成，藏医院著名藏医学家贡嘎平措、阿旺曲扎、土登次仁，妇科专家康卓央嘎等前辈都给予了大力支持和帮助。通过 2 年多的努力，最终完成了《藏医基础学》《藏医诊断学》《藏医内科学》《藏医妇科学》《藏医外科学》《藏医病理学》《藏医儿科学》《藏医五官科学》《藏医方剂学》等共 13 本教材，有 100 余万字的编写工作。这是首套按照先进的医学分科写出的藏医学教材。针对藏医药学当时仍处于抢救阶段，学生的文化层次也较低的实际情况，强巴赤列将这套教材写得深入浅出，通俗易懂。卫生学校先后开办了 4 届藏医班，毕业生 100 多人，大部分在基层从事藏医工作，他们当中许多人先后成为藏医药学科带头人。这套教材不仅成为西藏自治区内的藏医教材，而且成为青海、甘肃、四川、云南、内蒙古等省区的通用藏医教材，对民族医学人才培养产生了重要作用。

强巴赤列说："可以断言，藏医学正处在一个飞速发展的时代，一切依赖于大批优秀人才的涌现。"为此，他把藏医教育看得很重。在他的建议下，1989 年 9 月，西藏大学藏医系与西藏自治区藏医学校正式合并，成立西藏藏医学院，强巴赤列亲自担任院长。他所编写的教材，成为藏医学院的教材之一，每年开学之际，他还要亲自讲授《藏医传统医德规范》和《藏医师承学》等，培养未来藏医的医德医风，传承藏医文化。

现在，西藏藏医学院作为我国最大的藏医人才培养基地，设有藏医系、藏药系、基础部、成人教育部、研究生部，来自西藏、青海、甘肃、四川、云南、内蒙古的学生接受着严格的藏医药、天文历算学教育，藏医学可谓后继有人。不过，强巴赤列院长仍然感到，培养一批藏医药尖子人才乃是当务之急。强巴赤列提供了良好的科研培育基地，并同时亲自授课，培养科研人才。

1991 年，西藏落实人事部、卫生部、国家中医药管理局关于老中医药专家学术经验继承工作，强巴赤列首选藏医院副院长次仁巴珠为第一传承人，在师带徒期间，强巴赤列导师精心栽培，次仁巴珠通过 10 多年的师承教育和不懈的努力，成为藏医药科研领域的学科带头人和组织管理者。第二批继承人次旦久美也在强巴赤列导师的指导和传授下，博览群书，研读藏医经典，积极参加临床理论实践和课堂教学，科学研究工作如学业般大有长进，担任国家科技支撑计划课题"名老藏医强巴赤列的学术思想与诊疗经验的传承研究"课题负责人等职。次仁巴珠和次旦久美等徒弟的这些成绩都离不开强巴赤列导师的精心栽培。

1995 年，国家教委批准西藏藏医学院授予藏医硕士学位，强巴赤列作为首批硕士研究生导师，带着病体耐心而深刻地为学生讲授藏医历史、理论、临床实践、祖传秘方等诸多内容，严格指导和筛选毕业论文，研究生的毕业论文他几乎都要亲自过目，每看到确有见地的论文，他眉批圈点，爱才之心跃然纸上。他的 4 批硕士研究生都获得藏医界广泛赞许，成为区内外藏医学院和藏医院科研领域的学科带头人。

2005 年 10 月，在西藏自治区藏医院门诊部举行了免费藏医培训班结业典礼。此培训班于 1993 年由强巴赤列教授亲自倡导举办，初建时强巴赤列教授亲自授课，1996 年强巴赤列担任名誉院长后，时间相对宽松，教学的目标更加面向基层，增添了教学内容，受训学生不仅来自西藏，青海、甘肃、四川、内蒙古等地也有学生前来求学，全部免费授课。在西藏自治区卫生厅和西藏自治区藏医院领导的大力支持和帮助下，培养力度逐年加大。强巴赤列教授主要讲授《藏医诊治学》《藏药配方甘露宝瓶》等诸多藏医药经典医经。学生除在职医生，还有学院的研究生、实习生，基层农牧区的医生，以及部分政府有关部门批准的日本和美国留学生等。先后有 500 余人参加培训，在此期间，全国人大副委员长热地同志来看望强巴赤列院长，并对强巴赤列院长长年举办藏医培训班，免费授课的高尚行为给予了高度评价。全国政协副主席阿沛·阿旺晋美和刘延东也在新年贺卡中对强巴赤列为藏医药事业培养后继人才的举措给予了高度赞扬。

强巴赤列的徒弟遍布全国，成为各地医疗机构的中坚力量，其中佼佼者更成为今天藏医学界的栋梁。强巴赤列当年为传承藏医的努力，如今都已成为现实，藏医有了自己的学院，有了统一的教材，也有了藏医研究院，有了博学多才的研究人员，藏医药事业将会更加蓬勃发展。

强巴赤列学术传承谱

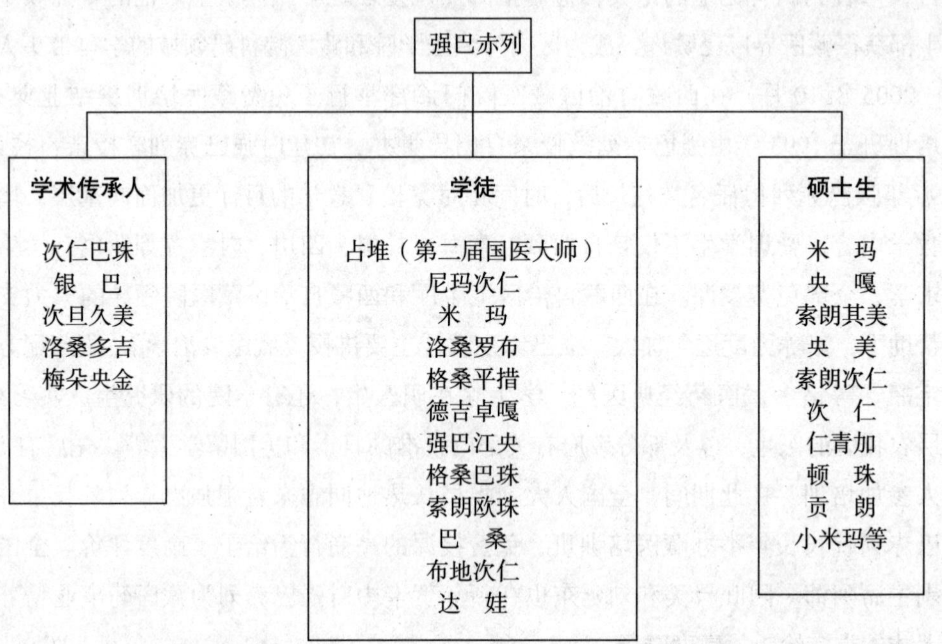

（卓东·达娃整理）

（王爽编辑）

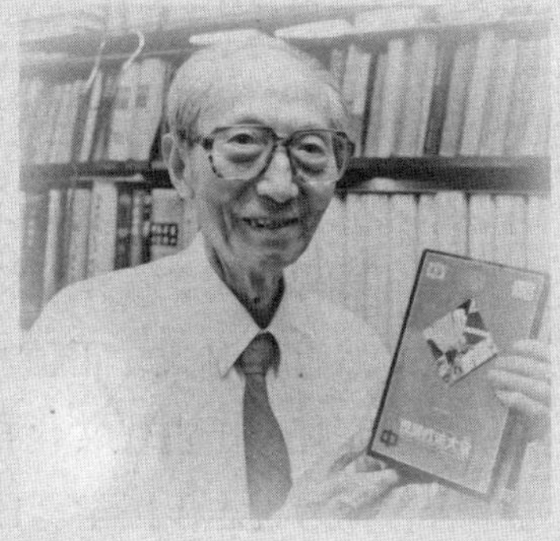

裘沛然

裘沛然（1916—2010），浙江省慈溪人。上海中医药大学专家委员会主任，终身教授，博士生导师。享受国务院政府特殊津贴。2009年被授予首届“国医大师”称号。

裘沛然长期从事中医学理论和临床研究，以善治疑难杂病著称。一部《裘沛然选集》融人道、文道、医道于一炉，以“抉择陈言，剖析疑似，俯仰古今，直道心源”而雄视当世。裘沛然还是一位通晓文史哲的学者和诗人，晚年的力作《人学散墨》，对被后人歪曲附会已达两千余年的孔子儒学还其本来面目；他对先秦儒学的研究，在学术界有很高的评价。裘沛然平生著作等身，主持编写学术著作40余部，曾担任《辞海》副总主编及中医学科主编，其中《裘沛然选集》获中华中医药学会学术著作奖一等奖，《中国医籍大辞典》获国家辞书一等奖、教育部科技进步二等奖。所撰论文30余篇，其中《疑难病症中医治法研究》曾获中华中医药学会优秀论文一等奖。早年主持研究的“经络玻璃人”模型及脉象模型，分别荣获国家工业产品二等奖、三等奖。

一、学医之路

裘沛然的叔父裘汝根先生通晓针灸学，为广西名中医罗哲初的弟子。裘沛然在13岁时便在课读之余，从叔父学习针灸，并常侍诊左右，对中医古籍及针灸临床粗晓其理。其间还自学诸子百家之书，旁涉文学、历史，以及化学等自然科学。

裘沛然青年时代，正值军阀混战，他虽有匡时经世之志，而当时的时代思潮，革新者主张把中国古代文化扫地以尽，另一方面则力图维护封建礼制，均与他的理想不合，他乃锐志于医学。1931年时来到上海，求学于一代名医丁甘仁先生创办的上海中医学院。其学习更为刻苦认真，为背诵中医典籍和中医理论，以及博览国学之经、史、子、集，“晓窗一卷，午夜一灯”，是习以为常的。在校期间有幸在丁济万（丁甘仁之长孙）诊所临床实习，得先生之悉心栽培，虽是短短3年，但凭借厚实的古文功底，以及博学强记，用心钻研，再加丁师悉心指导，在中医理论和临床方面打下了坚实的基础，基本掌握了中医四诊八纲、临床辨证施治的要领，尤其对中医经典著作《内经》《伤寒论》《金匮要略》《神农本草经》《温病条辨》中的重要内容，都能背诵如流。还精心整理总结并用蝇头小楷抄录了十多种医籍和讲义，因时代变迁，抄本多已散佚，现存《读医抄本拾遗》一书，已由上海中医药大学出版社影印出版发行，书中汇集的“伤寒论”“温病学”“舌苔学”“妇科学”四种抄本，均是70多年前抄录的笔记讲义，是在2006年初整理藏书时偶然发现的。

经过3年的刻苦学习，以及对中医的悟性，对丁师的学术特点、临床遣方用药规律，以及常用经验效方，裘沛然熟极如流。当年在侍诊之余，他还整理过丁师的临证处方，编成《丁方集成》，以便记诵，同学一时争相传抄，作为临证之助。裘沛然对丁师灵方之精意，配伍之妙用，有比较深入的理解，从而获得先生之赞赏，又常请益于海上名家谢观、夏应堂、秦伯未、章次公诸先生，得到诸前辈指教，受益匪浅，其医术日见长进。

1934年毕业后独自开诊所，先后在慈溪、宁波、上海等地悬壶济世，为民众解除疾苦，同时诊疗经验也更为丰富。1956年政府为贯彻中医政策，全国成立四所中医学院。他服从组织的安排，于1958年应聘进入上海中医学院担任教学工作，历任针灸、经络、内经、中医基础理论、各家学说诸教研室主任，以及基础医学部主任，上海中医药大学终身教授，上海中医药大学专家委员会主任。裘沛然教授从事中医教育工作将近半个世纪，可谓桃李满天下。他为培养中医事业的后继人才，呕心沥血，忘我工作，数十年如一日，厥功甚伟。

二、成才之道

（一）儒医结合

汉代罢黜百家，独尊儒术。宋代以后，“儒医”概念诞生，并以此称呼儒医结合的医家，赞其学养深厚救人济世。裘沛然为近代丁氏学术流派中诸多儒医结合的著名医家之一，以其成才经历为路径，剖析中医学儒医相合的成才之道，对现代中医学人才培养定有所借鉴。

裘沛然 7 岁入私塾读书，11 岁后师事姚江施叔范先生。到晚年，在所作《记爱国诗人施叔范先生》一文中，裘先生对于自己经史辞章之学的渊源有过一段清晰的记忆：“他（施叔范）早年曾在慈溪北乡设馆授徒，我与族兄家风均在其书馆就学，虽侍门下仅二年，由于先生教学督责很严厉，凡四子书及唐宋名家的文章诗词均须选读，并要求熟背成诵，故受学时间虽短而获益很多。我今日能于经史辞章略窥门径，盖得益于先生教育启迪之功，因在儿童时已对国学奠定了扎实基础。”正是施先生严格督教，使得裘沛然漫长的学术、行医生涯中很早便打下了浓厚的国学基础。裘沛然是我国现代著名的中医大家，在医学上造诣高深，悬壶济世。尤为世人称颂的是，他还是一位通晓文史的学者与诗人，其所创诗作更是闻名海上。裘沛然与海上著名文人如唐云、陆俨少等的交往，也多成为文坛佳话。

在裘沛然诗作中，有《怀念叔范先生》一首：“少沐春风旧草堂，沪滨重见菊花黄。僻居应是须眉朗，薄醉悬知意念伤。老去江湖艰跋涉，晓行风露湿衣裳。文章浩气归何处，好句还留日月光。”诗中所追念的便是师徒二人相得相知，离别重见的景况。

诗文之外，裘沛然心目中的老师形象正如其纪念文章所言，乃是施先生的高尚人格和爱国情怀。裘沛然称赞其师曰：“先生岂止一诗人而已，其书法，其文章，亦佼佼不同凡响。尤其使人钦仰处，他襟怀磊落，志行高洁，当时十里洋场诱惑百端，他对于人所竞逐的荣华富贵、美名厚利，皆淡然于怀，有权贵相邀，辄婉谢，平生不干禄而以卖文为生，却有一颗炽热的忧国爱民之心。”凡如裘沛然钦仰施叔范之处，也是他晚年于医学流传之外，奋力创作《人学散墨》这部关照人类幸福的“道德文章”的思想源头之一。

（二）医道务于精

裘沛然认为，一个高明的医生最重要的是要掌握两条：一是识病，二是遣药。即识病要精审，遣药须精灵。从读书学医到从事医务工作，医生的天职就是要解除患者的病痛，因此，讲究临床治疗效果最为重要。而提高临床疗效的关键与医学造诣皆在一个“精”字。

如何做到辨证识病之精审，首先要树立正确的指导思想。中医文献上记载“医者意也”一语，其意字属于广义的“意”，它包括《内经》中所述的“心–意–思–虑–智”等对客观事物的反映和思维活动的全过程。故许胤宗说：“医特意耳，思虑精则得之。”所以意即指精湛的思维而言。《素问·金匮真言论》言：“谨察五脏六腑，一逆一从，阴阳表里，雌雄之纪，藏之心意，合心于精。”《灵枢》亦云：“神在秋毫，属意病者。”意思是说诊察疾病必须谨慎而尽心，要细致地观察人体脏腑阴阳的偏盛和逆从情况，分析病情像辨别秋毫一样精细，只有专心致志，精心思虑，才能做出精密的识病判断。裘沛然认为，《内经》中的这些经典论述，正是中医学的精华所在。

关于识病之精，裘沛然强调须讲究原则性和灵活性。所谓原则性，就是紧扣疾病的本质，通过“审证求因”即精心观察而辨析机体对致病因素及外界环境的反应情况来把握疾病的本质；所谓灵活性，即对疾病的演变过程做动态的观察分析，既注意到疾病发展过程中邪正相争的态势，又关注自然环境、社会环境以及病者的体质、精神状况等对疾病的影响，然后根据邪正盛衰和标本缓急等具体情况，采取相应的治疗措施。

在长期的医学生涯中，裘沛然博采众长，又经历了各种复杂病证的实践，认为医有一定之理，但无一定之法。一个医生能应变于错综复杂的病证，其关键是做到立方遣药之精。所谓“精”，即至当不易之谓，即善于法活机圆，药随证变，胸无成见，不拘一格。

裘沛然以善治疑难杂病闻名于世，积有许多宝贵经验，并在继承前人经验的基础上，创立了一些治疗方法，如养正徐图法、反激逆从法、大方复治法、内外贯通法、医患相得法等。面对复杂的病证，用这些方法独出机杼而治愈了许多顽疴宿疾。例如，用补气摄精、祛毒利湿法治疗慢性肾炎、慢性肾功能不全；用生黄芪、土茯苓、黑大豆、左牡蛎等组成的经验方治愈肾病综合征的众多患者；用辛散苦泄、甘缓和中法治愈慢性胃炎、胃出血患者；用辛温蠲饮、苦寒泄肺法治疗肺心病，取效满意。又如治疗肿瘤等危疾顽证，裘沛然运用扶助正气、调和气血、利水化痰、软坚攻逐、活血祛瘀、清热解毒诸法，灵活权变，标本兼顾，先后治疗过肺癌、胃癌、脑瘤、骨髓瘤、肝癌、直肠癌、前列腺癌等，取得了较好的疗效，延长了患者的生命。裘沛然行医 70 余年，其有效案例，不胜枚举。先生自谓“我在临床虽治愈一些疾病，这是偶然幸中”，裘沛然从不自矜医技高超，人皆钦其虚怀若谷，先生乃谓绝非谦辞。盖所学愈深则愈感不足，此为古来学问家达到一定高度时共有的境界，自非一般浅尝辄止者所能知也。

（三）坚持实践

裘沛然从医 70 余年，除了手不释卷，孜孜探索，而且长期坚持临床诊疗工作，即使偶染小恙，如两眼红肿，难以睁目，或者是高热发烧，他都执意来到医院诊室，为患者解除痛苦，全然不顾自己。每次门诊，面对患者恳求的目光，总是一再点头，不加拒绝，甚至当门诊已超过午饭时间两个多小时，仍在认真细致地为患者诊治。有些患者找到他家中求治，他仍是满腔热情，问长问短，开完处方总还要叮嘱几句如何服药以及如何调养身体等，令病家感激万分。甚至自己卧病在床，仍叫患者坐在床边，以顽强的毅力，为其把脉诊疗，处方遣药。此情此景，确实令人感动和钦佩。裘沛然高尚的医德医风，堪为后人楷模。

70 余年的临床实践从不间断，即使是下乡期间，仍然为农民诊病开方，长期临床工作使其积累了极其丰富的临床经验。他是一位极具悟性的医家，同时又是一位敢于向疑难杂病挑战的名医，更重要的他是一位非常认真、有高度责任感的大家，年逾九旬时，仍在孜孜不倦地探索，仍在认认真真地做事，从不敷衍，从不胆怯，他的大方复治法、养正徐图法、反激逆从法、内外贯通法、医患相得法等使许多顽症痼疾被征服，许多被判无法救治的病例，经他医治而回春。裘沛然从医 70 余年，活人无数。

裘沛然是声望极高的名医，按理可明哲保身，或者吃老本，享清福，但他仍怀赤子之心，处方用药，从不轻描淡写、敷衍塞责，不分白天夜晚忘我地为患者解除痛苦，拯救其生命。例如在“非典”肆虐时期，他不顾个人安危，亲自出诊，甚至在患者的小车上为“疑似非典”的高热患者诊治，竟迅告痊愈。先生临床治疗对患者高度负责，敢于用猛药重剂拯救危证重疾，而毫不顾个人的名利，一切以救死扶伤为已任。他治病处方，该重则重，该轻则轻，既小心谨慎，又大胆敢用。裘沛然高风亮节与谦勤仁爱之心，特别是他把人道、文道、医道紧密结合的思想，开岐黄一代之新风。他既是一位令人崇拜的良医，又是一位令人敬仰的良师，他为中医事业作出了巨大的贡献。

三、学术之精

（一）关于中医药学术构建的基本思想

长期以来，学术界对中医学的性质认识不一。裘沛然的观点是，中医学是自然科学与人文科学的综合学科，其内涵是科学技术与中华文化的结合体。故中医医生在掌握藏象、经络、病机、治则的基础上，必须通晓中国的哲学、文学、史学等，才能全面掌握中医理论。例如,《易经》《老子》等思想与中医相通；通医理必先通文理；因时代和环境的变化，风俗习惯的不同，其辨证论治亦不同。所以《内经》有医者必须“上知天文，下知地理，中知人事”的明训。

裘沛然认为，人既是自然的人，也是社会的人。中医学始终把人的生命放在自然界与社会人事的双重背景之下，考察人的生命活动现象以及在健康、疾病状态下的种种变化。人的生命活动受到自然变化的影响，并具有适应自然环境的能力。中医在强调人的自然属性的同时，也并不忽视人的社会属性，认识到人的社会活动对人体心身的影响。所以中医的辨证施治，除了识别各种辨证方法外，还必须因时、因地、因人制宜，强调心身同治。因此，中医学具有自然科学和人文科学的双重属性。

从中医学的性质而言，其精髓就是效法自然、研究自然，探索人体生命活动的规律，并创建相应的理论体系和防治疾病的原则和技术。在整个中医学术体系中，始终突出“以人为本”的精神，而将人与天地列为三才，在中华文化的影响下，主张遵循自然界生长收藏的规律，“法于四时，和于阴阳”，以保持身体健康。在疾病状态下，希望通过扶正达到祛邪，或祛邪以安正，以调整营卫气血、脏腑经络之偏盛偏衰，达到气血冲和，阴阳匀平。这就是裘沛然先生的中医学基本学术思想。

（二）倡导“伤寒温病一体论”

汉代医学家张仲景著《伤寒论》，为治疗外感热病树立圭臬。清代名医叶香岩创温病卫气营血理论，他以伤寒与温病为两门学问，形成对峙之局，倡言“仲景伤寒，先分六经，河间温热，须究三焦”，以温病只须辨明卫气营血即可。后世不少医家，遂以卫气营血辨证为治疗温病的枕中鸿宝，习俗相沿，以迄今日。由此引起伤寒和温病两个学派长期的争论。裘沛然以为，对于伤寒和温病、六经和卫气营血，不能只听其名，而应仔细分析两者所表现的具体证候及治法的异同，两者究竟是否截然不同，或同中有异，而异又在哪里。裘沛然的基本观点是伤寒为一切外感疾病的总称，概括温病。首先从《伤寒论》自序中可知，“死亡者三分有二，伤寒十居七”，说明仲景所指的伤寒，绝非仅指一般感受风寒的病证。再从文献记载来分析,《素问·热论》有“今夫热病者，皆伤寒之类也”之说,《难经·五十八难》云:“伤寒有五，有中风，有伤寒，有湿温，有热病，有温病。”晋代葛洪《肘后方》载:“伤寒，时行，温疫，三名同一种耳。”即使是温病学家王士雄也承认:“五气感人，古人皆谓之伤寒，故仲圣著论亦以伤寒统之。”由此他认为，伤寒为一切外感疾病的总称。近世所称之温病，包括风温、温热、温疫、温毒、暑温、湿温、秋燥、冬温、温疟等，都基本揭示其端倪。所不同者伤寒还包括了外感寒性病，还有狭义伤寒等。

六经本自包括三焦，叶香岩倡“仲景伤寒，先分六经，河间温病，须究三焦”之说，继而吴鞠通亦说：“伤寒论六经，由表入里，由浅入深，须横看；本论论三焦，由上及下，亦由浅入深，须竖看。”以此作为划分伤寒与温病的理论依据。对此裘沛然颇不赞同。且不说“河间温病，须究三焦”之论并无根据，把完整的人体硬性分割成纵横两截，这是非常错误的。人体是一个完整的生命有机体，脏腑经络之间不可分割。六经是有经络脏腑实质的，如果不承认这一点，就无法解释《伤寒论》的诸多原文。六经和三焦原本是不可分割的，它们之间在生理病理情况下是互相联系的。如太阳病可见上焦症状，传阳明则出现中焦病状，太阳随经，瘀热水邪结于膀胱，可出现下焦症状。可见太阳一经已具三焦证候，其他诸经岂可脱离脏腑而为病？故六经病证足以赅括三焦。

卫气营血不能逾越经络脏腑，叶香岩创温病之卫气营血辨证，其实叶氏倡导的卫气营血辨证提纲，都与经络密切关联。卫气营血循行于经脉内外，经络又络属于脏腑，它们是一个有机整体，不能须臾分离。裘沛然认为，温病学中所揭示的卫气营血的症状，虽然较汉代张仲景书中载述的有所充实发展，但此仅仅是六经病中的某些证候的另一种表达名词而已。就连叶香岩本人也在《温热论》中明确说过，“辨卫气营血与伤寒同”，这恰恰是卫气营血不离六经的有力反证。

据上分析，他认为温病只是伤寒的分支。温病学说在某些方面丰富和发展了外感热病的认识和证治，但不宜将两者机械地“分家”，而应从实际出发，使伤寒与温病互相补充，成为一个整体。

至于伤寒温病的治法，初无二致，温病的辛凉、甘寒、淡渗，及凉血清营、芳香开窍等法，仲景的麻杏石膏汤、葛根芩连汤，皆为辛凉解表之法，猪苓汤之滋阴利水，黄连阿胶汤之清热凉血等，以及孙思邈的犀角地黄汤之清营，紫雪丹之芳香开窍，在汉唐时期早已应用。另有温病重在亡阴、伤寒重在亡阳之论，其实，伤寒对大汗与亡津液极为重视，叶香岩“救阴不在血而在津与汗”之论，亦导源于仲景。研究学问须循名以责实，具体问题必须具体分析，温病方面的辨证与治法，确对前代有所充实和发展，但两者不能分家，须融会贯通，以提高外感热病的治疗，使之益臻完善。

（三）经络是机体联系学说

裘沛然早年从事针灸、经络学的临床和教学工作，对针灸、经络较有研究。关于经络问题，历代文献及当今都有诸多阐述和假说，如经络是“神经体液说”，经络是“血管系统说”，经络是“人体解剖结构说”等。裘沛然认为，文献和实验观察所阐述的理论及种种假说，均未能全面理解和真正揭示经络的实质内涵。通过数十年的经验积累和研究探索，他的观点是：经络是中医学的机体联系学说，是阐述人体各部分之间的相互关系及其密切影响，这些联系是人体生命活动、疾病机转和诊断治疗的重要依据，它体现了中医学理论中的整体观和恒动观。

具体而言，经络是人体中具有特殊联系的通路，而这种特殊的联系，在活的人体功能表现中，主要体现三个方面：一是周身体表联系，即上下、左右、前后各部分之间的联系；二是某些脏腑和另一脏器之间的联系；三是周身体表和体内脏腑及其他组织器官的联系。这一切都充分反映了经络是机体联系的纽带。

经络除了在人体生理正常情况下担任着输转气血、运行营卫、联系脏腑、濡养组织等重要作用外，当机体发生异常变化时，经络更具有反映病候的作用。由于经络在人体分部循行的关系，故疾病的形症可从各该经脉的隶属部位反映出来，其表现可为局部性，也有全身性。如《灵枢·邪客》说："肺心有邪，其气留于两肘；肝有邪，其气留于两腋。"经络脏腑的疾患也可反映于五官七窍等部位，如大肠经的齿痛、口干、鼽、衄、目黄等；经络在四肢部分的形症，也是反映部位之一，如肺经的臑臂内前廉痛厥、掌中热等病候。这些都是属于局部方面的。在全身症状方面，各经都有它不同的病候，《灵枢·经脉》有十二经病候的具体载述。现代医家所发现的压痛点、皮肤反应点与过敏带等，也是经络反映的印证和充实。

经络还具有传导作用，是基于经络的表里相通，它把人体体表和内脏密切地连接在一起，因此，当病邪侵袭人体后，就可循经络径路而传导。经络还具有接受体表刺激传递于脏腑及其他组织器官的作用，针灸疗法就是凭借经络的这个作用而达到治疗目的的。

经络，总的来说，包括点、线、面三个部分。所谓点，除了三百六十几个经穴之外，还有很多奇穴，另有天应穴、不定穴等，所谓"人身寸寸皆是穴"，其多不可胜数。至于线，有正脉、支脉、别脉、络脉、孙脉、奇脉及经隧等各种纵横交叉和深浅密布的循行径路。至于面，从肢体的皮肉筋骨到脏腑组织，都有一般的分布和特殊的联系。中医辨证论治的奠基者张仲景曾说："经络府俞，阴阳会通，玄冥幽微，变化难极。"正是说明经络的深刻内涵及其临床应用价值。

综上所述，经络有反映病候作用，传导病邪作用，接受刺激作用，传递药性作用，以及指导临床治疗作用。这些作用的产生都与经络的特殊联系分不开的，因此，经络是机体联系的纽带。

（四）中医理论的光辉特色——"天人相参"思想

20 世纪 80 年代以来学术界对于什么是中医学的特色，仁智互见，众说纷纭。裘沛然认为，"天人相参"思想是中医理论的光辉特色。

古代医家通过长期的实践观察，认识到人与自然界息息相通，自然界的运动变化无不直接或间接对人体产生影响。中医的这些理论，不仅是医疗实践和生活体验的概括，它还与古代各种哲学思想特别是道家、儒家思想在医学上的渗透分不开的。老子《道德经》中“人法地，地法天，天法道，道法自然”万物一元的理论，儒家《论语》中“天何言哉，四时行也，万物生也”的天人赞育思想，都在中医学有关生命现象、生理机能、疾病原理、治疗法则的理论和方法上有充分反映。《内经》有“善言天者，必有验于人”之说，中医学的阴阳学说、藏象学说、经络学说、精气神学说、运气学说等，无不根据“天人相参”的原理阐明其所有的规律。顺乎这个规律，则“以此养生则寿”；违背这个规律，则“逆之灾害生”。以时间生物学为例，大量研究表明，人的生命和生理活动同外界环境周期性变化和日、月、年的节律性基本相似。中医学在这方面有很多精辟论述，必将日益为现代科学所汲取而有新的阐发。

四、专病之治

（一）肿瘤

裘沛然教授治疗的肿瘤，种类不少，大概有以下几种情况：①发现肿瘤时已届晚期，已失去手术指征的患者，也有一些已确诊肿瘤但不愿做手术的患者；②肿瘤已经手术切除，气血大伤者；③因不能忍受化疗、放疗反应，而中止治疗者；④边进行化疗、放疗，边服中药，以协同完成疗程者。患者的治疗目的也不尽相同。对晚期恶性肿瘤患者来说，只是想方设法减少患者的痛苦，尽可能延长其生命；对已切除病灶的患者，主要防止其复发或扩散；对迭经化疗、放疗的患者，旨在解除治疗后的毒副作用。

裘教授治疗肿瘤的基本思路是，肿瘤虽然生于某局部组织器官，但由病邪导致的反应却是全身性的，表现为脏腑气血的损耗、组织的破坏、功能的失调。按照中医学的整体观念，局部的病变是全身脏腑气血功能失调的结果，人体所虚之处，即是留邪之地。因此，我们不能只着眼于局部肿瘤，忙于寻觅消瘤、攻瘤的“特效”方药。数十年来的实践经验证明，某些清热解毒药对消除肿瘤虽有一定疗效，但采用通过调整人体脏腑气血阴阳的“扶正法”，对改善机体情况，缓解症情，消除化疗、放疗后的毒副反应等，其疗效不可低估，这也是中医学与西医学治疗肿瘤理念的不同之处。某些抗肿瘤西药固然可以抑制或杀灭肿瘤细胞，但“药毒”对人体正常细胞也同样是一种破坏，故目前西医也开始考虑提高宿主的防御功能和消除潜在的亚临床灶，作为治疗肿瘤的重要方面。裘教授认为，中医药应该发挥自己的特色和优势，恶性肿瘤这样有形之积恐难尽除，而患者元气亟宜扶助，主张在扶助正气的基础上，佐以清热解毒、活血软坚、化瘀散结等祛邪方法治疗肿瘤。在扶正法中，重点调整气血阴阳及培补脾肾。健脾补气药选用人参、党参、黄芪、白术、茯苓、山药、甘草等；补血药选用当归、枸杞子、熟地黄、首乌、大枣等；滋阴药选用西洋参、沙参、天冬、麦冬、生地黄、石斛等；益肾药选用龟甲、黄柏、山茱萸、巴戟天、菟丝子、淫羊藿、补骨脂、附子、鹿角、肉桂等。在立方遣药时，裘教授常脾肾气血阴阳兼顾，注重阴阳互根、精气互生的应用。在扶正法中又须注意调整脏腑之间的关系，如肝胃不和者，拟疏肝和胃以相佐；脾胃升降失常者，投协调枢机之升降方药；脾肾转输失职者，调脾肾以利气化等。清热解毒常用夏枯草、黄芩、黄连、蒲公英、猫爪草、石见穿、山慈姑、蜀羊泉，活血化瘀常用桃仁、红花、白芍、莪术、三棱、水蛭、地鳖虫等；化痰软坚常用南星、半夏、瓜蒌、牡蛎、昆布、海藻等。虫类药物的作用不可忽视，常用蜈蚣、全蝎、地龙、僵蚕、地鳖虫、水蛭等。在具体应用时，对以下几种情况尚需区别对待。

1. 病届晚期，扶助胃气，挽留一线生机

晚期肿瘤，病毒弥漫，邪气盛而正气衰，脏腑戕害，全身情况很差。此时治疗最为棘手，如果贸然攻邪，必致偾事。裘教授经验，诸气皆虚，先扶胃气。脾胃为生化之源，化源乏竭，病必不治；若胃气尚存，还可挽留一线生机。药用人参粉冲服，其他如黄芪、党参、太子参、白术、茯苓、黄精、甘草、大枣、生姜，佐以枳壳、陈皮等流动之品，冀以苏胃。若浆粥入胃，二便顺畅，可望有生存之机。

2. 对放、化疗毒副反应的处理

肿瘤患者放、化疗后的反应，病机为“药毒”损伤人体脏腑气血。放疗反应一般可以分为局部反应和全身反应。局部反应中，头颈部反应有口干、咽部充血、咽喉痛等，治宜补气养阴、清热解毒法，选用黄芪、党参、天冬、麦冬、玄参、知母、黄柏、黄芩、金银花、连翘、蒲公英等；下腹反应有腹痛、腹泻、尿频等，治宜辛甘苦泄，调肝和脾，药用半夏、黄连、干姜、甘草、党参、白术、枳壳、木茴香、薏苡仁等。全身反应则有头昏、乏力、食欲不振、精神疲乏、白细胞减少等，治宜健脾补肾法，药用党参、黄芪、白术、当归、女贞子、枸杞子、淫羊藿、仙茅、山茱萸、丹参、补骨脂、熟地黄、龟甲、鹿角等。化疗后的毒副反应主要有气血两虚、脾肾亏损的证候，治宜补气养血，培肾益脾，药用人参、白术、黄精、茯苓、鹿角、黄芪、当归、丹参、炙甘草、巴戟天、补骨脂、山茱萸、淫羊藿等。

3. 对癌症疼痛的治疗

癌症疼痛的病机主要有气滞、血瘀、寒凝、痰积、毒盛等，故止痛可用理气、行瘀、散寒、消痰、解毒等方法，药用川楝子、延胡索、赤芍、白芍、制香附、乳香、没药、川草乌、附子、细辛、地鳖虫、蜈蚣、全蝎、山慈姑等。药物剂量宜稍大。虫类药物如能研细末后吞服，可提高疗效。

4. 典型医案

某男，60 岁，1987 年 10 月起左胸骨疼痛，伴有咳嗽、气急、呼吸时肋骨疼痛。某医院 X 光摄片示左胸第 5 肋骨骨折，局部骨质破坏，伴周围胸膜增厚，左肋膈角钝，结论为病理性骨折，考虑为转移灶，但原发病灶不明。此后经过几家医院多科会诊及 CT、同位素扫描等检查，考虑为多发性浆细胞骨髓瘤，但病情发展较快。左第 5 肋、右第 12 肋胸椎交界处已有浸润，胸骨中段、肩胛下角及腰椎均已有明显的骨质损害，胸口处有 10cm 左右大小的肿块。多家医院称“生存期为 3 ～ 5 个月”。1988 年 6 月家属慕名请裘教授诊疗。患者刻下咳嗽不止，咯痰不多，色白，口干欲饮，胸骨疼痛，气急，呼吸时疼痛加剧，食少，精神疲乏，苔薄，脉细弱。

治法：养正徐图法。投补气养血，健脾益肾滋阴，兼以软坚化痰，清热解毒。

处方：生晒参 9g，生黄芪 30g，生白术 15g，熟地黄 30g，巴戟肉 15g，半枝莲 20g，夏枯草 15g，茯苓 15g，葶苈子 12g，川贝母 6g，牡蛎 30g，麦冬 15g，淡苁蓉 15g，丹参 20g，延胡索 20g。另用牛黄醒消丸 1 粒，分次吞服。

上方加减服至 1989 年 3 月，咳嗽停，胸部疼痛止，腰部仍痛，一度曾有的低热也除，患者生活能自理。

1989 年 4 月开始，病情反复。咳嗽疼痛又起，伴有发热，经检查第 2、3、5、7、8 胸骨及腰椎、右肩胛骨质破坏，疼痛不止，开始使用哌替啶等止痛剂。

处方：生晒参 12g，生黄芪 50g，炙穿山甲 20g，炙鳖甲 20g，三棱 15g，莪术 18g，败酱草 24g，红藤 30g，汉防已 20g，巴戟肉 15g，熟地黄 30g，丹参 24g，延胡索 30g，细辛 12g，淫羊藿 l5g，黄芩 30g，牛黄醒消丸 1 粒（分吞）。

此方加减服至 1989 年 7 月，病情开始好转，疼痛减轻，胃纳好转，可出去散步，自行来诊。

至 1990 年 2 月来诊，腰、胸椎肋骨疼痛均消失，胸骨前隆起肿块消失，右肩胛尚略有隐痛，生活能自理，每天上、下午做 2 小时行走锻炼。患者经裘教授治疗后，其生存期已延长达 3 年有余。

（二）肝硬化

1. 肝硬化病因

肝硬化一词是现代医学名词，在中医学文献中，没有相应的病名，但是早在公元前的书籍中就有诸如黄疸、胁痛、肝脾肿大等症状体征的描述。其中现代医学的代偿期肝硬化包含在“癥”“癖”“痞”“积”病证之中，而失代偿期肝硬化，包含在中医学的“鼓胀”之中，但皆属于疑难杂症之列。《难经》以积聚分属脏腑，所谓“诸有形而坚着不移者为积，诸无形而留止不定者为聚”。《诸病源候论》则别立瘕之名，以不动者为癥，动者为瘕，亦犹《难经》之积聚而已。而《类证治裁·积聚》云：“第无形之瘕聚其易散，有形之癥积其难破，治之者先辨有形无形，在气在血，可略得其概矣。”其病因大致有其下几种：

（1）感受外邪：《素问·六元正纪大论》云：“湿热相薄……民病黄疸而为胕肿。”“风气流行，脾土受邪，民病飧泄食减。”《灵枢·百病始生》云：“积之始生，得寒乃生。”而金元四大家之一的李东垣则认为：“诸腹胀大，皆属于热，此乃八益之邪，有余之症，自天外而入，是感风寒之邪传里，寒变为热。”《诸病源候论》指出：“因外寒郁内热而腹胀。”《景岳全书》云：“积聚之病，凡饮食血气风寒之属，皆能致之。”《张氏医通》云：“积之成也，正气不足，而后邪气踞之。”这里所说的“湿热”“风寒”等，皆指外邪，说明本病是感受外来之邪而生，大体相当于现代医学中的肝炎后肝硬化。

（2）感染寄生虫：《诸病源候论》云：“此由水毒气结聚于内，令腹渐大，动摇有声……名水蛊也。”《医宗必读》云：“此病名有鼓胀与蛊胀之殊……蛊胀者，中实有物，腹形充大，非虫即血也。”《说文解字》对蛊字的解释：“蛊，腹中虫也，从虫从皿。”即当时对蛊胀的病因明确认为是水中有虫为患。相当于现代医学中的血吸虫性肝硬化。

（3）酒食不节：医圣张仲景在《金匮要略》中就记载有“酒疸”一病。《景岳全书》云：“少年纵酒无节，多成水鼓。盖酒为水谷之液，血亦水谷之液，酒入中焦，必求同类，故直走血分……故饮酒者身面皆赤，此入血之征，亦散血之征，扰乱一番，而血气能无损耗者，未之有也。第年当少时，则旋耗旋生，固无所觉，及乎血气渐衰，则所生不偿所耗，而且积伤并至，病斯见矣……其有积渐日久，而成水鼓者，则尤多也。”不仅指出酒精性肝硬化乃长期饮酒所致，且详细描述了发病过程。

（4）情志郁结：《金匮翼·积聚统论》云：“凡忧思郁怒，久不得解者，多成此疾。”《格致余论·鼓胀论》云：“今也七情内伤，六淫外侵，饮食不节，房劳致虚……遂成胀满，经曰鼓胀是也。”《景岳全书·肿胀》认为：“凡七情、劳倦、饮食、房闱，一有过伤……乃成此证。”由此可见，古代医家多认为精神因素与本病发生有关。虽然现代医学在病因学上没有明确提出精神状态与肝硬化的关系，但研究已经证实，长期情志不佳，可造成人体细胞免疫功能低下和体液免疫异常。故可以认为情志不佳能够造成人们对肝炎病毒的易感状态，并且许多病也与精神状态有关。

（5）正虚邪积：《证治汇补·积聚》云：“壮实人无积，虚人则有之，皆因脾胃虚衰，气血俱伤，七情悒郁，痰夹血液凝结而成。”《医宗必读·积聚》云：“积之成也，正气不足，而后邪气踞之。”《诸病源候论·积聚病诸候》云：“积聚者，由阴阳不和，腑脏虚弱，受于风邪，搏于腑脏之气所为也。”脏腑虚弱，或脏腑不和，痰湿、湿热、寒邪与瘀血搏结，可导致慢性肝病进展至肝硬化。

2. 肝硬化病机

（1）阴虚与湿热并存：肝藏血，体阴而用阳，肝肾同源，精血互生，湿热毒邪久恋不去，阴血煎灼，肝肾两亏，故慢性肝炎、肝硬化多有阴血亏损之证。张介宾说：“故凡损在形质者总曰阴虚，此大目也。”肝阴虚，疏泄失职，易致脾胃窒滞生湿，湿郁化热又能伤阴，另一方面阴虚可生热。因此，本病阴虚与湿热并存，且互相影响，但阴虚为本，湿热为标。

（2）血热与血瘀互结：本病湿热阻滞络脉，久则生瘀。《张氏医通》曰：“诸黄虽多湿热，然经脉久病，不无瘀血阻滞也。”故慢性肝炎、肝硬化患者就都有不同程度的血瘀见症，血瘀又可加重病情，甚至是黄疸加深的主要病机。另一方面邪毒深伏，血分有热，瘀热互结，出现鼻衄、齿衄、皮肤瘀斑等出血症状。

（3）肝与脾同病：慢性肝炎、肝硬化病虽在肝，但与脾的病理变化不可分割。早期湿热偏盛时，湿困脾胃，出现脘腹胀闷、口黏欲呕、大便不实、纳少体倦、苔腻、脉濡等，土被困木亦失于条达，气血失于顺畅；另一方面，肝旺乘土，出现胁肋胀痛、脘腹痞满、嗳气纳少、情志易怒、精神不振等。大凡脾虚气血生化不足，肝木失荣，或肝虚不能藏血，脾土失养，两者互相影响。总之，慢性肝炎、肝硬化的主要病机是阴血亏虚，瘀热与湿毒互结，肝与脾同病。

秦伯未先生说：“治内伤于虚处求实，治外感于实处求虚，乃用药之矩矱。”对慢性肝炎、肝硬化来说，外邪与内伤杂合为病，病机属本虚标实。故治疗时宜虚中求实，补泻结合，根据邪正的具体情况，或寓补于泻，或寓泻于补，相机应用。裘教授治疗肝硬化常选用一贯煎、大黄䗪虫丸、当归六黄汤等方剂，加减变化。裘教授认为，肝硬化的病机是虚实兼夹，一贯煎寓泻于补，大黄䗪虫丸寓补于泻，当归六黄汤补泻并重，以此三方为基础，结合气血阴阳之偏颇，湿热、邪毒、瘀血之兼夹，随机权变，可望收到较好疗效。

3. 治法和方药

（1）湿热内阻证

治法：清热利湿，通腑泄下。

方药：当归六黄汤合茵陈蒿汤或中满分消丸加减。当归 6g，生地黄 6g，黄芩 10g，黄连 5g，知母 10g，厚朴 15g，枳实 15g，陈皮 10g，茯苓 15g，猪苓 15g，泽泻 15g，白术 15g，茵陈 30g（后下），栀子 10g，大黄 10g（后下），甘草 6g。

主要加减：肝络瘀滞明显者，可酌加延胡索、丹参、郁金、柴胡等行气活血、化瘀止痛之品；血虚症状明显者，可配合首乌、鸡血藤、阿胶等养血；肝肾阴虚明显者，佐以女贞子、枸杞子、龟甲、鳖甲等滋肝肾之阴；湿盛者，加苍术、砂仁、蔻仁、藿香、佩兰等化湿祛浊。

（2）肝脾血瘀证

治法：活血祛瘀，通络软坚。

方药：大黄䗪虫丸加减。熟大黄 30g，炒土鳖虫 9g，制水蛭 6g，炒虻虫 3g，桃仁 12g，炒苦杏仁 12g，黄芩 6g，地黄 30g，白芍 12g，甘草 9g。

主要加减：肝脾不和者，加柴胡、白术、党参；肝肾不足者，加龟甲、鳖甲、黄柏、山茱萸、巴戟天；气血两虚者，加黄芪、党参、当归、丹参、大枣、枸杞子；伴有出血者，加仙鹤草、丹皮、生蒲黄等。

（3）肝郁脾虚证

治法：疏肝健脾，行气活血。

方药：柴胡疏肝散加减。柴胡 10g，枳实 15g，白芍 15g，香附 10g，白术 15g，茯苓 15g，陈皮 10g。

主要加减：若气滞及血，胁痛重者，酌加郁金、川楝子、延胡索、青皮以增强理气活血止痛之功；若兼见心烦急躁、口干口苦、尿黄便干、舌红苔黄、脉弦数等气郁化火之象，酌加栀子、黄芩、胆草等清肝之品；若伴胁痛，肠鸣，腹泻者，为肝气横逆，脾失健运之证，酌加泽泻、薏苡仁以健脾止泻；若伴有恶心呕吐，是为肝胃不和，胃失和降，酌加半夏、陈皮、藿香、生姜等和胃降逆止呕。

（4）脾虚湿盛证

治法：健脾益气，利湿行水。

方药：胃苓汤加减。茯苓 15g，猪苓 15g，白术 15g，泽泻 15g，桂枝 10g，苍术 10g，厚朴 15g，陈皮 10g，甘草 10g。

主要加减：如见脘腹胀满较甚，加枳壳、砂仁；不思饮食，加山楂、神曲；恶心呕吐，加半夏、生姜；神疲乏力，加党参、薏苡仁。

方中药物性偏温燥且利水力强，易耗伤阴血，血虚阴亏者慎用。

（5）肝肾阴虚证

治法：滋养肝肾，养阴活血。

方药：一贯煎加减。北沙参 10g，麦冬 10g，当归 10g，生地黄 15 ～ 30g，枸杞子 15g，川楝子 5g。

主要加减：伴见饮食运化不良，见纳呆腹胀者，加枳壳、鸡内金、焦楂曲；伴气虚而见肢软乏力、不耐劳顿者，加黄芪、党参；伴湿热内蕴而黄疸者，加茵陈、黄柏、黄芩、山栀；肝脾肿大，面色黧黑，舌质紫黯，脉细涩者，加丹参、赤芍、炮山甲、桃仁；伴肾阴不足而见耳鸣、头晕、腰酸、肢软者，加炙龟甲、炙鳖甲、熟地黄、山茱萸；胁痛甚，加延胡索、炙地鳖虫、郁金等。

（6）脾肾阳虚证

治法：温补脾肾，行气活血。

方药：附子理中丸合济生肾气丸加减。炮附子10g（先煎），干姜10g，党参15g，白术15g，猪苓15g，茯苓15g，泽泻15g，桂枝10g，赤芍15g，丹参15g，莪术10g，甘草5g。

主要加减：食少腹胀，食后尤甚，可加黄芪、山药、薏苡仁、白扁豆；畏寒神疲，面色青灰，脉弱无力者，酌加淫羊藿、巴戟天、仙茅；腹筋暴露者，酌加泽兰、三棱、莪术等。

五、方药之长

（一）立方遣药经验

1. 大方复治建奇功

裘教授特别服膺唐代医家孙思邈的学术经验，竭尽发掘之能事，为此，曾系统研究了《千金方》中近6000个处方，总结其处方遣药特点是简洁、平正、奇崛跳脱与杂而有章等，给人以深刻的启示。后世医家有嫌孙氏某些处方“庞杂繁乱”，但是具有睿智目光和深厚功底者，则深知孙氏其方之“杂乱”正是奥妙之所在，体现了处方反、激、逆、从之妙用。故在治疗重症顽疾时，多效法思邈，以大剂庞杂组方或奇特配伍而屡起沉疴危疾。

大方复治法是广集寒热温凉气血攻补之药于一方的治法。古代方书，列有此法，而后世在这方面似乎注意较少，以致良法日渐湮没，影响中医疗效的提高。裘沛然在行医早期时，多推崇丁氏处方平和轻灵，讲究丝丝入扣。长期的临床实践使他渐悟“大方复治法”之奥妙。

2. 法无常法创新意

中医辨证论治，首在辨别阴阳与协调阴阳。阴阳这一概念，内容极为广泛，医者对此宜做细致辨析，否则将导致毫厘千里之误。例如辨证之表里寒热，脉之浮沉迟数，其他种种，皆有阴阳之别，知其偏盛，使之协调，为施治大法。见脉迟为寒而用温剂，脉数为热而用凉药，固为施治常法。裘教授则认为，对某些疑难重症或顽症，应跳出常规思维，要懂得“常法非法，法无常法”的道理。

3. 配伍相得多灵变

裘沛然治疗各种肾炎、慢性肾功能衰竭等具有独特的思辨方法，以及独到的配伍治疗经验。例如慢性肾病，多与水肿病相联系，并有“其本在肾，其制在脾，其标在肺”之说。裘沛然则认为，本病病机多为脾肾气血亏虚与风邪、水湿、热毒、痰浊、瘀血相兼，多有表里夹杂、寒热错综、虚实并存等情况。针对复杂的病机，临证遣方配伍立法，可单独采用一法，或以一种为主，旁涉其余，或数种配伍方法融于一方。其中补泻兼顾的配伍最为习用。

（二）主要经验方

1. 治疗慢性肾炎经验方

【组成】黄芪、牡蛎、巴戟肉、黄柏、泽泻、土茯苓、黑大豆、大枣。

【方解】上方乃先生在对慢性肾炎的长期探索中，在备尝甘苦之后总结出来的经验方。方中黄芪，先生谓补气圣药，大剂黄芪功盖人参，其有补气、固表、摄精、祛毒、和营、利尿之功，且无留滞之弊。仲景所谓“大气一转，其气乃散”，洵非虚语。一般剂量用 30 ～ 60g。巴戟肉与黄柏相伍，一阳一阴，皆为补肾要药。前者温而不热，益元阳，补肾气。后者苦寒，滋益肾阴。李东垣云其有“泻热补水润燥”之功。元代名医以一味黄柏制剂，称大补丸，良有深意。上二味与黄芪相合，补气健脾益肾，为治本之图。牡蛎为水生动物，性寒属阴，生用有利水气之功，且能潜阳，所谓“壮水之主，以制阳光”，煅用敛精，对长期蛋白流失者，颇为适用。黑大豆入脾肾二经，《本草纲目》言其治肾病，利水下气，制诸风热，活血解毒。明代张介宾亦有“玄武豆”之说法。先生融会前贤精粹而用于治疗肾炎，对消除蛋白尿及纠正低蛋白血症有一定功效。土茯苓清泄湿毒，泽泻善利水湿。全方本标兼顾，补泻合治，有补气健脾益肾、利水泄浊解毒之功。临床应用本方时尚须根据病情，随症变化。先生循此法用治多种类型的慢性肾炎，应验者甚多。

2. 治疗血管性头痛经验方

【组成】制半夏、大蜈蚣、细辛、川芎、当归、熟地黄、山药、生白术、白芷、龙胆草、熟附块、茯苓、全蝎、远志、枸杞子。上药研细末。

【方解】辛散与苦降合用，相反相成。白芷辛散，为治疗头痛之要药，龙胆草苦寒降泄，清泻肝火，先生认为其能泻三焦之火热，二味相配，一阴一阳，一升一降，颇有特色，为治头痛常用配伍。

附子与白术相配，温经散寒湿。先生常用附子治头晕头痛诸疾，其取源于仲景真武汤，治“头眩，身瞤动，振振欲擗地者”。方中附子与白术合用温散寒湿，同类的还有附子汤。张元素云“附子以白术为佐，乃除寒湿之圣药”。《本草纲目》言附子可治“肾厥头痛”。《三因极一病证方论》“必效方”用单味附子“治风寒……偏正头痛，年久不愈”。《传家秘宝方》用附子、石膏等分研末，治头痛。《素问·痹论》云：“痛者寒气多也。”“有寒故痛也。”引起头痛原因甚多，由寒引起者众，故用附子温经散寒，止痛效佳，与白术相伍，温经散寒，祛湿邪。

痰瘀并治，半夏、川芎、当归合投。头痛久作，痰瘀互结为患者多，用半夏化痰，川芎、当归活血和络，寓有深意。

脾肾兼调，补脾药有白术、山药、茯苓，益肾药有熟地黄、枸杞子。脾为生痰之源，久病及肾，脾肾兼治，为治本之举。

虫类药搜风祛络中之邪，药用全蝎、蜈蚣。痰瘀阻滞络脉为头痛重要病机，治疗时需化痰行瘀搜风，虫类药的应用有特殊功效。

细辛、川芎一入气一入血，为治头风圣药，二味为临床常用。

3. 治疗萎缩性胃炎经验方

【组成】黄连 9 ～ 12g，黄芩 18g，干姜 9 ～ 15g，良姜 9 ～ 15g，制半夏 15g，天麦冬各 15g，当归 20g，乌梅 15g，白芍 15 ～ 24g，延胡索 15 ～ 24g，甘草 15g，党参 15 ～ 24g，黄芪 30g，枳壳 15g，木香、茴香各 12g。

【方解】①寒热并用：芩、连、干姜、良姜并用，辛开苦降之义。②甘酸化阴：生地黄、玄参、天冬、麦冬、乌梅、甘草。③健脾和胃：人参、黄芪。④养血活血：当归、白芍、延胡索。⑤疏肝理气：木香、茴香、枳壳等。

六、读书之法

（一）品读经典的治学理念

裘沛然以博学和擅治疑难杂病著称，尤其可贵的是其将人道、文道、医道熔于一炉的治学理念。在其《读书苦乐有乘除》一文中，他总结了自己的治学格言：“人说读书乐，我说有苦亦有乐，乐是从苦中得来的，小苦得小乐，大苦得大乐，未得其乐者由于不肯吃苦；深得其乐者，乐而不知其苦。”

（二）品读经典的方法——猛火煮，慢火温

所谓“猛火煮”，即在初学某一名著时，应下苦功夫。要熟读熟背。晚近以来，流行着一股反对“背书”之风，可曾知道古代医学家和近世名流，对医学中一些名著名句哪有一个不是熟极如流的。“好书不厌百回读”，熟读不等于“死背”，因为熟能生巧嘛！

所谓“慢火温”，是指对书中重要内容要反复吟咏，认真思考，领会其中的道理。先生常说，读书不可草草滑过。医理深邃，欲入堂奥，必先勤学苦练，循序渐进，方能逐步深入。先生束发之年初涉医道时，学习十分勤奋，对《内经》等经典医著中的重要章节，都能朗朗成诵。如他在读到《素问·生气通天论》“阴者藏精而起亟也，阳者卫外而为固也”一句时，发现历代注释对“起亟”二字颇有歧义。如张隐庵释为“亟，数也”，阴主藏精，“亟起以外应”。杨上善“起亟”作“极起”，“阴极而阳起”，“阳极而阴起”。先生初学时感到莫衷一是，以后读书渐多，复经较长时期的“慢火温”，方觉古人所注均未达意。他说：考“起”字在古代与“立”通；“亟”与“极”在训诂学上二字通用。“起亟”应训为“立极”，“立极”寓有坐镇守位，百体从命，阳气的作用必须依赖阴精为基础的意思。因为“精者，身之本也”，正与《素问·阴阳应象大论》“阴在内，阳之守也；阳在外，阴之使也”的观点相符。《内经》本义极为明晰，只因古今文义变迁，以致后世注释曲解附会而不能自圆其说。经他一点，这二句经文便怡然理顺，疑窦亦涣然冰释。明代张介宾擅以扶阳鸣世，而其所著的《真阴论》，即是秉承经旨，对阴为阳基的义理做了精辟发挥。

他治伤寒之学着实下了“猛火煮”的功夫。历代注家做过苦心研究。皇甫谧说仲景“垂妙于定方”，他对此尤为心折。目前临床上有些医生用仲景方往往疗效不理想，其原因是对诸如《伤寒论》一类名著还欠缺一些“煮”与“温”的功夫。如对芍药一味，时医多囿于后世所谓“白补而赤泻，白收而赤散”之说，以致不能正确运用古代名方。他认为，汉代芍药无赤白之分，查《伤寒论》太阴篇载：“太阴为病，脉弱，其人续自便利，设当行大黄、芍药者，宜减之，以其人胃气弱，易动故也。”仲景以芍药与大黄并提，说明二药功用颇为相近。类似记载俯拾皆是，如桂枝加芍药汤治腹满时痛，大柴胡汤治少阳阳明并病而腹中实痛者，麻子仁丸用芍药与大黄、枳实为伍以治大便硬、腹中实痛的脾约证，枳实芍药散治产后郁滞所致的“腹痛，烦满不得卧”等。《本经》亦载芍药“主邪气腹痛，除血痹，破坚积”；《别录》明言其能“通顺血脉，缓中，散恶血，逐贼血，去水气，利膀胱”等。所谓赤白之分，实乃后人想象推测之辞，未足为据，先生临床辄以白芍作除痹、散结、通便、止痛之用，屡收佳效。这些均得力于对伤寒原著长期“慢火温”的功夫。

（三）品读经典内涵要循名责实

凡读书尤当辨明名实，名实明则义理自得。“名者实之宾”，初学者必先弄懂各种“名词”的含义，重要的是循名以责其实，不可为“名”所惑，这是先生治学非常重视的一个问题。

如对“医者意也”一语，有人理解为医生诊病可以不循法度，随心所欲地臆断。

先生并不轻从其说，他以大量的古今中外的文献资料说明，古代医家所提出“医者意也”，一语，乃是提示医理深奥，医生必须加倍用意，“思虑精则得之”，否则轻率马虎，稍有不慎就会“毫芒即乖”。先生又列举许多著名科学家通过创造性思维而获重大发明的史实，提出“意”即是在反复实践基础上的科学思维，是科学工作者不可或缺的重要条件之一。通过循名考实，撰有“不废江河万古流”一文，一扫近世对“意”的诬蔑之辞，使“医者意也”的含义大白。

再如，对现代临床中的各种“炎症”，按现代医学理解是指局部组织充血、水肿、渗出和组织增生的病理现象。因“炎”字由二个火字组成，乃有不少中医竟把“炎症”完全理解为火毒引起的病证，遂把“清热解毒”作为“消炎”的唯一治法。先生认为，中西医学是两个不同的医学理论体系，不可牵强比附，更不容望文生义。中医对炎症的施治，应按照中医学的理论去辨析其证的寒热虚实，然后据证立法，选方议药。大量的临床事实证明，炎症并非尽属实热，而诸如温经散寒、活血行瘀、化痰散结、养阴益气、助阳壮元等治法，只要契合病机，都可能达到“消炎”的目的。中医应用不同方法治疗炎症，必将为西医学对消除炎症提供宝贵的启示。因此，只有通过循名而责实的方法，才能有效地进行辨证论治，并进一步促进医学的发展。

（四）品读经典需要从“化”字上下功夫

在中医药学的宝库中，祖先为我们留下了许多防治疾病的理论和方法，但学习经典绝不能囫囵吞枣，神明之妙贵在一个“化”字。

《素问·阴阳应象大论》有“阳之气以天地之疾风名之”的记载，先生从此句悟出：风即气的变化。叶桂曾概括中风的病因是“阳气之变动”。所谓“变动”，是指气的运行失常，或动窜过度，或阻滞不通。动窜太过则化火化风而发生中风、厥逆等证；阻滞不通则酿湿、生痰、停瘀而形成各种风证。故理气药与祛风药在某种意义上说是相通的，人们对祛风解表剂中多用行气药有一定理解，而对应用祛风药以散郁结、调气机、理三焦、和脾胃的作用则似乎注意较少。其实如治疗土虚木贼泄泻的痛泻要方中用防风一味，秦伯未云其能“理肝舒脾，能散气滞”，是颇有见地的，他临床常用防风、荆芥、羌活等祛风药，与白芍、白术相伍，治疗腹胀、肠鸣、泄泻诸症，收效满意。中药中有许多祛风药，先生常以巧妙的配伍作为理气药应用，每能收到较好的疗效。这就是“化”的功夫。

后世医家有中满忌用甘药之说，凡脘腹胀满者不敢用甘草。先生从《伤寒论》甘草泻心汤主治“心下痞硬而满，干呕，心烦不得安”的记载，领悟到仲景用大剂甘草可以治脘胀腹满，而后人之说恰与之相背。他力遵仲景之意并化裁运用于临床，辄投甘草、党参之品，非但无壅滞之虞，反而胀满若失。由此可见，古方今病并非“不相能”，其关键也无非是淹有众长而又善于化裁而已。

（五）欲知经典甘苦要亲尝

医学是一门应用科学，前人的理论和经验必须经过躬身实践后才能成为自己的知识。先生在半个世纪从事医学的生涯中，饱尝了昨是今非、今是昨非的甘苦，深深体会到只有临床治疗效果才是检验学习经典是非的标准。

例如，升麻的功用，自金元医家张元素提出“升阳于至阴之下”的观点后，一直作升阳举陷之用，且剂量极小。李东垣说：“人参、黄芪非此（升麻）引之，不能上升。”李时珍乃以药名定药性，其云：“其叶如麻，其性上升，故名。”后世皆宗其说。但考金元以前的历代名家均作为清热解毒药使用，如《本经》载升麻“主解百毒，辟温疾瘴邪”；《金匮要略》用升麻鳖甲汤治阳毒发斑，方中升麻用二两；《肘后方》以水浓煮升麻一味，治天行发斑疮；《备急千金要方》用升麻与黄连相配，治口热生疮等。那么，究竟孰是孰非？先生付诸临床加以检验，常以升麻与玄参、连翘为伍治咽喉炎、扁桃腺炎；与黄连、黄柏、鳖甲、龟甲等合用治白塞病；与石膏、知母同煎治牙龈炎；与人中白、黄连、人中黄相配治顽固口舌生疮；与连翘、生地黄、葛根、石膏、黄芩、黄连相配治高热发斑；与茵陈、黄芩合用治急性肝炎等。这些均收到良好效果，剂量一般用15～30g。通过大量的临床验证，认定所谓“升阳”之说只是一种望文生义的臆测之辞。

又如，细辛是一味散寒、止痛、化饮、通窍的良药，但对其使用剂量历来有“细辛不过钱”之说。如《本草纲目》载：“若单用末，不可过一钱，多用则气闭塞不通者死。”《证类本草》云：“不可过半钱匕（约合今之1g）。”《本草经疏》亦说：“不可过五分。”前人的戒律能否逾越？先生通过对仲景用细辛方的研究，发现其量一般在二三两之间，纵然古今度量有别，但从其组方中与其他药味剂量的比例来分析推算，无论如何均超过了一钱之限。师仲景之方而避畏其量，必然会影响其疗效。“不入虎穴，焉得虎子。”先生经过小心论证，大胆实践，发现细辛入汤煎服可用至1～15g，他应用50年未发现有副作用（若用散剂吞服，必须减其剂量）。先生曾用细辛合麻黄、附子等治愈屡治不效的顽固风湿痛、偏头痛，以细辛与麻黄、干姜、黄芩合用治愈不少重症痰饮喘嗽，对某些癌症患者用大量细辛在止痛消癥方面有较好疗效，在补肝益肾药中配伍细辛还可以增强补益的功效。他曾感慨地说，用药贵在熟谙药性，通过临床而知见始真。裘沛然博学多闻，虽然知识面很宽，但就其治学特点而论，他始终有勤于思考、勇于实践的精神。先生平生治学最服膺十个字、两句话：十个字即博学、审问、慎思、明辨、笃行，两句话即“纸上得来总觉浅，绝知此事要躬行”！

七、大医之情

（一）良医入世良相心

历代中医名家有一个良好的传统，勤求博采，身兼多艺，多具有较好的文史功底，医术与文章名满天下者代不乏人。先生继承了这一优良传统。他兴趣极为广泛，除医学外，对于文学、史学、哲学乃至于自然科学均极有兴趣，用力甚勤，其诗文不止是在医界享有盛誉，也广为文史界专家称赞。《辞海纪事》曾这样描述他的文笔："那一手精妙美文如同出自文学大家之手，而他深厚的古文功底，绝非当今一般作家所能比。"

吟诗是裘沛然终生的爱好。虽诊务繁忙，在悬壶济世之余，总是诗囊相随，70余年，从未中断，写下了许多优美的诗句。

诗为心声，裘沛然生性颖悟，气度洒脱，其诗也风格多变，不拘一格。如写二过黄山的诗句："云松水石尽奇闲，叠嶂层峦策杖攀。是处高风皆浩气，怎能无句过黄山。"浪漫的想象与宏大的气魄，凸显作者的豁达与潇洒。调侃某人讲课枯燥乏味的诗句"灯光溜碧讲筵开，老佛频频叹善哉"，则幽默诙谐，令人莞尔。而《悼母诗》"一恸柴门逆子来，桐棺已闭万难开"，深情剧痛，读之令人垂泪。读陶渊明诗后所写"得酒怡然情意足，闲同邻里话桑麻"，则清淡之中洋溢着浓浓的田园气息。而他在江心寺的诗句"渡口换舟衣带水，抚碑无语忆前朝"，又凄迷哀伤，道不尽历史的沧桑。

在历代诗人中，裘沛然独推许杜甫、李商隐、陆游三人，其《论诗偶作》评道："工部郁沉唯涕泪，义山绵邈入疑痴。笔端留得真情出，魂魄千秋绕《示儿》。"诗言志，亦言情，"笔端留得真情出"，也正是他写诗的宗旨所在。他的许多诗不仅情景交融，言之有物，且深寓忧国忧民之情。他尤其推崇孟轲"民贵君轻"的杰出思想，《读孟子后作》七律诗："千秋卓荦孟夫子，粪土君王一布衣。独创以民为贵论，直呵唯利是图非。育才先辨人禽界，止战宜消杀伐机。公使乾坤留正气，七篇遗著尽珠玑。"社会正义感溢于字里行间，对国家、人类的爱心跃然纸上。

裘沛然的诗名早已蜚声诗坛。其诗文集《剑风楼诗文钞》颇得海上文学艺术界的好评，60余位书法家欣然为其诗濡墨挥毫；上海市文史研究馆编选的《翰苑吟丛》收录了裘沛然15首诗歌，对其诗推许再三："先生是当世大医，在中医理论和实践两方面都卓有建树，以善治疑难杂症著称，同时又具有深厚的传统文化及诗文造诣，以良医涉世，良相胸怀，好学不倦，老而弥笃。其诗沉郁而兼旷达，晚近之作理致与诗兴交融，臻浑成老境矣。”在诗文怡情的同时，还经常以诗会友，留下了不少逸闻趣事。他与已故海派大画家唐云相交甚笃，但是二人相识却赖“诗”之力，有点“不打不相交”的味道。

唐云精绘画，擅书法，工诗文，精鉴赏，是海内外钦仰的艺术家，但他也以孤傲狂放著称，遇人求画、求字，不管对方是何来头，都视心情而定，就连他的家人都不敢轻易开口。

裘沛然对于唐云的书法极为钦佩，然亦有傲骨，不想仿照俗例，请人转托。某日外出，恰路过唐府，于是径直进门相访。

唐云适逢在家，但面对陌生来客，毫不客气，他踞坐高椅，生硬地问：“你是什么人，到我家干什么？”傲慢之态溢于言表。

裘答曰：“我有一首诗，要请你写字。”唐云依然视若无睹，说：“把诗拿给我看看。”

唐云接诗之后，读之再三，蓦然起立，请裘就坐，并招呼保姆递烟送茶，坚持留饭，并言：“大作极佳，理当遵命。”宾主谈诗论艺，言谈甚欢，其后订交，成就艺坛一段佳话。

裘沛然虽然喜欢吟诗作文，但他既非寻章摘句的陋儒，也不是只知吟赏风月的“闲人”。古语云：“不为良相，便为良医。”他曾自谦：“世犹多病愧称医。”这里的“病”有多重含义，既指民众的“身病”，也可指“心病”，还可以包括社会的“道德风情病”。身为医生，既有责任救治民众的身病，也有责任矫治民众的心病和社会的道德风情病，这也正是中国传统医学中的“儒医”标准。

裘沛然在长期的医疗实践中逐渐发现，道德修养、心理健康状况对于疾病具有重要的影响。做了好事，心情愉快，气血调和，对于健康很有裨益；而如果做了亏心事，虽然人或不晓，但是自己却内心紧张、担忧，气血紊乱，自然有损身心。

他是一个有心人，这样的事情见多了，便开始思索“做人”与“健康”之间的关系。随着思考的深入与知识的积累，他思维的触角早已经超越了单纯医学的范畴，而向史学、哲学领域延伸。对于现实生活中的方方面面，他也保持了高度的关注，特别有感于改革开放以来，虽然经济发展了，但是社会中仍然存在着许多丑恶现象，“仓廪实”却没有“知礼节”，这些都对他有很深的触动。因此开始了“如何做一个合格的人”的研究工作，这成了他晚年生活的重心。

裘沛然为良医而具良相胸怀，从疗人身体疾病，到治疗人心疾病，恫瘝在抱，易世心长，上医之称，不正宜乎！

（二）医学是人学

2008年岁末出版的《人学散墨》，是裘沛然先生多年的思考、研究成果。

《人学散墨》"是专门论述如何能做一个'合格'的人而写的"。在自序中，他阐明了自己撰写此书的缘由：中国在几千年前，人早已自称为万物之灵，在西方，也早有称人为万物之尺度之说。然而，人虽然贵为万物之灵，却对自己的形体、心理、情感的调控和人与人之间的人际关系的处理显得异常笨拙，从历史记载到现状目睹，人群之间，总是那么难以和谐，小则尔虞我诈，明争暗斗，大则白骨千里，尸山血海，引起无数大大小小的惨剧。这巨大的反差引发了他深深的思考，由此开始了人学探究的道路。

有关人学的研究，中外古今均有不少哲学家致力于此，留下了丰硕的成果，但既能够阐明做人处世的精髓，又能切中时弊，为现代社会所需要的著作，则为数寥寥。即便对于哲学圈内的人而言，这也是一块难啃的骨头。

裘沛然生来就喜欢迎接挑战，他是一个喜欢独立思考的人，善于从细节处发现问题。他发现孔孟所倡导的儒家学说中有许多关于做人道理的精粹思想，他们"既发现了人的可贵，又提示我们做人以和为贵的具体规范"，虽然有些具体的做法由于时代的变迁，在后世不适用了，但是孔孟儒学"以人为本""以和为贵"等的人学原理却是超越时代的精粹，是做人应该遵循的永恒标准，对于个人在社会上生存、进取，国家间和谐相处，人类未来的创造都具有极大的裨益。

令人扼腕的是，孔孟儒学在后世，遭到了种种歪曲，特别是近百年来，在彻底否定孔孟思潮的影响下，孔孟儒学变得面目全非。近些年，学界对于孔孟儒学的"还真去伪"工作取得了不少进展，然而，要澄清孔孟儒学的原意，是一项需要长期努力的工作。在一些人的头脑里，孔子要么仍然是那个高高在上的"大成至圣文宣王"，要么是遭人嘲弄的"孔老二"。

在先哲时贤众多研究的基础上，结合自己的人生体验、对社会人情的思索，他形成了一整套儒学观念。为孔孟儒学"拨乱反正"，阐发其"人学"思想的内涵，撰写《人学散墨》的想法就这样诞生了。

开始撰写这本书时，裘老已87岁。8年间，"人学"在他的脑海里无时忘记，或请教专家，或博览群书，或灯下沉思，或聚友商谈。《人学散墨》花八年之功，集众人之力，是裘沛然带领他的助手们探索多年的结晶。

在《人学散墨》写作过程中，由于是跨专业研究，遇到的障碍与困难可想而知。但他具有迎难而上的精神，除了博览群书、深入思考之外，还尽一切可能向相关领域的专业人士请教，不管对方是知名博导，还是公司总裁，甚至是文化不高的村民，只要有一言可取，则不耻下问。

一位知名的哲学界朋友家住郊区，地方偏僻。按常理，凭辈分与交情，裘老完全可以请这位朋友到家里来商谈，但他不顾年迈，多次专程登门拜访晤谈。朋友家住六楼，而且没有电梯，但当时已经八十余岁的老人仍然坚持上去，上六层楼中间要休息好几次。等进了门，要休息好久才能开口说话。

由于写作经历了多年的深入思考，且集思广益，是以《人学散墨》这本书一问世，就引起了社会各界的高度关注。《解放日报》《新民晚报》《文汇报》、东方卫视等沪上权威媒体纷纷予以详细报道。

《孔子大辞典》主编、著名学者、上海师范大学哲学系夏乃儒教授特地在《新民晚报》整版发表文章《一代儒医的"道德文章"》，评价《人学散墨》"是一部学术性与通俗性兼具的佳作"，"必然会对儒学的研究和普及，对社会主义精神文明的建设，产生积极的影响"。夏乃儒教授还从专业的角度，指出了《人学散墨》的三大理论创新之处：

1.《人学散墨》的核心是研究人之所以为人的基准底线，也就是要回答孟子所说的"人之所以异于禽兽者"，至于人区别于禽兽的体格特征、生理特征，显然不是人学的核心问题。

2. 关于人性善恶的论证是一个艰深的学术难题，《散墨》作者娓娓道来，引人入胜，颇有新意。论证的方法也相当机智。对于"性本善"，主要靠例证，对于性恶论，采取从逻辑上的驳斥加实例的反证。

3. 受儒家的"良知良能"说、"见闻之知""德性之知"说的启发，经过长期医疗实践的体悟，把医学的心理学、医学伦理学、医学认识论的观点方法与儒家学说结合起来，从而得出人天赋具有"灵慧潜能""良知潜能"和"感应潜能"的观点。

裘教授说，"医人之病我写《壶天散墨》，治人心灵之病撰《人学散墨》"。他平生著作等身，主持编写学术著作40余部，但两部《散墨》不仅集中反映了他的博识才学，而且充分体现了他忧国忧民的博大情怀和一片仁爱之心。

历代医生兼晓儒学的不少，然而像这样对儒学进行系统研究与长期思考，并留有儒学专著者，古今医界少有。

八、养生之智

裘沛然先生以其亲身实践，对中华文化与养生之道做了缜密的研究和创造性的阐述发挥。先生耄耋高龄，依然耳聪目明，文思敏捷，步履轻健，无半点龙钟之态，而且还活跃在临床一线，望问闻切，头脑清晰，立方遣药常出奇制胜，往往挽危难于水火，济羸弱以安康。先生豁达洒脱，以文会友，会客聚首时，谈笑风生，无所不及，精神矍铄，毫无倦意。许多病家和朋友对裘老的健康甚为好奇，揣度其必有养生秘诀，先生总是笑而答道："其实，我虽从事医学七十多年，对摄生之道，不甚讲究，更谈不上什么独到心得。""对养生保健方法，诸如太极拳、健身操、气功静坐、老僧禅定，均无兴致；什么食品营养、药物进补，也无意尝试；庄生所说的'熊经鸟申'呼吸延寿法，从来就没有搞过。"那么，先生的养生奥秘究竟在哪里呢？

（一）养生且莫贪生

先生说："贪生怕死，要求健康长寿，乃是人之常情。"《荀子·礼论》云："生，人之始也；死，人之终也。始终俱善，人道毕矣。"万物有生必有死，这是不可违背的自然规律，重要的是生命的质量。孔子说："未知生，焉知死。"人应该立足于生，但死亡是人生的必然归宿，死亡就是回归自然，"生吾顺事，殁吾归焉"。所以贪生是没有必要的。裘老有诗云："养生奥旨莫贪生，生死夷然意自平；千古伟人尽黄土，死生小事不须惊。"

裘老在长期临床观察到，有不少危重患者或身患绝症者，凡能坦然自若、乐观开朗地面对病情，积极配合医生诊疗的，大多心宽体泰，抗病力增强，元气逐渐恢复，病情渐入佳境，甚至完全康复。而越是忧愁恐惧怕死的患者，则精神崩溃，气血耗散，病情常加速恶化，偏多预后不良。中医学认为，患者的精神状态是本，医生的治疗措施是标，医生的治疗措施通过患者的"神机"（抗病能力）才能发挥治疗效应，如果患者精神已经崩溃，那么再好的治疗措施也无济于事，所谓"标本不得，邪气不服"。

对待生死的态度，也即是对待人生的态度，白居易《浩歌行》云："既无长绳系白日，又无大药驻朱颜。"先生常说，人不必刻意地去追求健康长寿，重要的是珍惜生命的价值和意义。从容、淡定、坦然地面对生活，品味人生，乐天知命，以审美的眼光，打量这色彩缤纷的世界，诗意地活在真实的生命感受之中，那么健康长寿就悄然地不期而临。

（二）养生首先养心

古往今来，养生的方法甚多。裘老认为，养生最重要的是养心。中医学把心作为"君主之官"，言其主宰"神明"（即精神心理活动）。所以养生的关键在于调节精神和心态。传说唐代医家孙思邈寿至140岁，他强调养生首要养性，主张"不违情性之观而俯仰可从，不弃耳目之好而顾眄可行"，告诫人们不要患得患失，一切听任自然。

先生提出养心要遵循“1+4”原则。他创造一张养生的精妙方剂，名为“一花四叶汤”，此方对健康长寿具有很好效果，是他总结古今养生学家的精粹，并通过亲身实践而制定的名方。一花，即指身体健康长寿之花；四叶，即一为豁达，二为潇洒，三为宽容，四为厚道。俗话说，健康是人生的第一财富，事业、家庭、钱财等都必须以身体健康为前提。在商品经济大潮冲击下，人们的价值观念、道德观念、生活方式，以及人与人的关系发生着微妙变化，每个人都在不同程度上感受着冲击和震撼。一方面，社会竞争越来越激烈，生活节奏越来越快，这使人们的心理压力不断增大。另一方面，由于科学技术的迅猛发展，物质生活日益丰富，人们的欲望也更加滋长，由此造成的心身疾病日益增多，诸如高血压、冠心病、糖尿病、恶性肿瘤等发病率不断增加，严重影响了人们的身体健康与寿命。人们渴望拥有健康，向往长寿，但其心理和行为方式，常常与健康背道而驰。据此，裘老根据长期的临床观察和体验，开出了“一花四叶汤”良方。

豁达，就是胸襟开阔。《旧唐书·高祖本纪》云：“倜傥豁达，任性真率。”法国作家雨果说：“比海洋还广阔的是天空，比天空还广阔的是人的心灵。”裘老说：“上下数亿年，人生不过度几十寒暑，朝生暮死与存活百岁，不都是白驹过隙！东西数万里，而我只占七尺之地，‘寄蜉蝣于天地，渺沧海之一粟’，置于宇宙，不就是蚂蚁一只？”他又说：“荣华富贵有什么好稀罕的，即使你多活几十年，也只是一刹那间事，任其自然，何必强求。”早年他曾替著名画家唐云题过一首牡丹诗“乍看惊富贵，凝视即云烟”，寓有“富贵与我如浮云”之意，为唐老和人们所赞赏。人生如白驹过隙，“生存华屋处，零落归山丘”，锦衣玉食能几时，只有“白云千载空悠悠”，襟怀何等坦荡！先生说：“人生短暂，能为社会做些有益的事，心安理得，亦已足矣。”心态何其平和。心态在一定程度决定了人的健康状态，心平则气和，气和则形神康泰，病安从来？先生有诗云：“心无渐疚得安眠，我命由吾不在天；利欲百般驱客老，但看木石自延年。”

潇洒，原指清高洒脱；不同凡俗。裘老意为轻松、舒畅的意思。诚如李白《游水西简郑明府》诗：“凉风日潇洒，幽客时憩泊。”裘老年轻时就“不爱风月爱风云”，“读万卷书，行万里路”，及至老年，“浪迹书海一老翁”。读书是其一大乐事。他精熟文史，谈吐隽永，对《孟子》情有独钟，不少精彩的篇章至老尚能一字不差地吟诵，对古诗词的造诣也相当深厚。工作之余暇，或登山临水，感悟自然，留下了不少脍炙人口的诗词。“影落清溪照眼明，云峰古木自浑成。老翁跋涉过千里，来听黄山瀑布声。云端谁把两峰安，奇景多从雾里看。天意为防浩气尽，故开磅礴倚高寒。”这是先生游黄山时所作。当代书画大家陆俨少先生读后，爱不释手，欣然为诗配画，情景交融，一时传为佳话。俟后先生为谢陆翁又作诗曰：“大好河山出手中，乾坤正气为谁雄。无端邂逅春江道，尚有高风是陆公。”高人相遇，诗往画来，其乐融融，好不潇洒。先生善诗能文，在学术、艺术界闻名遐迩，常有佳作见诸报端，一本《剑风楼诗文钞》，索要者众。无怪乎前上海中医学院院长程门雪先生用“千古文章葬罗绮，一时诗句动星辰”的诗句亟赞裘老卓荦的文才。潇洒，就是充满生机，超越自我，活得洒脱，生活充实，身心愉悦，有利于健康。

宽容，即宽恕，能容纳他人。裘老认为，宽容待人既是人生的一种美德，也是处理和改善人际关系的润滑剂。宽容就是以仁爱之心待人，这也是儒家伦理思想的体现。《论语·里仁》曰：“夫子之道，忠恕而已。”朱熹注：“尽己之谓忠，推己之谓恕，而已矣者，竭尽而无余之辞也。”宽恕不仅要求推己及人，更要“严于责己，薄于责人”，这是一种高尚的美德，使人心旷神怡。

宽容需要开阔的胸怀，对功名利禄，不要斤斤计较，前人有诗云：“何必纷争一角墙，让他三分也无妨；长城万里今犹在，不见当年秦始皇。”诗意是说长城到今天仍巍然高耸，但秦始皇早已灰飞烟灭。所以，宽容不仅能使人心宽体泰，气血调和，而且对于群体的结合、社会的和谐也是很有意义的。宽容他人的些微过失，谅解他人。气量狭小，难以容物，对人疑忌，会使神气错乱，受伤害的是自己的心与身。

厚道，就是为人处事之道要敦厚、仁厚。裘老经常强调：“厚道对维护和培养人身元气有重要作用。与厚道相反的是薄德，薄德之人往往流于刻薄和凉薄，世风浅薄，人心不古，从而使人精气散漫和抵抗力减弱，就容易导致多种疾病的侵袭。”古哲“水之积也不厚，则其浮大舟也无力”之论与《易经》“厚德载物”之说，都是很有深意的。

人是生活在社会之中的，所谓“鸟托巢于丛，人寄命于群”，人不能脱离群体，而居心厚道，乃是群体组合的凝聚力量。在科技发达的今天，我们的经济在不断地增长，生活条件也在日益改善，就更应注意厚德以保持身心健康。世界卫生组织提出关于健康的概念是“健康应是躯体、心理、社会适应、品德的良好状态”，这与养生首先养心的理念可谓一辙。

厚道最为重要的就是做人要仁厚，正如孔子说的“己欲立而立人，己欲达而达人”。厚道就必须多为他人着想，要乐于助人和扶危救困，作为医者则要多为患者着想；还要常怀感恩与报恩之心，常常想到“滴水之恩，涌泉相报”这句话，就不会去做忘恩负义的事。厚道还要不念旧恶，能多多帮助人，也是厚道的一种表现。

先生说“养生贵在全神”，就是努力使自己保持至善至美、恬淡宁静的心态。摒除邪恶和贪欲之心，不慕求浮荣，不损人利己，消除私心杂念，要有忠恕仁厚、纯一无伪的精神，这样，人体才能气血和畅，五脏安宁，精神内守，真气从之，达到应享年寿。

（三）养生贵在识度与守度

度，是指一切事物轻重、长短、多少等，后人引申为处理事物最适当时为适度。度，包括理度、法度、制度、气度、节度等。做人得有个度，养生也不例外。

裘老说，孙思邈提倡饮食应达到“饥中饱、饱中饥”为最合适，就是饮食之度；汉代华佗主张“人体欲得劳动，但不当使极耳”，就是劳逸之度;《内经》言：起居有常，不竭不妄，就是房事之度;《论语》曰“唯酒无量不及乱”，就是饮酒之度；另如“乐而不淫，哀而不伤”，就是悲欢之度;“君子爱财，取之有道”，就是理财之度;“亲亲而仁民，仁民而爱物”，就是精神文明之度;“仰不愧于天，俯不怍于人”，就是做人之度。

儒家所倡导的“中庸之道”，是指无过无不及，把握处理事物恰到好处。这是把握“度”的最高准则。《内经》提出“生病起于过用”的观点，诸如饮食过饱、情志过用、劳逸过度等均可成为致病之因。裘老提出养生贵在识度与守度，这可认为是中庸之道在养生理论中的具体应用。先生强调，“度”可以根据体质、生活习惯、地区和时代条件不同而做适当调整。如能“发而中节”，可保身体康强寿考，精神安乐，社会和谐进步，世界和平繁荣，使人间戾气化为天上祥云。

（四）仁术妙手心自安

医学是一种“仁术”，裘老不仅精于医术，而且对于这个“仁”字，也有他独到的见解。仁是古代儒家一种独特的道德范畴。《中庸》言:“仁者人也，亲亲为大。”就是说，亲其亲以及人之亲，人与人之间要互相亲爱。仁，就是博爱，要有海纳百川的气度，在自爱自律的基础上去爱人、爱社会、爱国家、爱民族，直至全人类。裘老始终以他的仁爱之心，为广大患者解除病痛。在“非典”肆虐时期，有一位患者突发高热，心生恐惧，急来求治，当时各住宅小区、单位纷纷采取隔离措施，外人不准入内，先生为防小区群众有染，不顾个人安危，毅然徒步至小区外，在车中为患者诊治。2008 年四川发生大地震，死伤惨重，裘老振臂一呼，率沪上名医 30 余人义诊募捐，捐得款项全部献给四川灾区。还有一次他身染小恙，仍不忍拒患者所请，在病榻之上为患者诊治。裘沛然以自己的实际行动践行着孙思邈“大医精诚”的道德准则，这正是“人间万事且随缘，处处施仁寿有权。养得一身浩然气，春光布体日星悬”。

九、传道之术

(一)培才先育德

裘老从事中医教育工作近50年，可谓桃李满天下。对于如何来培养人才，先生自有独到的见解和方法。他认为培养选拔人才的原则当然是德才兼备，然德才之间，德是首位的，德比才更重要。有德有才者，必将对事业有贡献，而有才无德者，其才越大则弊越多，才大适足以成其作恶的本领。因此，无论是培养学生，还是评价良医和良师，首先要衡量他的德性，只有先做好一个人，才能做好应做的事情。

先生终生研究儒家之学，并要求学生必须学习儒家经典，通过学习有利于培养和提高人的高尚道德品格及良好素质修养。为此，先生常以《论语》“为政以德”“道之以德”，以及《道德经》“是以万物莫不尊道而贵德”“重积德则无不克”等名句来教导学生。

先生认为医学是一种仁术。他根据《中庸》“仁者人也”，提出了“以仁为本，以礼为节，以义为衡”的为人三大原则。他认为培养和教育人才，最重要的是为人之道，而为人之道的最大要求便是要有良知。他说：“只有在良知的主宰之下，人人趋向于善良，则所创造的一切先进工具，才可以为人民造福。”只有有德之人，才具有敬业的精神，学习中医自能具有专业思想，能够困勉勤学，学好本领，而不见异思迁，对病家也必能高度负责，而不致草菅人命。因此，进德与修业是密切相关而不可分的。这是先生培养人才的准则，也是体现他对学生的要求和愿望。先生的为人之道，那种虚怀谦德向人求教、老而不倦之心以及他渊博通达之学，都为培养有德有才之人树立了榜样。

长期以来，先生一再教导学生，做学问首先要做好人。要做一名好的中医师，必须下苦功夫学习儒家学说以及古代文史哲等。这是中医的根基。他说：“做任何事，要‘用心精微’，要专心致志，兢兢业业；研究学问要‘博极医源，精勤不倦’。”为培养好医生，先生要求学生，对患者必须尽心、尽力和尽责，裘老常以孙思邈的《大医精诚》教育学生，并要求将其视作座右铭。“凡大医治病，必当安神定志，无欲无求，先发大慈恻隐之心，誓愿普救含灵之苦。若有疾厄来求救者，不得问其贵贱贫富，长幼妍媸，怨亲善友，华夷愚智，普同一等，皆如至亲之想，亦不得瞻前顾后，自虑吉凶，护惜身命。见彼苦恼，若己有之。深心凄怆，勿避险巇、昼夜、寒暑、饥渴、疲劳，一心赴救，无作功夫形迹之心。如此可为苍生大医。”裘老既是这样教导他的学生的，他自己也身体力行。他不顾九十高龄，仍在讲台上传授医学知识，仍在医院内亲自诊疗。他以满腔热情之心教育和培养学生做好人，悉心指导学生读书研究，仔细讲解临床要领，深夜挑灯修改学生论文。他全心全意为患者服务，甚至达到废寝忘食的程度。他身先士卒实践大医精诚的箴言，树立高尚的医德医风，是晚辈们学习的典范。

裘老一再教导学生要“自重、自强、自信”（又称“三自经”），既要有勇于为中医事业献身的精神，又要奋发向上，坚定不移，信心百倍。先生以满腔的热忱关注中医药人才的快速成长，正如他的诗句所表达的对中医药事业后继者的殷切期盼：“焰续灵兰绛帐开，神州佳气拂兰台。老夫头白豪情在，要看东南后起才。”

（二）人才培养成果

裘沛然对中医药教学和人才培养事业，殚精竭虑，呕心沥血，桃李满天下。2005年上海中医药大学成立裘沛然名师工作室，2010年国家中医药管理局批准成立裘沛然名医工作室，2011年上海市卫计委批准成立裘沛然名医工作室。

2005年工作室承担了国家科技部“十五”科技攻关项目课题“名老中医药专家学术思想临床经验传承研究”子课题“裘沛然学术思想及临证经验研究”，2008年承担了国家科技部“十一五”科技支撑计划项目“名老中医药专家临床经验研究”子课题“裘沛然治疗喘咳病临床经验应用与评价研究”，2012年工作室承担了上海市卫计委中医药发展办公室的中医药发展三年行动计划课题“丁甘仁中医内科学术流派传承研究”子课题“裘沛然学术经验研究”，2014年承担了上海市卫计委中医药发展办公室的中医药发展新三年行动计划课题“丁甘仁中医内科学术流派传承研究”子课题“裘沛然学术思想传承规律及模式研究”等。

出版了《国医大师裘沛然学术经验研究》《国医大师裘沛然人学思想研究及诗文赏析》《中华中医昆仑·裘沛然卷》《裘沛然医论医案集》《海派中医内科丁甘仁流派系列丛书·裘沛然学术经验集》《裘沛然选集》等著作，发表有关裘沛然先生学术经验论文30余篇。

“国医大师裘沛然学术思想、临床经验、成才规律创新研究”获得上海市中医药学会科技奖一等奖、中华中医药学会科技奖三等奖。

工作室负责人王庆其系裘沛然学术传承人，2004年评为上海市名中医，后又获得中华中医药学会名师高徒奖，享受国务院政府特殊津贴，为国家中医药管理局第五、六、七批老中医药专家学术经验继承工作指导老师，为上海中医药大学名师、终身教授，培养硕士、博士、博士后40余人，临床学术传承人20余人。学术传承人李孝刚研究员曾任《上海中医药杂志》专职主编，参与上述各项科研课题及著作的相关工作。工作室成员邹纯朴、裘端常、梁尚华、王少墨、章原、裘世轲等均获得博士学位，先后被评为教授、主任医师、副主任医师，学术方面都有建树，成为中医药事业发展的骨干人才。

裘沛然学术传承谱系

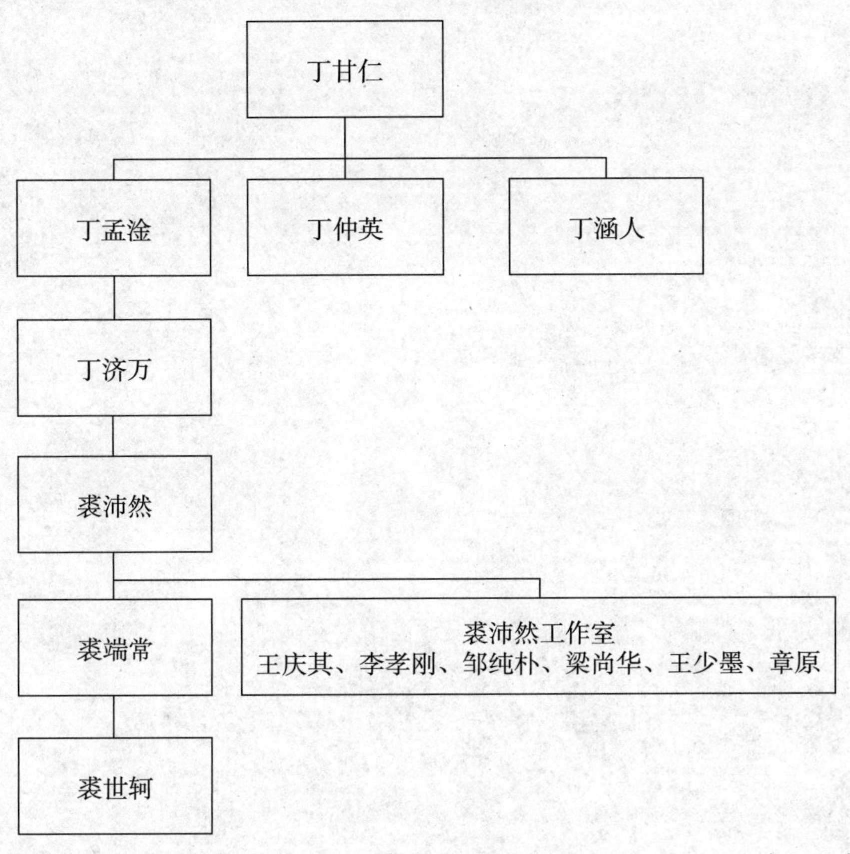

（王庆其整理）

（肖培新编辑）

路志正

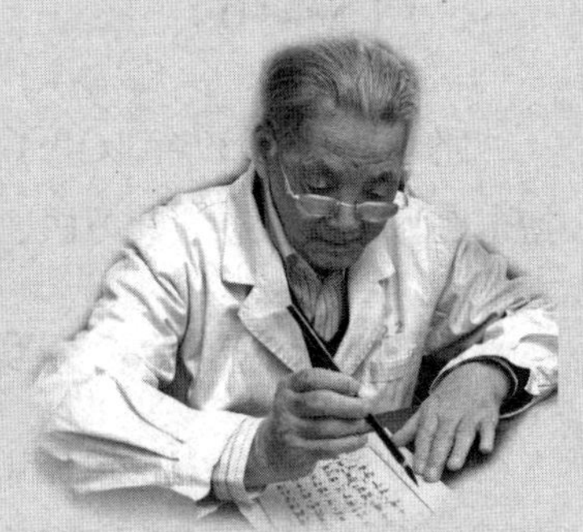

路志正（1920—2023），河北藁城人，中共党员。中国中医科学院研究员、名誉首席研究员、广安门医院主任医师、博士研究生导师、传承博士后导师。国家级非物质文化遗产项目“中医生命与疾病认知方法”代表性传承人。中国中医科学院科学技术委员会副主任委员、专家咨询委员会委员。第六、七、八届全国政协委员，国务院参事；中华人民共和国药典委员会委员，国家食品药品监督管理局新药评审委员会第一、二、三届委员，国家中药品种保护委员会委员，卫生部国际交流中心理事，国家中医药管理局中医药工作专家咨询委员会委员，重大科技成果评审委员会委员。历任中华医学会中西医学交流委员会委员，中华中医药学会内科分会副主任委员、风湿病分会主任委员、内科心病专业委员会副主任委员，北京中医学会理事、副理事长。全国老中医药专家学术经验继承工作指导老师。享受国务院政府特殊津贴。先后获得中央保健先进个人、全国中医药杰出贡献奖等荣誉。2009 年被授予首届“国医大师”称号。

一、学医之路

路志正自 1939 年取得了医师资格，正式步入杏林，至 2023 年 1 月 20 日仙逝，搏击医海八十三载。其习医、行医生涯可分为四个阶段。

（一）学思相合，夯实基础（1934 ~ 1939）

1920 年 12 月，路志正出生在河北省藁城县一户普通的农民家庭。由于家里几代单传，他一出生便成为家庭的全部希望。

藁城位于冀中平原西部，属燕赵故地。冀中大地历史悠久，中医药文化氛围浓重深厚，这里不仅出土过商代的扁镰、石针，汉代的金针银针，扁鹊、刘完素、张元素、李杲、罗天益、张锡纯等中医大家也都在此留下了引领中医发展的足迹，尤其是“杲益”师徒情深的民间故事在这片热土上广为流传，影响颇深，人心尚医，为“冀中大地，名医辈出贯古今”奠定了深厚的基础。

路志正之父路永修生于 1882 年，读过私塾，开过药铺。受“不为良相，便为良医”观念的影响，也为消弭“粗通中医”之痛，自打爱子降生起，他就为儿子“私定”了人生。路志正 5 ～ 6 岁时，父亲见他有学习的愿望，就开始教他《三字经》《百家姓》《弟子规》《千家诗》等启蒙读物。1 年后路志正开始在村里读私塾，学习文化知识。11 岁时，他考取了高小，但由于家境窘迫，付不起学费而辍学在家务农。劳动的艰辛，使他知道了什么叫“披星戴月”“赤日炎炎”，也真正明白了“谁知盘中餐，粒粒皆辛苦”的含义，养成了一生节俭之风。

路志正的三伯路益修生于 1872 年，是一位清末秀才，因屡试不第，遂弃儒习医。俗话说“秀才学医，笼中抓鸡”，几经参悟、实践的磨砺和向名家请教，至 20 世纪 30 年代，路益修不但成为当地颇有影响的儒医，而且还因文字功底深厚，1933 年受聘为“修志局长”，参与了第四次《藁城县志》的续修工作。

1934 年，路志正进入三伯创办的河北中医专科学校学习。医校成立之初，三伯主讲《汤头歌诀》《药性四百味》等一些中医基础知识；陈宣泽先生教授古典文学。陈先生亦为秀才出身，在诗词格律、散文训诂方面很有造诣。在此期间路志正学习了《论语》《孟子》《周易》《古文观止》等古籍，还从老师那里阅读了《聊斋》《东周列国志》《幼学琼林》等文学作品，为进一步学习中医奠定了坚实的文化功底。一年后，学校又聘请了山西蒲州名医孟正己讲授专业课。孟先生认为，作为一名中医，不学《易经》很难登较高的境界。为此，他以《易经本义》为教本，补讲了《易经》的知识。由于路志正聪明好学，孟老师对他喜爱有加，特意买来《周易白话解》赠予他，单独辅导。孟先生主张学习中医首先要学好经典，然后旁通百家，只有这样做，才能收到高屋建瓴的效果。因此指定《素问》《灵枢》《图注难经脉诀》《伤寒论》《金匮要略》《本草备要》为学习书目，并且强调反复阅读经典要，直至背熟。

就医典的诵读，三伯主张：先低吟，即自念自听，吟读数十遍，甚至百遍以上，就像行云流水，出口成诵，形成自然记忆。他反对高声朗读或强记在心，这样背记既慢又容易忘。低吟之后，要逐渐放慢速度，边读边体会文中含义，即古人所谓“涵味吟诵”，务求弄懂原文。孔子说：“学而不思则罔，思而不学则殆。”讲得就是这个道理。路老说后来许多一直铭刻于心的古典文学名篇，以及中医经典名著，都是那个时期诵读记住的，不少原文多年以后仍能朗然成诵。按照老师的要求“反复吟诵，默记在心”，又经老师的点拨、自己的揣摩，他养成了一生喜读书及“背思相结合”的习惯。同时苦练书法，练就了一手好字。就这样，包括儒释道智慧在内的优秀、深厚的中华文化，为其学术思想的形成和临床辨证思维的构建铸就了扎实的基础，也为他今后在中医学领域的驰骋奠定了雄厚的基础。

（二）学以致用，誉满乡里（1937 ~ 1950）

1937 年，日寇侵占华北，医校停办。路志正遂开始跟伯父和孟先生侍诊抄方，由书本学习转入临床实践。这本是每个中医学子热烈期盼的，但路志正发现从病家所述诸“症”来看，都似曾相识，然类属难捋，轻重难辨，和医典所载证候相差甚远，因此一头雾水，不知从何下手。不得已，他只得求教恩师。三伯早就看出他的苦恼，于是嘱咐路志正回去先找本医案看看，路志正如梦方醒。业内不是有“读医不如读案”之说吗！是到了认真读医案的时候了。自此，以读案破临证之疑就成了路志正一生坚持的好习惯。另一方面，在侍诊抄方过程中，他始终留意老师诊病的一言一行，暗自查找自己临证理、法、方、药与其的差距。如临证处方思路和老师不一样的时候，先回去翻书，心中有所悟后，再去请教老师以寻究竟。经过一段时间的磨砺，路志正逐渐对老师的辨证方法和诊疗特点有所领悟，并初步形成了自己的诊病思路。此后，路老又拜王步举先生为师，研习《灵枢》《针灸甲乙经》《针灸大成》等针灸著作，并对其中的《百症赋》《标幽赋》等针灸歌赋进行了背诵，为其后针药并用、屡起顽疴打下了坚实的基础。

1939 年，路志正以河北省第八名的成绩顺利通过会考，取得了执业资格，自此正式步入杏林，悬壶乡里，走上济世之路。因为在农村行医，患病人群多为体质较壮的农民，且病多为急难危重的实证，因此，几年下来，使他对伤寒、温病理论有了较深的理解。虽说这期间，因救治一些急重患者，在当地有了一定名气，但是，初入杏林，不少时候仍感力不从心，不能从容应对。这就逼着他不得不白天出诊，晚上回来挑灯夜读，带着问题寻觅、判断每一个诊治过程中的得与失，以便及时做出调整。

总体来说，这一时期仍是他夯实基础及“养成良好习惯”的重要阶段。说到经验，一是时间久远，二是当时的“脉案”已全部遗失，故在他的记忆中，能回忆起的“教训”远比“经验”多。比如，1942 年，乡中陈某患温热病月余，屡治不效。请路志正出诊，只见家人正忙于焚香理佛，祈求神灵护佑。患者年方十七，僵卧于炕，两目直视不瞬，昏睡不醒。观其舌，质暗而紫，苔黄厚而干；脉如转索，左右弹指；扪鼻察息，呼吸虽慢但尚匀，吐气虽微却尚温，四肢虽凉，但未过膝肘。索观前医处方数十张，多以白虎汤加减，方中煅石膏，初用二两（60g），渐增至 250g。面对此等危证，一时难以决断。沉思良久，他悟出石膏煅用不当，煅后失去解肌之效，而成寒凝之弊，致使邪热内伏而不得外达，犯了“汗不出者，不可与之”之戒。欲解其凝，必以温通。遂以参附汤化裁，以人参、淡附片、紫油桂各 1.5g，煎水频服，以观动静。翌日，家人喜来相告，患者眼开能言，少思饮食，四肢转温而能屈伸。路志正因忙于诊务，以为既已见效，可宗方不更，嘱再进两剂。孰知第三日家属张皇来告，进药后，突然烦躁不安，赤身裸体，言语不休，行动狂妄。路志正急忙诊视，见其面色红赤，舌质红绛，苔黄燥而有芒刺。大便数日未行，纯系一派阳明腑实之象，遂以增液承气汤化裁，药后当晚下燥屎二十余枚，高热退，神清而愈。事后，路志正进行了深刻的反思。初用桂附，本为“急则治其标”救急之策，寒凝一解，内热已露，本应及时更方，才符合辨证论治、标本先后之旨。今大意误治，险陨人命，令人深省，甚为内疚。医者呈性命之托，责任尤大，不可稍有疏忽，孙真人谓：“胆欲大而心欲细，行欲方而智欲圆。”确为至理名言，应为医者之座右铭。

不过应强调的是，这一阶段对他来说仍是十分重要的。如果没有这十几年在农村的实践，没有对“伤寒”和“温病”理论的深入学习和应用，1960 年在包钢职工医院抢救大面积烧伤工人的战斗中，就不可能那么自信、从容地应对，更不会取得那么好的治疗效果；在 2003 年 SARS 来袭时，就不可能指导学生临床诊疗并取得显著疗效。因此，路志正常言：“伤寒学说和温病学说是中医的宝贵财富，是中医战胜急性热病和应对重大疫情的重要法宝。我们应对其进行深入的研究、挖掘、整理，并加以提高和运用，以便更好地造福人类。”

实可谓“聚沙成塔难觅踪，鉴往知来仍在胸。昼诊夜读夯基础，十年磨砺重养成”。

（三）广蓄博收，凭添才干（1950～1973）

新中国成立初期，为了向名医大家学习，路志正和三伯来到北京行医。1951年初，他进入北京中医进修学校学习西医知识。1952年7月，毕业后进入卫生部医政司医政处中医科工作。1954年7月，中医司正式成立，他遂调入中医司技术指导科，负责全国中医、中西医结合人员的进修培训，科研立项及其成果、实用技术、临证经验的推广工作。同时，他还参与了三项社会工作：作为部级保健医，在部卫生室每周出两个半天的门诊；1953年，任中华医学会第一届中西医学术交流委员会委员；1953年参与《北京中医》的创办，并任编辑，校审稿件。

这一时期，他主编了《中医临床经验资料汇编》1～2辑（在内部发行），1964年参与编写《中国针灸学概要》一书中“内科疾病的针灸治疗”部分。先后发表了《中医对血吸虫病证候的认识和治疗》《中医对伤风感冒的认识和治疗》《中医对大面积钢水灼伤的辨证论治》3篇论文。上述医著或论文，有一个共同特点，即均与他当时主持的工作或流行的时病相关。比如《中国针灸学概要》，为应国际友人、华侨学习针灸之需，受卫生部和中医司征召，与北京、上海等地多名针灸专家和外文翻译，共同完成的一项任务。而有关“钢水灼伤”的论文，则是1961～1962年，奉派到包钢职工医院支边期间，参与抢救被钢水大面积灼伤的5位工人，用中医药取得四愈佳绩后，所写的工作总结，而后稍加变通而成为专业论文。虽说这一时期医著不多，但它却开创了路志正人生中的多个第一次，为后来的发展储备了知识，凭添了才干，因此意义重大。

在卫生部工作的20多年时间里，一方面，居高临峰、工作性质使然，使他能近距离地接触各地的名医大家和有一技之长的民间医生，而且能看到全国各地报上来的技术资料，为其理论水平和实践能力的提高提供了难得的机遇；另一方面，大师们虚怀若谷、谦逊诚恳的为人之道，以及心静若水、不尚虚浮、严谨认真、不断进取的治学精神，对他也产生了潜移默化的影响。因此，这20年的医政生涯，是其人生练达，眼界大开，学以致用，兼收并蓄，学识、品识不断积淀和提高的重要时期。

医政双担实难求，居高览阔尽眼收，耆老村医皆师友，德艺厚积为我谋。

（四）厚积薄发，多有建树（1973年至去世）

1973年11月，在路志正本人的一再要求下，得以回归本行，调入广安门医院成为一名普通医生，从此走上了专心治学、精研岐黄之路。

自1978年，党的十一届三中全会决定实施“以经济建设为中心”，对外实行改革开放的战略大转移后，我国从此走上了强国富民、中华复兴的康庄大道。1982年4

月，在衡阳中医工作会议上，“中医、西医、中西医结合三支力量都要大力发展、长期并存”的基本方针得以确立，从此，中医药事业跨过了“生死存废”的门槛，走上了“按中医自身规律”谋求发展的正确之路。

在这种大背景下，由于广安门医院及中医研究院各届领导的大力支持，这40年，对路志正来说可谓天道酬勤，厚积薄发，在学术上多有建树的黄金时期。

二、学术之精

（一）脾胃新说

1. 调理脾胃治心痹

路教授遵循中医整体观念和辨证论治原则，崇尚脾胃学说。随着现代社会的发展，疾病谱发生了很大变化，疾病的病因病机也发生诸多的改变。路教授从人们的膳食结构、生活条件、生活习惯的变化入手，深入研究了现代常见的冠心病、糖尿病、高血脂、高血压、痛风等疾病的发病机制，认为饮食失调损伤脾胃是这些现代病发病的关键因素。

博采仲景、东垣、叶桂等各家之长，调理脾胃重在升降相宜而顾其润燥，升脾阳、降胃气、健脾益气、清养胃阴、调畅气机，法取中庸，勿劫胃津，勿伤脾阳，气机通畅，脾胃健运，胃气来复，诸病自除。形成了“持中央，运四旁，怡情志，调升降，顾润燥，纳化常”的调理脾胃学术思想。

路教授上溯经典，下及各家，汲取现代研究成果，结合自己的经验，提出了调理脾胃法治疗胸痹的理论和方法。胸痹病虽有虚实寒热之分、在气在血之异，然胸中阳气虚衰，邪气乘虚入侵阳位，痹阻气机则是共同的发病机制。胸中阳气，又名宗气，是心肺二脏功能总概括，宗气的强弱与脾胃的健运与否有直接关系。心肺虽居上焦，实赖脾胃之健运，脾胃为宗气之源。若肥甘无度，饥饱不调，情志过极，劳逸过度，致使脾胃损伤；气虚无以上奉，则宗气匮乏，久则心阳虚衰；血亏无以灌注，则血脉不充，脉道滞涩，久则脉络不通，脾主运化，脾虚不运则湿浊中阻，积久生痰，湿浊上蕴胸中，则胸阳不展；痰浊上逆，阻滞血脉，则痹塞不通。中阳虚弱则寒自内生，与外寒内外合邪，上犯心君，则胸阳痹阻，心脉不通。于是本虚标实之胸痹生焉。治疗胸痹，除从心肺着眼外，还应追根溯源，从导致胸阳痹阻的根本，即脾胃功能失调入手。调理脾胃法治疗胸痹突出了中医整体观念，治病求本，辨证论治，调理后天之本以治疗心病，具有独特的见解，达到了国内同类研究的领先水平，相关课题获国家中医药管理局中医药基础研究二等奖。

2. 重新认识调脾胃治百病“十八字”新说

路教授崇尚“脾胃”和“温病”学说，尤其是李东垣的脾胃学说。这是因为东垣籍贯为河北正定，而路老和东垣的学生罗天益均为藁城人。因此，当他在医校第一次听老师介绍二位老乡的生平和学术成就时，既让其惊叹折服，更让他倍感亲近，引为自豪。人世间的事就这么怪，虽为偶然，但却让他对东垣“脾胃学说”更易接受和追随，以致影响他一生的临证风格。

1973年到医院上班不久，路志正就遇到了一位时隔一天，因病情复发二进宫的心律失常患者。四诊合参当为湿热中阻，上遏心阳，血脉不畅证，治宜宣肺化浊，清热除湿。方用甘露消毒丹变通。查看前医病案记录，用药多为活血化瘀之品。由于当时在全国中医院正在推广用“活血化瘀法治疗冠心病”的经验及研究，为慎重起见，路志正沉思良久。经过仔细斟酌，认为本处方在用药方面符合清上、畅中、导下，顾护三焦的治疗原则，于是路老坚持了自己的观点，结果患者很快向愈，且未再发。这事件给路老触动很大，它说明世上的事物是复杂的，一种疾病不可能只有一种证型。因此在临证时，必须紧扣中医辨证论治这一灵魂，灵活处置，切莫受西医病名所左右。随着案例的积累，路志正发现此类患者绝非少数，尤其是在中老年体弱人群中更是如此。自此开始了“用调理脾胃法治疗胸痹心痛”的研究。

一个医生在课题研究上可以有所侧重，但在日常门诊中，出于对中医尤其老中医的信任，到路老这儿就诊的病人，不惟冠心病、风湿病，可以说内、外、妇、儿、五官科无所不包。随着对胸痹心痛病因探寻的不断深入，他逐渐发现不仅胸痹心痛，诸如糖尿病、高血压、高血脂、痛风，以及多种情志疾患等的发生，都与现代社会人们的不良生活习惯，以致脾胃损伤息息相关。须知过用空调冷风，以致寒湿束表，内热郁遏，则发为皮痹、肌痹、骨痹……感冒频作；过食生冷、肥甘之品，既不易消化，又伤及脾阳，致运化失司，湿浊内生，出现身重倦怠、胸闷脘痞、腹胀纳呆、便溏不爽、口黏苔腻的“湿阻病”。若湿浊内停，积久成饮，蕴而化热，助湿生痰，痰瘀互结，成为内在病理性致病因素，殃及心、肺、肝、肾等诸多脏器，引发脾胃与湿病相兼，虚实夹杂的诸多病变。诚东垣所言：“百病皆由脾胃衰而生也。”厥有旨哉！

针对上述新情况，经过近20年的摸索，20世纪90年代初，路老初步总结出“补益、调顺、健运、顾护”理脾八字方针；此方针意在强调脾胃为气血生化之源，虚损证候应从脾胃论治。脾居中土，为气机升降之枢，亦为邪侵湿恋之地，其治不在峻补，而在祛湿运脾，升清降浊枢机之调顺。须知，存得一分胃气，便有一分生机。因此无论新病还是沉疴，临证莫忘顾护脾胃。

又经近20年的临证实践补充凝炼，2009年1月，调理脾胃治百病十八字方针在论文中首现。此方针在用治胸痹心痛的同时，又扩展到对眩晕、中风、肝肾疾病、风湿病、痛风、甲亢甲减、干燥综合征等多种疾病的治疗；而在每一病种中，又有发挥，比如在老年冠心病的辨治中，根据主证和兼证，可分为益气健脾、活血化瘀法，健脾和胃、调补宗气法，温肾壮阳、益气健脾法等多种治法。

近10年来，路教授及其弟子，结合临床就调脾胃治百病十八字方针发表了大量研究论文，大大丰富拓展了调理脾胃治百病十八字方针的内涵和应用范围。

20世纪下半叶以来，随着社会生产、生活方式和人文环境的改变，人们所面临的生活、工作乃至学习的节奏和竞争压力大大增加，患身心疾患的人群在逐年增多，就连一些涉世未深的青少儿，其患抑郁症、焦虑症，甚或自虐轻生者也不少见。有报告显示，构成疾病谱和死亡谱前三位的心、脑血管和恶性肿瘤患者，无不属于心身疾病范畴。国内外调查表明，综合医院门诊有1/3以上是心身疾病患者，特别是心脑血管和消化、内分泌病人中，有心身疾患的比率更高。

中医学认为人体是一个有机的整体，精神情志的常异直接影响着人的身心健康。《素问·上古天真论》讲："精神内守，病安从来。"人的情志活动无偏，就不会扰动各脏腑器官的功能活动及相互间的协调。而内环境的相对稳定，又是"正气内存、邪不可干"的前提条件。正气足，免疫力就强，因此提高患者内在的心理素质是适应外在环境和人事之变，免受各种致病因素的侵害，保持身心健康的关键所在。反之，情志异常，精神内伤，则可使气机升降失常，气血运行紊乱，脏腑功能失调，造成水湿停滞而致湿病。

中医认为喜、怒、忧、思、悲、恐、惊七情之变，本是人对客观事物的刺激所产生的反应，也是五脏精气活动的外在表现；也就是说，五脏精气是神志活动的物质基础。基于情志活动与内脏气血生理、病理之间相互影响的事实，从整体观念出发，将七情所伤与五脏相应，即喜、惊伤心，怒伤肝，思伤脾，悲、忧伤肺，恐伤肾。应该明了的是七情之变与人的整体素质及刺激的强度和持续时间直接相关。一般说来以心、肝，尤其是脾所受损伤最重。

路教授秉东垣脾胃学说，结合自己80多年的临床经验，以及当今世界人们生产、生活方式，自然、社会人文环境变迁对当代疾病谱的巨大影响，四五十年磨一剑，创新性地提出"持中央，运四旁，怡情志，调升降，顾润燥，纳化常"新脾胃学说。起初用治胸痹，后几经发展，终成为调脾胃治"五脏""百病"的大法。其基本内涵如下：

（1）从生理、病理方面，脾（胃）与心（小肠）、肺（大肠）、肝（胆）、肾（膀胱）四脏间的相关性，是导致各脏病或多或少出现兼容性的主要原因。

（2）从病因或病机方面来说，脾系疾病与情志失调、湿邪尤其是内湿停滞，气机失畅具有极大的相关性，这种相关性是导致上述三病，或单或相兼发病的主要原因。

（3）湿病、情志病与五脏尤其是与脾胃病高度的相兼性是当代疾病谱系的最大特点。上述相关性既是路志正新脾胃学说的核心要旨，也是用来“异病同治”指导临床，进一步辨证论治、确立治则、治法、处方选药的重要工具。

（4）多年的临床实践发现脾胃病、湿病、情志病，常单一或双或三联的形式与其他疾病，如心病、肾病、癌症等夹杂而病。这是现代疾病谱的共性及特点所在。“同病异治，异病同治”，这一发现为路志正“调脾胃治百病”提供了理论支持；也有力地拓展和丰富了路志正“新脾胃学说”的内涵和外延。

细品路老“十八字”调脾胃治“百病”学说的表述，其行文言简意赅，但内涵尤其是外延却十分丰富；关键是用其来指导临床多能取得良效。

（二）调理脾胃治疗风湿病

六淫致病，历代医家皆有所论，而对湿邪则论述较少。然“湿”涉及范围甚广，含内、外、妇、儿等科，路志正潜心研究湿病20余年，系统总结了中医湿病理论和临床证治经验，发前人所未发，在理论和临床上抓住湿病要害，独树一帜。

1. 北方亦多湿

路志正创新性地提出“北方亦多湿”论，形成了治疗湿病的学术思想。他指出，湿虽为人生活所不可缺少的物质，然湿气太过则成湿邪而为害人体，易使人精神倦怠、胃纳呆滞、昏眩重痛等湿邪病证迭起。近代研究亦证实，湿度的变化对人体健康有着举足轻重的影响，严重的潮湿不仅引起皮肤病，还会产生头晕、胃痛、痉挛、复视及视力模糊等症状。湿邪有外湿、内湿之分，其中外湿虽有地域之别，但近些年来随人类活动引发的全球大气变化失其规律，北方夏季亦常闷热潮湿，且常于夏末入秋时闹洪灾，使北方之域亦常为湿害。北方多湿论的另一内涵则是内湿之发不分地域。北方人喜食膏粱厚味，善豪饮酒，食湿面潼酪，口味重而多咸，外又常为寒气怫郁，湿不能越，亦为北方多湿之因。只是感邪途径少异，受侵脏腑不同而已。他曾指导研究生于1987年在河北省石家庄市对常见湿病之一的湿阻病进行了流行病学调查，结果发现人群患病率为10.55%。病因学调查显示，饮食不节（饥饱失常，餐饮、餐时无规律，进餐过快，嗜食肥甘、生冷）是导致本病的主要病因，占已知发病因素的50%以上。饮食不节的人群患病率为22.57%；而饮食有节者，人群患病率仅6.42%。二者相比，有非常显著之差异。居处潮湿，性格急躁，忧郁，过嗜茶酒、冷饮等，都与湿阻的发生密切相关。这些说明，随着社会的发展，人们的居处环境、工作条件得到了极大的改善，身体素质有了明显提高，抵御外邪的能力明显增强，外湿致病明显减少，但随着生活的改善，饮食不节，损伤脾胃而导致的内湿病证明显增多。这也是湿病在当今社会发病学上的特点。湿邪为患，有其独特的临床表现，在临证时应注意辨析。依据湿邪致病的流行病学研究，在丰富的临床资料基础上（尤其是对国内各地以及数十个其他国家和地区气候的亲身体验和亲自诊疗经验），密切结合现代人生活特点，创新性提出“北方亦多湿”，弥补了叶天士之“吾吴湿邪害人最广”之论；并总结出“百病皆由湿作祟”的创新性发病说，进一步充实和完善了中医湿病理论，于后世的湿病研究可谓意义重大。

2. 调理脾胃治疗风湿病的创新思想

（1）治本之道：脾胃损伤致脏腑，百脉失养则会发生气虚、血少、湿蕴、痰阻、瘀血、气机紊乱等风湿病症。“治脾胃以调五脏”“治五脏以调脾胃”，调理脾胃是治本之道。

（2）平衡阴阳：路志正认为，调理脾胃的关键在于“调理”二字，“调理”有中庸、中正、平和、调和、调节、理顺之意，恢复人体内环境动态平衡的治疗方法。风湿病的特点是临床可见多种不和形式，如阴阳不和、气血不和、营卫不和、津液不和、寒热不和、表里不和、上下不和、脏腑不和等，诸般不和，当以不同治法，达到调和的目的。路志正博采仲景、东垣、叶桂等各家之长，调理脾胃，重在升降相宜，而顾其润燥，升脾阳、降胃气、健脾益气、清养胃阴、调畅气机，法取中庸，勿劫胃津，勿伤脾阳，气机通畅，脾胃健运，胃气来复，诸病自除。上溯经典，下及各家，汲取现代研究成果，结合自己的经验，总结提炼出了“持中央，运四旁，怡情志，调升降，顾润燥，纳化常”的系统调理脾胃十八字诀，以持中央为核心，相互联系，不能分割。

（3）扶正祛邪：风湿病病情复杂，多是本虚标实之证，素体虚弱、正气不足、腠理不密、卫外不固是引发本证的内因，但正虚邪恋是疾病难愈的关键，治疗原则应该是扶正不恋邪，祛邪不伤正。

（4）上下同治：路志正认为，风湿病临床表现常是上下同病，表里同病，脏腑同病，因此辨治疾病不能仅限于生病之脏，还应着眼于与疾病发生、发展相关的脏腑；法宜调和上下。病在于上，可依据表里脏腑，从下治疗，如肺癖咳嗽、痰多，伴喘息，常则之于脾虚痰湿，肾不纳气，可用健脾化痰，补肾纳气之法，以下治上；心烦，口舌糜烂，可用泻小肠心火、利尿的方法；头痛、头晕可用清泄肝胆的方法。也同样病在于下，可从上治疗，如小便不畅，可用补肺降气、清心通便的方法治疗。如上下交损，病情复杂，可从中治疗，通过调理中枢，达到上、中、下三焦同治的目的。如治疗心肾失交之失眠证，应加健脾和中的药物；治疗脾虚湿盛，肺肾同病的咳喘，应结合健脾与肺肾同治，降气以畅中，培土以生津，纳气以定喘。

（5）整体治疗：风湿病常伴有多环节互为因果的病理过程，任何一种单一治疗都有其局限性。因此，将各有相对疗效的治法综合集成，整合为一个完整的治疗方案并有序实施，达到消除和减轻症状，提高疗效，改善机体功能和生存质量，提高生活能力目的，已经逐步成为临床医学的重要研究内容，同时，中医外治疗法，具有副作用小、耐药性和药源性疾病少的特点。路志正在处方用药的同时善于从多方面综合治疗，像代茶饮、中药外洗、食疗方、针灸等配合汤药综合应用，已在临床取得一定的疗效。

（6）预后关键：由于脾胃在人体生理上的重要，脾胃虚弱是疾病发生发展的重要内因，脾胃的消化吸收功能关系着患者体质和疾病的发展转归。路志正认为风湿病缠绵难愈，多数患者需要长期甚至终生服药，治病必先藉胃气为行药之主，必须顾脾胃以行药力，才能达到治疗效果，改善预后。

（三）调理脾胃治疗燥痹

“燥痹”这一病名，是路志正根据燥气致痹的特点结合多年临床经验于20世纪末首次提出并命名的，该病名被中华中医药学会风湿病分会纳入中医风湿病二级诊断病名，在全国广泛推广，成为国内同行共识并指导临床实践。

历代古籍中均无“燥痹”病名，但与本病相关之论述“燥证”“燥病”可散见于从《黄帝内经》时期至清代之医著中。路志正所提出的“燥痹”，作为一个新的燥病类型，承袭前人理论的同时，又在此基础上有所创新，发展了燥病理论，并且在其总结提出的“持中央”“调升降”“顾润燥”等学术思想的指导下，在燥痹治疗中重视顾护后天脾胃，尤其重视滋养脾阴，以及调畅气血运行，取得很好的临床疗效。

燥痹是由燥邪（外燥、内燥）损伤气血津液而致阴津耗损、气血亏虚，使肢体筋脉失养，瘀血痹阻，痰凝结聚，脉络不通，导致肢体疼痛，甚至肌肤枯涩、脏器损害的病证。燥痹之特有的表现：肢体关节隐隐作痛，不红不肿，屈伸不利，口舌干燥，肌肤干涩，燥渴欲饮。发病以秋冬季多发，女性多于男性。古人认为燥易生风、生热，在筋脉则表现为拘挛、筋缓不收。路志正教授结合现代发病特点，以津液、阴血亏耗导致筋脉失养，痰瘀相结，阻滞经络，致气血不通，关节筋脉痹阻而疼痛之特点，根据痹者，闭也，闭塞不通，不通则痛，提出因燥致痹。历代医著中未有燥病多发于女性之明确记载，但有医家提出燥病多生于“阴亏之辈，劳苦之人”“阴虚体质，最易化燥”（《医原》），根据女子以阴血为本、易阴虚血亏之特点，故提出燥痹易发于女性。

燥痹之患，起因多端，机理复杂，涉及多脏器、多系统，是一个全身性的疾病。主要病因为先天禀赋不足，阴津匮乏；或木形、火形之体后天感受天行燥邪或温热病毒，损伤津液；或过服辛热燥烈药品而耗伤阴津，或居住刚烈风沙缺水之地，或久在高温下作业；或新的化学药品毒性反应及有害元素损伤阴津等。气阴两虚为病机核心，久成燥毒为燥痹传变的关键。女子体质特点以阴为本，体阴而用阳，加之女性的经带胎产，阴常不足，因此女子好发燥痹。根据病因病机，路志正采用益气养阴、甘凉濡润、滋燥通络之法，疗效甚佳。

三、专病之治

（一）从湿论治类风湿关节炎

类风湿关节炎是以对称性外周关节炎为主要表现的一种慢性系统性自身免疫疾病，重则导致关节畸形、功能丧失。中医属于“痹病”“尪痹”“历节”范畴。路志正治疗颇多，认为该类患者多属于本虚标实，以湿多见，在以活动期表现为主时，常遵温病从湿热论治，具体临证特点介绍如下。

1. 湿热痹阻是核心病机

《内经》认为，外邪侵入是痹病发生的重要条件，而历代医家通过临床观察，认识到致痹之因非独风、寒、湿三邪。清代医家叶天士于《临证指南医案·卷七》中阐述：“有暑伤气，湿热入络为痹者。”顾松园于《顾氏医镜》中提出：“邪郁病久，风变为火，寒变为热，湿变为痛。”张子和《儒门事亲》提及：“痹病以湿热为源，风寒为兼，三气合而为痹。”进而总结出痹病的成因，或湿热之邪或风寒之邪，郁久化热后均可转成热痹。

热痹活动期患者临床多表现为关节肿痛、触热、晨僵、皮下结节，或伴发热、口渴、咽红、溲赤等症状，舌质红（或暗红，时伴瘀斑、瘀点），苔黄厚腻。在横断面研究中印证，湿热痹阻证候占 40% 以上，且其分布与代表活动期的 ESR、CRP 等指标正相关，居各种证型之首。路志正利用“北方亦多湿”理论，并结合现代人嗜食膏粱厚味、助湿生痰，嗜食生冷、困遏脾阳，饥饱无度、脾失健运等不良生活方式阐释出，外有风寒湿邪、内生湿热，患湿阻之人亦不少见。因此从湿论治风湿病不可忽视。临床方用白虎加苍术汤、四妙丸、当归拈痛汤、宣痹汤等化裁，重用苍术、白术、薏苡仁、金银花、土茯苓、萆薢等清热祛湿。

他多年临证发现，湿热证候确是缠绵难愈，即使活动期已缓解，患者无关节触热，甚至出现关节怕冷症状，若因此转而温补肝肾，却极易出现症状加重、反复的情况。提示湿热证候可能是长期存在的，不应轻易改变治法。在使用清热活血祛湿法治疗活动期的前期研究中发现，此法可显著改善活动期症状。然而，持续炎症过程造成的骨破坏，是病程中导致患者关节功能障碍的重要原因。其治疗方法之一就是迅速控制炎症、缓解活动期症状，进而延缓甚至阻断骨破坏进程，这也是临床治疗的重要目的之一。“骨伤内动于肾，筋伤内动于肝”，历代医家亦多将《素问·宣明五气》中提出的“肾主骨”理论作为风湿骨伤临证的理论依据。为期 1 年的清热活血方治疗类风湿关节炎放射学研究，似乎显示出从湿热痹论治有延缓骨破坏进程的倾向。

《类证治裁·痹证》言：“痹久必有瘀血。”清代医家叶天士、王清任等更提出“瘀血致癖”之说。叶天士针对热痹的病理演变过程提出“初病湿热在经，久则瘀血入络”的观点。经络痹阻迁延不愈，影响气血津液的运行和输布，血滞而为瘀，津停而成痰，酿成痰液瘀血，临床可表现为皮肤瘀斑、关节周围结节、屈伸不利等痰瘀互结之症。这与现代研究分析患者出现微循环障碍、微小血管栓塞和高黏滞血瘀等血液流变学异常变化相吻合。临证注重养血活血、化瘀通络，方用四物汤、身痛逐瘀汤等化裁，精用蜈蚣、全蝎、僵蚕、穿山甲（代）等动物药加强走窜通络化痰之功。病情复杂者，常表里同病、寒热交错、虚实夹杂、气血并乱，宿疾并新病、内伤兼外感，令人无从下手。而通络之法，切中病机，是万变不离其宗的精髓。

路志正通络止痛临证选药经验：上肢痛加桑枝、桂枝；下肢疼痛加络石藤；膝关节痛加川牛膝；足跟痛加山茱萸、熟地黄；颈背痛加羌活、葛根、姜黄；腰痛加独活、狗脊、杜仲、桑寄生；关节屈伸不利加伸筋草、木瓜；骨破坏者加骨碎补、补骨脂等。

2. 脾胃为本贯穿始终

脾胃为“后天之本”“气血生化之源”，在病机和治疗中多具关键作用。病机方面，脾脏喜燥恶湿，而导致痹病的风寒湿、湿热、痰湿、水湿等病邪最易伤脾，脾伤又生内湿，内外湿邪夹杂，病情更甚。治疗方面，患者需长期服药，无论西药非甾体类抗炎药、延缓病变的抗风湿药，以及免疫抑制剂，还是部分祛风除湿、活血化瘀中药等，均可能对脾胃造成不良影响。临床发现，药后胃痛、腹泻的患者确实疗效欠佳。因此，临证注意顾护脾胃，不仅能治病求本，提高患者生活质量，更为药效进一步发挥提供了保障。临床实践中，应在汤剂中适量加入健脾和胃组分，注重中药外治以减少脾胃负担，更倡导合理的生活调摄。

治疗全程顾护脾胃，健脾和胃的经验用药“三阶梯”：生谷麦芽、神曲、甘草，用于脾胃无明显不适、方中有生石膏等大寒之品或动物药等刺激成分时，属于“治未病”；炒三仙、鸡内金，用于纳差、胃阴不足等证以和中消食、健脾开胃，必要时佐以行气、止呕、消痞、通便等药；白术、山药、茯苓、薏苡仁，用于胃强脾弱或脾虚湿盛等证，是将治湿与顾护脾胃有机结合的典型药味。形式多样的外治法是中医治疗的一个优势，在迅速缓解活动期症状及减少患者（尤其是中老年人）口服药比例方面取得一定成效。类风湿关节炎累及四肢多关节，口服药经脾胃运化至四末起效，似有鞭长莫及之感，局部治疗可辅助提高疗效。清热活血法外治，还可循辨证论治原则应用中药泡洗、熏治、中药离子导入、浸浴等以“外治佐内治”，共同作用缓解类风湿关节炎病情。

在中医辨证论治的基础上，也应注重生活调摄。饮食调养方面，提醒患者忌食辛辣刺激及羊肉等，慎用烟酒等。羊肉甘温大热，多食助湿热。适当的关节功能锻炼也十分必要，平缓柔和是原则。活动期可适当休息，病情稳定时太极拳、慢走、骑车、游泳等都是不错的选择，而织毛衣、用力击掌、拎重物、爬山（尤其是下山）等给关节造成较大压力的活动应尽量避免。患者常因引起的关节疼痛、生活不能自理、工作能力下降等，产生精神压力和消极情绪；并存在因担心医疗费用、药物疗效及其副作用而影响治疗效果，加重其临床症状。因此，临证亦注重情志调护及健康指导，对患者坚持治疗和尽快恢复至关重要。

（二）心悸（心律失常）

1.“持中央，调升降，纳化常”思想在心悸治疗中的应用

《内经》中无“心悸”病名的记载，但有关于心悸症状及脉象的论述。《素问·痹论》曰：“心痹者，脉不通，烦则心下鼓。”《灵枢·经脉》中“心惕惕如人将捕之”“心中憺憺大动”等，均为对心悸症状的描述。心悸的发生多因体质虚弱、饮食劳倦、七情所伤、感受外邪及药石不当等，以致气血阴阳亏损，心神失养，心中不安，或痰、饮、水、火、瘀等阻滞心脉，扰乱心神。

心主血而脾生血，心主行血而脾主统血。生理上，心之功能的发挥依赖脾所生之血的濡养，而血液能正常运行依赖于心主行血和脾主统血功能的协调。病理上，思虑过度心血暗耗，脾虚化源不足，阴血必将亏虚，心血不足则心失所养，心悸乃作。正如《医方类聚·惊悸门》所述：“人之所主者心，心之所养者血，心气一虚，神气不守，此惊悸所起端也。”路志正治疗心脾两虚、气血不足、心神失养之心悸，治以益气养血、安神定悸，常用的药物有太子参、黄芪、炒白术、茯苓、黄精、丹参、炒柏子仁、炒酸枣仁、远志、菖蒲、当归、白芍、炙甘草等。若兼阴虚而舌红少津者，加石斛、玉竹；若脾运不健，而见纳呆腹胀，加生谷芽、陈皮、炒三仙；若血虚日久，进一步损及心阴，伴见心烦不寐、五心烦热、口干咽燥、舌红少苔者，加黄连阿胶鸡子黄汤养阴清热宁神。

脾与胃同居中焦，脾属阴主升，胃属阳主降，二者相反相成。脾气升则肾肝之气皆升，胃气降则心肺之气皆降，故曰脾胃为脏腑气机上下升降的枢纽。正如《四

圣心源》中所述："脾升则肾肝亦升，故水木不郁；胃降则心肺亦降，金火不滞。"病理情况下，脾胃气机升降失常，则会影响其余脏腑之气的升降出入，出现脏腑功能紊乱。若影响及肝，则肝气不疏，心胸之气郁滞，日久气血津液运行失常，瘀血阻滞，心失所养则见心悸怔忡、胁肋胀痛、情绪低落等症。路志正常以柴胡疏肝散加素馨花、郁金、远志、川楝子、延胡索、生麦芽、生谷芽等以疏肝解郁、化瘀宁心。若肝郁乘脾，脾虚不运，兼见胃脘胀满、纳食不馨，或吐酸嘈杂者，辅以六君子汤、左金丸等加减以疏肝健脾和胃。如肝气郁久化火，上扰心神，症见心悸心烦、睡眠不安者，常加入凉肝泻火之品，如黄芩、黄连、栀子等。

脾胃纳化失常易形成湿，湿聚成痰，痰湿阻滞于心脉，心血运行不畅而发心悸。另外，痰浊阻滞日久化热，痰热上扰心神，亦可见心悸不安，证属痰热扰心，常见症状为心慌心悸、胸闷不舒、夜寐不安、脘闷纳呆、恶心口苦、大便黏滞不爽、舌红苔黄腻、脉滑数等。路志正常用黄芩、茵陈、青蒿、黄连、竹半夏、竹茹、杏仁、薏苡仁、茯苓等当清热化痰、降浊宁心。若兼见心神不宁、虚烦不眠，重用茯苓，加炒枣仁、柏子仁以安神。另一方面，湿浊日久郁而化热，湿热内扰心神亦可见心中烦闷，悸动不安，兼有胸闷、气短，遇阴雨天加重，肢体乏力、倦怠、纳呆、舌体胖伴有齿痕、舌质暗、苔白腻、脉沉缓或沉滑等症，证属湿热痹阻，常用黄连、黄芩、半夏、薏苡仁、炒杏仁、枇杷叶、茵陈、藿香、藿梗、佩兰、苏叶、苏梗、荷叶、荷梗、厚朴花、厚朴、苍术、陈皮、茯苓、芦根、六一散、泽泻、土茯苓、黄柏、败酱草、石见穿等药以清化湿热。

2. 典型医案

患者，女，31 岁，2007 年 9 月 25 日主因"心悸怔忡、烦躁不安 3 年余"求诊于路老。

患者 5 年前因盗汗、消瘦、小腹痛，月经量少，外院诊断为盆腔结核，给予抗痨治疗。2 年前外院妇科认为盆腔结核诊断不成立，此后辗转求治于多家医院，逐渐出现心悸、胆怯。刻下症：心悸怔忡，恐惧多虑，情绪低落，烦躁，头昏沉重，每因精神紧张或生气时即感枕部不舒，烘热盗汗，乏力，时胃脘隐痛，眠差易醒，纳差，便溏，2 次 / 天，月经后期，量少色暗，经前畏寒烦躁，经行腰腹酸痛。舌胖，舌质暗红，苔少；脉细弦。

辨证：脾胃虚弱，心胆不宁。

治法：健脾和胃，温胆宁心。

处方：西洋参（先煎）10g，生白术 12g，炒山药 15g，半夏 9g，川芎 8g，茯苓 30g，生谷芽 20g，生麦芽 20g，太子参 12g，炒枳实 12g，竹茹 12g，胆南星 8g，生龙骨（先煎）30g，生牡蛎（先煎）30g，炙甘草 6g，当归 12g，白芍 12g，南沙参

12g，知母 10g，柏子仁 18g。14 剂，1 剂 / 天，水煎服。

二诊：2007 年 10 月 9 日。药后心悸头昏减轻，盗汗减少，仍胆怯，睡眠浅易醒，仍便溏，1 次 / 天。舌淡胖，苔薄白；脉细弦。上方去竹茹、南沙参，炒枳实增至 15g，加竹沥汁 30mL 为引。14 剂，煎服法同前。另予琥珀 6g，酸枣仁 30g，茯苓 15g，为细末装胶囊，3 粒 / 次，3 次 / 天。

三诊：2007 年 11 月 6 日。药后心悸、胆怯明显减轻，盗汗明显减少，夜寐安，纳食增，大便成形，1 次 / 天。治宗前法。

处方：竹节参 10g，西洋参（先煎）10g，生白术 15g，茯苓 30g，竹半夏 10g，炒麦冬 12g，预知子 12g，郁金 10g，炒山楂 12g，炒神曲 12g，炒麦芽 12g，胆南星 8g，僵蚕 10g，酸枣仁 20g，远志 10g，竹茹 12g，炒枳实 15g，生龙骨（先煎）30g，生牡蛎（先煎)30g，竹沥汁 30mL 为引。30 剂，巩固疗效，煎服法同前，服后诸症状消失。1 年后随访，身体状态良好，心悸未见复发。

按：患者属脾胃虚弱，气血生化乏源，心失所养，故见心悸怔忡；心主血，藏神，神失所藏，故见眠差易醒。首诊方中以生白术、炒山药、茯苓益气健脾，太子参、西洋参益气兼能养阴，当归、白芍养血安神，炒柏子仁、生牡蛎宁心安神，体现了“持中央，运四旁”益气养血以安神定悸治疗心悸的学术思想。生谷芽、生麦芽以和胃助胃之受纳，竹茹、胆南星与茯苓合用清热化痰，也兼顾了“顾润燥，纳化常”化痰祛湿以安神定悸的思想。同时患者主诉胆怯，胆主决断，胆气虚弱则易出现胆怯易惊，恐惧多虑，路志正每多用温胆汤加减化裁治疗心胆气虚之证，方中枳实、竹茹、胆南星合用即为温胆汤之意，以化痰祛湿，温胆宁心。药后心悸减轻，二诊中加入琥珀、酸枣仁以助安神宁心。三诊中加入预知子、郁金以助疏肝和胃，斡旋气机，达到“怡情志，调升降”斡旋气机以安神定悸的目的。

四、方药之长

（一）化浊祛湿通心方

【组成】藿梗（后下）10g，苏梗（后下）10g，厚朴 10 ～ 12g，炒杏仁 9g，白豆蔻（后下）6g，菖蒲 10 ～ 12g，郁金 9 ～ 12g，茵陈 12g，茯苓 15 ～ 20g，炒枳实 12g。

【功效】芳香化湿，健脾宁心。

【主治】

1. 湿浊痹阻之胸痹心痛（冠心病心绞痛等），胸闷重而心痛轻，阴雨雾霾天加重，舌质黯、苔白腻，脉沉缓或沉滑。

2. 湿浊痹阻之血浊（高脂血症等），头晕昏沉，肢体困倦，舌质黯、苔白腻，脉沉缓或沉滑。

【方解】本方源自《医原》藿朴夏苓汤、《温病全书》菖蒲郁金汤化裁，借鉴治湿温用于内伤湿浊瘀阻之胸痹、心痛、血浊。方中藿梗气味芳香，化湿醒脾，理气和胃；紫苏梗辛香温通，舒郁和胃，理气宽胸；厚朴辛散苦降，下气除满，燥湿化痰；厚朴与藿香梗、紫苏梗配用，升降相宜，复脾胃之升降，以散湿浊之邪，共为君药。方中杏仁开宣肺气，通调水道，气化则湿化；白豆蔻芳香气清，宣滞宽胸，化湿行气，为中上二焦寒湿气滞之要药；石菖蒲辛香气温，入心肝经，能化痰湿，通心窍，和中辟秽；茯苓甘淡，健脾渗湿，宁心安神；茵陈苦辛微寒，善清利脾胃肝胆湿热；四药合用，宣上、畅中、渗下，以加强祛湿化浊之功，共为臣药。郁金辛苦寒，归肝心肺经，行气化瘀，清心解郁，疏肝利胆，与菖蒲共组对药，善理气通络，宣窍解郁；枳实行气消积，化痰散痞，共为佐药。诸药相合共奏芳香化湿、健脾宁心、通气宣窍之效，如此脾胃健运，心身气机调畅，湿浊痰瘀自消，胸痹心痛缓解。化浊祛湿通心方主要针对湿浊或血浊这一关键病机而设，体现了未病先防、治病求本的思想。

【临证心悟】本方适用于脾胃失调，纳化失常，湿浊内生，痹阻心脉，或湿浊中阻，凝聚为痰，痰瘀互结，阻塞脉道，痹遏胸阳而形成胸痹。临床特点为胸闷重而心痛轻，阴雨雾霾天加重，舌质黯、苔白腻，脉沉缓或沉滑。重在化痰浊而宣痹痛，醒中州而化湿浊。若兼脾虚者，加党参、炒白术；兼湿热重者，加苦参；兼寒湿重者，加薤白、苍术等；痰湿重者，加清半夏、陈皮；兼血瘀重者，加丹参、红花、檀香、砂仁。本方药性以芳香为主，注意轻煎后下，每次煎煮时间 20 ～ 30 分钟为宜。

运用本方过程中，若湿浊渐化，呈现舌淡嫩红、舌苔薄腻或少苔，气阴两虚显露者，酌减藿梗、苏梗、白豆蔻，厚朴改厚朴花 10g，酌加太子参 12g，麦冬 12g，黄精 12g，丹参 15g。

【方歌】藿苏梗朴杏蔻仁，蒲郁茯茵枳实斟；化浊祛湿通心功，胸痹心痛血浊门。

（二）治疗风湿病用药心得

1. 从三焦分治风湿病

路志正认为，治疗风湿病重在调畅三焦气机。上焦者，肺也，宣发肃降，主一身之气机，若上焦肺气得宣，则可宣清，气行则水行，气化则湿亦化；中焦者，脾与胃也，主运化水谷津液，脾气清则能布散水谷精微，使得水液循行常道；下焦者，肾与膀胱也，肾主水，主一身之水液代谢。在临床中，他处方遣药喜选用炒苦杏仁、桔梗、荷梗开肺气以行水之上源；炒薏苡仁、白豆蔻、炒苍术健脾气以祛生湿之源；防己、六一散、泽泻等渗利水湿以使湿从小便而去。正合叶天士“通阳在温，而在利小便”之意。

2. 重视脾胃，扶正气以祛邪

路志正辨治风湿类疾病，时时重视顾护中焦脾胃，认为脾胃为后天之本，气血生化之源，后天得充，则先天肝肾亦足。且脾气得健，水湿得化，湿去则风气不能独留，此所谓“随其所得而攻之”之义。而且风湿病多是本虚标实之证，其产生的主要原因是气血亏虚，肝肾不足。所以，重视调理脾胃也就是治疗湿产生的根源。临床治疗风湿病药物多为辛燥或苦温之品，易损耗气血，伤及阴津，久服容易碍脾伤胃。因此，必加健脾和胃之品，对风湿病的治疗颇具临床意义。为了顾护脾胃这一后天之本，路志正常在辨证论治的基础上根据具体病情选用生谷芽、生麦芽、炒谷芽、炒麦芽、炒三仙、炒山药、炒白术、炒苍术、佛手、绿萼梅、炙甘草、鸡内金等健脾和胃消食之品。如此则不仅保护了脾胃不受药物的损伤，而且增强了人体的正气，体现了《内经》“补正气以御邪”的学术思想。其次，重视调理脾胃体现在注重食疗上。治疗风湿病常用食疗方是赤豆三米粥，做法是用丝瓜络、木瓜、忍冬藤来煮薏苡仁、粳米、红豆，该食疗方能健脾化湿，舒筋活络，对于风湿病的恢复期疗效显著。

3. 主张治痹宜通络

风湿病必夹湿、痰、瘀。治疗当伏其所主，先其所因，灵活而施以通络活血、搜风走窜虫蚁之品，正所谓“痛则不通，通则不痛”。常用药有乌梢蛇、川芎、姜黄、制川乌、制草乌、附子、穿山甲珠、地龙、露蜂房、桂枝、忍冬藤、青风藤、络石藤、桑枝、蜈蚣、僵蚕、胆南星、全蝎、白芥子等。其中乌蛇能活血祛风通络，可用于各种疼痛症；川芎、姜黄、桂枝能温经活血通络，适用于外寒夹瘀证；制川乌、制草乌、附子均为气雄性烈之品，沉寒痼疾非此品不能温，多用于阳虚夹瘀证；穿山甲珠、地龙、露蜂房均为虫蚁之品，三药配伍可化痰逐瘀、软坚散结，可用于尪痹所致之关节肿痛变形，亦可用于硬皮病之皮肤发硬；忍冬藤、络石藤能祛风通络止痛，常用于湿热夹瘀之证，亦能用于各种原因所致关节疼痛；蜈蚣、全蝎即为止痉散，两药合用，走窜之力最速，搜风定痉，开瘀通络，内走脏腑，外而经络，皆能开之，通者不痛，故为止痛之要药；僵蚕、胆南星、白芥子能化痰通络，通常用于治疗风湿病痰湿阻络之证。又如风寒湿夹痹选用威灵仙加羌活；血虚夹痹选用桃红四物汤；阴虚夹痹选用石斛、忍冬藤、地龙；热毒夹痹选用牡丹皮、赤芍、白花蛇舌草、桑枝、红藤；水湿夹痹选用益母草、泽兰；气虚夹痹选用补阳还五汤以补气活血通络。临床配伍灵活，效如桴鼓。然而，路志正进一步指出，对于体瘦色苍患者，辛烈刚燥药最宜慎用；体丰色白而舌体瘦、苔黄厚腻者亦应考虑脾虚运迟，湿热内蕴，用药当无使过燥伤阴。

4. 喜用对药，讲究药物配伍

路志正擅于运用对药治疗风湿病，取得了较好的疗效。临床常用的对药，如炒苦杏仁、炒薏苡仁；防风、防己；青风藤、络石藤；金银花、忍冬藤；防己、生黄芪；萆薢、土茯苓；炒苍术、炒白术；羌活、独活；木瓜、生薏仁等。其中苦杏仁、薏仁配伍来源于仲景《伤寒论》麻杏薏甘汤。炒苦杏仁能开肺气而化湿，炒薏仁能健脾气而祛湿，两药合用则祛湿力胜。防风擅于祛风，防己长于化湿，共奏祛风化湿之功。青风藤、络石藤均为藤类药物，前者性味辛温，长于通经活络，后者性苦寒，擅于活血消肿，两者合用能加强消肿止痛的效果。金银花和忍冬藤为一药的不同部位合用，金银花重在清热解毒，忍冬藤长于通络消肿止痛，两者合用能清热活血、消肿止痛，对于湿热或热毒所致类风湿活动期效果显著。防己配黄芪出自仲景防己黄芪汤，两者合用能补气祛风化湿，既能扶正亦能祛邪。炒苍术苦温能燥湿祛痹，炒白术性甘温能健脾化湿，两者合用刚柔互济，加强祛湿的效果。羌活、独活两药配伍，上下兼顾，能治一身上下之风寒湿痹。

5. 熟稔药物归经，用药引经报使

路志正熟读历代本草著作，临证遣药注重引经报使，常在辨证论治的前提下选用合适的归经药物。如下肢疼痛者多选肝肾经药，如木瓜、怀（川）牛膝、伸筋草；上肢疼痛者选用桑枝、桂枝或藤类药以祛风湿、通经络；腰为肾之俞，故腰部疼痛多选肾经药，常选独活、狗脊、杜仲、桑寄生补肝肾、祛风湿；小腿酸痛者选用肝经药，如木瓜、赤芍、白芍；肩背痛者选用海桐皮、姜黄、葛根以祛风湿，活血通络；下焦湿热著者多用防己、生薏仁、盐黄柏、盐知母以清热利湿，滋阴润燥；颈项僵硬、疼痛常用葛根、蔓荆子以活血舒筋、祛风止痛。

古人云：用药如用兵，兵不在多，而贵在精；又曰：医者，意也，运用之妙，存乎一心。路志正治疗风湿病之用药，精炼且效如桴鼓，常常以平淡之药而屡起沉苛，所谓平淡之中见神奇，其用药规律和思路可见一斑。

（三）治疗类风湿关节炎药对

路志正把类风湿关节炎的发病原因概括为正气亏虚，感受风寒湿等邪气，日久化生瘀血、郁热、痰浊，或脏腑功能失调，邪从内生，病位主要在脾胃、肝肾等脏腑。他治疗类风湿关节炎的常用对药，分为化湿药对、通络药对、补益药对三部分。

1. 祛风胜湿药对

（1）防风配防己：防风配伍防己源于张仲景之防己地黄汤。防风长于祛风以胜湿，防己善于祛经络之血分湿热，两者合用可祛风除湿，清热消肿，适用于风湿痹阻或湿热痹阻证，临床表现为四肢多关节肿痛者。

常用剂量：防风 10 ～ 12g，防己 12 ～ 15g。

（2）秦艽配威灵仙：秦艽为祛风湿之润药，威灵仙“宣通行十二经络”“积湿停痰，血凝气滞，诸实宜之”，两者配合尤其适合类风湿关节炎上肢关节肿痛，证属于风湿、痰湿痹阻者。

常用剂量：秦艽 12 ～ 15g，威灵仙 12 ～ 15g。

2. 散寒除湿药对

炮附片、薏苡仁两味药相伍源于薏苡仁附子败酱草汤。炮附片擅长温阳散寒除湿，薏苡仁重在健脾祛湿除痹，特别是阳虚体质而感受寒湿之邪更为适合，临床为关节冷痛拘急，阴雨天加重者。

常用剂量：炮附片一般用 6 ～ 12g（先煎半小时），薏苡仁 15 ～ 30g。

3. 清暑化湿药对

（1）藿香梗、荷梗：中医治病当“三因制宜”，故每至夏季，路志正治疗风湿病时注重清化暑湿之邪，藿香梗苦温，芳香化湿，荷梗轻灵，可以清暑湿，两药合用轻灵活泼，无化燥伤阴之虞。

（2）滑石配伍甘草：来源于六一散，可以清暑热，利水渗湿，尤其适用于下焦湿热者。

常用剂量：六一散 12 ～ 30g（包煎）。

4. 运脾祛湿药对

（1）太子参配麸炒薏苡仁：太子参、麸炒薏苡仁来源于参苓白术散。健脾药物以甘苦温药性居多，路志正钟爱太子参，因类风湿多夹杂湿热之邪，太子参清润之性，运脾益气而避免助长湿热之邪，麸炒薏苡仁甘寒，健脾清热除痹，两药合用适用于脾虚合并湿邪患者。

（2）苍术配麸炒白术：苍术、麸炒白术为经验药对。苍术、麸炒白术，两药均可健脾益气，运脾化湿，但是苍术苦温，白术苦甘，两者配合，刚柔相济，健脾化湿而不化燥。

5. 清热祛湿药对

（1）忍冬藤配鸡血藤：忍冬藤“主寒热身肿”“治一切风湿气及诸肿毒，重在祛风湿，清热消肿”，与鸡血藤合用，擅长治疗四肢小关节之肿痛，而且两药配伍补而不滞，对于尪痹日久有血虚、湿热之象者尤效。

常用剂量：忍冬藤、鸡血藤各 15 ～ 30g。

（2）赤小豆配薏苡仁：赤小豆、薏苡仁主要清中焦及下焦湿热，可以作为食疗方辅助治疗风湿病。

常用剂量：赤小豆 12 ～ 15g，薏苡仁 15 ～ 30g。

（3）姜半夏配茵陈：姜半夏苦温燥湿，茵陈可以清肝胆经湿热，两药合用照顾肝脾两脏，清湿热而不伤脾胃，常用于治疗类风湿关节炎伴有肝脾两经湿热患者。

常用剂量：姜半夏 9 ～ 12g，茵陈 12 ～ 15g。

6. 宣肺化痰湿药对

炒杏仁、麸炒薏苡仁为治疗湿邪最常用的对药，来源于三仁汤或麻杏薏甘汤。路志正认为两药为药食同源之品，炒杏仁苦温，有提壶揭盖之功效，能宣肺行水以化湿。薏苡仁既可祛风湿、解拘挛，又利肠胃，两药合用，上中焦兼顾，为治疗气分湿邪之良药。

常用剂量：炒杏仁 9g，麸炒薏苡仁 30g。

7. 和血通络药对

当归、白芍、鸡血藤。当归配伍白芍来源于四物汤，适用于气血亏虚而兼有瘀滞患者，表现为关节酸痛或隐痛，合鸡血藤，加强养血之功效，并可通络止痛，化瘀而不伤正气。

常用剂量：一般当归用 9 ～ 15g，白芍 12 ～ 15g，鸡血藤 20 ～ 30g。

8. 活血通络药对

（1）丹参配赤芍：丹参、赤芍均为凉血化瘀之品，且化瘀兼顾养血，故而路志正常用于治疗痹证之经络气血瘀滞患者。

常用剂量：丹参、赤芍各 12 ～ 15g。

（2）姜黄配海桐皮：姜黄、海桐皮配伍来源于《温病条辨》宣痹汤加减。“姜黄能入手臂治痛，其兼理血中之气可知”，故而姜黄是路志正治疗上肢关节痛，特别是肩、肘关节疼痛惯用药物。

常用剂量：姜黄 10 ～ 12g，海桐皮 12 ～ 15g。

9. 化痰通络药对

地龙、蜂房药对。《本草求真》认为：“蜂房，味甘咸辛，气平有毒，为清热软坚散结要药。”对于尪痹日久夹杂顽痰死血者，路志正喜用蜂房配伍地龙治疗，以化痰散结，解毒通络。

常用剂量：地龙 12 ～ 15g，蜂房 6 ～ 10g。

10. 搜风剔络药对

全蝎、乌梢蛇，来源于路志正经验药对。他认为尪痹日久化生顽痰死血，治疗非虫蚁之品不能除，而对于尪痹，关节肿大变形，中医辨证为痰浊血瘀者可酌情使用全蝎、乌梢蛇。喜用乌梢蛇，一方面是因为在《本经逢原》中记载，它可治疗“诸风顽痹，皮肤不仁”，另外乌梢蛇药性平和，不易损伤正气。尪痹后期常表现为顽痹的特征，故常选用乌梢蛇祛风湿，消肿痛。

常用剂量：全蝎 3 ～ 6g，乌梢蛇 10 ～ 12g。虫类药长期使用易损耗人体正气，故多配伍扶正气药物，如健脾益气药物或者养血滋阴药物，以预防虫类药物的副作用。

11. 舒筋活络药对

木瓜、白芍。肝主血，荣养筋脉，筋病萎废不能用，多为肝血亏虚，血不荣筋，选用白芍养肝柔筋，木瓜舒筋活络，共奏酸甘养阴、舒筋活络之效。

常用剂量：木瓜 15 ～ 30g，白芍 12 ～ 15g。

12. 温经通络药对

桑枝、桂枝。《黄帝内经》云“辛甘发散为阳”，桂枝为辛甘性温，发散之品；桑枝药性偏苦平，两药合用均可用于上肢关节痹痛。《本草备要》记载桑枝：“利关节，养津液，行水祛风。”

常用剂量：桑枝 12 ～ 30g，桂枝 6 ～ 15g。

13. 益气养血药对

黄芪、当归相伍源于当归补血汤。尪痹多见于中老年女性，而女性患病多与气血密切相关，气血不足者，需气血双调，气为血之母，亦为血之帅，故治使用黄芪以补气，当归养血润燥，达到气行血生之功效。

常用剂量：黄芪一般使用 12 ～ 18g，当归 9 ～ 12g。

14. 益气固表药对

黄芪、防风相配见于玉屏风散。《素问·痹论》提到：“卫者，水谷之悍气也……逆其气则病，从其气则愈，不与风寒湿气合，故不为痹。”路志正认为气虚之人感受风寒湿邪，临床中伴有乏力、汗出、易感冒等表现时，需要顾护卫气。黄芪益气而能通行，补而不滞，防风以祛风散邪为主，两药合用能标本兼顾。

常用剂量：黄芪 12 ～ 18g，防风 9 ～ 12g。

15. 补气祛湿药对

黄芪、防己相伍见于防己黄芪汤。黄芪益气消肿，防己可祛湿，尤其对于类风湿关节炎伴有下肢水肿的表气虚患者更为适宜，临床表现为汗出，恶风，身重，脉浮者。

常用剂量：黄芪 12 ～ 18g，防己 12 ～ 15g。

16. 补气活血法

黄芪、赤芍，来源于王清任的黄芪赤风汤、补阳还五汤。黄芪可以补气，赤芍可活血通络，共奏补气活血通络之效。

常用剂量：黄芪 12 ～ 18g，赤芍 9 ～ 12g。

17. 调和营卫药对

桂枝、白芍，来源于桂枝汤。路志正认为痹病的发生与营卫气血不通畅密切相关，一般会伴有汗出恶风寒、脉浮缓等。临证使用桂枝汤并不拘泥于是否汗出，只要具备营卫气血不通畅之病机，无桂枝汤之禁止症者均可使用。

常用剂量：桂枝、白芍各 10 ～ 15g。

18. 滋补肝肾药对

桑寄生、杜仲，来源于独活寄生汤。路志正认为类风湿关节炎后期会损筋伤骨，出现肝肾亏虚的表现，临床常使用平补肝肾药物，如桑寄生、杜仲等中药配伍治疗。

常用剂量：桑寄生 15 ～ 30g，杜仲 12 ～ 15g。

五、读书之法

路志正常说："中医是中国传统文化的一个重要组成部分和优秀代表。"其自幼入伯父路益修创办的河北中医专科学校学习，并拜山西蒲州名医孟正己等先生为师，始终浸泡在中国传统文化氛围之中，爱读书、苦读书为其特点，为他日后学习中医奠定了良好的文化底蕴，对中医超常的理解和灵感也来源于此。他崇尚四书五经、十三经等，至今仍不断翻阅品味。十三经中不仅包含有诗、书、礼、乐、易等各方面的内容，还有记事、文字、训诂、历法等丰富的文化内涵，不但是中国文化的结晶，影响着几千年来中国人的思维，也蕴藏着极其深刻的行为准则与道德规范，每一个中国人都要认真学习。中国文化的内涵是"和"，就是"中庸"，不偏不倚，在路教授的处方用药中处处体现"调和"与"调理"的思想，"构建和谐社会"更需要"和"，也就是顾全大局。

路志正崇尚理学，喜欢读朱熹等理学家的著作，朱熹是孔孟之道的宣扬者，也是中国传统文化的重要支流；他也常读唐宋八大家的著作和《红楼梦》等。

路志正也喜欢读韩非子、荀子等诸子百家的书籍，他说"读百家书、穿百家衣、吃百家饭"才能感悟人生的真谛，才能了解中国文化的博大精深，丰富自己的大脑，才能窥视中国文化的全貌，开阔视野和思路。中国自古有"医文相通""医易相通""秀才学大夫，如快刀切豆腐"之说，充分说明了中国传统文化与中医学的密切关系。中国传统文化是学习中医的根基和钥匙，只有学习好中国文化，才能有效学习、全面掌握和深刻理解中医，没有中国文化的奠基，学习中医只能学到皮毛。

路志正对中医经典阅读除了熟读“四大经典”，还喜欢读中医各家，本草、医案、医话、医论无不涉猎。他认为，读经典可以开启中医智慧，读本草可以掌握药性理论，读医案可以提高临床技能，读医话可以提高中医语言描述能力，读医论可以提高中医认知水平，熟读中医各家有利于掌握中医各流派的思想和脉络，更全面掌握中医博大精深的学问，认识中医的全貌，这些方面是路志正获得高超医疗技术的来源。

路教授读书不放过任何一个细微处，为了一种病名，遍查方书，认真考证，如产后痹、痛风这些病名的产生都融合了他的大量心血。路志正指出“痛风”是中医的病名，不是西医的病名，痛风一词出自朱丹溪，在《丹溪四书》中均有痛风病名记载，并列有专论，如《格致余论·痛风论》说：“彼痛风者，大率因血受热，已自沸腾，其后或涉冷水，或立湿地，或扇取凉，或卧当风，寒凉外搏，热血得寒，污浊凝涩，所以作痛，夜则痛甚，行于阴也。治法以辛热之剂。”

六、大医之情

1. 坚持原则敢担当，民间中医登雅堂

1955年秋，中医司收到一封举报信，言每至夏秋之交，北京周边各区县不少患消化不良的儿童在家长的带领下，涌到西城区有“捏积冯”之称的民间医冯全福处，进行调治。由于时间过于集中，致使不宽的马路常人头攒动，堵塞交通，严重影响人们的上下班和出行。接此举报后，局领导派路志正并邀请北京市卫生局中医处的一位女同志前去调查。经过观摩和向患儿及家属询访，又经几个中西儿科专家复审评议，对此“捏积”技艺的真实、可信性进行了确认，并提出了具体解决方案。最后由北京市卫生局做出安排，特批冯全福进入北京中医医院工作。1960年国家经济困难时期，很多人被动员精简，自谋出路。当时冯全福也有些犹豫，想离职自主开业。路志正劝他说：“你不要走，只要坚持下去渡过难关，情况会好转的。”后来当二人再相见时，方知冯全福坚持了下来，后来不仅分得了房子，而且工资还不低，他十分高兴，连声道贺，冯全福更是谢语绵绵，两人惺惺相惜，都十分开心。

如今冯氏捏积疗法仍是北京中医医院的品牌工程，全国小儿推拿七大流派之一。传承人佘继林也被授予北京市中医药传承“双百工程”指导老师、首都国医名师、第六批全国老中医药专家学术经验继承工作指导老师。

1962年，锦州铁路工人葛长海擅长以家传的捏筋拍打法治疗筋骨疾病，想转行从医。他到卫生部上访时得到路志正热情接待，经过长谈详细了解后，路志正认为捏筋拍打法手法简便易行，可行气活血、调理脏腑、强筋健骨，适应证广，疗效确切。路志正请示领导后安排他到北京市中医院试用手法调治小儿麻痹后遗症。临床结果证明其确有疗效后，又建议铁道部和北京铁路局安排其到北京铁路总医院（现北京世纪坛医院）从事骨伤科工作。后来，路志正还为葛长海编纂的《捏筋拍打和正骨疗法》作序。如今“葛氏捏筋拍打疗法”已列入了国家级非物质文化遗产代表性传承项目。

路志正的慧眼识珠与大力推荐，使这些独具特色的民间中医疗法鱼跳龙门登雅堂。“小科不小，大有作为”，有念于此，他为保护“中华医药种子库”的丰富多样性作出了积极贡献。

2. 大事非前不糊涂，轻摇拂尘辨真金

乙脑是由乙脑病毒引起，经蚊子传播的急性传染病。如果治疗不当，病死率很高，即便侥幸存活，也多会遗留下失语、痴呆或偏瘫等后遗症。1954 年夏，河北省滹沱河沿岸连日暴雨，致洪水突发，灾后石家庄地区暴发乙脑。该市传染病医院的郭可明先生，在各级领导的支持下，运用中医温病学理论，以解毒、清热、养阴之法，用白虎汤、清瘟败毒饮、安宫牛黄丸等方，尤重用生石膏，使乙脑患者轻者痊愈，重者治愈率也在 90% 以上。更可喜的是，轻、重证患者都没有留下后遗症。当此创举传到北京，部领导看到材料后非常重视，立即派三人调查组前往石家庄实地考察。

西医对乙脑的治疗，并无针对性药物，这在今天已成定论，然而在 20 世纪 50 年代争论还是很大的。虽然调查组的三人依据的都是医院提供的病案资料，但得出的结论却大相径庭。西医出身的汪同志认为，病死率的降低，主要是西医辅助治疗措施的改进；始学中医后改学西医的朱同志则认为中医治疗有效，但不一定起了主导作用；唯有中医出身且有治疗温病经验的路志正认为，是中医药起了关键性作用。路志正的论点有二：第一，所用西药对病毒没有治疗作用，它的使用只属于防止并发症发生的维持性治疗。第二，乙脑的临床表现符合中医温病学中暑温的特点，自己也有过类似的临床经验。白虎汤出自汉代张仲景的《伤寒论》，用其加减可疗高热；清瘟败毒饮、安宫牛黄丸等，也都是治疗温病的著名良方，历代多有记载。结合临床实际情况，故认定乙脑的中医治验是真实可信的。

回京后，调查组向领导详细地做了汇报。领导觉得路志正的观点值得重视，本着实事求是的态度，又派出了调查组。不过，这次调研仍是争论不休，无功而返。第三次调查由主管中医药工作的郭子化副部长亲自带队，事先还制订了调研方案；通过听汇报、座谈、访问、临床观察等形式，对原始资料再一次进行了系统和客观的分析。最后认定：中医药是治疗乙脑的一种有效方法。一位北京人民医院的西医专家，在汇报大会上无不感慨地说："中医这样的卓越疗效，在近代医学对流行性乙型脑炎的治疗效果上，无出其右者。"为此石家庄乙脑治疗小组还受到了卫生部的表彰，毛主席也在怀仁堂亲切接见了参加全国第二届政治协商会议的郭可明先生。

为了铭记这段历史和郭可明先生所作出的贡献，如今石家庄市传染病医院为其树立了铜像。如果人们知道"乙脑治验"背后的故事，知道它的认定源于路志正先生的坚持和深厚的中医功底，是他成就了这位传奇般的人物，人们同样也会称赞路志正慧眼识珍，更会佩服他力排众议、敢于坚持真理的精神以及对中医事业的执着。

关心中医事业的生存和发展是老一辈中医人的光荣传统，路志正也不例外。由于 1952 ～ 1973 年，他在卫生部中医司技术指导科工作了近 20 年，这使他对全国中医工作的状况有着深刻的了解，也使他情系中医，把促进中医药事业的发展作为终生奋斗的目标。在此期间，从农村走来的路志正对民间医生关爱有加，出于公心，他力荐中医人才，使好几位有真才实学的"民间医生"进入公立医院，也为中医药事业抢救性地保护了一些中医绝技。

3. 轻描淡写施良策，中西合璧积功德

1955 年，路志正作为中央血吸虫防治（以下简称"血防"）专家调查组中唯一的中医专家，参与了对血吸虫病的防治工作。在调研中他发现：对一般血吸虫病患者，使用西药锑剂杀虫即可奏效。而对于 500 万血吸虫病晚期重症患者，由于尾蚴阻塞肝门静脉形成单腹胀（高度腹水），锑剂杀虫疗效却不理想。经过反复对比，仔细推敲，他认识到：西药锑剂杀虫力虽强，但无法消除腹水，且腹水的存在还影响其疗效的正常发挥；根据个人经验，中药杀虫之力虽弱，但治腹水、腹胀有良效；于是他大胆而又审慎地拟就了：先用中医药消除腹水，待腹水减轻或消退，患者体质有所改善后，再用西药锑剂杀虫，即"中西医协作治疗晚期血吸虫病腹水方案"。路志正的这一建议，得到了主管领导的认同，立即签发执行，从而使广大中医药人员走上了"血防"一线，掀起了献秘方和整理民间"血吸虫病治验"的群众运动。例如，浙江常山县的徐碧辉先生献出了"腹水草"祖传秘方、安庆人民医院提交了"半边莲治疗晚期血吸虫病肝硬化腹水的初步总结"等，不但挽救了千百万危重患者的性命，而且开创了中西医协作的先河，为在中华大地上提前消灭血吸虫病作出了巨大贡献。

4. 大医医国真本色，鞠躬尽瘁擎国医

"先医—后政—再医""医政双担"的经历，是路志正"德艺双馨"人生轨迹的缩影。在全国中医最高行政管理机构工作近 20 年的经历使他居高览阔，对国家的中医药方针、政策格外关注；另一方面他来自农村，对基层中医工作者的辛劳和需求感同身受。因此，无形之中在命运和性格的驱使下，使他对中医药公益事业格外热心。不仅如此，又加其在关键时间和节点上，长期任中央保健特聘专家和第六、七、八届全国政协委员，有代表广大中医人辅政献策之责和向相关领导直接反映中医药事业发展现状及所遇困难之便。因此，作为中医药行业的代言人，为中医药事业的发展“歌与呼”的重担，就历史性地落在了路志正及众老肩上。比如，广为流传的“十老上书”“八老上书”就是路志正与诸老，包括广大中医行政工作者，为促进1986年“国家中医管理局”的设立、1988年“国家中医药管理局”的成立和1990年“国家中医药管理局”建制和管理职能的完善共同谱写的佳话。2003年，抗击SARS期间，路志正不仅与相关诸老联名上书，而且在吴仪副总理召开的座谈会上第一个抢先发言，有理有据，力陈中医药在抗疫方面的优势。众多中医人的呼吁受到领导的支持，中医药参战人员，于当天下午就顺利开进了北京“小汤山”抗疫主战场。

5.“大医精诚”为准则

路志正将孙思邈所言的“大医精诚”作为行为准则。“精”与“诚”不分主次，紧密相连，相辅相成，只有精与诚并举，才能做一个好的医生。路志正高尚的医德主要体现在以下几个方面：

第一，始终不忘为大众服务。尽管路志正作为国家级保健医生，年事已高，保健会诊任务极其繁重，甚至有时体力不支，有力不从心之感，但却始终不忘给人民群众看病，每周1次的门诊风雨无阻，把给人民群众看病作为头等大事，而且遇到经济困难的患者，则免挂号，有一个山西30岁左右脑干梗死致植物人的患者，3年多来东奔西跑，踏遍了北京的各大医院，耗尽家资，效果欠佳，慕名前来诊治，路志正听到了患者父母的叙述，恻隐之心油然而生，在随后近2年的时间里，免费给该患者诊治几十次，患者逐渐有清醒趋势，深受患者父母敬仰。

第二，多为患者看病是路志正最大的心愿。他说自己来自农村，作为一名普通的医护人员，一切荣誉都是党和人民给予的，是社会给予的，要回报社会，多看病，看好病，就是对社会的最大贡献。路志正诊治的患者，大多是来自全国各地的疑难疾病，去过许多医院，治疗颇为束手，经过他的细心诊察，认真分析，不惜余力，尽力挽救，大多转危为安，问诊力图全面，处方力图周全。尽管他自己有声带增厚，声音嘎哑之疾缠身，但仍对每一个患者的诉求不厌其烦，认真解释病情，尤其是处方后对每一个患者认真交代注意事项、服药方法、如何调摄，学生看到都有些不忍心，但路志正认为患者千里迢迢，来一次太难，耗资很大，要对得起每一个患者。学好医术，做好本职工作固然可贵，然而学好做人，修好医德更为重要，尤其坚持一生更难，但路志正做到了。

第三，平淡之中出奇功。路志正认为尽管中国经过改革开放50年，经济条件好转了，国家富有了，综合国力增强了，但“看病难、看病贵”的问题仍然很突出，“因病致贫”的现象仍然很严重，“一项检查一头牛，一个处方一头猪”，农民确实负担不起，基于此，路志正用药出奇的平淡，不推崇使用贵重药，多是价廉物美的常用药，但效果良好，广受患者称赞。无独有偶，1997年8月，在“路志正行医六十周年学术思想研究暨拜师会”上，时任卫生部部长的崔月黎在即兴发言中，重心长地说:“路老是治疗疑难杂病的专家，据患者和同行反映，路老诊病其用药平实无华，但几服之后，往往会收到意想不到的效果。提高疗效是中医的根本，如果我们现在有像路老这样疗效非常高的医生100名，那么中医现状就不会是这样，有关中医的许多工作也就好做得多了……”这是老部长对他医术的赞许，也是对他医德的肯定。

第四，以“大医精诚”作为行为准则。路志正说凡大医者，无不严谨诚爱，乐于奉献，以治病救人为天职；凡大医者，无不严谨治学，恪守医德，以高超医技而著称。路志正始终以“大医精诚”这四个字鞭策自己。他说，当一名医生必须有一颗仁者之心，有一颗博爱之心，面对日益高呼的“看病难、看病贵”的呼声，医生的职业道德被提高到了前所未有的高度，医生行医时有种“如临深渊，如履薄冰”之感。但始终要牢记“生命之重，重于千金”，“生命所托，健康所系”，医生是生命的守护神；救死扶伤，更是所有医护人员的本职工作。古人说“无恒德者，不可以为医”，路志正始终以此指导医学行为，有口皆碑。

路教授为人民大众的生命健康保驾护航近83载，直至2022年12月1日星期四，虽然新冠肺炎正在肆虐，他还在广安门医院出诊，为所带教的博士和第七批优才学员提供实习机会；4日，还为某中医学术分会的成立录制祝贺视频专辑。对一个百岁老人来说，面对生老病死，不可抗拒的自然法则，“明知山有虎”，唯有以积极向上的乐观态度，“偏向虎山行”，争分夺秒，再为自己毕生所钟爱的中医药事业、对自己的服务对象和学生多尽一分心力、多做一份工作，并从中寻觅一份慰藉和内心的平静与快乐。

“医萃当归杏林住，敢争鸿誉为国呼。”回看路志正的一生，是光辉的一生；他忠于党，忠于人民，忠于中医药事业，以毕生精力推动中医药事业的传承与发展，成为新中国中医药事业发展的参与者、见证者、执行者和推动者。他于90岁高龄入党，将优秀共产党员的品质体现在崇高的医德医风上，体现在为党和国家事业不懈奋斗上。他始终把人民群众的健康放在第一位，致力于推动中医药事业传承创新发展。他是“大医精诚，德艺双馨”的楷模。百岁辉煌、灿烂人生。《说文解字》云：“路，道也，从足从各。”路志正之路，以家国兴旺为己任，以中医浮沉为谋虑，先天下之忧而忧、后天下之乐而乐，体现了一代大师关于“国强、家和、学成、业就”的人生期许和独特轨迹，他的荣寿与成就，正可谓“路直成道业精妙，志正方圆享天年”。

七、传道之术

1. 甘为人梯多奉献，我愿我血荐岐黄

任何事业的兴旺发达，都离不开人才培养，中医事业的振兴更需要优秀人才的支撑。“以人为本，疗效为先”是中医得以生存、发展的根本。因此，抓好一线人员临证技能的提高和后备力量的培养这两件大事，也就解除了中医生存和发展的后顾之忧。正因为如此，路志正始终从战略的高度，关注并满腔热忱地参与着中医传承教育工作。其治学理念“善学者继其志，当仁不让其师”，希望学生超越自己。他告诫学生:“做学问要先学会做人，要淡泊名利，不尚虚荣，踏踏实实，耐下心来，虚心向学，不能有半点的马虎和浮躁，因为我们面对的是患者，生命大于天呀！”在学习中，他要求学生熟读经典，打牢中医的基本功；在临证时，他要求学生头脑里要多一根弦，要知道自己姓“中”。因此无论是学习、接诊，还是辨证施治、处方时，都要用中医思维方法统领一切，切莫被西医的病名所囿，只有这样才能提高自己的临证水平和疗效。

路志正用毕生之力，身体力行，扎扎实实地推进中医药事业逐步向利好方向发展。2010 年 11 月，他上书相关领导“关于中医药传承教育发展的建议”，在得到多位领导的批复后，还身体力行，探索推行。为推进中医药师承教育模式的创新与发展，2012 年 6 月他和王永炎等同志，以及中国中医科学院中医临床基础医学研究所，发起成立全国首家“岐黄国医书院”，落户江西中医药大学研究生部，并受聘担纲“岐黄国医书院”院长，为高水平中医临床人才的培养倾注了大量心血。2016 年 6 月 20 日，针对中医药事业发展人才不足的现状，他再次致信相关部门和领导，得到上级重视和及时批复，推动了“中医药传承与创新‘百千万’人才工程”的全面启动。

2. 临床带教八十三载，岐黄桃李满天下

路老带教学生传承中医始于在包钢职工医院支边的 1961 年，这期间，他与余瀛鳌同志一起，开办“中医学徒班”和“西学中班”，共培养 20 余人。他二人自编教材、教授并带教实习门诊，为包钢职工医院中医科室建设奠定了基础，作出了积极贡献。及至广安门医院工作后，带教实习、进修生、硕博及博士后研究生，全国老中医药专家学术经验继承工作、中医临床优秀人才研修项目等带教工作都不乏路志正的身影，受惠累积及人数也很难说清。

路志正来自农村，几经磨砺，终成“国医圣手”，也获得了国家和人民授予的诸多荣誉和称赞。在别人看来，其社会地位崇高，但他心态始终平和，从不以“国医大师”孤标傲世，而是将家乡藁城的曾用名“廉州”与“医翁”叠加为“廉州医翁路志正”，标注于书法、书序落款处以赠人。由此不难看出，地位的改变，并没有泯灭他人性中的淳朴善良和对家乡热土的眷恋。他始终关注着河北中医药强省建设，曾为河北中医学院升格为河北中医药大学出谋划策，并四处奔走呼号，寻求支持。凡有诚意跟诊学艺者，大都来者不拒，以至河北籍路氏弟子多达20余人，占全国弟子群的第二位。不仅如此，路老生前还多次与河北省中医院联系，希望医院为在藁城区中西医结合医院设立中医儿科、妇产科给予支持，还多次要求子女带他回藁城亲自推进这一项目的实施。管中窥豹，其育新人的家国情怀可见一斑。另外，作为家族传承的一部分，在他的熏陶带教下，很多后人也都先后走上了业医之路。

路教授临床躬耕83载，对学生毫不保守，传授经验，奖掖后学，培养了一批中医药人才，可谓桃李满天下。当下，在册第三代弟子百十余人，如若算上第四代传承弟子人数可能得翻上数倍。从科室角度来说，除中医外科、五官科外，各科都有路氏弟子分布。从职称来看，多为主任、副主任医师，其中岐黄学者6名，国家级名医1名，省市级名医20多名。由此可见，目前这些人都已是各单位的业务骨干和办院的中坚力量，他们之中院校长或书记也不乏其人。真是，传道授业结硕果，路氏医派有传人！

（路喜善、苏凤哲整理）

（王秋华编辑）

颜正华

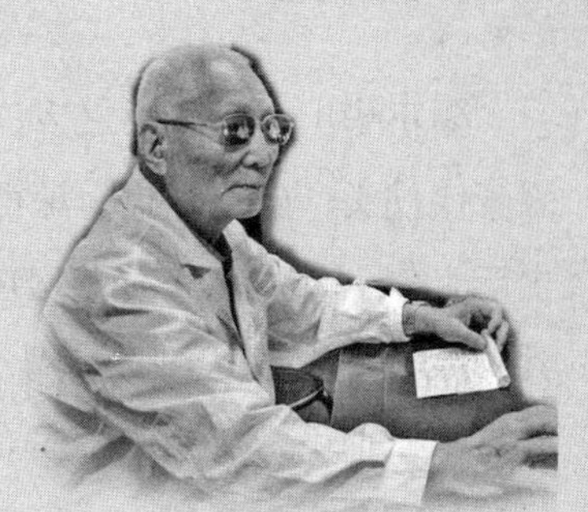

颜正华（1920—　），又名颜绍棠，字秀峰，江苏丹阳人，北京中医药大学终身教授、博士生导师、主任医师。曾先后担任国务院第二届学位评定委员会医学药学组成员、国家教委科技委员会医药组成员、国家药典委员会委员、全国药品评审委员会委员、全国高等医药院校中医药专业教材编审委员会委员、卫生部医学科学委员会委员等职。中华中医药学会终身理事，全国老中医药专家学术经验继承指导老师。2009 年被评为首届“国医大师”。

颜正华教授行医 80 余载，擅长论治消化系统、心血管系统等内科杂病，治验甚重。颜正华教授长期从事中药教学、研究与中医临床工作，是我国中药学高等教育主要创建人之一，作为主要编写者参与全国高等院校统编教材《中药学》一、二、五版的编写与审订工作，并参编 1963 年版《中国药典》一部及 1959 年版、1982 年版《中药志》。颜正华教授创建了北京中医药大学中药学与临床中药学教学体系和学科，培养了大批高层次中医药人才。

一、学医之路

颜正华出生在名医之乡江苏丹阳。祖父曾参加太平天国起义，后定居江苏丹阳，因豪侠仗义，乐善好施，深得当地人尊敬，咸称“颜客人”。颜正华的父亲原做桑蚕生产工作，日寇侵华时，房屋连同家产被全部烧毁。颜正华乃家中长子，自幼具长者风范，又受家庭环境熏陶，聪颖过人，敏而好学，知书达理。幼年的颜正华已十分懂事，他下定决心，不辜负父母的期望，成为国之栋梁。旧中国处于半殖民地半封建的特殊历史阶段，帝国主义、封建专制双重压迫中国人民，军阀混战，民不聊生。颜正华所处的江苏农村惨淡可泣，哀鸿遍野。面对封建统治的黑暗，帝国主义的入侵，国人奋斗自强的呼声极高。此时的颜正华正值风华少年，耳濡目染，感触颇深。他亲眼目睹人民的疾苦，面对父母的期望，他立下鸿鹄之志，一定要发奋学习，为中华民族崛起而奋斗。

私塾求学期间，他学习勤奋刻苦，遍览了《诗经》《左传》《论语》《孟子》《大学》《中庸》等国学名著。在历史、文学、哲学等方面打下了坚实的基础，为日后学习中医奠定了扎实而牢固的文学功底。求学期间，颜正华师从江苏武进著名儒医戴雨三先生。戴先生满腹经纶，翩翩古儒，除熟谙文学、历史外，还在中医药学方面有着颇深造诣。他见颜正华聪颖好学，年少有志，很是器重，颜正华也与戴先生朝暮相随，聆听教诲。戴先生每以亲身经历启发教导颜正华，告诉他“不为良相，便为良医”，要为民献心尽力，解除疾苦。这些观点对年少的颜正华影响很大。

1937 年 2 月，颜正华拜孟河学派第三代传人——名医杨博良先生为师，在三年的跟师学习中，他系统学习了《内经》《难经》《金匮要略》《温病条辨》《本草纲目》《濒湖脉学》《药性赋》等几十门功课。他夜以继日苦读经典，勤习临床技艺，并随师临证体验观察，遂逐渐心悟，日有体会，尽得杨氏真传。

1940 年，颜正华学成出师，于江苏丹阳县悬壶济世。当时，正值疫疠流行，百姓贫苦交加，病魔肆虐。颜正华根据叶天士《温病条例》，结合恩师杨博良诊疗经验救治患者，多获良效，因治效甚佳，誉满乡里。

1955 年 3 月，他以优异成绩考入刚刚成立的南京中医进修学校（南京中医学院前身）进修班深造。1956 年他在南京中医进修学校毕业后留校任教，担任中药教研组组长。当时，我国刚开始建立中医学院，还没有中药学教材。颜正华昼夜奋战，数月内主编了适合中医本科学习的第一版《中药学讲义》，为南京中医学院的建立及开设中医学课程创造了条件。

1957 年北京中医学院刚刚成立，颜正华奉卫生部之命，调入北京中医学院任教。颜正华一来就开始讲中药学课程，并负责组建中药学教研组，是教研组第一任组长。1958 年，颜正华负责组建中药系，后发展成为北京中医药大学中药学院，是我国最早创建的中药高等教育院系之一，颜正华任中药教研室主任。1985 年成立了中药研究所，颜正华任中药研究所名誉所长。

二、成才之道

（一）打好基础，广深并重

学好中医药基础知识，是从事中医药工作的基本要求，如果达不到这一点，就不能胜任工作，更谈不上在自己从事的专业上取得成就。治学犹如盖楼，要盖一座大楼，首先要打好地基，地基打不好大楼就建不好。要想成为一名合格的、有作为的中医药工作者或专家，就必须像盖楼那样，先打好地基。只有基础牢固，才能取得丰硕的成果。怎样才能打好基础？颜正华教授认为，必须广博与深化并重。所谓广博，就是广泛全面地学习基础理论和基础知识。所谓深化，就是在广泛学习基础理论和基础知识的基础上，在某个方面或者针对某个专题，进行深入研究。广博是基础，是深化的条件，只有知识广博，才能由博返约，不断深化。深化是发展，是广博的动力，只有不断深化，才能促进学习新知识，使知识面不断扩大。颜正华教授在从医从教过程中，时时注意基础知识的学习和基本功的训练。先时初学，曾认真诵读记忆《黄帝内经》《伤寒杂病论》等中医经典著作及易读易记的药性歌、汤头歌等，至今仍能背诵如流。后从事中药教学工作，颜正华教授专攻中药药性理论及临床应用等，又广泛研读《神农本草经》等历代本草专著，同时旁及中药药理、中药品种鉴定、炮制及制剂等，进一步扩大自己的知识面。在不断学习和研究中，颜正华教授深深地体会到广深并重，相互促进的重要性。

（二）理论实践，紧密结合

研究任何一门学问，都必须理论联系实践，研究中医药学也不例外。中医药理论源于临床实践，又指导临床实践，而临床实践又检验了中医药理论，使其进一步深化完善。若理论脱离实践，便成为空洞无用的理论，而实践没有理论的指导，就无法摆脱盲目性，无法取得最佳效果。如果只重视书本上的理论知识，忽略临床实践，久而久之，势必造成理论脱离实践，变成只会背条文，不会诊病疗疾的空谈家。

古云："熟背王叔和，不如临证多。"正是对这种空谈家的嘲讽。反之，只注意临床实践，不重视理论学习，即使能开几张处方，处理几个病人，其学问也是比较肤浅的，治病效果也不会提高。所以，钻研理论和反复实践是治学的两个方面，缺一不可。针对教学工作容易偏重理论的实际情况，颜正华教授始终认为，中医中药本为一体，实践理论不能分离，教中药学的不能丢弃中医临床，丢掉临床实践就失去了根本，也讲不好中药的性效及临床应用。因此，中药学教师既要学好中医药理论知识，指导临床、教学、科研实践；又要学会通过实践检验理论，从而修正、充实、完善理论。

（三）勤于动手，积累资料

做学问就得积累资料，掌握学科动向，古往今来概莫能外。一个人的记忆力是有限的，即使是很聪明的人，看过听过也难免会忘记，只有用手抄下来的资料，才能较长时间保存。所以，颜正华教授最推崇用手抄法积累资料。当年，在编写《中药学》讲义时，他曾翻阅摘记了大量资料，至今仍保存完好。手头积累的资料越多，做起学问就越方便。平日要多进图书馆，多看书，多上网，多收集资料。把看到的或听到的资料简明扼要地抄录成卡片，分门别类加以保存，并详注作者、文题、出处，以便查阅。积累资料要古今并举，不能厚此薄彼，特别是新近的资料更要收集。因为中医药现代研究发展迅速，不收集新资料，掌握学科发展的新动向，就做不好各项工作。当然，收集资料不能也不可能面面俱到，要根据自己的研究方向或工作需要有所侧重。

（四）分析文献，去粗取精

中医药学历史悠久，虽文献资料浩如烟海，但因历史条件所限，不免精华与糟粕混杂，我们必须认真分析，批判继承，取其精华，去其糟粕。以中药学为例，自汉代《神农本草经》起，历代医家不断补充修订。时至今日，本草文献汗牛充栋，不可避免地夹杂糟粕。就药性理论而言，古人常用阴阳学说、五行学说、生成禀受学说、象数学说及运气学说等来解释药性，其中有唯物的，也有唯心的，这就需要我们客观分析，不能全盘接受。如药性中以温热为阳，寒凉为阴；以阳胜阴，以阴胜阳；以阳补阳，以阴补阴；以及辛散、酸收、苦坚、咸软、甘缓，即是以阴阳学说、五行学说对药性的解释，是正确的，可以肯定的。而将五味、五色与五脏结合起来讨论药物性效就值得商榷了。近几十年来，中医药文献更是数不胜数，对有些临床报道及用药经验，乃至实验研究，也应实事求是地认真研究分析。属精华的，要继承发扬；属糟粕的，要扬弃纠正。绝不能人云亦云，兼收并蓄。有些问题，一时难下结论，可存疑待考。

（五）博采众长，刻意求新

在中医药发展的历史长河中，由于受历史条件和认识水平的限制，形成了各种不同的学术流派。每个学术流派及各派中的每一个名家，都有自己独特的学术观点和临床经验，如伤寒学派、温病学派、金元四大家等。颜正华教授认为，这些各具特色的学术观点和临床经验，既是人类对自身生理机能和病理变化不断认识的概括，又是人类防病疗疾经验的总结；既是前人的智慧结晶，又是对中医药学的丰富和发展。认真阅读他们的学术著作，研究其学术思想和独特的临床经验，吸取各家之长，既是不断完善自己的学术思想，提高业务水平的捷径；又是搞好中医药研究的前提与著书立说的基础。颜正华教授反对门户之见，从不鄙弃别家。在80余年的中医药研究工作中，始终恪守博采众长之原则，除认真研读《黄帝内经》等中医药经典著作外，还十分重视研究历代名家的医药著作，特别是本草著作，使自己受益颇多。

在继承前人学术思想和临床经验的同时，不能忽视发展和创新。继承是发展的前提与基础，而发展和创新又是继承的目的和归宿。一门科学，只有不断发展，不断创新，才具有生命力。所以，颜正华教授既重视批判地继承传统医药知识，又注重研究吸收现代医药知识，尤其重视应用现代科学方法和手段，对传统中医药学进行整理、研究、提高。如早在20世纪50年代初，颜正华教授曾参加了“中学西”进修班，学习现代医药学知识。从那时起，颜正华教授即十分注重学习、借鉴现代医学的新知识、新方法。如诊病问疾，除按中医四诊八纲论治外，还重视详细了解患者的现代医学诊断结果，以帮助认识疾病及其变化。对临床中药学的研究，也始终贯穿这一思想，不但认真研究继承传统理论与经验，而且还学习借鉴现代研究新成果、新经验，并在此基础上提出自己的新见解。

三、学术之精

（一）擅长内科杂病诊治

1. 釜底抽薪，通腑为用

颜正华教授在临诊中注重患者腑气之通滞，并将通腑滞作为许多治疗方法的辅助措施，常常获事半功倍之效。颜教授强调，在人这个有机整体中，各脏腑在生理功能上相辅相成、协调为用，病理过程中相互关联、相互影响。大肠是机体排出代谢浊物的重要途径之一。排便情况不仅是腑气的直接反映，而且是五脏功能状态、脏腑阴阳升降的体现。诸如排便要依赖心神的主宰、肺气的肃降、脾气的升提、肝气的调达、肾气的固摄，只有脏腑功能和谐，才能保证糟粕顺利排出体外，此亦《素问·五脏别论》所云“魄门亦为五脏使”之旨。而肛门之启闭又可影响脏腑气机活动，从而影响病情之进退。因此，大便通滞是反映内脏生理病理的窗口。施治中勘察便秘之有无，辨审其与主症之间的相互关系，具有重要的临床意义。从大量的门诊病例中可以看到，颜教授不论在治疗内科杂病如胸痹、脘痞、咳喘、失眠、口疮口臭、肢节肿痛，还是外科疖疮痈疡及过敏性疾患，都在辨证基础上，既针对主症，也参考腑气通滞、大便畅否，综合处方，并适时佐以通腑药物，配合主方发挥更好疗效。施治中所选用的通腑药物，不限于峻下或润下之品，而是依病情所需，灵活选择。如大黄、当归、决明子、全瓜蒌、生首乌等，都是常用之物。

2. 平肝抑阳，潜降相宜

颜教授治疗眩晕证属肝阴不足，肝阳上亢者，自创经验方——潜降汤，收效甚佳。颜正华教授认为，眩晕一病的发生与肝、脾、肾三脏的功能失常密切相关，而三者中又与肝的关系最为密切。肝五行属木，其性升发，喜条达而恶抑郁，主疏泄气机，调畅情志。若肝失疏泄，则升降失度，出入无节，病及清窍，则致眩晕发作。再者，肝为刚脏，体阴而用阳，全赖阴血养润，而阴血易枯，故肝风易动。如肝之疏泄功能失常，相乘于脾，则脾失健运，气血生化乏源，气血不足，不能上养清窍，亦可引起眩晕。此外，肝肾同源，若患者年事已高，先天之本渐衰，日久而致水不涵木，肝失濡养，肝阳上亢，亦可引起眩晕。眩晕的病因病机虽多变，但总以虚实为纲。虚为病之本，实为病之标。然虚有气虚、血虚、阴虚、阳虚之分，实有风、火、寒、湿、瘀、痰之别。它们既可独见，亦可并见。临床所见之证往往虚实错杂。因此，临床诊断眩晕应详加辨析，抓住病因病机的关键所在。一般而言，病程久者多偏于虚，虚者以精气虚者居多，精虚者宜填精益髓，滋补肾阴；气血虚者宜补气养血，滋养肝肾。病程短者多偏于实，实证以痰火者多见，痰湿中阻者，宜燥湿化痰；肝火亢盛者，宜清肝泻火；肝阳上亢者，宜平肝降逆。总体而言，本病的发生多以阴虚阳亢者居多，治疗当以滋阴潜阳为要。颜教授常用药物组成为地黄 15g，白芍 12g，生石决明（打碎，先下）30g，生牡蛎（打碎，先下）30g，茯苓 10 ～ 30g，丹参 12 ～ 15g，益母草 15g，怀牛膝 12 ～ 15g，白菊花 10g，夜交藤 30g。方中地黄养血滋阴、填精益髓；白芍苦酸微寒，善养血敛阴，平肝柔肝，治肝阳上扰清窍而致之眩晕，共为君药，奏滋补阴血、平抑肝阳之效。石决明质重咸寒，善清肝火、养肝阴、潜肝阳；生牡蛎质重而咸涩微寒，善益阴潜阳，又能镇心安神；两药共为臣药，既助主药补阴潜阳，又能镇心安神。茯苓甘平，宁心安神、健脾；丹参微寒，清心安神活血；益母草微寒，清热利水、活血化瘀；牛膝补肝肾而引火引血下行；

四药共为佐药，既助君药、臣药潜肝阳、补肝肾、定神志，又引火引血下行以消眩晕。白菊花微寒，能平抑肝阳、清利头目；夜交藤性平，可养心安神、祛风通络；二药共为使药，一则平抑肝阳、养心安神，二则引药入心肝二经。诸药合用，滋阴平肝、潜阳安神效宏。

3. 填精化瘀，通补益肾

颜教授认为，精血不足、血脉瘀滞是引起衰老的主要原因。人届老年，诸般功能低下，根据物质基础决定功能活动的观点，老年人功能活动低下是因为物质基础不足，人体物质主要指精血而言，所以精血不足与人体衰老关系密切。颜教授在论治老年病，特别是老年心血管疾病时，常以“填精活血、化瘀益智”为主要治则。其组方旨在通补兼施，即补肾精、养心血、化瘀滞、通脉络，使心肾精血充足，血脉流畅，恢复机体阴阳平衡的生理状态。如他自拟填精补血化瘀方补精血而无滞邪之弊，行瘀血而无伤正之虞，共达填精养血，祛瘀止痛，上下同治，标本兼顾之效。

4. 寒热清润，宣降理肺

颜正华教授认为，肺系病证辨证应以寒热为纲。风寒犯肺，则郁闭肺气，使肺失宣发而气滞于中，肺失肃降而气逆于上，遂见啬啬恶寒，鼻塞流涕，胸闷，咳吐稀白痰，甚或喘息，苔薄白，脉浮紧等症。肺主宣发、肃降水液，肺失宣降则水液停聚而为痰饮，故风寒袭肺，多见咳吐痰饮。斯时治疗，非宣通肺气则邪气留恋不解，非肃降肺气则难复肺气主降的生理特性，故治疗宜宣肃并行。临床最常用的方剂，当推加减止嗽散。方中荆芥、紫苏叶轻表外邪；百部、白前、紫菀、款冬花、紫苏子、杏仁降气止咳；二陈化痰蠲饮。并指出“此方能够散客邪而安肺气，治感冒后遗咳嗽者，应手有效”。

颜正华教授亦认为，当今临床所见风热咳嗽患者，大都是罹病后经杂治无效而延诊中医，故多有伤津存在，临床表现既有热盛之征，又有伤津之象，如身热，咽痛，口渴，咳吐黄痰，小便短赤，大便或干，舌边尖红苔薄黄少津，脉浮数。此时治疗，辛凉清解与甘寒滋润并施，往往收到良好效果，常用银翘散出入治之。方中金银花、连翘、薄荷、荆芥等辛凉轻清，可解散风热；芦根甘寒滋润，可养阴生津；枇杷叶、浙贝母、橘红、竹茹清化痰饮，有助清肃肺气；若痰黏难咯者，加瓜蒌皮滑痰润肠通便。颜正华教授尚嘱，热客上焦而表证仍在者，用药谨避芩、连等入里之品，以免引邪入里，致生变局。

（二）谙熟药性，灵活应用

用药当知药，知药才能善用。所谓知药，即指谙熟药性理论与数百味常用中药的性能主治、使用宜忌，以及其在不同外界条件和配伍应用时的性效变化等。这虽是合理应用中药的基本条件，但颜正华教授认为单单做到此点还是不够的，还应在具体应用时做到以下五点：

1. 巧用多效药

在数百味常用中药中，单功能者甚少，多功能者占绝大多数。怎样应用好多功能药物，是需要时刻注意的问题。若不能全面考虑，合理应用多功能药，轻则疗效不理想，重则产生不良后果。颜正华教授十分重视从多种角度全面考虑，避免专其一点不及其余。如生山药味甘性平，功能益气养阴，且兼涩性。临床应用，要从益气、养阴、兼涩性三个角度去考虑。若但见气阴两虚，即投山药，还不够全面。还必须询问患者是否兼有便秘或便溏，再决定是否投用才为确当。若兼便秘，即不宜投；而兼便溏者，则用之为佳。而黄精虽与山药一样，亦能益气养阴，但却兼润大肠，临床应用当从益气、养阴、润肠三个方面考虑。若气阴两虚兼便秘者，用之为宜，而便溏者则不宜等等。

2. 善用平和药

在常用中药中，药力平和与较强者占多数，颜正华教授十分喜用，每于平和之中取效。颜正华教授认为，医生指导病人用药治病，无非是创造有利条件，促进机体生理功能尽快复常，以强盛的正气抗御邪气，绝不能因用药而再伤正气，或造成机体功能的新紊乱。倘若用药猛浪，唯以克伐为用，虽调节较快而致新紊乱，或攻邪有力而必伤正气。致使原有的紊乱未能调整而新的紊乱又可能出现，或邪气未去而正气被伤。而合理使用平和之品，则此弊可除，既能和缓调节脏腑功能而不致出现新的紊乱，又能祛邪而不伤或少伤正气。有时也选用附子、肉桂、细辛、五加皮及牵牛子等药力强大之品，用量往往偏小，药力亦随之变缓，取药平和之意，已寓其中。如此，调护正气，充分调动人体内在的抗病因素，邪气得以祛除，疾病痊愈指日可待。颜正华教授用药特点，彰显着孟河学派之用药轻灵、平中见奇的处方风格。

3. 慎用毒烈药

在常用中药中，有一部分毒烈之品，其性能特点突出，药力峻猛，效速害大，掌握不易。对这类药，颜正华教授从扬长避短、用药安全的原则出发，总结出一套应用方法。其一，主张慎用，不到万不得已，不得投用。其二，主张严格炮制，以缓其毒，如甘遂醋制、巴豆去油制霜等。其三，主张遵从古法，从小剂量开始投用，不效逐加，致效即止。绝不能首量即足，致使攻伐太过。其四，主张间隔使用，穿插扶正。不可连续用药攻伐，致使故疾未去而新病又起，或体虚至极，不堪用药。

4. 分用同名药

由于历史的原因，中药中有的药同名异物。这些药虽以往曾作为某种药用于临床，但来源相异。有的虽为同科同属，但不同种；有的来源于两个完全不同的科或不同的属。由于他们的来源不同，所含成分与具有的性能相差很大。古代将不同品种的药混作一种，是极不科学的，应当根据新的研究（包括实验和临床研究）结果，重新认识，并分别应用，如贝母当分川浙、沙参当分南北、五加皮当分南北等。

（三）不拘成方，因证遣药

中医用复方治病历史悠久，颜正华教授从不为成方所局限，常根据患者的具体病情，针对主证确立治疗大法，再参以不同的兼证等，合理组方遣药。组方经验有以下三点：

1. 根据治疗需要自拟处方

如治肝肾阴虚、肝阳上亢之证，自拟潜降汤，并随证加减，经过数十年的临床实践验证，此方治疗阴虚阳亢型高血压病有较为稳妥的疗效。

2. 用成方加减

临床常因成方中的药物与病情不完全相符，故只取其中几味主药，再据情酌配他药，决不原方照搬。如用小柴胡汤治肝胆郁滞夹湿热内停，只取柴胡、黄芩、半夏，再配以茵陈、蒲公英、郁金等清利肝胆湿热之品等。

3. 治疗复杂病症，常根据治疗需要，将数个成方融为一体

如治感冒发热，咳嗽痰多，头痛，鼻塞流涕，咽痛喉痒，胸闷不畅，常将银翘散、杏苏散、止嗽散三方合为一体，加减应用，名为治感冒发热咳嗽方。

四、专病之治

1. 胃痛

胃痛是以上腹胃脘部近心窝处经常发生疼痛为主症的病证，常见于西医消化道溃疡、胆汁反流性胃炎、浅表性胃炎、胃神经官能症等病。中医学对胃痛的认识始于《黄帝内经》。《素问·六元正纪大论》云："木郁之发……民病胃脘当心而痛，上支两胁，膈咽不通，食饮不下。"《素问·至真要大论》云："厥阴司天，风淫所胜……民病胃脘当心而痛。"汉代张仲景在《金匮要略》中对胃脘痛的辨证治疗进行了论述，云"按之不痛为虚，痛者为实"等。唐代孙思邈《备急千金要方》中载有关于九种"心痛"的论述，其实际是对"心胃痛"病因和临床表现的精辟分类，其中亦包括胃痛。唐代王焘《外台秘要·心痛方》云："足阳明为胃之经，气虚逆乘而心痛，其状腹胀归于心而痛甚。谓之胃心痛也。"亦指胃痛而言。金元时期，李东垣《兰室秘藏》单列"胃脘痛"一门，详细论述了胃痛的病因病机和常用方药。明清以降，王肯堂、顾靖远等名医对胃痛一病的论治均进行了详细的阐述。颜正华教授作为清末孟河学派传人，深谙医理，辨治胃脘痛一病，师古而不泥，灵活有章。

颜教授认为，胃脘痛的基本病机是脾胃升降失常，气血瘀滞不行，即“不通则痛”。辨证时关键须把握“气、血、寒、热、虚、实”六点，并结合患者发病之缓急，全面准确判断疾病性质与特征。具体而言可分为以下三方面：①辨气血，即是要根据胃脘痛的性质，辨别病位在气还是在血。一般来讲，初病在气，久病入血；病在气分以胀痛、窜痛时作时止，情绪变化影响明显为特点；病在血分则多为持续性刺痛、痛处固定，夜间为甚，纳后加重，舌质紫暗。②辨虚实，新病者多体实，症见疼痛拒按，食后痛甚，腹胀便秘，属邪实正不虚；反之，久病者，痛喜温喜按，饥饿时痛甚，多为正气已伤的虚证。③辨寒热，如满痛拒按、纳呆、喜温暖为寒客胃腑；若疼痛喜温喜按，遇冷加剧为虚寒；若伴烦渴、喜冷恶热，小便赤黄，大便秘结，苔黄少津，脉弦数，多为胃中实火，或郁火犯胃的热证。

颜教授同时认为，胃脘痛之虚实、寒热、缓急虽变化多端，却总以虚实为纲，治疗不外补泻两途；补泻之中兼寒热缓急。寒者散寒，停食者消食，气滞者理气，热郁者泄热，血瘀者化瘀，阴虚者益胃养阴，阳弱者温运脾阳。

具体辨证论治常从肝气犯胃、胃络瘀阻、寒邪伤胃、饮食失节、湿热阻胃、脾胃虚寒、阴伤胃痛等方面着手。

①肝气犯胃：以窜痛，嗳气，苔白，脉弦，易受情绪变化影响为主症。治以疏肝理气。颜教授喜用香苏饮、柴胡疏肝散加减。气郁化热者可加金铃子散；反酸烧心者可加左金丸；便秘者可酌用当归、郁李仁、火麻仁、全瓜蒌、决明子；嗳气重者可酌选代赭石，旋覆花、沉香、乌药、苏梗；纳呆者可用麦芽、谷芽、神曲、山楂；气窜痛胀闷甚者可选用佛手、绿萼梅等；肝郁化热化火者，可以化肝煎、加味逍遥合左金丸、金铃子散；热伤胃阴者可以六味地黄丸加减或以滋水清肝饮化裁。

②胃络瘀阻：症见痛有定处，日久，食后加重，夜甚，舌质暗，舌下静脉曲张，脉涩。治以活血通络，化瘀行气，颜教授喜丹参饮合失笑散加减。痛甚者加乌药、香附、延胡索；大便秘结者用大黄，大便色黑，用大黄粉或三七粉冲服；呕血者加白及、蒲黄炭。

③寒邪伤胃：症见胃痛暴作，恶寒喜暖，脘腹得温则痛减，遇寒则痛增，口淡不渴，喜热饮，苔薄白，脉弦紧。颜教授喜用良附丸加减，可重用高良姜，或加干姜、吴茱萸暖胃散寒；夹食积者以神曲、鸡内金加减；寒邪日久化热可用半夏泻心汤加减，夹气滞者可选用青陈皮、枳壳。

④饮食失节：症见嗳腐、呕吐、纳呆、打嗝、大便不畅、口中黏腻，苔厚垢，脉滑。治以消食导滞，和胃止痛。颜教授喜用保和丸、枳实导滞丸加减，胀甚者加大腹皮、厚朴等；积而化热者加黄连、连翘；兼运化失职者加用白术、茯苓；便结

者加用大黄、槟榔等。

⑤湿热阻胃：症见胃脘痞满、口中黏腻、苔黄厚腻、大便溏或秘结、肛门灼热、脉弦滑。治以化湿清热和胃。颜教授喜用半夏泻心汤加减，湿重者重用半夏、干姜；热甚者重用黄芩、黄连，痞满甚加用厚朴、大腹皮、泽泻。

⑥脾胃虚寒：症见胃痛日久，以隐痛为主，喜暖喜按、口泛清水、纳差、疲乏、大便溏薄、舌淡苔白、脉弱软。治以温阳益气健中，颜教授喜用黄芪建中汤加减，寒甚者加良附丸，吞酸者去饴糖加黄连、吴茱萸；平时调理用香砂六君子汤加减。

⑦阴伤胃痛：症见胃痛隐隐，口燥（渴）咽干，大便干结，五心烦热，舌红少苔，津少，呃逆，纳后不适感加重。治以养阴和胃。颜教授喜用益胃汤、一贯煎加减。津伤重者加芦根、生地、玉竹；泛酸者加煅瓦楞子；痛甚用芍药甘草汤；纳差甚加陈皮、谷芽、麦芽等。

2. 便秘

便秘是指由于大肠传导功能失常导致的以大便排出困难，排便时间或排便间隔时间延长为临床特征的一种病证。便秘既是一种独立的病证，也是一个在多种急慢性疾病过程中经常出现的症状。中医药对便秘有着丰富的治疗经验。先秦时期《黄帝内经》中已经认识到便秘与脾胃受寒，肠中有热以及肾脏病变有关，如《素问·厥论》曰："太阴之厥，则腹满䐜胀，后不利。"《素问·举痛论》云："热气留于小肠，肠中痛，瘅热焦渴，则坚干不得出，故痛而闭不通矣。"汉代张仲景对便秘已有较全面的认识，提出了寒、热、虚、实不同的发病机制，并提出以承气汤、麻子仁丸和厚朴三物汤等方剂治疗不同类型的便秘，为后世医家治疗便秘确立了基本的原则。金元时期，李东垣强调饮食劳逸与便秘的关系，并指出治疗便秘不可妄用泻药，如《兰室秘藏·大便结燥门》云："若饥饱失节，劳役过度，损伤胃气，及食辛热味厚之物，而助火邪，伏于血中，耗散真阴，津液亏少，故大便燥结。""大抵治病必究其源，不可一概用巴豆、牵牛之类下之，损其津液，燥结愈甚，复下复结，极则以至引导于下而不通，遂成不救。"清代程钟龄的《医学心悟·大便不通》将便秘分为"实秘、虚秘、热秘、冷秘"四种类型，并分别列出各类的症状、治法及方药，为后世治疗便秘提供了参考。

①热秘：以大便干结，腹胀腹痛，口干口臭，面红心烦或有身热，小便短赤，舌红苔黄燥，脉滑数主症。治以泄热导滞，润肠通便。常用方剂为麻子仁丸加减。常用药为大黄、枳实、厚朴、麻子仁、杏仁、白蜜、芍药。

②气秘：以大便干结，或不甚干结，欲便不得出，或便而不爽，肠鸣矢气，腹中胀痛，嗳气频作，纳食减少，胸胁痞满，舌苔薄腻，脉弦为主症。治以顺气导滞。常用方剂为六磨汤加减。常用药为木香、乌药、沉香、大黄、槟榔、枳实。

③冷秘：以大便艰涩，腹痛拘急，胀满拒按，胁痛，手足不温，呃逆呕吐，舌苔白腻，脉弦紧为主症。治以温里散寒，通便止痛。常用方剂为温脾汤合半硫丸加减。常用药为附子、大黄、党参、干姜、甘草、当归、肉苁蓉、乌药。

④气虚秘：以大便并不干硬，虽有便意，但排便困难，用力努挣则汗出短气，便后乏力，面白神疲，肢倦懒言，舌淡苔白，脉弱为主症。治以益气润肠。常用方剂为黄芪汤加减。常用药为黄芪、麻仁、白蜜、陈皮。

⑤血虚秘：以大便干结，面色无华，头晕目眩，心悸气短，健忘，口唇色淡，舌淡苔白，脉细为主症。治以养血润燥。常用方剂为润肠丸加减。常用药为当归、生地黄、麻仁、桃仁、枳壳。

⑥阴虚秘：以大便干结，如羊屎状，形体消瘦，头晕耳鸣，两颧红赤，心烦少眠，潮热盗汗，腰膝酸软，舌红少苔，脉细数为主症。治以滋阴通便。常用方剂为增液汤加减。常用药为玄参、麦冬、生地、当归、石斛、沙参。

⑦阳虚秘：以大便干或不干，排出困难，小便清长，面色㿠白，四肢不温，腹中冷痛，或腰膝酸冷，舌淡苔白，脉沉迟为主症。治以温阳通便。常用方剂为济川煎加减。常用药为肉苁蓉、牛膝、当归、升麻、泽泻、枳壳。

颜教授在以上辨证论治的基础上，又常用润肠、健运与攻下三法治疗便秘。

①润肠法：本法为颜教授常用之法。常选用决明子、何首乌、瓜蒌仁、黑芝麻、火麻仁、肉苁蓉、当归、蜂蜜、郁李仁等。颜教授认为，临证治便秘不能唯以克伐为用，应以调节脏腑功能，调动机体内在因素为要，故喜用药力平和之品。对病情不急迫之便秘，选用以上药物为主治疗，每收良效，对其他疾病兼见大便不通者，亦常以本法辅助。其中黑芝麻、肉苁蓉、当归、蜂蜜均为补益精血之品，温润多汁，用之通中有补，攻邪不伤正，适用于津血不足者；若兼有热象者，首选决明子、瓜蒌仁、何首乌等寒凉之品；气滞明显者，常配伍枳壳、枳实、槟榔等行气之品，增强通腑之效，其中气滞轻者用枳壳，甚者用枳实，再甚则用槟榔。润肠药虽药力和缓，但只要辨证准确，配伍合理，可收桴鼓之效，且安全性好，剂量易掌握，调理慢性习惯性便秘尤为稳妥。

②健运法：中气不足肠道推动无力，或年老体弱，气血虚衰而大便难下者，颜教授常重用一味生白术，以补益中州，健脾运肠。此类患者大便不甚干硬，唯排便困难，虚坐努责，用一般通便药难以奏效，必须以补为通，使脾胃得健，升降复常，肠腑乃通。白术通便首见于《伤寒杂病论》桂枝附子去桂加白术汤，原文载："若其人大便硬，小便者自利者，去桂加白术汤主之。"喻嘉言认为，白术能"滋大便之干"，汪苓友认为："白术为脾家主药……燥湿以之，滋液亦以之。"颜教授临证常用魏龙骧白术通便方（白术、生地黄、升麻）加减，每获良效。伴燥结者合用大黄、

芒硝；阳气虚衰者去生地黄，加肉苁蓉、当归、黄芪等；阴液不足者重用生地黄，并伍以瓜蒌仁、麦冬；年老体弱者加肉苁蓉、当归等补益精血。白术用量一般从15g开始，也可视病情用30～60g，以大便通畅不溏为度；若大便偏稀者，易生白术为炒白术，以增强健脾化湿之功。

③攻下法：阳明腑实肠道燥结之便秘，临床表现为“痞、满、燥、实”，古今医家皆用大黄、芒硝之类峻下热结。颜教授对此法亦常用之。大便秘结时间较长，湿热征象明显者，或泻下轻剂难取效，而患者又无虚象者，均选用本法治疗。颜教授应用大黄，必从小量开始，如效果不显，再加大剂量。一般大黄用6g，不效则增量，再根据大便通畅与否调整用量，使大便通而不溏。嘱处方大黄单包，根据病者大便情况调节用量，以大便每天4～5次为限，超过则减量，不足1次则加量。用芒硝时常选用通下力较缓和之玄明粉替代，使下而不伤正。临证运用芒硝、大黄，常配伍枳实、槟榔、厚朴等行气之品，增强通腑之力。颜教授用本法辨证准确，虽不常用但每用必效，并严格控制剂量，邪祛而不伤正。

便秘为临床常见病，常虚实夹杂，寒热相交，以上三法可单独应用，也常根据病情，两法或三法合用。一般习惯性便秘，热结不甚，虚象不明显，润下法即可奏效；热结明显或湿热壅滞者，常以攻下法为主；虚象明显者则首选健运法。临床应根据具体症情，明辨病机，灵活运用。

五、方药之长

1. 潜降汤

颜教授治疗眩晕证属肝阴不足，肝阳上亢者，自创经验方——潜降汤，收效甚佳。

【组成】地黄15g，白芍12g，生石决明（打碎，先下）30g，生牡蛎（打碎，先下）30g，茯苓10～30g，丹参12～15g，益母草15g，怀牛膝12～15g，白菊花10g，夜交藤30g。

【功效】滋阴潜阳，平肝降逆。

【主治】眩晕证属肝阴不足，肝阳上亢者。

【方解】方中熟地黄养血滋阴、填精益髓；白芍苦酸微寒，善养血敛阴，平肝柔肝，治肝阳上扰清窍而致之眩晕，共为君药，奏滋补阴血，平抑肝阳之效。石决明质重咸寒，善清肝火、养肝阴、潜肝阳；生牡蛎质重而咸涩微寒，善益阴潜阳，又能镇心安神；两药共为臣药，即助主药补阴潜阳，又能镇心安神。茯苓甘平，宁心安神、健脾；丹参微寒，清心安神活血；益母草微寒，清热利水、活血化瘀；牛膝补肝肾而引火引血下行；四药共为佐药，即助君药、臣药潜肝阳、补肝肾、定神志，又引火引血下行以消眩晕。白菊花微寒，能平抑肝阳、清利头目；夜交藤性平，可养心安神、祛风通络；二药共为使药，一则平抑肝阳、养心安神，二则引药入心肝二经。诸药合用，滋阴平肝、潜阳安神效宏。

【临证心悟】颜正华教授认为，眩晕一病的发生与肝、脾、肾三脏的功能失常密切相关，而三者中又与肝的关系最为密切。肝五行属木，其性升发，喜条达而恶抑郁，主疏泄气机，调畅情志。若肝失疏泄，则升降失度，出入无节，病及清窍，则致眩晕发作。再者，肝为刚脏，体阴而用阳，全赖阴血养润，而阴血易枯，故肝风易动。如肝之疏泄功能失常，相乘于脾，则脾失健运，气血生化乏源，气血不足，不能上养清窍，亦可引起眩晕。此外，肝肾同源，若患者年事已高，先天之本渐衰，日久而致水不涵木，肝失濡养，肝阳上亢，亦可引起眩晕。眩晕的病因病机虽多变，但总以虚实为纲。虚为病之本，实为病之标。然虚有气虚、血虚、阴虚、阳虚之分，实有风、火、寒、湿、瘀、痰之别。它们既可独见，亦可并见。临床所见之证往往虚实错杂。因此，临床诊辨眩晕应详加辨析，抓住病因病机的关键所在。一般而言，病程久者多偏于虚，虚者以精气虚者居多，精虚者宜填精益髓，滋补肾阴；气血虚者宜补气养血，滋养肝肾。病程短者多偏于实，实证以痰火者多见，痰湿中阻者，宜燥湿化痰；肝火亢盛者，宜清肝泻火；肝阳上亢者，宜平肝降逆。总体而言，本病的发生多以阴虚阳亢者居多，治疗当以滋阴潜阳为要。

颜正华教授临证凡遇肝肾阴虚、肝阳上亢之眩晕，每每投用潜降汤，并注重随证加减。如兼食欲不振者，去地黄，加制何首乌 15g，陈皮 10g，炒麦芽 10g；兼耳鸣者，加磁石 30g；兼腰痛者，加杜仲 10g，桑寄生 30g；兼盗汗者，加五味子 6g，浮小麦 30g；兼大便黏滞不爽者，加决明子 30g，全瓜蒌 30g；偏于阴虚火旺者，去熟地黄，加生地黄 15g，麦冬 15g；肝火偏旺，症兼急躁易怒、目赤者，加龙胆草 6g，夏枯草 15g；头痛较重者，加白蒺藜 12g，蔓荆子 12g，川芎 10g；眩晕较重者，加天麻 6～10g，钩藤 15g；失眠较重者，加炒枣仁 30g，生龙骨 30g。

2. 填精补血化瘀方

填精补血化瘀方是颜正华教授根据长期临床经验组配的抗衰老、防治老年冠心病的经验方剂。该方体现了颜正华教授运用整体观念，对老年病临证的独到认识。其组方旨在通补兼施，即补肾精、养心血、化瘀滞、通脉络，使心肾精血充足，血脉流畅，恢复机体阴阳平衡的生理状态。

【组成】熟地黄 15g，制首乌 15g，黄精 10g，枸杞子 10g，当归 10g，川芎 10g，丹参 10g，蜂蜜 20g。

【功效】补肾精、养心血、化瘀滞、通脉络。

【主治】精血亏虚，瘀血阻络证。

【方解】方中以甘温、走肝入肾、填精补血的熟地黄为君药，培固下元、生精补骨髓。《本草从新》称其可“滋肾水、填骨髓、利血脉、补益真阴”，用治一切精亏血少之证。制首乌既可补肾精，“益血气”，又可“止心痛”。协助君药补肝肾、利血脉；黄精、枸杞味甘、性平，前者气阴双补，入脾经补脾气而益脾阴，入肺经滋肺阴，入肾经填肾精。李时珍称之“补诸虚，止寒热，填精髓”。枸杞为填补下元精气、明目之要药。《新修本草》曰：“补益精气，强盛阴道。”三药共助君药补肝肾益精血，兼能通血脉，为臣药。当归味甘性温，入肝脾，补血活血而和血止痛，为治血虚血滞证之常用药物；川芎味辛性温，入肝胆心包络，具有辛散、温通之性，功可活血化瘀、行气止痛、疏通痹阻之心脉；丹参味苦微寒，入心肝血分，既可活血养血，通行脉滞，又可清心除烦，善疗瘀血通络、心腹刺痛。此三药共为佐药，既助君臣药以养精血，又能活血通脉。蜂蜜甘平，安五脏而和百药，为诸药使。上述诸药和合而用，补精血而无滞邪之弊，行瘀血而无伤正之虞，共达填精养血，祛瘀止痛，上下同治，标本兼顾之效。

【临证心悟】颜正华教授临证遇气血亏虚或老年冠心病患者，每用填精补血化瘀方，并注重随证加减。如兼食欲不振者，去熟地黄，加陈皮 10g，炒麦芽 10g；兼耳鸣者，加磁石 30g；兼腰痛者，加杜仲 10g，桑寄生 30g；兼盗汗者，加五味子 6g，浮小麦 30g；兼大便黏滞不爽者，加决明子 30g，全瓜蒌 30g；偏于阴虚火旺者，去熟地黄，加生地黄 15g，麦冬 15g；肝火偏旺，症见急躁易怒、目赤者，加龙胆草 6g，夏枯草 15g；头痛者，加白蒺藜 12g，蔓荆子 12g，川芎 10g；眩晕者，加天麻 6 ～ 10g，钩藤 15g；失眠较重者，加炒枣仁 30g，生龙牡各 30g，夜交藤 30g。

注意实证患者和孕妇禁用；饮食忌生冷、油腻、腥臊之物。

3. 瓜蒌薤白汤加减（宽胸保心颗粒）

【来源】瓜蒌薤白汤出自汉代医圣张仲景《金匮要略》，《金匮要略》原文云：“胸痹之病，喘息咳唾，胸背痛，短气，寸口脉沉而迟，关上小紧数，瓜蒌薤白白酒汤主之。”

【组成】全瓜蒌 20g，薤白 12g，丹参 20g，赤芍 15g，川芎 10g，红花 10g，降香 6g，佛手 6g。

【功效】理气活血，疏通心络。

【主治】气滞血瘀，心络痹阻。

【方解】颜教授认为，瓜蒌薤白汤乃治疗胸痹之佳方，薤白温阳散结，行气导滞；瓜蒌清肺化痰，宽畅胸膈；两药合用有温阳化气、活血化痰、通络除痹之奇效，共为君药。丹参、赤芍、川芎、红花均为活血之品，助君药发挥化瘀之功，同为臣药。降香、佛手理气化瘀，以助君臣药之力，为佐使。

【临证心悟】颜正华教授认为，胸痹系因心脉挛急或闭塞引起的膻中部位及左胸膺部疼痛为主症的一类病证。轻者仅感胸闷如窒，呼吸欠畅；重者突然疼痛如刺、如灼、如绞，面色苍白，大汗淋漓，四肢不温。胸痹之病机可概括为“本虚标实”。所谓本虚即气虚、血虚、阴虚、阳虚；标实则为痰浊、血瘀、气滞、寒凝四个方面。颜正华教授临证治疗胸痹常用瓜蒌薤白汤加减。临床若遇兼纳呆腹满者，则佐以陈皮、枳壳等理气和胃之品；若遇痛如针刺，舌暗有瘀斑，舌下青紫者，可酌情加入一些活血化瘀药，如郁金、姜黄等；若遇痰浊痹阻心络而致痞满胸闷者，可配伍开窍宽胸化痰之郁金、石菖蒲等；若遇心痛夹虚者，则应在活血化痰通络的基础上，加入补益心神，振奋心阳之品，如生黄芪、甘草、桂枝等；失眠较重者，加炒枣仁30g，生龙骨、生牡蛎各30g，夜交藤30g。

六、大医之情

颜正华教授是国内外知名的中医药学术大家，但他从不以权威自居，遇到不熟悉或有争议的问题，总是虚心向有关专家请教，吸取别人的长处。即使是弟子或学生们对一些问题的见解，他也能认真听取，对正确的给予肯定并采纳；片面或错误的，给予补充或纠正。颜教授常以战国先贤庄子的名言“吾生也有涯，而知也无涯”等古训自勉，并经常教导和告诫学生们：“山外有山，人上有人，要虚怀若谷，不耻下问，切忌夜郎自大；知识无边，学海无涯，要活到老，学到老，切忌固步自封。”并以“梅花逊雪三分白，雪却输梅一段香”为喻，教导自己的学生，必须具有“逊雪三分白”的谦虚和“输梅一段香”的雅量，放下架子，虚心求教，如此才能在学术上不断取得进步。

颜教授以为，治学必先立志，立志是治学成功的开始。没有坚定的志向，没有远大目标，治学也就不能取得成功。治学必须潜心，一心不能二用，潜心研究是治学取得成功的重要保证。倘若心境不静，神情不专，见异思迁，浅尝辄止，治学就失去了成功的保证，远大志向就无从实现。颜教授经常教导学生：“研究中医药首先要明志，即树立为中医药研究贡献毕生精力的远大志向；其次要潜心，即摒除杂念，专心致志的研究中医药学。只有这样才能使治学的航船达到胜利的彼岸。”

颜教授是这样教导学生的，自己更是这样做的。他自幼研习岐黄，从无间断，初始刻苦攻读医药书籍，数载如一。继而拜师深造，白天随师侍诊，晚间秉灯研读医经、方书与本草。满师从业，日间虽忙于应诊，夜晚仍专心苦读。凡所读之书，均逐字推敲，并联系临床实际，仔细琢磨。从事教学工作后，尽管先后多年担任教研室主任等行政职务，但不放弃业务研究，在出色完成教学等各项工作的同时，仍潜心于中医药学术研究，或授课传业，或著书立说，或临床诊病，真可谓一生致力于岐黄事业。平素，他每与学生谈及治学之道，总是深有感触得说：“成就事业，必先立志。成功治学，必须潜心。”并衷心希望后学能树雄心，立大志，为发展中医药事业努力奋斗！

七、养生之智

1. 因人而异，科学进补

老年人需要进补，这是不言而喻的。但进补不能盲目，要根据每个人的具体情况，适时地进行营养补充。老年人的体质情况是有差异的，有的差异还挺大，因此不能千篇一律地用一种进补方法。此外，还要根据药品的特性，有针对性地使用。否则，不但不能起到进补作用，还可能适得其反，出现问题。比如人参，人们都知道它是大补的药材，但它应该在什么时候服用，对什么样的人有效果，一般人就不知道了。如果盲目使用，就会导致上火，出现口干舌燥的现象，严重的还会让人流鼻血。一个人如果身体没有什么偏性，可以服用填补精血、活血化瘀的中药，能起到延缓衰老的作用。如六味地黄丸、杞菊地黄丸、首乌延寿丹、丹参片、虫草、何首乌、女贞子、旱莲草等。蜂蜜、蜂王浆等药物本身比较平和无偏性，也可以服用。但如果身体有偏性，就要辨证论治，不能一概而论。如气虚出现食欲减退、少气无力，可以服用补气类中药，如人参、黄芪、党参、白术，或香砂六君丸、人参归脾丸；阴虚出现口干、内热，可以服用地黄丸、杞菊地黄丸、首乌延寿丹；阳虚出现怕冷、小便频繁，可服用人参、鹿茸、淫羊藿、巴戟天或金匮肾气丸、人参鹿茸丸等。血虚可以服用何首乌、当归等。

2. 饮食清淡，营养均衡

老年人的消化功能较弱，因此要吃容易消化的食物，这包括清淡、松软、流质、半流质的食品。比如早点要喝点牛奶、豆浆、稀饭等，午餐和晚餐要适当多吃一些素食，少吃一些荤食等。但是，吃容易消化的东西，千万不要忽略营养问题，不要走极端，一说吃清淡的东西就一点荤腥都不沾，那就不好了。因为人体所需要的许多营养需从荤腥中获取，比如肉、禽、蛋、鱼等，都有特定的营养，都应适当吃些，这样才能保证营养均衡。饮食方面宜吃牛奶、豆浆、米面、豆制品、蔬菜、水果、鱼类、海产品等，少吃脂肪、动物内脏等。饮食方面注意四点：一是均衡营养，忌偏嗜。古人很重视“五味调和”，即合理调配，保证营养成分的比例适当。二是饮食有节。饮食不能过饱，否则会损伤肠胃，还要避免营养过剩，产生血脂异常、脂肪肝等。三是少吃脂肪，脂肪对人体害处很多，导致动脉粥样硬化等。四是可饮少量葡萄酒、喝黄酒，这样可流通气血，防止气血瘀滞，延缓衰老。

3. 禁忌烟酒，以食通便

白酒伤胃伤肝，对消化系统损害极大，应该戒除。啤酒容易使人发胖，而且喝多了也会使人患胃病，故戒掉为宜。但是，少量喝一点黄酒或葡萄酒对老年人还是有好处的。因为医学研究发现，黄酒和葡萄酒对心脏有益，并有延缓衰老的作用，故适当喝一点无妨。颜正华教授每天喝一二两黄酒或葡萄酒，感觉对养生很有好处。

抽烟可引起多种疾病，对人体有百害而无一利，颜正华教授坚决主张戒烟。虽然有的人抽了一辈子烟也活了很大的岁数，但那毕竟是个别的，而且可能许多疾病会伴其一生。在高寿人群中，不抽烟者还是占了大多数，这个事实是不能否认的。颜正华教授就是在60岁时戒的烟，戒烟后，感觉从呼吸到消化系统的各个功能都得到了很大改善，受益匪浅。

便秘是老年人经常出现的情况。有些是器质性的，有些是功能性的。如果是器质上的问题，就应该去医院治疗。如果是功能上的问题，那就要平时多吃蔬菜、水果。主食可多吃些粗粮，比如玉米面、山芋、芋头等，还可以吃些蜂蜜、黑芝麻等，尽量通过改善食物结构来通便。老年人平时就应该注意这个问题，努力防止便秘的出现。一旦出现便秘的情况，也不要慌张，适当吃点泻药和外用开塞露等，将便秘问题解决掉。

4. 适量运动，持之以恒

生命在于运动，体育锻炼可以促进人体气血流通，增强脏腑功能活动，对养生益寿大有帮助。颜正华教授年轻时就经常运动，50岁时，每天清早起来还要围着400米的操场跑上三五圈。此外，他还经常打太极拳、散步。

老年人运动锻炼要注意把握两点，一要掌握好运动的量，即适量运动，二要持之以恒，不能三天打鱼两天晒网。适量运动是老年人在运动中应首先注意的问题。因为人到老年，各个器官都已衰老，如果运动量过大，就容易发生突然情况，造成生命危险。所以一定不能超量运动，要把运动保持在一个恒量的状态中。老年人可以打打太极拳，做一做慢节奏的体操，跳一跳轻柔的舞蹈等。这些运动是适合老年人的，所以一般不会出危险。颜正华教授从80岁开始改为散步。他觉得这样锻炼，很适合自己的身体情况，自我感觉效果不错。持之以恒也很重要。老年人要克服发“萎”的意识，不要有一点儿不舒服就不运动了，躺在床上不起来，或是躲在屋里不出来。这样不好。人应该不断战胜自我，老年人也不例外。只是不断地与自己的惰性作斗争，锻炼才能坚持，身体健康才能有保证。当然，如果确实是在发高烧，患了急性的病症，也不要勉为其难，强挣扎着去锻炼，那样会加重病情，对健康有害。总之，一切都要适度，都不可过分、走极端。这就是在养生问题上的“中庸之道”。

5. 乐观豁达，颐养天年

精神调摄是指保养人的精神意志，控制情绪波动。能保持精神安定、恬情悦志，则脏腑功能协调，气血自然流畅，何患天年不至。

八、传道之术

唐代名士韩愈在《师说》中云："师者，所以传道授业解惑也。"颜正华教授从事中医药教育工作50余年，主要讲授临床中药学。从受命的那一时刻起，他就知难而上，终日刻苦钻研，勤奋工作。

1. 创建学科，开启新的纪元

新中国成立不久，国家决定创办中医药高等教育，颜正华教授有幸受命教药，参与创建新中国中医药高等教育临床中药学学科。工作伊始，首先必须明确界定其范围。颜正华教授与同道们一道，对此进行了深入研究，并取得了科学的结论。中药古称本草，中药学古称本草学，有时也简称本草。古之本草学，是指研究本草认、采、制、用、理、种（驯）等知识的一门学科。其内涵十分广泛，包括今之大中药学学科的全部内容，实指广义的中药学。所谓广义中药学，按今之认识讲，即指专门研究中药基本理论和各种中药的来源、采制、生产、化学成分、药理、性味、归经、功效、主治病证、用法用量、使用注意、质量控制，以及药用植物的栽培、药用动物的驯养等知识的一门学科。发展至今，古本草学已经分化为临床中药学、中药炮制、中药药剂、中药药理、中药化学等数个分支学科，包括了今之大中药学学科的各个分支学科。而我们今天常说的中药学，实际是指临床中药学，即狭义中药学，其研究内容主要是中药基本理论和各种中药的性味、归经、功效、主治病证、用法用量、使用注意等，并旁及中药的来源、炮制、制剂、成分及药理等。临床中药学虽是大中药学学科的一个分支学科，但它在大中药学中的学术地位有别于其他分支学科，它是大中药学学科的核心和灵魂，是其他各分支学科的基础。早在20世纪80年代初期，颜正华教授与国内同道不约而同地提出了上述见解，并还将自己的著作定名为《临床实用中药学》。从而，既界定了临床中药学的范围，又明确了临床中药学在大中药学学科中的地位。

2. 编写大纲，明确教学目标

颜正华教授从教以来，十分重视临床中药学教学大纲的制定与修订，将制定与修订教学大纲放在教学工作的重要地位。20世纪50年代末，他亲自制定了北京中医药大学早期临床中药学本科教学大纲，明确了临床中药学在中医本科教学的性质、内容、目的要求、教学方法及与相关课程的关系等。然而，他也深知要想制定一份好的教学大纲并非易事，更不能一劳永逸，还必须通过教学实践，依据教学需要与学科发展，不断地修订与完善，故每隔一段时间，或一个学期，或一个学年，特别是在重新编写讲义时，他都要广泛征求各位任课老师的意见，并参照兄弟院校的教学大纲，逐字逐句对教学大纲进行仔细的审修。20 世纪 60 年代初期，他参加了全国中医学院中药学教学大纲的修订。他曾多次亲自制定与修订北京中医药大学自编临床中药学教学大纲与国家高等医药院校统编临床中药学教学大纲，也曾数次指导中青年教师制定与修订北京中医药大学自编临床中药学教学大纲。在这些不同版本的大纲中，有专用于中医本科的，也有专用于中药本科的；有供中医本科与中药本科共用的，也有供中药本科与制药本科共用的；有专用于中医大专的，也有专用于中药大专的。这些大纲各有特点，针对性强，不但目的明确、要求适当，而且层次清楚、条理清晰。在任教研室主任期间，他对任课的老师，特别是刚刚走上讲台的青年教师，总是要求他们一定要认真阅读、研究教学大纲，将教学大纲作为指导自己各项教学工作的准绳。在他的要求和带动下，教研室的各位老师个个都能不折不扣地执行教学大纲，从而保证了教学质量，圆满地完成了教学任务。同时他还要求每一位任课教师在使用大纲时，如发现大纲存在不足或有不妥的地方，都要记下来，以便进一步研究修订与完善。此外，为了支持社会办学，他还亲自主持制定了北京市高等教育中药学自学考试大纲和北京市高等教育学历文凭考试中药学课程考试大纲，为指导北京市广大中医、中药自学考生的学习、辅导与考试起到了良好的效果。

3. 创编教材，始有教学用书

颜正华教授深知，编写好《临床中药学》教材，是建立高等医药院校临床中药学学科，提高临床中药学教学质量的根本。而要想编出一部高质量的《中药学》（即《临床中药学》）教材，并非易事，必须花大气力，经过不懈的努力才能完成。故在 50 余年的教学工作中，他始终将编写、修改、充实、提高《中药学》（即《临床中药学》）教材放在首位。颜正华教授还认为，中药文献资料甚为丰富，古本草卷帙浩繁，现代实验研究及临床报道层出不穷，这些都是研究教学、编写教材、更新讲稿所必需的资料。他主张广泛地积累资料，摘录文卡，凡涉及药性理论、药物采制、临床经验及实验研究的新内容，都要加以收录，作为编著教材的参考资料。起初，他从师资进修班毕业后，即受命担任中药教研组组长，为南京中医学院建院，开设中医本科中药学课程做准备。当时，除有几名教师外，既无合适教材，又无应有的资料，更无讲授经验，一切须从头摸索，而建院招生迫在眉睫。为此，他带领全组教师，昼夜工作。与其他教师合作，数月内编出适合中医本科学习用的新《中药学》（即《临床中药学》）讲义。1957 年调到北京中医学院本草教研组后，他又在前教材基础上，很快编写出本科教材《常用中药》。此后，他每讲一轮课，都要修改、补充一次讲义，如是数年使教材基本定型。然而，与全国兄弟院校编写的《中药学》(即《临床中药学》) 讲义相比，虽体例大致相似，但仍存在不少问题。鉴于此，颜正华教授决定对教材再进行一次彻底的修改。从 1964 年起，颜正华教授即着手这项工作，在全面搜集资料的基础上，改写充实了中药学发展概况和药性理论，对各论的每味药，从《神农本草经》到《本草求真》，从古代各家论述到现代临床应用，都做了一次系统全面的总结，将药物的性味、归经、功效、主治等紧密联系起来，进行有机阐述。这项艰难费力的工作，全部由他一人承担，至 1966 年基本完成。1968 年 4 月在其他老师的帮助下，将主要内容刻印成讲义，供越南留学生使用。至 20 世纪 70 年代初，学校恢复招生，又供中医药本科生、西学中班使用，反映良好。之后反复修订，并以附录形式增加现代研究内容，旨在开拓学生思路，推动中医药现代化。

20 世纪 70 年代末，学校工作逐步复常，在教研室全体教师的协助下，遂将这本讲义进一步修订成本科生正式教材，由北京中医学院教材科排印，先后印制万余册，不仅供北京中医学院使用，也供兄弟院校使用，深受国内同行赞誉，堪称全国一流教材。1984 年，颜正华教授又将上述教材经过简单修订，冠以《临床实用中药学》之名，由人民卫生出版社出版，向全国公开发行，并多次再版，成为全国医药人员学习中药的重要参考书，收到了良好的社会效益。

4. 辛勤耕耘，创建临床中药学科

颜正华教授从事高等教育 60 余年，作为我国高等教育中药学科和临床中药学科的主要创建人，为中医药事业传承辛勤耕耘，先后培养学术继承人、博士、硕士研究生数十人。

（张冰、吴嘉瑞整理）

（王爽编辑）

颜德馨

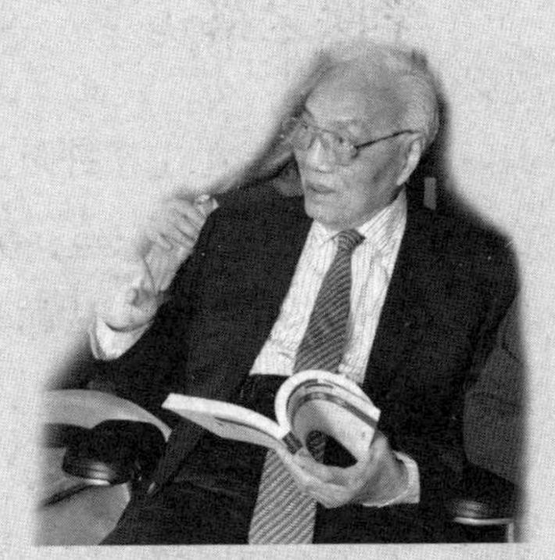

颜德馨（1920—2017），祖籍山东，中共党员，主任医师，教授，博士生导师。历任中华中医药学会理事、国家中医药管理局科技进步奖评审委员会委员、同济大学中医研究所所长等职。全国名中医，全国老中医药专家学术经验继承工作指导老师。获得中华中医药学会终身成就奖，中国医师协会首届“中国医师奖”及中国铁道学会铁道卫生学科带头人等称号。2009年被授予首届“国医大师”称号。

颜德馨熟读经典，汇通诸家，推崇气血学说，提出“气为百病之长，血为百病之胎”“久病必有瘀，怪病必有瘀”“气虚血瘀是人体衰老的主要机理”“气血失衡是心脑血管病的基本病机”“心病宜温，脑病宜清”等学术观点。创立“衡”法治则。创制益心汤、温阳活血汤、消渴方、脑梗灵、衡法Ⅱ号方、羌英汤、连术颗粒、颜氏降脂方等；首创用雄黄粉（三氧化二砷）治疗急性白血病；通过临床和试验，提出人体衰老与瘀血相关观点。创立上海“颜德馨中医药基金会”。主持973计划、国家中医药管理局等课题多项，获得国家中医药管理局科技进步奖二等奖、教育部高等学校科学研究科技进步奖二等奖等。出版《活血化瘀疗法临床实践》《气血与衰老》《医方囊秘》等专著多部，发表文章200余篇。

一、学医之路

颜德馨出生在江苏丹阳。父亲颜亦鲁是孟河名医贺季衡的门生，幼时，颜德馨在父亲的指点下读十三经，从汉儒的章句之学开始到宋儒的义理之学，先懂得师传，再从圣贤经传中寻找心法的学习路径。至颜德馨12岁时，开始背诵《内经》《伤寒论》等中医古代典籍，每逢父亲临诊，颜德馨就侍诊一侧，一边学习，一边整理。

1936年，颜德馨16岁，考进了上海中国医学院。在学校，不但要学习传统中医理论，并跟随程门雪、徐小圃、秦伯未、盛心如、单养和、费通甫、祝味菊、章次公等中医大家学习，汲取各家长处，提高理论认识和临床实践水平。在学习过程中，颜德馨认为各家各有所长，自成特色，合读则全，分读则偏，但接受在我，应用在我，变化亦在我，应以自身为主体，兼收并蓄，择善而取之，方能学得真谛。

从学校毕业后，颜德馨便随父亲悬壶于丹沪之间。在丹阳的一段时间里，颜德馨凭着自己的医学知识，一边行医一边为当时的《新生报》《中山日报》《丹报》分别主办了三个医药副刊——《民众医药》《医琐》《中国医药》，传递信息，通函问病，深受读者欢迎。

1953年，颜德馨主办了黄埔区第一联合诊所，任院委主任兼副所长。1956年调入上海铁路局中心医院。开展血液病、高血压、肾病等相关疾病研究，潜心研究活血化瘀疗法。

“文革”期间，颜德馨被被迫停止诊务，下放到“五七”干校锻炼。他白天劳动，晚上静心研读，反复浏览《儒门事亲》《血证论》《医林改错》《类证治裁》《医门法律》等经典医著，潜心医业，思考总结既往经验。

“文革”结束后，颜德馨又重新走上工作岗位。总结这几十年的临床实践和实验研究，提出气血理论相关新观点，及“衡法”的治疗法则。

二、成才之道

从古至今，诸家名医成才经验众多，颜德馨体会最深的主要有以下四点。

（一）创新必须与继承相结合

中医药学有着独特的理论体系，其科学性还远远未被阐明和发扬，要在学术上有所创新，首先必须立足于继承。颜德馨不同意一谈继承就谓之守旧的观点，他认为任何一门科学的发展都是现有科学的发扬和延伸，丢开中医的理论体系，去侈谈发扬中医，无疑是舍本逐末。要认识和发展中医，首先必须学习它、研究它，了解其完整的理论体系及其内在规律，决不能凭主观臆断而斥之为糟粕，只有通过探求未知使之成为已知，才是正确的治学方法。颜德馨根据自己学医的实践，把继承方法归纳为“猛火煮，慢火温”六个字，所谓“猛火煮”，就是强调要博览群书，把学习中医经典著作和历代名医著作作为学医入门的途径，通过泛读强记，打好理论基础的根底；所谓“慢火温”，就是读书学习一定要独立思考，反复研习，学习前人的著作，决不能生吞活剥，食而不化，必须深思苦悟，才能有所收获，这是极其重要的一环。因此颜德馨常要求学生在学习古代医籍时，不能墨守成规，抱残守缺，要多开动脑筋，多临床实践，在实践中分清瑕瑜，真正做到学有所用。

（二）理论研究必须与临床实践相结合

多读书能扩大视界，拓展思路，多临证则能辨别是非，增长学识，因此只有理论研究与临床实践相结合，才能在学术上有所创新。颜德馨自幼跟父亲学医，之后又在上海中国医学院学习，博览先贤名著，还先后向徐小圃、秦伯未、盛心如等名家请益，从医 70 余年，始终不渝地坚持参加临床工作，由此获得的理论知识和临床经验为学术创新打下了良好的基础。并在临床实践中酝酿新理论、新观点，推动中医理论的发展。例如中医素有“百病皆生于气”之说，但颜德馨在临床上却发现诸多疾病与血瘀有关，尤其是一些久病、怪病患者都有明显的瘀血征象，通过临床观察及甲皱循环、血液流变性等实验，证实这些患者确有瘀血存在，于是提出“久病必有瘀，怪病必有瘀”的论点；根据“疏其血气，令其条达，而致和平”之说，验之于临床与实验，发现活血化瘀疗法确能改善机体内环境，消除体内积瘀，纠正脏腑虚衰，使机体由不平衡状态达到新的平衡，因此提出“衡法”理论，并以此法治疗多种疾病，收到满意疗效。

（三）科学研究必须与中医特色相结合

数十年来，颜德馨参与主持了多项科研工作，如“瘀血与衰老的关系”“怪病必有瘀的临床和实验研究”“衡法冲剂对久病、怪病的疗效观察”“消瘤丸治疗血管瘤的临床研究”等。颜德馨在实践中体会到中医药学是一门具有传统特色的医学科学，有其独特的理论体系和特点，具体表现在理论思维的科学性、辨证论治的完整性、理法方药的系统性。因此在科学研究中，能否遵循中医理论体系，发扬中医的优势和特色是其成败的关键。要做到这一点，必须克服从书本到书本，从实验室到实验室的脱离实践的做法，坚持选择符合中医药学特色的实验方法，借助这些实验方法阐明其医理进而对传统理论有所发现，有所创新。“瘀血与衰老的关系”的科学研究工作就是从发掘中医特色开始的。当时纵观文献，论述人体衰老均谓脾肾虚损所致，但颜德馨与科研小组却发现人体进入老年后，普遍出现皮肤粗糙、巩膜混浊、舌质紫暗等瘀血现象，一些常见的老年病的发病也都与瘀血有关，结合中医的气血学说，素有“人之所有者，血与气耳”“气血正平，长有天命”之说，于是大胆提出“人体衰老的主要机制在于气虚血瘀”。经临床观察、动物实验等一系列研究，证实了这一理论的正确性，为延缓人体衰老提供了新的途径。

（四）要有虚怀若谷的精神和实事求是的治学态度

中医学流派众多，应善于学习历代各家之精华，不论派别，兼收并蓄，取诸人之所长，去诸人之所短，绝不应闭门自守，有门户之见。为医者，自当谦虚谨慎，牢记“满招损，谦受益”之古训，事败不推卸责任，功成不掠人之美才是。

回首岐黄路，悠悠七十年，人生有涯而医无涯。中医学源远流长，蕴藏着丰富的理论知识和临床经验，是中华传统文化之瑰宝。颜德馨的感触是：要学好中医，首先必须要有献身祖国中医药事业的决心，志不坚则智不达，如果对一门学问没有信心，又怎能学好它呢？其次学医要边读书，边临床，既要继承前人的宝贵经验，又要具备开拓思想及实践创新精神，要有博学、审问、慎思、明辨和笃行的治学态度，刻苦钻研，锲而不舍，如此则临床疗效必能得到提高。

三、学术之精

颜德馨教授从医近70年，在长期的临床实践中形成了独树一帜的学术思想。颜德馨教授认为气血病理变化在八纲、卫气营血、脏腑等辨证方法中占首要地位。并指出气血病变是临床辨证的基础，也是疑难病证的辨证基础。此外，还根据五脏的生理病理特点提出“脾统四脏”“心病易温”“脑病宜清”等学术观点，为内科疾病及疑难杂症辨证论治提供特色经验。

（一）气血病变是临床辨证的基础

1. 气为百病之长，血为百病之胎

气血是维持人体正常生命活动的重要物质，同时气血失调也是各种疾病的病理基础，因此，颜德馨教授认为气血病理变化在八纲、卫气营血、脏腑等辨证方法中占首要地位。气血内容确尽贯于八纲之中。八纲辨证的总纲是阴阳，而气血是人体

阴阳的主要物质基础，气血正平，则阴阳平衡，疾患消除。表里、寒热、虚实辨证与气血关系也极为密切，故颜德馨教授认为气血病变既是临床辨证的基础，也是疑难病证的辨证基础。

2. 气血不和，百病乃变化而生

疾病不论来自何方，首先均干扰气血的正常功能，而使之紊乱，以致阴阳失去平衡协调，经脉瘀阻不通，气血循行失常。这既是常见病的发病过程，也是疑难病症的发病规律。不论是器质性疾病，还是功能性疾病，均是以气血为枢纽。气血通畅不仅反映机体的精、气、血、津液的充盈健旺，也表明脏腑组织生理功能的正常，气血冲和，百病不生，若气滞血凝，脏腑经脉失其所养，功能失常，疾病即随之而起。所以从气血角度辨证，可以把握疾病的整体病机，通过疏通调和气血就可调整脏腑功能活动，使其从病理状态转至正常生理状态，从而达到治愈疾病的目的。

3. 久病必有瘀，怪病必有瘀

疑难病症大多表现为寒热错杂，虚实并见，邪正混杂，而其病机则均涉及气血。颜德馨教授根据疑难病症的病程缠绵、病因复杂、症状怪异多变的特点，提出“久病必有瘀，怪病必有瘀”之论点，认为疑难病症中，瘀血为病尤为多见，无论外感六淫之邪，内伤七情之气，初病气结在经，久病血伤入络，导致气滞血瘀，故瘀血一证，久病多于新病，疑难病多于常见病。并指出久发、频发之病从瘀，奇症怪病从瘀，久虚羸瘦从瘀，久积从瘀，常法论治不效者从瘀等观点。

（二）创立“衡法”治则

中医学认为，人体在正常情况下处于“阴平阳秘”，机体阴阳协调，水火相济，清气升，则水谷精微四布，浊气降，则水津畅利，二便通调，达到内外环境的平衡。一旦阴阳失调，人体即发生各种疾病，治病的目的则是“平其不平而已”。气血是阴阳的主要物质基础。衡法即是利用调气活血药物，疏通气血，调节气机升降，平衡气血阴阳，改善机体内在环境，使瘀血去，血脉流，改善局部以至全身的血液循环，促进气血流畅，使人体在新基础上达到阴阳平衡，故能广泛地治疗“久病”与“怪病”，有病可治，无病防病，延年益寿。

（三）五脏病变论治观

1. 他脏病变，可从脾论治

脾胃为水谷之海，气血生化之源，人体脏腑组织功能活动皆依赖脾胃。《灵枢·五味》云：“胃者，五脏六腑之海也，水谷皆入于胃，五脏六腑皆禀气于胃。”沈金鳌关于“脾统四脏，脾有病，必波及之，四脏有病，亦必有待养脾，故脾气充，四脏皆赖煦育，脾气绝，四脏安能不病……凡治四脏者，安可不养脾哉”的论述，总结了脾与其他脏腑之间的密切关系，突出了调治脾胃的重要意义。脾胃是机体的枢纽，脾健则四脏皆健，脾衰则四脏亦衰。因此，他脏病变，可从脾论治，寓有治本之义。

2. 心病易温

心居阳位，体阴而用阳，诸阳受气于胸中。故凡素体心气不足或心阳不振致胸阳不展，心阳衰弱，阳气失于斡旋，气血运行不畅，则胸痹心痛之症遂作，多见痛势彻背、神萎乏力、汗时自出、舌淡质紫、脉沉弱等，其实质多属阳虚阴凝，阳虚为本，阴凝为标。颜德馨教授在心血管疾病的临床治疗中，推崇张仲景“阳微阴弦”的病机分析，特别强调“有一分阳气，便有一分生机”的观点，认为温运阳气是治疗心血管疾病的重要法则，尤其对一些危重的心血管病，更不可忽视温运阳气的必要性。立法用药当以温阳为主，活血为辅。

3. 脑病宜清

脑藏精髓，精髓属液属阴，至清至纯，以清灵为其性，以清静和谐为贵，脑清则神识清明，脑热则神识躁动。手足三阳经均会于头部，脑属阴而聚阳，脑藏精髓，上通诸阳之脉，下通督脉，命火温养，则髓益充，然阳气益亢，一旦阴阳失调，或外邪入侵，则阳亢在火，火烁脑络，头晕、目眩、耳鸣神昏之象立见，故脑病以阳亢、火甚者居多，诸如肝火、痰火、风火、瘀热、虚火均能灼伤脑络而致病，故治脑宜清。

四、专病之治

颜德馨临床善于治疗心脑血管、血液、消化系统疾病，疗效确切，医名远播，兹介绍如下。

（一）专方辨治脑梗死

脑梗死又称缺血性卒中，系由各种原因所致的局部脑组织区域血液供应障碍，导致脑组织缺血缺氧性病变坏死，进而产生临床上对应的神经功能缺失表现。脑梗死依据发病机制的不同分为脑血栓形成、脑栓塞和腔隙性脑梗死等主要类型。其中脑血栓形成是脑梗死最常见的类型，约占全部脑梗死的60%，因而通常所说的“脑梗死”实际上指的是脑血栓形成。中医认为本病多有忧思恼怒、饮食不节、恣酒纵欲等因，以致阴阳失调、脏腑气偏、血行乖违所表现出的以猝然昏仆、口舌歪斜、半身不遂为主的病症，以起病急骤、变化迅猛，与自然界里风性善行而数变相似，古人类比风邪如矢石之中人，故名中风。

1. 病机

脑是人体生命活动重要器官，具有产生思维、调节感情、迸发智慧、控制行为、统率全身的综合作用。《奇效良方》有“脑者，地气之所生，故藏阴于目，为瞳子系肾水，至阴所主，二者喜静谧而恶动扰，静谧则清明内持，动扰则掉摇散乱”之论。在生理状态下，静谧内持则头脑敏捷、清明聪达，如脏腑失调，气机逆乱，常上扰于脑神，发为精神意识方面病变。据此，颜德馨总结出“脑喜静谧”生理特点，即脑藏于阴而象于地，清静内持，则头脑敏捷，清明聪达。指出脑为清阳之总会，中风以痰瘀火甚者居多，如瘀热、火邪均能灼伤脑络而致病。故脑当以清静为要，才能主神志之清。颜德馨教授根据《灵枢·海论》“脑为髓之海，其输上在于其盖，下在风府”，结合“脑喜静谧”生理属性，总结出“脑为髓海，纯者灵，杂者钝”的学术思想。认为脑属阴而聚阳，藏精髓，而髓为水谷精微化生，属液属阴，至清至纯，以清灵为其性，以清静和谐为贵。只有脑髓充足，人体才能轻灵有力，矫健敏捷。倘若瘀血痰火随经脉流入于脑，与精髓错杂，致清窍受蒙，灵机呆钝，可致中风。鉴于上述认识，治疗中风旨在恢复脑清静纯灵之性。

2. 专病专方

根据本病的病机特点，颜德馨教授创立了以祛瘀化痰、清热醒脑为法的专病专治方——脑梗灵。脑梗灵治疗脑梗死急性期、恢复期及后遗症期属于痰瘀交阻者临床运用取得了较好的疗效，可以有效减少脑血管病的发病率、死亡率、致残率，减少患者家庭的负担，减轻社会负担，提高生存质量。

组成：生蒲黄 9g，通天草 9g，水蛭 9g，葛根 9g，石菖蒲 9g，海藻 9g。

方解：痰瘀之邪阻滞脑络，使清灵之气不能与脏气相接，遂致病成，治疗重在疏通脉道，推陈致新。方中以水蛭配伍通天草，水蛭味成性寒，专入血分而药力迟缓，借其破瘀而不伤气血之力，以祛沉痼瘀积；通天草其气轻清上逸，与水蛭相配，能引药入脑，剔除脑络新久瘀血，俾瘀化络通，脑窍复开；石菖蒲配蒲黄，盖菖蒲禀天地清气而生，有怡心情、舒肝气、化脾浊、宁脑神之功，为治邪蒙清窍所致神昏、健忘等症要药；蒲黄生用善活血化瘀，与石菖蒲合用则能祛瘀浊以通脑络，醒心脑以复神明，奏开窍安神、醒脑复智之功；海藻味成性寒，气味俱厚，纯阴性沉，颇能软坚；葛根气味俱薄，轻而上升，浮而微降，阳中阴也，为阳明经药，兼入脾经，与海藻相配，能引其药入脑，增加脑血流量，软化脑血管。全方共奏祛瘀化痰、疏通脉道之功。

加减：若痰热炽盛，用大黄通腑泄热；若肝阳亢盛，则投以滋阴潜阳之剂，如羚羊角粉、山羊角、生石决明、天麻等，以平上冲之气焰，潜其阳，降其气，随症加减，常获显效。若痰多质黏，加竹沥水、桔梗；肢体麻木，加桃仁、天竹黄；腹胀便秘，加决明子、山楂；对于痰热腑实者，常用星蒌承气汤加减，常用胆南星、全瓜蒌、生大黄、芒硝、青礞石、丹参、桃仁、赤芍、牛膝等。

颜德馨指出在脑梗死急性期及恢复早期阶段，多以风、痰、瘀等实邪多伏于体内，若有本虚之象，此时如妄投补益之剂，易致虚不受补、闭门留寇等弊端。颜德馨在治疗脑病时用药细腻，主张“轻可去实”，喜用平淡药以“四两拨千斤”，同时注重顾护脾胃，以后天补先天，促进机体自行恢复。总之，“脑病宜清”指导下的诸清之法可使邪去正安，对改善脑梗死急性期及恢复早期的言语肢体功能障碍、提高生活质量等具有满意的疗效。

3. 典型医案

傅某，男，60岁。

1年前突然昏厥，苏醒后右侧手足废用，经CT检查确诊脑血栓形成，经中西医综合治疗，病情渐趋稳定，但右侧肢体活动欠利，麻木酸楚，失语，兼有嗜卧，神萎，入夜艰寐，头晕目眩。

初诊：右侧上肢活动欠利，书写不能，右下肢步履失稳，语言謇涩，脉小弦，舌红苔白腻。

辨证：素来肝火偏旺，气滞血瘀，脑络不通，脏气之精华不能上承清窍。

治法：平肝化痰，活血化瘀。

处方：白蒺藜9g，石菖蒲9g，天麻9g，制南星9g，蝉蜕4.5g，白芷6g，全蝎1.5g，川芎9g，钩藤15g，僵蚕9g，生蒲黄9g（包）。14剂。

二诊：手足麻木酸楚已减，活动亦见利落，唯口语不清，舌红苔薄白，脉小弦，其病在口而根在脑，前法进退。

处方：通天草9g，生蒲黄9g（包），水蛭3g，川连3g，赤芍9g，红花9g，丹皮9g，海藻9g，石菖蒲9g，茯苓9g，莲子心4.5g，丹参15g，川芎9g，远志9g。

三诊：肢体活动日见自如，精神纳便睡眠亦佳，发音依然故旧，口涎较多，痰阻廉泉，瘀着脑络，痰瘀交困，原方加入程国彭神仙解语丹意。

处方：上方去莲子心、丹参、赤芍、红花、丹皮，加白附子9g，僵蚕9g，全蝎1.5g。

服药45剂，病情有转机，口语已能分辨得清，但语音不响，上方加转舌丹1粒，薄荷汤下，更进21剂，音色清朗，精神顿爽。

按：中风，临床所以经治不效者，良在不明“脑髓纯则灵，杂则钝”一语耳，杂者清空之区为痰瘀所踞，因历时已久，痰瘀交凝，结集难解，非得豁痰开窍与活血化瘀之悍厉之品不能启其闭塞，本案以脑梗灵祛瘀化痰、疏通脉道。

（二）应用衡法辨治冠状动脉粥样硬化性心脏病

冠状动脉粥样硬化性心脏病是冠状动脉血管发生粥样硬化病变而引起血管腔狭窄或阻塞，造成心肌缺血、缺氧或坏死而导致的心脏病，常常被称为“冠心病”。但是冠心病的范围可能更广泛，还包括炎症、栓塞等导致管腔狭窄或闭塞。冠心病属于中医“胸痹”“心痛”范畴。指因人体阳气、阴血不足，瘀血、痰浊、寒积留聚，引起气血阻闭不通而出现的以胸部憋闷、短气，甚或心痛为主要临床表现的病证。其轻者为胸痹，重者为心痛。

1. 病机

胸痹的病因病机虽颇为复杂，总之不外正虚邪实两个方面：正虚则脏腑功能衰减而致邪，邪实则因病邪久踞而损伤正气，正所谓“邪之所凑，其气必虚”。颜德馨指出，胸痹的基本病机为气虚血瘀。胸痹多见于中老年人，《内经》云：“年四十而阴气自半，起居衰矣。”就是说，人到中年以后，或由长期积劳，或由摄生不慎，或因喜怒忧思，或因饮食不节，凡此种种，人体气血阴阳都会出现不同程度的衰减。胸居上焦，为心肺之所居。心肺之气，称为“宗气”，其作用为走息道以司呼吸，贯心脉而行气血。外感内伤以及不良生活习惯，皆可以损伤宗气，从而使心之阳气阴血耗伤。正气既虚，内外之邪遂得以乘虚而入，瘀阻于心脉则胸闷心痛作矣。瘀血又名死血，是人体的病理产物，而其既成之后，又可以成为多种疾病的致病因子，尤为胸痹病因与发病的重点。气以帅血，血以载气，素体心气不足，心阳不振，或劳心思虑，心血暗耗，加之终日伏案，缺少运动，皆能使气血呆钝，凝滞为瘀。而郁怒伤肝，肝气郁滞，疏泄不畅，脾虚生痰，痰浊内聚，瘀塞脉道，则血亦为之瘀，亦为临床所常见。

2. 专病专方

根据本病的病机特点，颜德馨教授创立了以益气养心，行气活血，祛瘀止痛为法的专病专方——益心汤。益心汤治疗冠心病心绞痛有较满意的临床疗效。本方气血同治，体现了颜德馨“衡法”学术思想。

组成：党参 15g，黄芪 15g，葛根 9g，川芎 9g，丹参 15g，赤芍 9g，山楂 30g，决明子 30g，石菖蒲 4.5g，降香 3g。

方解：益心汤重用党参、黄芪益气养心为君；辅以葛根、川芎、丹参、赤芍、山楂、降香活血通脉为臣，君臣相配，旨在益气活血，使气足则助血行，血行则血瘀得除；少佐微寒之决明子，既可防君臣之药辛燥太过，又取其气沉之性，疏通上下气机，以增活血之力；使以石菖蒲引诸药入心，开窍通络化湿。诸药相配，共奏益心之功。

加减：若血瘀气滞，心痛如刺痛、绞痛者，加血竭粉、麝香粉、三七粉，等量和匀，每服1.5g，以活血止痛；气机阻滞，胸部窒闷者，加枳壳9g，桔梗6g，一升一降，调畅气机，开通胸阳；心神失宁，心律不齐者，加琥珀粉、沉香粉各1.5g，以宁神养心；阳微阴凝，胸痛剧烈，肢冷脉微者，加附子9g，以温阳通脉，多能应手。

颜德馨教授体会，胸痹虽有邪实的存在，但此病多发生于年老体弱之人，用活血药之外，还须加用益气之品，扶正达邪，畅通气机，才能奏效。同时在处方用药中还需遵守“调和”的原则，重视补益脾胃中焦之气，使心气生化有源，宗气得充，血随气行，瘀阻自除，则心脉可通。行气却不拘泥于寻常理气之品，是升降之药同用，使气血流通。用药忌攻伐太过以平和为主，在必须用峻猛重剂时，中病即止，不宜久服。

3. 典型医案

周某，男，68岁。心绞痛，心肌梗死，反复住院，每晚心绞痛发作可达10次之多，遍用中西药，时好时坏，病情很不稳定，而请中医会诊。

初诊：胸闷心痛，每因发作而憋醒，痛彻项背，心悸气短，日发十数次，脉沉细，舌紫苔薄。

辨证：年近古稀，气阴两衰，心气不足，瘀阻心脉，夜间阳微阴盛，故多发作在深夜。

治法：益气化瘀，剿抚兼施。

处方：益心汤。党参15g，黄芪15g，葛根9g，川芎9g，丹参15g，赤芍9g，山楂30g，石菖蒲4.5g，降香3g，决明子30g，三七粉1.5g，血竭粉1.5g（和匀，分2次吞服）。

二诊：药后胸闷已退，痛势亦缓，脉沉细，舌紫苔薄。气虚瘀阻，心阳受遏，守原方再进一步。另吞人参粉1.5g，一日2次。

病势日趋坦途，心绞痛消失，随访5年，除劳累或恣啖生冷诱发外，未再因心脏疾患住院。

按：患者年近古稀，气阴两衰，心绞痛、心肌梗死反复发作，损伤心气，瘀阻心脉，病情日益严重。一味补益，胸闷心痛难除；一味逐瘀，正气更见耗伤，必须把握补泻分寸，剿抚兼施，始能奏效。初诊因胸闷心痛较甚，侧重化瘀，方用益心汤，党参、黄芪、川芎、丹参益气化瘀，葛根、菖蒲、降香、决明子升清降浊，三七粉、血竭粉化瘀力强而无伤正之虞。故药后颇见奇效，二诊加用人参粉，补其气、化其瘀，宜常服而无流弊。

五、方药之长

颜德馨师从颜亦鲁，取徐小圃、祝味菊、秦伯未、盛心如各家之长，融会贯通，奠定了他后来擅治内外大小方脉的基础。同时他还广泛浏览与医有关的各种书籍。至于《内经》《难经》等经典著作，刻苦钻研，对于其他古典医著，无论医案医话也都广为涉猎。对前贤医家，他特别推崇张从正、张景岳、叶天士、王清任等数家。尤赞赏王清任的革新精神，崇古而不泥古，形成自己独特的治疗方法。

（一）常用方剂

1. 活血行气，气血同治方——血府逐瘀汤

【组成】桃仁 9g，红花 9g，当归 9g，生地 9g，赤芍 9g，川芎 9g，牛膝 9g，柴胡 9g，枳壳 9，桔梗 6g，甘草 3g。

【用法】水煎服，一日 2 次。

【功效】活血化瘀，理气止痛。

【主治】瘀血内阻，血行不畅引起的头痛、胸痛、失眠、心悸怔忡、郁证等病症。

【方解】本方出自清代王清任《医林改错》，用于治疗“胸中血府有瘀”所致诸症，为其分部论治血瘀证的代表方。《医林改错·上卷·气血合脉说》谓：“治病之要诀，要明白气血。”方以桃仁、红花、赤芍、川芎为君，活血化瘀，畅通血脉；气为血帅，故用桔梗、柴胡、枳壳、牛膝为臣，理气行滞，其中桔梗开胸膈，宣肺气，以行上焦气滞；柴胡、枳壳疏肝理气，以畅中焦气滞；牛膝导瘀下行，以通下焦气滞；生地、当归为佐，养血和血，使活血而不伤血；甘草为使，调和诸药，防止他药伤胃。综观全方，充分运用气血理论，用药丝丝入扣，诸药相配，共奏活血化瘀，理气行滞，调畅气血之功。

【临证心悟】颜德馨认为人体气血以平衡、充盈、流畅为贵，六淫七情致病，所伤者无非气血，初病在经主气，久病入络主血，故凡久病不愈的疑难杂症，总以“疏其血气，令其条达而致和平”为治疗大法。血府逐瘀汤以桃红四物汤活血化瘀，四逆散疏肝理气，加桔梗使气机上升，牛膝导血下行，升降有度，以畅通全身气血。临床随证加减治疗顽固性头痛、胸痹、失眠、情志病等诸多疑难杂症，每获良效。气虚而瘀者，加党参、黄芪；阳虚而瘀者，加肉桂、附子；阴虚而瘀者，重用生地，加龟甲、麦冬；寒凝血瘀者去生地，加桂枝、附子；热熬成瘀者去川芎，加黄连、丹皮；兼有痰浊者，加半夏、陈皮；湿阻者，去生地，加苍白术、厚朴；气滞甚者，加檀香或降香；出血者，加生蒲黄、参三七；腹泻者去生地、桃仁，加木香、焦楂曲等。颜德馨根据《素问·脉要精微论》“脉者，血之府也”的理论，指出血府逐瘀汤不仅可以治疗胸胁部血瘀证，对全身脏腑经络、四肢百骸的气滞血瘀证，也都有良好的治疗效果。

用于冠心病、心绞痛。胸痹以胸痛彻背，背痛彻胸为主症，多见于冠心病心绞痛、心肌梗死等病，胸背部为心肺之府，加上气之会穴膻中，血之会穴膈俞均在胸背部，故其病理以气血失畅为常。胸中为阳之位，阳气不布，则窒而不通，故治疗冠心病等病，通阳亦至为关键，而通阳必用辛温，每取血府逐瘀汤加附子一味，以通阳活血，标本兼治，附子与方中生地同用，有通补阳气而不伤阴津之功。

顽固性头痛，从瘀论治。《医林改错》谓：“查患头疼者，无表症，无里症，无气虚、痰饮等症，忽犯忽好，百方不效，用此方一剂而愈。”头痛缠绵不愈，必有瘀血作祟，瘀阻脑络，不通则痛，其痛必固定不移，痛如针刺，血府逐瘀汤能祛瘀化滞，俾血气流畅则头痛可止。古人谓：巅顶之上，惟风可到。故必重用川芎以祛血中之风，或辅以全蝎息风，磁石镇风，则可收事半功倍之效。

用于治疗失眠。失眠一证，历代多谓在于阴阳不通，如《灵枢·大惑论》曰：“卫气不得入于阴，常留于阳，留于阳则阳气满，阳气满则阳跻盛，不得入阴则阴气虚，故目不瞑矣。”余对顽固性失眠每从瘀论治，认为心主血脉，藏神，若瘀血阻于心脉，血气不和，血不养神，则夜不能眠。凡夜不能睡，或夜睡梦多，或梦游梦呓，服养血安神药无效者，均可取血府逐瘀汤以化瘀通脉，疏畅血气，俾神得血养，不安神而神自安。

用于血液系统疾病。诸凡影响气血运行的一切因素，都可引起血证。颜德馨提出了著名的“血无止法”观点，对于血细胞增多性疾病，多以血府逐瘀汤加三棱、莪术，以活血化瘀促进代谢。对于血细胞减少引起的出血，他说：“单纯止血，仅为权宜之计，绝非上策。对于气通血活达到止血目的，又不能不加区别，不问症因地使用通气活血药物进行治疗，而是应该为消除一切引起气血运行不畅的病理因素，辨证地确如其分地选择药物，还复其气通血活。”并指出“瘀血不去，则新血不生”。诚如唐容川所说：“经隧之中，既有瘀血踞住，则新血不能安行无恙，终必要走而吐溢矣，故以去瘀为治血要法。”颜德馨推崇此论，指出治血当以去蓄利瘀为准则，使血返故道，不妄走经脉之外。若止血用塞，势出勉强，每多覆辙重蹈；而止血行瘀，势出自然，症极少反复。常以血府逐瘀汤加升麻、虎杖，祛瘀生新。

此外，颜德馨还用该方治男科疾病，据“久病必有瘀、怪病必有瘀”病因说而舍常法治疗不排精、阳痿、阴囊萎缩、遗尿、前列腺增生等，皆获效验。足厥阴肝经络上达脑巅，下环阴器，肝气郁滞，血脉瘀滞，可致经络失和，即可产生生殖器疾患，乃投血府逐瘀汤疏肝活血，气畅血活，阴囊复出，性事由是而恢复。常以此法加路路通、王不留行治不排精症；加蛇床子、韭菜子治阳痿；加白茧壳治成年后遗尿症；加升麻、滋肾通关丸治前列腺增生之癃闭症，均验。

2. 扶正祛邪，心脑通治——李氏清暑益气汤

【组成】生黄芪 15g，党参 9g，苍术、白术各 9g，升麻 6g，葛根 9g，当归 9g，泽泻 9g，神曲 6g，青皮、陈皮各 6g，麦冬 9g，五味子 3g，黄柏 6g，知母 6g。

【用法】水煎服，一日 2 次。

【功效】益气养阴，清化湿热。

【主治】疰夏、暑温等温病，以及脑动脉硬化、低钾血症、糖尿病等内伤杂病，证属气虚湿热者。症见四肢困倦，神疲身重，食欲不振，或胸闷气短，或口渴心烦，或头晕目眩，或自汗便溏，舌胖苔腻，脉虚。

【方解】清暑益气汤出自李杲《内外伤辨惑论·卷中·暑伤胃气论》，原书主治“天暑湿令”。本方“以黄芪、人参、甘草补中益气为君；甘草、橘皮、当归身甘辛微温养胃气、和血脉为臣；苍术、白术、泽泻渗利除湿；升麻、葛根苦甘平善解肌热，又以风胜湿也；湿胜则食不消而作痞满，故神曲甘辛，青皮辛温，消食快气；肾恶燥，急食辛以润之，故以黄柏苦辛寒，借甘味泄热补水；虚者滋其化源，以五味子、麦冬酸甘微寒，救天暑之伤庚金为佐也”，全方攻补兼施，标本并治，表里同调，共奏益气和血，清化湿热之功。

【临证心悟】李杲《内外伤辨惑论·卷中·暑伤胃气论》谓：“此病皆因饮食失节，劳倦所伤，日渐因循，损其脾胃，乘暑天而作病也。”颜德馨常以之治疗“疰夏”“暑温”等时令温病，同时并不拘泥于外感，亦用于内伤杂病之属气虚湿热者，尤其是心脑血管疾病。

心脑血管疾病患者，有气阴不足表现者不在少数；而暑为阳邪，其性炎热，最宜耗气伤阴，根据异病同治的理论，清暑益气汤也应能治疗心脑血管疾病气阴不足者。老年心脑血管病患者，汗出、口干、胸闷、心悸，气阴不足者甚多，总以气虚为主，阴虚为辅。以黄芪补益元气，配以生脉饮敛阴生津，多能奏效。胸闷、心悸多因年老体弱，气血运行不畅，瘀血阻滞，不通则痛。泽泻苍术、白术、葛根能活血祛瘀，配以陈皮、青皮疏肝理气，则气行血活，通则不痛；黄柏一味，滋阴降火，调和诸味热药，谨防药燥伤阴；暑季易生湿化热，黄柏配以苍术，健脾祛湿，滋阴降火，不仅适用于暑月，凡属湿热者，均可酌情用之，因而李氏清暑益气汤既可用于暑月气阴不足之人，预防疰夏，又为治疗心脑血管疾病气阴不足型的主方。颜德馨常以其加减治疗心脑血管疾病，颇多效验。他指出，清暑益气汤运用于心脑血管疾病，确有其效，但亦需注意以下三点：一是此方尤其适用于暑月，然不可拘泥于暑月，心脑血管病患者只要是属气阴不足，气虚血瘀者，皆可酌情用之；二是心脑血管疾病兼有暑湿或湿热困脾、暑伤元气或饮食劳倦损伤脾胃者，亦可加减用之；三是本方药味组成与剂量当随季节变化、证候轻重、体质强弱、情志状况、年龄大小而斟酌之。

如治疗冠状动脉介入术后再狭窄，该病是当前医学界的难题，西医一般以抗凝药对症治疗。中医在这一方面有一些办法，若患者痰瘀较重，可用黄连温胆汤为主清化痰瘀；如证属寒凝心脉，则可以四逆汤为主温阳散寒；若是气阴不足，当以清暑益气汤补气滋阴。若患者气阴不足，又有湿热表现，则以黄芪生脉饮益气滋阴，以二妙丸疗湿热，治疗下肢乏力，麦冬、五味子、知母滋阴。颜德馨多在该方基础上加用川芎、丹参、赤芍、红花等活血化瘀之品，改善动脉狭窄，根据心病宜温理论，常加桂枝温阳散寒。

此外，颜德馨喜用该方治疗老年性阿尔茨海默病。该病是一种中枢神经系统退行性疾病，尚无特效药或特效方法。颜德馨根据多年临床经验，在辨证的基础上使用清暑益气汤佐以清心方药，取得了一定的效果。如对于气阴两虚患者，以清暑益气汤益气滋阴、活血化瘀，多辅以远志、石菖蒲开窍，以黄连、莲子心清心，取得了较好效果。如兼有胸闷气滞，常加枳实、桔梗一升一降，通畅气机；痰阻，加以决明子、半夏通腑化痰；如合并遗尿以补骨脂、金樱子、桑螵蛸温肾止遗。

对于脑梗死患者，后期多为本虚标实，气阴两虚且痰热内阻。颜德馨喜用清暑益气汤益气养阴。脑梗死患者多嗜睡，或思睡，此乃脑部缺血、缺氧表现。颜德馨喜加白蒺藜、川芎、防风、葛根等祛风药辛轻上阳，引血入脑，而发挥行气活血功效。据现代研究，祛风药川芎、防风、白蒺藜等可扩冠，改善血液流变学，治疗缺血性疾病，正适合于本病的治疗。此外对于脑梗合并记忆力减退，颜德馨认为“脑病宜清”，喜用黄连，清热醒脑改善记忆功能。

3. 辛开苦降，调畅气机——黄连温胆汤

【组成】黄连 3g，半夏 9g，白茯苓 15g，竹茹 6g，枳实 6g，橘皮 6g，炙甘草 3g，生姜 1 片，大枣 6 枚。

【用法】水煎服。

【功效】清热化痰，调畅气机。

【主治】痰热为患的心悸怔忡，狂证，郁证，眩晕，胸痹，失眠多梦，中风，厥证，胆怯易惊，虚烦不宁，呕吐呃逆，癫痫等。

【方解】本方从《备急千金要方·卷十二》温胆汤衍化而来，方名温胆，实为凉胆，如罗东逸《古今名医方论》谓：“和即温也，温之者，实凉之也。”全方以二陈汤加黄连、竹茹、枳实而成。方中以半夏为君，降逆和胃，燥湿化痰；以黄连、竹茹为臣，清热安神，止呕除烦，本品甘而微寒，与胆喜温和相宜，故为少阳腑热之药，三者配伍，清胆和胃化痰之功备；胆郁则气滞，气滞则痰结，故加入枳实、陈皮之理气，枳实行气消痰，使痰随气下，陈皮理气燥湿，气行则木达，气顺则痰消；茯苓化痰安神，与竹茹同用，则有清热安神之功；使以姜、枣、甘草益脾和胃而协调诸药。诸药同用，共奏理气化痰，清热安神之功。

【临证心悟】“百病多由痰作祟”“痰生百病”，痰之为患，随气上下，无处不到，或蕴阻于中焦肝胆脾胃，或蒙蔽心窍，扰动心神，或弥漫于三焦。颜德馨认为温胆汤之所以能治疗各种痰证，就是因为其具有疏泄肝胆，调畅气机之功效，即所谓治痰先理气，气畅则痰化。温胆汤治痰，此乃湿痰也，加入黄连则可清热化痰，凡见抑郁伤脾，忧思伤脾，或外邪入侵影响肝脾，使肝胆疏泄条达失职，脾胃运化升降失司，致津液停滞不郁，水湿聚而生痰者，无论是痰浊蒙蔽清窍，还是痰郁化热化火，或内扰心神，或上扰清阳所致的心脑病诸证，皆可用黄连温胆汤治疗。

颜德馨用该方治疗失眠。现代人压力过大，常受到情绪影响，思虑过度，导致气机逆乱，脾胃运化失常，酿成痰湿，郁而化热，痰火内扰，神志不安，失眠日益加重，临床常表现为情绪焦虑不安、头晕耳鸣、两胁胀痛、口干且苦、舌紫苔黄腻、脉细弦等，均是肝家气火失司，痰火内扰之象。方用黄连温胆汤之意，以二陈温化痰涎，竹茹、枳实清泄胆郁，远志、酸枣仁、柏子仁、夜交藤均有补益安神之功。颜德馨临床使用常喜以夏枯草易黄连，一则因患者肝火表现较心火明显，故取夏枯草直入肝经，泻肝胆之火，行肝经气血；二则因夏枯草尚有安神之功，《冷庐医话》载有“以半夏三钱，夏枯草三钱，浓煎服之，夏枯草得至阳而长，是阴阳配合之妙也”，故与方中半夏相配，既能增清胆化痰之力，又可协调阴阳平衡，有一举两得之妙。

用于治疗痴呆。《辨证录》载：“呆病……其始也，起于肝气之郁……而痰不能消，于是痰积于胸中，盘踞于心外，使神明不清而成呆病矣。”如因情怀不遂，肝郁气滞，生湿生痰，痰湿郁而化火，上扰清窍，证可见暴哭暴笑，语无伦次，谩骂不休，面红目赤，肢体震颤，大便秘结，舌红苔黄腻，脉弦滑数。治当清热泻火，涤痰开窍。使用黄连温胆汤加减，胆南星除清热化痰之外，还可息风定惊，可改善患者肢体震颤的症状。“脑病宜清”，心主神明，颜德馨指出清心亦可清脑，莲子心取入心经、清心火之意。如兼有大便秘结，面红目赤，用大黄通腑气，降痰火，取其“荡涤肠胃，推陈致新”的药势，使用时应注意全方药势向下，逆病势而行，则升降调，气血畅。

用于冠心病合并心律失常。《丹溪心法》载：“怔忡时作时止者，痰因火动。”气有余便是火，气滞既可使津停成痰，也可使血郁成瘀，致痰瘀交阻。痰瘀互结是冠心病合并心律失常的常见证型。颜德馨治疗常以化痰活血为主。取黄连温胆汤合桃红四物汤加减。常加桂枝，既可通阳，又能温阳，与黄连相配伍，交通心肾，可明显减轻心悸症状。此外，颜德馨喜用苦参，苦参味苦入心，性寒凉火，清心泻火之功同黄连。颜德馨临证常用于治心火内炽之心悸、失眠、狂证，小量用之，可以安神；重剂投之，则能治狂。

总之，黄连温胆汤全方清胆与和胃兼行，理气与化痰并重，既治痰湿之标，又治痰湿之本，通过化痰清热，理气和胃，使痰去热清，胆胃恢复宁静清和之性，本方虽有"温胆"之名，实则有"清胆"之功。颜德馨认为，现代社会生活节奏加快，精神紧张，或生活富裕，饮食结构调整，摄入的热量增加等均可导致心火、胃火、相火偏旺，痰湿浊邪留滞，同时加上心理问题的增加，易导致情志内伤，气机郁滞，所以临床使用黄连温胆汤的机会越来越多。颜德馨临床应用黄连温胆汤时主要抓住以下几组证候：①基础情志证候，如情绪焦虑不安、情志抑郁、闷闷不乐、容易激动；②脾胃湿热证候，如胸闷胸痛、口苦恶心、呕吐呃逆、胃脘痞满、食少纳呆；③痰气郁结证候，如泛恶呕吐痰涎、胸胁胀闷、头痛眩晕、头胀健忘；④神志异常证候，如虚烦不眠、精神不宁、神志呆滞、沉默痴呆、烦扰不宁、言语错乱、哭笑无常、失眠健忘、癫痫；⑤舌脉：舌质偏红，舌苔腻或微黄，脉滑或略带数。以上症状与体征不必悉具，只要征象足以辨证属于痰热内阻者，便可用本方以清化痰热。对于临床加减变化，颜德馨常在方中加入夏枯草，因半夏得阴而生，善于化痰，夏枯草得阳而长，擅长清胆，两药合用，既能增清胆化痰之力，又可协调阴阳平衡；心烦急躁者，合黄连解毒汤清心解毒；胸闷心悸者，合小陷胸汤清热宽胸；食欲不振者，加鸡内金、神曲、苍术、砂仁健脾消食；痰热盛兼大便不通，合礞石滚痰丸通腑豁痰。

（二）活用药物

1. 附子——通十二经纯阳要药

颜德馨认为附子为百药之长，功兼通补，温补阳气，有利于气血复原，散寒通阳，可促使气血畅通，对经治不愈的疑难病，每在辨证基础上加附子而获效颇丰。

温阳散寒治疗心血管疾病。心居阳位，体阴而用阳，诸阳受气于胸中。故凡素体心气不足或心阳不振致胸阳不展，心阳衰弱，阳气失于斡旋，气血运行不畅，则胸痹心痛之症遂作，多见痛势彻背，神萎乏力，汗时自出，舌淡质紫，脉沉弱等，其实质多属阳虚阴凝，阳虚为本，阴凝为标。颜德馨在心血管疾病的临床治疗中，推崇张仲景"阳微阴弦"的病机分析，特别强调"有一分阳气，便有一分生机"的观点，认为温运阳气是治疗心血管疾病的重要法则，尤其对一些危重的心血管病，更不可忽视温运阳气的必要性。立法用药当以温阳为主，活血为辅。常用附子汤治疗冠心病，方以附子温阳散寒，人参、白术、茯苓甘温益气，芍药和营活血，诸药合用，共奏温经散寒、益气活血之功。胸闷心悸者，加丹参、葛根；胸痛剧烈者，加参三七、血竭；唇青舌紫者，加莪术、水蛭等。

温胃健脾，治疗慢性胃炎。脾胃同居中焦，脾属阴脏，主运化，胃为阳土，主受纳，阴阳相配，升降即济。叶桂提出“胃阴学说”，诸多医家重胃阴而忽视胃阳。然病变无穷，阳腑有阳伤之疾，阴脏有阴亏之虞。颜德馨临床十分重视胃阳的作用，认为胃为水谷之海，日以纳食消谷为职，故凡饮食生冷，水湿内停，多伤胃阳。临证凡见水谷积滞胃腑，阻遏不通而致反胃，恶心呕吐，泛酸诸症，多责之于胃阳不振，浊阴潜踞。法当“釜底加薪”，临床喜用附子、荜澄茄、荜茇、吴茱萸、灶心土、公丁香、半夏、茯苓、枳壳、厚朴等品，温通胃阳，取益火生土之意，坎阳鼓动，中宫大健，再予苍白二术健脾扶正，胃之腐熟功能得复矣。

温肺祛寒，治疗哮喘。取温阳药与宣肃肺气药同用治疗哮喘。哮喘有新、久、虚、实之分，新喘属实，多责之于肺；久喘属虚，多责之于肾。颜德馨认为其为沉痼之病，日久属纯虚者极少，且缠绵反复，正气溃散，精气内伤，最易招六淫之邪侵袭，六淫之中，又以寒邪十居八九。寒犯娇脏，气失升降，痰浊内生，寒痰胶滞，则痰鸣气促，胸中满塞，不能平卧。故《圣济总录·肺气喘急门》谓：“肺气喘急者，肺肾气虚，因中寒湿至阴之气所为也。”小青龙汤固然为治寒喘病的良方，但颜德馨认为其未能标本同治，而常用阳和汤加减，以鹿角胶、炮姜、肉桂、附子温肺，麻黄、白芥子宣肺，熟地补肺，温、宣、补三法并用，攻补兼施，用治哮喘反复频发，本虚标实者，常应手生效。

辛温利咽，治疗慢性咽炎。取温阳药与宣肺利咽药同用，治疗慢性咽炎。该病以咽部微痛微痒，或似有异物阻于咽喉，声音嘶哑等为主要表现，医家囿于常法，多从风燥痰热或阴虚火旺论治。颜德馨则习以气血阴阳为纲辨治，认为肾为阴阳之宅，足少阴肾脉循喉咙，挟舌本，如若肾阳虚于下，阴寒结于上，寒滞于咽喉则见咽部黯红，时感胀闷，苔薄白；或若外感热病治不当法，过用寒凉滋腻之品，戕阳伐气，邪入少阴，以致火虚于下，寒凝其中，格阳而上，无根之火内灼咽喉，可见咽喉微痛、肿胀，咽部黏膜淡红，畏寒肢冷，神疲乏力，舌胖苔白，脉沉弱等。治疗当宗“甚者从之，从者反之”之义，投以辛温。可予桂附地黄汤与半夏散加减主之。临床每加大黄反佐之，盖因大黄能使热药不致被浮阳格拒，因势利导，直捣病处，有相得益彰之功。

温肾利水治疗慢性肾炎。取温阳药与利水药同用。慢性肾炎为常见多发病之一，病程延绵，证候复杂，治疗棘手，水肿为其常见症状。对于水肿的治疗，颜德馨认为应注重温补肾阳。肿本乎水，《素问·阴阳别论》云“三阴结，谓之水”，手足太阴肺脾经，一主通调水道，一以转输水精，然则权柄均操纵于足少阴肾经，正如《景岳全书·肿胀》所云“凡水肿等证，其本在肾，其标在肺，其制在脾”。肾司开阖，肾气从阳则开，从阴则阖，阴气太盛，关门常阖，气不化水，通调转输之机亦废，大水弥漫，群阴用事，汩没真阳。当此之际，开腠理，转津液，通三焦，破痼冷，非借温肾一法，难布阳和之局。肾中真阳之气得温而上升，脾之斡旋，肺之治节皆能复其职司，故主张温肾治水，宜峻宜猛，药如附子、桂枝、巴戟天、干姜、椒目、小茴香等。但宜中病即止，水肿大势已却，即当减量或停用，矫枉过正非良策也。颜德馨临床常用自拟温阳逐水饮：鹿角片9g，肉桂3g，巴戟天9g，附子4.5g，黄芪12g，杜仲9g，猪苓9g，商陆9g，黑丑、白丑各9g，泽泻15g，椒目2.4g，茯苓15g。本方附桂同用，能守能走，其守者，下元得暖而肾气方充；其走者，经络瘀水一并冲决，大有还复真火，启发神机之功。

温阳搜剔，治疗周围血管病。取温阳药与散寒通络药同用。周围血管病包括血栓闭塞性脉管炎、雷诺现象、大动脉炎、红斑性肢痛症、下肢静脉曲张等疾病，临床治疗颇为棘手。虽然它们的发病原因与病理变化有所不同，但都存在血液循环障碍和微循环障碍，因此属于中医“血瘀”范畴。颜德馨本着“流水不腐”“脉宜常通”之原则，用温经散寒法治疗这类疾病。此法适用于肢体寒冷发紫、疼痛剧烈、舌淡、脉细或难以触及等寒凝性慢性周围血管病。《伤寒论》中用通脉四逆汤治阴证厥逆，脉沉微细欲绝。颜德馨认为其伸发阳气，化凝通脉，足资效法，临证常以阳和汤与麻黄附子细辛汤加减，药用麻黄、附子、桂枝、细辛、毛冬青、白芥子、当归、川芎等，本法温经散寒，回阳通脉，搜剔瘀浊，扩张血管，具有改善肢体血液循环的作用，若与补气养血等法配合，灵活运用疗效更佳。

祛邪要药，用于久病怪病。附子气味辛热，善祛阴寒之邪，凡寒邪、湿邪、痰饮等，他药治疗不效者，颜德馨常在方中加入附子一味，往往可以起到“离照当空，阴霾自散”之效。

2. 大黄——斩关夺隘

大黄又名将军，味苦性寒，入脾、胃、大肠、心包、肝经。功能泻火凉血，行瘀通腑。《药品化义·火药》云：“大黄气味重浊，直降下行，走而不守，有斩关夺门之功，故号将军。”凡邪入血分所致瘀滞、热毒、癥块，用之能使下行。加入化瘀药中，则能加速化瘀之力。血家用之可以凉血散血，降气降火，迅速达到止血之目的。颜德馨临床常用于多种急危重症，效果颇佳。

釜底抽薪，治疗中风病。急性中风，神志不清，大腑不通，颜德馨认为证属风火痰交阻脑府者，当急投大黄釜底抽薪，可配伍天麻、全蝎、胆南星、白附子、黄连、黄芩、石菖蒲、远志等。

清热泻火，治疗痫病。用于肝火痰热而致的痫病，症见猝然仆倒，不省人事，四肢拘挛，口中叫吼，口吐白沫，烦躁不安，气高息粗，口苦且干，便秘便干，舌红，苔黄腻，脉弦滑数等，常与石菖蒲、黄芩、栀子、龙胆草、半夏、胆南星、茯苓相配。

清热凉血活血，治疗狂病。用于痰火夹瘀而致的狂病，症见少寐易惊，疑虑丛生，妄见妄闻，容色晦黯，大便秘结，舌青紫，或有瘀斑，苔薄，脉细涩等，常与桃仁、水蛭等同用，如桃核承气汤、抵当汤。

脑病宜清，治疗痴呆。用于痰热阻于脑窍而致的痴呆，症见心情烦躁，言语啰嗦，或多疑善虑，头痛失眠，甚则哭笑无常，忿不欲生，大便秘结，舌苔黄腻或白腻，脉弦滑，常与黄芩、黄连、黄柏、山栀等同用。

直入血分，治疗血证。颜德馨谓“大黄入血直能凉血化瘀，推陈致新”，用于气火上扰，血热妄行所致的血证甚效。临证配生蒲黄、白及共研为止血粉，治疗上消化道出血；配降香、紫雪丹治各种咯血、衄血等；辅以外用生大黄粉与鸡蛋清调敷涌泉穴，引火下行，折其锐气。

活血泄浊，治疗关格。《景岳全书·本草正》谓大黄“导瘀血，通水道，退湿热”。颜德馨习用生大黄、六月雪各30g，煎成100～150mL保留灌肠，每日1次，治疗肾功能不全者，有一定疗效。

通腑第一，治疗便秘：《古今医鉴》称“大黄夺土将军，逐滞通瘀，下胃肠结热”，为通腑之第一要药。热秘者，加枳壳、川朴、莱菔子、山栀、芒硝；寒秘者，则配附子以温通，全在灵活化裁。

急下除热，治疗感染性高热。颜德馨谓“大黄撤热有釜底抽薪之力”，常用大黄与玄参、麦冬、生地兼施，石膏与西洋参、鲜苇茎汁、雪梨浆并用以除热。颜德馨谓其功有三：急下护阴存阳，急下疏沦气机，急下清除热、毒、瘀。

在临床使用中，颜德馨常内外同修，巧用单方。如治咯血用大黄研粉，与鸡蛋清调敷两侧太阳穴以清血热；治疗急性胰腺炎，采用大剂量生大黄，一次量为10g，每天至少用30g，还可参照症情加量，以舌苔黄腻程度及大便次数为调整药量的标准。但要注意，本品为峻烈攻下之品，易伤正气，如非实证，不宜妄用；本品苦寒，易伤胃气，脾胃虚弱者慎用；其性沉降，且善活血祛瘀，通便宜后下，活血宜酒炒。妇女怀孕、月经期、哺乳期应忌用。

（三）膏方特色

膏方俗称膏滋药，具有滋补强身，抗衰延年，治病纠偏等多种作用。膏方一般由30味左右的中药组成，属大方、复方范畴，且服用时间较长，颜德馨在膏方治疗中，以“衡法”为指导，通过畅气血以平复阴阳，寓通补以固本清源，调脾胃以化生气血，并根据病者的疾病性质和体质类型，经辨证后配方制膏，一人一方，量体用药，形成了鲜明的治疗特色。

1. 膏方组方原则

颜德馨膏方组方原则有四。其一，重视脉案书写，辨证立法。膏方的脉案，习用毛笔书写，它既是中华文化的艺术佳品，又能体现中医辨证论治的内涵。由于膏方不仅是滋补强壮的药品，更是治疗慢性疾病的最佳剂型，所以膏方的制订，首当重视辨证论治。应从病者错综复杂的症状中，分析其病因病位、正气之盛衰、病邪之深浅，探求疾病之根源，从而确定固本清源的方药。其二，分析体质差异，量体用药。人体体质的减弱，是病邪得以侵袭，导致疾病产生的主要原因，而体质每因年龄、性别等不同而异，故选方用药也不尽相同：如老年人脏气衰退，气血运行迟缓，膏方中多佐活血行气之品；妇女以肝为先天，易于肝气郁滞，故宜辅以疏肝理气之药。其三，调畅气血阴阳，以平为期。利用药物的偏胜，来纠正人体阴阳气血的不平衡，以求“阴平阳秘，精神乃治”，是中医养生和治病最基本的主体思想，也是制订膏方的主要原则。其四，复方相合，诸方同施，君臣佐使。膏方是由多个小复方按照君、臣、佐、使的原则组合而成的。君、臣、佐、使是方剂的基本组方原则，也是膏方组方必须遵循的原则。颜德馨常用的君方有：①补气：黄芪四君子汤、补中益气汤、参苓白术散；②补血：四物汤、当归补血汤、归脾汤；③补阴：六味地黄丸、左归丸、二至丸；④补阳：肾气丸、右归丸；⑤气血双补：八珍汤、当归补血汤；⑥阴阳并补：地黄饮子、龟鹿二仙胶。臣方是指辅助君方加强治疗作用，或对兼病、兼证起治疗作用的方剂。例如治疗血瘀兼证，颜德馨常应用的代表方有具理气活血作用的血府逐瘀汤、具补气活血泄浊之效的益心汤和具理气温阳活血之效的温阳活血方。佐药是指加强君、臣治疗作用，或针对次要兼证，或制约君、臣的药性，或起反佐作用的方药。如防止膏方滋腻阻碍中运，常用醒脾之品如砂仁、炒鸡内金、陈皮等。使药是指引导诸药直达病所或起调和诸药作用的药物，如常用的引经药有引火归原的肉桂，引药入脑的通天草，引药入心经的石菖蒲，引药入络的桑枝等。此外，颜德馨特别强调膏方的口味一定要醇正，避免过辛过辣，因此，加冰糖、大枣、蜂蜜、黑芝麻等调和诸药。

2. 用药经验

膏方内多含补益气血阴阳的药物，其性黏腻难化，若纯补峻补，每每会妨气碍血，与健康无益，故配伍用药，至为关键。在处方时颜德馨注意运脾健胃，以喜为补。认为口服膏方后，胃中舒服，能消化吸收，方可言补，故制订膏方，总宜佐以运脾健胃之品，或取檀香拌炒麦芽，以醒脾开胃；或用桔梗、枳壳，一升一降，以升清降浊。临床尤其喜用苍术一味，其气辛香，为运脾要药，加入众多滋腻补品中，则能消除补药黏腻之性，而起赞助脾运吸收之功。此外，还应通补相兼，动静结合。补品为“静药”，必须配以辛香走窜之“动药”，动静结合，才能补而不滞，临床可针对中老年人常见的心脑血管病，如高血压、高血脂、冠心病、梗死、糖尿病等，辨证选用“动药”，例如取附子温寒解凝，振奋心阳；大黄、决明子通腑排毒，降低血脂；葛根、丹参活血化瘀，净化血液等，与补药相配，相使相成，而起到固本清源之效。

3. 典型医案

患者，男，2011 年冬季订膏。高血压病、高脂血症数载。肝病传脾，脾阳无以运化水谷，大便稀，每日二三行，顽固不化，神萎形寒，脸色萎而不华，脱发，心悸，脘闷嘈杂，间或泛酸。脉弦，舌苔腻。痰浊湿瘀交困，气失斡旋，亟为疏肝健脾，宣化中州，净化血液。

处方：北柴胡 90g，川芎 90g，黄芩片 90g，苍术、白术各 90g，红花 90g，紫河车 30g，砂仁 24g，桃仁 90g，补骨脂 90g，党参 90g，黄芪 300g，炙甘草 45g，红参（另煎冲）45g，胡芦巴 90g，灵芝 90g，丹参 150g，巴戟天 90g，海藻 90g，决明子 300g，茯苓 90g，侧柏叶 120g，山楂 300g，扁豆衣 90g，防风 90g，法半夏 90g，山药 120g，牛膝 90g，当归 90g，生地黄 300g，生蒲黄 90g（包煎），白芍 90g，木香 45g，麸炒薏苡仁 120g，姜栀子 90g，绿萼梅 45g，枸杞子 90g，陈皮 60g，杜仲炭 90g，麦芽 300g。

上味煎取浓汁，文火熬糊，入龟甲胶 90g，鹿角胶 90g，白文冰 500g，烊化收膏。

按：高血压病位本在肝，而患者兼大便稀、神萎形寒、脸色萎而不华、舌苔腻等一派脾虚之象。知其乃为肝病传脾，应肝脾同治。治肝重在“疏”，治脾重在“健”。通过辨证，分析病机为肝脾失调，痰浊湿瘀交困，主要从 4 个方面来进行治疗：①治脾：补脾益气之补中益气汤；健脾升清之参苓白术汤、防风；燥湿醒脾之香砂六君子汤；补肾温脾之补骨脂、巴戟天、胡芦巴。②治肝：疏肝之柴胡、麦芽、绿萼梅；清肝之黄芩；泻肝之决明子、栀子；养肝之白芍、龟甲、生地黄、枸杞子。③调气血：调枢机之小柴胡汤；行气活血之血府逐瘀汤。④消脂浊：健脾燥湿之六君子汤；化瘀泄浊之降脂方。

六、读书之法

颜德馨教授尤喜钻研历代名医经典著作，认为通过学习可拓宽知识广度，活跃思路，融合百家之长，在此基础上参以个人的临床感受，加以发挥运用，则是传承中医学的重要手段。

（一）对张仲景学术经验的感悟与发挥

仲景著《伤寒杂病论》，其书医理朴实、方药精练，为中医辨证论治理论体系的奠基之作。颜德馨在临床实践中“师仲景心，用仲景法”，体会其法和方，不仅适宜于外感热病，而且可触类旁通，更广泛地应用于多种内伤杂病。如《伤寒论》之少阴病篇述少阴经包括手少阴心经和足少阴肾经，其病变主要表现为心肾两脏的脏腑功能紊乱，为伤寒六经病变发展过程中最危重阶段，以寒化证最为多见，故少阴病脉证总纲为“脉微细，但欲寐”。而心居胸中，为阳脏，在五行属火。由于心的生理特点，决定了心的基本病机为上焦阳气不足，心阳不振，以致阴邪上乘，水饮、痰浊、瘀血互结，胸阳痹阻，阳气不通，不通则痛。正如《金匮要略·胸痹心痛短气病脉证治》所言之“阳微阴弦，即胸痹而痛”。由于脉为心之府，心脏一旦病变，其病理变化必然反应在脉象上，故心血管患者临床常见脉沉弱、面色苍白、舌淡等症，脉象“阳微阴弦”是胸痹心痛的病机概括。因此可灵活变通，取《伤寒论》中少阴病的方剂治疗一些心血管疾病。习用《伤寒论》少阴病方中的“麻黄附子细辛汤”治疗肺心病或肺心病合并心力衰竭。本方原治少阴感寒证，取麻黄发汗解寒，附子温里补阳，细辛发散温经，三味组方，补散兼施，虽发微汗，但无损阳气，历代医家称为温经散寒之神剂。麻黄作用在肺，其效甚暂，必与附子同用，振奋心肾之阳。麻黄、附子并施，内外协调，则风寒散而阳自归，精得藏而阴不扰。细辛功能温肺定喘，入汤剂可剂量加大，习用4.5～9g，虽辛散有余，但配以附子则平喘降逆，效如桴鼓。还用附子汤治疗冠心病心绞痛、心肌梗死，以附子温阳散寒，人参、白术、茯苓甘温益气，芍药和营活血，诸药合用，共奏温经散寒、益气活血之功。

（二）对李东垣学术经验的感悟与发挥

李东垣是补土派的创始人。颜德馨临床服膺东垣《脾胃论》，认为脾胃既为后天之本，又为百病之源，脾胃健运则水谷丰盛，五脏充盈，反之则正气虚弱，五脏受病。临床常见痰饮水湿为患，其五脏六腑皆到，周身内外俱有，随其浸淫部位不一，有多种多样的临床表现，咳、喘、呕、恶、悸、眩、胀、痛等皆可因痰饮水湿而引起。常用健脾益气、升提中气、温补脾肾、补益心脾、健脾化痰、消食导滞等法，从脾胃论治，灵活化裁，确具疗效。临床重视发挥苍术的重要作用，通过药物的配伍，振奋生化之权，起废振颓：①运脾醒脾：习以苍术为君治慢性病，苍术燥湿而不伤阴，湿去脾自健，脾运湿自化。如见脾虚清气不得宣升生发，浊气阻碍停滞下降，治疗崇李东垣“升阳”之学，强调脾阳之生发，临床以升麻、苍术同用，如治疗内脏下垂、低钾症、肺气肿，以及冠心病、肺心病见消化不良者应手而效；②制约纠偏：常于滋腻的大补气血方药加此一味，如常用之归脾汤、补中益气汤皆辅以本品，服后从无中满之弊。曾治一再障患者，前医投大补阴阳之品，血象不见好转，乃加苍术一味，豁然开朗。用于寒凉药中，可防伤胃，均属得意之笔；③化阴解凝：痰瘀皆为黏腻之邪，赖阳气以运化。苍术运脾，化湿祛痰逐饮均其所长；化瘀因须行气，在瘀浊久凝时亦常加苍术以速其效，事半功倍。又如用苍术入泽泻汤治耳源性眩晕；与苓桂术甘汤防治哮喘；单味煎服治悬饮、消渴、夜盲皆验。④治肝取脾：据"见肝之病，知肝传脾，当先实脾"之义，俾脾旺不受肝邪，治脾以防治肝病，颇有所获。颜德馨曾忆其1962年秋，肝病急发，除输液外，复投保肝一类滋腻品，导致湿困成饮，白沫痰盈碗，转氨酶升高，BSP试验较正常值高出10%，乃按土壅侮木例投苍术合五苓散，1月痊愈，20年来从未复发，旋悟保肝不如健脾之义，历年来遵此旨治愈肝病患者多例。20世纪沪上"甲肝"流行，颜德馨对出院患者皆以"苍术片"预后，疗效满意。

（三）对王清任学术经验的感悟与发挥

王清任是一位重视实践的学者，"气通血活，何患不除"是他的治学中心思想。其历经40余年著成《医林改错》，此书问阙经典，阐发气血，继承发展中医气血理论，对后世的临床和研究产生了巨大影响。王清任具有革新精神，提出"灵机记性不在心，而在脑"之新脑髓说，指出"瘀血内阻，使脑气与脏气不接，气血无法上注于脑，脑失所养，精髓枯萎"，将脑病之病因归属于瘀血，完善了中医对脑的生理、病理的全面认识。颜德馨宗王清任学说，将这一认识发挥到老年期阿尔茨海默病的防治中，认为瘀血是导致老年期阿尔茨海默病的主要原因，治疗应以活血化瘀为主，方能获得祛瘀生新之效。研制醒脑冲剂，取黄芪、丹参益气活血为君；生蒲黄活血通脉；白术补气健脾为臣；佐以菖蒲、远志开窍益智；通天草为使，引药效入脑，诸药合用，共奏益气活血，开窍醒脑之功。王清任论半身不遂病机属气虚血瘀，云"元气既虚，必不能达于血管，血管必停留而瘀"，并创立了补阳还五汤，是中医论治中风的一大突破。颜德馨临床悟其意，研制"中风预防干膏粉"。本方以黄芪、川芎、蒲黄益气活血为主；辅苍术运脾胃逐痰湿，对中风易患人群进行药物干预，以冀通过防止脑动脉粥样硬化，促使脑血管侧支循环的建立，增加脑血流量等途径达到预防中风的目的。经过多年的临床观察随访，以及动物实验，证实本方具有较好的预防中风效果。

七、大医之情

（一）无平不陂，无德不复

颜德馨教授祖籍山东曲阜，是复圣颜回的后裔，出生于江苏丹阳颜氏老宅。父亲颜亦鲁为当地名医，母亲汪兰珠系出名门。家庭在道德规范上带有浓重的儒家思想，而在思想意识上又接受了西方文明的影响，是典型的诗礼传家和新旧兼容。"无平不陂，无德不复"（颜氏家训语）是颜德馨教授生平思想的宗脉，是医学上形成"衡法"理论的原始。颜德馨教授深受其父颜亦鲁先生的影响。颜亦鲁系孟河医派传人贺季衡先生的门生，讲究"仁风"，对于病家有求必应，曾医治了大量内、外、妇科疑难重病患者，是享誉大江南北的名中医。颜德馨教授早年亲见了父亲拯救垂危患者的高明医术，体会到了"医乃仁术"，拯救横夭，足以活人，渐渐地立志学医，坚定了其一生为中医事业奋斗的决心。

颜德馨 1935 年进入上海中国医学院学习，系统接受中医药专业教育，从此博采众家，视野大开，而不局限于一家。从学校毕业后，颜德馨便随父亲悬壶于丹沪之间。有一次，他去一家外国人办的医院给人治病，被外国人认出，被斥之为"末代郎中"，这深深刺痛了他的心，颜德馨更矢志要发扬中医药，为倍受欺凌之中医扬眉吐气。

新中国成立后，中医事业如枯木逢春。1953 年，颜德馨教授主办了黄埔区第一联合诊所，任院委主任兼副所长。1956 年调入上海铁路局中心医院。在这里颜德馨教授开始潜心研究活血化瘀疗法，提出了"久病必有瘀""怪病必有瘀"的新观点，进而提出了"衡法"的治疗法则。

回首岐黄路，人生有涯而医无涯。颜德馨教授的感触是：要学好中医，首先必须要有献身祖国中医药事业的决心，志不坚则智不达，如果对一门学问没有信心，又怎能学好它呢？其次学医要边读书，边临床，既要继承前人的宝贵经验，又要具备开拓思想及实践创新精神，要有博学、审问、慎思、明辨和笃行的治学态度，刻苦钻研，锲而不舍，如此则临床疗效必能得到提高，功夫是不负有心人的。

2009 年 5 月，颜德馨获得了由国家人力资源和社会保障部、卫生部和国家中医药管理局颁发的首届"国医大师"荣誉称号。这是新中国成立以来，我国政府部门第一次在全国范围内评选国家级中医大师。当谈起这一充满光环的荣耀时，颜德馨处之泰然。他说："我活了 90 岁，至少工作了 70 年，工作就是我的生命。如今我退休至少 20 年了，但我完全是退而不休，办基金会、办大师班、办中医院，只要是对中医发展有好处的事情，我都积极去做，因为中医就是我活下去的全部支撑。"他还说："这些年，我得到了很多荣誉，但是我最珍视的一个评价是：颜德馨是一个好医生。无论什么样的患者来找我，我总是诚心诚意为他们服务。我想生命的意义也许就在这里吧。一定要有热爱人民的一颗心，人民最后才会记得你。"

（二）儒医文化，底蕴深厚

对颜德馨而言，父亲既是严父，更是良师。父亲常说："知医必先明道，传统文化的根基是学习中医的前提。"幼时，颜德馨在父亲的指点下读十三经，从汉儒的章句之学开始到宋儒的义理之学，先懂得师传，再从圣贤经传中寻找心法的学习路径。7岁起，颜德馨就开始读书习字，启蒙从读经典开始。尽管有些经书深奥难懂，但父亲的理论是，读书要"猛火煮，慢火炖"。"猛火煮"，强调的是博览群书，把学习中医经典著作和历代名医著作作为学医入门的途径，打好理论根底；"慢火炖"，指的是不要死读书，而是要在学习时有一定独立思考能力，反复研习，决不能生吞活剥，食而不化。至12岁时，颜德馨便开始背诵《内经》等中医古代典籍，午夜一灯，晓窗千字，是习以为常的。如此攻读数年有余，熟读了《内经》《伤寒论》《金匮要略》等经典原著，颜德馨逐渐掌握了较为系统的中医理论及临床基本知识，为日后继续学习打好了基础。除了读经、读史、读医，颜德馨还在小学毕业后，学习自然科学、逻辑学等其他方面的理论知识。

在颜德馨看来，中医主体来源于中华文化，中医思想和中华传统的人文思想一脉相承，是中华文化的具体体现。过去的名医也被称为"儒医"，这也就意味着要成为一名好医生，必得先饱读诗书，成为大儒。他认为，中医学源远流长，历代名医皆著书立言，中医古籍更是浩如烟海，且多折射出古代优秀哲学思想的光辉，彰显了中医形象辨证思维。学好经典著作是学好中医的关键。此外，颜德馨教授还广泛阅读各家学说，尤喜名家医案医话，因为这类书通常是前人临床经验总结，带有鲜明的学术个性，读时每叹其独具慧眼和真知灼见，有着重要的临床指导意义。

颜德馨教授的膏方真迹最能全面反映其深厚的文化底蕴，其膏方脉案里的哲理，处方用药的凝练，都在诠释着中医经典。尤其膏方书法（包括与书法配套的印章）的气韵生动，常能触动形象思维的发挥，让理性思维更具人性化，"塑其形神，充其元气"，妙笔可以生花。读其膏方墨迹，有如醇酒酽人感觉，充分展现其博雅、风韵，及多方面的人文素养。可见，全面接好中医班，仅靠掌握专业知识是不够的，还需通文达理，明经晓史。中医学不仅是一门应用科学，也是一种文化现象，与悠久的华夏文明一脉相承，休戚相关，因此要形成中医学的思维方式，真正领会中医学理论的真谛，就必须有扎实的传统文化基础。有诸多卓有建树的中医名家，不但研习儒道学说和文、史、哲、经，而且对琴、棋、书、画、篆刻等传统技艺也有所擅长，这也是这些中医大家成才成功必不可少的文化素养。

八、养生之智

颜德馨认为气血学说在抗衰老方面有重大意义。其指出养生贵在气血流通，并提出仁可长寿，德可延年。

（一）气血贵流不贵滞，生命在于流动

颜德馨强调气血贵流不贵滞，生命在于流动。一方面可以通过中药调理，促使气血流动，在此思想指导下，颜德馨开发出由黄芪、当归、川芎等药组成的“衡法二号”延缓衰老，并取得了不错的临床疗效；另一方面也要让自己的生活方式流动起来，可多结交一些朋友，多参加一些户外运动，形体锻炼、精神保养、饮食起居等方面都应遵守“生命在于流动”这个原则。颜德馨在实践中身体力行，总结出防老八法：调情志、勤运动、慎饮食、适起居、常用脑、节房事、忌烟酒、药明治。自拟养生方：红花、桃仁、丹参、赤芍、柴胡、苍术各 9g，煎煮后把药汁倒在一个碗里加两三勺蜂蜜继续熬，把药汁收成膏状后置入冰箱冷藏，平时温开水化开加热或煮开之后服用，早晚各服 1 次，每次 1 ～ 2 调羹，调其血气，令其条达，对健康有利。施以实践，颇有效验。

（二）仁可长寿，德可延年

仁可长寿，德可延年。他秉承父亲教诲，一生仁心仁术，情系患者。他的高尚医德和精湛医术得到了百姓的称赞，他也从解除患者疾苦中取得了最大的快乐。颜德馨心胸开阔，广泛涉猎东西方文学、电影、戏曲、歌剧以及政治和财经。自幼习字，书法先从颜真卿，后学赵孟頫，博采众长，自成一体，其落笔似风，笔力婉然，雄浑中见飘逸，刚毅中不失柔和。医事之暇，即兴临池，屏气凝神，全然忘我，笔墨纸砚不仅怡情养性，更营造出一个安宁恬然，超然物外的生命绿洲。颜德馨平素重视孔孟之学，倡导“述立身治家之法，辨正时俗之谬”的精神，强调克己复礼，宽容待人，保持心胸豁达。颜德馨耄耋之年，眼不花，耳不聋，口齿清晰，手脚灵便，宅心仁厚也是其秘诀之一。

九、传道之术

“中医教育是大问题，要改变现状，一定要从中医教育开始。”当谈到中医药人才培养的问题时，颜德馨教授认为现在的学生从小缺少中华传统文化的熏陶和积累，

接触中医后对于传统的阴阳腑脏理论难以深入地理解。中医教学中普遍的重“西”轻“中”模式更容易使学生陷入困惑。中医理论总是被简单带过，学生们对中医病因、诊断的理解往往是从西医角度出发。“中医教学应该适当增加学生学习中医知识的时间，重视中医经典著作的学习，并加强传统文化知识的熏陶。否则，这些掌握西医知识大大超过中医知识的学生踏入工作岗位后，中医传统知识又不断被遗忘，最终只能成为穿着中医的外衣，用西医方法看病的‘盖浇饭’医生。”他认为，在当前的形势下，要把院校教育、跟师学习和自我研习三者相结合，方有可能成大器。具体来讲就是先接受院校教育，奠定扎实基础，再跟名师抄方、临床研习，并不断研读经典，总结临床体悟，融入自身体会，并通过科研总结，不断加以创新。可以总结为“读经典，跟名师，做临床，搞科研”。

看到问题本源后，颜德馨一刻也没有停歇。1999 年 12 月，颜德馨在行医六十周年之际，捐出自己多年积蓄的稿酬和学术成果奖励共计 20 万元人民币，设立“颜德馨中医药人才奖励基金”用于奖励优秀中医药人才，鼓励科研创新；2005 年 5 月，该基金会增资扩展为“上海颜德馨中医药基金会”，旨在进一步继承发扬祖国传统中医、中药特色，鼓励青年中医药人才脱颖而出，支持中医科研，促进中医药产业化、现代化、国际化。2008 年 11 月，他利用自己在中医界的影响力，促成了“中医大师传承班”在同济大学开班，并邀请了邓铁涛、路志正、张琪、朱良春、任继学等多位国医大师加盟，按照传统跟师与强化集训的方式，培养有潜质的中医学术技术带头人。大师传承班内，学生们不仅要在门诊抄方，更要学习国学，知道教、儒教、佛教等知识，读中国经典著作，尽可能地植根于中华传统文化的土壤之中。颜德馨在开班仪式上表示，“中医西化”已成中医学传承和发展的致命伤，只有改革现有人才培养模式，先做好原汁原味的继承，中医才不致消亡。

颜德馨教授作为海派中医颜氏内科第二代传人，为颜氏内科集大成者，培养颜乾麟、颜新、颜乾珍、颜琼枝及再传弟子，传承发展颜氏内科学术理论和临床经验。嫡系传人颜乾麟为国家第四、五、六、七批全国老中医药专家学术经验继承工作指导老师，2011 年评为“上海市名中医”，2012 年被评为“全国名老中医药专家”，2020 年获“上海市中医药杰出贡献奖”。长期从事中医内、儿、妇科疾病的临床、科研、教学工作。颜新教授为同济大学中医研究所副所长、上海文史馆馆员，多年来致力于中医学术史和疑难杂证的研究，重视经典理论与临床实践相结合，学术上推崇脾胃学说和气血学说，长于辨证论治。对中医内科疑难杂证具有诊治心得。颜乾珍主任现任上海颜德馨中医药基金会义诊赠药部主任，颇有声誉。颜氏第四代传人颜琼枝，任同济大学讲师、同济大学附属第十人民医院首席科普官；中医科主治医师，潜心学习，继承医业，学术上传承颜氏内科“衡法”理论学术思想和“气血辨证”理论体系，对中医理论与临床实践进行研究和探索。

近年来颜氏内科传人认真总结梳理颜氏内科流派临床经验、优势病种、特色技术，探索流派学术观点的突破和创新，在全方位总结颜氏内科流派临证经验的基础上，梳理颜氏内科流派诊治心脑血管病新理论、新技术，完善颜氏内科流派传承模式，通过优势病种研究，总结、挖掘和验证名中医学术经验和思想，进行理论溯源（“振奋阳气”“气血辨证”“脾统四脏”），促进中医理论及技术创新，形成具有代表性的创新理论与技术，如健脾活血法防治高脂血症、活血通脉法治疗心律失常、升补宗气法治疗慢性心功能不全、益气活血法治疗稳定性心绞痛、祛风通络法治疗脑梗死等中医内科心脑血管病独具特色的临床适宜技术，临床疗效达较好，提高生存质量效果显著。承担973计划、国家自然基金、上海市科委、国家中医药管理局等重大科研项目30余项，18次获国家中医药管理局、部、市局科技成果奖，其中国家级共2项，省部级奖4项，全军级奖1项，市级奖4项，局级奖7项，承担与“流派基地”建设相关局级以上课题4项，在心脑血管病中医诊治中走在同行的前列。近年发表相关论文40余篇，申请专利2项，出版专著10余部。其中由人民卫生出版社出版的《颜德馨中医心脑血管病诊治精粹》和中国中医药出版社出版的《颜德馨临床医学丛书》为标志性学术专著，具有很高的学术价值。

颜氏内科流派传承谱

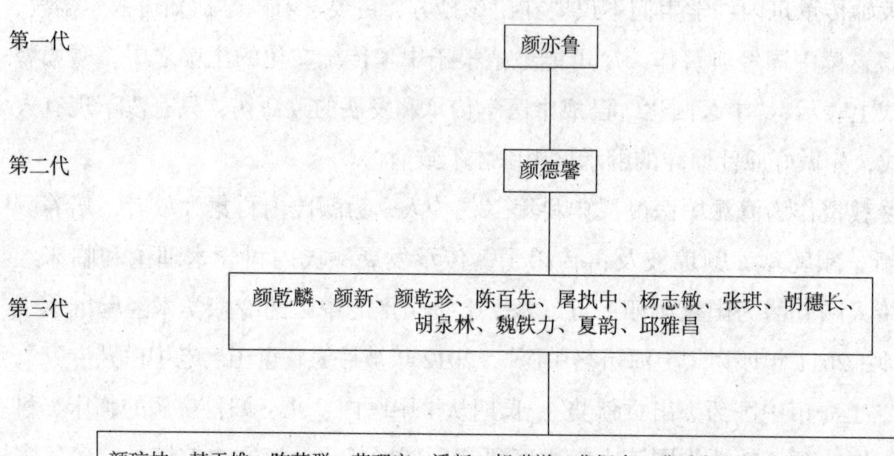

（刘珺、颜琼枝整理）

（徐珊编辑）